U0300760

中华影像医学

泌尿生殖系统卷

第3版

主 编 陈 敏 王霄英

副主编 薛华丹 沈 文 刘爱连 李 震

编 者（以姓氏笔画为序）

王 丰 北京大学第三医院	沈 文 天津市第一中心医院
王海屹 中国人民解放军总医院	沈亚琪 华中科技大学同济医学院附属同济医院
王霄英 北京大学第一医院	陈 敏 北京医院
吕永兴 北京大学第一医院	陈丽华 天津市第一中心医院
朱 捷 北京医院	欧阳汉 中国医学科学院肿瘤医院
刘丽华 天津市第一中心医院	季 倩 天津市第一中心医院
刘剑羽 北京大学第三医院	胡学梅 华中科技大学同济医学院附属同济医院
刘爱连 大连医科大学附属第一医院	侯振亚 北京大学第一医院
刘静红 大连医科大学附属第一医院	郭 瑜 天津市第一中心医院
汤 浩 华中科技大学同济医学院附属同济医院	梁宇霆 首都医科大学附属北京妇产医院
孙浩然 天津医科大学总医院	蒋学祥 北京大学第一医院
李 震 华中科技大学同济医学院附属同济医院	程 悦 天津市第一中心医院
李春媚 北京医院	强金伟 复旦大学附属金山医院
何泳蓝 中国医学科学院北京协和医院	薛华丹 中国医学科学院北京协和医院
汪禾青 大连医科大学附属第一医院	

人民卫生出版社

图书在版编目（CIP）数据

中华影像医学. 泌尿生殖系统卷/陈敏，王霄英主编. —3版. —北京：人民卫生出版社，2019

ISBN 978-7-117-29048-7

Ⅰ. ①中… Ⅱ. ①陈…②王… Ⅲ. ①影象诊断②泌尿生殖系统－泌尿系统疾病－影象诊断 Ⅳ. ①R445②R690.4

中国版本图书馆 CIP 数据核字（2019）第 221903 号

| 人卫智网 | www.ipmph.com | 医学教育、学术、考试、健康，购书智慧智能综合服务平台 |
| 人卫官网 | www.pmph.com | 人卫官方资讯发布平台 |

中华影像医学·泌尿生殖系统卷

第 3 版

主　　编：陈　敏　王霄英
出版发行：人民卫生出版社（中继线 010-59780011）
地　　址：北京市朝阳区潘家园南里 19 号
邮　　编：100021
E - mail：pmph @ pmph.com
购书热线：010-59787592　010-59787584　010-65264830
印　　刷：人卫印务（北京）有限公司
经　　销：新华书店
开　　本：889×1194　1/16　印张：39
字　　数：1208 千字
版　　次：2002 年 6 月第 1 版　　2019 年 11 月第 3 版
　　　　　2024 年 8 月第 3 版第 2 次印刷（总第 5 次印刷）
标准书号：ISBN 978-7-117-29048-7
定　　价：258.00 元

打击盗版举报电话：010-59787491　E-mail：WQ @ pmph.com
（凡属印装质量问题请与本社市场营销中心联系退换）

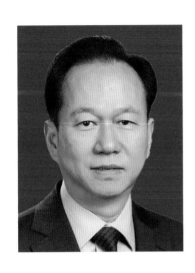

陈敏

　　医学博士，主任医师，教授，博士生导师，北京医院放射科主任兼医学影像中心主任，北京协和医学院及清华大学医学院博士后导师，国家临床重点专科建设项目（医学影像）学科带头人。中央保健委员会专家组成员，全国政协委员，北京医院党委委员。目前担任中华医学会放射学分会副主任委员，北京医学会放射学分会候任主任委员，中国医师协会放射学分会常务委员，中国医疗保健国际交流促进会放射学分会副主任委员等。

　　专长为腹部及泌尿生殖系统疾病影像诊断和全身磁共振诊断。已于国际及国内刊物发表论文 100 余篇，主编多部学术专著，担任《中华放射学杂志》等多家专业杂志的副主编、编委。作为课题负责人主持国家自然科学基金 5 项（包括 1 项国际重大合作项目），国家重点基础研究发展计划（973 计划）子课题 1 项，十二五、十三五国家科技支撑计划子课题，卫生行业科研专项基金子课题 1 项，北京市自然科学基金 2 项，首都医学发展基金重点项目 1 项，中国科学院生物物理研究所脑与认知科学国家重点实验室开放课题 1 项。分别于 2018 年 8 月 19 日首个中国医师节上获中国医师奖，2018 年获第二届国家名医盛典国之名医·优秀风范奖，2017 年被授予国家卫生计生委直属机关优秀党务工作者称号。

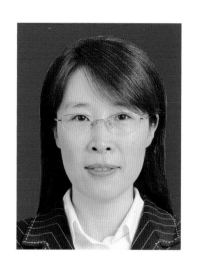

王霄英

　　教授，博士生导师。北京大学第一医院医学影像科主任。中华医学会放射学分会磁共振学组成员，中国医师协会放射学分会委员，中国医学影像技术研究会放射学分会委员，北京医学会放射学分会副主任委员。

　　从事临床医学影像教学工作 30 年，交叉学科教学工作 10 年。研究领域为泌尿生殖系统影像诊断、医学影像学新技术的临床应用、医学影像信息化，组织和推动了交叉学科研究。对于前列腺癌的磁共振诊断、肾脏磁共振功能成像等有较多研究成果，在磁共振交叉学科研究、结构化报告研究、人工智能辅助诊断研究等方向有一定影响力。

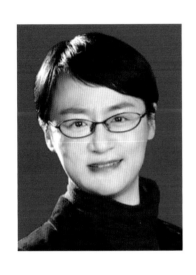

薛华丹

中国医学科学院北京协和医院放射科副主任，主任医师，教授，博士生导师，中央保健委员会会诊专家。长期致力于腹盆部影像诊断。现任中华医学会放射学分会青年委员会副主任委员，北京医学会放射学分会委员，北美放射学会亚洲及大洋洲委员会委员（中国唯一），全球 IS³R 青年委员（亚洲唯一）等。

Radiology、《中华放射学杂志》等 18 本国内外期刊审稿专家、编委。作为课题负责人承担国家自然科学基金，北京市自然科学基金等 13 项科研项目。发表中英文论著 200 余篇，其中 SCI 论著 67 篇，第一作者及通讯作者 29 篇；出版中英文专著 14 部，主编及副主编 8 部。已授权国家专利 4 项。获国家科技进步奖二等奖（排名第 6），中华医学科技奖一等奖（排名第 5），全国高校黄大年式教学团队（排名第 3）等多项省部级以上奖项。

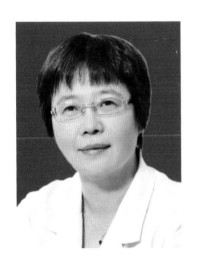

沈文

主任医师，教授，博士生导师，2008 年任天津市第一中心医院放射科主任，现任中华医学会放射学分会全国委员及磁共振学组副组长，中国医学影像技术学会常务理事，中国医学影像技术研究会放射学分会常务委员，中国医疗保健国际交流促进会放射分会常务委员，中国研究型医院学会肿瘤影像诊断学专业委员会常务委员，中国女医师协会医学影像专家委员会常务委员，中国医师协会中西医结合医师分会影像医学专家委员会委员等。

现为天津医科大学、南开大学医学院、天津中医药大学研究生导师。《国际医学放射学杂志》副主编，《中华放射学杂志》等杂志的编委、常务编委。获国家级科学技术进步奖 1 项，天津市科学技术进步奖 1 项，天津市卫生局科学技术进步奖 3 项，天津市科技成果 20 余项，填补天津市卫生系统新技术空白 11 项，主编及参编著作 19 部，近 5 年发表 SCI 文章 16 篇，承担及参与国家及省市级课题 10 余项，近几年发表文章 80 余篇。

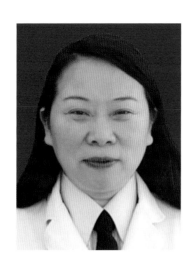

刘爱连

教授，博士生导师。现任大连医科大学医学影像学院院长、医学影像研究所所长，大连医科大学附属第一医院放射教研室／科主任。现任中华医学会放射学分会全国委员及腹部组委员，中国医学装备协会理事及磁共振成像装备与技术专业委员会副主任委员兼秘书长，中国女医师协会医学影像专家委员会秘书长，中国非公立医疗机构协会放射专业委员会常务委员，辽宁省医学会放射学分会副主任委员等。担任《中华放射学杂志》《磁共振成像》等杂志编委，*Radiology*、*JMRI* 审稿专家。

擅长腹部 CT、MRI 影像学诊断及双能量 CT、MRI 新技术的临床应用。近 5 年主持和参加国家、省级课题 10 余项，并获省级及市级奖励。以通讯作者在中文核心期刊发表论文 190 余篇，SCI 收录 24 篇。副主编及参编医学专著 11 部。

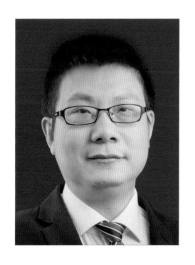

李震

教授，主任医师，博士生导师，医学博士，美国 Johns Hopkins 大学博士后，华中科技大学同济医学院附属同济医院放射科副主任。主要从事腹部影像学研究。

中华医学会放射学分会腹部组委员，中华医学会消化内镜分会影像协作组委员，中国医师协会放射医师分会消化影像专业委员会委员，中国医师协会消化医师分会影像专业委员会委员，国际肝胆胰协会中国分会肝胆胰 MDT 专业委员会常务委员，中国老年医学学会放射学分会委员，中国抗癌协会胃癌专业委员会影像学组委员。在 *Radiology*、*JMRI*、*AJR* 等杂志上以第一作者或通讯作者发表论文 60 多篇，主持国家自然科学基金及省部级基金 9 项，获湖北省科技进步奖和教育部教学奖。参编教材和专著 10 余部。

第 3 版修订说明

　　中华影像医学丛书是人民卫生出版社萃集国内影像医学一流专家和学科领袖倾心打造的学术经典代表作,其第 1 版和第 2 版分别代表了我国影像学界当时最高的学术水平,为国内医学影像学的学科发展、人才培养和临床诊疗水平的提升发挥了巨大的推动作用。作为医学的"眼睛",影像学的发展除了需要专家经验的积累外,还有赖于科学技术的不断进步和影像设备的不断更新。该套丛书第 2 版出版以来,医学影像学又取得了更多的进展,人工智能也越来越多地应用于医学影像学,书中的有些内容已经落后于时代需要。此外,近几年来,书籍的出版形式也在从传统的纸质出版向纸数融合的融媒体图书出版转变。

　　正是基于上述分析,本次修订在第 2 版的基础上与时俱进、吐陈纳新,并以"互联网 +"为指引,充分发挥创新融合的出版优势,努力突出如下特色:

　　第一,权威性。本次修订的总主编由中华医学会放射学分会主任委员金征宇教授担任,各分卷主编由中华医学会放射学分会和中国医师协会放射医师分会的主要专家担任,充分保障内容的权威性。

　　第二,科学性。本次修订将在前一版的基础上,充分借鉴国内外疾病诊疗的最新指南,全面吸纳相应学科领域的最新进展,最大限度地体现内容的科学性。

　　第三,系统性。修订后的第 3 版以人体系统为基础,设立 12 个分卷,详细介绍各系统的临床实践和最新研究成果,在学科体系上做到了纵向贯通、横向交叉。

　　第四,全面性。修订后的第 3 版进一步发挥我国患者基数大、临床可见病种多的优势,全面覆盖与医学影像学诊疗相关的病种,更加突出其医学影像学"大百科全书"的特色。

　　第五,创新性。在常规纸质图书图文结合的基础上,本轮修订过程中将不宜放入纸质图书的图片、视频等素材通过二维码关联的形式呈现,实现创新融合的出版形式。同时,为了充分发挥网络平台的载体作用,本次修订将在出版纸数融合图书的基础上,同步构建中华临床影像库。

　　第六,实用性。相对于国外的大型丛书,该套丛书的内容以国内的临床资料为主,跟踪国际上本专业的新发展,突出中国专家的临床思路和丰富经验,关注专科医师和住院医师培养的核心需求,具有更强的临床实用性。

登录中华临床影像库步骤

▎公众号登录 >>

扫描二维码
关注"临床影像库"公众号

点击"影像库"菜单
进入中华临床影像库首页

临床影像库
中华临床影像库内容涵盖国内近百家大
型三甲医院临床影像诊断中所能见... ∨

7位朋友关注

关注公众号

影像库

▎网站登录 >>

输入网址 *medbooks.ipmph.com/yx*
进入中华临床影像库首页

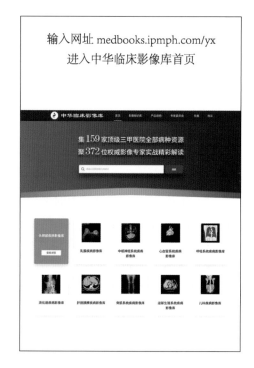

进入中华临床影像库首页

注册或登录

PC 端点击首页"兑换"按钮
移动端在首页菜单中选择"兑换"按钮

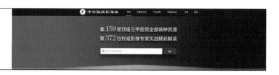

输入兑换码,点击"激活"按钮
开通中华临床影像库的使用权限

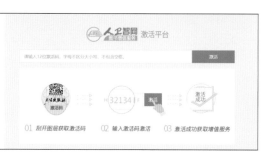

中华影像医学丛书（第3版）
编写委员会

顾　　问
　　刘玉清　戴建平　郭启勇　冯晓源　徐　克

主任委员（总主编）
　　金征宇

副主任委员（按姓氏笔画排序）
　　王振常　卢光明　刘士远　龚启勇

委　　员（按姓氏笔画排序）
　　王振常　王培军　王霄英　卢光明　吕　滨　刘士远
　　严福华　李　欣　宋　彬　陈　敏　邵剑波　金征宇
　　周纯武　郑传胜　胡道予　袁慧书　徐文坚　郭佑民
　　龚启勇　梁长虹　程敬亮　鲜军舫

分卷	主编			副主编				
头颈部卷	王振常	鲜军舫		陶晓峰	李松柏	胡春洪		
乳腺卷	周纯武			罗娅红	彭卫军	刘佩芳	汪登斌	
中枢神经系统卷	龚启勇	卢光明	程敬亮	马 林	洪 楠	张 辉		
心血管系统卷	金征宇	吕 滨		王锡明	王怡宁	于 薇	夏黎明	
呼吸系统卷	刘士远	郭佑民		伍建林	宋 伟	陈起航	萧 毅	王秋萍
消化道卷	梁长虹	胡道予		张惠茅	李子平	孙应实		
肝胆胰脾卷	宋 彬	严福华		赵心明	龙莉玲			
骨肌系统卷	徐文坚	袁慧书		程晓光	王绍武			
泌尿生殖系统卷	陈 敏	王霄英		薛华丹	沈 文	刘爱连	李 震	
儿科卷	李 欣	邵剑波		彭 芸	宁 刚	袁新宇		
介入放射学卷	郑传胜			孙 钢	李天晓	李晓光	肖恩华	
分子影像学卷	王培军			王 滨	徐海波	王 悍		

前　言

　　本次修订在前两版基础上增加了新技术，同时更新了临床疾病的一些指南，增加了中华影像病例库，这也是本次修订的一大特色。在编写中继续严格遵循以我国第一手资料为主的编写思想。疾病分类仍沿用第 2 版的思路，补充和更新了大量的影像图片，使得图像更清晰、内容更丰富。

　　泌尿生殖系统卷作为中华影像医学中的一部分，力求做到临床影像兼顾，提纲挈领，图文并茂。本书面向影像学专科医师及相关医务工作者，希望读者从中有所收获。

　　本书由来自全国泌尿生殖领域的多位专家组成编写团队，他们均具备丰富的编写专著的经验，超过 60 人参与编写及相关辅助工作，后期修改和校稿更是投入了大量的精力。虽然本书的编写始终遵循高要求、高标准，编写团队也很强大，但是由于时间仓促、可参考的著作有限，同时受编者本身经验与水平所限，本书难免出现纰漏、瑕疵，敬请各位同道批评指正、共同进步。

　　在本书编写过程中，北京医院的俞璐、姜雨薇、崔亚东等协助我做了大量文字处理、稿件修订、插图处理工作，在此也一并致谢。

陈　敏

2019 年 9 月

第五篇　腹膜后、盆腔及盆壁疾患

第一篇

泌尿系统概论

第一章 泌尿系统检查方法

第一节 泌尿系统X线检查

一、泌尿系统平片

泌尿系统平片（kidney ureter bladder，KUB）又称腹部平片，包括肾、输尿管、膀胱区域，是泌尿系统X线检查中的基本方法，也是静脉尿路造影术前必不可少的常规摄片。摄片前应使肠道清洁避免气体及粪块的干扰。

（1）适应证：泌尿系统结石、钙化等。

（2）禁忌证：妊娠早期。

二、尿路造影

用于观察肾盏、肾盂、输尿管和膀胱的内壁及内腔，分为排泄性和逆行性尿路造影。

（一）排泄性尿路造影

排泄性尿路造影（excretory urography）又称静脉肾盂造影（intravenous pyelography，IVP），含碘水溶性造影剂由静脉注入，经肾小球滤过、肾小管浓缩后，排入肾盏和肾盂内，不但能显示肾盏、肾盂、输尿管和膀胱的内壁及内腔形态，了解尿路的解剖结构、通畅程度，也能大致了解双肾的排泄功能。缺点是显影情况与肾功能相关，且造影剂存在肾毒性，故对肾功能受损者应慎用或禁用。

（1）适应证：①肾、输尿管疾患，如结核、肿瘤、畸形、积水、结石等疾病，且需了解肾功能的患者；②原因不明的血尿和脓尿；③尿道狭窄不能插入导管或不能做膀胱镜检查者。

（2）禁忌证：①碘剂过敏者；②妊娠期及产褥期；③碘造影剂高危者慎用（见碘造影剂章节）。

成人在注射造影剂后，压迫输尿管，以减慢造影剂排入膀胱的速度，在第7、第15、第30分钟各拍片1张。肾盂显影满意后解除压迫，拍摄一张全泌尿系统X线片。斜位摄片有利于观察输尿管走

行、腹膜后占位所致的移位，以及膀胱的充盈缺损灶。对于肾积水患者，使用常规方法进行尿路造影不满意，可以延长时间进行摄片。目前，临床应用的IVP多被CT/MRI增强及CTU/MRU取代。

（二）逆行肾盂造影

逆行肾盂造影（retrograde pyelography，RP）经膀胱镜下将导管逆行插入输尿管并注入含碘造影剂，使肾盏、肾盂、输尿管显影的检查方法。优点是造影剂充盈好，利于对细微结构的观察，可以了解肾功能不良患者的尿路情况。缺点是属于有创性检查，可引起痉挛、肾绞痛、泌尿系统上行感染，对操作人员要求高，并需要膀胱镜等设备。

（1）适应证：①无法进行IVP者；②IVP观察欠满意者。

（2）禁忌证：①急性下尿路感染；②膀胱内大出血；③心脏功能严重不全的患者；④存在前列腺增生等尿道狭窄的因素时插管困难，为相对禁忌证。

（三）排尿期膀胱尿道造影

排尿期膀胱尿道造影（voiding cystourethrography）先排尽膀胱内尿液，将导管插入膀胱，注射100～200ml造影剂，令患者排尿，于排尿过程中摄仰卧位片，包括双肾、输尿管及膀胱。另一种方法是先作IVP，然后放松压迫带，令患者憋尿，待膀胱充满后，于排尿过程中摄片。

（1）适应证：①儿童膀胱输尿管反流性肾病；②膀胱疾患，如肿瘤、炎症、结石、外伤、发育畸形和憩室等；③观察盆腔肿瘤、前列腺病变与膀胱的关系；④脐尿管未闭和输尿管口囊肿。

（2）禁忌证：①膀胱及尿道急性炎症；②严重外伤或大出血休克。

三、肾血管造影

肾血管造影（renal angiography）属于有创性检查，主要用于检查肾血管病变；还可进行肾血管病

变及肾肿瘤的介入治疗。肾血管造影分为两种：肾动脉造影和肾静脉造影。

（一）肾动脉造影

肾动脉造影（renal arteriography）方法有两种：腹主动脉-肾动脉造影及选择性肾动脉造影（selective renal arteriography）。两种检查都采用经皮经动脉穿刺插管，即 Seldinger 技术，用动脉穿刺和导丝、导管的换置法进行动脉造影。导管进入股动脉后，逆行向上进入腹主动脉，将导管尖端抵达 $T_{1,2}$ 水平，即腹主动脉分出左右两侧肾动脉以上平面，使用高压注射器注入造影剂 30～40ml，2 秒内注射完毕，注入 1/3 时即可用 X 线快速换片照相或用数字减影血管造影（digital subtraction angiography，DSA）摄片，可显示腹主动脉、肾动脉开口及其主要分支。

肾动脉造影的适应证：①肾血管性高血压；②肾血管性病变；③进一步确定肾肿瘤性质或已确定恶性肿瘤诊断需术前栓塞治疗者；④肾创伤的确诊；⑤肾移植术前后的检查，术前了解供肾者肾动脉情况，肾移植术后处理并发症时；⑥原因不明血尿，尿路造影阴性者。

（二）肾静脉造影

肾静脉造影（renal venography）对诊断肾静脉疾患，如肾静脉内瘤栓形成及肾内外肿块压迫肾静脉等，尤其对诊断肾病综合征的重要并发症——肾静脉血栓有较高的特异性。采用右股静脉 Seldinger 技术，左右肾静脉同时分别插管，注射造影剂后可用普通照相或 DSA。

第二节　泌尿系统超声检查

超声能直接显示肾实质、肾盂、肾盏等断层结构，具有简便、经济和不受肾功能影响等优点，有助于早期发现肾内肿物并进一步显示病变内部结构（囊性、实性或混合性）。通常作为泌尿系统疾病的首选影像检查技术，可以检出和诊断畸形、结石、肿瘤等大多数肾、输尿管及膀胱病变。超声引导穿刺肾脏肿物可提供组织学和细胞学等病理诊断依据。彩色多普勒对肾动脉、肾静脉栓塞或瘤栓有较大的诊断意义。然而，超声易受肠内气体的干扰，对较小病变的检出以及定性还有一定的限度。

第三节　泌尿系统CT检查

CT 空间分辨率较高，扫描时间快，可以提供肾脏及集合系统的精细解剖信息，在泌尿系统的各种疾病诊断中占有越来越重要的位置。对于结石的检出，CT 比 KUB 更敏感，定位更准确。CT 增强扫描对肿瘤的定位及定性诊断准确性很高，还可以对恶性肿瘤进行分期。CT 尿路造影（CT urography，CTU）可整体观察肾盂、输尿管和膀胱，已经逐渐代替 IVP，应用越来越广泛。CT 血管成像（CT angiography，CTA）可以很好地显示腹主动脉、肾动脉及其主要分支，准确诊断肾动脉狭窄及先天异常。

一、CT 平扫检查

泌尿系统 CT 平扫检查为 CT 常规检查方法，对于泌尿系统结石、单纯囊肿和多囊肾等疾病，CT 平扫就能明确诊断。

二、CT 增强检查

泌尿系统 CT 增强检查适应证：①肾及肾区肿块的定位及定性诊断，如肾及肾上腺的囊肿、肿瘤、炎性包块、发育异常等；② IVP、RP 或超声检查后仍不能明确性质的肾及肾上腺病变；③泌尿系统肿瘤鉴别诊断及恶性肿瘤分期；④泌尿系统创伤；⑤血尿待查。

以 64 排螺旋 CT 为例，可将扫描参数设置为：球管电压 120kV，球管电流 250～300mA（或自动 mA），FOV 36～40cm（应该根据患者体型设定 FOV），层厚 5mm，层距 5mm，重建≤1.25mm 图像，pitch＝1～1.5。使用 18～22G 套管针于肘前静脉穿刺，使用高压注射器，以 2～3ml/s 的速率团注非离子型造影剂（300～370mgI/ml）100ml（根据患者体重 1.2～1.5ml/kg）。扫描时相一般为 3～4 期：平扫、皮质期（约 1 分钟）、实质期（约 2～3 分钟）、排泄期（约 5～10 分钟）。实质期应进行大范围扫描至腹主动脉分叉处。图像后处理主要为多平面重建（multiplanar reformation，MPR）和最大密度投影（maximum intensity projection，MIP）（应该有小于 1mm 的重建图像）重组。

三、CT 血管成像

随着多层螺旋 CT 的发展，CT 血管成像（CT angiography，CTA）作为无创性显示血管病变的方法，已经广泛用于临床，可以检出并评价肾动脉狭窄、肾动脉瘤、肾动脉夹层、多发性结节性动脉炎、多发性大动脉炎、静脉血栓、瘤栓、脾-肾分流等，还可以检出血管的起源或开口的位置变异，结合常规 CT

检查显示血管管腔外与管壁的病变,如肿瘤对血管的侵犯等。对肾血管及相关血管结构的显示能力接近DSA,同时可以发挥各种重组处理的优势。

(1)扫描范围:平扫包括双侧肾脏,以发现动脉壁的钙化斑、肾结石等改变。CTA扫描一般应包括双侧肾脏,肾移植术前患者扫描范围至髂总动脉分叉,以免遗漏起源于髂总动脉的副肾动脉,肾移植术后患者扫描范围应包括盆腔以观察移植肾的情况。

(2)扫描参数:目前临床应用广泛的多排螺旋CT实现了各向同性,并提高了采集速度,使得CTA的图像得到了很大的提高。CTA扫描应注意准直宽度与螺距的匹配。以64排螺旋CT为例,可将扫描参数设置为:球管电压120kV,球管电流220mA(250～300mA或自动mA),FOV 36cm(应该根据患者体型设定FOV),层厚5mm,层距5mm,重建≤1.25mm图像,pitch=1～1.5。造影剂剂量及速率:使用18～22G套管针于肘前静脉穿刺,使用高压注射器,以4～5ml/s的速率团注非离子型造影剂(300～370mgI/ml),按患者体重1.2～1.5ml/kg计算用量。

(3)扫描时相:CTA检查选择延迟时间的方法有很多,小剂量预实验法、团注自动跟踪法、经验延迟法。小剂量预实验法及团注自动跟踪法较为精确。临床常用经验延迟法,延迟时间可设置为25～30秒。必要时可增加实质期、排泄期扫描,同时评价肾实质及集合系统。

(4)图像后处理:MPR、遮盖表面显示(shade surface display,SSD)、MIP、容积再现(volume rendering,VR)等后处理方法已得到了广泛应用。各向同性MPR图像质量同原始图像相似,直观地从多方位了解血管及周围结构情况,可作为诊断依据。CPR有助于完整地显示迂曲的血管。MIP可以显示血管狭窄、扩张、血管壁钙化等。VR可显示迂曲血管的起源、走行,能检出与扫描层面平行而在轴位CT图像上未清楚显示的血管分支。

四、CT尿路造影

CT尿路造影(CT urography,CTU)是在增强扫描的排泄期采集图像,并对肾盂肾盏、输尿管、膀胱容积等数据进行三维重组,得到类似IVP检查效果的图像。目前,CTU已逐渐取代IVP检查,但其辐射剂量偏高。有研究提出用分次团注双期扫描方案降低辐射剂量,先进行平扫,之后以2.5ml/s的速率

经静脉注射50ml非离子型含碘造影剂,延时10～15分钟后以2.5ml/s的速率经静脉注射70ml非离子型含碘造影剂,延时100秒后行实质-分泌期扫描,这两期扫描范围都为全泌尿系统。该扫描方案可以减少扫描次数以降低总剂量,可用于肿瘤与炎症的检查。

五、CT膀胱造影

CT膀胱造影(CT cystography)已逐渐替代传统的膀胱造影成为初步诊断膀胱创伤的手段之一,能够准确地对膀胱创伤进行分类,进而及时有效地治疗。CT膀胱造影的适应证:①外伤中的膀胱损伤;②疑及器械操作后、手术后、放疗后膀胱穿孔或膀胱瘘形成。CT膀胱造影的扫描方案(单期vs双期):①患者准备,无须口服造影剂;②注射造影剂前期,只有当患者已经使用了口服造影剂时才扫描这一期,以确定盆腔肠管内造影剂;③注射造影剂后期,在重力流作用下通过导尿管,向膀胱灌注10:1稀释的造影剂溶液至少300ml,夹闭导尿管,扫描范围从髂骨顶部到小转子,必要时进行腹部扫描;④后处理,进行冠状位、矢状位MPR。

六、CT灌注成像

肾脏血管丰富,血流量大,位于后腹膜,位置相对固定,较腹腔内组织器官受呼吸运动影响小,且为对称性实质性脏器,适合进行CT灌注成像(CT perfusion,CTP)研究。

患者进行CTP前,禁食至少4小时。扫描前训练患者平静呼吸,扫描时要求患者不要移动,嘱患者平静呼吸,在除外腹主动脉瘤等禁忌证后,通过腹带加压来减低呼吸运动对图像质量及定量测量数值准确性的影响。根据设备不同,所采用的扫描方案不同。以64层MSCT为例,扫描方案如下:球管电压120kV,球管电流60mA。扫描模式为轴位扫描,多层同层动态模式。静脉团注造影剂5秒后开始采集图像。采集速度0.5s/幅,采集间隔1.5秒,采集次数为25次,共持续50秒。选择肿瘤实性成分为主的层面为感兴趣层面,DFOV 36cm(应该根据患者体型设定FOV),层厚5mm,共8层,层间隔0mm,Z轴覆盖范围为4cm。扫描过程中不移床。造影剂的注射剂量和速率:使用18G套管针于肘前静脉穿刺,使用高压注射器,以4ml/s的速率团注非离子型造影剂50ml。后处理取得感兴趣区的BF、BV、MTT、PS值等定量信息。

七、CT 能谱成像

双能 CT（单源双能 CT、双源双能 CT）得到高低两种能量的 X 线采样数据，并根据这两种能量数据确定体素在 40～140keV 能量范围内的衰减系数，获得其他 101 个单能量图像；任何单物质的 X 线吸收系数可由其他任意两种基物质的 X 线吸收系数来决定，选择衰减高低不同的物质组成基物质对，可获得基物质图像。并根据已知能量水平的某基物质吸收系数可评价出该基物质的密度及空间分布，从而实现物质组成成分的初步分析及物质分离；如果某元素对 X 线的吸收系数与某化合物或混合物的吸收衰减系数相同，该元素的原子序数就是某化合物或混合物的有效原子序数。通过计算得出化合物和混合物的有效原子序数，可以用来进行物质检测、鉴别及物质分离等。能谱图像分析工具：最佳单能量图、直方图、散点图、能谱曲线等。

在泌尿系临床应用的 CT 能谱成像包括：①虚拟平扫可以应用增强后 CTU 图像分离高密度的造影剂与结石，减少一期平扫，降低患者的辐射量；②最佳单能量图像使 CTA 双低检查（低造影剂浓度、低辐射剂量）临床可行；③有效原子序数可准确分析泌尿系结石的成分；④脂基成像可敏感检出肾脏及肾上腺肿瘤中的少量脂肪成分，对不典型乏脂性错构瘤的鉴别有很重要的临床价值；⑤血基和碘基分离能有效地区分常规 CT 不能分辨的肿瘤合并血肿；⑥碘基成像还能进行准确碘定量，用于良恶性肿瘤的鉴别、恶性肿瘤的病理分级和分期、肿瘤疗效的精准评估等；⑦能谱曲线为病变成分的分析、肿瘤同源的判定提供了便捷工具。

第四节 泌尿系统 MRI 检查

在泌尿系统疾病的影像检查中，MRI 因其组织分辨力高和多参数、多序列和多方位成像的优势，能进一步显示病变的特征，成为超声和 CT 检查的有效补充方法，适用于泌尿系统肿瘤及病变的定位、定性诊断、鉴别诊断及对恶性肿瘤的分期诊断；动态增强 MRI 可半定量分析肾脏的排泄功能；MR 尿路成像对尿路梗阻性病变的显示有明显优势；MR 非造影剂增强血管成像可用于显示肾动脉及测量肾动脉血流动力学；MR 功能成像可提供肾脏的水分子扩散及血流灌注等信息。

一、MRI 常规检查

肾脏的 MRI 常规行 T_1WI、T_2WI 及增强扫描，从不同侧面反映肾脏及其病变的形态和功能信息。

常规 T_1WI、T_2WI 及抑脂序列 T_1WI 和 T_2WI 图像上均可清楚地显示正常肾脏的皮质、髓质界限，以 T_1WI 抑脂图像效果更好。除了显示肾脏病变外，T_1WI 结合 T_2WI 抑脂序列可以很好地显示肾癌的静脉瘤栓和腹膜后淋巴结转移。

MRI 增强检查可显示肾实质病变的血供，通常肾脏为富血供器官，皮质和髓质的血供不同，增强检查可明确病变起源。多数肾脏病变与肾实质血供不同，增强扫描可以更加清楚地显示病灶与肾实质的对比。

肾脏 MRI 常规扫描的推荐方案：T_1WI 和 T_2WI 序列是最主要的序列，必要时可行增强扫描以了解肾实质或肿瘤性病变的血供。以下为 1.5T MRI 扫描仪上常用的序列，具体参数如下（表 1-1-1）：

表 1-1-1　肾脏 1.5T 磁共振扫描序列及参数

序列名称	方位/类型	TR/ms	TE/ms	TI/ms	层厚/层间距/mm	FOV/mm	矩阵	抑脂	NEX	FTL	频率编码
定位象	三平面	5	1.6	—	8/1.5	480	256×128	—	1		—
Fiesta	冠状位平扫	3.5	min	—	5/1	380	224×256	是	1		上/下
T_2WI	横轴位平扫	2 000～6 000	80～120	—	5/1	380	320×224	是/否	2	21	左/右
DWI b=600	横轴位平扫	5 000～7 000	58	—	5/1	380	128×128	—	4		左/右
T_1FSPGR Dual Echo	横轴位平扫	150～250	2.1/4.2	—	5/1	380	256×192	—	1		左/右
Cor fs T_2	冠状位平扫	4 000～6 000	140	—	5/1	380	320×224	是	2	21	左/右
LAVA	横轴位平扫	4.0	1.4	—	5/2.5	380	256×192	是	1		左/右
LAVA	横轴位三期增强	4.0	1.4	—	5/2.5	380	256×192	是	1		左/右
LAVA	冠状位增强	4.0	1.4	—	5/2.5	380	256×192	是	1		左/右

有以下几点需要说明：

（1）扫描范围：当怀疑肾癌时，检查范围宜较大，除了显示肾脏病变外，还应注意对腹膜后淋巴结和肾静脉、下腔静脉瘤栓的显示。

（2）联合应用抑脂与无抑脂图像对组织定性：对肾脏病变进行组织学定性时，应注意将抑脂序列与非抑脂联合应用，以鉴别 T_1WI 高信号的脂肪组织和出血、T_2WI 低信号肿瘤和含蛋白质较多的囊肿等。

二、MR 血管成像

MR 血管成像（MR angiography，MRA）主要用于血管性疾病的诊断，包括注射钆造影剂的对比增强 MR 血管成像（contrast-enhanced MR angiography，CE-MRA）及不需要注射造影剂的非造影剂增强 MRA。

CE-MRA 需要使用钆剂，容易引起肾源性的系统纤维化，使皮肤、肌肉和内脏的功能减弱，甚至致命。且 CE-MRA 不能抑制肾实质信号，明显强化的肾实质往往掩盖肾动脉肾内分支的显示。目前，CE-MRA 临床少用。

非造影剂增强 MRA 具有无创性、无辐射及不需要注射造影剂等诸多优点，已经成为一种新的血管诊断技术。检查方法包括时间飞越法（time of flight，TOF）、相位对比法（phase contrast，PC）及流入翻转恢复（in-flow inversion recovery，IFIR）。由于 TOF 法及 PC 法扫描时间较长，患者难以配合而产生的呼吸运动伪影较大，目前已很少使用。IFIR 是一种基于平衡式稳态自由进动序列（balanced steady-state free precession，balanced-SSFP）的非造影剂增强 MRA 技术，采用呼吸触发技术，能在呼气末至下一次吸气前呼吸运动相对停止期进行信号采集，明显减少了呼吸运动伪影，获得高质量的图像。IFIR 采用有效反转恢复技术和选频翻转脂肪抑制技术，在清晰显示腹主动脉及肾动脉的同时，能够抑制肾实质及下腔静脉、肾静脉等背景信号，使肾动脉肾内分支显示更加清晰。因此，IFIR 可作为临床上怀疑肾动脉狭窄的首选筛查方法，尤其是对过敏性体质、肾功能不全、严重心血管疾病患者。

三、MR 尿路造影

MR 尿路造影（MR urography，MRU）利用水成像原理，使含有尿液的肾盂、肾盏、输尿管和膀胱呈高信号，周围结构皆为低信号，犹如 IVP 所见。适用于尿路梗阻 IVP 不显影或不能行 IVP 和 CTU 检查者。MRU 有以下几个优点：①此技术是非侵袭性的，不需要插管，无操作者的技巧问题；②安全性高，无放射线，适合孕妇与幼儿检查；③不用造影剂，无造影剂副反应问题；④泌尿道内的尿液是天然造影剂，即使肾功能明显受损也能良好显影，泌尿系统有感染时也能检查；⑤可三维重建，在任何平面获得多层投影图像，联合常规的 T_1WI、T_2WI 平扫等可取得可疑部位的大量信息，一次成像常能获得诊断。图像清晰直观，便于读片，易被泌尿外科医师所接受；⑥根据有无肾周积液等情况可初步判断急慢性梗阻，也可大致了解肾功能。但与 IVP 或 CTU 相比，MRU 对肾的细小解剖结构显影相对较差。

MRU 可应用于泌尿外科中的许多疾病，如泌尿系统结石、囊肿、肿瘤、畸形（如双肾盂双输尿管畸形、膀胱输尿管反流、马蹄肾等）、增生、结核、炎症等。正常 MRU 图像上可见肾盏显示为细长的结构，肾盂呈三角形，输尿管往往只能部分显示或呈细长条状，膀胱输尿管交界处则由于膀胱充盈而不易见。由于没有梗阻、扩张与尿液滞留，肾集合系统如肾小盏、穹窿部等细致的解剖结构往往显示不佳。MRU 对显示尿路梗阻、输尿管扩张和肾积水的优点非常突出，尤其在肾功能损害患者，MRU 明显优于 IVP。

MRU 对梗阻定位效果最好，梗阻类型可分两种：腔内梗阻，表现为梗阻部位的完全或部分充盈缺损；腔外梗阻，可看到呈鼠尾状逐渐变细的输尿管。如梗阻部位以下的输尿管也显影，则提示为部分梗阻。因 MRU 不能直接显示梗阻，应在 MRU 发现梗阻后再局部行常规的 T_1WI、T_2WI 平扫以获得定性诊断。

肾盂、输尿管 MRI 扫描推荐方案：肾盂、输尿管的 MRI 扫描分两步，第一步行 MRU 检查发现梗阻部位，第二步行常规 MRI 扫描以确定梗阻原因。1.5T MRI 扫描仪上具体参数见表 1-1-2。

上述序列的具体扫描参数，应根据不同扫描设备及患者体型有所调整，在达到检查目的的基础上，得到最佳的信噪比和分辨率。需要注意的是：①腹水较明显的患者，厚层 MRU 序列的效果不佳；②肾盂、输尿管的病变，往往与膀胱病变同时发生，所以必要时行膀胱的轴位扫描能提供全面的信息。

四、肾脏 MRI 功能检查

MRI 不仅对肾脏实质病变和血管病变的显示优势明显，而且随着 MRI 技术的进步，弥散加权成像、灌注加权成像、血氧水平依赖成像及动脉自旋标记技术等多种功能成像对肾脏功能评价的价值越来越重要。

表 1-1-2　输尿管 1.5T 磁共振扫描序列及参数

序列名称	方位 / 类型	TR/ms	TE/ms	TI/ms	层厚 / 层间距 / mm	FOV/mm	矩阵	抑脂	NEX	FTL	频率 编码
定位象	三平面	5	1.6	—	8/1.5	480	256×128	—	1	—	—
Fiesta	冠状位平扫	3.5	min	—	5/1	380	224×256	是	1	—	上 / 下
T₂WI	横轴位平扫	2 000～6 000	80～120	—	5/1	380	320×224	是	2	21	左 / 右
T₁FSPGR	横轴位平扫	150～250	min	—	5/1	380	256×192	—	1	—	左 / 右
2D MRCP	冠状位平扫	6 000	1 200	—	50～60	350	384×224	是	1	—	上 / 下
RTr Cor 3D MRCP	冠状位平扫	2 000～6 000	600～800	—	(1～2)/0	380	384×224	是	2～4	64	左 / 右

(一) 弥散加权成像

肾脏水分子代谢活跃、血流灌注丰富和肾小管及集合管流动性的生理学特点及特殊解剖结构为弥散加权成像(diffusion weighted imaging, DWI)提供了理论基础。DWI 可以反映组织中水分子的扩散和灌注状态,且可获得定量的 ADC 值。目前,临床肾脏 DWI 多采用的 b 值为 $400～1\,000 s/mm^2$,从最初的区分肾实质囊性和实性病变、鉴别肾脏囊肿和脓肿,到鉴别肾脏良恶性肿瘤、判断肾癌亚型及 Fuhrman 分级等,逐渐在临床广泛应用。

由于单一 b 值的 ADC 值不能对组织中的扩散成分与灌注成分进行区分。因此,衍生出体素内不相干运动(intravoxel incoherent motion, IVIM),通过设置多个 b 值,包括数个小于 $200 s/mm^2$ 的 b 值和数个大于 $200 s/mm^2$ 的 b 值,获取代表微循环灌注及单纯水分子扩散的参数,用于评价糖尿病、肾动脉狭窄和输尿管梗阻等所致慢性肾脏损害以及肾盂肾炎等疾病。

(二) 灌注加权成像

灌注加权成像(perfusion weighted imaging, PWI)可以观察肾脏注射造影剂后的信号改变继而评价肾脏功能。肾脏的功能单位包括肾小球和肾小管,肾小球滤过功能和肾小管的重吸收功能是肾脏重要的生理功能。肾小球滤过率(glomerular filtration rate, GFR)是指单位时间内从肾小球滤过的血浆容量(ml/min),是评价肾脏功能的重要指标,临床通常用其作为病情判断、疗效观察及判断肾移植术后有无并发症的客观指标。

Gd-DTPA 螯合物是 MRI 常用的造影剂,是一种中等分子量的造影剂,分布于细胞外,可自由通过毛细血管到达组织间隙,有同时缩短组织 T_1 及 T_2 的作用。Gd-DTPA 在体内的生理特性与 ^{99}Tc-DTPA 类似,只经过肾小球滤过,不被小管分泌或重吸收,因此可以作为测定肾脏 GFR 的外源性示踪剂。每经过一次肾脏,大约有 20% 的 Gd-DTPA 被排出。采用 ^{99}Tc-DTPA 进行的研究表明,造影剂通过肾单元的时间为 3～6 分钟。Gd-DTPA 是一种顺磁性物质,可以缩短血液和组织的 T_1 弛豫时间,在重 T_1WI 表现为信号增加,采用动态 MRI(T_1WI)扫描可以反映 Gd-DTPA 在肾脏皮质、髓质和集合系统聚集的过程,可用来测定肾小球滤过率。已知 Gd-DTPA 可以增加 R_1 和 R_2 弛豫率,组织的 R_1 值与 Gd-DTPA 浓度之间呈线性关系。因此,通过测量 R_1 来计算 GFR 准确性及重复性较好。然而 MRI 信号强度与组织的 T_1 和 T_2 弛豫均相关,所以信号强度与 Gd-DTPA 浓度之间的关系较为复杂,低浓度时,T_1WI 时间缩短导致信号增加,高浓度时 T_2WI 时间缩短导致信号丢失。

目前研究中所用的序列为快速的重 T_1WI,主要是二维的梯度回波序列,时间分辨率在 1.6～4 秒,少数研究者采用 3D 梯度回波序列进行采集。造影剂采用了较小的剂量,Taylor 等认为造影剂为 $0.015～0.025 mmol/kg$ 最合适。有些研究者认为使用小剂量造影剂和重 T_1WI 时,肾脏相对信号强度变化率(SI－SI0)/SI0 与 Gd-DTPA 的浓度(SI0 指增强前的基础信号强度)之间存在线性关系。还有一些学者通过扫描不同浓度造影剂的模型建立校正曲线的方法把 MRI 信号强度转变为 Gd-DTPA 的浓度。总之,许多学者都在采取不同的方法来解决信号强度与造影剂剂量的关系,以期采用 MRI 准确计算肾小球滤过率。

(三) 血氧水平依赖

血氧水平依赖(blood oxygen level dependent, BOLD)是基于血红蛋白氧饱和水平的改变而成像,是目前可以无创评价肾脏血氧水平的唯一方法。该方法是利用去氧血红蛋白作为内源性造影剂,来观察肾内氧含量的变化,可间接反映灌注血管内及其周围组织的氧分压情况。氧合血红蛋白具有抗磁性，而去氧血红蛋白具有顺磁性，血中的去氧血红蛋白增加导致周围局部磁场的不均匀，在血管周边及内部产生磁场，导致质子的自旋去相位。因此，可采用表观横向弛豫率即 R_2^* 作为评价氧含量指标，随去氧血红蛋白含量增加，R_2^* 值会逐渐升高。即高的 R_2^* 值代表组织氧含量较低，而低的 R_2^* 值则代表组织氧含量较高。可用 R_2^* 值定量评价慢性肾小球肾炎、糖尿病肾病、高血压性肾病、缺血性肾脏病等原发或继发性肾损害所致的氧合水平，也是一种无创、简单的评估肾脏髓质氧含量、预测急性肾衰的检查手段。

（四）动脉自旋标记技术

动脉自旋标记（arterial spin labeling，ASL）技术是利用动脉血的水质子作为内源性示踪剂，采用翻转恢复脉冲序列在成像层面的近端标记动脉血中的氢质子，当标记的氢质子流入成像层面后，与没有标记的混合，引起局部组织 T_1 的变化，从而产生血流依赖的对比。将所得图像与没有标记的对照组相减就剩下输送过来的磁化，从而产生了灌注加权图像，通过应用一定的动力学模式血流量可被定量。这种变化反映了组织局部的血流灌注情况。

ASL 无创、简单，且可重复性好，已成为评价肾灌注的理想方法。目前主要应用于急性缺血、各种原因引起的肾衰竭及肾癌血供等方面的研究。

五、膀胱 MRI 检查方法

超声是膀胱影像学检查中最常用的方法：简便、安全而无痛苦，可重复操作，并对治疗方案及评价预后有意义。但对膀胱癌的局部分期效果不佳。静脉肾盂造影中膀胱成像对较小及后壁、前壁等部位的病变显示较差。MRI 由于软组织分辨率高，也成为膀胱病变的一种可选择的方法，对肿瘤分期的效果优于超声和 CT，但对于小结石的显示不如前两者。

MRI 能从形态学角度了解膀胱内占位病变及其与周围的关系，对于临床分期有所帮助，但是不能完全提供定性的信息。经膀胱镜和活组织检查已经确诊的膀胱癌，由于 MRI 具有非侵入性、能三维重建、显示病变范围等优势，可提供其临床分期的重要信息，有利于治疗方案的选择。

膀胱 MRI 检查技术一般要求患者适当憋尿，以充盈膀胱，更好地显示膀胱壁及其病变。但是由于 MRI 检查时间一般较长，不宜在检查前过度憋尿，以免造成患者在检查过程中的不适感，产生运动伪影。膀胱病变的 MRI 检查序列包括常规扫描、增强扫描和 MRU 等。常规 T_1WI、T_2WI 抑脂可以显示膀胱壁增厚情况，以及膀胱肿瘤对周围组织的侵犯，对膀胱结石也能很好地显示。增强扫描对膀胱肿瘤的分期更准确。MRU 可显示膀胱病变造成的输尿管及肾盂改变。

膀胱 MRI 扫描推荐方案膀胱 MRI 扫描可选用的序列多种多样，平扫 T_2WI 抑脂序列是最主要的序列，抑脂与非抑脂序列要相互参照。以下为 1.5T MRI 扫描仪上常用的序列，具体参数见表 1-1-3。

第五节　泌尿系统 CT、MRI 增强造影剂应用

一、水溶性碘造影剂

理想的尿路造影剂应该为在静脉注射后，主要经肾排泄，能清晰显示肾实质和结合系统，低毒或

表 1-1-3　膀胱 1.5T 磁共振扫描序列及参数

序列名称	方位/类型	TR/ms	TE/ms	TI/ms	层厚/层间距/mm	FOV/mm	矩阵	抑脂	NEX	FTL	频率编码
定位象	三平面	5	1.6	—	8/1.5	480	256×128	—	1	—	—
T_2WI	横轴位平扫	4 000～6 000	80～120	—	5/1	380	320×224	是	4	2	左/右
T_1WI	横轴位平扫	400～600	10	—	5/1	350	320×224	—	2	31	左/右
T_2WI	矢状位平扫	3 000～5 000	80～120	—	5/1	380	320×224	是	4	21	前/后
T_2WI	冠状位平扫	3 000～5 000	80～120	—	5/1	380	320×224	是	4	21	上/下
DWI（b=600）	横轴位平扫	4 000～6 000	63	—	5/1	380	128×128	—	4	—	左/右
LAVA	横轴位平扫	4.0	1.4	—	5/0	380	256×192	是	1	—	左/右
LAVA	横轴位三期增强	4.0	1.4	—	5/0	380	256×192	是	1	—	左/右
LAVA	冠状位增强	4.0	1.4	—	3/0	380	256×192	是	1	—	上/下

无毒。目前常用的为非离子型：如碘普罗胺注射液（优维显，Ultravist）、碘海醇注射液（欧乃派克，Omnipaque）、碘帕醇注射液（碘必乐，Iopamiro）。

二、磁共振造影剂

能改变机体组织的理化特性，增强磁性相似的组织之间的 MRI 观测信号的差异，影响 T_1 和 T_2 弛豫时间，有利于得到对比度良好的 MRI 图像。磁共振造影剂分为：①顺磁性造影剂，如二乙三胺五乙酸钆（Gd-DTPA），缩短质子的 T_1、T_2 值；②超顺磁性和铁磁性粒子类造影剂：如超顺磁性氧化铁（superparamagnetic iron oxide，SPIO），缩短组织的 T_2 或 T_2^* 值。

（汪禾青　刘静红　刘爱连）

参 考 文 献

[1] 徐克，龚启勇，韩萍，等. 医学影像学 [M]. 8 版. 北京：人民卫生出版社，2018.

[2] 周诚，王霄英，陈敏，等. 中华临床医学影像学泌尿生殖分册 [M]. 北京：北京大学医学出版社，2016.

[3] 郭小超，徐学勤. 泌尿生殖系统 CT 诊断 [M]. 北京：科学出版社，2017.

[4] 王逸敏，刘爱连，刘静红，等. 1.5T MR 动脉自旋标记技术在正常青年人肾脏的应用 [J]. 实用放射学杂志，2018，34（9）：1447-1450.

[5] 王楠，陈丽华，毛凡，等. 血氧水平依赖及动脉自旋标记 MRI 早期诊断移植肾功能异常的价值 [J]. 中华放射学杂志，2018，52（6）：452-456.

[6] 刘静红，刘爱连，宁殿秀，等. 正常志愿者肾脏血氧水平依赖 MRI——1.5T 与 3.0T MRI 对比 [J]. 生物医学工程与临床，2011，15（3）：251-253.

[7] 刘静红，刘爱连，刘义军，等. Revolution CT 全肾灌注成像动脉期数据对肾透明细胞癌灌注参数值的影响 [J]. 中国医学影像技术，2017，33（5）：752-755.

[8] 王艺，刘爱连，宋清伟，等. 1.5T 磁共振插入有限脉冲响应技术肾血管成像 [J]. 中国医学影像技术，2010，26（2）：358-360.

[9] 陈泉桦，黎军强. 双源 CT 双能量虚拟平扫技术在泌尿系结石 CTU 检查中的应用价值 [J]. 影像研究与医学应用，2018，2（17）：83-86.

第二章 泌尿系统正常影像学表现

第一节 正常腹部泌尿系统平片

在 KUB 上，肾脏周围有大量脂肪组织，与较致密的实质性肾脏形成良好的天然对比，在 KUB 上显示双肾外形清晰，呈蚕豆形，均匀致密，位于 T_{12}～L_3 范围内。肾脏长 12～13cm、宽 5～6cm，通常右肾略小于左肾，但其差别不超过 1cm。肾脏长轴与正中线的夹角为倾斜角，一般为 15°～20°，右侧大于左侧，男性大于女性。肾脏内侧缘邻近同侧腰大肌平直而清晰的外侧缘（图 1-2-1）。

肾脏的位置随体位及呼吸可稍有变化，自卧位改为立位时，肾影位置可下移，下降幅度接近一个腰椎椎体的高度。

输尿管、膀胱与尿道不能显示。此外，还可见到胃肠道内的粪便及气体、骨骼成分等。

第二节 正常尿路造影

一、肾脏

（一）肾盏

静脉尿路造影，经静脉注入造影剂 2～3 分钟后，肾盏开始显影，15～30 分钟显影最浓。肾盏包括肾小盏和肾大盏。通常每侧有 6～14 个肾小盏和 2～4 个肾大盏。肾髓质由肾锥体组成，肾锥体基底部朝向皮质，尖端圆钝伸入肾窦，称为肾乳头，尿液通过肾乳头孔流入肾小盏内。肾小盏分为体部和穹窿部：①体部又称漏斗部，是与肾大盏相连的短管；②穹窿部，体部的远端，其顶端因肾乳头的突入而形成杯口状凹陷。肾大盏边缘光整，呈长管状，分为三部分：①顶端或尖部，与 2～3 个肾小盏相连；②峡部或颈部，为长管状部分；③基底部，与肾盂连接。正常肾大盏、肾小盏的形态有很大变异，可短粗或细长，数目亦常不相同，两侧多不对称（图 1-2-2）。

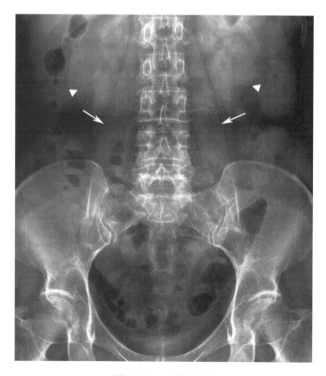

图 1-2-1　正常 KUB
双侧椎体旁可见清晰的斜线状腰大肌外缘（低信号脂肪线陪衬，白箭），其外侧可见斜行蚕豆状肾脏轮廓（箭头）

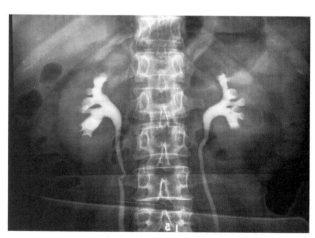

图 1-2-2　静脉尿路造影（15 分钟）正常肾盏表现
肾小盏末端呈杯口状凹陷，肾大盏尖部与 2～3 个肾小盏相连，基底部与肾盂连接

（二）肾盂

正常静脉尿路造影肾盂最佳的显影时间是注入造影剂 15～30 分钟。肾盂呈喇叭状，尖端向下与输尿管相接，基底部位于肾窦内。肾盂造影可表现为三种基本形态：①壶腹型肾盂，肾盂较大，肾盂与肾小盏直接相连，往往看不到肾大盏；②分支型肾盂，肾盂往往较小，相反，肾大盏狭长、明显；③中间型肾盂，即所谓常见的典型肾盂，介于壶腹型与分支型之间（图 1-2-3）。

肾盂的正常变异较大，依肾盂与肾窦的关系，肾盂又可分为：①肾内型肾盂，肾盂位于肾窦内，肾盏短小；②肾外型肾盂，肾盂位于肾窦外，肾盏则往往狭长（图 1-2-4）。

在逆行尿路造影时，由于造影剂直接从插于输尿管的导管内注入肾盂肾盏，肾盂肾盏系统内的压力骤然升高，可使其充盈较多，因而显得比静脉造影时略为扩大。逆行尿路造影时还有一种肾盂回流现象（renal reflux）远较静脉尿路造影常见。此种现象是由于逆行尿路造影时压力骤然升高致使造影剂逆行进入肾盂、肾盏以外的区域，发生率约为 20%。回流现象可分为两类：

1. 穹窿回流 穹窿回流可分为三种：①肾盂肾窦回流，造影剂自肾盏边缘外溢入肾窦，或沿肾盏及肾旁组织到达输尿管周围；②肾盏血管回流，即静脉周围回流，表现为肾盏附近有弓形或弧状的线条影；③肾盂淋巴管回流，表现为肾间质内有一条

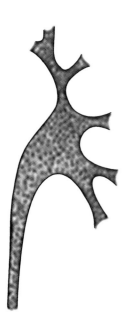
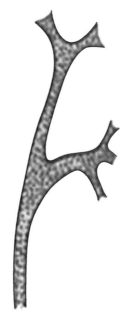
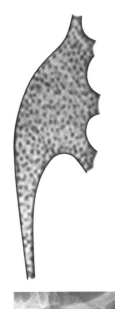

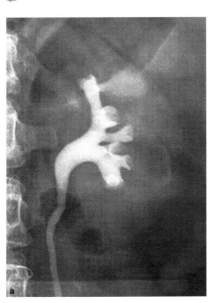
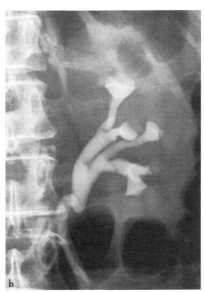
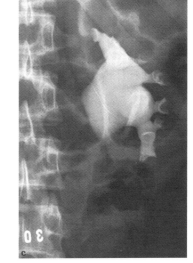

图 1-2-3 肾盂的三种基本形态
a. 中间型肾盂；b. 分支型肾盂；c. 壶腹型肾盂

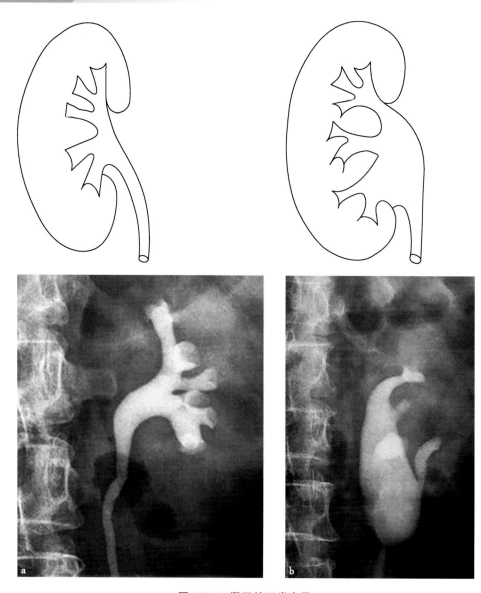

图 1-2-4 肾盂的正常变异
a. 肾内型肾盂;b. 肾外型肾盂

或多条线条状致密影(图 1-2-5,图 1-2-6)。

2. **肾小管回流** 造影剂自肾盂肾盏进入乳头小管,并向集合系统扩散,表现为肾小盏向外呈刷状阴影,或进入肾小管旁肾皮质,呈扇状影(图 1-2-7)。

不同肾盏或同一肾盏可同时发生不同类型的肾盂回流。

回流现象在正常逆行尿路造影时虽然可以出现,但若表现严重,常说明肾脏本身可能存在病变,应予以重视。

二、输尿管

静脉注入造影剂后 30 分钟左右,当肾盂肾盏显影满意后,去除腹部压迫带,双侧输尿管腔充盈造影剂而清晰显示。输尿管全长 25～30cm,宽约 3～4mm,表现为外形光滑的细条状影,蠕动时呈轻度

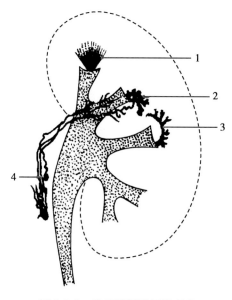

图 1-2-5 常见的肾盂回流现象
1. 肾小管回流;2. 肾盂肾窦回流;3. 肾盏血管回流;4. 肾盂淋巴管回流

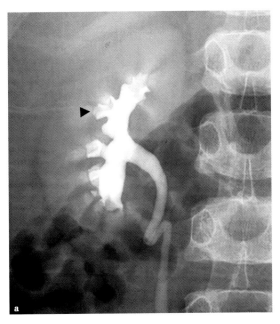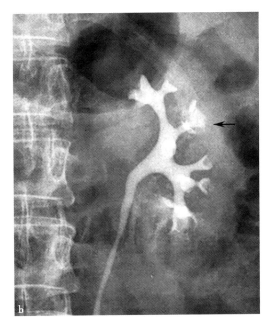

图 1-2-6　静脉肾盂造影所致肾盂回流

a. 肾小管回流（黑箭头）；b. 肾盂肾窦回流（黑短箭）

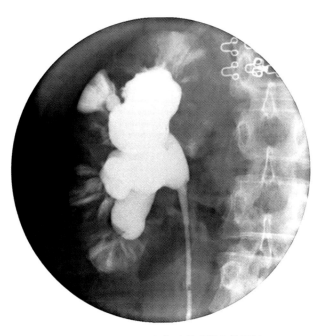

图 1-2-7　逆行尿路造影所致肾小管回流

肾盂明显扩张，肾盏圆钝，肾小盏杯口消失，造影剂自肾小盏向外扇形条片逆流

弯曲或波浪状外形。上端与肾盂相连，下端与膀胱相连，分为三段（腹段、盆段、壁内段）：腹段输尿管在 L_2 水平起于肾盂，沿腰大肌前缘下行，在骶髂关节内侧越过骨盆缘进入盆腔而续为盆段输尿管。盆段输尿管先向后下外行，继而转向前内达膀胱，斜行穿越膀胱壁，壁内段长约 1.5cm。

输尿管有 3 个生理性狭窄部位，即输尿管与肾盂交界处、髂嵴平面处、输尿管与膀胱交界处，在这些部位造影时会出现狭窄现象，勿误认为病变（图 1-2-8）。

逆行尿路造影时，输尿管可因受插管的刺激产生痉挛，或因造影剂充盈不足导致显影不良。

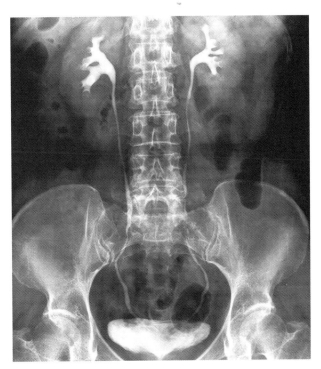

图 1-2-8　静脉尿路造影所示正常输尿管

沿脊柱旁下行在骶髂关节内侧，越过骶骨水平以后弯向外走行，再向前内斜行入膀胱底部

三、膀胱

膀胱的形态、大小随其内充盈造影剂量的多少以及邻近结构的推压而改变。正位观察，充盈的膀胱位于耻骨联合上方，呈椭圆形、圆形等，密度均匀，边缘光滑整齐。顶部因子宫或乙状结肠压迫可略凹陷（图1-2-9）。侧位观察，膀胱成纺锤形或直立的卵圆形，长轴平行于耻骨联合。

静脉尿路造影时，若输尿管下端有强烈蠕动，含造影剂的尿液成一条高密度的流注喷入膀胱内，称为输尿管"喷射征"（ureteral jet sign）。

四、尿道

男性尿道分为前后两部，后部自外向内可分为膜部和前列腺部，膜部尿道是最狭窄部，因其周围有外括约肌围绕；前部尿道较宽，自外向内为舟状窝、海绵体部与球部，球部尿道最宽。前尿道约长13～17cm，后尿道约长3～4cm，全尿道总长约16～21cm；女性尿道很短，仅3.5cm长，由膀胱颈部开始，向前下方开口于阴道口前壁。

第三节　肾动脉造影的正常表现

将导管置入腹主动脉或肾动脉并注射造影剂，连续摄片可显示肾动脉、肾实质和肾静脉，分别称为：肾动脉期、实质期和肾静脉期。

1. **肾动脉期**　开始注入造影剂1～3秒，显示肾动脉逐渐分支，分布均匀，管径由粗变细，边缘光滑，无局限狭窄、粗细不均等表现。有时可见自腹主动脉直接发出的副肾动脉。

2. **肾实质期**　也称毛细血管期，开始注入造影

剂2～3秒肾实质显影，5～7秒时最浓，其后逐渐变淡。肾实质显影是由于造影剂弥漫分布在肾微血管和肾小管内所致。早期，正常肾皮质显影较髓质浓，晚期肾锥体清楚显示。

3. **肾静脉期**　肾静脉于开始注入造影剂4～12秒可显示，最佳显影时间为18～20秒，肾静脉属支与肾动脉伴行。

第四节　泌尿系统正常CT表现

一、肾脏及肾周结构

（一）肾脏

正常肾脏的横断面在接近上下极水平，呈圆形或椭圆形软组织密度影，边缘光整。肾门水平内侧面凹陷，为肾门。肾脏平扫密度均匀一致，CT值约为30～50Hu。多期增强检查，肾实质的强化表现随时间变化：①皮质期（注药后30～90秒），肾血管、外周肾皮质及伸入锥体之间的肾柱明显强化，而髓质强化不明显，皮髓质分界明显；②实质期（注药后90～120秒），皮质强化程度减低，髓质密度增高，与皮质接近并逐渐超过皮质，集合系统开始显影；③排泄期（注药后5～10分钟），肾实质强化程度下降，肾锥体密度增高，而肾盂、肾盏和输尿管内可见造影剂浓集（图1-2-10）。

有时在左肾上极的前外侧边缘处可见一局部突出，呈驼峰样隆起（splenic lump），为先天变异，勿误认为病变。

（二）肾窦及肾门

在肾脏的中部平面可见肾窦及肾门，并有肾蒂出入肾门的结构。肾蒂自前至后包含肾静脉、肾动脉及肾盂，由上而下则为肾动脉、肾静脉及肾盂，左侧肾静脉较右侧者稍粗。肾窦脂肪呈极低密度，肾盂呈水样密度（图1-2-11）。

（三）肾盏和肾盂

CTU能很好地显示肾盏、肾盂全貌，与IVP所示相似。肾小盏汇合成肾大盏，肾大盏再集合形成肾盂。肾小盏呈杯口状，边缘清楚、锐利。肾盂呈三角形，尖端向下移行为输尿管（图1-2-12）。

（四）肾血管

于开始团注造影剂20～30秒行肾区薄层扫描，并行MIP、SSD、VR等重组，可显示肾动脉及其主要分支，正常表现类似DSA（图1-2-13）。

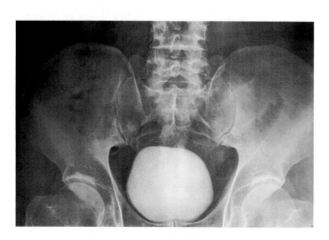

图1-2-9　尿路造影膀胱正位

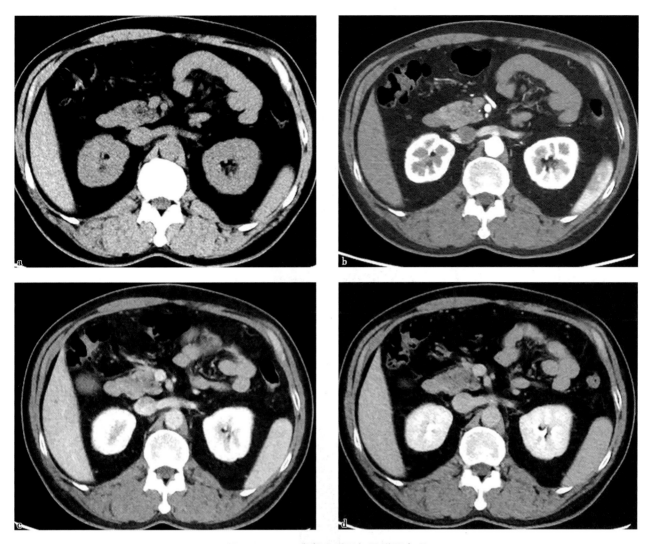

图 1-2-10　正常肾实质平扫及增强表现

a. 平扫：双肾密度均匀；b. 皮质期：皮质明显强化，皮髓质分界清晰；c. 实质期：髓质明显增强，与皮质分界不清；d. 排泄期：肾实质密度降低且不均匀，肾锥体、上组肾盏造影剂浓集

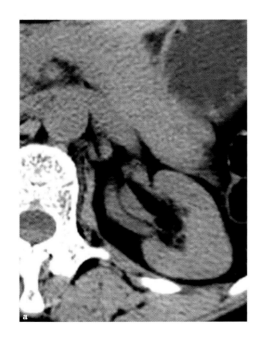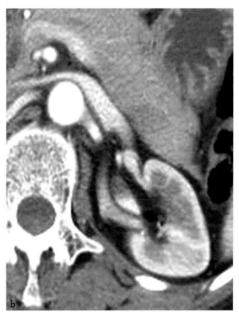

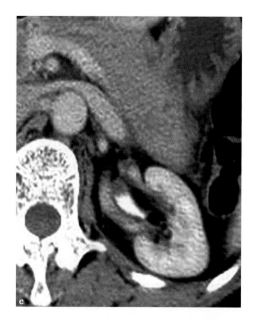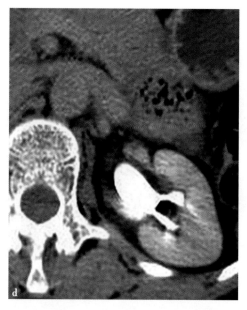

图 1-2-11　左肾门平面正常肾窦及肾门 CT 表现
a. 平扫：左肾实质密度均匀，见肾蒂结构出入肾门，肾窦脂肪为低密度；b. 皮质期：皮质明显强化，肾动脉明显强化；c. 实质期：皮髓质不能分辨，肾盂开始强化；d. 排泄期：肾实质密度降低，肾盂、肾盏造影剂浓集

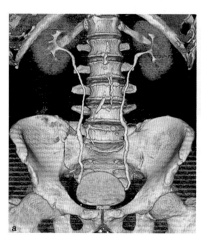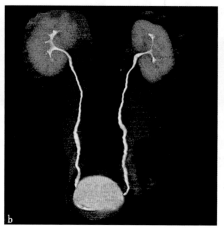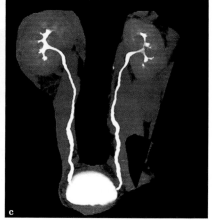

图 1-2-12　正常泌尿系的 CTU 表现
a、b. VR；c. MIP

二、输尿管

常规 CT 轴位扫描，连续层面追踪可识别腹段输尿管的横断面，呈小圆形软组织密度影，中心可呈低密度，位于腰大肌前缘。但盆段输尿管难以识别。注入造影剂 10 分钟后延迟扫描，自肾盂开始能追踪输尿管全程，其管腔内的造影剂呈点状高密度。CTU 可很好地显示输尿管全貌（图 1-2-12）。

三、膀胱

膀胱大小、形状因充盈程度而异，一般呈圆形

或椭圆形，充满时可呈类方形。因膀胱周围低密度脂肪组织与膀胱内低密度尿液对比，可清晰显示软组织密度的膀胱壁，厚度一般为 2～3mm，均匀一致，内外缘均较光整。造影增强扫描，膀胱壁均匀强化；排泄期可见造影剂进入膀胱，若输尿管下端有强烈蠕动，含造影剂的尿液成一条高密度的流注喷入膀胱内（输尿管"喷射征"）。造影剂与尿液混合不均，高密度的造影剂沉积在低密度尿液下方，出现液 - 液面（图 1-2-14）。

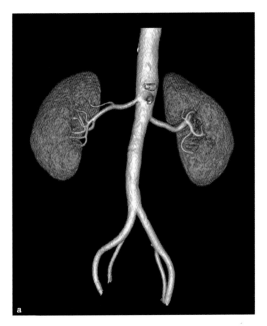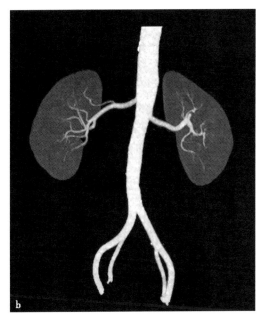

图 1-2-13 肾动脉 CTA
a. VR；b. MIP

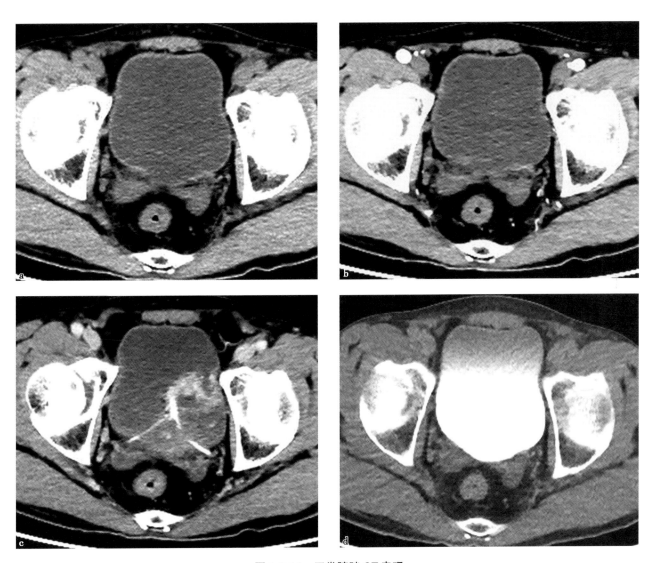

图 1-2-14 正常膀胱 CT 表现

a. 平扫：膀胱呈类方形均匀水样密度影，呈光整薄壁；b. 动脉期：膀胱壁均匀轻度强化，内容物无强化；c. 静脉期：膀胱内见条状高密度造影剂（喷射征）；d. 排泄期：膀胱内造影剂与尿液分层

第五节 泌尿系统正常 MRI 表现

一、肾脏及肾周结构

(一)肾脏

在 T_1WI 上肾皮质表现为中等信号,肾髓质含有较多的自由水,信号略低于皮质。抑脂 T_1WI 皮髓质分界更加清楚;T_2WI 上,肾皮质、髓质均呈较高信号,且髓质信号较皮质信号更高;增强检查,实质强化表现类似 CT 增强检查(图 1-2-15)。

(二)肾窦及肾门

肾窦内含脂肪,T_1WI 和 T_2WI 呈高信号;而肾盂、肾盏内含尿液,呈长 T_1 长 T_2 的水信号;肾大血管呈

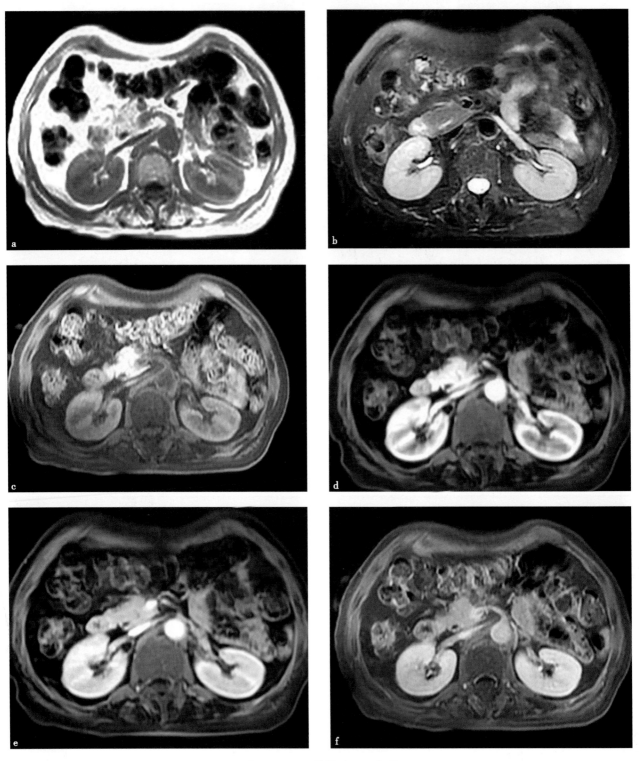

图 1-2-15 正常肾脏 MRI 表现

a. T_1WI 肾皮质稍高信号,髓质信号略低,肾周及肾窦脂肪为较高信号;b. T_2WI 皮质髓质信号强度相似,皮髓质界线不清;
c. 抑脂 T_1WI 皮质髓质界线清晰;d~f. LAVA 动态增强:早期皮质增强,随后髓质强化,排泄期肾盏肾盂显影

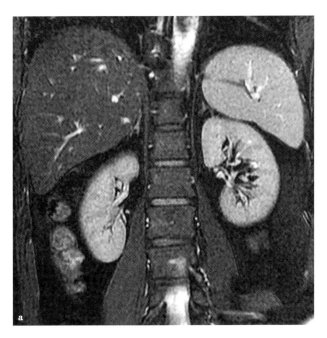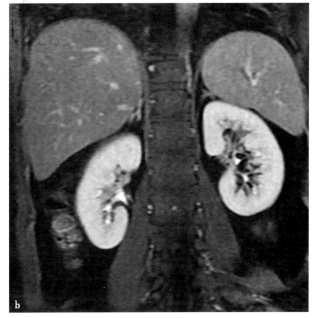

图 1-2-16 肾脏冠状位成像
a. T₂WI 抑脂冠状成像；b. LAVA 冠状延迟扫描；可见左肾高于右肾，双肾斜行，肾门及肾窦结构清晰

流空信号。多方位成像也是 MRI 的优势，肾脏的冠状面 MRI 更能清晰显示肾脏全貌及其周围组织情况。冠状位成像（常用 T₂WI、增强 LAVA），可见两肾的排列为上极向内、下极向外，可清楚测量肾脏长轴与正中线的夹角；肾窦和肾门及其内的肾盂肾盏、血管等结构显示较轴位更为清楚、更易辨识（图 1-2-16）。

正常泌尿系统 MRU 所见的肾与 IVP 所示相似，肾小盏汇合成肾大盏，肾大盏再集合形成肾盂。肾小盏呈杯口状，边缘清楚、锐利。肾盂呈三角形，尖

端向下移行为输尿管（图 1-2-17）。

（三）肾脏血管 MRA

MRA 包括注射钆造影剂的 CE-MRA（图 1-2-18）及不需要注射造影剂的非造影剂增强 MRA（图 1-2-19）。

二、输尿管

正常人的输尿管 MRU 检查常呈细线状或部分显影（图 1-2-17），只有在尿路梗阻时，能全程显示扩张或积水的肾盂、输尿管。

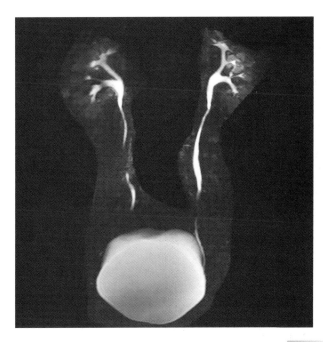

图 1-2-17 正常 MRU
双肾盏、肾盂、输尿管及膀胱显示清晰

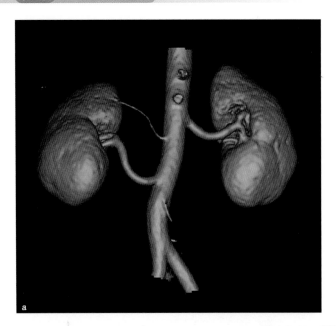
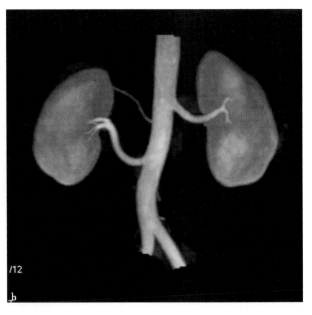

图 1-2-18 肾脏 CE-MRA

a. VR；b. MIP；双侧肾动脉清晰，可见起于腹主动脉的右侧副肾动脉

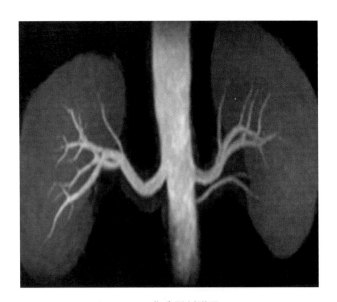

图 1-2-19 非造影剂增强 MRA

双侧肾动脉及分支清晰，可见起于腹主动脉的左侧副肾动脉

三、膀胱

呈圆形、卵圆形、半月形等各种状态，边缘光滑、锐利。膀胱内的尿液呈均匀 T_1WI 低信号和 T_2WI 高信号；膀胱壁表现为厚度均匀一致的中等信号薄环，造影增强检查，膀胱壁均匀强化。膀胱内尿液中的造影剂呈明显高信号，与低信号的尿液分层。然而当造影剂浓度过高时，含高浓度造影剂的尿液反而可呈低信号（图 1-2-20）。MRU 能够不同角度旋转显示膀胱全貌。

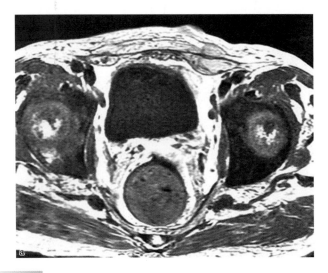
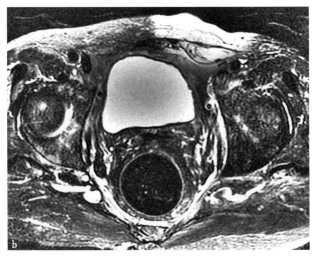

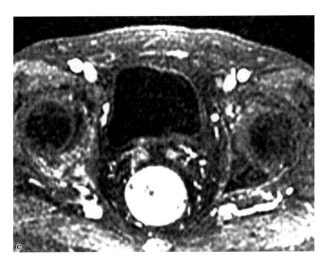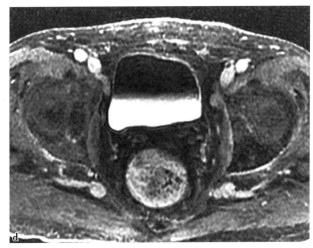

图 1-2-20 正常膀胱 MRI 表现

a. T_1WI 均匀低信号；b. T_2WI 均匀高信号；c. 造影增强早期，膀胱壁均匀线状强化；d. 延迟扫描，壁明显均匀强化，腔内造影剂与尿液分层改变

（汪禾青 刘静红 刘爱连）

参 考 文 献

[1] 徐克，龚启勇，韩萍，等. 医学影像学 [M]. 8 版. 北京：人民卫生出版社，2018.

[2] 周诚，王霄英，陈敏，等. 中华临床医学影像学泌尿生殖分册 [M]. 北京：北京大学医学出版社，2016.

[3] 王艺，刘爱连，宋清伟，等. 1.5T 磁共振插入有限脉冲响应技术肾血管成像 [J]. 中国医学影像技术，2010，26（2）：358-360.

第三章 泌尿系统异常影像学表现

第一节 肾脏的异常

一、肾脏数量、位置、体积及形状异常

IVP、超声、CT、MRI均可发现肾脏数量、位置、大小和形状轮廓的异常。

1. 肾脏数量异常 包括：①单肾，另一侧无肾，由先天未发育引起，单肾体积多较大；②重复肾，一侧多见，可伴有重复输尿管。

2. 肾脏位置异常 包括：①异位肾，盆腔异位肾及交叉异位肾（可与对侧肾融合）；②肾下垂，卧位改为立位时，肾脏位置的下降超过一个半本人腰椎体的高度；③肾移位，由邻近脏器异常（如肝、脾等）、肿块压迫移位（如肾上腺肿瘤、主动脉瘤、腹膜后肿瘤）所致，肾脏本身的肿瘤生长过大也可使肾脏移位；④肾轴异常，先天性肾旋转异常使肾盂、输尿管转向外侧，肾盏向内侧排列。

3. 肾脏体积异常 包括：①一侧肾异常增大，可为代偿性增大或对侧肾未发育，也可由多囊肾、肾积水、肾外伤血肿或肿瘤等引起；②一侧肾异常缩小，可为肾萎缩或肾动脉性病变（发育异常或狭窄）引起；③双侧肾缩小，多由肾小球肾炎、慢性肾盂肾炎及其他感染性病变引起。

4. 肾脏形状异常 包括：①分叶状外形先天变异（如左肾的驼峰状隆起、幼儿发育期肾可出现分叶现象），一般没有临床意义。若肾局部突起伴结构异常，常为肿瘤或囊肿引起，应进一步做出定性诊断；②整个肾外形模糊、边缘不清，常见于肾创伤、肾及肾周感染、黄色肉芽肿性肾盂肾炎等；③肾轮廓异常，先天融合肾、马蹄肾均可使肾轮廓发生变化；④肾边缘皱缩或不规则。术后、外伤、慢性肾感染均可形成瘢痕收缩引起。

二、肾脏CT密度异常

1. 肾内密度增高 常见于：①结石（单发或多发），多在肾盂、肾盏内。肾微石症发生于髓质海绵肾及肾小管酸中毒；②肾钙化，多见于肾结核（肾自截）、甲状腺功能亢进、皮质醇增多症（高血钙症）、维生素D中毒（多见于儿童）；③肾钙乳，为小颗粒状钙沉积所致，若在肾盏憩室中可形成两种不同密度的界面；④其他，不典型肾囊肿、肾肿瘤钙化、肾肉芽肿钙化、肾梗死后钙盐沉着、肾动脉瘤、肾血管瘤钙化；⑤肾外伤性或肿瘤出血，血肿的高密度较肾结石及钙化低。

2. 肾内密度减低 包括：①水样低密度病灶，多见于肾单纯囊肿、多囊肾。②低密度脂肪灶，CT值常为负值，脂肪异常增多见于肾（肾周）脂肪肉瘤、肾血管平滑肌脂肪瘤等；③更低密度气体，CT值多在−800HU以下，可见于产气性细菌所致肾脏感染。

3. 肾脏CT增强扫描异常强化灶 根据血供及病灶特点表现不同强化形式：①无强化，见于囊肿、血肿性病变；②明显强化，见于富血供病变，如动脉瘤、肾脏透明细胞癌、肾嫌色细胞癌、腺瘤、血管平滑肌脂肪瘤的血管部分等；③轻度强化，见于相对少血供病变，肾乳头状细胞癌、错构瘤、炎性病变等。

三、肾脏MRI信号异常

1. 常规 T_1WI、T_2WI 信号异常 常见以下情况：①实性肿块，T_1WI 略低信号，T_2WI 稍高信号；②囊性病灶，T_1WI 均匀明显低信号。T_2WI 均匀明显高信号；③血肿或病灶内出血灶，T_1WI 及 T_2WI 高信号，抑脂信号无减低；④脂肪成分，T_1WI 高信号，T_2WI 等信号，抑脂信号减低。

2. MRI增强扫描异常 根据血供等特点表现为不同的强化方式，类似CT的强化特点。

四、肾内结构异常

1. **肾实质内结构异常** 平片及 IVU 不能发现，需做超声、CT 或 MRI 检查。①若回声、CT 值、MRI 信号不均匀，且混杂区不规则排列，境界不清楚，边缘不整齐，增强时有强化，多考虑恶性肿瘤（肾胚胎瘤、肾肉瘤、肾细胞癌、肾脏转移瘤）、较大的血管平滑肌脂肪瘤（可见 CT 值为负值、抑脂能被抑制的 T_1WI 高信号的脂肪成分）、较大的黄色肉芽肿肾盂肾炎、肾结核等；②若回声、CT 值与 MRI 信号相对均匀一致，境界较清楚，边缘较整齐，小者不使肾变形，较大者可使肾局部隆起，多考虑肾的原发良性肿瘤，如肾腺瘤、肾素瘤、较小的血管平滑肌脂肪瘤，以及局限性黄色肉芽肿肾盂肾炎，或小的恶性肿瘤（原发、继发）等；③若为境界清晰、边缘锐利的圆形病变，结构均匀，CT 为低密度、超声无回声、T_1WI 高信号及 T_2WI 低信号、增强扫描无强化者，多为各种类型的囊肿或囊性病变。

2. **肾盂肾盏内结构异常** IVU、超声、CT 或 MRI 上均可显示，尤其是增强扫描后肾盂肾盏内充满造影剂时，其内的占位显示更加清楚。常见的有结石（高密度）、血凝块（稍高密度）、肾乳头状瘤及移行细胞癌（不规则形，乳头状，单发或多发）。

3. **肾盂或肾盏的边缘异常** IVU 或逆行造影、MRI 及 CT 均能发现，可分为：①肾盂或肾盏有不规则的造影剂溢出或不规则形狭窄，可能是由于肾结核、外伤、慢性肾盂肾炎的瘢痕变形、肾盂肾盏肿瘤的侵蚀破坏或造影时的逆流现象所致；②肾盂饱满和肾盏杯口消失形成杵状扩张，见于各种原因的尿路梗阻所致的肾积水及肾感染；③肾盂肾盏边缘呈现受压弧形变形，见于肾实质肿瘤、单纯肾囊肿或各种多囊肾压迫变形，肾盂肾炎、肾肉芽肿病变引起的边缘异常。

五、肾显影功能异常

1. **尿路造影时不显影的原因** 正常注入造影剂后，在 IVU 3 分钟后开始显影，5～10 分钟浓度最高，30 分钟全排出，如 2 小时后仍不显影即可认为不显影。多见于：①注射造影剂及照相时间选择不当；②肾衰竭导致肾脏浓缩和分泌造影剂的功能减低；③严重的肾积水时，数小时后仍可不显影；④逆行造影不显影的原因多系技术问题或下尿路完全性梗阻导致造影失败；⑤肾动脉梗死引起全部或部分不显影；⑥肾本身病变（结核、肿瘤、感染、外伤等）所致。

2. **尿路造影显影密度较低或延迟显影的原因** 包括：①肾功能部分衰竭；②肾积水时；③尿路部分梗阻；④肾动脉部分受压阻塞；⑤注射造影剂的量较低或因技术性原因未完全注入。

3. **CT/MRI 增强扫描肾实质不增强、部分不增强或延迟强化的原因** 主要为：①肾动脉栓塞所致梗死或部分肾动脉栓塞致节段性梗死；②肾动脉及其分支受周围肾肿瘤或其他病变侵犯、压迫引起供血受阻时。

第二节 输尿管的异常

一、输尿管数目、位置、管径及形态异常

IVP、CT、MRI 均可发现输尿管数量、位置、管径和形状轮廓的异常。

1. **输尿管数目异常** 主要由先天发育异常引起，可以是全输尿管重复，如双肾双输尿管异常或部分双输尿管异常。

2. **输尿管移位** 多由输尿管以外异常肿块压迫所致，常见的原因如下：①肾及肾周肿块或病变引起的移位，见于各种肾肿瘤、肾脓肿、肾结核、腹膜后淋巴结肿大（如淋巴瘤或淋巴结转移）、肾旋转不良、严重的肾积水、腹膜后肿瘤、特发性腹膜后纤维化；②腔静脉后输尿管，为先天发育异常，右侧上 1/3 的输尿管位于下腔静脉后方时，输尿管向内侧移位接近脊椎椎体平面，且局部受压狭窄，其上有轻度扩张现象；③妇科及盆腔肿瘤压迫下段输尿管移位。

二、输尿管管径异常

1. **输尿管扩张** 病因包括：①输尿管下端病变，结石、肿瘤、瘢痕狭窄、炎症浸润及外压性肿块，均可导致上方输尿管扩张；②先天性异常，先天性输尿管瓣膜、较大的输尿管下端囊肿、巨大输尿管症等，均可导致整个输尿管明显扩张、迂曲、延长；③特发性盆腔腹膜后纤维化，盆腔异常脂肪沉着症压迫输尿管所致；④神经源性膀胱伴发的双侧输尿管明显扩张；⑤膀胱输尿管下括约肌功能失调引起的输尿管逆流性扩张，尤其在对侧肾结核时，输尿管逆流导致的肾积水时较为常见。

2. **输尿管狭窄** 见于：①先天性狭窄，多为突然性狭窄，梗阻端呈空虚状，梗阻端以上输尿管显著扩张，其下方输尿管不易显示；②良性病变狭窄，狭窄段呈移行性；③恶性肿瘤呈局限偏心性、不规则

狭窄，常伴局部肿块。

以上改变在 IVU 检查时常不能显影，逆行尿路造影不易成功，MRU 则能清晰显示。输尿管的管径异常增宽，超过 5mm，或小肾盏正常杯口消失，呈模糊的圆形或卵圆形，可认为有梗阻存在。扩张程度与病因有直接关系，先天异常者多为重度扩张，重度扩张也见于输尿管结石完全性梗阻者。而良性狭窄和外在性病变所致的梗阻多为轻、中度的输尿管扩张。

梗阻水平分以下 6 个部位：输尿管肾盂交界处、近端输尿管、远端输尿管、输尿管膀胱交界处和膀胱部、前列腺部。输尿管结石梗阻常局限于三个生理狭窄处，输尿管远端和膀胱癌，病变常可延伸或浸润两个狭窄区域。

三、输尿管腔内占位性病变

输尿管腔内占位常见的原因如下：①结石，CT 平扫为边界清楚致密影，造影后无强化。CTU 呈类圆形边界清楚的充盈缺损，或杯口状梗阻。双能 CT 可用 CTU 的虚拟平扫将结石与高密度造影剂分开，有效原子序数可鉴别结石成分。T_1WI、T_2WI 均为低信号，造影后无强化；②血块，CT 平扫为边界模糊的稍高密度，造影后无强化；③移行细胞瘤及癌，CT 平扫为软组织密度，造影后轻中度延迟强化；④输尿管息肉，多发小充盈缺损，伴管壁增厚；⑤输尿管结核，输尿管串珠状或螺旋状充盈缺损及僵硬短缩；⑥输尿管内子宫内膜异位症，常伴有周期性血尿、梗阻、变形。

四、输尿管壁增厚

输尿管壁增厚见于：①弥漫均匀性增厚伴管腔移行性狭窄，见于炎症；②输尿管壁串珠状增厚及僵硬，见于输尿管结核；③局限偏心增厚伴肿块为肿瘤的特点。

第三节　膀胱的异常

一、膀胱大小、形态异常

1. **膀胱大小异常**　见于：①各种原因所致尿路梗阻引起的膀胱增大；②慢性炎症、结核所致膀胱挛缩引起的膀胱缩小。

2. **膀胱形态异常**　见于：①膀胱外压性变形，前列腺增生或前列腺癌、直肠及乙状结肠肿瘤、盆腔肿瘤（子宫肿瘤、卵巢肿瘤）、骶骨及尾骨肿瘤（骶尾骨脊索瘤、巨细胞瘤、转移瘤、脊柱裂伴脊膜膨出等）侵犯或压迫膀胱；②膀胱轮廓外形异常，神经源性膀胱呈哑铃形扩张；膀胱结核的外形不整伴钙化及挛缩；膀胱憩室膀胱轮廓单发或多发外突囊状影；腺性膀胱炎膀胱顶部呈绒毛状不规则变形；膀胱外伤后瘢痕、膀胱直肠 / 尿道 / 阴道瘘、膀胱放射治疗合并纤维化等均可引起膀胱挛缩变形。

二、膀胱腔内占位性病变

膀胱内占位见于多种疾病，平片对较大的结石能够明确诊断，超声、CT 为膀胱占位的主要诊断方法，MRI 为重要的补充手段。①膀胱肿瘤，起自膀胱壁，IVU/CTU/MRU 表现为不规则状或乳头状充盈缺损，同时合并肾盂、输尿管移行细胞肿瘤。CT 平扫为软组织密度影，增强扫描检查呈不同程度强化。T_1WI 等信号、T_2WI 稍高信号（较膀胱尿液信号低）、DWI 为较明显高信号，MRI 增强扫描检查可见不同程度的强化；②膀胱出血形成的血凝块，IVU/CTU/MRU 表现为膀胱内不规则充盈缺损，且位置及形态可随体位变化。CT 平扫为稍高密度，造影后无强化，双能 CT 的碘基图像有助于鉴别肿瘤合并出血。T_1WI 为高信号，抑脂仍为高信号；③膀胱结石，结石多为阳性，单发或多发。质量优良的 KUB 可明确诊断。IVU/CTU/MRU 表现为光整的充盈缺损。CT 为类圆形光滑的致密影，T_1WI 及 T_2WI 均为明显低信号。多数结石随体位变动，位置固定不变者考虑合并膀胱憩室；④膀胱异物从形态及病史可诊断此类异常；⑤膀胱结核或其他肉芽肿性病变，膀胱壁弥漫不规则增厚，伴膀胱挛缩；⑥输尿管下端囊肿，外形光滑整齐，膀胱壁内呈"眼镜蛇"状充盈缺损。

三、膀胱 CT 密度异常

膀胱 CT 密度异常多为以下几种表现：①膀胱腔内明显低密度的气体，见于膀胱外伤、气性膀胱炎等；②膀胱腔内软组织密度影，见于膀胱内肿瘤，或邻近器官肿瘤突入膀胱内；③膀胱内稍高密度影，主要考虑血肿，需除外上方肾脏、输尿管病变出血流注到膀胱，注意有无血肿遮盖的原发肿瘤；④膀胱极高密度影，多见于膀胱结石，个别肿瘤可伴有钙化；⑤膀胱壁极高密度影，为膀胱壁或黏膜上钙化，见于埃及血吸虫泌尿系统感染、膀胱结核钙化、膀胱创伤后钙化等。

四、膀胱壁增厚

充盈状态下膀胱壁厚度超过 5mm 为异常。①弥漫性增厚炎症、慢性尿道梗阻或炎症所致；②局限增厚膀胱肿瘤，膀胱周围炎症或肿瘤累及膀胱。

（汪禾青　刘静红　刘爱连）

参 考 文 献

[1] 徐克,龚启勇,韩萍,等. 医学影像学 [M]. 8 版. 北京：人民卫生出版社,2018.

[2] 周诚,王霄英,陈敏,等. 中华临床医学影像学泌尿生殖分册 [M]. 北京：北京大学医学出版社,2016.

[3] 韩萍,于春水. 医学影像诊断学 [M]. 4 版. 北京：人民卫生出版社,2017.

[4] 王阳. 螺旋 CT 尿路成像（CTU）对双肾盂输尿管畸形的诊断价值 [J]. 中国 CT 和 MRI 杂志,2018,16（9）：111-113.

[5] 戴石,张晓军,张新荣. IVP、CTU 及 MRU 在儿童重复肾畸形中的诊断价值 [J]. 中国医学计算机成像杂志,2015,21（6）：571-574.

第二篇

泌尿系统各论

第一章 先天变异及先天异常

由于胚胎发育的复杂性，泌尿系统的先天变异及先天异常较为常见，人类约10‰有各种不同的泌尿生殖系统先天异常，而其中5%为上尿路异常。由于泌尿系统先天异常的存在，可以合并有结石、感染、膀胱尿道逆流等疾病，甚至导致肾衰竭等，因此早期发现以便早期治疗具有非常重大的意义。影像学的诊断在先天变异及异常的诊断中起着主导作用，尤其是无创伤性诊断方法不但可以发现先天异常，而且对其范围、类型、数目等均可做出明确诊断，据此选择最佳治疗方案。临床实践中，常常可以见到一些原可治愈的先天异常，由于未能准确诊断，延误了治疗时机，造成肾脏等重要器官的不可逆损害。熟悉泌尿系统先天变异及异常的影像学诊断是很必要的。

第一节　泌尿系统的胚胎发育

泌尿系统的先天变异与胚胎发育异常是密切相关的，有关肾脏发生的连续过程已为普通胚胎学教科书所描述，本文仅简单叙述以便说明畸形问题。

泌尿和生殖系统发生于间介中胚层，它沿着背侧体壁的全长延伸，当胚胎折叠在水平面（横断面）时，间介中胚层移向腹侧面位于原始主动脉干两侧，称尿生殖嵴，此嵴分为生肾索和生殖嵴。

生肾索形成人胚胎排泄器官的三个连续设施，前肾的功能是过渡的，从胚胎第三周发生，至第五周初期即退化消失，存在时间很短，没有泌尿功能，中肾的功能为永久性的后肾所承接。后肾是人的永久肾，发生于中胚层的两个不同部分：①泌尿部，或称肾单位，包括肾小体、近曲及远曲小管和髓袢等，它发生于胚胎后端生肾索尾部的生后肾组织；②排尿部，包括膀胱三角、输尿管、肾盂、肾盏、乳头管及集合小管等，均发生于中肾管的输尿管芽（或后肾胚芽）。输尿管芽是从中肾管（Wolffian duct）即将进

入泄殖腔的背侧向外生长而成的，输尿管芽穿入后肾胚层并诱导生后肾组织形成，生后肾组织形成一帽，盖在输尿管芽延伸的头端，此芽扩大形成肾盂，并裂开成为两部分形成大盏，继而再分成1～2级或更多级，是形成肾小盏远端集合小管的成因。

由于肾脏发生于骨盆中胚层，肾脏初期的位置是在骨盆，并彼此靠近位于骶骨处的前方，肾门指向前（腹面），当腹部与骨盆生长时肾脏逐渐"上升"达腹部，并从中线分开，妊娠第九周达成熟时部位邻近肾上腺，当上升时，肾脏旋转90°，最终肾门指向前内。当肾脏从骨盆升至上腹部时，血液供应亦不同，在盆部时血供来自髂总动脉，当肾脏上升时，血供继续改变，来自高水平的主动脉尾端，最后是上腹部动脉供血。

在胎儿时肾脏分出小叶突出于肾表面，在胎儿末期小叶减少，有时婴儿仍可见，以后由于肾单位生长而分叶减少，偶尔在成人仍可见。

后肾从胎儿5周开始发育，而在6周后可以有功能，整个胎儿期均可以有尿液分泌。输尿管起源于中肾管成为背侧芽突，并弯向腹侧，该处称为中肾管膝。输尿管芽起始于妊娠的第4～7周间，初期中肾管与输尿管共同嵌入泄殖腔，被称为共同的排泄管，之后中肾管形成位于尾侧中部的襻，输尿管襻位于头端两侧。在中肾管与输尿管之间的组织发生为三角与三角基板。中肾管在男性胎儿形成尿道、射精管、精囊腺与输精管，在女性胎儿生成后尿道壁、子宫阴道管的中胚层、子宫及阴道中的Garuer管。

泄殖腔是由内胚层覆盖的腔，其尾端与外胚层相接触，当胚胎4～7周时，尿直肠隔将泄殖腔分为肛门直肠管及原始的尿生殖阜。上囊部与尿囊相连形成膀胱，狭窄的骨盆部形成男性的膜部及前列腺尿道，而男性生殖结节变长，形成阴茎。尿道皱襞在中线融合形成一个尿道沟，即海绵体尿道。在胎

儿 16 周时，龟头内形成尿道，外胚层增生向内穿通成为尿道口。

（郭　瑜　沈　文）

第二节　肾脏的先天变异及先天异常

一、肾脏先天异常分类

（一）肾脏先天异常按胚胎发育情况可分类如下

1. 后肾发育障碍

（1）肾不发育

（2）肾发育不全

2. 肾小球 - 肾小管结构变异　肾囊肿性疾病。

（1）单纯肾囊肿

（2）肾多发性囊肿

（3）多囊肾

3. 原始肾组织块分裂停顿

（1）马蹄肾

（2）单侧融合肾

（3）盆腔融合肾

4. 肾异位和血管生长紊乱

（1）单侧异位肾

（2）两侧异位肾

（3）交叉异位肾

（4）胸腔内肾脏

（5）肾旋转不良

（6）肾血管异常

（二）按胚胎发育异常还可以分为

1. 肾实质发育异常

（1）多囊性发育异常肾

（2）肾发育不全

（3）数目（肾不发育和附加肾）

（4）形态异常和囊性肾脏疾病

2. 胚胎移行异常

（1）位置异常

（2）融合异常

3. 集合系统异常

（1）重复肾

（2）肾盂输尿管交界处梗阻

（三）通用的肾先天异常分类可分为各种异常

（1）数目

（2）位置

（3）融合肾

（4）旋转异常

（5）血管异常

（6）重复畸形

（7）发育异常

（8）囊肿性异常

二、肾脏的正常变异影像学诊断

1. 肾驼峰状突起（bumped kidney）　左肾上极外前方近脾侧可见三角形或驼峰状隆起，系正常变异，但有时由于隆起部较大易与占位病变相混淆，造影后 CT 及 MRI 检查有助于鉴别。尤其是 MRI 抑脂冠状位及轴位扫描时，可见隆起部位皮质髓质分辨（corticomedullary differentiation），应用增强 CT 及 MRI 可见该部显示增强情况与正常肾脏一致。

2. 胚胎分叶（fetal lobulation）　在胎儿时期肾脏由许多小叶组成，出生后小叶逐渐融合，正常成人在肾包囊内有 16～18 个小叶，每个小叶含有肾锥体及覆盖的肾皮质。正常情况下，有时 MRI 冠扫可见极浅的小沟，但若肾叶不能完全融合则为永存的分叶。在增强 CT 图像上显示该处皮髓分界清晰，皮质沟正对正常的 Bertin 柱，MRI 图像无需造影增强即可在小叶内见与其他正常肾脏部分相同的皮髓分界。

3. Bertin 柱肥大及卷曲畸形　Bertin 柱系从皮质延续到肾盂在肾锥体之间的皮质柱，有时可肥大增生成卷曲畸形被误认为肿瘤。但 MRI 上可见增生肥大的 Bertin 柱与皮质相连，信号相等，应用增强 CT 亦可显示其与正常的皮质柱强化一致（图 2-1-1）。

4. 肾窦脂肪增多　正常肾窦含有较多的脂肪组织，但有时脂肪组织过多引起肾盂变形可误诊为病变。CT 图像上未测 CT 值而误认为肾盂积水，若在 CT 图像上测 CT 值可见其为脂肪组织的 CT 值，在 MRI 的 T_1WI 可显示为高信号，应用抑脂程序可见高信号消失而显示肾盂情况（图 2-1-2）。

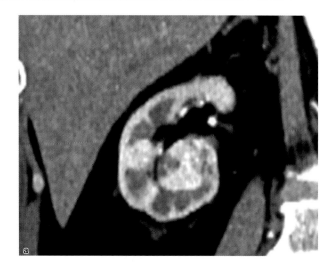

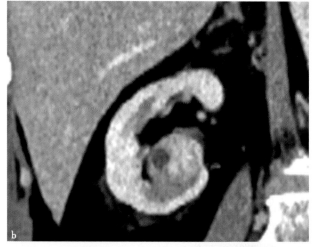

图 2-1-1　CT 增强冠状重建示右肾 Bertin 柱肥大，与皮质相连，强化一致

a. 皮质期；b. 髓质期；c. 排泄期

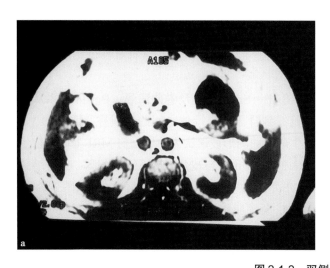

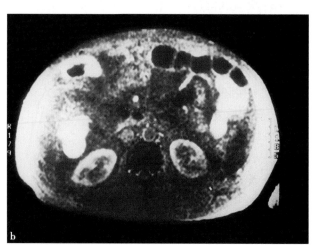

图 2-1-2　双侧肾窦脂肪增多

a. 肾窦脂肪 T_1WI 为高信号；b. 抑脂 T_1WI 肾窦脂肪为低信号

（陈丽华　季　倩　沈　文）

三、肾脏数目的异常

（一）肾不发育

【临床概述】

肾不发育（renal agenesis）系输尿管芽穿过后肾中胚层时失败所致。由于缺乏早期肾收集小管建立而导致肾单位缺如。可分为单肾或双肾不发育，一般统计认为每 1 000 个新生儿中有 1 例单肾不发育，而双肾不发育平均为 0.1 个。Ashey 等报告在 245 000 例尸检中有 214 例单肾不发育和 47 例两侧肾不发育。Compbell 的统计在 51 880 例尸检中有 94 例一侧肾不发育，7 例双侧肾不发育。

双侧肾不发育常伴有肺发育不全和肢体缺陷，可有哮喘表现，双侧耳郭低位，耳软骨不发育，鼻扁平，睑裂宽，小下颌，常常出生后即死亡；单侧肾不发育或单肾缺如，无症状，常于体检时发现。

【影像学表现】

对于双侧肾不发育一般用B超即可诊断。单肾不发育在平片及分泌性肾盂造影中可见肾影缺如，

单侧肾盂不显影，可误诊为病理性肾失功能，但仔细观察可见肾影不存在，充气的结肠影上移，对侧肾代偿性增大。但是当肾因发育不全而极小或囊变时，静脉尿路造影可不显影，而误认为单侧肾缺如。CT及MRI检查可完全确立诊断，为首选方法。CT及MRI可见肾窝内肾影缺如（图2-1-3，图2-1-4），肠曲、胰腺尾部及脾脏可占据该间隙。

75%同侧肾上腺可缺如，即使存在亦失去正常的V或Y字形，而呈长条状，对侧肾可代偿性增大，常伴有肾旋转不良（图2-1-5），同侧输尿管常缺如，

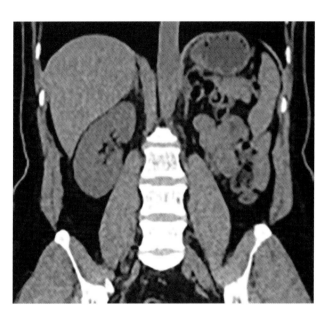

图2-1-3　CT示左肾窝内肾影缺如

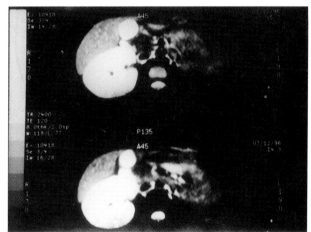

图2-1-4　MRI T₁WI示左肾不发育

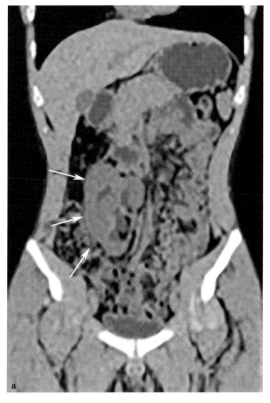

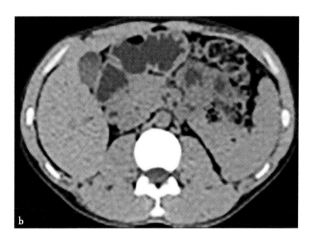

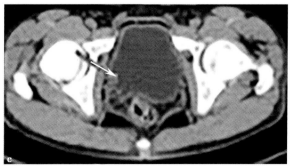

图2-1-5　CT平扫示左肾不发育，右肾代偿性增大，并伴有旋转不良及右侧输尿管口囊肿

a. 冠状重建右肾代偿性增大伴旋转不良（箭头所指右肾）；b. 横断图像显示左肾不发育；c. 横断面显示右侧输尿管口囊肿（箭头）

或输尿管口异位,如膀胱检查可见三角区不发育或发育不良。

【诊断与鉴别诊断】

游走肾及异位肾需要鉴别,如应用静脉尿路造影摄腹部平片时可以发现异位肾脏和游走肾,而且异位肾时对侧肾无代偿性增大,膀胱三角区正常,CT、MRI平扫时扩大范围可发现异位肾脏。

【比较影像学】

B超可作为首选的筛选方法,但当肾发育不全时,肾极小或囊变,而充气的结肠等伸入到肾窝内,B超往往难以显示发育不全的小肾。CT、MRI可以明确显示肾发育不全或肾不发育。

(二)附加肾

【临床概述】

附加肾(accessory kidney)是由于胚胎期在一侧有两个输尿管芽发育而成,与重复肾不同,附加肾是单独存在的第三个肾脏,它较正常肾脏小,可单独存在或以疏松组织与正常肾相连,是罕见的畸形。

【影像学表现】

CT扫描及MRI可见单独存在的第三个肾脏或与肾上腺相连,在一侧可见分别的两个输尿管与两个肾脏相连。静脉尿路造影、CT、MRI、US及核闪烁扫描均可显示,但是附加肾经常伴有肾盂发育不良,呈囊状而不显影,将其误诊为肿块。MRI冠扫可显示囊状附加肾与正常肾脏分开,正常肾脏受压移位,有助于诊断(图2-1-6)。

【诊断与鉴别诊断】

当附加肾完全囊变时,需注意与肾上极囊肿、肾上腺囊肿相鉴别。CT尤其是MRI冠扫有助于鉴别诊断。

【比较影像学】

当附加肾功能正常时静脉肾盂造影可确诊,但当附加肾伴有肾盂积水,完全囊变时MRI冠扫能够更好地显示。

四、肾脏位置的异常

【临床概述】

单侧肾或双侧肾不在正常的位置,称为异位肾(ectopic kidney)。正常情况下,在第8周末,胎儿两肾已达到第二腰椎水平,异位肾的产生是由于输尿管芽生长障碍、供应血管异常或Wolffian管生长迅速等造成。Compbell统计尸检800例中可见1例。一般将异位肾分为单侧异位肾、双侧异位肾、交叉异位肾,即肾脏通过中线移向对侧,可呈融合型,异位

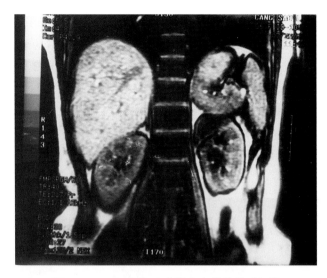

图2-1-6　MRI冠扫示左肾上方的囊状附加肾

的肾脏常位于正常肾的下方,而非融合型较为罕见。单侧异位肾分为盆腔部、骶部、腰骶部、腰部,亦可过度上升位于胸腔内。常见的异位肾是位置低下,往往伴有一定程度的向前旋转,其功能正常,但可并发肾结石、肾盂积水、感染等,可出现疼痛、血尿、发热等临床症状,有时异位肾可误诊为腹部肿块。

【影像学表现】

静脉或逆行尿路造影可发现异位肾的位置,因肾功能较好,一般静脉肾盂造影可显影,但多伴有旋转不良,肾盂、肾盏如花朵状。异位于盆腔者较多,故常可见输尿管变短,CT及MRI可显示于原肾窝内未见肾脏而异位(图2-1-7)。

异位的肾脏常呈圆形或椭圆形,可见肾旋转不良的改变,且可发现输尿管变短,在MRI扫描,尤其是进行冠扫MR泌尿系水成像时,可以明确显示肾旋转不良及输尿管的长短。胸腔肾是由于肾过度上升所致,极为罕见(图2-1-8),常伴有横膈疝而位于膈上。1977年,Moazenzadeh在15 919例小儿尸检中只发现2例胸腔肾。1930年,Campbell做了13 000例尸检,发现27例异位肾,其中只有1例胸腔肾,胸腔肾常为横位,呈肾形。CT增强扫描或抑脂T_1WI可明显地显示肾皮髓质分界,肾盂显示良好,核素扫描有益于诊断。异位肾亦可下降至盆腔中成为盆腔肾。

异位肾可由邻近的大血管供血,如低位异位肾常由髂外动脉供血,亦常常有多支血管供血,必要时可由腹主动脉造影证实。

【诊断与鉴别诊断】

异位肾须与游走肾、肾下垂等相鉴别。游走肾和肾下垂的输尿管正常,而异位肾的输尿管过长或

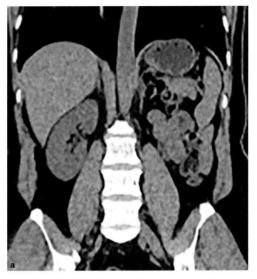

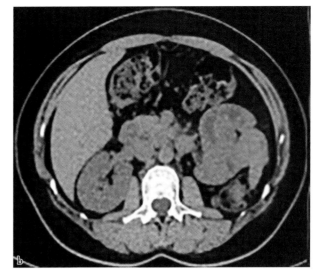

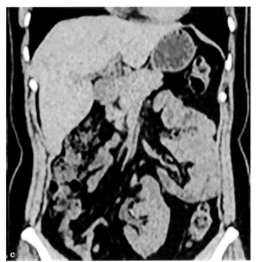

图 2-1-7　下腹部异位肾
a、b. CT 平扫冠状重组、CT 横断位图像示左肾区未见肾影；
c. CT 平扫冠状重建示左侧异位肾

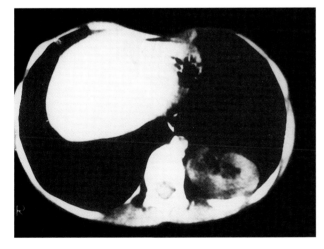

图 2-1-8　CT 示左侧胸腔肾

过短。异位肾还需与肾移植、肾脏手术复位和肾切除术区分开来。

胸腔、盆腔异位肾须与肿瘤鉴别，静脉尿路造影可显示肾盂肾盏而确诊，造影增强后 CT 或抑脂 T_1WI 可清楚显示异位肾的皮髓质。

【比较影像学】

超声引导（ultrasound guided，USG）在大多数病例中是诊断性的，当 USG 可视化由于肠气、小肾或胸内位置而不理想时，需要进行横断面成像或核医学研究，尤其是尿路造影可以显示异常输尿管的全貌，更利于鉴别诊断。

五、融合肾

由于原始肾组织块的分裂停顿，或由于两侧输尿管芽在发生时向中线方向分支，致使分支附近的生后肾组织发生融合而造成的发育异常。可以产生各种形态的融合肾（fused kidney），如马蹄肾、单侧融合肾、交叉异位融合肾、盆腔融合肾等。

（一）马蹄肾

【临床概述】

马蹄肾（horseshoe kidney）是融合肾中最常见的类型，两肾的上极或下极融合在一起，形成马蹄状融合，90%见于下极融合，10%为上极融合或上下极均融合，中间以峡部相连，峡部可为肾组织或纤维组织，约每500人中有1人为此先天异常，男女比例为2∶1。马蹄肾30%可无症状，常规检查偶然发现，亦可发生腰痛、血尿、排尿困难、腹部肿块等征象，最常见的并发症包括肾盂输尿管连接部梗阻、结石感染，同时恶性肿瘤（如肾母细胞瘤、移行细胞癌、类癌、肾细胞癌）的发病率增加，并且增加了对创伤的易感性。其血液供应比较复杂，可由肾动脉、髂总动脉、肠系膜下动脉供应，Glenn分析来自正常肾动脉供血仅占1/3。

【影像学表现】

对确诊很有价值，平片检查隐约可见两肾位置较低，两肾下极斜向内侧靠近脊柱，有时可见跨越中线的峡部。CT增强图像或CT尿路造影由于常有肾旋转不良，故可见肾盂肾盏转向内下方，并相互靠近，往往有肾盂肾盏形态异常（图2-1-9）。

两侧输尿管经常由于肾盂肾盏旋转而由前部发出，但偶尔可有第三条输尿管从峡部发出。Currarino报告1例两肾盂亦见融合在一起，且共同拥有一个输尿管，膀胱镜检可见膀胱后壁有一个输尿管开口。

CT及MRI可以完全显示马蹄肾的外形与构造，两肾上极可见距离正常，两肾下极融合，并见横过中线的峡部（图2-1-10），这点在静脉尿路造影片上很难发现，CT及MRI可显示肾盂向内、向前，同时可以显示伴发结石、肿瘤等情况（图2-1-11）。值得一提的是在MRI应用冠扫时，若冠扫面偏后，可显示完全分离的两肾而易误诊为正常，当冠扫面偏前时才可见融合的肾下极，故仍以轴位扫描为主。

【诊断与鉴别诊断】

此病形态学表现很典型，易于诊断。但应与游走肾及异位肾鉴别，IVU、CT、MRI均具特征性表现，不难区分。

【比较影像学】

马蹄肾的诊断最常使用超声或静脉尿路造影术。CT和MRI是展示解剖结构的最佳选择，可以检测血管系统和周围结构。

（二）交叉异位融合肾

【临床概述】

一侧肾经过中线移位至对侧与对侧肾脏融合在一起，称交叉异位融合肾（crossed renal ectopic with fusion）发生率为每7500人中有1例，分为融合型和

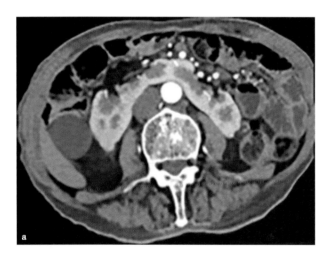

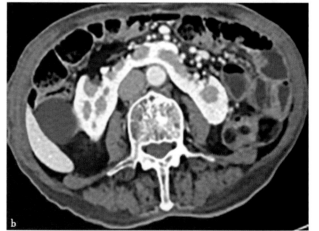
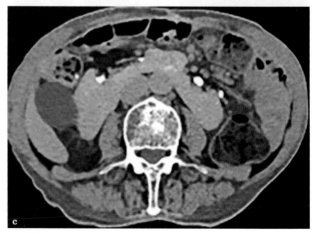

图2-1-9　马蹄肾

CT三期增强见肾盂肾盏旋转不良，下极于腹主动脉前方融合。a. 皮质期；b. 髓质期；c. 排泄期

非融合型,非融合型较为罕见,多位于正常肾上方。右侧融合肾较左侧多见(3:1),融合形式可以是端端融合,形成 L 形或 S 形,一般交叉异位肾常位于对侧肾的下方,融合处为原正位肾的下极与交叉异位

肾的上极,称为低位异位(inferior ectopia);异位肾亦可位于对侧正位肾的上方称为高位异位(superior ectopia)。两肾亦可融合成块状,两侧肾内侧肾盂相对。

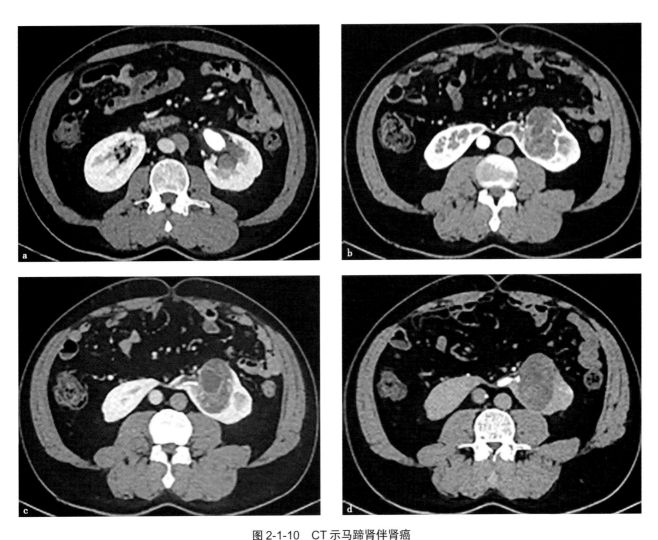

图 2-1-10 CT 示马蹄肾伴肾癌

a. 双肾上部分开,左侧肾盂内结石;b. 皮质期;c. 髓质期;d. 排泄期示双肾下极融合;左肾实质不规则肿块影,病理显示肾透明细胞癌

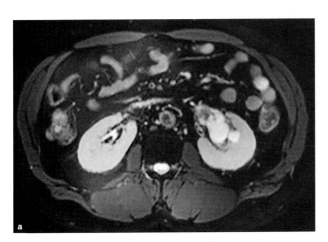
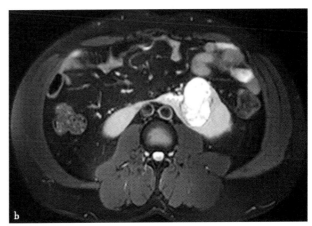

图 2-1-11 MRI 示马蹄肾伴肾癌

MRI(T$_2$WI 抑脂)示马蹄肾的双肾下极于脊柱前方前融合;左肾实质不规则肿块影,病理显示肾透明细胞癌

【影像学表现】

超声常用于其检测和评估,具有扫描快、无辐射、低成本和简易可行的优点,并且多普勒超声更有助于准确诊断。在超声检查中,可能会观察到两个融合肾脏之间存在特征性的"缺口"。此外,静脉肾盂造影可以清楚显示异位肾及异位肾盂、输尿管影(图2-1-12),CT及MRI亦可显示整个融合肾的形态。CT图像示一侧肾脏位置正常,对侧肾异位横于腹主动脉前方,与该侧肾脏融合,异位肾常伴有不同程度的肾脏旋转不良,形态不规则。CTU可以显示肾盂畸形,包括异位肾盂、输尿管等。

（三）盆腔融合肾

【临床概述】

盆腔融合肾是罕见的畸形。盆腔融合肾有两个完全分开的肾盂与输尿管,输尿管从肾前面引出后进入膀胱的正常部位,肾盂常位于融合肾的前面,融合肾前面呈分叶状,后侧面表面光滑。本畸形常合并结石、肾盂积水等。

【影像学表现】

肾盂造影及CT、MRI、超声等均可显示。

六、肾旋转不良

【临床概述】

最初胎儿期肾门是前位,位于肾的腹侧,当肾上升时,肾门转向前内侧,若旋转受阻可停留在前位,很罕见的情况是肾门过度旋转面向肾后侧或外侧。故将旋转不良(malrotation)分为旋转缺如、不

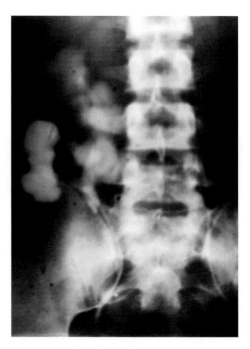

图2-1-12　静脉肾盂造影示交叉异位融合肾

完全旋转、反向旋转、横向旋转和过度旋转五种异常,最常见的旋转异常是旋转缺如和不完全旋转。这种先天异常多伴有肾脏其他畸形,如融合肾、异位肾等。

【影像学表现】

CT及MRI可见肾脏向前或其他方向(图2-1-13),静脉尿路造影显示肾脏前位或旋转不全呈斜位,而肾盂为"面向",略扩张,输尿管往往从前位发出,肾横轴变窄,亦可见肾并发畸形等。

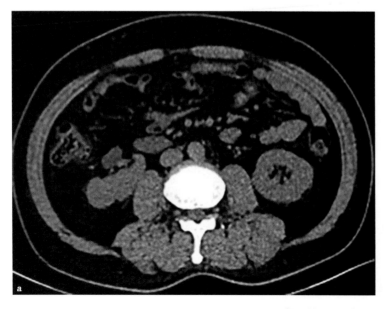

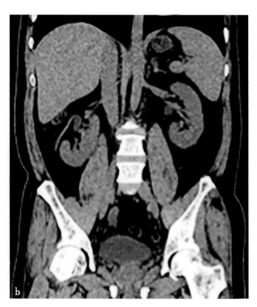

图2-1-13　肾旋转不良,肾盂为"面向"
a.横断位,显示右肾盂面向前外侧;b.冠状位,显示右肾盂面向外上方

【诊断与鉴别诊断】

注意是否合并肾脏其他畸形，如融合肾、异位肾等。

【比较影像学】

应用 US、CT、MRI 均可进行诊断，CT 及 MRI 可见肾脏向前或其他方向，但以静脉尿路造影显示最佳。

七、血管的异常

（一）异常分支肾动脉

【临床概述】

原始的肾脏血管来自骶中动脉、髂动脉或低位腹主动脉，在正常情况下，肾脏逐渐上升，原有的血管萎缩而代之以肾动脉。正常时肾动脉起自腹主动脉腰$_{1\sim2}$椎体水平之间，右肾动脉稍高，长而呈水平走向，左肾动脉较低而且短，肾动脉正常时应为单支肾动脉从肾门进入。肾血管发育异常时，25% 的患者有 2～4 支肾动脉供应，肾动脉可起自腹主动脉、腰动脉、肾上腺、腹腔干、肠系膜上下动脉、髂总动脉、骶正中动脉、膈下动脉和脾动脉等，可经或不经肾门入肾，后者称为迷走动脉或副肾动脉、附加动脉，供应肾的局部区域，一般较为细小。在 2010 年 Daescu 等人提出了一种新的分类：多支肾动脉可分为肾门动脉和极动脉（上极和下极），极动脉又分为 4 组：①单支；②蒂样，即伴有极静脉和神经丛；③假附加支，即取代肾段动脉；④真附加支，即各自肾段动脉从肾动脉中出现。下极肾动脉供应异常较常见，为上极异常血管的 2 倍，肾下极的血管可压迫在肾盂输尿管交界处形成肾盂积水。对肾血管异常的认识非常重要，因为手术时若误将附加肾动脉结扎，因其是终末供血动脉，可引起该部肾脏缺血。而且肾移植前须评估志愿供肾者动脉情况，以决定是否使用该志愿者的肾脏等。

【影像学表现】

由于迷走血管的存在可引起尿路梗阻，在尿路造影片中可见异位血管横过输尿管所引起的斜行压迹，多位于肾盂输尿管交界处，如进行血管造影见到迷走血管则可以诊断。

【比较影像学】

选择性血管造影及 DSA 是确诊肾血管异常最重要的方法，但近年来无创伤性血管造影术，如 MRA、CTA 的应用，使我们对肾血管有了进一步的理解。Rubin 于 1995 年应用 CTA 检查供肾血管，并做 DSA 进行对照，CTA 发现 4% 的患者有附加肾动脉，敏感性 100%，与普通血管造影相同。此外，容积再现（VR）、最大密度投影（MIP）和多平面重建（MPR）图像可以准确地显示副肾动脉。三维 CT 血管成像的动脉期用于描绘肾动脉，是检测副肾动脉和其他可能的动脉异常最敏感的方式，3D CTA 正确发现肾动脉解剖结构异常的准确率（口径、数量、动脉分支模式和副肾动脉）约 97.6%，并提供了与普通血管造影相比更好的静脉解剖细节。3D CTA 在副肾动脉的可视化中敏感度达 100%。而 MRA 应用 TOF 法及 PC 法可以明确显示肾血管分支情况及其变异，对术前了解血管变异是非常有益。但与 DSA 相比，10% 肾动脉的异常解剖结构 MRA 无法预测到。目前 MRA、CTA 检查逐渐取代 DSA 有创性检查。

（二）Fraley 综合征

【临床概述】

Fraley 于 1966 年报告，该病是由于异常的肾血管分支压迫上肾盏漏斗部引起上肾盏积水扩大所致，患者伴有发热、腹部疼痛、尿路感染等症状。

【影像学表现】

静脉尿路造影可见巨大的肾盏积水或囊肿样改变与集合系统相通，逆行肾盂造影可见右肾上极有扩大的上肾大盏，排空延迟，并见边缘清楚细线状的充盈缺损样压迹横过肾盏漏斗部，选择性肾动脉造影可见异常横过的肾动脉分支位于上肾盏漏斗部。在成人及儿童均可见到，性别无差异，右肾多于左肾。

【诊断与鉴别诊断】

诊断本病须考虑到结核瘢痕引起肾大盏漏斗部狭窄所致的上肾盏扩张，但其狭窄段不规则，且较长，非外压的半影，超声有时易于鉴别诊断，即在肾漏斗部由于良性血管压迫所致的压迹，蠕动可以通过。

【比较影像学】

静脉或逆行尿路造影能够显示局限扩大的上组肾盏，但确诊依靠选择性血管造影。

（三）先天性肾动静脉瘘

【临床概述】

肾动静脉瘘（congenital renal arteriovenous fistula）是肾动脉供血大量流入肾静脉，可分为先天性及后天性两大类。高羽将数字减影血管造影（digital substraction angiography，DSA）与肾标本对照，可分为两型：①曲张型，是肾动脉的分支形成肾动静脉瘘，可见血管呈蛇行、屈曲，见有多数瘘管，DSA 可见呈血管瘤样改变；②动脉瘤型，是大的肾动脉形成肾动静脉瘘，瘘管少且大，可以测量，如囊状。一般曲张型发生年龄为20~40岁，血尿是主要和最常见的症状，伴有其他临床表现，如高血压、左心室肥厚、心力衰竭和腹痛，但先天性动脉瘤型肾动静脉瘘也可无症状。

【影像学表现】

动脉瘤型常见瘤壁钙化，且可见肾盏压迫变形，呈占位征象，DSA可见大的囊状影及有限的瘘管相连。曲张型静脉肾盂造影可见肾盏变化不大，有时可见多数相连的曲张细小管腔及多数瘘管相连。CT有时可见钙化，造影增强可见屈曲及囊状扩张的血管影，MRI可明确诊断，于T_1WI及T_2WI均可见流空的迂曲血管影。

八、肾发育不全

【临床概述】

肾发育不全（renal aplasia）是指肾体积小于正常50%以上，但肾单位的发育分化结构正常，输尿管亦正常，故称为小肾。肾发育不全也被描述为由于肾脏发育不完全而具有较少数量的肾盏和肾乳头（<6个），但肾单位结构正常。有人认为系肾血管发育不良、供血不全所致。肾发育不全一般没有症状，经常是体检时或因高血压做肾脏检查时发现。肾发育不全常有各种并发症，齐藤幸嬴分析44例发育不全肾，14例伴有输尿管异位开口。

【影像学表现】

X线片、B超及核素扫描可检出肾发育不全，但CT及MRI可以观察到肾的结构。一般为单侧性，双侧少见，可见小肾畸形，其形态规整，仍可见到肾盂、肾窦脂肪和肾的实质部分（图2-1-14，图2-1-15）。在MRI上可清楚地显示皮髓质分界（corticomedullary differention，CMD），尤其是在应用抑脂T_1WI图像上可明显见到CMD。静脉尿路造影肾功能较差，不但肾影较小，肾皮质菲薄，肾盂亦发育不全、窄小，输尿管亦多相应变小。

【诊断与鉴别诊断】

肾发育不全主要与慢性肾盂肾炎所致萎缩肾相鉴别，慢性肾盂肾炎由于肾功能差，造影剂排泄困难，肾轮廓多凸凹不平，且有时可见局部扩张的肾盏等，可资鉴别。

【比较影像学】

平片可显示患肾轮廓小，价值有限。静脉尿路造影若肾功能尚好可确诊。CT、MRI可直观地显示发育不全的肾脏。

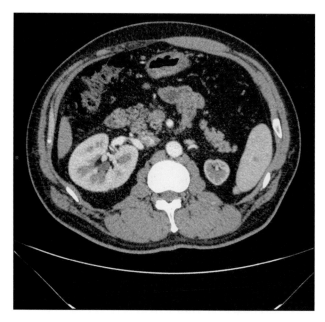

图2-1-14 CT增强图像髓质期示左侧小肾畸形
左肾体积明显减小，但形态规整，肾单位的发育分化结构正常

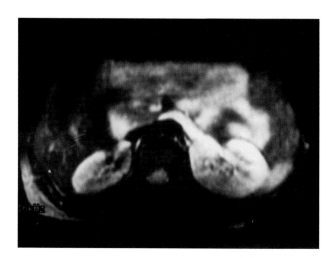

图2-1-15 MRI示右肾发育不全

九、囊肿性疾病

囊肿性病变很多，包括一系列异常，如多囊肾、结节性硬化性综合征、von Hippel-Lindau病、肾髓质囊肿、髓质海绵肾、肾盂旁囊肿以及多囊肾发育异常等。有关内容详见本书第二篇第三章。

第三节 输尿管先天异常

一、输尿管先天异常分类

1. 输尿管不发育或发育不全
2. 输尿管重复畸形及单输尿管异位系统
3. 输尿管异位开口

4. 输尿管口囊肿

5. 先天性输尿管狭窄及梗阻

(1) 先天性输尿管狭窄

(2) 先天性输尿管瓣膜

(3) 输尿管盲端

6. 先天性巨输尿管

7. 输尿管位置异常

(1) 腔静脉后输尿管

(2) 髂动脉后输尿管

8. 输尿管逆流

二、输尿管先天异常影像学

(一) 输尿管不发育或发育异常

【临床概述】

两侧输尿管不发育(ureteral agenesis)是由于胚胎时期输尿管芽缺如所致,一般两侧肾脏都不发育,无法存活,亦无须进行各种检查。单侧或双侧输尿管发育不全(ureteral hypoplasia),输尿管呈纤维索条状或呈囊状扩张而形成腹部肿块。

【影像学表现】

尿路造影检查及CT检查可发现输尿管发育不全侧未见输尿管影,且肾盂扩大呈囊状,对肾功能不好的患者以CT检查为主。

(二) 肾盂输尿管重复畸形

【临床概述】

肾盂输尿管重复畸形(duplication of renal pelvis and ureter)是上泌尿道最常见的先天畸形,在人群中发病率为0.7%～4%,Nordmark在4 774例X线尿路造影片中发现138例,其发病率为2.9%。一般较多发生于女性,重复畸形可为部分性,形成一个单输尿管开口,亦可为完全性,两个输尿管开口于膀胱三角区,单侧双输尿管较双侧要多见5倍(Mubarak等人研究)。完全重复的输尿管系由中肾管两个输尿管芽形成,重复的输尿管完全分开,分别引流重复肾的两个肾盂的尿液,但此两个肾脏常融合成一体,称为双肾或重复肾。重复肾的上肾段及下肾段之间有一线沟为分界线,一般上肾段发育较小,且常为单个肾盏,易于感染或积水,功能不良,静脉肾盂造影不显影而误诊为上极肿块压迫中、下肾盏。逆行尿路造影可以进一步确诊,两支输尿管分开,可并行或交叉向下引流,其进入膀胱时依照Weigert Meyer规律,来自下肾盂的输尿管在进入膀胱时,越过来自上肾盂的输尿管,在膀胱内前者开口于后者的外上方,即上肾盂输尿管在膀胱开口

位于下肾盂输尿管的内下方。这是由于胚胎发育所致,从中肾管分离的两个输尿管芽头侧较尾侧为晚,故位于下内侧,当然头侧输尿管芽抵至后肾的头侧,故上部肾引流的输尿管靠膀胱下内侧,重复输尿管常常合并有异位、输尿管口囊肿、膀胱输尿管反流、尿失禁、阻塞性尿路病、肾发育不全等。

【影像学表现】

静脉尿路造影是主要的确诊方法,部分性重复输尿管可分为三种:①若重复输尿管的末端在肾下方称为Y字形重复畸形(图2-1-16,图2-1-17);②若重复输尿管仅位于膀胱的上方称为V字形重复畸形;③近端为单个输尿管,到远端为两个输尿管开口称为倒Y字形重复畸形。重复输尿管从重复肾盂发出,可见并行向下进入膀胱(图2-1-18)。

若肾盂为单个,则重复输尿管于上端形成盲端。若重复输尿管到远端形成盲端或成为输尿管口囊肿,CT平扫不易诊断,必须应用造影增强CT,可以显示肾盂的上段及下段,上段肾盂多见呈囊状,同侧肾内侧可见两个输尿管的横断面。MRI可与CT一样在横断面同时显示肾盂及输尿管,但冠扫时可见肾脏变长,可以见到分离的肾盂影,但输尿管难以清楚显示,应用MRU可直观显示积水扩张的尿路。静脉尿路造影有时上肾段功能不佳,显影不满意或不显影,可以延迟摄片。但总的看来,重复肾盂输尿管仍以CTU显示为佳,膀胱镜检见多输尿管口存在或逆行肾盂造影可显示。此外,通过动态肾

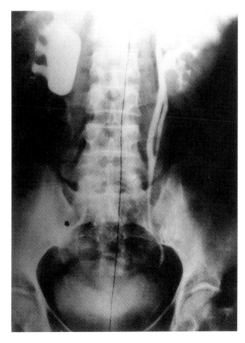

图2-1-16　静脉肾盂造影示左侧Y字形重复输尿管

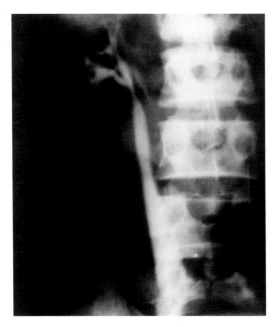

图 2-1-17　右侧 Y 字形重复输尿管伴巨输尿管

核素扫描、同位素肾图、二巯基琥珀酸（DMSA）肾皮质核素扫描等技术，可以评估双肾段皮质功能以及确认肾发育不良等。

三支输尿管较重复输尿管少见，可分为 4 型：①三支输尿管伴行，有三个开口在膀胱；②两个输尿管下端开口及一支部分重复；③近端分为三支，而到下段合成一支及下端有一个开口；④一支为单独下端开口，一支形成倒 Y 字形，下端为两个开口，因此上段为两个输尿管，下段为三个输尿管及三个开口。50% 的三支输尿管的患者违反 Weigert Meyer 规律。四支输尿管亦有报道。

（三）输尿管开口异位

【临床概述】

在正常情况下，输尿管开口于膀胱内，由于在

胚胎期发育异常，可发生输尿管开口异位，74%～84% 的输尿管开口异位是并发于重复肾及双输尿管的病例，17% 的患者伴有肾发育不全或不发育。在男性中，异位开口最常见的部位是膀胱颈和前列腺尿道，不常见的部位包括前列腺小囊、精囊、射精管和输精管。异位开口在女性中更为常见，并且泌尿生殖隔膜远端的开口与尿失禁相关，开口部位包括尿道、前庭、阴道、子宫颈或子宫以及 Gartner 管。国内文献报道 110 例中，男性只有 1 例。由于男性的输尿管异位开口多位于尿道括约肌以上，因此不常出现滴尿症状，临床上患者常出现持续少量滴尿，但仍有正常排尿，而且滴尿的多少与体位有关，站立位及行走时多，卧位少，可出现尿路感染等症状。

【影像学表现】

输尿管开口异位的影像诊断以静脉尿路造影为主要方法。输尿管开口异位所引起的肾脏改变常为重复肾，且常因肾功能受损而显影不佳，由于异位输尿管开口基本上来自重复肾的上肾盏，常不显影或呈浅淡的棒状或大囊袋状显影，常常于大剂量静脉肾盂造影延迟摄片时隐约可见。有时上肾盏不显影，但可见下肾段显影的肾盂，肾盂受压向外下移位，上肾大盏可变平，应想到重复肾所致的异位开口，必要时可进行 CT 及 MRI 检查，可显示不显影的积水上肾段，与下肾段相连。尤其是 MRI 冠扫时可见重复肾的全貌，上肾盏往往扩张呈囊状，一般无肾盏发育，切面可见受压变薄的肾皮质，用抑脂 T_1 加权像更易显示。应用泌尿系统 MR 水成像技术可以更清楚地显示重复肾及上下两段肾盂肾盏情况，异位开口引起的输尿管扩张积水亦可见之。输尿管异位开口多来自重复肾的上段，常常引起输尿管梗阻，再加上输尿管神经肌肉异常，可见输尿管

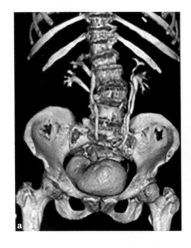
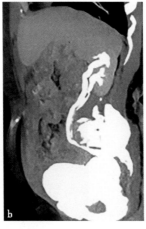
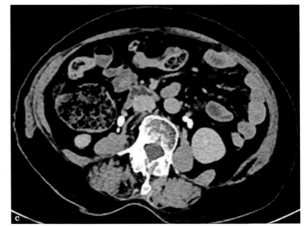

图 2-1-18　双侧重复肾、重复输尿管

a. 容积再现示双侧重复肾盂、重复输尿管；b. 最大密度投影示左侧重复肾、重复输尿管；c. CT 增强排泄期示双侧重复输尿管

迂曲扩张。静脉法肾盂造影，若肾功能好而肾显影可以见到输尿管，但这种情况很难见到，一般是仔细找到异位开口而进行逆行造影显示迂曲扩张的输尿管（图2-1-19）。

输尿管异位开口常常较隐蔽，大连医科大学收集的11例病例中有4例系隐蔽部位异位开口，可在阴道、尿道或子宫内部，部分病例出现近似异常的上尿路X线征象，易误诊为神经性尿失禁或其他疾病。Compbell应用膀胱内注入亚甲蓝法可以进行诊断，若于手术前麻醉下阴道加压造影，可显示阴道内异位开口及输尿管情况，为手术方法及切口选择提供依据。

（四）输尿管口囊肿

【临床概述】

输尿管口囊肿（ureterocele）是一种较少见的先天异常，系由于黏膜下输尿管末端的囊状扩张突入膀胱所致。囊肿壁非常薄，由一层膀胱黏膜和一层输尿管黏膜组成。发病率为800例中有1例，10%～20%为双侧性，以女性多见。胚胎期发生的原因不十分清楚，Chwalla认为是正常上皮持续存在，在膀胱及发育的输尿管之间引起阻塞；Enkson认为输尿管向下插入膀胱时被膀胱尿道膜所阻挡；Stephens则认为系向内侧移位的输尿管与膀胱处于同样的环境，因而像膀胱一样发育增大如膀胱样。临床症状可由于囊肿梗阻及继发感染所致，其他有排尿困难、尿路中断及血尿等，亦可由于梗阻而产生肾盂积水等。

临床上可分为：①原位输尿管口囊肿或单纯性囊肿，输尿管开口部正常或近于正常，囊肿完全位于膀胱中，小的囊肿可产生输尿管轻度梗阻，但不阻塞膀胱颈部，因而患侧肾只受到轻度损害或根本无影响，单纯性囊肿几乎总是见于男性；②异位输尿管口囊肿，常常发生于双输尿管，一般发生于同侧重复肾的上输尿管，但亦可发生在非双输尿管病，由于其开口位置异常，囊肿一般较大，女性与男性之比为3∶1。

【影像学表现】

影像学检查可以用超声、CT、MRI及静脉尿路造影，仍以静脉尿路造影为主要检查方法，因其可以显示囊肿及输尿管的全貌及肾盂造影的情况。典型造影片可见输尿管下端呈"眼镜蛇头"或"洋葱状"与膀胱区相比密度较低，充盈造影剂的囊肿周围可见一圈状透亮区（图2-1-20）。亦可见于充满造影剂的膀胱内形成一圆形或椭圆形充盈缺损，边缘光滑

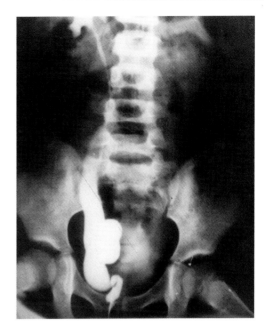

图2-1-19　右输尿管异位开口，并输尿管迂曲扩张

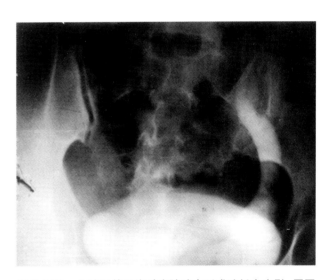

图2-1-20　左输尿管口囊肿在膀胱内形成略低密度影，周围有一圈透亮区

（图2-1-21），可从1cm大小到占据整个膀胱，应用排泄性膀胱造影使膀胱造影剂排空，而囊肿内由于充盈造影剂而清楚显示（图2-1-22），有时可见囊肿由膀胱内突向尿道内。囊肿由于液体间歇性排出而于不同时间大小可不同，这是由于膀胱压力小时，输尿管口囊肿充满，膀胱充满时，囊肿内液体排出而变小。囊肿内常可见有结石形成，用膀胱造影可诊断，且可于结石周围形成晕影。

肾上部的集合系统终止于输尿管口囊肿内，典型者可见扩张的输尿管、杵状肾盏及功能减退而形成囊状扩张，压迫下部肾盂肾盏如"下垂的水莲花"状。在非典型情况下，由于输尿管口囊肿位于膀胱

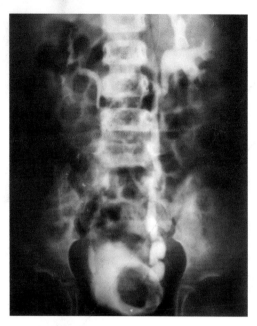

图 2-1-21　左输尿管口囊肿在膀胱内形成类圆形充盈缺损

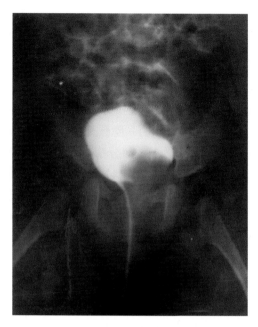

图 2-1-23　输尿管口囊肿引起膀胱颈部梗阻

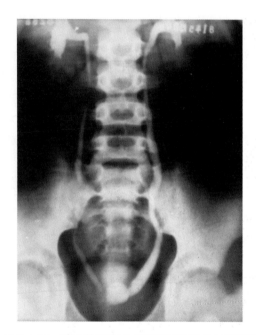

图 2-1-22　输尿管口囊肿内充满造影剂成为高密度

输尿管交界处或膀胱颈部，阻塞了下部输尿管引起肾下部肾盏同时扩张。输尿管口囊肿可引起膀胱颈梗阻（图 2-1-23），异位的输尿管口囊肿可超过中线使对侧输尿管受阻。

排泄性膀胱造影可见在早期膀胱充盈图像中，输尿管口囊肿显示为膀胱内的充盈缺损。在晚期膀胱充盈图像中，输尿管口囊肿会逐渐消失，甚至变得不可见。在多达 3% 的输尿管口囊肿患者中，排泄性膀胱造影亦可见异位的输尿管口囊肿向膀胱外突出或突出在尿道内，膀胱外突出是由于输尿管口

囊肿外翻至输尿管内所致。这种改变似输尿管周围的膀胱憩室，但仔细观察可见憩室与膀胱相连，无充盈缺损，而囊肿则为在膀胱内有充盈缺损的囊肿影。此外，如果膀胱内充盈缺损在膀胱充盈过程中消失，并且在晚期充盈图像上开始看起来像"膀胱憩室"，则应怀疑外翻输尿管口囊肿。

超声对诊断有一定的帮助，输尿管口囊肿可以通过在产前或产后超声检查中确定膀胱内分界清楚的充满液体的结构来诊断，但输尿管口囊肿是动态变化的，可能只在膀胱不完全充盈时才能看到。CT 及 MRI 对确诊有很大价值，尤其是 CT，在平扫时可见充满液体的膀胱内有一圆形的软组织肿块，造影剂增强后可见囊肿在充满造影剂的膀胱内成为阴性充盈缺损，在横轴位上可见充盈扩张的输尿管与囊肿相连（图 2-1-24），并可见膀胱颈部的梗阻。MRI 尤其是 MR 水成像技术，以三维重建冠扫可清楚显示囊肿与扩张的输尿管相连，因在水成像时，由于重 T_2 加权可使充满液体的囊肿显示清楚，亦可显示积水的肾盂肾盏。

【诊断与鉴别诊断】

输尿管口囊肿须与膀胱内肿瘤鉴别。静脉尿路造影示膀胱内边缘光整的充盈缺损，有时与膀胱内良性肿瘤相似，但 CT、MRI 可以明确显示含有尿液的囊肿。而膀胱内恶性肿瘤多为不规则的充盈缺损，比较容易鉴别。

【比较影像学】

本病以静脉尿路造影为主要的检查方法，可以

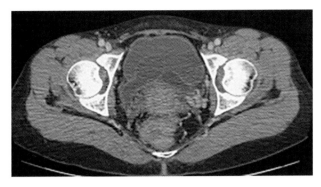

图 2-1-24 双侧输尿管口囊肿，CT 增强显示双侧扩张的输尿管与囊肿相通

显示囊肿及输尿管的全貌，但对肾功能不好的患者，CT、MR 水成像对确诊有很大的价值。

（五）先天性输尿管狭窄及梗阻

1. 先天性输尿管狭窄

【临床概述】

常见于肾盂输尿管交界处和输尿管膀胱连接处，中段极少见。1963 年 Compbell 报告 19 046 例小儿尸解中共有 123 例先天性输尿管狭窄，发生率为 0.6%，Docimo 于 1989 年报告 Boston 小儿医院 17 年中仅见 7 例输尿管中段狭窄。输尿管肾盂交界处梗阻多为先天性，常有局部肌肉缺损而引起蠕动减少、索条、迷走血管及狭窄等，以狭窄最常见。输尿管狭窄在病理上主要表现为纤维化、狭窄伴慢性炎症及肌层肥厚，可见环肌肥厚或出现第三层纵肌、

肌肉发育不良等。本病可以在临床上无症状直到成年。在过去，新生儿和婴儿肾盂输尿管交界处梗阻最常见的症状是可触及的侧腹肿块。如今，由于孕产妇产前超声检查的广泛使用，很早就可诊断出无症状性肾积水。在成人和年龄较大的儿童中，症状可能包括间歇性腹部或侧腹疼痛、恶心、呕吐和血尿。两侧性输尿管肾盂交界处狭窄占 10%～25%，亦可合并多囊肾发育异常。

【影像学表现】

影像学主要检查方法为静脉尿路造影，可见肾盂显著扩张呈囊状，肾盏消失，未见造影剂进入输尿管（图 2-1-25），说明肾盂输尿管狭窄梗阻。输尿管狭窄亦可见于中段及下段（图 2-1-26）。CT 可以显示肾盂积水，增强 CT 延迟期或排泄期见肾盂有造影剂进入，但输尿管不显影。目前应用 MR 水成像术有其优越之处，可见巨大肾盂成像。狭窄的输尿管段在各种方法中都很难显示。

【诊断与鉴别诊断】

先天性输尿管狭窄与迷走血管或索条状压迫不同，后者可见外压性条状压迫呈半影状，应用肾选择性血管造影可见迷走血管压迫的情况。输尿管痉挛可以引起局部输尿管腔狭窄，但狭窄段的长短和形态均不固定，且其上段尿路大多无扩大积水。

【比较影像学】

静脉肾盂造影是诊断该疾病常用方法，但与肾功能有很大关系。影响静脉尿路造影的因素：如果

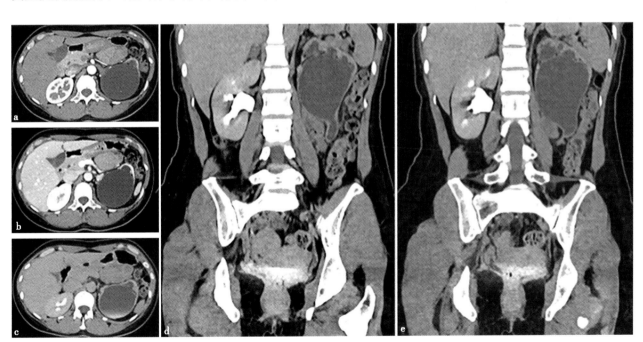

图 2-1-25 先天性肾盂输尿管交界处狭窄，肾盂肾盏呈囊袋状扩张

a～c. 分别为皮质期、髓质期、排泄期图像显示左肾重度积水；d、e. 排泄期冠状重建图像显示左侧肾盂输尿管交界处成鸟嘴样狭窄，及以上水平左侧肾盂、肾盏囊状扩张

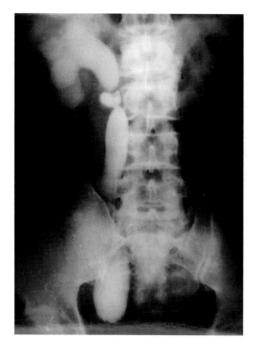

图 2-1-26　肾盂输尿管交界处及输尿管上段狭窄

肾功能严重受损，肾脏和输尿管无法显示；受个体差异影响，有些患者不能忍受压迫而无法检查；造影剂过敏者，部分患者可通过逆行肾盂造影明确诊断。CT 可明确诊断肾积水和输尿管扩张，能确定大部分狭窄的病因，在扩张输尿管突然截断或变细处即狭窄段。CTU 对狭窄病因及位置明确有一定优势，对狭窄形态及肾功能不如静脉肾盂造影。MR水成像不受肾功能的影响，对肾功能不好的患者有很大的帮助。

2. 先天性输尿管瓣膜

【临床概述】

先天性输尿管瓣膜很罕见。输尿管瓣膜是在输尿管内有一横行的皱襞，伴有平滑肌组织，胚胎发育未能明确输尿管瓣膜发生的机制。据报道，儿童输尿管内瓣膜的分布如下：输尿管近端 50%，输尿管中段 17%，输尿管远端 33%。输尿管瓣膜在病理上可分为两大类：①叶瓣型，单发者为单叶瓣，同一输尿管水平段可见两个单叶瓣称为重瓣，3 个或更多者为多瓣，重瓣和多瓣的瓣叶可呈不同方向；②环瓣型，环绕输尿管内壁生长，其基部亦可并发叶瓣，瓣膜表面可因炎症、肌层增生肥厚更增加了输尿管的狭窄与梗阻。

【影像学表现】

尿路造影可显示瓣膜的形态，叶瓣型者可表现为 V 字形或倒 V 字形充盈缺损，因瓣膜基底部增生而较宽厚，故充盈缺损可不规则；若为环瓣型则可

见输尿管呈局限性环形狭窄，输尿管完全梗阻。瓣膜以下输尿管充盈正常，无狭窄后扩张，但可向中线偏曲，亦可并发结石等。逆行肾盂造影技术延迟摄影能明确界定阻塞部位并证明其下方正常。同位素肾图可评估分肾功能。排尿性膀胱尿道造影可寻找反流。

【比较影像学】

尿路造影是准确诊断输尿管瓣膜的最主要的手段，B 超、CT、MR 尿路造影术只能提供肾盂积水及输尿管狭窄梗阻的部位，而不能提供瓣膜的形状。

（六）先天性巨输尿管

【临床概述】

先天性巨输尿管系一种先天性输尿管扩大。无输尿管膀胱出口以下的机械性梗阻或逆流，而是由于输尿管远端，即膀胱段的近端无蠕动所致，应与继发性梗阻性巨输尿管及逆流性巨输尿管相区别。基本特点是：①有不同程度的输尿管扩张；②无器质性输尿管病变，如狭窄、异位开口等；③无下尿道梗阻性病变，如尿道瓣膜；④无膀胱输尿管反流；⑤无神经源性膀胱；⑥输尿管膀胱连接处解剖正常，包括正常输尿管开口与位置，膀胱三角区发育良好；⑦功能性梗阻，输尿管管腔正常。至今原因未明，Mackinon 等认为是末端输尿管内肌层结构异常，即环肌增厚和纵肌缺乏；Notley 用电子显微镜检查异常输尿管肌层的神经分布正常，但肌层内有异常的胶原纤维，干扰了融合细胞层的排列，从而阻碍了蠕动的传导。此外，Tokunaka 等人描述了一个小型亚群组的发育不良的肌肉，可以影响输尿管扩张，因此肌肉发育不良被认为是导致扩张的主要原因。相对狭窄段纵肌缺乏不完整，黏膜下及不完整的纵肌中纤维组织明显增多，无蠕动的输尿管段长 0.5～4cm，约 75% 的患者系单侧性，左侧较右侧常见。一般可分为儿童型及成人型，儿童型者并发症较多，特别是尿路感染、发热、氮质血症等；在成人型主要是钝性腰痛或偶然体检时发现，有时可有尿急、尿频、血尿等。

【影像学表现】

影像学检查以尿路造影为主要检查方法。尿路造影可显示输尿管下 1/3 段显著扩大，可有一球状或梭形扩张的下端，有时输尿管全程扩张，贴近膀胱的输尿管下端不显影，拔管后延迟摄片中可见明显的输尿管排空延迟，在 X 线透视下见输尿管上、中段蠕动增强，输尿管下端显示迟缓。肾脏情况按静脉尿路造影的显示可分为四期：第一期，肾实质厚度

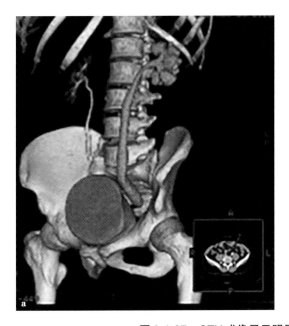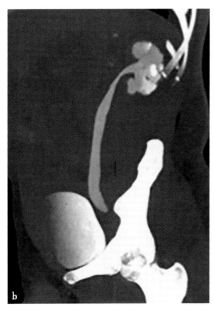

图 2-1-27　CTU 成像显示明显扩张的巨输尿管

a. 容积再现图像；b. 最大密度投影图像，显示左侧明显扩张巨输尿管，左侧输尿管末端未显影

正常，一般在 2cm 以上，X 线造影片上肾盏正常；第二期，肾实质厚度在 1～2cm，X 线片上见肾盏杯口平坦；第三期，肾实质厚度在 1cm 以下，婴幼儿在 0.5cm 以下，X 线片见肾盏杯口不规则和隆起外突；第四期，肾实质很薄，肾盂呈球状扩张，膀胱造影及肾盂造影可以除外其他器质性病变。CT 增强检查对于肾脏情况及输尿管情况可以显示（图 2-1-27），应用 MRI 可以显示肾脏皮质的厚度、CMD，而 MR 泌尿系统水成像术及脂肪抑制技术，可见肾实质及扩张的输尿管和膀胱的情况（图 2-1-28）。

【诊断与鉴别诊断】

本病须注意与输尿管下端狭窄所致的输尿管扩张相鉴别，前者无明确的狭窄段，切面常可见反流现象。

【比较影像学】

本病以尿路造影为主要检查方法，MRI 尿路造影亦有很大的帮助。

（七）膀胱输尿管反流

【临床概述】

原发性膀胱输尿管反流（vesicoureteral reflux，VUR）是由于输尿管及膀胱连接部失去正常的生理作用，膀胱尿液反流入输尿管及肾盂所致，可引起肾及肾盂感染称为反流性肾病（reflux nephropathy）。当为双侧性时，导致肾瘢痕化而使肾功能消失，形成终末性肾病。是先天性家族遗传性疾患，可能是显性遗传性疾病。本病起病于胎儿期，正常儿童

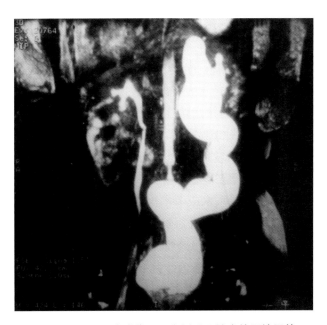

图 2-1-28　MR 水成像显示左侧明显扩张的巨输尿管

VUR 的患病率估计为 0.4%～1.8%。在产前通过超声检查确定患有肾积水并且接受过 VUR 筛查的婴儿中，患病率为 16.2%（范围：7%～35%）。VUR 患儿的兄弟姐妹患 VUR 的风险为 27.4%（范围：3%～51%），而 VUR 患儿的后代发病率较高，为 35.7%（范围：21.2%～61.4%）。患者临床可有泌尿系感染的征象。

【影像学表现】

标准影像检查包括肾和膀胱超声检查、排尿期

膀胱尿道造影（VCUG）和肾核素扫描。诊断 VUR 的"金标准"是 VCUG，该法应用电视监视下观察充盈期及排尿期是否出现反流至输尿管，且观察尿道是否有狭窄及后尿道瓣膜，以除外继发性膀胱输尿管反流。

反流可以分为 Ⅰ～Ⅴ 级：Ⅰ级，反流未到达肾盂，不同程度的输尿管扩张；Ⅱ级，反流到达肾盂，没有集合系统的扩张，正常的穹窿；Ⅲ级，输尿管轻度或中度扩张，有或无扭结，适度扩张的集合系统，正常或最小变形的穹窿；Ⅳ级，输尿管中度扩张，有或无扭结；适度扩张的集合系统；钝的穹窿，但乳头仍可见；Ⅴ级，输尿管重度扩张和扭结，显著扩张的集合系统，乳头不可见，实质内反流。静脉法肾盂造影可以清楚显示肾的功能情况及肾盂情况，肾实质期可观察有无瘢痕存在，而排尿性膀胱造影，最好于电视监视下观察反流情况，摄膀胱充盈期、排尿期及排尿后期的 X 线片。据邓星河统计的 44 例病例中，充盈期反流定为低压反流 32 例（78%），排尿期反流定为低压反流 9 例（22%）。

核素直接法膀胱造影，插入导管缓慢注入锝[99mTC]二乙二胺己醋酸 1～1.5mCi，再注入生理盐水 50～250ml，待患者有尿后拔出尿管嘱患者排尿，用 γ 照相机探测并计算，可以看到反流量及程度。

CT 检查对于显示肾盂扩张情况有帮助，尤其是对肾实质变薄、外缘多个凹陷的显示为好。MRI 更可明确显示肾皮质萎缩情况、CMD 及肾盂情况，若进行 MR 泌尿系水成像术，可见到肾盂输尿管扩张的情况。虽然可做肾盂输尿管造影，但是其反流情况不如排尿性膀胱造影，而且价格昂贵，综合看来仍以排尿性膀胱造影为佳。

【诊断与鉴别诊断】

本病的鉴别诊断主要是观察有无神经源性膀胱引起的输尿管反流，后者膀胱大、无力，于排尿时膀胱向中部突起可鉴别。若由于膀胱颈挛缩致尿道狭窄、尿道瓣膜等均可于膀胱造影时发现而鉴别。

【比较影像学】

本病主要是应用静脉法尿路造影及排尿性尿路造影，且以排尿性膀胱造影为佳。

（八）腔静脉后输尿管

【临床概述】

正常的输尿管位于腔静脉的前方，若由于胚胎发育异常可位于下腔静脉后，于是就产生了输尿管压迫所致的上尿路梗阻情况。Harill 于 1940 年首次报告，并于术前做出了诊断。

在胚胎时期，有三对主静脉与下腔静脉的发生有关，从其发生的前后来看，首先是后主静脉，下主静脉次之，最后是上主静脉。这三对主静脉及其分支相互交通连接，先形成静脉环，前面是后主静脉，后面为上、下主静脉。在胚胎第 12 周时，后肾和输尿管从骨盆处上升，并穿过静脉环到达腰部，正常发育中在前位的后主静脉逐渐萎缩，静脉回流转移到下主静脉和上主静脉，下腔静脉主要是由下主静脉和上主静脉演变而成，因而右侧输尿管位于下腔静脉之前。若胚胎发育异常，右侧后主静脉不萎缩退化，继续存在并演变成为下腔静脉主要组成部分，使输尿管位于腔静脉后面，在下腔静脉后腹主动脉之间穿过，并绕越下腔静脉前方，然后再经其外方转向下方而进入膀胱，从而形成下腔静脉后输尿管。尸解中发病率约为 0.09%，男女之比为（3.5～5.7）:1，好发年龄为 20～40 岁。临床上主要是下腔静脉对输尿管压迫所致的上尿路梗阻，有腹痛、尿路感染、结石等症状。

【影像学表现】

影像学诊断是以静脉法及逆行法肾盂造影为主，由于长时期梗阻，静脉法肾盂造影常因肾功能不好而不显影；逆行法可以观察到输尿管的全长及肾盂积水的情况，多见于右侧输尿管，可见右输尿管在腰 $_{3～4}$ 椎体水平成一锐角转向中线，如镰刀状或鱼钩状，呈 S 形异常，受压段以上输尿管及肾盂更靠近脊柱（图 2-1-29）。根据放射学成像特点可将腔静脉后输尿管分为两类。在 1 型变异（高环）中，

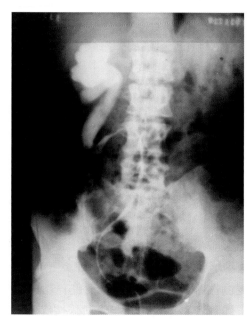

图 2-1-29　逆行肾盂造影示右侧腔静脉后输尿管呈 S 形

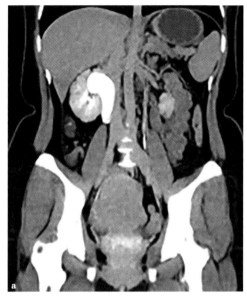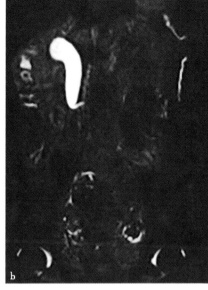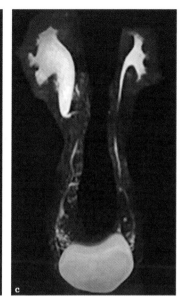

图 2-1-30　CTU 图像及三维 MRU 成像示右侧腔静脉后输尿管呈 S 形
a. 容积再现；b. MRU 薄层图像；c. 最大密度投影

肾盂和上输尿管处于同一水平或非常接近，即输尿管的腔静脉后段与肾盂处于同一水平，逆行肾盂造影显示倒置的 J 外观。在 2 型变异（低环）中，扩张的上输尿管从肾盂下降，然后向上、向内弯曲，在静脉尿路造影上显示反向 J 外观。2 型变异的逆行肾盂造影显示出 S 形轮廓。腔静脉后输尿管最常见于第 3 腰椎。

CT 及 MRI 可以观察腔静脉及输尿管的关系，有助于诊断，MR 泌尿系统水成像术可见阻塞扩张的输尿管位置与肾盂造影所见一致（图 2-1-30）。

【诊断与鉴别诊断】

本病须与腹膜后肿瘤引起的输尿管移位相鉴别，后者多显示输尿管移位并有局部压迹而不是扭曲现象，应用 CT、MRI 很容易确诊。

【比较影像学】

本病以静脉法及逆行法肾盂造影为主，CT 及 MRI 亦有助于诊断。

（九）髂动脉后输尿管

1960 年由 Corbus 报告第一例，1972 年 Hama 报告一男孩有两侧髂动脉后输尿管引起的输尿管梗阻。静脉肾盂造影可见肾盂及输尿管积水，输尿管弯曲下降，阻塞部分相当于髂总动脉处，常伴有其他先天性畸形，如肛门闭锁等。

（陈丽华　季　倩　沈　文）

第四节　膀胱先天异常

一、膀胱发育不全

膀胱发育不全（agenesis of bladder）常伴有尿道的缺如，Compbell 在 16 000 例尸检中仅见 6 例，膀胱以上输尿管扩张，常伴有肾脏发育不良，如输尿管引流入尿生殖窦则患者可存活。据报道，本病存活患者发病率大约为 1/60 000。截至 2012 年，已报告约 61 例，只有 23 例可生育。输尿管可分开或合成一根，开口于阴道前壁或尿道。静脉肾盂造影可显示膀胱不发育，结合观察尿道开口进行逆行造影可以诊断。腹部增强 CT 的排泄期图像有助于进一步检查。

二、膀胱重复异常

【临床概述】

膀胱重复异常可分类如下：①重复膀胱（duplication of bladder），包括完全性重复膀胱（complete duplication of bladder）及不完全性重复膀胱（incomplete duplication of bladder）；②隔壁膀胱（septal bladder），包括完全性纵壁膀胱、不完全性纵壁膀胱、完全前额位隔壁膀胱、不完全前额位隔壁膀胱、多房性隔壁膀胱、先天性砂时计膀胱。

（1）重复膀胱：影像学检查可应用静脉肾盂造影及逆行膀胱造影。静脉肾盂造影可见完全性重复膀胱有两个分开的膀胱影，同时有两个输尿管及两个尿道，常常伴有先天性直肠膀胱瘘等；不完全性重复膀胱造影时可见膀胱被一纵隔及矢状隔分成两个腔，其远端相互交通并从一个尿道排出。

（2）隔壁膀胱：①膀胱完全性矢状隔，膀胱由黏膜肌肉及膀胱黏膜将膀胱分隔成两个独立室腔，互相不沟通，两腔顶部各有输尿管相通，常常有一个腔不与尿道相通而使尿液潴留，常伴有该肾发育不全，静脉尿路造影及膀胱造影均可诊断；②膀胱不完全性矢状隔，与完全性矢状隔不同，下部缺如，使两个腔在膀胱三角区附近相通，尿液经同一尿道排出；③膀胱完全性额状隔，从膀胱的后上方至前下方斜行走行的隔膜，将膀胱一分为二，分成上下两层，两侧输尿管均引入一个膀胱封闭腔内而造成梗阻，亦可为不完全性额状隔，两腔于膀胱颈部互相交通，用静脉尿路造影可以观察；④葫芦状膀胱，膀胱中部有环状收缩，形成上下两个等大或不等大的房腔，两房腔间的通道大小取决于增厚的收缩环，输尿管大多开口于下腔，应用尿路造影可以诊断之。

【影像学表现】

膀胱重复异常以尿路造影为主，CT 及 MRI 亦有助于诊断。因充满尿液的膀胱可以在 CT 图像上显示为低密度影，使软组织密度的分隔有良好的对比而清楚显示，MRI 由于软组织分辨率较好，且可三维成像，故分隔的情况可以显示，伴发的肾脏畸形亦可很好地显示。

三、先天性膀胱憩室

【临床概述】

根据 Boechat 等的意见，先天性膀胱憩室（congenital bladder diverticula）可分为四类：①可合并有膀胱出口阻塞，包括后尿道瓣膜、尿道狭窄、大输尿管口囊肿及神经功能不良；②手术后憩室；③为特殊综合征之一，如梅干腹综合征、Meukes 综合征等；④先天性或原发性，伴或不伴膀胱输尿管逆流。本文主要就先天性膀胱憩室进行阐述。

膀胱憩室的形成可分为两大类：一类认为胎儿时期下尿路有梗阻因素使膀胱压力增高，从而使膀胱壁的某个薄弱处膨出而形成憩室，主要发生于输尿管和膀胱连接处附近，由于膀胱三角区的膀胱壁肌和其他部位的膀胱壁肌起源不同，故该处是胚胎发育的一个薄弱点；另一类则认为新生儿出生时并

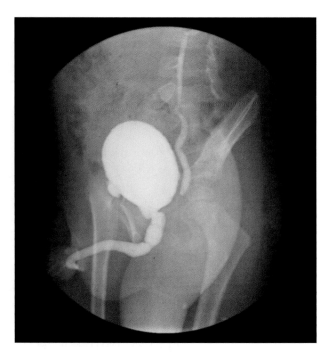

图 2-1-31　膀胱巨大憩室

无膀胱憩室，在下尿路有梗阻或在正常排尿需用力的情况下，膀胱黏膜可在膀胱壁肌薄弱处膨出而产生膀胱憩室。

膀胱憩室一般无症状，但亦可由于出血、感染、结石等出现尿路症状。

【影像学表现】

憩室常位于膀胱输尿管入口区的后外侧，憩室因无肌肉而无收缩性，70% 为单发，30% 为多发，多发憩室往往伴有神经源性膀胱或后尿道瓣膜等并发症，憩室可小如 1～2cm，而最大者如膀胱大小（图 2-1-31），当膀胱排空时，可见憩室较大。憩室的颈部狭窄，大的低位憩室可阻塞尿路或输尿管，引起膀胱输尿管逆流，个别患者可见输尿管进入憩室部位，产生膀胱输尿管反流（VUR）和尿路感染（urinary tract infection，UTI）。

【诊断与鉴别诊断】

本病主要与膀胱耳相鉴别，后者系由于婴幼儿时 10% 的患者在静脉尿路造影时充盈不全或腹股沟管较大所致，但充盈时耳部消失。

【比较影像学】

本病以静脉法尿路造影为主，有时亦应用膀胱造影（cystography）。

四、脐尿管异常

【临床概述】

脐尿管异常（urachal anomalies）是指在胚胎期

第 3 周，从卵黄囊顶部尾侧的内胚层生出一细胞索并迅速演变成一中空的盲管，突入体蒂形成尿囊，其根部参与膀胱形成，从膀胱顶部至脐孔的一段变成脐尿管，脐尿管最后闭锁成为一索条带，即为脐中韧带，当其发生异常时，可发生以下几种情况：①脐尿管不闭，膀胱及脐部交通；②脐尿管憩室，与膀胱相通，而与脐部不通；③脐尿管瘘，脐尿管通畅至脐部，但与膀胱侧不交通而闭锁；④脐尿管囊肿，脐尿管两端均闭锁，而中部开放形成囊肿；⑤脐尿管残余，与脐尿管囊肿相似，但是不形成囊肿，管腔萎缩被增厚的肌肉壁围绕。报道脐尿管异常发生率在成人中 1/5 000，婴儿中 1/150 000。男性患病率高于女性。

【影像学表现】

脐尿管瘘者于脐开口部位注入少量碘油可见瘘管的大小。脐尿管不闭时，超声显示具有低回声壁和从膀胱穹窿延伸到脐的无回声管状结构具有诊断价值。膀胱造影或由脐孔进行瘘管碘水造影显示从膀胱延伸到脐部的造影剂填充的管道，可以用来确认该异常。脐尿管憩室可于膀胱造影时表现为膀胱顶前部有一憩室与之相通，其底部较宽，与膀胱憩室不同，后者经常位于膀胱三角区输尿管入口处，且有一狭颈与膀胱相连。脐尿管囊肿系脐尿管未闭处形成一囊肿，多位于输尿管下 1/3 处。由于液体（可能是浆液性、黏液性或纤维蛋白性）的潴留而形成囊状扩张，应用膀胱造影或经脐部注射造影剂不能诊断，但有时可见膀胱顶部外压改变。超声及 CT、MRI 可以诊断囊性病变，CT 见膀胱前上方囊性占位，密度低，似液体 CT 值，可以考虑该病；MRI 见盆腔膀胱前上方囊性占位，T_1WI 为低信号，T_2WI 为高信号，从冠扫、横扫及矢状扫描可见囊肿的位置位于膀胱前上方，有助于确诊。

【诊断与鉴别诊断】

本病应与膀胱憩室相区别，后者常位于输尿管入膀胱处，且有窄颈连于膀胱，与膀胱相通。卵巢囊肿在女性常见，但位于卵巢部位，在膀胱的下方，与脐尿管囊肿位于膀胱上方不同。

【比较影像学】

应用 B 超检查可以确定脐尿管残余，膀胱造影或由脐孔进行瘘管碘水造影，对脐尿管不闭的诊断有价值，脐尿管憩室可于膀胱造影时显示，CT、MRI 可用于脐尿管囊肿的诊断。

五、梅干腹综合征

【临床概述】

梅干腹综合征（prune belly syndrome）也称梨状腹综合征，系先天异常，包括腹肌缺乏、隐睾症及泌尿系统扩张。本病估计发病率为 1/50 000～1/35 000，主要为男性患者。双胎妊娠或年龄较小母亲所生的孩子似乎患病风险较高。本病严重程度不同、病因不明、遗传和环境因素可能在发病过程中起重要作用，辅助生殖技术可能是一个风险因素。梅干腹综合征可有 3 类：①严重者尿道可闭锁，肾脏小且严重发育不良，膀胱及输尿管明显扩张，由于合并肺发育不良，或为死胎，或出生时即死亡；②泌尿系统扩张，但肾功能尚好；③腹肌缺乏，但泌尿道改变较轻。梅干腹综合征中 58% 伴有肌肉骨骼畸形，31% 为胃肠道畸形及先天性心脏病等。

【影像学表现】

超声可以发现一些病变，但不如泌尿道造影，静脉肾盂造影可见肾小盏缺乏，输尿管变长、迂曲及扩张是常见的泌尿道畸形。膀胱壁变薄、变大，前列腺尿道部变宽、变长且向后上移位，经常可见在尿道外括约肌处变尖，可合并脐尿管憩室或脐尿管不闭，少数患者可有尿道闭锁。CT 可以很好地显示泌尿道改变，但是肾盏改变及尿道改变仍以泌尿系造影为佳，而 MRI 由于显示三维成像，以及应用 MR 泌尿系统水成像可以显示膀胱大小及泌尿道积水，对肾功能不良的患者尤为有利，且对腹部肌肉的缺乏均可清楚显示。

六、膀胱外翻

膀胱外翻发生率为每 10 000 个新生儿中约有 1 例患此先天畸形。膀胱外翻的严重程度不同，可以从前腹壁的小裂缝到下腹部的膀胱及肠曲完全暴露，耻骨联合分离，可以合并脊柱及肛门直肠异常。应用超声或静脉泌尿道造影可见肾脏正常，输尿管远端轻度扩张，并见其进入外翻膀胱内。

七、先天性巨膀胱、细小结肠、蠕动低下综合征

原因不明，多为女性患者。膀胱壁光滑及膀胱显著扩张，尿道无闭合及狭窄，肾集合系统及输尿管明显扩张，肾功能可能受损，结肠细小，小肠扩张及蠕动减弱，预后不佳。

（陈丽华　季　倩　沈　文）

第五节　先天性尿道异常

一、先天性尿道狭窄

【临床概述】

此症较少见，常可发生于尿道口部或球部尿道与膜部尿道交界处，由于排尿不畅，可引起尿路感染、下腹疼痛及血尿等。

【影像学表现】

经尿道逆行插管排泄性膀胱造影可以进行诊断，可见下列 4 种征象：①尿道狭窄，特别要注意的是尿道宽度变异较大，须注意有其他征象方可诊断；②狭窄近段尿道对称性扩张；③尿道变长；④膀胱本身无阻塞，但可见由于尿道梗阻引起的膀胱改变，如膀胱小梁变粗、膀胱多囊样或憩室样改变。

【比较影像学】

本病的影像学检查主要是排泄性膀胱造影、逆行尿路造影，外科有时可应用金属探条及膀胱镜等。CT 及 MRI 检查无助于诊断。

二、先天性尿道憩室

【临床概述】

先天性尿道憩室（congenital urethral diverticulum）少见，可分为球形、囊袋状或舟状。球形憩室与尿道相连处有一细颈，而囊状憩室则以宽底与尿道相连而无颈部，都位于阴茎远端的腹侧，膨出部缺乏海绵体。尿道憩室常见的临床症状为排尿困难、排尿时阴茎部漏尿、尿急、尿频等，亦可合并先天性泌尿系统畸形，如梅干腹综合征等。

【影像学表现】

影像学检查主要依靠经尿路插管于膀胱内注入碘水溶液，然后做排尿性膀胱造影。前尿道袋状憩室的远端唇部可似瓣膜样机制引起尿道梗阻，若憩室充满，远端唇部可以推至尿道背侧壁造成尿路梗阻；排尿时，尿流少且阴茎局部膨出，憩室可和前尿道瓣膜同时发生（图 2-1-32）。造影时可观察到憩室的大小、形状及与尿道相同的宽颈或窄颈等，在囊袋状憩室远端唇部形成瓣膜，可见充盈的尿道有瓣膜样低密度影。

三、先天性后尿道瓣膜

【临床概述】

后尿道瓣膜（urethral valves）主要发生在男性婴

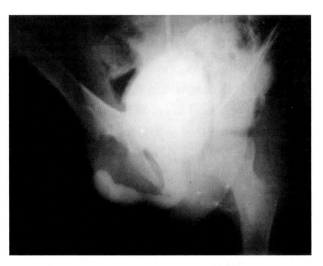

图 2-1-32　前尿道憩室与前尿道瓣膜

儿，是一个在后尿道的瓣膜样结构，由黏膜皱襞形成。依据瓣膜与精阜的位置可分为三型：第一型为两侧的黏膜皱褶于精阜下缘伸向后尿道，止点正好在外括约肌的近端；第二型为两侧黏膜皱褶从精阜上缘到膀胱颈部，有时黏膜皱褶可为单侧性；第三型在精阜部为一横行膈膜型瓣膜，有一中心或偏心孔眼。其中以第一型最常见，第二型罕见，此种分型有许多学者如 Mogg 等认为临床意义不大。后尿道瓣膜的出现和 Wolffian 管的发育异常有关。后尿道瓣膜大多发生在 10 岁以下的男孩，症状主要按瓣膜口的大小及上尿道梗阻情况而定，可有排尿困难或感染症状，排尿时线细小、无力等，严重病例在婴儿时即可发现。

【影像学表现】

排空性膀胱尿道造影检查可见膀胱形成囊袋状改变及小梁增粗，由于排尿障碍常可引起膀胱颈部突出，系由于阻塞引起排尿肌肉增厚所致，典型所见为在瓣膜近侧的后尿道明显扩张、延长，远端呈凹面向上。有时可见瓣膜在造影剂扩张的后尿道形成薄的半月形膜状充盈缺损，瓣膜远端尿道口径正常或由于造影剂通过少而不显示。一个清楚的常见的征象是膀胱颈部的"环形"缩窄，这是由于反复排尿障碍引起的排尿肌增厚所致，且有时可见膀胱输尿管反流，主要位于腹侧融合，较背侧融合引起的阻塞改变为重。静脉法肾盂造影也很重要，以便观察肾盂及肾脏的情况、有无输尿管及肾盂积水等。因下尿路梗阻虽有膀胱作为缓冲，梗阻严重者仍可导致上尿路扩张，总肾功能受损。本病最典型的表现是常规产前超声检查发现肾积水，生后进行明确诊断。妊娠中期超声检查通常表现为双侧肾积水，伴有厚壁膀胱和男性膀胱颈部的锁孔征。本病在产前发现肾积水的所有病例中所占比例达 10% 以上。

【诊断与鉴别诊断】

应与狭窄鉴别，后者见不到瓣膜影，另外要注意在尿道底部有一个小的黏膜皱襞，从精阜或尿道嵴至膜部尿道，称为精阜皱襞（plica colliculi），系正常变异，但有时也可增大，过度生长形成瓣膜。女性尿道瓣膜很罕见。

【比较影像学】

后尿道瓣膜最典型的表现是常规产前超声检查发现肾积水，随后在出生后进行明确诊断。本病主要依靠排空性膀胱尿道造影术检查而确诊。

四、前尿道瓣膜

【临床概述】

前尿道瓣膜较后尿道瓣膜为少，我国黄澄如等报告 7 例。前尿道瓣膜是位于腹侧的黏膜样组织，常有尿道憩室同时存在。40% 的前尿道瓣膜位于前尿道球根部，30% 位于阴茎阴囊交界处，30% 位于前尿道下垂部。临床表现多变并且取决于患者的年龄和阻塞程度，它可能表现为严重梗阻、双侧输尿管肾病、终末期肾病、甚至膀胱破裂。它通常是一个向后的半月褶皱。Firilit 将前尿道瓣膜伴梗阻性病变分为四型：I 型，梗阻部的尿道仅有轻度扩张；II 型，瓣膜的近端尿道形成憩室，膀胱及上尿路正常；III 型，瓣膜的近端形成憩室，膀胱扩张，不规则，轻度呈小梁样改变及输尿管反流；IV 型，在 III 型基础上有反流性肾、输尿管积水伴肾功能不全。此种分类方法反映了尿路梗阻的情况。

【影像学表现】

影像学检查主要应用静脉法肾盂造影及排泄性膀胱尿道造影，以显示肾、肾盂、输尿管及瓣膜的情况。排泄性膀胱尿道造影是前尿道瓣膜的首选诊断方法。它可以显示扩张或拉长的后尿道、扩张的前尿道、增厚的小梁状膀胱、肥大的膀胱颈、膀胱输尿管反流和尿道憩室。此外，排泄性膀胱尿道造影还显示尿道在瓣膜近端扩张，远端缩小。

五、先天性尿道重复畸形

【临床概述】

本症很罕见。尿道重复畸形可无尿道功能改变，可合并其他畸形。但有时可发生在单膀胱及单阴茎上，异常的尿道管可在海绵体的背侧，有一外开口，或者在海绵体的腹侧，开口于膀胱及正常的

尿道，后者在两个尿道管连接处可发生狭窄而产生尿道梗阻症状，造成反复感染。

【影像学表现】

本病应用逆行尿道造影及排泄性尿道造影可以诊断。超声可以评估任何狭窄段或管腔异常软组织或憩室的确切长度。MRI 对于重复尿道和尿道周围软组织评估是一项很好的检查。MRI 可以准确显示两个尿道的大小、形状和位置以及其他相关的泌尿生殖系统异常。此外，在评估重复的尿道，特别是成像结果不确定时，还需要进行尿道镜检查。

（陈丽华 季 倩 沈 文）

第六节 泌尿系统先天异常的比较影像学

泌尿系统先天异常性疾病的比较影像学有许多共同之处，有些在前几节中已分别提到，在这一节再集中讨论如下。

对于泌尿系统先天异常性疾病，目前 CT 及 MRI 已经逐步取代肾盂造影成为常规首选检查手段。泌尿系统先天异常性疾病以肾的先天畸形多见，如异位肾、融合肾、肾缺损等。平片有时可有些帮助，但不能定性及准确定位，只能发现合并的结石及海绵肾中的小结石。CT 及 MRI，尤其是前者为目前诊断肾先天畸形的最好方法，因可以完全显示病变的全貌，使之成为目前的常规检查，价格与静脉肾盂造影相差无几。但是对肾先天性旋转不良、肾盏憩室等必须应用肾盂造影方能很好显示其畸形。MRI 多方位成像及 MR 水成像技术的发展，对确诊肾先天畸形有很大意义，其缺点是扫描时间长、不能发现合并的小结石等。B 超对于诊断先天畸形有一定的帮助，但有时由于肠气等声影的干扰，完全定性则有困难，但其价格便宜，可用于床旁观察，初步发现异常，然后选择其他方法（如 CT、MRI）定性，此点是 B 超的优势。肾血管的畸形只有选择性血管造影方能确诊。核素检查可发现个别异位肾，但作用不大，故一般很少应用。

输尿管的各种先天异常中，静脉法肾盂造影显示输尿管全貌为其主要检查方法，但有时由于肾功能不好，肾盂未见显影，必须应用逆行尿路造影以显示输尿管的情况，如输尿管狭窄、巨输尿管等。CT 在某些部位可以观察到扩张的输尿管及确定阻塞部位，而对于其内部结构及有些发育异常，如输尿管开口异位、输尿管瓣膜等不能发现。MR 水成

像技术对于输尿管及肾盂显示有帮助，如巨输尿管、输尿管口囊肿等，可以作为辅助诊断手段，且对于有些细节显示不好。超声对于输尿管病变帮助不大。

膀胱的先天异常以尿路造影为主，如静脉法尿路造影可以充盈膀胱，多种位置投照可以显示重复膀胱、隔壁膀胱及膀胱憩室等，必要时可应用逆行膀胱造影，但对于先天性输尿管口囊肿，应用 B 超、CT 及 MRI 均可显示。尿道先天异常主要应用排尿性尿道造影或逆行尿道造影，有时为了同时观察肾盂膀胱情况，可应用静脉法尿路造影，其他方法价值不大。

（陈丽华　季　倩　沈　文）

参 考 文 献

[1] 上海第一医学院《X 线诊断学》编写组. X 线诊断学 [M]. 上海：上海人民出版社，1993.

[2] 李果珍. 临床体部 CT 诊断学 [M]. 北京：中国科学技术出版社，1994.

[3] 周康荣. 腹部 CT[M]. 上海：上海医科大学出版社，1993.

[4] 吴阶平. 吴阶平泌尿外科学 [M]. 济南：山东科学技术出版社，2009.

[5] 王存正. 超声学 [M]. 北京：人民卫生出版社，1993.

[6] 王以敬，熊汝成. 泌尿生殖外科学 [M]. 上海：上海科学技术出版社，1987.

[7] 黄澄如，梁若馨，李家驹. 小儿输尿管口异位 [J]. 中华泌尿外科杂志，1982，3：103-104.

[8] 何尚志，曹裕丰. 成人先天性巨输尿管 11 例报告 [J]. 中华泌尿外科杂志，1981，2：1-5.

[9] 全百祥，葛琳娟. 先天性肾盂输尿管连接处梗阻 [J]. 中华泌尿外科杂志，1983，4：263.

[10] 蒋钟玮，王履琨，张雪斌. 先天性输尿管瓣膜症的 X 线诊断（附 42 例报告）[J]. 中华放射学杂志，1996，30（1）：37-39.

[11] 黄剑刚，吴洪昌，王宝连，等. 隐蔽位置输尿管异位开口的诊断 [J]. 中华放射学杂志，1982，3：280-282.

[12] Stark DD, Bradley WG. Magnetic resonance imaging[M]. 2nd ed. St Louis: Mosby Year Book Luc, 1992.

[13] Higgins CB, Hricak H, Helms CA. Magnetic resonance imaging of the body[M]. 2nd ed. New York: Raven Press, 1992.

[14] Daneman A, Alton DJ. Radiographic manifestation of renal anomalies[J]. Radiol Clin North Am, 1991, 29（2）: 351-363.

[15] Choyke PL. Inherited cystic disease of the kidney[J]. Radiol Clin North Am, 1996, 34（5）: 925-946.

[16] Rubbin GD, Alfrey EJ, Dake MD, et al. Assessment of living renal donors with spiral CT[J]. Radiology, 1995, 195（2）: 457-462.

[17] Gharagozloo AM, Lebowitz RL. Detection of poorly functioning malpositioned kidney with single ectopic ureter in girl with urinary dribbling[J]. AJR, 2013, 164（4）: 957-961.

[18] Boag GS, Nolan R. CT visualization of medullary sponge kidney[J]. Urology Radiology, 1988, 9（1）: 220-221.

[19] Pirro JA, Soleimampour M, Bory JL. Left retrocaval ureter associated with inferior vena cava[J]. AJR, 1990, 155（3）: 545-546.

[20] Herman TE, Macalister WH. Radiographic manifestation of congenital anomalies of the lower urinary tract[J]. Radio Clin North Am, 1991, 29（2）: 365-382.

[21] Sirota L, Hoctz M, Laufer J, et al. Familial vesicoureteral reflux: a study of 16 families[J]. Urologic Radiology, 1986, 8（1）: 22-24.

[22] Fembach SK, Zawin JK, Lebowitz RL. Complete duplication of the ureter with ureteropelvic junction obstruction of the lower pole of the kidney[J]. AJR, 1995, 164（3）: 701-704.

[23] Docimo SG, Lebowlz RL, Retik AB, et al. Congenital mild ureteral obstruction[J]. Urologic Radiology, 1989, 11（1）: 156-160.

[24] Blane CE, Zerin JM, Bloom DA. Bladder diverticular in children[J]. Radiology, 1994, 190（3）: 695-697.

[25] Fernbach SK, Feinstein KA. Abnormalities of the bladder in children: imaging findings[J]. AJR, 1994, 162（5）: 1143-1150.

[26] Ramanathan S, Kumar D, Khanna M, et al. Multi-modality imaging review of congenital abnormalities ofkidney and upper urinary tract[J]. World J Radiol, 2016, 28; 8（2）: 132-141.

[27] Srinivas MR, Adarsh KM, Jeeson R, et al. Congenital anatomicvariants of the kidney and ureter: a pictorial essay[J]. Jpn J Radiol, 2016, 34（3）: 181-193.

[28] Keskin S, Batur A, Keskin Z, et al. Bilateral supernumerarykidney: a very rare presentation[J]. Iran J Radiol, 2014, 11（4）: e11069.

[29] Chawla A. Refluxing supernumerary kidney: easy to overlook[J]. BMJ Case Rep, 2014, 2014（2014）.

[30] Szmigielska A, Księżopolska A, Roszkowska-Blaim M,

Brzewski M，Krzemień G. Rare renal ectopia in children - intrathoracic ectopic kidney[J]. Dev Period Med，2015，19（2）：186-188.

[31] Schiappacasse G，Aguirre J，Soffia P，et al. CT findings ofthe main pathological conditions associated with horseshoe kidneys[J]. Br J Radiol，2015，88（1045）：20140456.

[32] Mudoni A，Caccetta F，Caroppo M，et al. Crossed fused renal ectopia：case report and review of the literature[J]. JUltrasound，2017，20（4）：333-337.

[33] Muttarak M，Sriburi T. Congenital renal anomalies detected in adulthood[J]. Biomed Imaging Interv J，2012，8（1）：e7.

[34] Didier RA，Chow JS，Kwatra NS，et al. The duplicatedcollecting system of the urinary tract：embryology，imaging appearances andclinical considerations[J]. Pediatr Radiol，2017，47（11）：1526-1538.

[35] Surabhi VR，Menias CO，George V，et al. MDCT and MRUrogram Spectrum of Congenital Anomalies of the Kidney and Urinary TractDiagnosed in Adulthood[J]. AJR Am J Roentgenol，2015，205（3）：W294-W304.

[36] Epelman M，Daneman A，Donnelly LF，et al. Neonatal imagingevaluation of common prenatally diagnosed genitourinary abnormalities[J]. SeminUltrasound CT MR，2014，35（6）：528-554.

[37] Ilyas M，Sheikh WA，Dar MA，et al. The "cyst within cyst" sign of intravesical ureterocele[J]. Abdom Radiol，2018，43（12）：3515-3515.

[38] Krajewski W，Wojciechowska J，Dembowski J，et al. Hydronephrosis in the course of ureteropelvic junction obstruction：Anunderestimated problem? Current opinions on the pathogenesis，diagnosis andtreatment[J]. Adv Clin Exp Med，2017，26（5）：857-864.

[39] Gasser M，Grimm M，Kim M，et al. Congenital ureteral valve associated with contralateral renal agenesis[J]. Eur J Pediatr Surg，2009，19（5）：339-340.

[40] Yu M，Ma G，Ge Z，et al. Unilateral congenital giant megaureter with renal dysplasia compressing contralateral ureter and causing bilateralhydronephrosis：a case report and literature review[J]. BMC Urol，2016，9；16：7.

[41] Sun JS，Zhang G，Lin T. Retrocaval Ureter in Children：A Report of Eight Cases[J]. West Indian Med J，2015，64（4）：397-399.

[42] Indiran V，Chokkappan K，Gunaseelan E. Rare case of urinary bladderagenesis--multislice CT abdomen imaging[J]. J Radiol Case Rep，2013，1；7（2）：44-49.

[43] Macedo A Jr，Garrone G，Ottoni SL，et al. Primary congenital bladder diverticula：Where does the ureter drain?[J]. Afr J Paediatr Surg，2015，12（4）：280-285.

[44] Parada Villavicencio C，Adam SZ，Nikolaidis P，et al. Imagingof the Urachus：Anomalies，Complications，and Mimics[J]. Radiographics，2016，36（7）：2049-2063.

[45] Keihani S，Kajbafzadeh AM. Concomitant Anterior and Posterior Urethral Valves：A Comprehensive Review of Literature[J]. Urology，2015，86（1）：151-157.

[46] Maitama H，Tella U，Mbiu H. Urethral duplication：case report andliterature review[J]. Ann Afr Med，2012，11（3）：186-189.

[47] 杜绪仓，祁朝阳，黄英荷，等. 肾盂输尿管重复畸形的CT 特征及其扫描方法 [J]. 实用放射学杂志，2006，22（7）：844-847.

第二章 肾及肾周感染

第一节 肾盂肾炎

【概述】

肾盂肾炎（pyelonephritis）为一种最常见的肾脏疾病，它是由细菌侵犯肾盂、髓质和皮质引起的一种肾间质炎症。细菌可经血行、泌尿道、淋巴道或直接侵入肾脏，以血行感染和上行感染最为常见和重要。上行感染的细菌大部分为大肠埃希菌，最常见于妇女和儿童；血行感染多为葡萄球菌和链球菌，见于自身有感染源或滥用静脉药物者。根据其临床经过和病理变化，可将其分为急性和慢性两种类型，急性肾盂肾炎又可分为弥漫型和局灶型。

【临床特点】

1. 急性肾盂肾炎可发生于各种年龄，但以女性多见，因女性尿道短，所以更易感染。艾滋病患者也易感染。一般起病急骤，有畏寒、发热、腰痛、尿频、尿急、脓尿、血尿及食欲缺乏、恶心、呕吐等症状，白细胞增高，尿镜检有少量血细胞，并可找到病原菌。

2. 慢性肾盂肾炎患者一般症状较轻，如不规则低热、腰部疼痛、轻度尿频等。部分病例可全无症状，部分患者呈现有高血压。当肾实质严重受损时，则可有面部、眼睑等处水肿等肾功能不全表现。

【影像检查技术与优选】

影像学检查方法包括X线检查（尿路平片、IVP或逆行肾盂造影）、超声、核素检查及CT、MRI等。X线检查对急性肾盂肾炎的诊断价值有限。

【影像学表现】

1. **尿路造影** 尿路造影对急性肾盂肾炎的诊断价值有限。局灶型急性肾盂肾炎时IVP有时可见一灶性界限不清的肿块，比周围肾实质密度低，在肾实质期显示更清楚。慢性肾盂肾炎IVP常因肾功能减退，肾盂肾盏显影延迟，浓度降低，肾实质萎缩、外形缩小，有时边缘不规则。逆行尿路造影可显示

肾盂肾盏变钝变平，有扩大积水现象，肾盏颈有牵拉、扭曲及伸长，肾盂有时亦可变形。

2. **核素检查** 核素^{99m}Tc-葡庚糖酸（^{99m}Tc-glucoheptonate）或^{99m}Tc-巯乙甘肽（^{99m}Tc-MAG3）用来观察肾功能及肾皮质成像。扫描示患肾同位素积累减少或延迟，而标记铟或镓的白细胞摄取量增加。局灶型急性肾盂肾炎时^{99m}Tc（DTPA、DMSA或MAG3）在病灶部位无积聚。

3. **超声** 大多数急性肾盂肾炎的超声显示正常，其敏感性不如CT或核素检查，较重的病例可见肾增大，肾实质因水肿而回声减弱，少数情况如果有出血或炎性灶，回声增加。病变常界面不清，伴皮髓质分界消失，肾窦受压。局灶型急性肾盂肾炎时超声为低回声，慢性肾盂肾炎时灶性瘢痕超声表现为强回声。

4. **CT表现**

（1）急性肾盂肾炎：CT平扫常表现正常，可见肾肿胀，有时可见高密度区，提示出血。增强CT最常见的表现为一个或多个楔形低密度区，从髓内乳头向皮质表面辐射呈条纹状，早期与邻近正常肾实质界限清楚，但随着时间进展分界不明显（图2-2-1）。肾周区常可显示炎性征象，表现为增厚的肾周筋膜及肾周脂肪内密度增高的条索（增厚的桥样间隔）（图2-2-2）。

（2）局灶型急性肾盂肾炎：CT表现为局限性肿胀，平扫为等密度或轻度低密度，边缘不清。增强后为无强化的椭圆形或圆形低密度区，无占位效应，CT值比水高（图2-2-3）。

（3）慢性肾盂肾炎：CT表现为肾萎缩，皮质变薄，体积变小，轮廓不规则。因瘢痕收缩使肾盂肾盏变形，可有代偿性再生结节（假肿瘤），但密度无差别。肾功能受损，增强后强化不明显。

5. **MRI表现** 类似于CT检查所见。

【诊断要点】

急性肾盂肾炎主要依靠临床诊断，CT可见肾肿胀，增强后可见楔形低强化区，肾周可有炎性改变。

慢性肾盂肾炎出现肾萎缩改变。

【鉴别诊断】

1. **急性肾盂肾炎**　在临床上诊断较易，一般不需做影像学检查。局灶型时CT表现有时与肾癌不易鉴别。若密切结合临床表现，突然发热、腰痛、尿频、尿急、脓尿、血尿等有助于诊断。必要时经短期抗感染治疗观察，亦可经CT导向穿刺细胞学检查确诊。

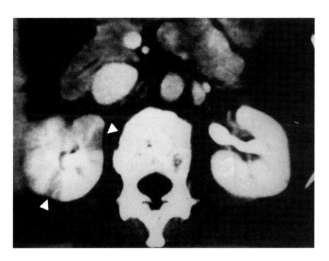

图2-2-1　右侧急性肾盂肾炎
CT增强后肾实质呈不均匀强化，其间可见条状及楔形低密度区（箭头）

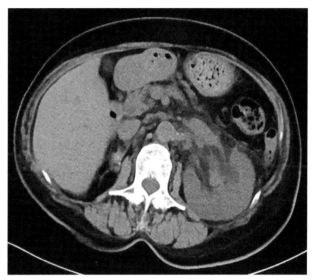

图2-2-2　左侧急性肾盂肾炎
左肾肿胀，体积增大，肾窦及肾周脂肪间隙模糊、密度增高；右肾切除术后

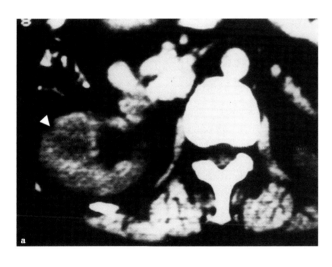

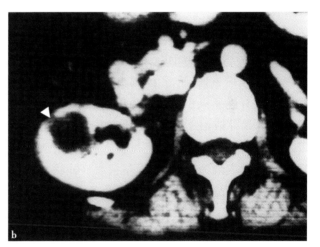

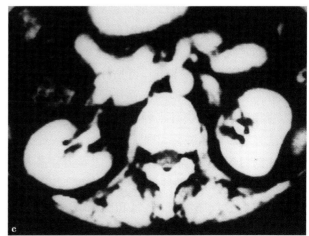

图2-2-3　右肾大叶性肾炎
a. CT平扫示右肾实质内有一局限性低密度灶（箭头）；b. 增强后显示清楚，病灶无强化，CT值23Hu；c. 抗感染治疗后一个月复查病灶吸收

2. 慢性肾盂肾炎　根据临床、尿化验及尿路造影可作出诊断，CT有助于与其他肾疾病鉴别。慢性肾盂肾炎的影像学表现须与先天性小肾、肾血管性狭窄引起的肾萎缩以及肾结核等鉴别。

（1）先天性小肾即肾发育不良，多为单侧性，CT上肾外形常更小，但边缘光滑而规则。排泄性尿路造影时其功能减低程度更明显。肾盂容量很小，约1ml或更少，肾盏亦小，但与肾盂的大小成比例，输尿管亦呈比例性的细小，无肾盂肾盏的瘢痕性牵拉畸形。

（2）肾血管性狭窄引起的肾萎缩亦多为单侧。肾动脉造影检查可明确诊断，不但显示血管的狭窄，还可以根据肾实质显影程度来估计其功能。

（3）肾结核与慢性肾盂肾炎临床有相似之处，但前者IVU及CT可发现一侧肾小盏边缘虫蚀状破坏，有时出现空洞和钙化。

（4）慢性肾小球肾炎单从形态上鉴别困难，临床上尿常规检查慢性肾小球肾炎可发现红细胞较多，有时有红细胞管型，而肾盂肾炎则常以白细胞为主。

（程　悦　沈　文）

第二节　肾及肾周脓肿

【概述】

肾及肾周脓肿（renal and perirenal abscess）是肾非特异性化脓性感染，多由血源性感染所致，也可由尿路逆行性感染引起。常为单侧，亦可是急性肾盂肾炎未治疗或治疗不完全的并发症。

【临床特点】

临床上表现为突然起病，呈菌血症症状，发热、肾区叩痛和肌紧张，尿中白细胞增多，尿培养可有致病菌生长。

【影像检查技术与优选】

影像学诊断方法有：X线检查（腹部平片、静脉尿路造影）、超声检查、CT、MRI等。

【影像学表现】

1. X线表现　腹部平片可见肾外形不规则，肾周脓肿时可见患侧肾横膈位置升高，活动度差或消失。肾周脂肪囊因炎症水肿而密度增高，以致肾外形无法显示。若脓肿甚大则肾区呈肿块影。此外可见脊柱向对侧侧凸。静脉尿路造影上肾盂肾盏多显示良好，肾盏边缘因脓肿压迫可见压迹。若病变广泛同时伴有肾周脓肿时，其肾功能减退，肾盂肾盏显示较差，同侧腰大肌影消失。

2. 超声检查表现　肾脓肿声像图表现为一透声波的肿块，常有不规则的壁，偶为多发性，内面的回声代表坏死组织和颗粒碎片。但如病变未充分液化，常易误诊为肾肿瘤。

3. CT表现　能清楚显示病变的程度与范围，对诊断有重要价值，不同病期CT表现不同。

（1）急性浸润期：表现为比正常肾实质密度略低的界限不规则的病灶，增强可有轻度不均匀强化，边缘较平扫清晰。

（2）脓肿形成期：可见不规则的厚壁囊腔，脓肿壁可见环状明显强化，但脓肿中心为液化坏死，无增强，部分脓腔内还可见气体密度影（图2-2-4）。

（3）肾周脓肿：表现为肾周或肾旁脂肪内不规则软组织密度块，肾周脂肪间隙密度增高，病变可累及腰肌和肾前筋膜，吉氏筋膜增厚（图2-2-5），增强检查表现为规则或不规则单发或多发环形强化。当炎症限于肾包膜内侧，CT可表现为肾周半月形液体阴影，压迫肾移位。抗感染治疗后2～3个月复查，病变显著缩小。

4. MRI表现　与CT相似，早期为实质性炎性改变，边界不清，呈长T_1长T_2信号。脓肿形成后病灶中央为脓液，T_1WI呈低信号，T_2WI为高信号，DWI上扩散明显受限，呈明显高信号，ADC呈明显低信号（图2-2-6）。脓肿壁依所含水肿、肉芽、纤维机化等多种病理成分比例的不同，有一些差异，多呈稍长T_1稍长T_2信号。

【诊断要点】

典型发热、肾区叩痛和肌紧张等临床症状。

CT上可见脓腔及环形强化脓肿壁。

MRI上脓液在DWI上明显扩散受限，DWI信号增高。

【鉴别诊断】

1. 与囊性肾癌的鉴别　肾癌起病隐匿，以无痛性血尿为最早症状，肾脓肿临床症状明显，以寒战高热和肾区疼痛为主；肾癌边界清楚，CT表现为囊壁厚薄不一的囊实性肿块，分隔多厚薄不均，部分有壁结节，而肾脓肿常边界不清，形态欠规则；增强扫描肾癌的实性部分强化，而脓肿则表现为环形强化。

2. 肾囊肿合并感染　囊肿的囊腔壁较薄，边界较清晰，增强后多无环形强化。

3. 肾结核　表现为肾内多发囊性病变，周边或囊腔内见不规则钙化，多伴有肾盂、肾盏变形，病程较长。

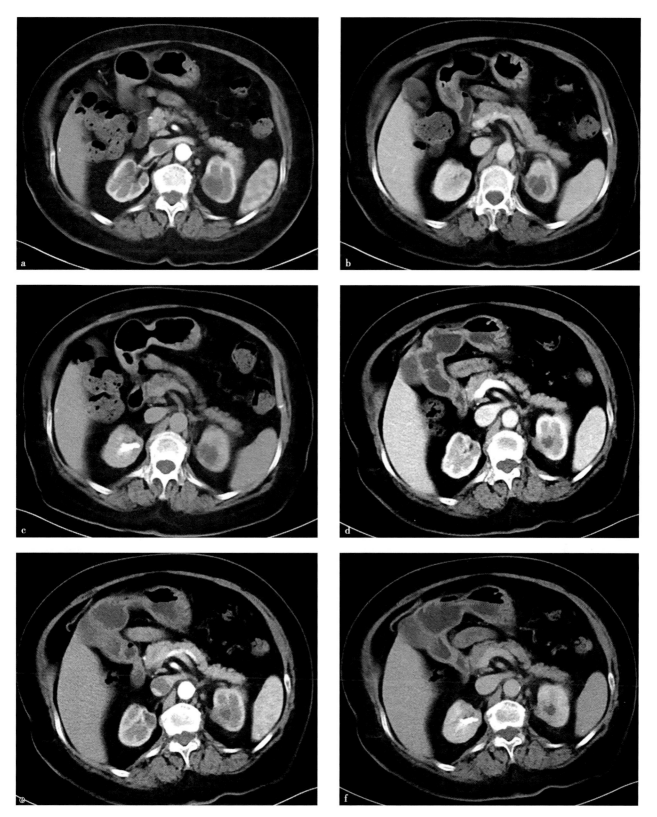

图 2-2-4　左肾脓肿

a~c. 分别为增强扫描动脉期、静脉期及延迟期，左肾上极可见类圆形低密度病灶，增强后可见环形强化的脓肿壁，脓腔内未见强化；d~f. 为抗炎治疗 10 天后复查，分别为增强扫描动脉期、静脉期及延迟期，病灶体积较前明显缩小

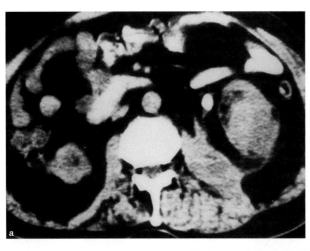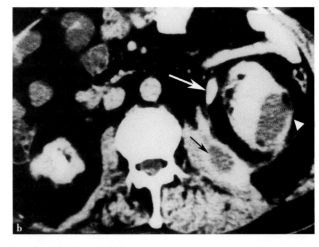

图 2-2-5 左肾脓肿、腰大肌脓肿、输尿管近端结石

a. CT 平扫示左肾增大、密度不均；b. 增强后可见卵圆形低密度灶（箭头），CT 值 16～23Hu，肾筋膜增厚，同侧腰大肌增宽，内亦有梭形低密度区（箭），近侧输尿管内可见一个高密度结石（粗箭）

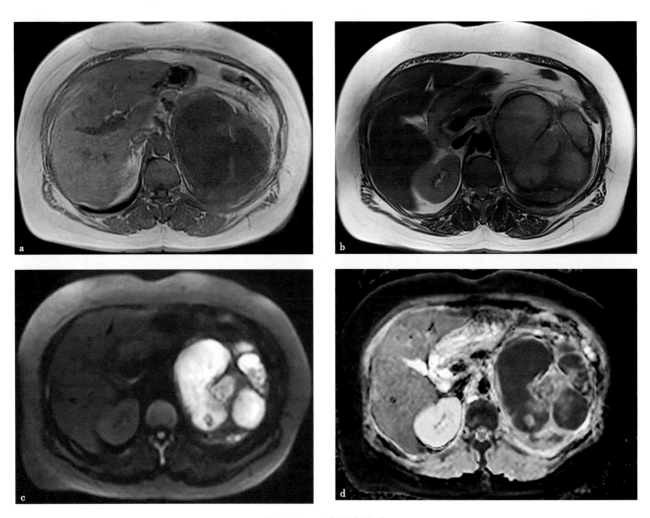

图 2-2-6 左肾多发脓肿

a～d. 分别为 T_1WI、T_2WI、DWI 及 ADC 图像，左肾体积明显增大，可见多发类圆形长 T_1 长 T_2 影，DWI 上呈明显高信号，ADC 呈明显低信号

（程 悦 沈 文）

第三节 气性肾盂肾炎

【概述】

气性肾盂肾炎（emphysematous pyelonephritis，EPN）为一急性凶险性肾化脓性感染。病理学上为一急性坏死性肾盂肾炎，好发于糖尿病、免疫机制低下、尿路梗阻、吸毒、长期慢性衰竭患者，68% 的病例由大肠埃希菌、9% 由克雷伯菌、少数由其他厌氧菌引起。细菌分解集合系统内的葡萄糖及坏死物质，很快产生 H_2 及 CO_2，引起肾实质内和肾周组织坏死及气体蓄积。

【临床特点】

患者常有高热、腰痛、神志朦胧、白细胞增多、脓尿等。病情发展较迅速，治疗不及时死亡率可高达 15%～30%。

【影像检查技术与优选】

影像学诊断方法有：X 线检查、超声、CT 等。

【影像学表现】

1. **X 线表现** 在 X 线泌尿系平片上即可显示患肾内及其周围有气体积聚，患肾增大，有时感染可累及腰肌及膈下积气（图 2-2-7a、b）。

2. **超声表现** 由于声波在气体交界面的反射，可在超声图像上表现为具有模糊声影的强回声区。

3. **CT 表现** 在 CT 上可见患肾增大，肾内有多发的含气脓腔，肾周脂肪囊模糊不清，甚至累及肾筋膜（图 2-2-7c）。严重者化脓病变可扩散到邻近其他脏器，如胰腺、肝脏、肠管等（约占 14%）。根据病变程度 CT 可分为两型：

Ⅰ型特点为肾实质破坏 >1/3，有条纹状或斑点状气体及包膜下环状气体，但无液体积聚。本型临床症状更严重，有更高的死亡率。

Ⅱ型特点为肾实质破坏 <1/3，有较大量气体呈泡状，肾或肾周围有液体积聚或气液性脓肿。

在治疗上若肾内脓肿甚大或肾外也同时伴发含气脓肿，往往需要外科治疗，否则保存抗感染治疗，

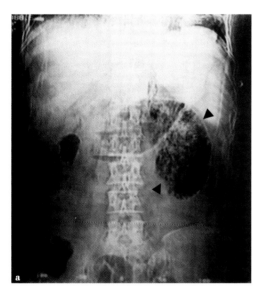

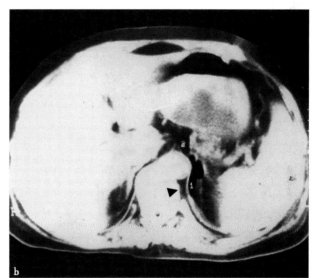

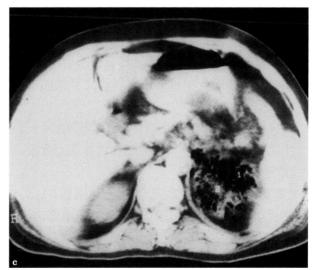

图 2-2-7 左侧气肿性肾盂肾炎

57 岁女性，糖尿病患者，a. 腹平片示左肾增大，内含数个气腔（箭头），隐约可见左膈下积气；b. CT 平扫见左膈下积气明显（箭头）；c. CT 增强见左肾明显肿大，正常结构消失，肾实质内弥漫性积气积脓腔，肾周组织受累，左侧膈肌增厚

在1~2周内病情发展也可能得到控制,含气脓腔也可能逐渐减少。

【诊断要点】

气肿性肾盂肾炎好发于糖尿病、免疫力低下人群;通常起病急、发展迅速;影像上可见到肾内及肾周积气。

【鉴别诊断】

本病鉴别诊断较少,尿路梗阻合并感染(肾盂积脓)时,肾实质常无局部坏死,见不到肾脏肿存在。尿路结石合并感染的临床症状虽类似气肿性肾盂肾炎,但无气体及脓肿存在,也与后者不难区别。

（程　悦　沈　文）

第四节　急性和慢性肾盂积脓

【概述】

肾盂积脓(pyonephrosis)为脓液积聚于肾盂、肾盏系统,常继发于先天性畸形、结石或狭窄所致的肾盂积水、尿液潴留和化脓性感染。扩张的集合系统内充满黏稠的脓,伴随肾盂肾炎最后导致肾实质破坏。

【临床特点】

患者有急性感染表现或长期低热、体重下降和钝痛。

【影像检查技术与优选】

影像学诊断方法有:X线检查(尿路平片、IVP或逆行肾盂造影)、超声检查、CT等。

【影像学表现】

1. **X线表现**　X线泌尿系统平片肾影增大。静脉尿路造影可见肾积水,肾盂、肾盏和/或输尿管扩张和皮质变薄,但常可不显影或显影淡。逆行造影能显示肾盂扩大、肾盏变钝、不规则(图2-2-8),有时在肾盂肾盏和输尿管内可见到由坏死组织和脓性成分构成的充盈缺损,或输尿管导管有脓液引出。输尿管近端不显影则提示有肾盂输尿管交界处的梗阻。

2. **超声检查表现**　超声也能显示肾盂积水,肾盂内可以有内部回声代表残渣,并随患者移动而改变位置,液残渣界面不常见。

3. **CT表现**　CT优于其他影像学检查,增强CT能清楚显示肾盂肾盏扩张,水样密度或稍高密度,CT值可超过30Hu。有时可见集合系统内含造影剂的尿液在增高密度的液体上呈分层现象。肾盂壁增

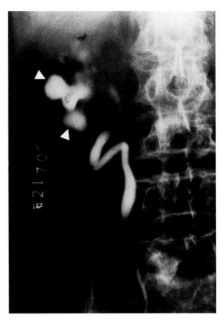

图2-2-8　右肾盂积脓

75岁女性,右侧腰痛,无发热,IVP右肾不显影,右肾逆行造影显示肾盂肾盏呈球状扩张(箭头),近侧输尿管亦可见扩张

厚,并可见感染向肾周扩散、肾周筋膜增厚和桥状间隔,肾显影差。

【诊断要点】

肾盂积脓患者常伴有先天性畸形、结石或狭窄等病史,肾积水影像改变;CT上表现为肾盂壁增厚,肾周脂肪间隙及筋膜炎性改变。

【鉴别诊断】

1. **结石性肾积水**　结石引起的积水表现为肾盂肾盏均匀性扩张,肾盂扩张更明显,边界清楚,皮质可变薄,无肾盂肾盏壁增厚,增强扫描延迟期可有造影剂进入;而肾盂积脓除肾盂扩张外,还表现为基础疾病存在,并有肾盂壁、肾周炎性改变。

2. **结核性肾积水**　结核性肾积水以肾盏扩张为主,可有输尿管和膀胱改变,而肾盂积脓主要是肾盂扩张,输尿管和膀胱一般无病变。

（程　悦　沈　文）

第五节　泌尿系统结核

【概述】

泌尿系统结核(urinary tuberculosis)常见,多为继发性,原发病灶主要位于肺,可由肺结核血行播散而来。肾、输尿管、膀胱等均可累及,其中尤以肾结核最为重要,输尿管和膀胱结核多继发于肾结核。据统计泌尿科住院患者中肾结核占16.3%。

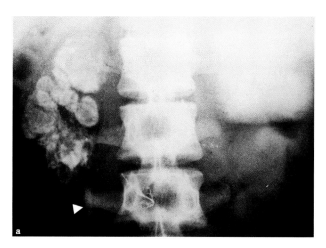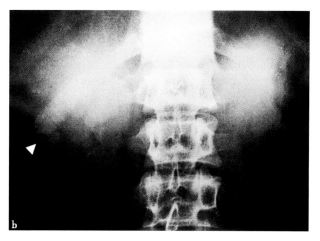

图 2-2-9　肾结核

a.腹平片示右肾弥漫性钙化,体积缩小,输尿管近端可见约 3cm 条状钙化(箭头);b.右肾影增大,沿周边部肾实质内可见广泛的淡薄云朵状钙化影,可衬托出结核性空腔(箭头)

【临床特点】

男性较女性多见,好发于 20～40 岁。肾结核在早期往往没有明显的临床症状,尿检仅有少量蛋白和程度不等的红白细胞。典型症状是尿频、尿痛、米汤样尿及脓尿和血尿。血尿常是终末血尿,乃因结核性溃疡在膀胱收缩时出血所致。腰痛亦是常见的症状之一。

【影像检查技术与优选】

影像学诊断方法有:X 线检查(尿路平片、IVP或逆行肾盂造影)、超声检查、CT、MRI、肾动脉造影等。泌尿系结核主要依赖尿路造影和 CT 检查。

【影像学表现】

1. **X 线表现**　X 线片可无异常发现,有时可发现肾实质钙化。肾钙化主要可分为以下三种:全肾或肾大部的弥漫性钙化(图 2-2-9a),即"肾自截";云朵状钙化(图 2-2-9b);不规则、无定形散在或比较局限的斑点状钙化。输尿管结核钙化常与肾结核一起存在(图 2-2-9a),与输尿管走行一致,呈线状钙化。膀胱结核钙化少见,可呈线状钙化影。

尿路造影:早期病变局限在肾实质时,可表现正常。只有当结核病变破坏肾盏形成乳头空洞或引起集合系统病变时,才能在尿路造影上有阳性发现。尿路造影有多种表现,临床肾结核的早期,当肾实质空洞与肾小盏相通,累及肾小盏时,可显示肾小盏扩张及虫蚀样边缘不整(图 2-2-10);病变进展肾结核灶的结缔组织增生和瘢痕化,使肾盂肾盏牵拉移位,出现狭窄、变形、扩张(图 2-2-11);有时还可以看到干酪空洞(图 2-2-12),表现为肾影内小盏外侧与之相连的密度不均、形态不规则的囊腔。当肾

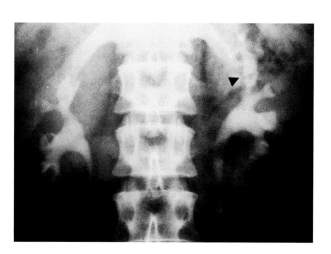

图 2-2-10　左肾结核

IVP 示左肾上盏扩张,边缘虫蚀样不整(箭头)

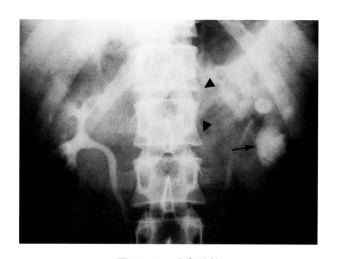

图 2-2-11　左肾结核

IVP 示左肾盂狭窄变形,中上肾盏显影浅淡,边缘不整(箭头),下肾盏扩张(箭头)

实质有大量破坏以致功能减退或消失,IVU 常不显影(图 2-2-13),逆行尿路造影可显示变形的肾盂、肾盏及肾实质内空洞。

输尿管受累时,表现为结核性狭窄伴同侧肾积水(图 2-2-14)。膀胱受累主要表现为膀胱挛缩(图 2-2-15),肾结核累及膀胱,晚期还可出现一侧肾不显影和并发对侧肾积水。

2. 超声检查表现 肾结核的超声表现不具特异性。早期可表现为肾实质内无回声区及细小强回声斑,后期可显示肾盂积水改变。超声对输尿管及膀胱结核诊断价值不大。

3. CT 表现

(1)肾脏大小、形态的改变:肾实质内肾盏周围的结核脓肿和肾盂、肾盏积水均可引起病肾体积增大,而肾实质破坏及纤维化可使病肾缩小、变形。

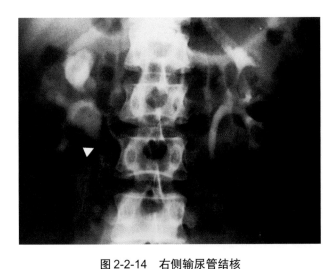

图 2-2-14 右侧输尿管结核
IVP 示右侧肾盂输尿管连接处狭窄,边缘光滑(箭头),肾盂肾盏扩张,表面光滑(病理见肾实质内有粟粒状结核灶)

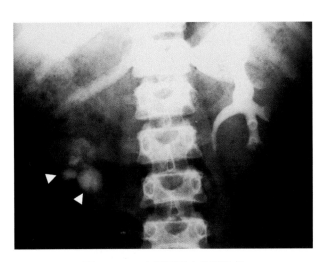

图 2-2-12 右肾干酪空洞型结核
IVP 示右肾盂及中上肾盏不显影,下肾盏部显示多个囊状扩张,有的密度不均,边缘不整,提示为干酪空洞(箭头)

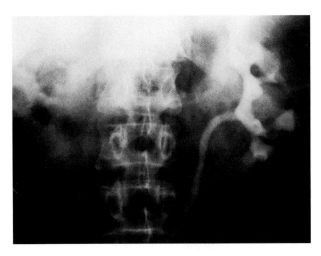

图 2-2-13 右肾干酪空洞型结核
IVP 示右肾不显影,左肾显示正常

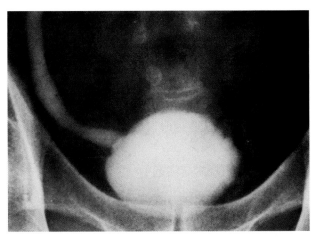

图 2-2-15 膀胱结核
IVP 示膀胱挛缩,体积明显变小

(2)肾内低密度灶:表现为肾实质内单发或多发大小不等的低密度病灶,边界欠清,增强扫描无强化;当病变与肾小盏相通时,肾实质内结核空洞形成,增强后可见造影剂进入空洞内。

(3)钙化:钙化是结核的常见征象,CT 可以清晰显示肾内钙化灶,肾结核钙化多样,可表现为沙砾状、斑点状、片状、弧线状及壳样,甚至整个肾脏不规则钙化(图 2-2-16)。

(4)肾内实性肿块:少数肾结核可表现为肾实质内密度不均匀的实性肿块,可有钙化,边缘多光整,增强后强化不明显,病理上为干酪样脓肿。

(5)肾盂肾盏及输尿管膀胱壁改变:肾内病变进展,累及肾盂肾盏致其壁增厚、积水,肾盂常不扩张或与肾盏扩张不成比例,表现为肾内多个囊状低密度影(图 2-2-17)。病变向下蔓延可使输尿管全程管

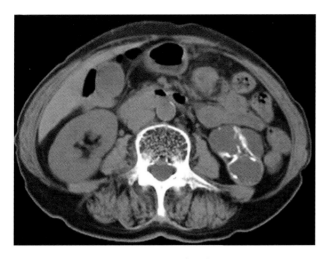

图 2-2-16　左肾结核
左肾体积缩小、皮质变薄，实质内可见多发片状、斑点状、条状钙化，并可见多发肾盂扩张积水

壁增厚，管腔不规则狭窄与扩张；膀胱皱缩、壁厚、膀胱腔变小。肾盂肾盏及输尿管膀胱壁自上而下增厚是泌尿系结核的又一特征性表现。

4. **MRI 表现**　肾结核的 MRI 表现类似于 CT，肾实质内脓肿呈长 T_1 长 T_2 信号，DWI 上扩散受限，呈高信号；扩张的肾盂、肾盏内的液体呈长 T_1 长 T_2 信号。MRU 上可有泌尿系积水的表现，肾盂、肾盏变形，不规则扩张，输尿管僵硬、不规则，多发相间的狭窄与扩张。

【诊断要点】

肾结核患者常伴有尿频、尿痛、米汤样尿等临床表现，尿路造影可显示早期肾盏改变；CT 发现肾内低密度病灶，增强后可有造影剂进入，晚期肾盂、肾盏变形，泌尿系积水改变。

【鉴别诊断】

泌尿系统结核诊断主要依赖于临床、化验、影像特征等，诊断不困难，但当临床症状不典型或孤立分析某种影像时须注意鉴别。

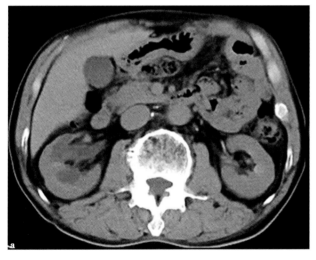

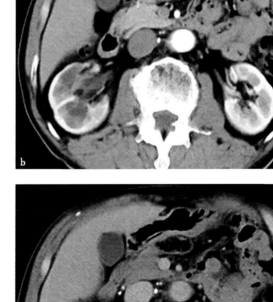

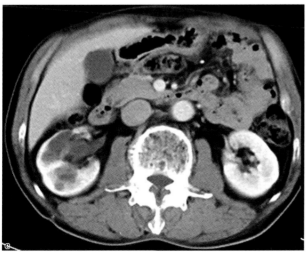

图 2-2-17　右肾结核
a～d. 分别为平扫，增强扫描动脉期、静脉期、延迟期，右肾结核累及肾盂肾盏，肾盂壁增厚，肾盏扩张，肾内多个囊状低密度影

1. CT 上肾实质内的结核性脓肿有时需与肾囊肿鉴别，脓肿边界模糊，增厚扫描壁较厚且有强化，囊肿边界清晰、菲薄，无强化。

2. 结核性肾积水应与结石性肾积水相鉴别，结石引起的积水表现为肾盂肾盏均匀性扩张，肾盂扩张更明显，边界清楚，皮质可变薄，无肾盂肾盏壁增厚，增强扫描延迟期可有造影剂进入；而结核性积水成不均匀性积水，CT 显示部分肾盏扩张而其他肾盏无扩张甚至缩小，肾盂肾盏壁增厚。

3. 肾结核与黄色肉芽肿性肾盂肾炎的鉴别，黄色肉芽肿性肾盂肾炎囊状扩张的肾盏壁较肾结核更厚，输尿管无异常改变，尿液中有泡沫细胞。

4. 结核性肾内实性肿块需与肾癌鉴别，前者常无明显强化，可伴钙化，肾癌为富血供肿块，增强后明显不均匀强化。

（程 悦 沈 文）

第六节　黄色肉芽肿性肾盂肾炎

【概述】

黄色肉芽肿性肾盂肾炎（xanthogranulomatous pyelonephritis，XGP）又称为泡沫细胞肉芽肿、肾盂肾炎黄色瘤、肾性黄色瘤病及肿瘤样黄色肉芽肿肾盂肾炎等。为少见的特殊类型的慢性肾盂肾炎，多为单侧发病，占肾脏炎症疾病的 12.7%。好发于中年妇女，这可能与肾盂肾炎多见于女性有关，亦可发生于儿童。发病年龄 1 个月～94 岁，平均 39～55.6 岁，以 25～56 岁多见，病程 1 个月～25 年，以 4 个月～6 年多见。病理上炎症始于肾盂，进而延伸破坏周围髓质和皮质，形成多个脓腔，可见大片或弥漫散在、充满类脂质的巨噬细胞，称为泡沫细胞，常伴有出血、大片坏死、小动脉增厚及黏液变、含铁血黄素沉着，形成特征性的黄色肉芽肿。根据病变累及的范围，Solomom 把黄色肉芽肿性肾盂肾炎分为局限型（10%～15%）及弥漫型（85%～90%）。黄色肉芽肿性肾盂肾炎的分期：病变局限于肾内，称为肾内期；病变累及肾及肾包膜，称为肾周围期；病变侵犯肾、肾周脂肪及腹膜后，称为肾旁期。

【临床特点】

临床症状以反复低热、局部疼痛、肿块、白细胞增高为多见，并常有血沉加速和贫血，排尿困难和尿频，罕有血尿。肾功能均有不同程度受损，多伴有肾及输尿管结石，48% 可摸到腹部肿块，少数可出现窦道。尿液检查 88% 以上的患者出现脓尿和蛋白尿，尿培养阳性率为 74%～86%，多数为大肠埃希菌和变形杆菌。晨尿离心，沉渣涂片找泡沫细胞阳性率达 80%。可有肝功能异常和碱性磷酸酶升高。

【影像检查技术与优选】

影像学诊断方法应以 CT 为主。X 线检查（尿路平片、IVP 或逆行肾盂造影）、超声检查、MRI、肾动脉造影亦有助于该病的诊断与鉴别诊断。

1. X 线片可显示并存的尿路结石。尿路造影可显示肾的轮廓、肾盂积水和肾盏肾盂受压，逆行肾盂造影可显示肾盂肾受压变形、扩张、不规则充盈缺损及破坏，均不能显示肾周蔓延的程度，不具特异性。

2. CT 是黄色肉芽肿性肾盂肾炎较为敏感有效的检查方法，对病变的位置、密度、侵犯范围、梗阻原因的显示和判断较超声更为明确。且因黄色肉芽肿性肾盂肾炎有大量含脂质的泡沫细胞，CT 值可为负值，增强扫描强化不明确，对提示本病诊断有很大帮助。但由于 CT 检查需应用造影剂，故对肾功能严重损害的患者应慎用。

3. MRI 能更好地显示炎症累及的范围，对肾周受累的显示优于其他影像学检查，特别是肾功能严重受损害的患者，MRI 检查对协助诊断和临床分期大有裨益，是继 CT 的重要辅助诊断方法。

4. 超声很适宜于肾炎性病变的检查，对肾轮廓、肾周炎症蔓延的程度和范围、肾实质占位及病灶内的液化坏死、肾结石和肾积水较为敏感，且不受肾功能状态的限制，不需要使用造影剂，检查简便。缺点是：易受肠腔内气体的影响，不能如 CT 那样判断囊状占位的结构、邻近肾盏形态的改变和残留正常肾实质的量，故对本病诊断有一定困难。

5. 肾动脉造影可清楚显示黄色肉芽肿性肾盂肾炎病变的血供情况，有助于与肾癌相鉴别。因其为有创性检查且对黄色肉芽肿性肾盂肾炎其他方面的显示欠缺，故价值有限。

6. 放射性核素扫描对黄色肉芽肿性肾盂肾炎的诊断缺乏特异性。

【影像学表现】

1. X 线表现　泌尿系统平片可表现为弥漫型肾脏普遍性增大，肾轮廓模糊不清，常伴有肾结石。局限型肾脏局部肿块隆起，并发肾结石少。IVP 弥漫型可见肾盂肾盏呈球形或棒状变形，或因肾实质破坏并纤维化，肾功能受损，致肾盂肾盏显影不良或不显影（图 2-2-18）。局限型可见肾盂肾盏有不同程度的受压改变，肾功能无明显受损（图 2-2-19a）。

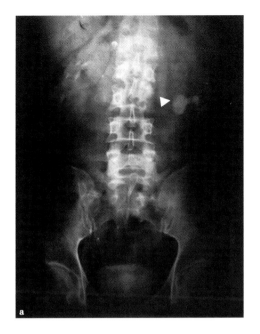
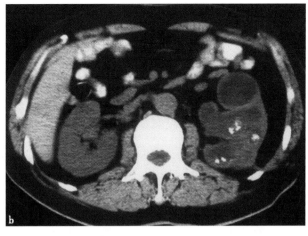
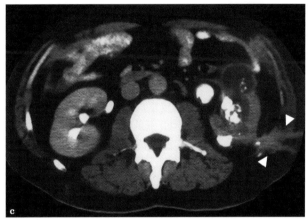
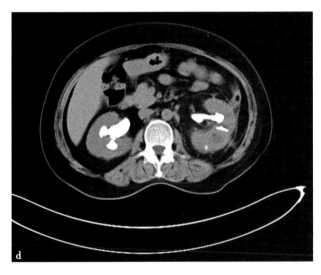
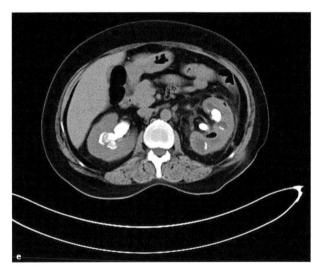

图 2-2-18　左侧弥漫型黄色肉芽肿性肾盂肾炎

a. IVU 示左肾不均匀增大,轮廓部分模糊不清,肾盂肾盏可见不全的鹿角形及点块状结石(箭头),肾功能严重受损,左腰大肌外缘模糊;b. CT 平扫见肾实质及肾盂肾盏有多发囊状低密度占位,壁厚薄不均,并多发结石;c. CT 增强扫描显示囊腔壁强化,并肾盂肾盏多发结石及左侧皮肤瘘管形成(箭头);d、e. 另一例双肾弥漫性肾盂肾炎,双肾增大、肿胀,左肾为著。肾盂肾盏可见鹿角形结石,左肾可见囊状低密度区及气体密度影

2. CT 表现

(1)弥漫型肾脏常增大,轮廓不规整,肾盂难于分辨,肾窦脂肪减少,为纤维组织所代替,79% 并发肾结石,常可见不全的鹿角形结石或肾盏、输尿管上端结石。肾实质为多个囊状低密度占位所取代,代表病变的坏死腔或扩张的肾盏,CT 值为 −15～30Hu,这取决于脂类和脓液成分的比例。增强扫描病灶的边缘因炎症环或被压缩的正常肾实质而显示强化,坏死区无强化,肾实质明显不均一变薄,肾的集合系统扩张积液,肾功能明显减退或完全消失。

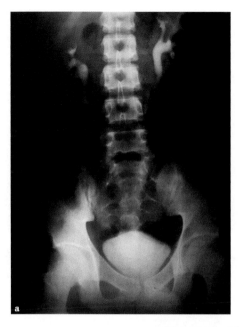
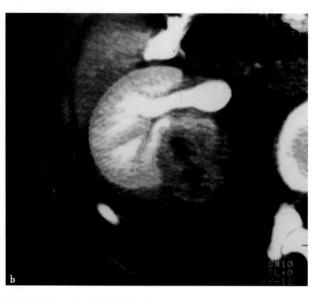

图 2-2-19　右肾局限型黄色肉芽肿性肾盂肾炎

a. IVU 示右肾轻度受压，变细上移，粗细不均，肾功能尚好；b. CT 增强示肾实质内方有一椭圆形肿块局限隆出，大约 4cm×2.5cm，混杂低密度，边缘不清，与肿胀的腰大肌粘连，肾下盏受压

另一重要 CT 表现是肾周筋膜（Gerota 筋膜）因炎症浸润而增厚粘连，炎症可向肾周组织广泛延伸，如病侧腰大肌粘连或形成脓肿，累及肝、脾、结肠、腔静脉、十二指肠等，皮肤瘘管形成（图 2-2-18）。

（2）局限型多见于妇女和儿童，显示肾实质局灶性囊状肿块，混杂的低密度。增强扫描可见脓肿壁强化，坏死区无强化，病变常毗邻有结石狭窄的肾盏部位。可穿破肾包膜，引起肾筋膜及腰大肌的炎症性粘连增厚（图 2-2-19b）。

（3）极少数 XGP 合并肾癌，肾癌来源可能为鳞状化生的移行上皮，常造成诊断困难或误诊。CT 上除黄色肉芽肿性肾炎的表现外，还有肾癌的表现，即囊状占位的腔壁有较大不规则的结节或较厚的壁，强化较明显，肾门及腹主动脉旁有淋巴结转移（图 2-2-20）。

3. MRI 表现　患肾增大，轮廓不规则，肾实质可见单个或多个形态不一的囊状占位的异常信号区。T₁WI 为混杂中低信号，边界模糊不整，T₂WI 为不均匀高信号。注射 Gd-DTPA 后，仅见腔壁不规则强化。常伴有肾周围组织的炎症、肾结石和肾盂积液的 MRI 表现。

4. 超声表现　患肾显示增大，轮廓较模糊不规则，肾实质可探及大小不等、境界欠清的低回声实质性团块或坏死腔，并可见大小不等的光团及暗区。

【诊断要点】

黄色肉芽肿性肾盂肾炎术前易误诊为肾癌、肾脓肿及肾结石并发肾盂积水。影像上出现肾脏增大，内见局限性或弥漫性囊状低密度病变、并发鹿角形结石或肾盏、输尿管上端结石伴肾周筋膜增厚，临床伴有反复尿路感染、上尿路结石、梗阻病史，尤其是中老年女性患者，应考虑本病可能，并进一步行穿刺活检和晨尿离心、沉渣涂片找泡沫细胞，此法简便有效，阳性率达 80%，并可作为与肾结核、肾肿瘤重要的鉴别点。

【鉴别诊断】

本病应与以下疾病鉴别：

1. 肾结核　肾实质结核脓肿常有点状或壳状钙化，肾小盏破坏常有空洞形成或相连肾周可形成寒

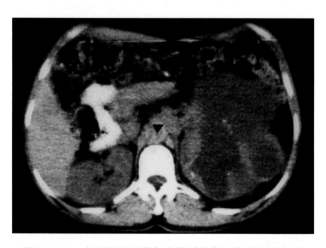

图 2-2-20　左侧弥漫型黄色肉芽肿性肾盂肾炎并发肾癌

CT 平扫示左肾有多发不规则囊状低密度区，腔壁厚薄悬殊，腹主动脉旁淋巴结肿大（箭头）

性脓肿。晚期肾结核肾影缩小，肾周组织炎症浸润较少见。肾盂和输尿管壁增厚、狭窄较有特征。常继发于肺结核，有结核中毒症状，尿检可检到结核分枝杆菌。

2. **肾肿瘤** 黄色肉芽肿性肾盂肾炎的影像学表现可酷似肾肿瘤，尤其似少血供低密度的肾肿瘤。但通常肾肿瘤的密度较黄色肉芽肿性肾盂肾炎高，增强扫描的动脉期可明显强化，静脉期或排泄期肿瘤密度迅速下降，无边缘性强化，偶尔出现假包膜征，使肿瘤边界清楚，肿块可有钙化，少并发肾石。血管造影可见血管增粗增多、不规则、动静脉短路和血湖出现。

3. **肾脓肿** 两者均可侵犯肾周和肾旁组织，临床上有发热、肾区疼痛、血白细胞增高及脓尿等，致有时鉴别困难。但肾脓肿呈圆形较均匀低密度占位，增强扫描出现环状强化带。脓肿周围有较低密度的炎性水肿带，中央脓腔无强化，如出现液平为典型表现。

（刘丽华　沈　文）

第七节　肾脏炎性假瘤

【概述】

肾脏炎性假瘤（renal inflammatory pseudotumor）亦称浆细胞性肉芽肿，少见。从幼儿到老年均可发生，以青年人多见。其发病原因目前尚不清楚，Itoh 认为可能与慢性非特异性感染有关。病灶大小多在 2～5cm，病理上以慢性炎细胞浸润和纤维增生为主，炎性假瘤的细胞成分比较复杂，有淋巴细胞性、浆细胞性和组织细胞性等类型。IgG4 相关性疾病（IgG4-related disease，IgG4-RD）的患者血清 IgG4 水平显著增高，病理上可发生大量淋巴细胞和 IgG4 阳性的浆细胞浸润，同时伴有组织纤维化而发生肿大或结节性 / 增生性病变，可导致肾脏、泪腺、胰腺、中枢神经系统、心脏、前列腺、淋巴结和皮肤等多种脏器同时或相继受累，也可只累及肾脏表现为间质性肾炎、膜性肾病或罕见的肾脏炎性假瘤。

【临床特点】

临床表现缺乏特异性，以腰痛伴低热常见，偶有血尿。

【影像检查技术与优选】

该病影像学诊断方法有：X 线检查（IVU）、超声检查、CT、MRI 等。CT 或 MRI 能更加准确地显示病变与肾周的变化。

【影像学表现】

1. **X 线表现** IVU 可见靠近患侧肾盂肾盏有外压改变，或出现充盈缺损，有时患侧肾不显影。

2. **超声表现** 肾实质或肾盂内低或中等回声占位，境界不清，无包膜。彩色多普勒见肿块内可伴有不同程度的动脉或静脉样血流信号。

3. **CT 表现** 肾实质内软组织块，呈类圆形或不规则形。CT 呈等、低或稍高密度，密度多均匀，少数密度不均，平扫等密度，边缘与肾实质常分界不清。增强后可呈边缘环形强化或不均匀强化，多呈渐进性持续强化，周边强化程度与肾实质密度类同。与肿物相邻的脂肪间隙可模糊，筋膜增厚（图 2-2-21，图 2-2-22）。尿路炎性假瘤可发生于肾实质，亦可见于肾盂及膀胱。

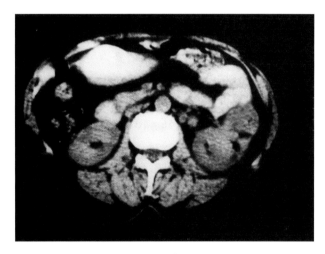

图 2-2-21　左肾炎性假瘤
CT 平扫见左肾下极肿块，呈等密度改变，CT 值 25～37Hu，大小 2.5cm×3cm，肾盂变窄

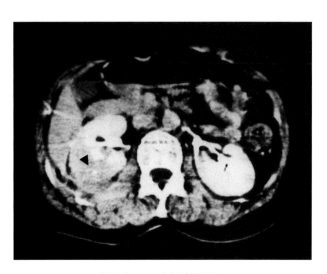

图 2-2-22　右肾炎性假瘤
CT 增强见右肾中部后侧有一 4.1cm×5cm 大小的软组织密度肿块（▲），边缘密度与肾实质大致相同，肾后间隙模糊

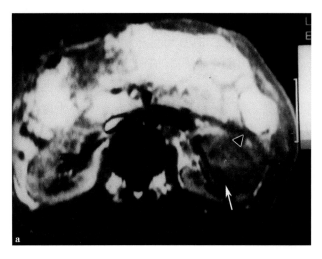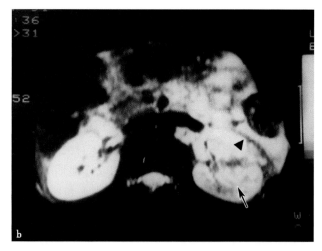

图 2-2-23　左肾炎性假瘤

a. MRI 横轴位 SET_1 加权像见左肾中下部实质内类圆形低信号（↑），为主病灶，正常肾周脂肪影消失，筋膜增厚（▲）；b. MRI 横轴位 SET_2 加权像见主病灶以高信号为主（↑）；肾前筋膜增厚（▲）

4. MRI 表现　肾内混杂不均匀信号，T_1 加权像上以低信号、T_2 加权像上以高信号为主。肾周筋膜多增厚、粘连（图 2-2-23）。DWI 序列炎性假瘤扩散多不受限，与恶性肿瘤不同，其平均 ADC 值较肾细胞癌显著增高（2.50 vs $1.56 \times 10^{-3}mm^2/s$）。

【诊断要点】

当临床有泌尿系感染症状如腰痛、发热，尿常规有脓尿或血尿，B 超及 CT 检查肾内有占位病变时要想到本病可能，但确诊需要根据病理学检查。

【鉴别诊断】

本病需要与肾癌、肾淋巴瘤、急性局灶性细菌性肾炎等鉴别。

1. 肾癌肾炎性假瘤　边界多较肾癌模糊，后者边界较清晰，肾癌可见假包膜，增强扫描后肾癌富血供亚型强化更明显，肿瘤周边及内部可见肿瘤血管，边缘较清楚。另外，MRI 肾癌 ADC 值减低较炎性假瘤显著，均有利于两者鉴别。

2. 肾淋巴瘤　双侧肾脏受累者较单侧者常见。受累的肾脏体积明显增大，皮质髓质分辨不清；肾脏内有多发的结节状病灶增强后无明显强化；常同时存在后腹膜淋巴结肿大现象，成串或成堆出现，有时介于肾门内侧与椎体之间出现软组织肿块，同时脾内也有低密度病灶，则淋巴瘤的诊断可能性更大。

3. 急性局灶性细菌性肾炎　炎性假瘤发病初期有发热，抗感染治疗有效，血尿少见。与急性局灶性细菌性肾炎影像鉴别困难，后者临床有高热、寒战等急性感染症状，确诊需依赖病理。

第八节　肾坏死性乳头炎

【概述】

肾坏死性乳头炎（renal papillary necrosis，RPN）又称坏死性肾乳头炎、肾髓质坏死、肾盂积水性乳头坏死、糖尿病性肾乳头坏死和坏死性肾盂肾炎等，是由于肾内髓质区缺血和 / 或严重感染导致的肾实质损坏性改变，常局限于肾乳头区。此病常多见于 40 岁以上成人，各国发病率各异，文献报告美国为 $0.16\% \sim 0.26\%$，英国为 $0.8\% \sim 1.3\%$，澳大利亚则约为 4%。本病最直接病因为肾髓质的缺血。在某些病理情况下，肾髓质容易因缺氧而发生肾乳头坏死。如糖尿病可伴有缺氧、小血管和微血管病变；梗阻性肾病可致肾盂内压力增高；镰状细胞血红蛋白病和原球蛋白症可发生酸性物质刺激和血液黏稠度增高；镇痛剂肾病中肾毒性物质的作用，以及移植肾的排斥反应和肝硬化等，都可造成肾乳头区严重的缺血、缺氧以致坏死。此状态下细菌感染的可能性大大增加，一旦发生感染可引起明显的炎症和水肿，会加重肾乳头缺血，更易发生坏死。此病常累及双肾，亦可单侧肾受累。

【临床特点】

根据起病和病程发展的不同，可分为急性和慢性肾乳头坏死。急性肾乳头坏死起病突然，可出现急性全身症状和泌尿系感染症状，包括寒战、高热、腰痛、肉眼血尿及尿路刺激症状等，坏死组织或血块脱落可有肾绞痛、少尿。双侧发病可致急性肾衰竭。慢性肾乳头坏死的表现常与慢性间质性肾炎相似，症状轻重不同，最终可发展为慢性肾衰竭。尿中找到脱落的肾乳头坏死组织即可确诊。

【影像检查技术与优选】

影像学诊断方法有：X线检查（IVP或逆行肾盂造影）、CT、MRI等。影像学在此病的早期诊断中起着关键作用。有文献报道，静脉肾盂造影显示有助于诊断肾乳头坏死的典型征象为该病首选，逆行性肾盂造影对于肾功能不全或因静脉内造影剂引起集合系统显示不佳时有价值。CT扫描在排泄期，当含高密度造影剂的尿液填充破坏的肾乳头裂隙及脓腔时，才能显示其最具特征性的征象。

【影像学表现】

1. X线表现 平片不能显示病变。静脉尿路造影或逆行肾盂造影检查时，因肾功能减退，故肾盂肾盏显影较差，肾小盏边缘模糊。当肾乳头发生破溃时可与肾盂肾盏相通。若造影剂进入到未完全脱落的乳头周围，则可见肾盏环状充盈缺损，肾盏呈杵状变形，形成典型的"环征"（乳头型）。若坏死肾乳头脱落，造影剂进入乳头脱落后的空洞内而使之显影，乳头区出现多发小斑点或空洞样造影剂充盈（髓型）。此外还可见肾小盏边缘"虫蚀样"改变。

自肾上下极顶部的条带状造影剂持续显影为肾乳头坏死最特异的特点。静脉尿路造影对于氮质血症及对造影剂过敏的患者为禁忌证。静脉肾盂造影有助于诊断肾乳头坏死的征象有：乳头收缩、不规则，继发的肾盏穹窿增宽，呈弯刀状、杵状。病变处肾乳头脱落，造影剂使之呈环形阴影；肾盏内缺乏肾乳头显影；肾盂内部乳头坏死、部分钙化形成充盈缺损；乳头内含造影剂的谷粒大小的空洞为肾乳头坏死髓型的特征表现。逆行性肾盂造影更有创。然而对于肾功能不全或因静脉内造影剂引起集合系统显示不佳时有价值，术前需预防性使用抗生素。图像可显示肾盏融合或与肾盂、肾盏的充盈缺损。

2. 超声表现 可见肾盂、肾盏系统或输尿管，髓质内坏死的肾乳头形成空洞，可伴肾积水。需要与肿瘤、结石及血凝块鉴别。

3. CT表现 CT平扫可见双侧或单侧肾轮廓弥漫性增大，肾脏边缘光滑、锐利。患侧肾脏乳头部呈弧形条带状密度减低影，多个弧形影相连似"花边样改变"，此为肾乳头坏死之特征性表现。肾乳头区有时可见细小钙化影。增强扫描，患侧肾实质强化程度较正常肾减低，提示肾功能降低，同时可见肾乳头区条带状低密度影更加明显。也有学者认为，CT诊断头坏死较静脉尿路造影不敏感，不具特异性。只有在排泄期，当含高密度造影剂的尿液填充破坏的肾乳头裂隙及脓腔时，才能显示其最具特征性征象。腹膜后淋巴结无肿大（图2-2-24）。

4. MRI表现 适用于CT检查禁忌证患者（对肾功能严重损害或对碘造影剂过敏），然而，钆造影剂可以引起肾源性系统性纤维化。

5. 核素检查 对评价肾功能有帮助，但对病变部位解剖信息显示不佳。

【诊断要点】

在糖尿病、镰状细胞血红蛋白病和原球蛋白症、镇痛剂肾病中肾毒性物质作用，以及移植肾的排斥反应和肝硬化等某些病理情况下，CT扫描肾脏乳头部呈肾乳头坏死的特征性表现：弧形条带状密度减

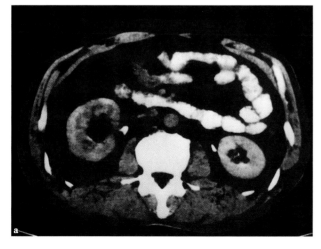
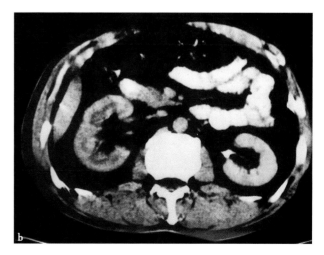

图 2-2-24　右肾乳头坏死

a. CT平扫示右肾弥漫性增大，肾髓质乳头区可见弧形条带状低密度影，呈花边状排列，右肾轮廓清晰、锐利；b. 增强扫描示右肾实质强化程度较对侧减低，花边状低密度影更加清晰

低影或"花边样改变",可伴细小钙化、增强扫描肾实质强化程度较正常肾减低,提示肾功能降低,同时可见肾乳头区条带状低密度影时应考虑到本病。

【鉴别诊断】

肾乳头坏死应与以下疾患鉴别:

1. 肾实质及肾小管回流 小盏本身边缘尚光滑,肾功能正常,形态可改变或消失。

2. 肾结核 易见到钙化,而肾盏边缘的破坏多较严重,并常伴输尿管及膀胱的改变。

3. 肾结石 在平片上能显示且密度较高。

4. 海绵肾 髓型肾坏死性乳头炎排泄性尿路造影表现须与海绵肾鉴别,前者每一个锥体内常常仅有 1~2 个这种条纹,而海绵肾为多个线状条纹,代表扩张的小管。

(刘丽华　沈　文)

第九节　真　菌　感　染

【概述】

肾真菌感染(renal fungal infections)十分少见,见于免疫功能低下患者,在糖尿病、肝、肾器官移植、白血病、吸毒、AIDS、严重感染及危重患者中有明显上升的趋势,亦有发生于移植肾的报道。肾的真菌感染通过两种途径,直接接触传染,如接触真菌污染的物品,在不洁的水中游泳,通过尿道上行引起肾的感染。另一种为真菌败血症。真菌感染的发病率日益增加。引起肾脏感染常见的真菌为念珠菌(candida),其中最主要的是白色念珠菌(candidaalbicans),其次为曲霉菌(aspergillus),其中烟曲霉菌(aspergillusfumigatus)是最常见的致病菌。少见的有新型隐球菌(cryptococcusneoformans)、组织胞浆菌(histoplasma)等。肾真菌感染诊断常被忽略而延误治疗,发生真菌性败血症时,肾及全身多器官受累,常导致死亡。

【临床特点】

直接接触感染的临床表现与细菌性肾盂肾炎相似,少数患者可引起前列腺脓肿,表现为尿道感染和膀胱颈部梗阻的症状。真菌败血症通过血行播散累及肾脏,可以引起多发性肾皮质梗死和肾脓肿。肾乳头坏死可以引起肾绞痛和尿道梗阻。血常规化验表现为血红蛋白降低,白细胞总数及中性粒细胞增高。尿常规检查可发现有蛋白质,红、白细胞及管型,尿素氮有时升高。

【影像检查技术与优选】

该病影像学诊断方法有:IVP、超声检查、CT、MRI 等。肾的真菌感染主要表现在肾体积、密度的改变,而 CT 扫描能够直接观察这些变化,因此 CT 为首选的方法。MRI 和静脉尿路造影及 US 可以作为辅助的检查方法。

【影像学表现】

1. X 线表现 IVP 静脉团注造影剂后可以显示肾皮质栓塞,以及肾脓肿形成的低密度灶,肾小盏及肾盂受压变窄,显示肾体积的增大比平片清晰。若一侧肾静脉栓塞可不显影。注射造影剂后应 1 分钟、3 分钟、5 分钟投照显示皮髓质病变,30 分钟或延迟更长时间投照显示肾的分泌功能明显降低。造影表现形态与急性肾盂肾炎、慢性肾盂肾炎、肾脓肿、肾积水类似,即肾无功能、弥漫性肾肿大、局限性肾肿块,有或无梗阻。特征性表现为在肾盂和 / 或膀胱内可见真菌球引起的软组织充盈缺损(图 2-2-25b)。真菌球内气体能产生一放射性透亮影。

2. 超声表现 真菌球形成时在集合系内可见高回声但无声影肿块。

3. CT 表现 平扫所见同泌尿系造影,增强扫描可见肾实质内有不规则的低密度区(图 2-2-25a)。CT 扫描是观察肾脏真菌感染的主要检查方法。可以显示受累肾脏在短期内逐渐增大,其边缘光滑完整,部分区域侵及肾包膜形成边缘不规则增厚。肾脏的横断面饱满呈椭圆形。肾实质密度不均匀,广泛分布斑片状低密度灶,CT 值 20~30Hu,残留的肾实质呈长条状或不规则形状的略高密度影,CT 值 50~60Hu,其内小片状高密度影 CT 值可超过 70Hu,提示为出血灶。部分肾小盏、肾盂受压变窄甚至消失。增强扫描肾脏呈不均匀强化,若肾静脉血管栓塞,肾脏整体不强化,呈均匀一致的低密度。真菌性脓肿表现为类圆形低密度灶,壁较厚而不规则,增强时壁可强化而脓腔不强化,可合并肾周筋膜增厚及肾周脓肿(图 2-2-26)。

4. MRI 表现 同 CT 相似,亦可显示肾内脓肿形成。抑脂 T_2WI 序列,其脓肿壁及分隔呈低信号,中央部分呈高信号,增强后其壁及分隔持续性强化,内部可伴无强化坏死区,亦伴有肾功能减低相关表现。

【诊断要点】

肾的真菌感染常为继发性感染,多在肝肾器官移植后、血液病、恶性肿瘤、糖尿病、严重感染、大面积烧伤、严重营养不良时长期应用抗生素、皮质类固醇激素、免疫抑制剂使机体内菌群失调,或抑制了机体的免疫反应而引发真菌感染。由于其发病率低,易被忽略而误诊,甚至导致死亡。凡在上述

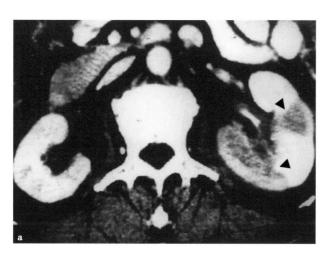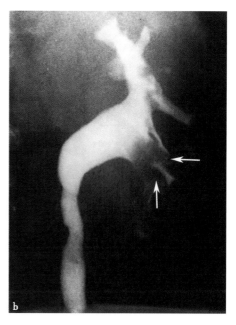

图 2-2-25 左侧真菌性肾盂肾炎

a. CT 示左肾增大,肾包膜增厚,边缘不整,肾实质密度均匀,增强后不均匀强化,肾实质内可见散在分布的不规则低密度区(箭头),界限不清,肾盂黏膜增厚;b. 左肾逆行造影示左肾下组肾盏扩张变形,内有不规则充盈缺损(箭)

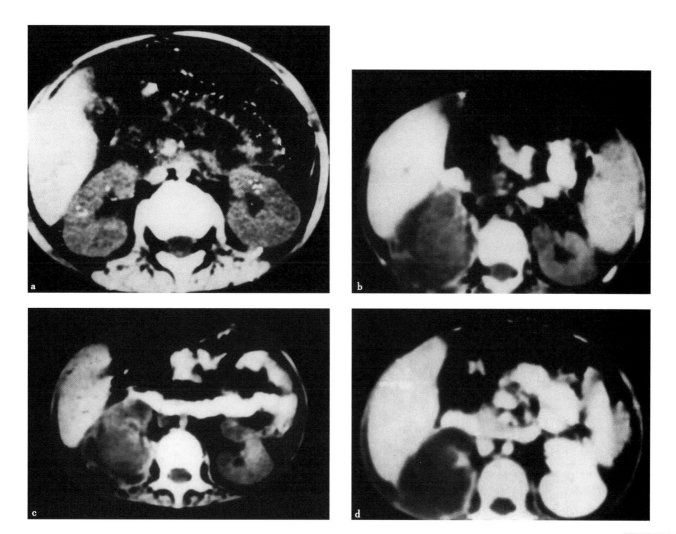

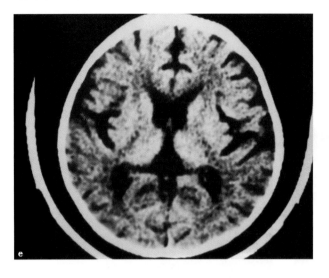
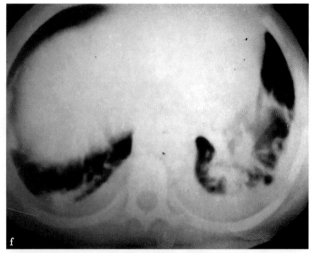
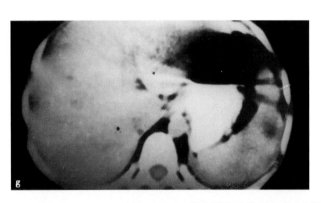
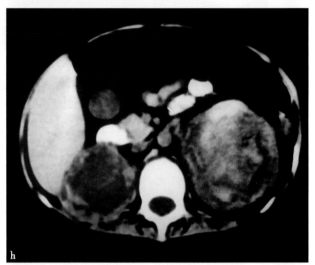

图 2-2-26　肾曲霉菌感染引起全身播散累及脑、双肺、心肌、脾等（尸解证实）

a. 患儿，男，8 岁 8 个月，患病初期双肾正常；b. 间断抗生素和激素治疗 3 个月后，右肾增大，其外后缘出现低密度带，左肾正常；c. 时间同图 b。右肾下极出现低密度带；d. 时间同图 b。腹部 CT 增强，增大的右肾边缘强化，其内呈均匀一致的低密度区；e. 时间同图 b。脑沟回增宽增深，脑室及脑池明显增宽；f. 抗生素、激素治疗 4 个多月后，双下肺背部斑片状影，左肺外带小囊状改变，双侧胸腔积液；g. 时间同图 f。脾内出现两个小圆形低密度区；h. 时间同图 f，CT 平扫示右肾较 1 个月前又增大，左肾明显肿大。双肾实质密度不均匀，肾盏、肾盂消失

疾病基础上出现并发感染经积极治疗无效甚至恶化时，应警惕真菌感染的可能。影像学检查缺乏特异性，需及时进行真菌培养、免疫学检查、组织切片的病理学检查等方法尽快作出诊断，及时治疗。

【鉴别诊断】

肾的真菌感染主要应与肾结核、黄色肉芽肿性肾盂肾炎进行鉴别。

1. **肾结核**　肾结核静脉尿路造影表现为一侧肾不显影或显影不良，CT 扫描见患肾实质内不规则空洞 CT 值低，接近水密度，肾皮质菲薄，肾变形，体积缩小，常有钙化。肾的真菌感染可使肾体积在短期内逐渐增大，一般无钙化，有利于区别，但主要还应结合临床、化验综合考虑进行鉴别。

2. **黄色肉芽肿性肾盂肾炎**　是一种原因不明的慢性炎症，其肾影增大、肾功能较差与真菌感染相似，但其肾盂肾盏多有大片钙化，与真菌感染不同。

除此之外，淋巴肉瘤、肾癌、肾母细胞瘤在影像学表现上与真菌感染有相似之处，但有完全不同的病史及临床表现，通过化验、病理鉴别并不困难。

（刘丽华　沈　文）

第十节　软　斑　病

【概述】

软斑病（malacoplakia）是一种少见的、组织学上独特的慢性肉芽肿性炎症反应，可发生于身体各部

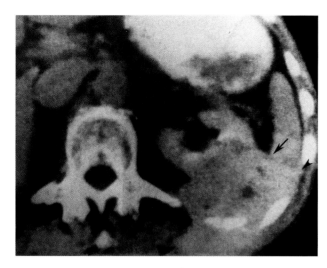

图 2-2-27　左肾软斑病
增强 CT 示起自左肾的低密度软状肿块（箭），并侵犯肾周区及腰部（箭头）

位，最好发部位是泌尿系统的膀胱、肾、输尿管。肾软斑症多为单侧，但常为多灶性，肾皮质或髓质内可见肉芽肿结节，有的呈坏死或囊性变，偶尔有钙化。肉芽肿内可见典型的 Michaelis-Gutmann 包涵体（为嗜碱性）和组织细胞。

【临床特点】

多见于患慢性尿路感染的中年女性，多发生在慢性尿路感染并梗阻的情况下。临床表现缺乏特异性，常表现为腰痛和发热、乏力、尿路刺激等活动性肾感染症状。

【影像检查技术与优选】

影像学诊断方法有：X 线检查（尿路平片、静脉尿路造影）、超声检查、CT、MRI 等。以 CT 为最佳诊断方法，超声与 IVU 均不易明确定位及定性诊断。

【影像学表现】

1. **X 线表现**　X 线泌尿系统平片可见肾影增大。静脉尿路造影上，皮质多灶型常使肾无功能，髓质型时可见梗阻性肾积水。

2. **超声表现**　肉芽肿性肿块为强回声，偶有低回声区。

3. **CT 表现**　增强扫描示肾内低密度软组织肿块，可向肾周蔓延。肾静脉和腔静脉甚至可有血栓（图 2-2-27）。

【鉴别诊断】

本病需要与泌尿系统感染和肿瘤鉴别，确诊主要根据尿镜检找到 Michaelis-Gutmann 包涵体和组织细胞。

（程　悦　沈　文）

参 考 文 献

[1] 张亚雄，杨璐，周妍，等. 肾结核的超声、静脉肾盂造影及 CT 的影像诊断对比分析 [J]. 中国中西医结合肾病杂志，2011，12（6）：536-538.

[2] 余毅，谢福安. 肾软斑症 [J]. 中国中西医结合肾病杂志，2002，（3）：181-183.

[3] 白芝兰，刘明，齐乃新，等. 急性局灶性细菌性肾炎的 CT 诊断 [J]. 实用放射学杂志，1995，11（8）：472-475.

[4] 丁建国，周康荣. 肾急性炎症性病变的 CT 诊断 [J]. 临床放射学杂志，1995，14（6）：352-354.

[5] 刘振春，关长群，王占田. 肾结核的影像诊断 [J]. 中国医学影像技术，1993，9（2）：61-62.

[6] 刘一平，易自生，强小冰. 肾脏炎性假瘤的 CT 诊断与分析（附 4 例报告）[J]. 临床放射学杂志，2012，31（12）：1795-1796.

[7] 苗芙蓉，宦怡，郭庆林. 肾及肾周脓肿的 CT 诊断 [J]. 实用放射学杂志，1995，11（3）：130-133.

[8] 余修勤. 成人慢性肾盂肾炎 X 线诊断的分析 [J]. 中华肾脏病杂志，1990，6（6）：364-366.

[9] 张艳萍，滕建波. 肾结核的 B 超诊断及其临床意义的探讨（附 28 例分析）[J]. 中国医学影像技术，1988，4（4）：40-41.

[10] 王淑咸，吴阶平. 肾脏病学 [M]. 北京：人民卫生出版社，1991.

[11] 吴瑞萍，胡亚美，江载芳，等. 实用儿科学 [M]. 6 版. 北京：人民卫生出版社，1996.

[12] 杨仁杰，霍月峰，罗永祯，等. 黄色肉芽肿性肾盂肾炎的影像学诊断（附五例报告）[J]. 中华放射学杂志，1988，22：220.

[13] 赵霭奇. 肾结核 X 线诊断若干问题之探讨（附 50 例 X 线分析）[J]. 实用放射学杂志，1991，7（5）：288-291.

[14] El-Merhi F, Mohamad M, Haydar A, et al. Qualitative and quantitative radiological analysis of non-contrast CT is a strong indicator in patients with acute pyelonephritis[J]. Am J Emerg Med, 2018, 36（4）：589-593.

[15] Venkatesh L, Hanumegowda RK. Acute Pyelonephritis - Correlation of Clinical Parameter with Radiological Imaging Abnormalities[J]. J Clin Diagn Res, 2017, 11（6）：TC15-TC18.

[16] Ballard DH, Alba LD, Migliaro M, et al. CT imaging spectrum of infiltrative renal diseases[J]. Abdom Radiol（NY），2017, 42（11）：2700-2709.

[17] Das CJ, Ahmad Z, Sharma S, et al. Multimodality imaging of renal inflammatory lesions[J]. World J Radiol, 2014,

6（11）：865-873.

[18] Koratala A，Malpartida FR，Zeng X. Emphysematous pyelone-phritis. Clin Case Rep，2018，4；6（2）：439-441.

[19] Ünlüer EE，Şahı Y，Oyar O，et al. A rare case of abdominal infection: Emphysematous pyelonephritis without diabetes[J]. Interv Med Appl Sci，2016，8（1）：29-31.

[20] Ye J，Kumar BS，Li XB，et al. Clinical applications of diffusion-weighted magnetic resonance imaging in diagnosis of renal lesions - a systematic review[J]. Clin Physiol Funct Imaging，2017，37（5）：459-473.

[21] Das CJ，Ahmad Z，Sharma S，et al. Multimodality imaging of renal inflammatory lesions[J]. World J Radiol，2014，6（11）：865-873.

[22] Gaudiano C，Tadolini M，Busato F，et al. Multidetector CT urography in urogenital tuberculosis: use of reformatted images for the assessment of the radiological findings[J]. A pictorial essay. Abdom Radiol（NY），2017，42（9）：2314-2324.

[23] Merchant S，Bharati A，Merchant N. Tuberculosis of the genitourinary system-Urinary tract tuberculosis: Renal tuber-culosis[J]. Indian J Radiol Imaging，2013，23（1）：46-63.

[24] Stoica I，O'Kelly F，McDermott MB，et al. Xanthogranu-lomatous pyelonephritis in a paediatric cohort（1963-2016）: Outcomes from a large single-center series [J]. J Pediatr Urol，2018，14（2）：169.e161-169.e167.

[25] Keith BW，Fernandino V Dyer RB，et al. Nephron-sparing management of Xanthogranulomatous pyelonephritis presenting as spontaneous renal hemorrhage: a case report and literature review [J]. BMC Urol，2018，18（1）：57.

[26] Loffroy R，Guiu B，Watfa J，et al. Xanthogranulomatous pyelonephritis in adults: clinical and radiological findings in diffuse and focal forms [J]. Clin Radiol，2007，62（9）：884-890.

[27] Cai Y，Li HZ，Zhang YS. IgG4-related inflammatory pseu-dotumor of the kidney mimicking renal cell carcinoma: A case report [J]. Oncol Lett，2016，11（5）：3438-3440.

[28] Liang W，Zhou X，Xu S，et al. CT Manifestations of Inflam-matory Myofibroblastic Tumors（Inflammatory Pseudotu-mors）of the Urinary System[J]. AJR Am J Roentgenol，2016，206（6）：1149-1155.

[29] Goyal A，Sharma R，Bhalla AS，et al. Pseudotumours in chronic kidney disease: can diffusion-weighted MRI rule out malignancy[J]. Eur J Radiol，2013，82（11）：1870-1876.

[30] Sutariya HC，Pandya VK. Renal Papillary Necrosis: Role

of Radiology[J]. J Clin Diagn Res，2016，10（1）：TD10-12.

[31] Gupta KL，Muthukumar T，Joshi K，et al. Papillary necrosis with invasive fungal infections: a case series of 29 patients[J]. Clin Kidney J，2013，6（4）：390-394.

[32] Muranda AZ，Greeff L，Sathekge MM，et al. Cryptococ-coma of a transplanted kidney in a patient presenting with recurrent urinary tract infection: a case report[J]. BMC Nephrol，2018，19（1）：94.

[33] Meng XC，Jiang T，Yi SH，et al. Renal aspergillosis after liver transplantation: clinical and imaging manifestations in two cases[J]. World J Gastroenterol，2014，20（48）：18495-18502.

[34] Das KM，Indudhara R，Vaidyanathan S. Sonographic features of genitourinary tuberculosis[J]. AJR，1992，158（2）：327-329.

[35] Putman CE，Ravin CE. Textbook of diagnostic imaging[M]. 2nd ed. USA：W B Saunder company，1994.

[36] Lee JKT. Computed body tomography[M]. New York：Raven Press，1983.

[37] Eastham J，Ahlering T，Skinner E. Xanthogranulomatous pyelonephritis: clinical findings and surgical considera-tions[J]. Urology，1994，43（3）：295-299.

[38] Full PJ，Hampton WR，Totterman SMS. Computed tomog-raphy of pyonephrosis[J]. Abdom Imaging，1993，18（1）：82-87.

[39] Kenney PJ. Imaging of chronic renal infections[J]. AJR，1990，155（3）：485-494.

[40] Lowe LH，Zagoria RJ，Baumgartner BR，et al. Role of imag-ing and intervention in complex infection of the urinary tract[J]. AJR，1994，163（2）：363-367.

[41] Papanicolaou N，Pfister RC. Acute renal infections[J]. Radi-ologic Clinics of North America，1996，34（5）：965-995.

[42] Premkumar A，Lattimer J，Newhause J. CT and sonogra-phy of advanced urinary tract tuberculosis[J]. AJR，1987，148（1）：65-69.

[43] Rabushka LS，Fishman EK，Goldman SM，et al. Pictorial review: computed tomography of renal inflammatory disease[J]. Urology，1994，44（4）：473-480.

[44] Rodó J，Martin ME，Salarich J. Xanthogranulomatous pyelonephritis in children: conservative management[J]. Eur Urol，1998，159（3）：1102-1103.

[45] Schilcl HH，Schweden FJ，Lang EK. Computed tomogra-phy in urology[M]. Vol I. New York：Thieme Publishers，1992.

[46] Silverman FN，Kuhu JP. Caffey's pediatric X ray diagnosis[M].
9th ed. St. Louis：Mosby，1993.

[47] Soulen MC，Fishman EK，Goldman SM，et al. Bacterial
renal infection：role of CT[J]. Radiology，1989，173（2）：
574-575.

[48] Talner LB，Davidson AJ，Lebawitz RL，et al. Acute pyelone-
phritis：can we agree on terminology?[J]. Radiology，1994，
192（2）：297-305.

[49] Wan YL，Lee TY，Bullard Mi，et al. Acute gas producing
bacterial renal infection：correlation between imaging find-
ings and clinical outcome[J]. Radiology，1996，198（2）：
433-438.

[50] Zirinsky K，Auh YH，Haryman BJ，et al. Computed tomog-
raphy of renal aspergillosis[J]. JCAT，1987，11（1）：177-178.

第三章　肾囊性病变

肾脏囊性病变在影像学上被定义为病灶内全部被液体填充，或病灶大部分被液体填充，囊性成分占病变组织的一半以上。以往此类疾患由于体积较小常无明显症状，不易引起患者及医生注意而不被发现。随着超声、CT及MRI广泛应用，诊断出这类病变的病例明显增多。其中，以肾单纯囊肿最为常见，其次为多囊肾病，再次为较少见的囊性肾疾患，约6%无症状肾囊性肿物为囊性肾癌。肾脏良性囊性肿物表现各异，通过影像学诊断肾脏囊性病变难度较大，但掌握不同病变病理生理学特征，借助超声、CT、MRI多平面重组及增强检查，可为多种病变的鉴别诊断提供依据。本章将介绍大多数肾脏先天和后天的囊性病变，而将感染性囊性病变、肾盂肾盏憩室和囊性肾癌归类于本书相应章节内描述。

第一节　肾单纯囊肿

【概述】

肾单纯囊肿（renal simple cyst）囊肿多见于肾皮质的浅、深部或髓质。囊壁薄而透明，内含透明液体，与肾盂不相通。囊肿壁衬以单层扁平上皮细胞，它对周围正常肾组织有压迫现象。当肾单纯囊肿伴有感染，囊壁可增厚、纤维化或钙化，囊腔内可有出血、蛋白样物质和钙乳沉积，形成复杂性囊肿（complicated cyst）。

【临床特点】

肾单纯囊肿（renal simple cyst）常见，主要发生于成人，随年龄增加，50岁以上约有一半人至少有一个囊肿，30岁以下很少出现。囊肿一般无症状，通常是在做其他部位的检查时偶然发现，较大的囊肿可有季肋部不适或可触及肿块。少数情况下可出现血尿、局部疼痛。若囊肿严重压迫邻近血管，可引起肾局部缺血和肾素增加而发生高血压。

【影像检查技术与优选】

腹部超声、CT或MRI为最有效的影像学检查方法。X线片与泌尿系统造影几乎不易发现异常，价值不大。超声对诊断肾囊肿是常用而有效的方法，能显示囊肿典型表现，具有诊断及鉴别诊断的作用。价廉、操作简单，可作为首选方法。CT及MRI对复杂性囊肿的鉴别诊断起到决定性作用，增强检查更有价值。

【影像学表现】

1. **X线表现**　KUB平片上较大囊肿致肾轮廓发生改变，囊壁偶可发生弧线状钙化。尿路造影检查，单纯性囊肿的表现与囊肿的位置及大小有关：较小的或主要向肾外方向生长的囊肿不造成肾盂肾盏改变；若囊肿较大或位置较深，可使相邻肾盏、肾盂受压变形，但不造成破坏。

2. **超声**　囊肿表现为光滑整齐的无回声区，其后方有声能增强现象，囊肿的壁呈强回声反射的弧形影，颇具特征性（图2-3-1a）。

3. **CT**　单纯肾囊肿表现为肾内边缘锐利的圆形水样低密度灶，CT值介于 $-15\sim15$ Hu 之间，常突向肾外，壁薄而不能显示，可以单发或多发，累及一侧或双侧肾脏；增强检查病变无强化。

肾复杂性囊肿可表现为囊壁增厚、钙化，囊腔内出现纤细分隔，囊腔密度增高形成高密度囊肿。高密度囊肿在平扫时比正常肾实质密度高，CT值达 $60\sim70$ Hu 以上，这是由于囊肿内有出血、蛋白样物质凝集所致，常常误诊为结石或肿瘤；但增强扫描时囊肿无强化，仍保持平扫时的CT值（图2-3-2）。

4. **MRI**　肾单纯性囊肿的形态学表现类似CT检查所见，呈均匀 T_1WI 低信号和 T_2WI 高信号，增强检查无强化。复杂性囊肿由于囊液内蛋白含量较高或有出血性成分，而在 T_1WI 上可呈不同程度高信号，而 T_2WI 上仍表现较高信号（图2-3-1b～d）。

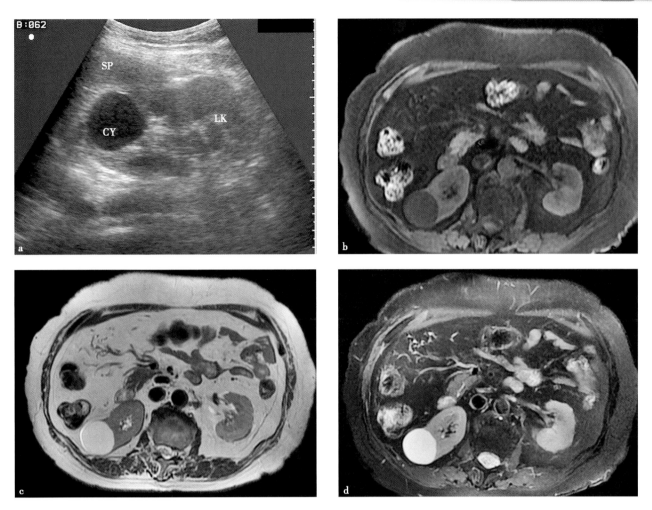

图 2-3-1　肾单纯性囊肿

a. 左肾单纯性囊肿（CY）表现为边界清楚的圆形无回声区，后方有回声增强现象；b～d. MRI 检查：右肾下极囊肿于预饱和脂肪抑制 T_1WI 像（b）呈均匀低信号，T_2WI 像（c）上呈高信号，并且 T_2 的高信号在脂肪抑制序列上不被抑制（d）

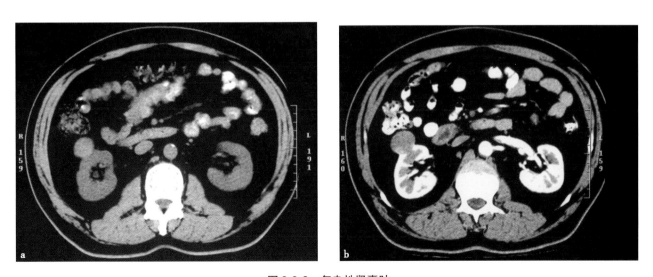

图 2-3-2　复杂性肾囊肿

a. CT 平扫右肾前唇外突生长的圆形高密度结节（CT 值约 58Hu）；b. 增强检查病灶密度无改变

【诊断要点】

腹部超声、CT 或 MRI 为最有效的影像学检查方法。典型的单纯性囊肿通常是在做其他部位的检查时偶然发现，在 CT 及 MRI 检查中易于诊断。增强 CT 或者 MRI 检查可以更确定单纯性囊肿的诊断。单纯在超声与 CT、MRI 都有很典型的表现，囊肿内含液体，壁薄，腔内无回声，CT 值近水，呈典型长 T_1 长 T_2 信号影，即 T_1WI 呈低信号，T_2WI 呈高信号，诊断较易明确。

【鉴别诊断】

需要鉴别的是囊性肾癌与复杂性肾囊肿。囊性肾癌壁不均匀，有较厚而不规则的实性分隔和壁结节，实性部分常有较明显强化。复杂性肾囊肿的囊壁和分隔纤细，无明确强化表现，可资鉴别。

第二节　肾脏遗传性多囊性病变

一、多囊肾病

多囊肾病系皮质和髓质内发生多数囊肿的一类遗传性肾脏疾患，按遗传方式可分为两型：常染色体显性遗传（成人型）多囊肾病（autosomal dominant polycystic kidney disease，ADPKD）和常染色体隐性遗传（婴儿型）多囊肾病（autosomal recessive polycystic kidney disease，ARPKD）。

（一）成人型多囊肾病

【概述】

病理上可见肾皮质及髓质布满大小不等的囊肿，呈球形或椭圆形。囊壁为上皮细胞，囊有增生改变，有的甚至可形成息肉，囊内充满液体，囊肿与囊肿之间为正常肾组织。囊肿来源于肾小管的某一节段，至晚期，大的囊肿有继发性小管闭锁。囊壁细胞增生及梗死，以及在囊肿基因的作用下，囊肿壁上皮细胞的活动性分泌和细胞外基质成分的改变是囊肿形成和发展的主要原因。外因如感染和中毒更促进其发展。

【临床特点】

此型多囊肾病较为常见，文献报告每 500～1 000 人中即有 1 名患者，占终末期肾病的 5%～10%。近年来发现本病的基因 *PDK1* 及 *PDK2* 可导致肾小管上皮细胞不能按预定周期完成分化，最终形成分泌液体的单层上皮，形成囊肿并逐渐增大。

在临床上幼年时很少出现症状，一般约至 30 岁以后方出现症状，表现为肾脏增大、局部不适、血尿、蛋白尿、高血压等，晚期出现慢性肾衰竭。此外肾外器官，如肝脏、胰腺、中小动脉也常同时受累，如多囊肝、胰腺囊肿、心脏瓣膜畸形、颅内脑底动脉环动脉瘤等。

【影像检查技术与优选】

本病的检查方法包括超声检查、CT、MRI 以及家族史采集、基因检测等。病变晚期出现肾功能不全时，由于碘造影剂诱导肾病可加重肾损害，因此应避免或慎用静脉尿路造影检查或 CT 增强检查，通常平扫检查即可满足诊断。

【影像学表现】

1. **泌尿系造影**　患者肾排泌功能和肾显影情况取决于剩余功能性肾组织量的多少。双肾可不同程度增大，肾实质内显示圆形透亮区。早期病例肾集合系统正常或轻度变形，晚期病例多数表现为肾盏漏斗部压迫变形，拉长犹似蜘蛛足样。

2. **超声**　肾脏增大，轮廓不整齐，肾内有多数大小不等的无回声区，呈圆形或椭圆形，无回声区之间有许多强回声的弧状条带，为囊肿壁所致。上述改变见于双肾，有时肝脏、胰腺也可有类似改变。

3. **CT**　双侧肾脏正常或增大，轮廓较光滑或分叶，肾实质内有大量分散的囊状水样低密度影，境界清楚，大小不等，增强扫描无强化。肾盂肾盏变形拉长，视囊肿数目、大小、部位而定。囊肿内合并出血时呈现高密度。

4. **MRI**　肾轮廓不规则分叶，肾皮质和髓质内大小不等的多发性囊肿，甚至突出肾外，呈蜂窝状。单纯性囊肿 T_1WI 呈低信号，T_2WI 上呈高信号，如同时有出血性囊肿时，T_1WI、T_2WI 可表现为混杂信号（图 2-3-3）。

【诊断要点】

成人型多囊肾病的超声、CT 或 MRI 检查均有典型表现，即双肾布满多发类圆形无回声、水样密度/信号强度结节，常并有多囊肝，具有特征，结合家族史，不难诊断。影像学检查除了确定诊断，还可以监测残余肾单位体积，与实验室检查结合评估患者肾功损害程度。此外，由于成人型多囊肾病还可合并颅内动脉瘤，应进行 CTA 或 MRA 脑血管成像，排除颅内微动脉瘤。

【鉴别诊断】

本病需要与双肾增大、肾实质多发低密度结节和肾盂肾盏受压变形的疾病，如双侧肾母细胞瘤、肾母细胞增生症、淋巴瘤、白血病浸润等鉴别。其关键在于区别囊性和实性病灶，参照 CT 值和 MRI

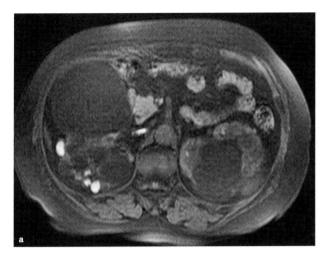
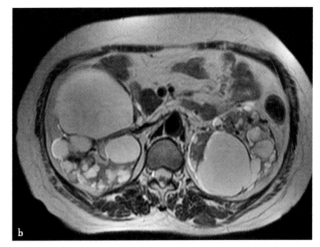

图 2-3-3 成人型多囊肾病

MRI 检查，双肾轮廓不规则分叶，肾皮质和髓质内大小不等的多发性囊肿呈蜂窝状。a、b. 大多数囊肿于 T_1WI（a）呈低信号，T_2WI（b）上呈高信号；右肾的多个囊肿合并出血，在 T_1 上呈高信号，T_2 加权像表现为等、高混杂信号

均匀的长 T_1 和长 T_2 信号均能鉴别。婴儿型多囊肾病与本病的鉴别点在于家族史和囊肿的发展、演变，本病囊肿随年龄增长而增大、增多，肾功能下降为其特征。成人型多囊肾病还需与双侧多发肾单纯性囊肿鉴别，后者肾脏增大不明显、囊肿数目相对较少，且无阳性家族史，易于鉴别。

（二）婴儿型多囊肾病

【临床概述】

婴儿型多囊肾病发病率为 1/150 000～1/6 000。患儿均为双侧受累，肾脏基本病变为肾小管增生及囊柱状扩张，有不同程度肝门周围纤维化及肝内胆管囊状扩张，少数病例伴有胰腺纤维化及胰腺囊肿。

【临床特点】

根据肾脏受累情况及肝硬化严重程度，临床又分产期、新生儿期、婴儿期及少年期 4 种类型。①产期型：双肾显著增大，甚至可导致难产，多数在生后数小时至 6 周内死于进行性肾衰竭。②新生儿期型：双肾增大比产期型略小，常在生后第 1 个月内发现，多于生后 6 个月至 1 岁时死于肾衰竭；③婴儿期型：常于生后 3～6 个月因肾衰竭、肾性骨营养不良及门脉高压就诊。肝、肾均有增大，亦可出现脾大；④少年期型：肾功能正常，肝纤维化较明显，故又称先天性肝硬化。临床可出现呕血、肝脾肿大、门脉高压征象，而肾脏无明显增大。

【影像检查技术与优选】

超声可协助本病诊断但不能确诊。静脉尿路造影检查虽可提示本病诊断，但本病肾功能低下，造影剂可加重肾功能损伤甚至造成死亡，因此要慎重

选用。CT 和 MRI 应为本病首选检查方法，对小儿比较安全，诊断可靠，故多在超声诊断有困难时推荐使用。

【影像学表现】

1. **腹部平片** 显示腹外形膨隆，双侧肾影对称性增大。少年期型肾脏无明显增大，但肝、脾增大日趋明显。

2. **静脉尿路造影** 肾实质显影较淡，当造影剂充盈扩张的肾小管时，出现放射状条状影直达肾表面。肾盂肾盏不显影，膀胱内无造影剂充盈，此时说明肾衰竭已达晚期，是临终前的征兆。新生儿期型与产期型相似，但肾盂肾盏显影（3 小时内），肾盂变形、肾盏延长，肾下极指向内侧，类似马蹄肾，膀胱内有造影剂充盈。婴儿期型肾实质无放射状条纹影，即扩张的肾小管不显影，肾盂肾盏显影变形、延长。少年期型肾脏不增大，肾盂肾盏轻度变形。

3. **超声** 显示肾脏弥漫性增大，回声增强，皮质与髓质界限消失，偶见 1～2mm 大小的囊肿，通常无囊肿发现。可显示肝、脾增大及门脉高压征象。

4. **CT** 双侧肾脏对称性增大并有分叶征，肾实质密度减低，皮质与髓质无明显分界，肾盂较小，多数无囊性发现（因囊肿直径为 1～2mm，CT 不易显示）。增强扫描肾实质期延长，随后可见多发、扩张的肾小管密度增高，呈放射状分布，由内向外达肾表面（图 2-3-4a）。年长儿可见肝硬化及肝内小胆管扩张，偶见胰腺囊肿（图 2-3-4b）。

5. **MRI** 双肾增大，T_1WI 时皮髓质界限较清楚，并显示多发小囊肿，以髓质部位明显，部分囊肿呈高信号系由出血引起，T_2WI 呈不均匀的高信号。

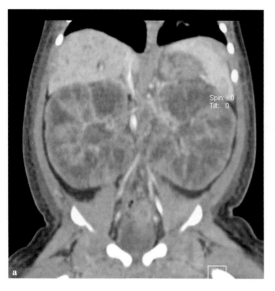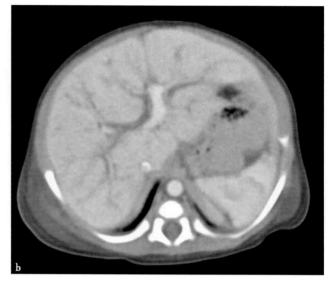

图 2-3-4　婴儿型多囊肾病

男，1月，腹部膨隆，孕期超声提示双肾积水。a、b. CT增强检查见双肾形态明显增大(a)，双肾皮质变薄，强化减低，双肾髓质区多发无强化的囊性低密度影，沿肾小叶分布，呈轮辐状。患者同时合并肝内胆管扩张(b)

【诊断要点】

双侧肾脏对称性弥漫性增大，呈分叶状，静脉尿路造影显示放射状条纹影。CT平扫为肾实质弥漫性密度减低，无肉眼可见囊肿影，增强可见放射状条纹影，年长儿可见肝硬化、脾大及门脉高压，为本病诊断特点。

【鉴别诊断】

本病鉴别诊断包括：①髓质海绵肾，本病与髓质海绵肾的共同点为肾实质有海绵样结构，后者为髓质集合小管发育异常，肾小管呈囊肿样扩张，直径1～3mm，似海绵状；不同点为后者肾脏多数无增大，肾髓质内有钙化或结石。临床可无症状或因腰痛、血尿就诊，肾功能改变轻微，小儿发育正常。②多囊性肾发育不良，此病多为单侧发病，肾脏增大，由肾实质内大小不等囊肿构成，CT可显示多个囊肿及分隔；常伴有输尿管闭锁、对侧肾代偿性肥大或并发畸形。

二、结节性硬化症

结节性硬化症(tuberous sclerosis)是一种常染色体显性遗传病，也可散发，临床以皮脂腺瘤、智力低下及癫痫三大症状为特征。同时可侵犯多种器官，如骨、心、肺，尤以肾脏异常多见，多为肾血管平滑肌脂肪瘤及以肾皮质分布为主的囊肿。小儿则以肾囊肿居多，通常为双侧多发，大小悬殊。双肾通常增大甚至分叶，病理和影像学所见与成人型多囊肾病极相似，新生儿期则又可与婴儿型多囊肾病一致，而且可先于皮肤、低智等其他损害出现，成为本病首发症状。

三、Jeune 综合征

Jeune综合征也称窒息性胸廓发育不良，为常染色体隐性遗传型侏儒。常有胸廓、指骨、骨盆骨发育不良及进行性肾病，也可伴肝纤维化、肝内胆管增生、多囊性肝病、附睾囊肿及视网膜变性。肾脏组织学和影像学所见同少年性肾痨(juvenile nephronophthisis)，有时可见肾发育不良成分。肾脏较正常小，肾实质囊肿于静脉肾盂造影检查表现透亮区，超声肾实质回声增强，皮髓质分界不清，于CT和超声均可显示肾髓质囊肿。常于2岁左右出现肾功能不全。

四、von Hippel-Lindau 综合征

VHL综合征是一种少见的常染色体显性遗传病，为3号染色体的肿瘤抑制因子(*VHL*基因)突变或丢失所致；可有家族史，也可散发，30～60岁常见。临床表现为多器官受累，可有血管母细胞瘤、视网膜血管瘤、肾脏囊肿、肾细胞癌、嗜铬细胞瘤、胰腺囊肿、囊腺瘤或胰岛细胞肿瘤、附睾囊肿或囊腺瘤、内淋巴肿瘤等。

VHL综合征通常表现为以双侧肾皮质为主的多发囊肿，直径由几毫米至3cm，成分复杂，常伴有肾细胞癌。VHL综合征以腹部病变为首发表现者并不少见，认识VHL综合征的内脏病变，熟悉其病变

类型和相应的影像学表现，有利于疾病早期、全面的诊断和治疗。

五、梅克尔 - 格鲁贝尔综合征

梅克尔 - 格鲁贝尔综合征（Meckel-Gruber syndrome）为常染色体隐性遗传病，临床表现以枕部脑膨出、小头、多指、多囊肾病为特点。常常可有其他畸形，包括先天性肝纤维化及肝囊肿。肾囊肿通常较大，可能起源于集合管，也可能是一种肾发育不良，病变肾可明显发育不全形成大的囊性肿块，通常无功能。

六、Zellweger 综合征

Zellweger 综合征也称脑肝肾综合征，是少见的常染色体隐性遗传病，临床特点为异常面容、严重全身肌张力低下、肝大伴间质纤维性变、囊性肾疾病、髂骨区及其他部位斑点状钙化。患儿几乎都伴肾囊肿，囊肿自微观至 1cm 大小，通常局限于周围肾皮质，肾大小不一。这些病变可由超声、CT、MRI检查发现，大多数小儿于生后 2 个月因肾以外原因死亡。

七、肾髓质囊性病

肾髓质囊性病（medullary cystic disease）为常染色体隐性遗传。它的特征是肾髓质有多发囊肿，直径自 1mm～1cm，囊肿被覆扁平上皮，其余肾组织可见肾小球数目减少、肾小管萎缩、肾间质有弥漫性纤维化。沿肾单位有憩室形成，远端集合管形成囊肿，囊肿与不扩张的肾小管可自由交通。X 线、

超声检查均不易发现病变，更不易确诊。CT 平扫加增强扫描是较为有效的诊断方法（图 2-3-5）。MRI与 CT 相似，也可诊断此病。多数为双肾受累，皮质变薄，髓质低密度，并有多发小囊肿形成。需与此病鉴别的有：①多囊肾病，囊肿多数较大，皮髓质皆可有囊肿，与此病不同；②髓质海绵肾，常伴有多发结石，而本病无此表现。

第三节　多房性囊性肾瘤和混合性上皮间质肿瘤

【概述】

多房性囊性肾瘤（multilocular cystic nephroma）是一种少见、独特的肾良性肿瘤，它含有囊肿和上皮成分，其壁和间隔内侧含有胚胎性间叶组织和形成不良的肾小管和肾小球原基，所以事实上它是含有中肾胚基残余成分的良性多房囊性肿瘤。

混合性上皮间质肿瘤（mixed epithelial and stromal tumor）是近年新命名的少见肿瘤，组织学上由囊状扩张的上皮和致密的梭形或卵巢样间质（可表达雌、孕激素受体）组成。它和成人的多房性囊性肾瘤在临床表现、组织形态学特点、免疫表型和遗传学特征方面存在明显的相似性，被认为是同一病变的两种不同的组织学变异型。

【临床特点】

多房性囊性肾瘤没有家族性发病倾向，也不伴有肝脏囊肿。男性好发于 4 岁以下，女性则多发于 4～20 岁及 40～60 岁。儿童多表现为无症状性腹部肿块，成人多表现为无痛性血尿。

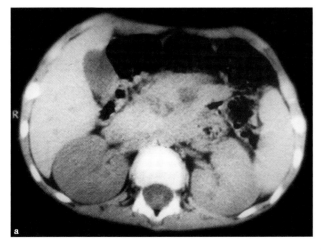
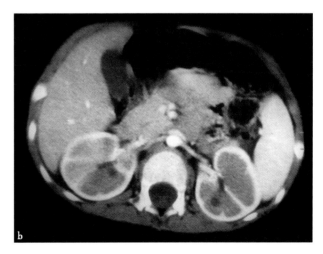

图 2-3-5　双肾髓质囊性病
男性，5.5 岁，多尿，烦躁，口渴感。a. CT 平扫：皮质变薄，髓质密度低下，有数个较大的囊性低密度区；b. CT 增强，皮质很薄，髓质增强较低，双肾髓质内各有数个较大的不强化囊性病灶

混合性上皮间质肿瘤多见于围绝经期女性和 4 岁以下男孩，男女比约为 1∶11；女性多有雌激素或避孕药服用史。临床通常无症状，较大肿瘤可表现为血尿、腹痛、季肋部肿块。

【影像检查技术与优选】

超声、CT、MRI 等可发现病变，然而超声不易定性，增强 CT 易显示囊实性成分，采用延迟扫描较 CT 增强早期扫描显示更清晰，尤以冠状面成像为佳，可提出诊断可能性。MRI 与 CT 的诊断作用相似。

【影像学表现】

1. **超声** 超声检查可显示突出于肾包膜外的囊实性肿块，肿块边界清楚，回声不均匀，血流不丰富。

2. **CT** 位于肾实质内并突出于肾包膜外的囊实性肿块，肿块呈边缘光整的圆形或椭圆形，通常瘤径 > 3cm，与正常肾组织分界清楚，向内压迫肾盂，少数可位于肾门。肿块由多个大小不等互不交通的囊腔形成，囊腔密度高于肾单纯囊肿，壁厚，囊内分隔粗细不等，10%～50% 病变可有多种形状的钙化。

增强扫描壁和分隔轻中度强化且呈延迟强化，囊腔显示更为清楚（图 2-3-6）。

3. **MRI** MRI 上肿瘤的形态学表现与 CT 相同。肿块的壁与分隔由于含有纤维成分，在 T_1WI 或 T_2WI 均表现稍低信号，囊腔在 T_1WI 上信号强度高于浆液成分。

【诊断要点】

多房性囊性肾瘤和混合性上皮间质肿瘤不论在超声、CT、MRI 上均可见其囊性成分及同时存在的实性成分。它是一种血管成分比较少的良性肿瘤，与囊性肾细胞癌的实性分隔和壁结节的多血管特性不同，壁和分隔强化程度常常较低。

【鉴别诊断】

多房性囊性肾瘤和混合性上皮间质肿瘤应与复杂性肾囊肿及囊性肾细胞癌鉴别，前者无实性组织，后者实性成分更多且强化程度较高。但鉴别诊断难度较大，大多数病灶行手术切除。

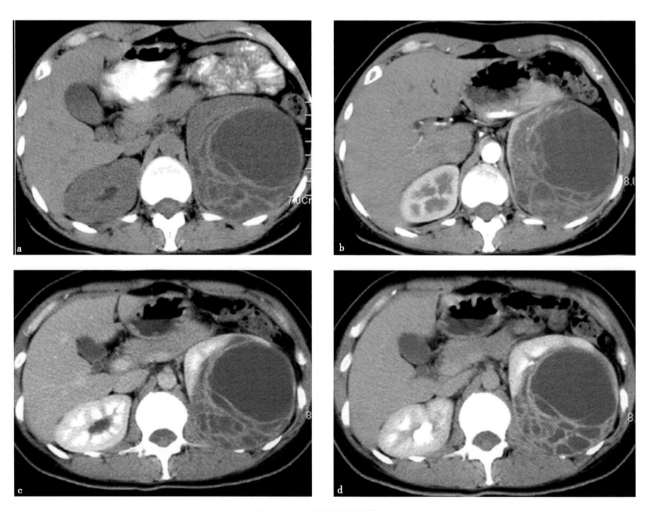

图 2-3-6 多房性囊性肾瘤

女，28 岁。超声查体发现左肾囊性肿物。a～d. CT 平扫（a）可见左肾多房囊性病变，囊内有大量分隔，囊壁及分隔厚薄不均；CT 增强皮质期（b）和皮髓交界期（c）壁和分隔轻中度强化且呈延迟强化，排泄期（d）囊腔显示更为清楚

第四节　髓质海绵肾

【概述】

髓质海绵肾（medullary spongy kidney）发病率为 1/5 000，因在肾切面上肾锥体部呈多孔的海绵状，因而得名。70% 患者累及双肾，每侧肾脏有 1 个至数个乳头受累，患者的肾髓质集合管呈囊状扩张，大小不一，直径可小于 1mm 或达到 6mm 以上，囊内充以脱落的上皮细胞及小结石。

【临床特点】

本病是一种先天性发育异常，在出生时即存在，但无症状，尿检查也正常。通常到 40～50 岁因发生结石和感染才出现症状。由于集合管扩张引起尿潴留，合并感染和高尿钙症而发生结石。其常见的临床症状为尿路感染、血尿、肾绞痛等。

【影像检查技术与优选】

X 线片、泌尿系统造影与 CT 均甚重要，相互可以补充、印证，为诊断主要方法，当有尿路梗阻时，用 MRU 则为理想。

【影像学表现】

在 X 线片、尿路造影、CT 上均可发现双肾广泛存在微小结石，但肾显影、浓缩及排泄功能均无异常（图 2-3-7），典型表现为沿肾锥体放射状分布钙化或结石影，以及周围小囊状、条状低密度影。

MRI 检查时，肾内结石 T_1WI 或 T_2WI 均表现低信号。若有积水存在，则在 MRU 上显示双侧肾盂、肾盏水样高信号影。

【诊断与鉴别诊断】

本病表现为双肾多发微小结石或较大的结石聚集在髓质，而肾功能正常或轻度受损为其诊断特点。它应与单纯肾结石区分，后者结石数量较少，多见于肾盂、肾盏内，与本病表现不同。

第五节　多囊性肾发育不良

【概述】

多囊性肾发育不良（multicystic dysplastic kidney，MDK）可能因胎儿早期肾盂、漏斗部或输尿管闭锁、严重狭窄，引起同侧后肾退化，形成囊性肾发育不良。患肾形态失常，由成簇的、大小不等、数目不同的非交通性囊肿所取代，同侧输尿管、肾脏集合系统及肾脉管系统严重萎缩乃至缺乏，可伴囊肿钙化。少见的肾盂积水型，为胚胎晚期肾生成后肾输尿管连接部闭锁的结果，囊间相通，可有残余功能。

【临床特点】

本病亦可发生在马蹄肾的一侧或重复肾的上半肾。双侧病变多早夭，单侧型者多见于婴儿期或更晚，对侧肾及输尿管畸形者占 10%～20%。临床常以腹部包块求治，部分患者存在膀胱输尿管反流（5%～43%）

【影像检查技术与优选】

X 线尿路造影时，常因不显影或显影不清难以明确诊断。超声检查亦定性困难。CT 平扫与增强常可能提示此病。MRI 及 MRU 检查可冠状位成像，对于显示囊肿和同侧集合系统萎缩价值更高。

【影像学表现】

1. **静脉肾盂造影**　患肾不显影，于肾显影期，肾区相对密度低。有时见境界模糊、密度稍高的边缘或肾区不规则的弧线征。在延迟摄像时部分病例

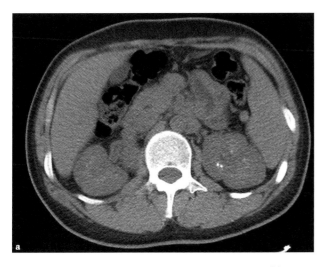
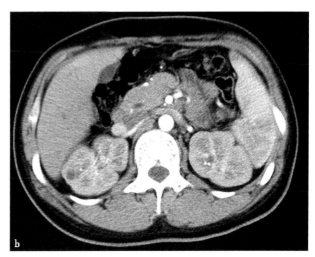

图 2-3-7　髓质海绵肾
a. CT 平扫示双肾髓质肾乳头区多发微、小钙化灶；b. 肾实质强化未见异常

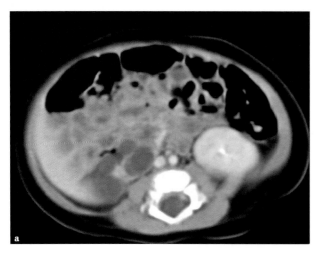
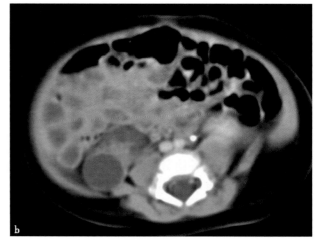

图2-3-8　多囊性肾发育不全

女，1个月。a、b. CT 增强检查皮髓交界期（a）和排泄期（b）显示右肾窝区未见正常肾脏影像，被多房囊性包块影所替代。左肾形态增大，实质密度未见异常。增强后右肾窝区包块内囊间可见小岛样肾实质组织，呈片状强化，而囊性成分未见强化

隐约可见浅淡的造影剂团，可能与囊壁血供和囊间有肾单元岛有关。

2. **CT、MRI 表现**　患肾见簇状、葡萄样水密度 / 信号强度的囊肿，大小不一，有厚薄不一的分隔，无肾实质及肾盂结构，或伴少量发育不良的肾结构，部分较大囊肿越过中线伸展至对侧腹部。患肾注药后无明显强化，残余少量肾组织强化，少数情况下内见造影剂聚集，或可见中心性大囊，周围小囊围绕类似彩砚盘样改变，似扩张之肾盂肾盏结构（图2-3-8）。CT 冠状重组或 MRI 扫描显示，近端输尿管闭锁或为肾盂积水样改变，对侧肾和输尿管可正常或畸形。本病偶可合并感染或肾母细胞瘤成分。

【诊断与鉴别诊断】

本病的影像征象有一定特点，诊断不甚困难，但伴有明显肾盂积水者，则应与肾盂积水鉴别。其次也应与各型多囊肾病鉴别，后者多为双侧性，而本病为单侧发病。

第六节　其他肾囊性病变

一、获得性肾囊肿

【概述】

获得性肾囊肿（acquired renal cystic disease）发病机制与肾单位减少有关，产生促肾生长因子，使肾小球、肾小管和集合管增生，导致肾小管梗阻而形成囊肿，同时也可能发生出血、尿路结石及恶性变（肾细胞癌）。透析患者伴有获得性肾囊肿者，癌变的发生率要比无囊肿者高3倍。此种囊肿可发生于皮质及髓质，伴有双肾实质萎缩。

【临床特点】

长期血液透析的患者，常发生多发性肾囊肿，多发生于终末期慢性肾衰竭、长期血液透析或腹膜透析患者。

【影像检查技术与优选】

超声为首选方法，也是随诊复查手段。在鉴别囊肿是否合并癌变时，CT 与 MRI 是可靠方法，需要注意的是中重度肾功能不全时，应当慎重使用静脉造影剂。MRI 无辐射并具有诊断优势。

【影像学表现】

X 线片及静脉肾盂造影常不能发现囊肿及肿瘤。超声检查因肾脏本身萎缩变形，结构失常，故发现获得性囊肿及肿瘤的准确性减低。平扫及增强 CT 扫描对诊断获得性囊肿及肾癌的准确性均较好，所见与多发的肾囊肿相似。当囊肿表现不典型时，如有不规则增厚、强化的分隔或囊肿内有强化的实性结节时，都应疑为癌变。对长期透析的患者应定期做超声或 CT，疑为癌变时应及时外科治疗。MRI 表现如一般多发性肾囊肿，为长 T_1 长 T_2 病灶；T_2WI 像和 DWI 可发现囊肿癌变的实性成分。

【诊断要点】

获得性肾囊肿的诊断，一定要联系临床病史，对比观察长期透析前后影像学变化，如发现随透析时间的延长，逐渐发生双肾或单肾多个囊肿方可确定诊断。

【鉴别诊断】

最重要的是鉴别获得性肾囊肿与囊肿癌变，若

发现在短时期囊肿壁不均匀增厚，出现不规则分隔或囊肿腔内有增强的实性成分，或原有实性成分增大增多，都应当考虑有癌变的可能性。

二、肾盂囊肿

肾盂囊肿（renal pelvic cyst）包括肾盂旁囊肿（parapelvic cyst）和肾窦囊肿。肾盂旁囊肿是突入到肾窦脂肪内的皮质囊肿，囊肿壁被覆有单层上皮细胞，常单侧肾单发，亦可多发，一般无症状，也可压迫肾盂与肾盏造成肾积水，少见情况下可压迫肾动脉导致肾性高血压，或者由于感染、出血导致腰痛和血尿。超声、CT 和 MRI 表现与单纯肾囊肿相同，只是位置不同，即囊肿位于肾窦脂肪内（图 2-3-9）。

肾窦囊肿也称肾盂周围囊肿，起源于肾门淋巴管，影像表现为双侧肾多发，体积较小，平扫为 0～20Hu 之间的低密度灶，超声检查为无回声区，常被误以为肾盂积水，但其在 CT 增强检查的肾盂期仍表现为水样密度，而充满高密度造影剂的肾盂与肾盏常受压变形是典型特征（图 2-3-10）。

三、局限性肾脏囊性病变

局限性肾脏囊性病变（localized cystic renal disease）临床罕见。影像学表现为单肾囊性肿块，其内囊肿大小不一并紧密堆积，囊肿之间存在强化的正常肾实质有助于该病与其他囊性病变相鉴别。但由于中间肾实质被拉长、变薄，与囊性病变的增厚分隔不易区分，且囊肿紧密堆积不利于发现小囊，这些都增加了鉴别诊断的难度。

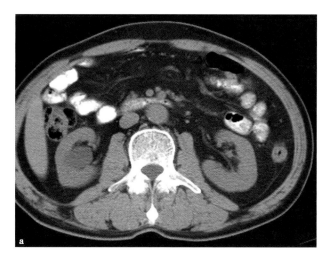
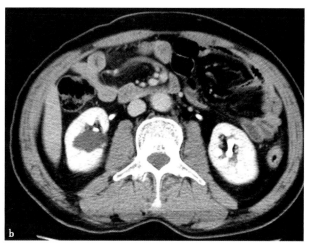

图 2-3-9　肾盂旁囊肿

a、b. CT 平扫（a）可见位于右侧肾窦脂肪内的单发椭圆形水样低密度结节；增强检查排泄期（b）结节无强化，与肾盂肾盏无交通，肾盂受压

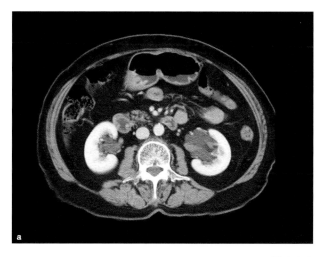
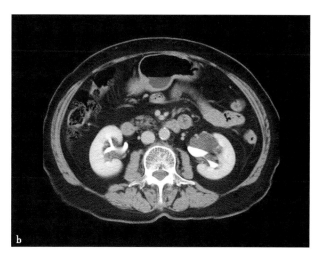

图 2-3-10　肾窦囊肿

a、b. 增强检查皮髓交界期（a）和排泄期（b），双侧肾窦内可见多个椭圆形囊性低密度影，部分突出于肾门外，增强检查各期病变均无强化，且排泄期囊内未见造影剂进入，肾盂肾盏可见轻度受压变形

四、肾小球囊肿性肾病

肾小球囊肿性肾病（glomerulocystic kidney disease）为肾小囊均一性囊性扩张，多位于肾皮质囊下区域，好发于婴儿及少年，并伴随婴儿先天畸形，多表现为轻度肾衰竭。CT 检查，肾皮质囊下区域多发小囊肿，但进一步鉴别诊断困难，而 MRI T_2WI 像对于显示囊肿弥漫分布于肾皮质囊下区域的特点优势较大。

五、锂肾病

锂肾病（lithium nephrotoxicity）系双向情感障碍精神疾病患者长期服用碳酸锂药物中毒所致，在长期服用碳酸锂治疗的患者中发生率为 33%～62%。碳酸锂药物肾损害分为急性中毒、肾源性糖尿病尿崩症和慢性肾病。病理上表现肾小管萎缩、肾小球硬化、间质纤维化、远端肾小管扩张和小囊形成。CT 示双肾内大量均匀一致的低密度小囊，MRI T_2WI 上显示囊肿的数目和大小更加清晰，囊肿弥漫分布于肾皮、髓质，直径 1～2mm。该病需要与成人型多囊肾病、肾髓质囊性病、肾皮质囊性病和获得性肾囊肿鉴别。根据临床病史和囊肿的大小、分布可资鉴别诊断。

第七节　肾脏囊性病变的 Bosniak 分型

随着医疗的普及以及医学影像检查技术的发展，越来越多的肾脏囊性病变在日常检查中意外被发现。大多数肾脏囊性病变为良性，但也有少数肾脏囊性病变为恶性或潜在恶性。对于一些不典型肾脏囊性病变，放射科医师常常难以判断其良恶性。

根据 CT 表现和病变可能的组织病理学特征将大于 1cm 的肾脏囊性病变分为 4 型，Bosniak 提出一种分类系统，用于预测恶性肿瘤的风险以及对肾脏囊性病变的标准化治疗。Bosniak 分型系统提出以来，已有众多学者尝试并支持其在临床实践中的应用，由于其提供了评估和处理肾脏囊性病变的标准，有助于减少患者不必要的手术，因此被泌尿外科家及影像学家广泛接受。之后 Bosniak 又对分级系统进行了更新，提出了新的等级ⅡF 级（表 2-3-1）。Bosniak 分型根据形态学对肾脏囊性病变进行分类，然而却较少关注其潜在的病理生理学特征，故对病变的深入了解存在一定限度。

表 2-3-1　肾脏囊性病变 Bosniak 分级标准、恶性风险及处理方式

Bosniak 分级	CT 特点				诊断（恶性风险）	处理方式
	形态	钙化	分隔	囊壁		
Bosniak Ⅰ级	液体密度（-5Hu～20Hu）边缘锐利,密度均匀,无强化（CT 值增加<20Hu）	无	无	菲薄、光滑	单纯性囊肿（0%）	无需随访
Bosniak Ⅱ级	边缘锐利,无强化或分隔轻度强化;直径<3cm 的位于肾包膜下的均一高密度囊肿*	囊壁或分隔可见细小钙化	少量纤细分隔（1～3 个）	菲薄、光滑	复杂囊肿（0%）	无需随访
Bosniak ⅡF 级	边缘锐利,无强化或囊壁、分隔轻度强化;直径>3cm 或位于肾实质内的均一高密度囊肿*	较粗大钙化	多发细小分隔（>3 个）	轻度增厚（<1mm）,不伴有可测量强化	复杂囊肿或囊性肾肿瘤（5%～15%）	定期随访
Bosniak Ⅲ级	囊壁或分隔明显强化	粗大或不定形钙化	分隔增厚	囊壁增厚或不规则	复杂囊肿或囊性肾肿瘤（50%～60%）	手术切除
Bosniak Ⅳ级	囊壁不规则增厚,并多发壁结节或肿块内可见软组织成分,囊壁或壁结节明显强化	粗大不定形钙化	分隔增厚	囊壁不规则增厚	囊性肾癌或肾癌伴囊壁坏死（90%～100%）	手术切除

F：随访；肾包膜下：至少 25% 位于肾外

*：CT 值为 50～90Hu，囊内密度均匀，囊壁光滑，无强化囊肿

（孙浩然　沈　文）

参 考 文 献

[1] 韩萍, 于春水. 医学影像诊断学. 4版. 北京: 人民卫生出版社, 2017: 480-490.

[2] O'Connor SD, Pickhardt PJ, Kim DH, et al. Incidental finding of renal masses at unenhanced CT: prevalence and analysis of features for guiding management[J]. AJR Am J Roentgenol, 2011, 197(1): 139-145.

[3] Bosniak MA. The Bosniak renal cyst classification: 25 years later[J]. Radiology, 2012, 262(3): 781-785.

[4] Raman SP, Hruban RH, Fishman EK. Beyond renal cell carcinoma: rare and unusual renal masses[J]. Abdom Imaging, 2012, 37(5): 873-884.

[5] Katabathina VS, Kota G, Dasyam AK, et al. Adult renal cystic disease: a genetic, biological, and developmental primer[J]. RadioGraphics, 2010, 30(6): 1509-1523.

[6] Wood CG, Stromberg LJ, Harmath CB, et al. CT and MR imaging for evaluation of cystic renal lesions and diseases[J]. RadioGraphics, 1900, 35(1): 125-141.

[7] Chu LC, Hruban RH, Horton KM, et al. Mixed epithelial and stromal tumor of the kidney: radiologic-pathologic correlation[J]. RadioGraphics, 2010, 30(6): 1541-1551.

[8] Choyke PL. Acquired cystic kidney disease[J]. Eur Radiol, 2000, 10(11): 1716-1721.

[9] Hains DS, Bates CM, Ingraham S, et al. Management and etiology of the unilateral multicystic dysplastic kidney: a review[J]. Pediatr Nephrol, 2009, 24(2): 233-241.

[10] Ishimitsu DN, Saouaf R, Kallman C, et al. Renal hydatid disease[J]. RadioGraphics, 2010, 30(2): 334-337.

[11] Pei Y, Obaji J, Dupuis A, et al. Unified criteria for ultrasonographic diagnosis of ADPKD[J]. J Am Soc Nephrol, 2009, 20(1): 205-212.

[12] Meister M, Choyke P, Anderson C, et al. Radiological evaluation, management, and surveillance of renal masses in Von Hippel-Lindau disease[J]. Clin Radiol, 2009, 64(6): 589-600.

[13] Curatolo PP, Bombardieri R, Jozwiak S. Tuberous sclerosis[J]. Lancet, 2008, 372(9639): 657-668.

[14] Raman SP, Hruban RH, Fishman EK. Beyond renal cell carcinoma: rare and unusual renal masses[J]. Abdom Imaging, 2012, 37(5): 873-884.

[15] Silver IM, Boag AH, Soboleski DA. Best cases from the AFIP: Multilocular cystic renal tumor: cystic nephroma[J]. RadioGraphics, 2008, 28(4): 1221-1225.

第四章 肾 肿 瘤

第一节 肾 细 胞 癌

【概述】

肾细胞癌（renal cell carcinoma，RCC）占成人恶性肿瘤的 2%～3%，占全部肾恶性肿瘤 85%，是成人最常见的肾脏原发恶性肿瘤。多发于 40 岁以上，男女比例 3:1。发病率呈逐年上升趋势，发病的危险因素包括吸烟、肥胖、高血压、石油产品或石棉接触。虽然大部分为散发，部分可伴发于累及常染色体显性遗传疾病 von Hipple-Lindau 病等。遗传性者发病年龄较小，且可多发。RCC 来源于肾小管上皮，发生在肾的实质内，故称为肾细胞癌或肾实质癌，多发生于肾上下极，可有假包膜，血供多丰富（尤其透明细胞癌），较大病灶内易出血、坏死，进展期 RCC 可侵犯肾周结构、肾静脉及下腔静脉，亦可发生局部淋巴结、远隔部位转移。

患者预后与组织学亚型、肿瘤分期、病理分级有关。肾细胞癌的分型：2004 年 WHO 根据肿瘤组织细胞的形态学特点并结合基因改变及肿瘤起源将肾细胞癌分为 10 种亚型，即肾透明细胞癌、多房囊性肾细胞癌、乳头状细胞癌、嫌色细胞癌、集合管癌与髓质癌、Xp11 易位性肾癌、神经母细胞瘤伴发的癌、黏液性管状及梭形细胞癌和未分类肾细胞癌 10 个亚型，其中最常见的类型为透明细胞癌（60%～85%）、肾乳头状腺癌（7%～14%，预后相对较好）、嫌色细胞癌（4%～10%），其他的均为少见类型，其中集合管癌和髓样癌预后较差。肾癌的 TNM 分期目前采用的是 2010 年美国癌症联合委员会（American Joint Committee on Cancer，AJCC）的分期标准。肾癌 Fuhrman 核分级依据核大小、异型性及核仁比例依次分为 4 级，反映肿瘤的恶性程度，是除肿瘤分期、大小外能够判断肾癌预后的独立因素，对于患者治疗方式的选择和术后随访具有重要价值。

【临床特点】

临床多为偶然发现的肾脏实性肿块，超过 50% 的肾细胞癌为偶然发现，大多数肾细胞癌直到晚期时才有症状。体格检查：价值有限。典型的肾癌"三联症"腰痛、肉眼血尿和可触及的腹部包块很少见，同时存在者仅占 10%，多属晚期。当肿瘤入侵肾盂则出现血尿，血块通过输尿管时出现肾绞痛，肿物充胀肾包膜可引起腰钝痛，位于肾下极的肿物或肿物使肾脏肿大时可触及。此外肾癌还可出现发热、高血压、贫血、红细胞增多症、高血钙、内分泌失调等症状。在 30% 的症状性肾细胞癌中发现存在副瘤综合征，如红细胞增多症、高血钙等。遗传性肾癌患者，可伴遗传综合征相关临床表现，如 von Hipple-Lindau 病视网膜和中枢神经系统的血管母细胞瘤以及胰腺囊肿等相关症状。

【影像检查技术与优选】

该病的影像学诊断方法有：X 线检查（尿路平片、IVP 或逆行肾盂造影）、超声检查、CT、MRI、肾动脉造影、PET-CT 等。对于因无痛性血尿怀疑肾细胞癌的患者，超声作为首选的普查检查方法，CT 检查能够进一步确诊及肿瘤分期，诊断不明确时可做 MRI 检查。

1. **X线** 腹部平片检查、尿路造影只能显示钙化、结石、肾影的轮廓、位置及一些肾癌造成的肾盂伸张破坏等间接征象，价值不大。

2. **超声** 对普查肾细胞癌起到重要作用，对肾内占位病变的鉴别尤其是囊性成分的诊断准确性很高，特别是彩色多普勒超声对显示肿瘤内部和周边的血流情况、判断瘤内有无坏死液化的彩色血流信号有重要意义，其特异性、敏感性分别为 66.7% 及 90.9%。对血管的侵犯、瘤栓的诊断价值均很高，对分期诊断也起着一定作用。但由于其操作者具有依赖性及图像缺乏直观性，不利于肾癌的全方位描述及显示。

3. CT 平扫及多期增强 CT 检查在 RCC 诊断、鉴别诊断、评价肿瘤浸润、瘤栓形成及转移、进行肿瘤分期最有效的方法，部分典型病例可于术前依据典型表现可区分其病理亚型从而预测预后。但部分肿瘤表现不典型，依靠传统 CT 诊断较困难。近年来诸多 CT 新技术的应用在肾癌术前区分病理亚型、预测分级方面取得了一系列成果。CT 灌注成像作为一种功能成像技术，可准确反映肾脏肿瘤组织内微血管变化和血流动力学的改变。肾癌的灌注参数明显高于肾脏良性肿瘤，有利于肾脏良恶性肿块的鉴别；透明细胞癌较非透明细胞癌灌注参数明显升高；且随着肾癌级别的升高，CT 灌注也呈升高趋势，有助于术前肾癌亚型区分及分级。CT 能谱成像能获得 40～140keV 能量范围内的单能量影像和物质分离影像，透明细胞癌与肾乳头状癌、肾透明细胞癌 Fuhrman 低分化组和高分化组在 CT 能谱具有不同的能谱曲线和碘含量，有助于肾癌鉴别诊断、区分肾癌不同病理亚型及预测分级。另外，图像后处理技术及软件的应用，如 CT 容积纹理分析对肾癌的鉴别诊断及分期、亚型区分也有一定价值。但 CT 成像的缺点是存在造影剂肾损伤和辐射损伤的可能性，使其在临床肾功能损害的患者中的应用受到一定限制。

4. MRI 总体上 MRI 与 CT 对诊断肾细胞癌的准确性相差无几，其优势主要在于：MRI 诊断肾脏小占位性病变和瘤栓的敏感性和特异性略高；对小肾癌假包膜的显示率 MRI 远较 CT 优；肾癌合并尿路梗阻时，磁共振水成像的诊断作用也优于 CT，诊断淋巴结及血管病变的准确性 MRI 稍高于 CT；适用于含碘造影剂过敏及肾功能损害患者，但两者对鉴别Ⅰ期及Ⅱ期肾癌肾包膜侵犯有无均有限度。

近年来，MRI 新技术及新序列的应用为肾癌的鉴别诊断、进一步区分亚型、预测病理分级提供了新方法。MRI 平扫及动态增强检查可观察肿瘤信号及其均匀程度、强化行为有助于区分肾癌不同亚型。弥散加权成像（diffusion weighted imaging，DWI）及表观扩散系数（apparent diffusion coefficient，ADC）能够检测活体组织内水分子扩散运动，分析病变内部结构及组织成分，以此为基础的多 b 值 DWI 的双指数函数分析、直方图分析能客观评估整个肿瘤的异质性，有助于鉴别不同肾癌亚型，在预测肾癌分级方面具有一定价值。MRI 灌注成像包括对比增强首过灌注成像及动脉自旋标记（arterial spin labeling，ASL）技术，通过时间 - 信号强度曲线研究

肾癌肿瘤组织的血供情况，亦可评估肿瘤的治疗效果。另外，尚有研究发现采用直方图分析 SWI 参数差异如磁敏感信号强度可有助于鉴别乳头状与嫌色细胞肾癌。

5. **肾动脉血管造影** 其价值主要在于：了解肿瘤血管的解剖及与其他肾内占位病变进行鉴别；准确判断肾癌对血管的累及，如 AV 瘘、肾静脉、IVC 内瘤栓，以及其他对血管的侵犯；对术前的栓塞性治疗及术后的追查观察疗效独具最高价值。但因其有创性限制了其应用。

6. PET-CT 由于 F- 氟脱氧葡萄糖（F-FDG）由肾脏排泄，正常肾实质放射性浓聚，易掩盖肾癌摄取的显示，假阴性率较高，诊断肾癌的敏感性较低，且部分良性病变与肾癌摄取程度存在交叉，故 PET-CT 对肾癌原发灶的显示效果欠佳。其优势在于对淋巴结及远处转移包括骨转移的诊断，有助于肾癌分期、治疗方案的选择及评估预后。

2017 年欧洲泌尿外科学会（European Association of Urology，EAU）肾细胞癌指南诊断评估的证据总结和建议指出：多期增强扫描 CT 在 RCC 肿瘤浸润、瘤栓形成及转移性 RCC 诊断、描述方面具有较高的灵敏度和特异性。与 CT 相比，MRI 诊断肾脏小占位性病变和瘤栓的敏感性与特异性略高。超声造影在明确肾占位性病变性质方面具有较高的灵敏度和特异性。超声、多普勒超声和 PET-CT 诊断 RCC 的灵敏度和特异性均较低。

【影像学表现】

1. **X 线表现** X 线泌尿系统平片可观察钙化性改变及肾脏外形的异常，前者发生率为 5%～15%，可为环形、斑块形或不规则形，由于坏死或出血引起，肾外形增大或局部不规则形隆起多见于较晚期病例。IVP 或逆行肾盂造影的异常变化多发生于肿瘤生长至一定大小时将其周围的肾小盏破坏、压迫或牵拉变长、变形、变细、扭曲，甚至数个小盏破坏、闭锁或分离（图 2-4-1）等，较大肿瘤可使肾盂及输尿管移位。当肿瘤累及大部分肾实质后，上述改变更为严重，牵拉及膨大生长使肾盏、肾盂出现奇形怪状的分离、压迫及侵蚀变形，形成所谓"蜘蛛足样"征。当肿瘤侵入肾盂后，肾盂内可出现充盈缺损，甚至引起积水。

2. **超声检查表现** 可发现肾外形的变化、肿瘤可表现为高回声、中等回声或混杂回声的不规则肿块，周围有低回声晕，内部若出现坏死、液化或出血，可呈不均匀回声，部分可呈高回声，后方常有回声

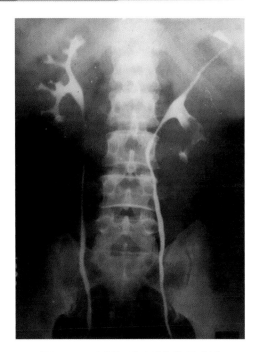

图 2-4-1 左肾细胞癌逆行肾盂造影
左肾上盏变细拉长，中下盏变形，肾盂及上 1/3 段输尿管向内侧移位

衰减。彩色多普勒可见肿块内丰富动脉血供，CDI 显示肿块内部、周边丰富血流。超声还可观察肾静脉、下腔静脉无回声管腔内出现不规则低回声瘤栓、淋巴结以及侵犯周围脏器情况等。

3. CT 表现

（1）小肾癌：小肾癌（small renal carcinoma）是肾细胞癌早期的发展阶段，其直径等于或小于 3cm，在临床常无症状，多为偶然发现。这种肾细胞癌若及时切除则预后甚佳，在外科切除的肾癌中属于小肾

癌者约占 5%。小肾癌的形态一般为圆形或椭圆形，境界比较清楚且整齐，少数边缘也可不清楚，外形也可不整齐。一般说前者多为分化较好、生长比较缓慢的肾癌，后者则多为分化较差、生长较快的肿瘤。

小肾癌的密度大多数均匀且较低，少数也可为等密度灶，其平扫 CT 值在 30～40Hu 的范围内，多位于肾实质的外围部，也可凸出于肾轮廓之外（图 2-4-2）。少数小肾癌密度也可不均匀，有的密度较高，系由于内有出血或癌细胞排列致密所致，一般来说小肾癌大多数平扫密度较正常肾实质低。平扫密度较高的肾癌，增强扫描后密度较正常增强的肾实质仍低（图 2-4-3）。不过也有个别的小肾癌明显增强，其 CT 值较强化的肾实质高（图 2-4-4），这说明此癌内血管在此期特别丰富。

小肾癌的假包膜发生率较高，然而 CT 扫描对发现假包膜不甚敏感。假包膜是早期肾癌的一个较常见的病理特征，它由肾癌压缩其周围肾实质而构成。在组织学上，假包膜为变性及纤维化的肾组织，内有许多移位的供血动脉。一般来说出现假包膜征（pseudocapsular sign）的肾癌体积较小，肿瘤的分级较低，假包膜征只在肾癌及大嗜酸性粒细胞瘤中出现，故有一定的诊断价值。在 CT 增强扫描时，假包膜与周围肾组织都可强化，所以发现假包膜的机会不多，而在 MRI 的 T_2WI 上却因假包膜为低信号，位于较高信号的肿瘤组织与肾实质之间，较容易被分辨出来，在 Gd-DTPA 增强 MRI 的 T_1WI 上则不一定较平扫的 T_2WI 更清楚。我们遇到一例在增强的 CT 上发现假包膜征而确诊的小肾癌（图 2-4-5，图 2-4-6）。

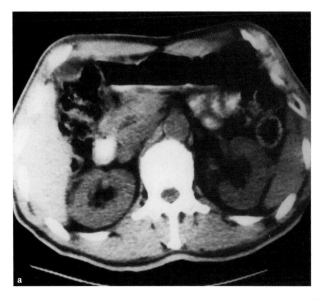
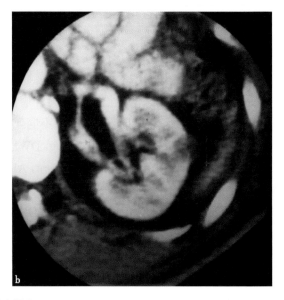

图 2-4-2 左肾小肾癌
a. CT 平扫示 2cm×1.8cm 肿物突出肾轮廓以外，等密度；b. 左肾小肾癌 CT 增强扫描，癌较增强的肾实质密度低

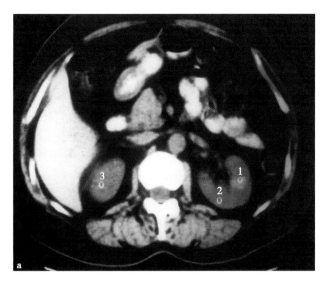
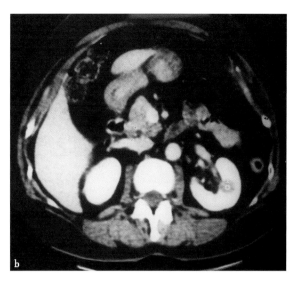

图 2-4-3　左肾小肾癌
a. CT 平扫示高密度灶；b. CT 增强扫描癌灶明显低于肾实质

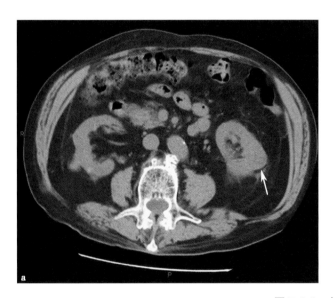
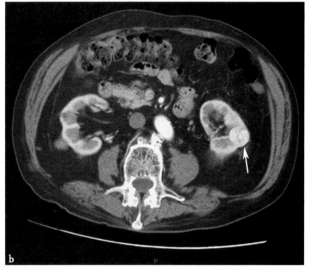

图 2-4-4　左肾小肾癌
a. CT 平扫为一等密度病灶；b. CT 增强扫描示不均匀增强，但其高密度区较正常肾高(↑)

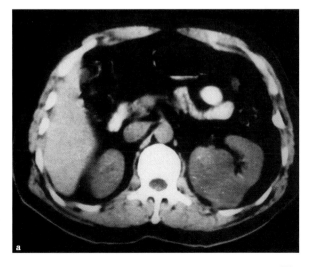
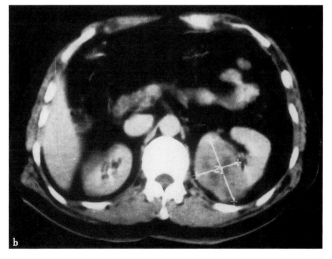

图 2-4-5　小肾癌
a. CT 平扫示低密度的癌灶，2.8cm×3cm，灶内有更低密度区；b. 小肾癌 CT 增强扫描，癌周可见细线弧状低密度的假包膜

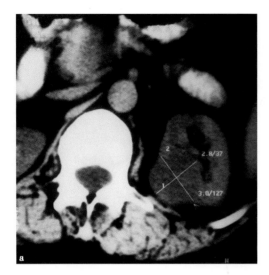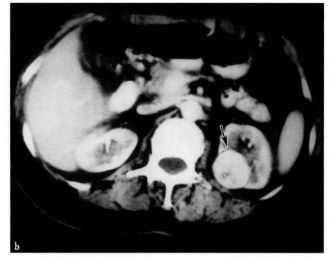

图 2-4-6　左肾小肾癌，与图 2-4-5 为同一例
a. CT 平扫示与肾等密度肿块；b. CT 增强后癌内含坏死的低密度区，不强化，↓ 所示为假包膜

对小肾癌的诊断，CT 是重要的影像学方法，因它有较高的密度分辨率，肿瘤体积小，应进行薄层（3～5mm）扫描，较厚层距扫描能更好观察。另外，最近的研究显示，对比增强双能 CT 物质密度分析较传统 CT 值测量能够提高鉴别小的肾脏病变的特异度，碘水物质密度图像较传统增强检查 CT 值测量能够提高鉴别良恶性病灶的特异度（93% *v.s.* 81%）。另外一项采用双能 CT 双期增强扫描诊断小透明细胞肾癌的最佳期相和最佳管电压条件的研究显示，延迟期扫描有利于小透明细胞肾癌的显示；80kV 图像较 140kV 和融合 120kV 图像更有利于小透明细胞肾癌的显示和定性。

（2）大于 3cm 的肾癌是临床上及影像学最常遇到的肾的恶性肿瘤，常见 CT 征象如下：平扫时肾细胞癌表现为形态不规则的软组织肿块，常使肾外形扩大或局部隆起，多数呈浸润状生长，边界不清。肾癌内可含囊变、出血、坏死、钙化等结构。尤其以坏死改变甚为常见，即使瘤很小，增强扫描后此种变化也更为清楚（图 2-4-6）。

有时平扫肾癌显示不清，只有在增强后才能发现，故为了诊断肾细胞癌，增强扫描绝对不应省略。增强后肾癌整体仍较肾实质为低，这主要是因为肾细胞癌组织内没有正常的肾小管结构，因而癌肿部分增强的程度没有正常肾组织那样高（图 2-4-6）。增强扫描具有较高的诊断价值，可以清楚显示正常肾组织与肾癌间的界限，更能看到癌瘤与肾包膜之间的关系，这对判断癌瘤发展的程度有重要的作用。更有意义的是观察肾静脉内或者下腔静脉内有无瘤栓存在，表现为增强的血管腔内有低密度的不规则

占位病灶。若有瘤栓则应追溯到其起止点，若在下腔静脉的上下有瘤栓还应扫描至心脏水平看看右心房内有无瘤栓存在（图 2-4-7）。

对较大的肾细胞癌还应观察其向外蔓延的其他征象，例如是否侵犯到肾筋膜、肾周其他脏器，如肾上腺、局部淋巴结等。判断有无淋巴结的转移时，在 CT 上显示短径等于或大于 1.5cm 者应考虑转移的可能性，而小于 1.0cm 者则为正常范围内的淋巴结，介于 1.0～1.5cm 之间者一般不易定性，属于应密切观察范围内。

肾细胞癌同时可以存在瘤内出血，表现为高密度灶，也可合并肾盂积水，少数也可合并化脓感染及结石（图 2-4-8）。肾细胞癌也有表现为囊肿样改变（图 2-4-9），增强扫描囊性部分也不强化，有时可误诊为单纯囊肿，不过后者壁为薄的弧线，光滑整齐，囊内没有实性成分，也没有像囊性肾癌那样有强化的隔伸入囊中，即囊内有强化的实性成分，两者可以区分。

（3）肾细胞癌的分期诊断：肾细胞癌的分期最早由 Flocks 和 Kadesky 于 1958 年提出，Robson 于 1969 年修订成 Robson 分期，在 1983 年及 1985 年先后修正，后经 AJCC 和 UJCC 联合修订，目前采用的是 2010 年 AJCC 的分期标准。肾癌的 TNM 分期标准如表 2-4-1。

在确诊肾细胞癌后，更重要的问题是做出一个正确的分期诊断。2017 年欧洲泌尿外科学会（EAU）肾细胞癌指南建议采用多期增强 CT 扫描对 RCC 进行一般分期与检测。因为这与它的治疗密切相关。例如对Ⅰ期及Ⅱ期的肾癌，局部或全肾切除是标准的

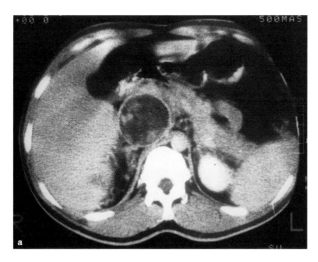
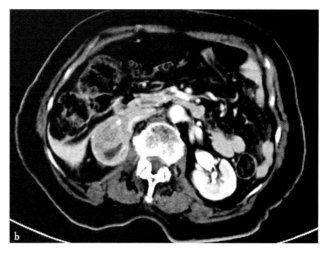

图 2-4-7　右肾细胞癌

a. CT 增强扫描可见瘤栓自下腔静脉向上延伸,到达右心房内;b. 右肾癌侵犯右肾静脉伴右肾静脉、下腔静脉内瘤栓

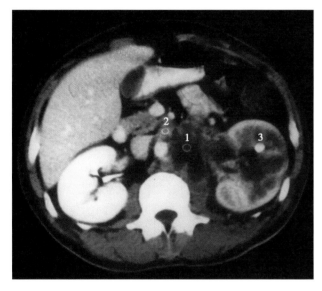

图 2-4-8　左肾细胞癌合并感染及结石

CT 增强扫描可见左肾低密度占位,肾静脉内瘤栓形成,腹膜后肿大淋巴结及腹膜后化脓感染形成的脓腔

治疗方法,而Ⅳ期的肾癌只能做姑息治疗,Ⅲ期肿瘤的治疗则取决于它的蔓延范围,Ⅲ期伴广泛淋巴结转移时,也只能姑息治疗。有静脉瘤栓的病例可做外科肾根治切除再加瘤栓切除。在诊断瘤栓时,必须弄清楚是否已从肾静脉进入下腔静脉;若已进入下腔静脉,则应弄清瘤栓最高平面是否仍位于肝静脉平面以下,此时可做原发瘤根治切除,然后切开下腔静脉再切除瘤栓;若瘤栓已达到肝静脉平面以上,则应行术中心肺短路再结合胸腹联合切口以切除全部瘤栓。除了确定瘤栓的最高平面以外,还应明确在静脉内的瘤栓是否已侵犯静脉血管壁,合理的外科治疗还应切除被侵犯的血管壁。Ⅰ期及Ⅱ期虽然手术治疗区别不大,不过当Ⅱ期蔓延到肾周间隙尤其是本侧肾上腺时,对后者的治疗还是非常重要。

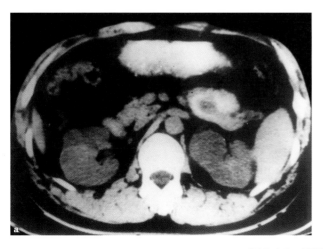
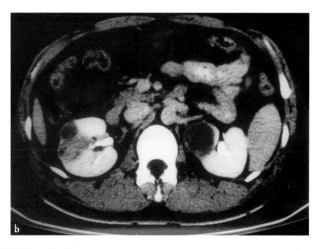

图 2-4-9　双侧囊性肾细胞癌

a. CT 平扫示两肾有外形隆起的占位病变,密度稍低于正常肾组织;b. CT 增强扫描示低密度区不强化,外形为弧形,边界不整齐,壁厚薄不等,内有低密度强化的分隔及索条状结构,与单纯囊肿不同

在肾细胞癌的分期准确性方面 CT 与 MRI 虽然接近，但仍以 CT 最为常用。CT 不能区别 Ⅰ 期与 Ⅱ 期，有的 Ⅰ 期病例肾包膜显示不清，疑为侵犯，事实上没有侵犯肾包膜，这是由于肾周水肿、感染引起的炎症所致。有时须密切注意肾筋膜是否受侵犯，这要调整合适的窗宽、窗位观察（图 2-4-10），还要注意肾外脏器是否有转移灶，以及肾及下腔静脉内有无瘤栓（图 2-4-11）。

CT 评价淋巴结转移常出现假阳性结果，这是其限度，但 CT 诊断瘤栓准确性很高，几乎没有假阳性结果。瘤栓的另一个征象是静脉扩大，但仅靠这一征象诊断瘤栓是不够的，尤其是在肾细胞癌时左肾静脉虽无瘤栓也可能表现扩大，这是因为多数肾细胞癌属多血管型，血流量增加会使肾静脉变粗而不一定有瘤栓存在。诊断静脉瘤栓最可靠的征象是瘤栓本身有血液供应，故瘤栓也随肾细胞癌而增强。诊断瘤栓所使用的扫描增强技术非常重要，快速注射及动态扫描能发现较多的瘤栓。最理想的还是螺旋 CT，在短的扫描时间内得到最大的信息量，避免了器官的运动，减少了伪影，也可以避免部分容积效应，对肾细胞癌的诊断及分期诊断有帮助。

Ⅳ 期肾细胞癌在 CT 上可显示癌瘤直接扩散至邻近的肌肉，如膈肌、腰大肌、腰方肌、竖脊肌，或通过膈肌脚后脊椎前间隙蔓延到纵隔内。晚期肾细胞癌也可侵犯肝脏、结肠、胰腺、脾脏等，也可向骨骼及其他远处转移。

（4）依靠 CT 术前预测肾细胞癌病理分型及恶性程度分级：临床上不同亚型具有不同的生物学行为和预后，对治疗反应不同，故治疗前明确病理类型愈显重要，将有助于判断预后及决定治疗方式。虽然肾透明细胞癌部分肿瘤表现不典型，仅依靠影像学表现难以鉴别，准确区分其亚型需要最终病理学确诊，但肾细胞癌不同亚型往往呈现出不同影像学表现。

表 2-4-1　2010 年 AJCC 肾癌的 TNM 分期

分期	标准
原发肿瘤（T）	
T_x	T_x 原发肿瘤无法评估
T_0	未发现原发肿瘤
T_1	肿瘤局限于肾内，最大径≤7cm
T_{1a}	肿瘤局限于肾内，最大径≤4cm T_{1b}
T_{1b}	肿瘤局限于肾内，4cm≤肿瘤最大径≤7cm
T_2	肿瘤局限于肾脏，最大径＞7cm
T_{2a}	肿瘤局限于肾内，7cm≤最大径≤10cm
T_{2b}	肿瘤局限于肾内，肿瘤最大径＞10cm
T_3	肿瘤侵及主要静脉、肾周围组织，但未超过肾周 Gerota 筋膜
T_{3a}	肿瘤侵及肾周脂肪组织，或肾窦脂肪组织，或侵入肾静脉
T_{3b}	肿瘤侵入膈下的下腔静脉
T_{3c}	肿瘤侵入膈上的下腔静脉，或侵犯腔静脉壁
T_4	肿瘤浸润超过 Gerota 筋膜，或侵犯肾上腺
区域淋巴结（N）	
N_x	区域淋巴结转移无法评估
N_0	无区域淋巴结转移
N_1	单个区域淋巴结转移
N_2	一个以上区域淋巴结转移
远处转移（M）	
M_x	远处转移无法评估
M_0	无远处转移
M_1	有远处转移

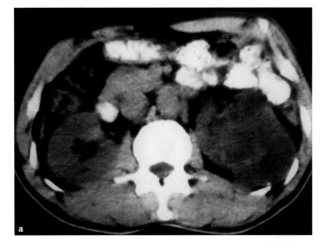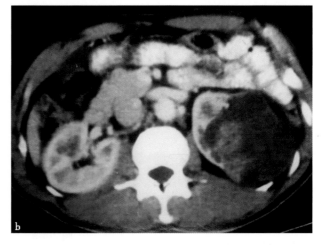

图 2-4-10　左肾癌

a. CT 平扫；b. CT 增强扫描可见癌占据大部分左肾实质，此癌穿破肾筋膜累及左侧腰肌，故已为 T_4 期

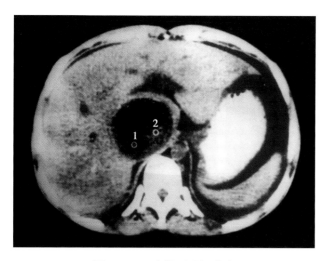

图2-4-11　右肾透明细胞癌

与2-4-7a同一病例，下腔静脉有巨大瘤栓，直达右房平面伴肝转移，为T_4期

肾细胞癌的CT表现与其组织学亚型相关。平扫，透明细胞型和乳头状型肿瘤较大者，密度常不均，内有代表陈旧性出血和坏死的不规则低密度区，偶可呈囊性表现；嫌色细胞癌或者其他亚型较小肿瘤，密度常均一，类似或者略高于邻近肾实质；10%～20%肿块内可见点状或弧线状钙化。

增强检查肿块的强化程度和形式与组织学亚型相关。肾透明细胞癌与其他亚型的RCC在强化方式上存在明显差异，部分影像学表现典型者可于术前进一步区分其亚型。①肾透明细胞癌最常见，血供丰富，较大肿瘤常见出血、坏死、囊变，10%可见钙化。增强程度有助于鉴别透明细胞癌与非透明细胞癌；透明细胞癌血供丰富，于皮质期肿块的实性部分明显强化，程度类似于肾皮质，并于实质期强化程度迅速减低，呈特征性"快进快出"改变，强化明显且不均匀，肿瘤坏死、囊变多见。②肾乳头状细胞癌可为囊实性或实性肿瘤，双侧、多发较其他亚型肾癌更常见。典型者为乏血供较均质肿物，大的肿瘤内可见坏死、出血、钙化而密度不均匀。乳头状癌强化程度较透明细胞癌低，在皮质期实性部分强化程度较低，明显低于肾皮质，其后各期强化程度有增高趋势，呈轻中度延迟强化，强化不均匀，呈"缓慢升高"型。③肾嫌色细胞癌属低度恶性肾细胞癌，为乏血供肿瘤，瘤体常较大，CT呈肾内等密度软组织肿物，密度较均匀，出血坏死较少见。动脉期强化不明显，但可见条索状或斑片状强化，实性部分强化程度较低，其后各期强化程度有增高趋势，呈"缓慢升高"型，也可表现为均匀强化，强化程度始终低于正常肾实质，且随着时间延长，病

灶边界表现出更加清晰的均匀强化。嫌色细胞癌的强化相对均一，极少有无强化的坏死区，即使为较大的肿瘤。可出现嗜酸细胞腺瘤相似的轮辐征。④多房囊性肾细胞癌CT可见多房囊性肿物，不均匀增厚的间隔，约20%囊壁或分隔可见钙化，增强后囊壁及分隔动脉期强化，并可见强化囊壁结节。集合管癌呈浸润性生长。病变小时，其中心位于肾髓质；病变大时，难以与肾盂癌及其他常见的肾癌亚型鉴别。CT表现为不均质肿物，伴发坏死、出血和钙化。

有研究显示，透明细胞肾癌强化均值在皮髓质期达到顶点；乳头状和嫌色细胞肾癌的强化均值在实质期达到顶点。透明细胞肾癌在皮髓质期、实质期、排泄期强化程度高于乳头状肾细胞癌；在皮质期和排泄期强化程度高于嫌色细胞肾癌。强化的阈值有助于区分透明细胞肾癌与嗜酸细胞瘤、乳头状肾细胞癌和嫌色细胞肾癌，精确度分别为77%、85%和84%。透明细胞肾癌在多层CT多期相扫描中的强化特征有助于其与嗜酸细胞瘤、乳头状肾细胞癌及嫌色细胞肾癌的鉴别。

此外，肾透明细胞癌恶性度高，肾包膜外侵犯、淋巴结转移、静脉瘤栓较多见，乳头状细胞癌、嫌色细胞癌恶性度较低，侵犯、转移发生率亦低，但嫌色细胞癌仍具有潜在侵袭性，与肿瘤较大（直径≥8cm）或分期较晚有关。进展期的透明细胞癌、集合管癌及部分乳头状细胞癌易累及肾窦，并常向肾外侵犯，致肾周脂肪密度增高、消失和肾筋膜增厚，进而侵犯邻近组织器官；肾静脉和下腔静脉发生瘤栓时，管径增粗，于增强检查皮质期，瘤栓内血管呈不规则点、线状强化，实质期则表现为充盈缺损，而不同于正常血管的强化；淋巴结转移常位于肾血管及腹主动脉周围，呈多个类圆形软组织密度结节；远隔组织和器官发生转移时，增强检查表现为显著强化的病灶（图2-4-12）。

另外，近年来部分CT成像新技术的应用，能够为术前区分肾癌亚型提供部分额外信息。①CT能谱成像能获得40～140keV能量范围内的单能量影像和物质分离影像，有助于肾癌鉴别诊断、区分肾癌不同亚型、有助于预测分析肾癌的病理分级：肾透明细胞癌与肾乳头状癌具有不同的能谱曲线和碘含量，肾透明细胞癌Fuhrman低分化组和高分化组在CT能谱影像不同，结合单能量影像能谱曲线、碘基图及碘物质定量分析可预测区分肾癌的Fuhrman分级。一项研究显示，双能CT肿瘤碘含量阈值为

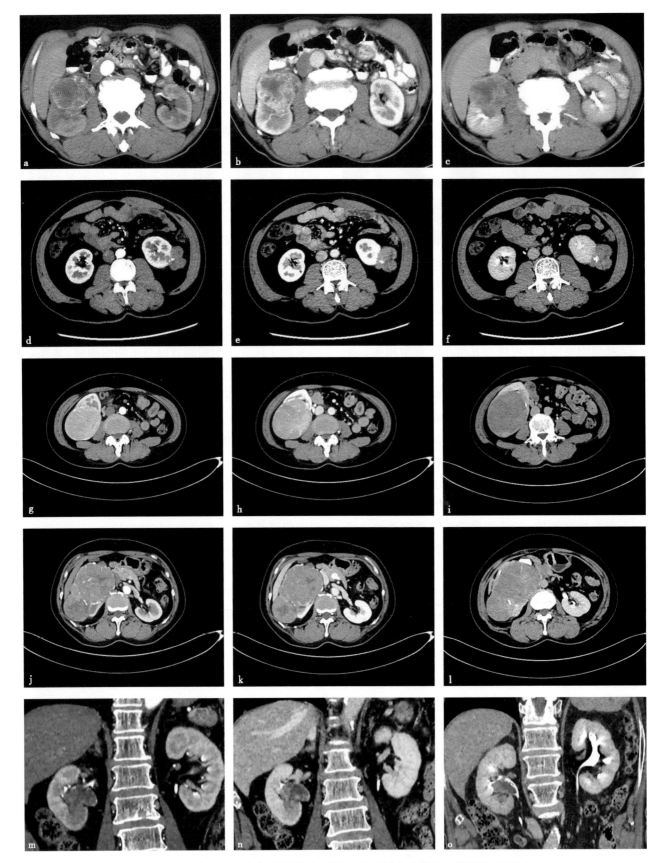

图 2-4-12 肾透明细胞癌、乳头状癌、嫌色细胞癌及集合管癌三期增强 CT 检查

a~c. 右肾透明细胞癌动脉期周边可见明显环形强化；于实质期强化范围增加，强化程度略低于肾实质，病变中心可见片状无强化区；于延迟期强化迅速廓清；d~f. 左肾乳头状癌，动脉期强化程度明显低于肾皮质，其后各期轻中度延迟强化，强化不均匀，呈"缓慢升高"型，内可见钙化；g~l. 右肾嫌色细胞癌瘤体较大，密度较均匀，动脉期强化不明显，相对较均匀强化，强化程度始终低于正常肾实质，病灶边界较清楚；m~o. 右肾集合管癌病变源于右肾下方髓质，向上方突入肾盂，呈浸润性生长，与肾盂癌表现相似

0.9mg/ml 可区分透明细胞癌与乳头状细胞癌，敏感度98.2%，特异度86.3%，阳性预测值95.8%，阴性预测值93.7%，总体准确性95.3%，曲线下面积0.923。且肿瘤碘含量与透明细胞癌和乳头状细胞癌的病理分级均呈现出相关性。②CT灌注成像作为一种功能成像技术，可准确反映肿瘤内部微观血流动力学改变及血流灌注特点。其价值主要在于：有助于肾细胞癌与肾盂癌的鉴别诊断：肾盂癌的灌注程度较肾细胞癌低，两者灌注参数不同。肾癌与肾脏良性肿瘤鉴别诊断：典型的肾细胞癌时间-密度曲线为速升速降型，而肾脏良性肿块为缓升缓降型，肾癌的灌注参数高于肾脏良性肿瘤。肾癌亚型区分及病理分级：随着肾癌恶性级别升高，CT灌注也呈升高趋势，透明细胞癌较非透明细胞癌灌注参数升高。③图像后处理技术及软件的应用对肾癌的鉴别诊断及分期、亚型区分也有一定价值。CT容积纹理分析不同病理级别的透明细胞癌，区分透明细胞癌与肾透明细胞肉瘤，区分乏脂血管平滑肌脂肪瘤、透明细胞癌、乳头状肾癌，区别透明细胞癌、肾乳头状癌、肾嫌色细胞癌及肾脏囊肿具有一定价值。

最后，影像学在评估肾细胞癌治疗后疗效、预测肿瘤预后中起着重要作用。如基于影像学测量肿瘤生物学参数预测微波消融后肾细胞癌局部肿瘤复发，通过双能CT能够评价转移性肾细胞癌患者抗肿瘤血管生成治疗反应，以血管肿瘤负荷作为新型定量CT生物标志物预测转移性RCC对抗血管生成治疗的疗效等。此外，近年来基因及影像组学的进步初步展示出肾细胞癌影像与基因之间的联系。有研究显示，肾透明细胞癌伴有*VHL*、*PBRM1*、*SETD2*、*KDM5C*基因突变。*VHL*基因突变与清楚的肿瘤边界、结节状强化及肿瘤内血管密度相关。*KDM5C*及*BAP1*基因突变与肾静脉侵犯相关。实性透明细胞癌与多房囊性肾细胞癌基因突变类型不同，多房囊性肾细胞癌不伴*SETD2*、*KDM5C*与*BAP1*突变，而*VHL*与*PBRM1*基因突变更多见于实性透明细胞癌。亦有研究基于CT图像通过建立影像基因风险分数的方法定量评价肾透明细胞癌预后。

4. MRI的表现 T_1WI上，肿块的信号强度常等于或低于肾皮质；T_2WI上则多为混杂高信号，有时肿块周边可见低信号环，代表肿瘤的假性包膜，具有一定特征。Gd-DTPA增强检查，不同组织学亚型肾细胞癌的强化程度和形式类似CT增强检查。MRI检查还能清楚显示肾静脉、下腔静脉内瘤栓和范围，以及肾周淋巴结转移和远隔部位的转移。肾细胞癌在MRI上的表现与CT相似，但又不完全相同，这是因为CT是以反映密度变化为主，而MRI则更能反映肿瘤的生物学变化。

（1）形态异常：MRI上同样表现为不规则、有浸润性生长的肾内占位病灶。瘤的结构不均匀，肾盂、肾盏，甚至输尿管也可有受压迫、移位或破坏现象。更为重要的是正常肾的皮质髓质分辨在瘤的生长部位严重消失，这是一般CT平扫时所不能观察到的。由于以上原因可使整个肾的轮廓外形发生明显的变化，若肾周脂肪及肾筋膜受侵，则肾形态异常更为明显。

（2）信号异常：一般在T_1WI上，肾癌信号与肾皮质的信号类似，即所谓等信号。不过若肾癌内含脂类、中性脂肪、糖原等物质较多时，这些组织T_1值较短，在T_1WI上常为稍高信号，在T_2WI上则高信号有衰减现象。相反，若癌内有坏死、囊变时，则其表现为长T_1长T_2信号，即T_1WI为低信号，T_2WI为高信号。若肾细胞癌内有出血时，可呈现不同时期出血的影像表现，T_1WI或T_2WI可呈低、高混杂信号，亚急性期T_1WI呈高信号，含铁血黄素沉积T_2WI呈明显低信号，DWI亦可表现为高低混杂信号，超急性期及亚急性晚期肿瘤可呈明显扩散受限高信号（图2-4-13）。一般来说透明细胞癌含有一定量的脂质，故T_1WI上信号较高，颗粒细胞含脂质较少，故为低信号，腺癌则常表现为混杂信号。小肾癌若不增强在T_1WI上可不易发现，而T_2WI则能清晰显示。

（3）假包膜征：假包膜为挤压的肾实质及其周围的纤维组织构成，具有较长的T_1及较短的T_2值，故其结构在T_1WI及T_2WI上均为一低信号的薄环，尤其在T_2WI显示较好。可见于有侵袭性的肾肿瘤，尤其是小肾癌，有重要的鉴别诊断意义。

（4）增强的变化：平扫及动态增强行为亦与其组织学亚型有关，还要看瘤内有无囊变、坏死、液化或凝固等，增强后往往呈现出不同的强化形态：①整个瘤体明显强化，但为轻微不均匀的强化（图2-4-14）或整个瘤体呈均匀性强化（图2-4-15b）；②以不规则的边缘强化为主，中央部则不明显强化（图2-4-15a）；③瘤内呈斑片状强化（图2-4-16）；④不强化。

近年来，MRI新技术及新序列的应用为肾癌的鉴别诊断、进一步预测区分病理亚型、分级提供了新方法。

首先，MRI平扫及动态增强检查可观察肿瘤信号及其均匀程度、强化行为，有助于区分肾癌不同

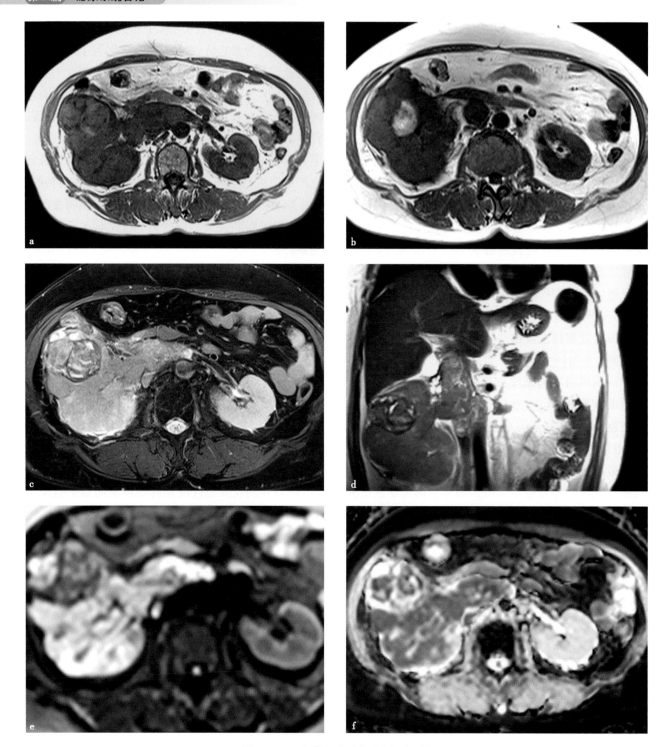

图 2-4-13　右肾细胞癌（透明细胞型）

a. T₁WI 显示右肾不均匀稍长 T₁ 软组织肿块；b. T₁WI 显示病变内短 T₁ 出血；c. 抑脂 T₂WI 显示病变可见包膜，内部信号混杂，可见坏死、出血；d. 冠状位 T₂WI 则显示右肾中部异常信号灶；e～f. DWI 及 ADC 图显示肿瘤内信号混杂

亚型。肾细胞癌的 MRI 平扫及动态增强行为亦与其组织学亚型有关。透明细胞癌多呈混杂信号，出血、坏死及囊变率明显高于嫌色细胞癌，乳头状细胞癌出血及囊变尤著。透明细胞癌 T₁WI 呈稍低或等信号，T₂WI 呈等或稍高信号，极少呈等、低信号，乳头状细胞癌实性部分于 T₂WI 及抑脂序列通常呈低信号。而嫌色细胞癌多为较均匀的等、低信号。

透明细胞癌富血供强化形式明显多于乳头状及嫌色细胞癌，增强各期透明细胞癌强化程度最高，嫌色细胞癌次之，乳头状细胞癌强化最轻。"快进快退"的强化方式只见于透明细胞癌，实质期、延迟期强化明显低于皮质期；乳头状癌及嫌色细胞癌多渐进性延迟强化。延迟期乳头状癌信号较实质期略降低或变化不明显，嫌色细胞癌延迟期信号较皮、实质

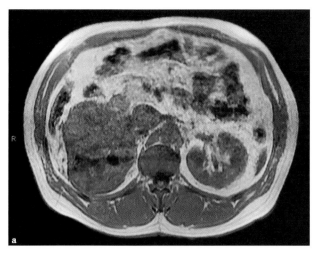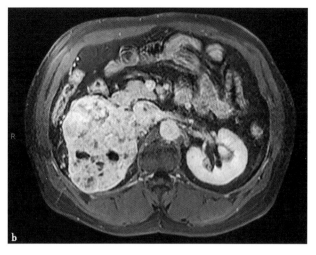

图 2-4-14　右肾细胞癌（透明细胞型）

a. 右肾中部向外突出的病灶，T₁WI 瘤内呈中等信号；b. 注射 Gd-DTPA 后，肿瘤呈明显强化，右肾静脉和下腔静脉可见癌栓

期略高；延迟、轮辐状强化 3 种亚型中仅见于嫌色细胞癌。利用 MRI 动态增强检查及其参数可用来预测低级别、高级别 Fuhrman 分级的肾癌，高级别肾癌与低级别相比，异质性更高，实质 washin 指数更低，活动区域比例更高。亦有研究显示，MRI 定量纹理分析能够区分乳头状细胞癌 1 型、2 型。

其次，MRI 弥散加权成像在肾癌分型及预测分级方面具有一定价值，初步的结果显示：DWI 可鉴别不同肾癌亚型，透明细胞肾癌的 ADC 值高于非透明细胞肾癌，b 值选择 800s/mm² 时，ADC 值可鉴别乳头状细胞肾癌与嫌色细胞肾癌。非透明细胞肾癌细胞密度大，核质比高，水分子在细胞内外受限更明

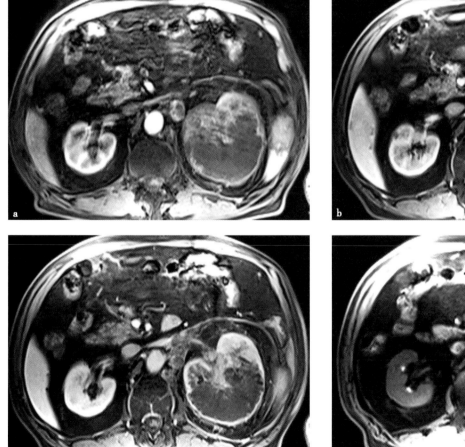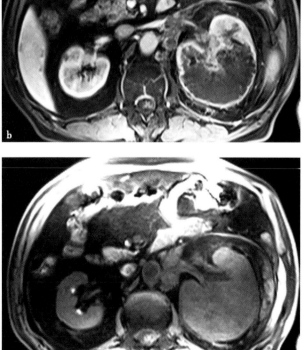

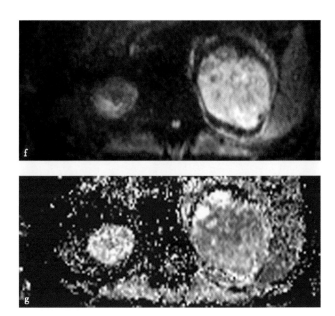

图 2-4-15　左肾癌（透明细胞型）增强检查

a～d. 左肾癌注射四期增强，左肾肿瘤边缘不规则强化，瘤内强化不显著，反映囊变坏死区；e. T_2WI 显示病变内实性区域，信号不均，可见囊变区；f、g. 实性部分 DWI 呈高信号，ADC 值信号减低，ADC 值 1.12×10^{-3}mm^2/s

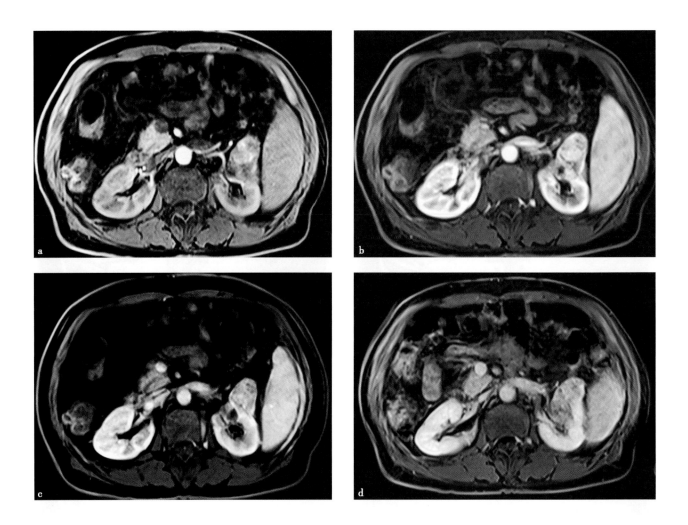

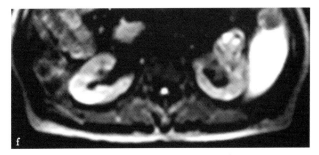

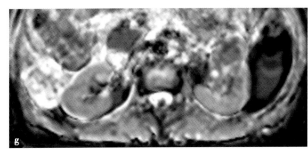

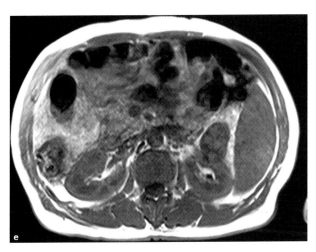

图 2-4-16 左肾癌(透明细胞型)增强检查

a~d. 左肾癌四期增强,动脉期及皮髓质期强化程度增加,实质期及延迟期强化程度减低,反映囊变坏死区;e. T₁WI 显示病变呈等、低信号,信号不均;f~g. DWI 及 ADC 图示肿瘤信号不均匀,ADC 值大部稍减低,局部呈更低信号

显,且透明细胞肾癌容易囊变坏死,造成肾透明细胞癌 ADC 值高于非透明细胞肾癌。另外,囊性肾癌 ADC 值明显高于实性肿瘤;随着肾癌级别的升高,其 ADC 值逐渐降低。但肾脏良恶性肿瘤的 ADC 值变化的研究具有一定争议。多 b 值 DWI 的双指数函数分析的敏感性和特异性较 ADC 值高,有助于鉴别常见的肾癌亚型,术前预测肾癌分级的准确性较高。以此为基础的 DWI ADC 直方图分析能客观评估整个肿瘤的异质性,具有较高的可重复性,有助于鉴别小透明细胞肾癌与非透明细胞肾癌,其中 ADC_75th 值的诊断效能最高。

最后,MRI 化学位移成像亦被认为有助于肾癌亚型的区分,肾细胞癌与乳头状癌、嫌色细胞癌相比具有更高的化学位移信号强度指数值。另外,尚有研究发现采用直方图分析 SWI 参数差异如磁敏感信号能够反映肿瘤内微血管及微小出血灶,可有助于鉴别乳头状与嫌色细胞肾癌。MRI 灌注成像包括对比增强首过灌注成像及动脉自旋标记(arterial spin labeling,ASL)技术,通过时间 - 信号强度曲线研究肾癌肿瘤组织的血供情况,亦可评估肿瘤的治疗效果。

5. 血管造影 肾细胞癌多数为体积较大的血管丰富的肿瘤,因此在诊断或治疗过程中进行血管造影,不论是选择性动脉造影或数字减影血管造影(DSA)均有重要意义,94%~97% 的病例都有一定的特征性表现。

(1)动脉期表现为肾动脉主干增宽,血管供应丰富,肾动脉主干代偿性增粗。瘤附近的肾动脉内分支被瘤推移、分开、拉直(图 2-4-17)。有时也可见到肿瘤附近的肾动脉包绕肿块呈现"掌中握球征"(图 2-4-18)。有时肿瘤血管密集成团,粗细不均,迂曲延长(图 2-4-18a),瘤内病理血管聚成血池或血湖(图 2-4-19)。有时可见肿瘤内出现早期静脉显影,它的成因可以是由于肿瘤内血循环加速或有动静脉瘘形成(图 2-4-20)。

(2)肾实质期表现主要为瘤内造影剂聚集,若瘤内不均匀和不规则密度升高,称"肿瘤染色",此种表现甚为常见,具有特征性,常可确诊肾细胞癌(图 2-4-19)。偶尔也可见此瘤内造影剂反而较周围的正常肾实质少。当肾细胞癌内出现大片不规则的坏死区或出血后,瘤内常见造影剂集中,此时勿误认为囊肿。有一现象也甚常见,即肾细胞癌与正常肾组织的交界处边缘模糊不清,是由于肾癌向周围浸润所致。

(3)静脉期表现在晚期常见肾细胞癌组织沿肾静脉或经肾静脉进入下腔静脉,形成肾静脉内瘤栓或下腔静脉内瘤栓,严重者更可见瘤栓进入右心房内,在以前我们已讨论过这一现象。在血管造影时显示的更为清晰、具体,常构成癌瘤分期诊断的重要标志(图 2-4-20)。

von Hippel-Lindau 病为一常染色体显性遗传疾患,特征是中枢神经系统和腹腔脏器同时发生多发肿瘤,较常见的是肾细胞癌(25%~38%)、肾囊肿等,

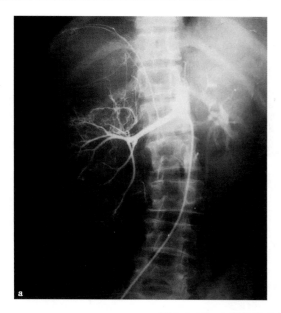
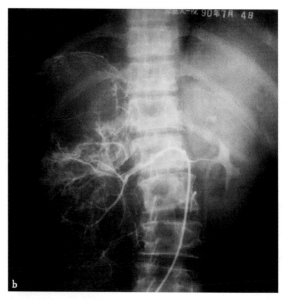

图 2-4-17　右肾细胞癌的选择性右肾动脉造影表现
a. 初期动脉期；b. 动脉期晚期，均可见瘤供血丰富，动脉分支被瘤推移、分开现象

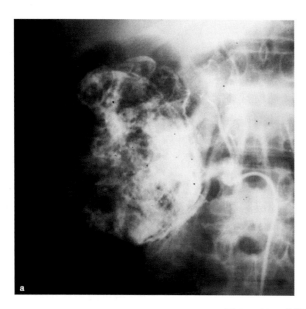
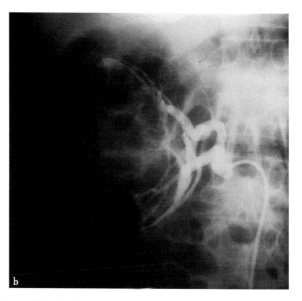

图 2-4-18　右肾中上极肾细胞癌
a. 肾动脉栓塞治疗前的选择性右肾动脉造影，可见肾大部被肿瘤占据，仅下极有少许正常肾实质，肾动脉被瘤推移，动脉包绕肿块呈"握球征"，肿瘤中血管极丰富，有许多造影剂不规则充填，病理血管密集成团；b. 为栓塞治疗后的肾动脉造影，瘤内血管已阻断不显示，只呈现其周围握球状的血管

有时并发的肾癌可能为双侧或多中心，也可能合并肾的其他肿瘤，如肾血管平滑肌脂肪瘤，中枢神经系统的肿瘤包括小脑血管母细胞瘤（13%～60%）、视网膜多发血管瘤（50%）、嗜铬细胞瘤（>10%）、脊髓或脊柱血管母细胞瘤（>5%），有时也可并发肺癌（图 2-4-21）。

【诊断要点】

对于因无痛性血尿怀疑肾细胞癌的患者，超声作为首选的普查方法，CT 或 MRI 检查能够进一步确诊并对肿瘤进行分期。CT 多期增强检查是 RCC 诊断与鉴别诊断、评价肿瘤浸润、瘤栓形成及转移、进行肿瘤分期最有效的方法。肾细胞癌的 CT、MRI 平扫及增强影像学表现与其组织学亚型相关，部分典型病例可于术前依据典型表现预测区分病理亚型、预测分级与预后。影像学在肾癌治疗的随访中也起着重要作用。但部分影像表现不典型病例仅依靠影像学特征难以鉴别，准确区分其亚型及分级需要最终病理学确诊。

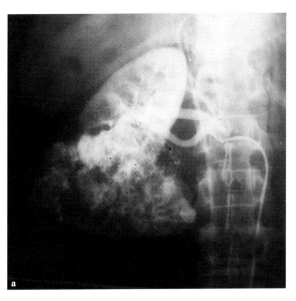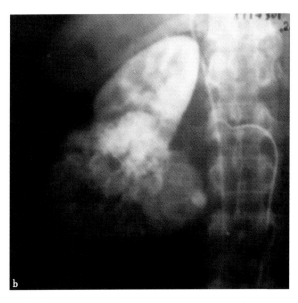

图 2-4-19　右肾下极肾细胞癌，选择性肾动脉造影
a. 示动脉期实质期肿瘤染色；b. 在 a 稍后，肿瘤染色更为清楚

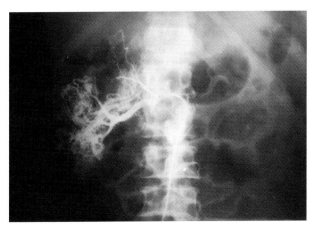

图 2-4-20　右肾血管高度丰富的肾细胞癌
其中可见 AV 瘘、肾静脉及下腔静脉瘤栓

【鉴别诊断】

除典型病例需要借助影像学对肾癌进行术前分型之外，肾细胞癌应与以下疾患鉴别。

1. 肾血管平滑肌脂肪瘤　①此瘤为良性肾肿瘤，生长缓慢，一般没有临床症状。②此瘤是错构瘤，内含成分复杂，包括血管、平滑肌与脂肪，其中特殊的是脂肪成分，在 CT 上为负值，多在 -100～-40Hu。肾细胞癌中很少有脂肪成分，此点有很强的鉴别诊断意义。③当作 CT 增强扫描时，瘤内的血管成分明显强化，达到血管的密度，平滑肌成分也有强化，而脂肪成分则几乎不强化，仍保持为负值。④肾血管造影可显示异常增大的血管成分。

2. 肾的囊性病变　如单纯囊肿或多房性囊性肾瘤，应该与囊性肾细胞癌进行鉴别，其鉴别要点：①囊

性肾细胞癌多由于坏死、出血、囊变形成，极少数为单纯囊肿伴发癌肿所致。故囊性肾细胞癌的壁多不规则，且明显较囊肿厚，囊变区有不规则的分隔或囊内有实性成分存在，在增强扫描时上述表现更为明显。②单纯性肾囊肿与多房性囊性肾瘤的特点为薄壁的光滑低密度区，壁多为弧形，囊内没有实性组织成分，也没有不规则的厚粗隔伸入囊中或只有薄的分隔，在增强扫描时，以上的一些特点也表现更为明显，壁及隔一般不增强，囊内没有增强的实性成分。③结合其他影像学检查方法，如超声及血管造影，更易鉴别。如超声可进一步证实单纯囊肿或多房性囊性肾瘤的回声，囊性部分为透声性组织，即无回声区或极低回声区，病灶后可有声能增强现象。囊性灶内无有回声的实性组织存在，或证实壁及隔上也伴有不规则的实性组织伸入囊内。又如肾血管造影也可进一步证实单纯囊肿或多房性囊性肾瘤内无血管成分，与囊性肾细胞癌表现截然不同。个别的多房性囊性肾瘤也可表现为较厚的壁或隔，但它们的厚度均匀，壁与正常肾组织间的分界清楚而没有浸润现象，它与肾细胞癌有明显区别。

3. 嗜酸细胞瘤　多见于 50 岁左右，男性多于女性，（1.5～1.7）∶1。多数没有症状，58%～83% 为偶然发现。30% 可有腰痛，40% 有镜下血尿，肉眼血尿及肿块很少见。约 20% 可伴有高血压。CT 平扫为较均匀的低密度或高密度。增强后各期均匀强化且密度低于肾皮质。比较特异的是，CT 扫描时出现的中央星状瘢痕和轮辐状强化，可提示肾嗜酸细胞瘤的诊断。另外，透明细胞肾癌和嗜酸细胞瘤的强

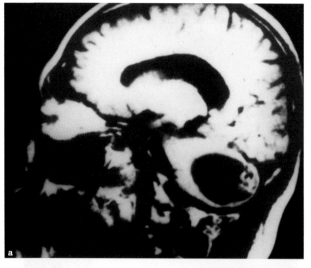
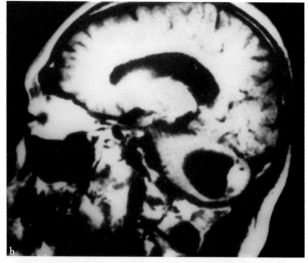
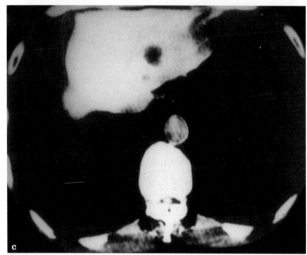
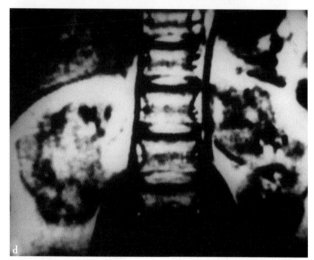
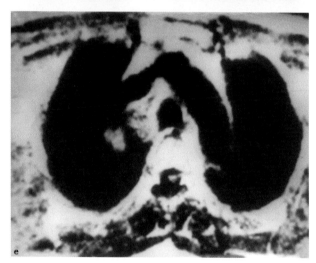

图 2-4-21　von Hippel-Lindau 病

男，43 岁，胸闷、干咳 2 个月，尿中带血，行 CT 及 MRI 检查，a. MRI T₁WI 示小脑低信号囊性灶，其中有一小结节，内有流空的血管；b. Gd 增强扫描示极高信号的结节强化；c. 腹部 CT 平扫示肝囊肿；d. MRI 质子加权像示右肾中下极中等信号的肾癌，及左肾上极不等低信号的血管平滑肌脂肪瘤，有极高信号的脂肪成分；e. MRI 门控 T₁WI 示右上肺不均质低信号的分叶状肿块，证实为右上肺腺癌（刘红娟，王青瑛供图）

化均值在皮髓质期达到顶点；乳头状和嫌色细胞肾癌的强化均值在实质期达到顶点。透明细胞肾癌在皮髓质期和排泄期强化程度高于嗜酸细胞瘤；在皮髓质期、实质期、排泄期强化程度高于乳头状肾细胞癌；在皮髓质期和排泄期强化程度高于嫌色细胞肾癌。强化的阈值有助于区分透明细胞肾癌与嗜酸细胞瘤、乳头状肾细胞癌和嫌色细胞肾癌。近来发现 MRI 在诊断肾嗜酸细胞瘤方面有独特价值，可显示肿瘤包膜完整、中央星状瘢痕等，可提示诊断。

4. 弥漫型黄色肉芽肿性肾盂肾炎　鉴别要点为：①中年妇女好发，尿检查常有阳性所见如蛋白、白细胞等；②患者有明显的腰痛、发热、尿路感染症状，与肾细胞癌不同；③CT 或超声检查时可见患肾肿大，外形不规则，肾盂、肾盏扩大，可伴发结石、脓肿形成；④增强扫描时肾内可见多数不规则的强化脓腔存在，肾内同时存在不规则的实性炎性肉芽肿块，有增强现象；⑤晚期弥漫型黄色肉芽肿性肾盂肾炎可扩散到肾包膜以外的肾周间隙，以致肾筋膜不规则性增厚、腰肌广泛浸润、周围器官粘连等。这些改变与晚期肾细胞癌不同。

5. **肾脓肿及肾周脓肿** 鉴别要点为：①脓肿含有脓腔及慢性肉芽组织，临床上有腰痛、发热、感染性改变等特点；②脓肿中央为低密度区，周边有强化的厚壁，外形不规则；③它可穿破肾包膜扩散而形成肾周脓肿；④当发生肾周脓肿后，整个肾区模糊不清，筋膜增厚，腰肌及其他肾旁结构均可受累。上述表现与肾细胞癌的表现不同。

6. **肾淋巴瘤** 淋巴瘤可侵犯肾脏，双侧肾脏受累者较单侧者常见。它与肾细胞癌的鉴别要点为：①受累的肾脏体积明显增大，在 MRI 上皮质髓质分辨不清；②肾脏内有多发的结节状病灶，此种结节增强后无明显强化现象；③有时双肾受累，也有时单肾内有单发结节，后一种情况与肾细胞癌的鉴别比较困难；④常同时存在腹膜后淋巴结肿大现象，成串或成堆出现，有时介于肾门内侧与椎体之间出现软组织肿块，同时脾内也有低密度病灶，则淋巴瘤的诊断可能性更大；⑤当肾功能（浓缩及排泄功能）障碍时，则患肾延迟强化或无明显强化现象。

7. **肾及肾周脂肪肉瘤** 此瘤与肾细胞癌的不同之处在于：①瘤被大量成熟的脂肪组织包围，测 CT 值往往得到不同范围的负值，因此瘤常起自肾包膜外的脂肪组织；②增强后可见脂肪组织内有强化的肉瘤组织，有的肉瘤成分很大时，成熟的脂肪组织变的较少或不易被发现；③肾脏被脂肪肉瘤组织侵及，可只留下一些或较少量的正常肾实质。

8. **肾平滑肌肉瘤** 此瘤几乎与肾细胞癌在 CT、MRI、超声，以及尿路造影上不能区分，最后诊断只能依靠病理。

（刘丽华　沈　文）

第二节　泌尿系统尿路上皮肿瘤

【概述】

尿路上皮肿瘤（urothelial cell tumor）主要分布在肾盂、肾盏、输尿管、膀胱及尿道，多数为乳头状移行细胞癌（transitional cell carcinoma），病理类型主要是移行细胞癌，其次是鳞状上皮癌，最少见者为腺癌。病因与某些化学致癌物、环境因素、病毒、

慢性炎性刺激、结石等诸多因素有关，吸烟、某些药物的滥用也与肿瘤的发病有关。本节主要描述肾盂癌和输尿管癌。

一、肾盂癌

【概述】

肾盂癌（renal pelvic tumor）为原发于尿路上皮的恶性肿瘤，大约占肾脏所有恶性肿瘤的 8%，据原北京医科大学泌尿外科研究所统计，尿路移行细胞肿瘤中，发生在肾盂、肾盏的肿瘤发病率低于膀胱，但却是输尿管肿瘤的 2～3 倍，而膀胱肿瘤的发生是肾盂、肾盏肿瘤的 50 倍。尿路移行上皮细胞癌好发于 40 岁以上的成年人，50～70 岁更多见，男女比例为（2～4）:1。

病理学上，肾盂肿瘤 85%～95% 是移行细胞癌，大约 10% 是鳞状细胞癌，腺癌非常罕见，不足 1%。肾盂乳头状瘤是指细胞分化程度较好，组织结构类似良性病变的肿瘤，极易复发并具有恶变倾向，因此应视为早期恶性病变。从大体病理看，移行细胞癌中 85% 以上为乳头状，其余为非乳头状。乳头状移行细胞癌为息肉状低度恶性病变，表现为缓慢周围浸润，较晚发生转移。非乳头状移行细胞癌显示为结节状或扁平状，表现为肾盂壁增厚，境界不清楚，是具有浸润性的恶性肿瘤。镜下移行细胞癌分为 3 级：Ⅰ级：肿瘤细胞显示轻度异型性，排列紊乱，但容易区分，可类似正常上皮组织；Ⅱ级：细胞仍显示为移行上皮源性，但细胞排列层数增多，异型性明显，有多少不等的癌巢；Ⅲ级：细胞几乎不能显示移行细胞来源，细胞层数明显增多，异型性明显，排列紊乱，局限或弥漫浸润性生长，表面细胞不连续呈结节状。

移行细胞肿瘤可单发或多发。两侧肾脏同时发病者占 3%～4%，多器官重复肿瘤发生率可高达 50%，肾盂与输尿管或膀胱肿瘤同时发生，大多数先发生肾盂肿瘤，而后才有输尿管、膀胱肿瘤，可能与顺尿液种植转移有关，但也可以肾盂、输尿管、膀胱单独同时或不同时发生肿瘤。

肾盂癌的转移途径包括：①直接浸润，肿瘤向周围蔓延，侵及肾窦脂肪、肾实质、肾盂或肾门周围组织；②淋巴转移，肾盂周围淋巴组织丰富，容易发生肾门区、主动脉旁、腹膜后淋巴结转移；③血行转移，以肝、肺最多见，以及骨、肾上腺、双侧肾脏及胰腺等。

肾盂移行细胞癌病理分为 4 期：Ⅰ期，肿瘤无浸

润，局限在黏膜层；Ⅱ期，有浅表浸润，但未侵及肌层和肾实质；Ⅲ期，侵及肾盂肌层和肾盂周围脂肪，并累及肾实质，但无局部淋巴结及远隔转移；Ⅳ期，有淋巴结或远隔转移，或侵及邻近血管。

【临床特点】

大多数肿瘤生长缓慢，早期表现为相对良性的过程，临床表现常为非特异性，血尿是肾盂、输尿管肿瘤的主要症状，90% 以上表现为间歇性、无痛性肉眼血尿，血尿的发生一般较肾细胞癌要早。大约 1/4 的病例伴有腰痛，多表现为隐痛，多是由于血块或肿瘤引起梗阻所致，排出血凝块时可致肾绞痛。肾盂、肾盏肿瘤一般很少凸出于肾脏表面，因此临床检查很少触及真正的肿块。肾盂癌发生累及肾盂、输尿管连接部时，可导致尿路梗阻，继发肾积水，合并肾积水时可触到肿大的肾脏。尿细胞学检查虽然有很高的假阴性率，但可作为常规的检查方法之一。据统计，Ⅰ、Ⅱ期肾盂癌的阳性所见不足 50%，而Ⅲ期以上的肾盂癌细胞学阳性率可超过 70%。反复的尿样采集，或通过导管直接取得上尿路尿样，其细胞学检查更为可靠，肿瘤细胞检出的阳性率也更高。

【影像检查技术与优选】

此病相关的影像学诊断方法有：X 线检查（尿路平片、IVP 或逆行肾盂造影）、超声检查、CT、MRI、肾动脉造影等。

1. 尿路造影　可显示肾盂内充盈缺损的大小、形态和位置，比较全面地反映肾积水的程度和肾功能情况。静脉尿路造影显示不满意时应做逆行肾盂造影，其缺点是对肾盂内充盈缺损的进一步定性比较困难，当肾积水程度较重时易遗漏较小的病变。

2. CT 及 CTU　是肾盂肿瘤首选的检查方法，对尿路移行细胞癌的诊断和分期具有很高的敏感性，利用薄层及静脉增强后延时扫描可以检出较小的肿瘤，并可了解肿瘤对肾实质、肾周的侵犯和有否其他脏器转移，亦可鉴别肾盂内占位病变的性质，区分肿瘤或结石。但有时受检查技术的影响，对肾盂内血肿或其他某些病变，首次 CT 检查有时尚难确诊。

研究显示，注射利尿剂后 CT 尿路造影 60 秒（UP）对上、下尿路肿瘤病变显示的敏感度均高于 5 分钟后尿路成像（EP），提示 UP 可作为检测尿路上皮肿瘤高危患者整个尿道肿瘤的单相检查方案。最近的一项基于迭代重建低剂量扫描与标准剂量滤过反投影法对尿路上皮癌的检出率的比较研究显示，低剂量迭代重建扫描不降低图像质量和肿瘤检出率，且

能够显著降低辐射剂量。

3. 超声　对肾盂癌的诊断有一定的实用价值，但敏感性不如尿路造影及 CT，对较小的肿瘤容易漏诊，尤其在肾盂癌合并肾积水时显示略差，应同时结合其他影像学检查确诊。

4. MRI 及 MRU　MRI 联合 MR 泌尿系水成像（MRU）软组织的分辨能力高于其他影像学检查，可同时显示肾实质和泌尿系集合系统。已常规应用于尿路上皮肿瘤的检查。对碘过敏、肾功能损害、尿路梗阻、儿童、青年、妊娠患者都可成功地显示尿路上皮肿瘤。能清晰显示肾盂、肾盏及输尿管内充盈缺损和肿瘤本身，输尿管梗阻端的改变，梗阻部位以上肾、输尿管积水的程度。缺点是不易显示结石、钙化，易掺杂人工伪影，同时，较高的检查费用也使检查受到一定的限制。

【影像学表现】

1. X 线表现

（1）腹部平片检查：无价值。

（2）静脉尿路造影：是诊断肾盂癌最基本的检查方法，尤其是当肾功能尚好而无严重的尿路梗阻时，可以帮助判定肿瘤的大小和发生部位。可以表现为肾盂、肾盏内充盈缺损或形态不规则，肾盏截断、狭窄、不显影或不同程度的扩张等征象，多数病例可显示不同程度的肾积水、肾轮廓增大。肾积水严重时，肾盂、肾盏可呈"皂泡状"扩张（图 2-4-22）。肾盂、肾盏内的充盈缺损可呈圆而光滑、较小的点片状或较大的充盈缺损（图 2-4-23），位于肾盏漏斗部的肿瘤可仅显示局部形态的改变或局限性肾盂积水。比较小的肾盂、肾盏肿瘤或发生在前壁的肿瘤在常规仰卧位检查时可不容易显示，因此，必要时需做俯卧位检查。肾功能减退时，肾盂、肾盏显影较差或完全不显影。

（3）逆行尿路造影：当肾盂肿瘤发生，或侵犯肾盂输尿管连接部引起严重的肾积水，或晚期肾盂肿瘤广泛侵犯肾实质造成肾脏功能减低，静脉尿路造影肾盂、肾盏不显影或不能清楚地显示病变，逆行尿路造影则成为有效的替代方法，其诊断原则与 IVU 相同。

2. CT 表现　CT 检查已经成为尿路造影或超声检查后进一步确诊肾盂诊断的有效检查方法，不仅有助于肾盂、肾盏内充盈缺损的定性诊断，而且能直观、全面评价肾盂癌累及范围、与邻近结构、血管的关系及周围淋巴结转移有无等情况。

（1）平扫：肾盂癌 CT 平扫显示集合系统内的中

央有膨胀性生长的软组织密度肿块，CT 值为 23～47Hu，早期较小的肿瘤位于肾盂、肾盏内，呈小的圆形或不规则增厚的软组织密度肿块，一般不引起肾盂、肾盏形态的改变（图 2-4-24）。较大的肿块呈团块状、不规则或分叶状，肾盂周围脂肪受压、移位或

消失，并可阻塞肾盂、肾盏造成相应部位肾积水（图 2-4-25），肾盂肿块内可合并有钙化。

（2）增强扫描：肾盂肿瘤的血供少于肾实质肿瘤，增强扫描肿瘤大多呈轻 - 中度增强，30～60Hu。肿块的密度高于肾盂内尿液的密度，但低于肾实质

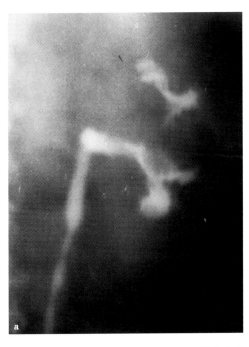
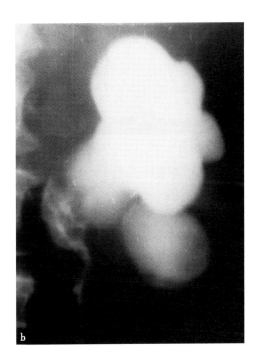

图 2-4-22　左肾盂癌

a. IVU 显示左肾盂内充盈缺损，左肾盏不规则、狭窄及截断；b. 肾盂内不规则充盈缺损，合并肾盂、肾盏积水，呈"皂泡状"

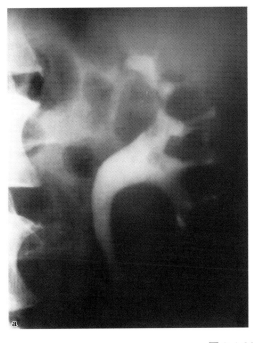
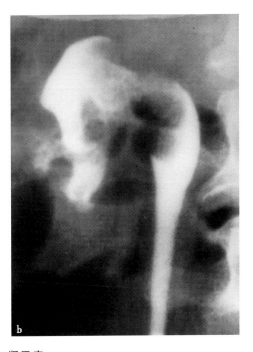

图 2-4-23　肾盂癌

a. 左肾盂癌：左肾盂内小的充盈缺损，未造成肾盂、肾盏形态改变；b. 右肾盂癌：盂内较大不规则充盈缺损，并累及肾盏

107

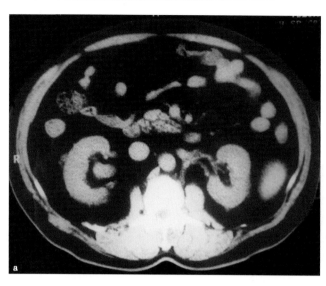 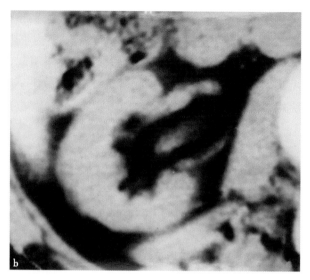

图2-4-24 右肾小肾盂癌

a. CT 显示右肾盂内软组织肿块，境界清楚；b. 右肾盂内小的软组织密度肿块，平扫位于肾盂后侧壁，呈轻度隆起状，肾盂形态正常

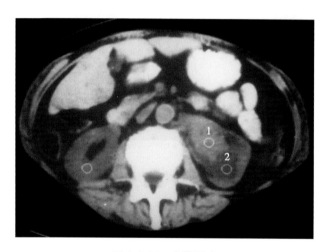

图2-4-25 左肾盂癌

侵犯左输尿管上端，CT 平扫显示左肾盂内肿块，近端肾盂、肾盏扩张积水

密度，更清楚地显示肾盂肿瘤的边缘、形态和范围（图2-4-26）。当肿瘤侵犯肾脏实质时，肿块与肾实质界限不清（图2-4-27）。根据肾实质增强的程度，可了解患侧肾功能的情况，利于术前分期。

（3）延时扫描：增强扫描后3～4分钟延时扫描具有重要诊断价值。①确定肿块位于肾盂内或肾盂外；②显示容易漏诊的较小的肾盂、肾盏内肿瘤，薄层的延时扫描可显示肾盂内充盈缺损或肾盂壁不规则增厚（图2-4-28）；③根据肿块周围肾盂内造影剂分布的情况，进一步判断肿瘤有无肾盂外结构的侵犯。

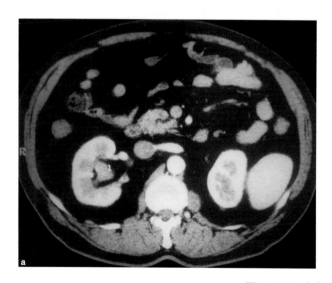 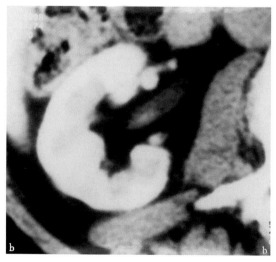

图2-4-26 右肾小肾盂癌

a. 与图2-4-24a 同一病例，CT 增强扫描示肾盂内肿块有增强，与肾盂旁脂肪界限清楚；b. 与图2-4-24b 同一病例，右肾盂内小的软组织肿块均匀强化，边界清楚，呈长条增厚隆起伏

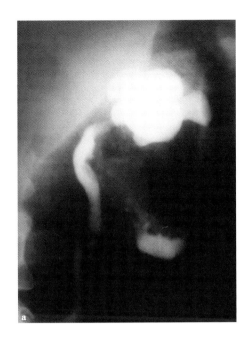

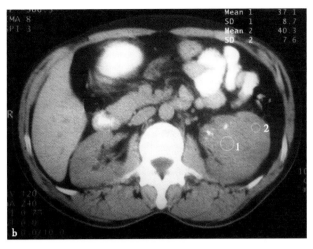

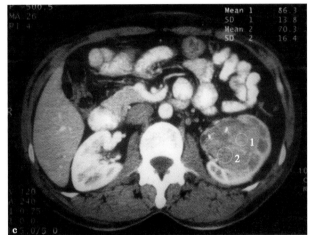

图 2-4-27　左侧肾盂癌

a. IVU 显示左侧肾盂充盈缺损；b. CT 平扫示左肾盂内较大肿块，合并小点状钙化；c. CT 增强扫描示左肾盂内肿块均匀强化，肿块外缘与肾实质界限不清，相邻肾实质增强幅度低于后侧肾实质，提示肾盂肿瘤累及肾实质

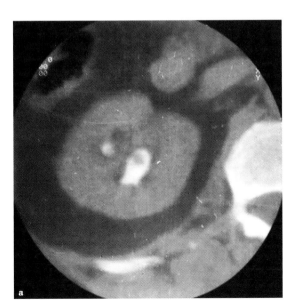

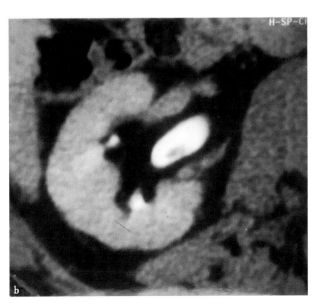

图 2-4-28　CT 增强后延时扫描

a. 右肾盂上方肿瘤，呈小圆形的充盈缺损；b. 与图 2-4-24b 同一病例，延时扫描显示右肾盂后方肿瘤，呈充盈缺损，轮廓清晰

尿路移行细胞癌是泌尿系统多器官发生的肿瘤,可同时发生在双侧肾脏(图2-4-29)、输尿管及膀胱(图2-4-30)。因此,CT检查时应全面检查双侧肾脏、输尿管及膀胱,以免漏诊。

螺旋CT的薄层、重建的优点可以避免漏诊肾盂、肾盏内小的肿瘤(图2-4-24b、图2-4-26b、图2-4-28b),能够提高CT对尿路上皮肿瘤诊断的敏感性,同时利用MPR重组图像可以观察肿瘤的位置及范围。螺旋CT扫描及团注造影剂检查肾脏时,肾动脉早期肾皮质增强而髓质尚未增强,还应做肾实质期检查,以便更好地了解全部肾实质的情况,一般认为肾实质期显示病变的能力要明显优于肾动脉早期。此外,排泄期的延时扫描可根据肾盂内充盈缺损周围造影剂的分布情况了解有无肾盂外、肾实质受累及更清楚地显示肾盂、肾盏内肿瘤(图2-4-31)。

肾盂移行细胞癌的肾外侵犯主要是通过肾门直接侵犯输尿管及周围结构,且有局部或腹膜后淋巴结转移(图2-4-32)。肾盂癌常见的转移部位包括肺、肝脏和骨骼系统,也可转移至肾上腺、胰腺、脾等器官,偶尔可侵及大血管,如肾静脉或下腔静脉,造成血管腔内瘤栓。

Baron等将肾盂、输尿管移行上皮癌的表现方式分为三种类型:①无蒂息肉型,肾盂、肾盏内小的肿块,大多表现为外形规则或呈息肉状;②肿块浸润型,较大的肾盂内肿块,侵犯肾盂外或肾实质,与肾实质界线可不清,并可侵犯输尿管和邻近结构;③管壁增厚型,输尿管肿瘤造成的管壁环形或偏心状增厚,管腔狭小甚至闭塞。

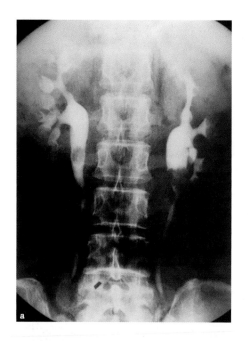

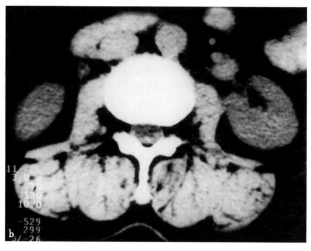

图2-4-29 双侧肾盂癌
a. IVU示双侧肾盂输尿管交界处充盈缺损;b. CT扫描示双侧肾盂肿瘤,呈均匀的软组织密度肿块

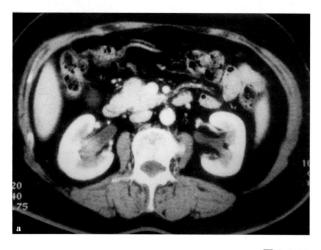

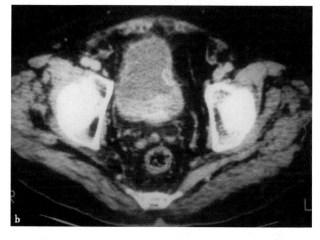

图2-4-30 右侧肾盂癌
a. CT增强扫描显示右肾盂内强化的软组织密度肿块;b. 同一病例,同时发现膀胱内肿瘤,CT示膀胱后壁及侧壁强化的软组织肿瘤

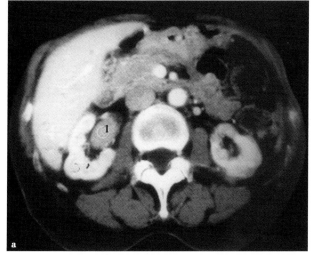

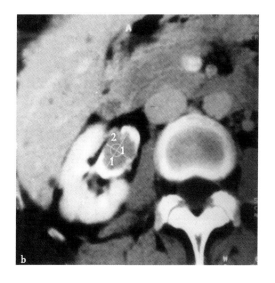

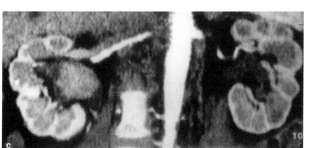

图 2-4-31　右肾盂癌的螺旋 CT 扫描

a. CT 增强扫描示右肾盂内肿瘤均匀强化；b. 延时扫描示肿瘤周围造影剂环状分布，肾盂旁脂肪未受侵犯；c. MPR：冠状位显示右肾盂内肿瘤的形态、位置

　　尿路移行细胞癌中大约半数以上表现为无蒂息肉型，1/3 为肿块浸润型，1/5 为管壁增厚型。早期肾盂癌预后甚佳，因此，精细的 CT 检查与正确的 CT 分期对临床治疗起着重要的作用，对估计预后有一定的意义。

　　（4）分期诊断：由于肾盂癌局限在黏膜层与浅表侵犯时，CT 表现改变不明显，因此 CT 不足以区分 I 期和 II 期肿瘤侵犯肾盂壁的深度，两者均表现为

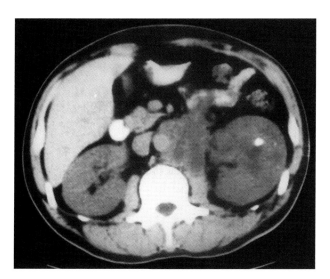

图 2-4-32　左肾盂癌肾外转移

CT 显示肾门区、腹主动脉旁淋巴结转移

肾盂内肿块和肾盂周围脂肪包绕，或增强后延时扫描肿块旁环绕造影剂。与尿路造影相比，CT 检查早期肿瘤的敏感性更高，因为尿路造影时浓聚的造影剂有时会遮盖较小的肿瘤。

　　CT 可以区分早期（I、II 期）与进展期（III、IV 期）肿瘤，肾盂旁脂肪受侵犯的早期，显示其内密度不均匀，肿瘤侵犯肾实质时，肾盂旁脂肪内显示软组织密度，相邻肾实质密度减低，与肾盂之间界限不清，有时类似肾实质肿瘤改变。但大多数肾盂癌侵犯肾实质时不改变肾脏的外形，增强后的延时扫描及肾实质内的密度改变有助于判定肾实质是否受累，早期肾盂旁脂肪密度增高需与合并出血、炎症区分。

　　CT 在区分早期和进展期肾盂癌方面起着重要作用，有利于临床制订治疗方案。

　　（5）MRI 表现：早期局限性肾盂内肿瘤大部分显示信号均匀，T_1WI 肿块表现为比正常肾实质稍低的信号，T_2WI 呈轻度高信号（图 2-4-33），比较大的肿瘤其肾盂周围脂肪有不同程度的受压移位。晚期进展期肿瘤，肿瘤向肾实质侵犯的程度不一，肾皮髓质界限不清，T_1WI 呈等或略低信号，T_2WI 显示受压部位信号不均。当肿瘤侵及肾盂、输尿管交界部位时可梗阻尿路，出现肾盂、肾盏扩大积水，此时肾盂内信号强度增高，容易遗漏较小病变。肾盂癌肿

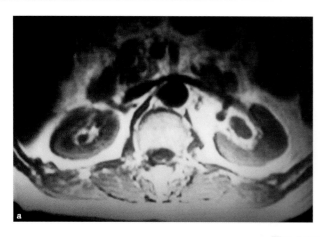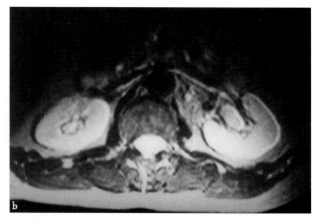

图 2-4-33　左肾盂癌

a. T$_1$WI 显示左肾盂内低信号肿瘤；b. T$_2$WI 呈中等略高信号

块位于肾盂腔内，向周围膨胀性生长，肾盂周围脂肪信号向外移位，常规的 MRI 检查可通过不同的位置显示肿瘤的发生部位。由于 MRI 对软组织的分辨能力高于其他影像学检查，可作为肾盂癌的常规辅助检查方法，同时也用于与肾盂内的等密度或低密度血肿相鉴别。尤其 MRI 冠状位成像较轴位能够更为清楚的显示肾窦和肾门及其内的肾盂肾盏、血管等结构，更利于明确肾盂癌的起源部位、范围及邻近肾盏、肾实质受累的判定，但 MRI 对肿瘤内的钙化或肾盂、肾盏内结石的显示不如 CT。

　　MR 泌尿系水成像（MRU）已经常规应用于尿路上皮肿瘤的检查。MRU 所显示的图像明显优于传统的尿路造影，其诊断分析的原则大致相同，对碘过敏、严重肾功能损害、尿路梗阻、儿童、青年、妊娠患者都可成功地显示尿路上皮肿瘤，尤其是当 MRU 与 MRI 其他序列同时检查时诊断价值更高，并可同时显示肾实质和泌尿系集合系统。MRU 能够显示肾盂、肾盏及输尿管内充盈缺损和肿瘤本身，输尿管梗阻端的改变，梗阻部位以上肾、输尿管积水的程度。

【诊断要点】

　　典型的肾盂移行细胞癌表现为中央型软组织密度肿块，静脉注射造影剂后肿块有增强，肿瘤的存在多不影响肾脏外形的变化。CT 与 MRI 的价值不仅在于发现肾盂内肿瘤，还可了解肿瘤的侵犯范围和是否发生其他脏器肿瘤转移、淋巴结转移及多发肿瘤。但是，造成肾盂、肾盏内占位表现的病变很多，均需与肾盂癌鉴别。

【鉴别诊断】

　　1. **肾结石**　少数含钙盐成分低的阴性透光结石腹部平片多不显示，尿路造影显示肾盂内充盈缺损，

但有时结石的位置可随体位变化和时间推移而有所变化。CT 扫描肾盂、肾盏内结石的密度高于肿块及软组织，可达 100～250Hu。

　　2. **黄色肉芽肿性肾盂肾炎**　系慢性肾盂肾炎，反复的肾盂输尿管连接部梗阻、感染或原因不明的炎症。可表现为肾盂肾盏扩大，其内密度较高，酷似肾盂癌，可为单侧或双侧，大约 80% 合并肾盂或肾盏内结石（图 2-4-34）。CT 增强扫描肾盂内无强化，可合并肾功能减低。值得注意的是肾盂癌、肾盂结石、肾盂炎症可同时存在。

　　3. **肾盂血肿**　临床可出现血尿，尿路造影显示肾盂内不规则充盈缺损，CT 平扫大多数血肿密度较高，可介于结石和肿瘤之间，增强后扫描病变无强化，并且随着时间延长，肾盂内血肿产生溶解，其密度和形态都会发生明显变化。因此，如果首次 CT 检查诊断比较困难，隔期的 CT 复查可进一步提供诊断依据。此外，MRI 检查也有助于血肿的鉴别。

　　4. **肾细胞癌**　晚期肾实质肿瘤可侵犯肾盂，酷似肾盂肿瘤。一般肾癌的血供较肾盂癌丰富，CT 增强扫描动脉期肿块强化幅度较显著。肾盂癌时肿瘤位于中央集合系统，即使较大的肿瘤亦不影响肾轮廓的改变，而肾癌肿块多突出于肾脏表面，造成肾形态异常。此外，肾盂癌时肿瘤多为实性软组织肿块，较少发生瘤内坏死、囊变的现象，而肾癌则较常见（图 2-4-35）。肾盂癌较少侵犯肾静脉或下腔静脉，常侵犯输尿管上端。

　　5. **肾盂旁囊肿**　CT 有助于鉴别，CT 值呈水样密度，-10～20Hu，增强扫描病变无强化，增强后 2～3 分钟延时扫描有特征性表现，显示肾盂受压移位，肾盂旁囊肿多为单侧，也可双侧（图 2-4-36）。

　　6. **多房性囊性肾瘤**　可发生在肾盂内，病变由

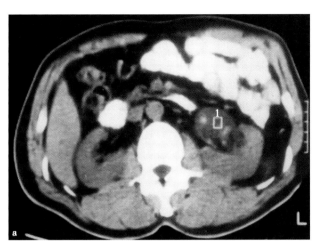
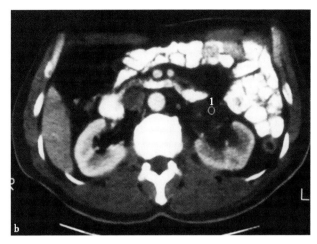

图 2-4-34　左侧黄色肉芽肿性肾盂肾炎

a. CT 平扫示左侧肾盂扩大,密度不均匀,其中可见小斑点状结石;b. 增强扫描示左肾盂内病变强化不明显,注意左肾实质强化幅度减低,提示肾功能减低

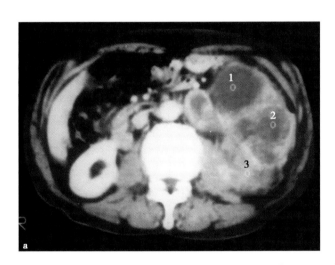
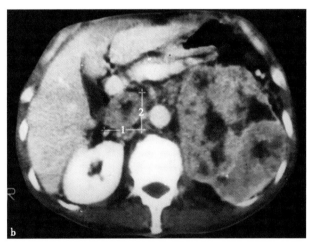

图 2-4-35　左肾细胞癌

a. 左肾巨大软组织肿物,不均匀强化,肿块内发生坏死,呈囊状低密度,并侵犯肾盂;b. 左肾癌,合并腔静脉前方淋巴结转移

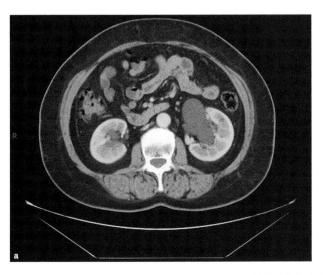
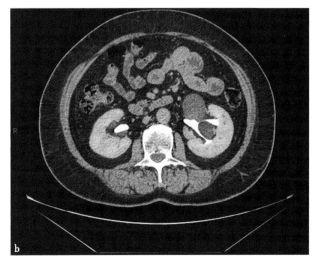

图 2-4-36　双侧肾盂旁囊肿

a. CT 增强扫描病变内无增强;b. 延时扫描显示双侧肾盂受压、变形

多数小的囊腔构成,平扫可接近软组织密度,增强扫描不均匀强化,薄层扫描可显示网状分隔之间有略不均匀的低密度。直径小于1.0cm的病变术前较难诊断,需结合其他影像学检查(参考第三篇第二章)。

7. 肾积水 肾盂癌侵犯肾盂输尿管连接部造成肾积水,CT与MRU能够显示梗阻部位软组织肿块或肾盂壁和输尿管壁增厚,而其他原因造成的肾积水,包括先天性肾积水,多表现为肾盂输尿管均匀扩张,梗阻部位狭窄或显示结石,无软组织肿块。

(刘丽华 沈 文)

二、输尿管移行细胞癌

【概述】

原发输尿管移行细胞癌(transitional cell carcinoma of ureter)较少见,仅占上尿路肿瘤的1%~3%,肿瘤好发年龄为50~70岁,男女比例为3:1。输尿管肿瘤大部分为恶性,90%以上是移行细胞癌,鳞癌、腺癌相对少见。输尿管移行上皮癌病理上分为5期:0期,乳头状瘤,病变局限在黏膜层;Ⅰ期,黏膜下浸润;Ⅱ期,肿瘤侵犯肌层;Ⅲ期,输尿管周围脂肪受侵;Ⅳ期,局部淋巴结或远隔脏器转移。肿瘤的分期与预后有关,乳头状瘤的预后极佳,Ⅰ、Ⅱ期肿瘤术后五年存活率可在50%以上。

【临床特点】

临床表现主要是血尿,多为无痛性全程或终末血尿,少数患者可能触及腹部包块,大量的血凝块阻塞输尿管可引起肾绞痛。输尿管肿瘤多发生在左侧,更常见的在下1/3段,病变单发或多发,也可双侧发生,部分病变可由肾盂、膀胱肿瘤种植或蔓延引起。

【影像检查技术与优选】

此种肿物的影像学诊断方法有:尿路造影、B超、CTU及MRU。CTU或MRU对于输尿管肿瘤的诊断、鉴别诊断及分期起着十分重要的作用。

1. 尿路造影 对临床怀疑输尿管肿瘤者多首先采用静脉尿路造影,其优点是除了显示病变的位置、大小外,可同时了解双肾、输尿管及膀胱的情况,有利于发现多发肿瘤,晚期肾功能损害时需做逆行肾盂造影。但尿路造影显示病变部位的充盈缺损、管腔狭窄难以与其他病变鉴别,缺乏特异性,有时还因某种原因的影响造成造影失败。

2. B超 为常用的辅助检查方法,可了解肾及输尿管有否积水、梗阻部位,可显示病变,但对较小的病变不敏感。

3. CTU CTU为检测输尿管病变最占优势的影像学检查方法,在输尿管肿瘤的诊断与鉴别诊断方面起着重要作用,尤其在对输尿管结石的诊断和输尿管肿瘤壁外侵犯累及邻近结构方面优于其他检查。目前,CT在检查早期输尿管肿瘤方面尚有争议,但更重要的是显示肿瘤穿破管壁蔓延至输尿管周围,提示高分期肿瘤邻近结构的侵犯程度。

4. MRI及MRU 对尿路肿瘤的检查诊断有肯定价值,适用于尿路造影失败和含碘造影剂过敏者。常规MRI及增强可显示输尿管肿瘤的部位、形态和有无输尿管壁外侵犯、肿瘤强化行为。MR泌尿系水成像(MRU)显示恶性尿路梗阻形态。但磁共振技术对输尿管结石的显示不如CT,并存在人工伪影和检查费用昂贵的问题,普遍使用受到一定限制。

【影像学表现】

1. 尿路造影 尿路造影大多可显示输尿管肿瘤所在部位管腔内的充盈缺损或局限性狭窄,病变以上输尿管和/或肾盂肾盏不同程度的积水,肿瘤所在部位可显示"高脚杯征"(图2-4-37)。慢性尿路梗阻或肾功能减低时IVP可不显影或显影淡,需做逆行肾盂造影检查(图2-4-38)。早期输尿管肿瘤不一定产生尿路梗阻,输尿管结石、炎性病变等也可阻塞输尿管,因此,不能单纯依据肾盂、输尿管积水来判定肿瘤的存在与否。

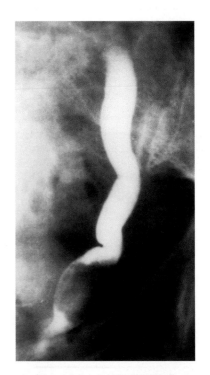

图2-4-37 左输尿管下段癌

静脉肾盂造影示腔内充盈缺损,边缘较光滑,呈"高脚杯"状,病变上方输尿管积水

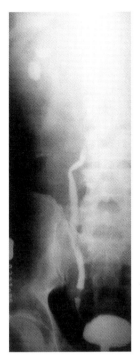

图 2-4-38 右输尿管下段癌
逆行尿路造影病变呈局限性环形狭窄

2. CTU CTU 检查对输尿管肿瘤的诊断起着重要作用，可显示输尿管全长，不仅能显示肿瘤本身，也可了解肿瘤对周围的侵犯程度，有否淋巴结转移，同时还可区分结石。

输尿管肿瘤的 CT 表现为输尿管管壁环形或偏心状增厚或呈小的圆形及不规则状软组织肿块。影像学表现多样：可呈乳头状病变，局部管壁增厚，局限性的强化或浸润性病灶。增强扫描示肿瘤轻 - 中度强化（图 2-4-39）。Keney 和 Stanley 报道 CT 检查可发现直径最小到 5mm 的肿瘤。上段盂盏结合部（pelvicalyceal）移行上皮癌发病率是输尿管的 2 倍，通常表现为伴有充盈缺损的不规则强化的软组织肿块，可呈菜花状或息肉形态，发生于输尿管的移行上皮癌多位于远段，亦可累及膀胱。

3. MRI 及 MRU 常规 MRI 检查可显示输尿管肿瘤的部位、形态和有无输尿管壁外侵犯，大多数肿瘤 T_1WI 呈等信号，T_2WI 为等或略高信号，冠状及矢状位图像可直接显示肿瘤沿输尿管管腔生长的程度、有否膀胱及周围结构侵犯（图 2-4-40），增强 MRI 输尿管内及周围可显示肿瘤强化的病变。MRU 显示恶性尿路梗阻多为尿路突然中断，梗阻端呈杯口状、不规则状或鸟嘴样形态（图 2-4-41）。

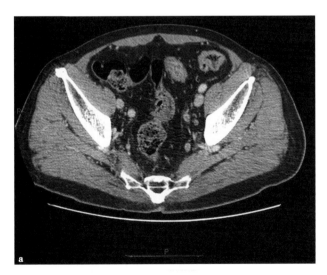

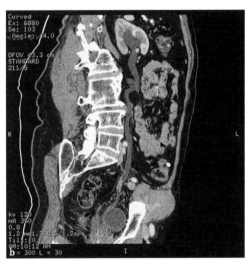

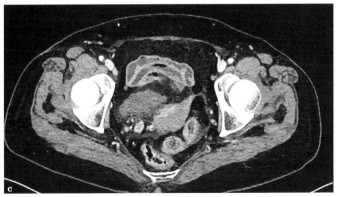

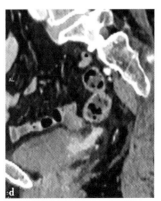

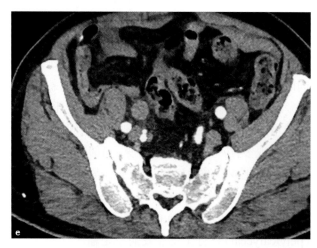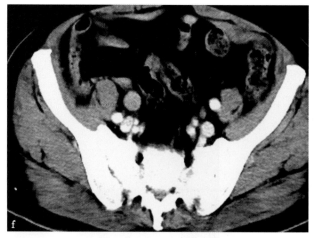
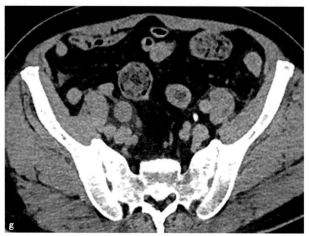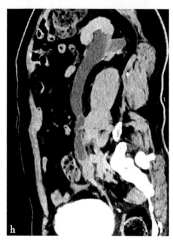

图 2-4-39　左输尿管下段癌

a. CT 显示病变部位强化的软组织肿块，输尿管管腔狭窄；b. MPR 侧位显示输尿管肿瘤及输尿管全长；c. 另一病例，增强 CT 显示输尿管下段腔内强化软组织肿块；d. 重组图像示，肿物沿输尿管下段向下突入膀胱腔内。另一病例右输尿管下段癌 CTU 检查；e～g. 动脉期、静脉期、延迟期三期增强检查示，右输尿管下肿块强化较均匀，三期 CT 值分别为 67Hu、81Hu、57Hu；h. 重组图像示右输尿管下段腔内肿块，以上输尿管扩张积水

【诊断要点】

输尿管肿瘤的影像学检查方法主要依靠尿路造影、CT 及 MRI，并应采取多种影像结合的方法。CTU 检查对输尿管肿瘤的诊断起着重要作用，可显示输尿管全长，不仅能显示肿瘤本身，也可了解肿瘤对周围的侵犯程度，有否淋巴结转移，同时还可区分是否结石。常规及增强 MRI 可直接显示肿瘤沿输尿管管腔生长的程度、有否膀胱及周围结构侵犯。MRU 可显示尿路突然中断，梗阻端呈杯口状、不规则状或鸟嘴样恶性尿路梗阻的征象。如果扩张的输尿管突然中断、局部显示增强的软组织肿块，需考虑有输尿管肿瘤。

【鉴别诊断】

原发输尿管癌需与下列病变鉴别：

1. **输尿管透光结石**　尿路造影显示输尿管腔内充盈缺损，定性比较困难，而 CT 可显示结石的密度明显高于软组织密度，并可显示结石所在部位的输尿管管壁炎性增厚（图 2-4-42）。

2. **输尿管转移瘤**　需结合病史，常见累及或直接蔓延至输尿管的肿瘤包括宫颈癌、前列腺癌、膀胱癌、结肠癌或子宫体肿瘤，多表现为输尿管壁不规则增厚或软组织肿块。

3. **输尿管结核**　多继发于肾结核，尿路造影有较特征性的改变，病变范围较长，呈串珠状或虫蚀状管腔狭窄，管壁不规则，结合病史鉴别并不困难。

4. **输尿管腔内凝血块**　早期鉴别困难，类似肿瘤表现，CT 增强扫描无强化，随访观察血肿的位置和形态均可发生变化甚至消失，可资鉴别。

5. **腹膜后纤维化**　病变累及输尿管可导致尿路梗阻，CT 显示脊柱前较广泛的软组织密度肿块，输尿管被病变包裹或推压移位。本病的 CT 表现缺乏特异性，如果病变早期或仅累及一侧输尿管时，难

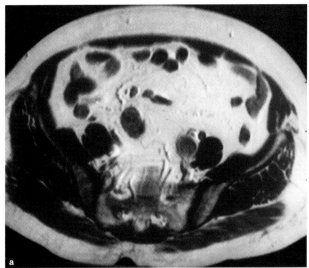

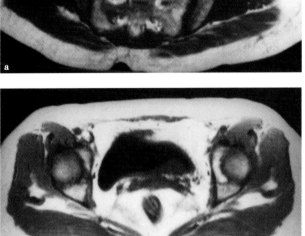

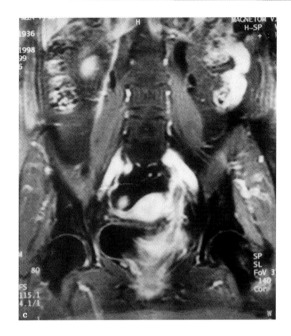

图 2-4-40　左输尿管下段癌

a. MRI T_1WI 示左输尿管内等信号肿瘤；b. 膀胱内同时显示等信号肿块；c. Gd-DTPA 增强扫描，冠状位显示输尿管下段及膀胱内肿块，并侵及周围组织

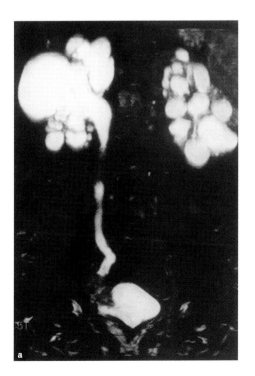

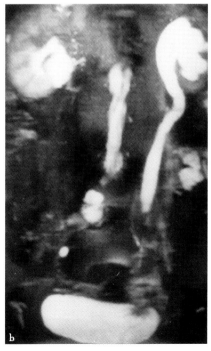

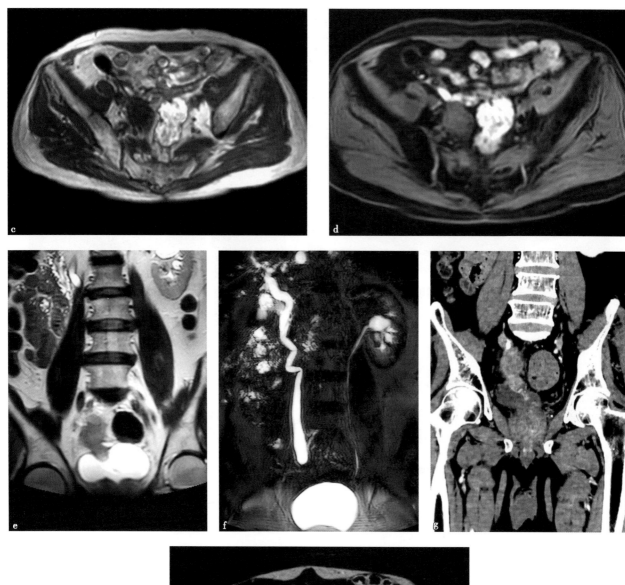

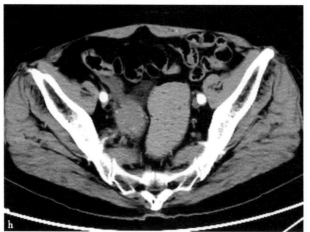

图 2-4-41 输尿管下端癌

a. 右输尿管下端癌，MRU 显示右输尿管下端不规则，周围有中等偏低信号的肿瘤侵犯，并侵及膀胱右侧壁，呈充盈缺损状，右肾积水。双侧多囊肾。右输尿管中段低信号为血凝块；b. MRU 显示左输尿管下 1/2 段移行细胞癌，侵及周围组织及输尿管、膀胱区；c～e. 另一输尿管癌患者右输尿管下端癌平扫及冠状 MRI 显示右输尿管下端不规则，周围稍长 T_1 稍长 T_2 信号软组织肿瘤侵犯；f. MRU 显示右输尿管下段截断，腔内节段性充盈缺损，以上水平右肾积水；g、h. 增强后 CTU 显示右输尿管下段不均匀强化肿物

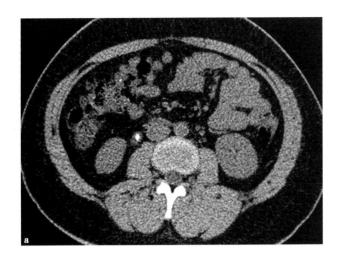

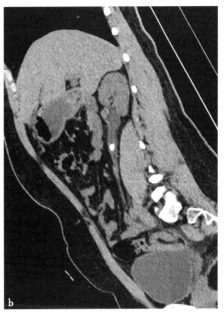

图2-4-42 输尿管上端结石

a. CT平扫；b. 重建图像，示右输尿管上端高密度结石，周围管壁炎性增厚

以与晚期输尿管肿瘤侵犯邻近组织区分，可采用CT引导下穿刺活检鉴别。

6. 腹膜后淋巴结肿大 输尿管邻近区域内的淋巴结肿大有时类似输尿管肿瘤，但多不合并尿路梗阻，临床无血尿症状，结合病史及尿路造影可区分。

（刘丽华 沈 文）

第三节 肾胚胎瘤

【概述】

肾胚胎瘤（renal embryoma）又称肾母细胞瘤（nephroblastoma）或Wilms瘤，1899年Wilms对本瘤作了详细阐述。为小儿最常见的肿瘤，占小儿恶性肿瘤的10%～24%，占小儿腹膜后肿瘤的1/3。发病年龄自生后12小时至83岁，但以6个月至3岁最常见。就诊时平均年龄为15个月，1～5岁者占75%，90%病例小于7岁，成人约占1%。男、女性别及左右侧发病率无明显差异，双侧发病占1%～10%。可发生于肾的任何部位，有假性包膜，但大多数始自肾包膜下肾皮质，始自肾盂者少见，常有坏死及囊变（图2-4-43）。肿瘤可经肾盂向下侵入输尿管，但极少侵入膀胱，肿瘤经肾静脉可侵入下腔静脉，甚至右心房。肿瘤可直接侵入邻近器官或经淋巴管可转移至主动脉旁淋巴结，经血行转移到全身其他部位，以肺和纵隔最常见，其次为肝脏、骨骼和肾上腺。

【临床特点】

临床表现最常见的症状是腹部肿块（占90%），多由家长在洗澡或换衣服时发现，部分病例在体检或因其他疾病检查时发现。肿块位于上腹部一侧，表面光滑，中等硬度或软硬兼有，稍可活动。肿物可迅速增大，甚至越过中线使腹部膨隆，还可出现气促、食欲缺乏、消瘦、烦躁、贫血、发热、腹痛等症状。约1/3患儿有镜下血尿，10%～15%有肉眼血尿，血尿多为晚期症状，预后较差，但少数病例可为早期症状，如及时治疗则预后良好。

【影像检查技术与优选】

1. 腹部平片 常为肾胚胎瘤首选的检查方法，因肿瘤较大，多见于小儿，腹部肠管充气很容易显示占位病变的大小和位置，约5%可见条状或点状钙化。但不能区别肾内或肾外病变，亦不能区别囊性或实性病变，故本法不能确诊。

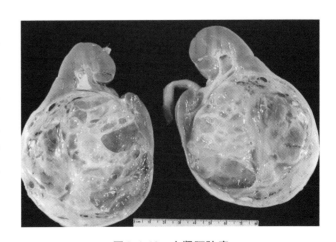

图2-4-43 左肾胚胎瘤

病理切片示肿瘤内有大小不等的囊性变，外周有纤维包膜与残肾分隔，上半肾肾盏扩张

2. IVU 可反映肾功能变化及肾盂肾盏形态、大小及位置。其缺点为：①约1/3病例IVU不显影；②无法了解肿瘤结构，如囊性、实性、出血、坏死等；③不能显示腹部脏器有无转移病灶。因而诊断符合率受到限制，为70%~80%。

3. B超 可显示肿瘤大小、形态及残肾表现，可区别囊性和实性病变以及腹部有无转移病灶。其缺点是：①不能了解肾功能；②不易区别肾盂积水与肿瘤坏死及囊性变；③难以检查有无肺、骨转移。诊断符合率约90%。

4. CT 可较精确地观察肿瘤的大小，如双侧肾胚胎瘤的一侧肿瘤较小时CT即可发现，并能发现肿瘤内部结构，如出血、坏死、囊性变，10%~15%可见钙化高于平片。CT还可发现肾周围受侵的状况及有无淋巴结、内脏和血管转移，增强检查可显示残肾的大小、形态、位置、有无积水等征象。诊断符合率可达97%。CT对术前肿瘤分期、估计预后和制订治疗方案有重要价值。因而可以说，CT是诊断肾胚胎瘤术前、术后不可缺少的检查方法。

5. 血管造影 腹主动脉造影、肾动脉造影及下腔静脉造影通常不是首选方法，目前本法较少用于肾胚胎瘤的诊断，多用于介入治疗。通过导管行肿瘤局部化疗或进行肾动脉栓塞术，对中、晚期不能进行手术治疗的患儿是首选的诊断治疗方法。

6. MRI 在显示肿瘤侵犯周围脏器方面，及疑有下腔静脉和右心房瘤栓影像时优于CT，但对于显示肿瘤钙化缺乏特异性，目前本法在小儿、成人是重要的检查方法之一。综合观察多种检查可相互补充，使诊断符合率和分期准确性提高，但通常在获得腹部平片后首选的方法应为IVU和B超。如需鉴别神经母细胞瘤，血或尿检VMA是必要的，胸片对发现有无肺转移不可缺少（图2-4-44）。为了分期诊断，CT及MRI不可缺少，但如有骨转移征象，传统的X线片检查仍是重要的检查手段。

【影像学表现】

1. 腹部平片 患侧肾影明显增大，或肿块影与肾影融合呈巨大软组织包块（图2-4-45），少数病例肿块影越过中线，压迫充气肠管向对侧和下腹部移位，升结肠（右侧）和降结肠（左侧）前移，横结肠向前上方移位。患侧腰大肌影模糊，肿块内偶见钙化（2.3%~5%），呈弧线状或粗颗粒状，常位于肿瘤的边缘，病史较长或肿瘤经化疗后出现钙化。患侧肋间隙增宽较常见，但主动脉旁三角阴影极少见（为主动脉旁淋巴结肿大征象，多见于神经母细胞瘤）。

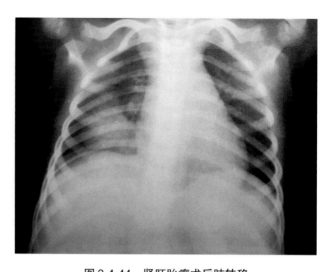

图 2-4-44　肾胚胎瘤术后肺转移

女，2岁，肾胚胎瘤术后13个月复查发现肺转移，右中肺叶圆形病灶。经手术切除1年后复查，未见复发病灶

2. 静脉尿路造影 肾盂肾盏常发生明显压迫、旋转、移位、扩张、变形、拉长、分离、破坏等异常，部分病例肾盂肾盏不显影。国内曾报道132例，并将IVU表现分为5型：①移压型，肾盂肾盏以受压移位为主，其他改变轻微，此型占32.6%（图2-4-46）；②积水型，肾盏或肾盂肾盏呈囊状扩张（图2-4-47），占7.6%；③破坏型，肾盂肾盏变形、拉长、分离或部分不显影，残存肾盏形态不规则（图2-4-45b），占24.2%；④不显影型，占33.3%，据手术病理所见，不显影的原因为大部分肾组织破坏、肾静脉栓塞或肿瘤组织充满肾盂形成瘤栓所致（图2-4-48）；⑤肾外型，占2.3%，肿瘤位于肾包膜外，对肾脏可有压迫移位（图2-4-49），肾盂肾盏完整。肿瘤发生于肾上极较常见，肾盂肾盏向外下方压迫移位、变形，但肾盏多无扩张，上段输尿管可向下回转；肿瘤发生于肾下极时，肾盂肾盏常向内上方压迫移位、旋转，输尿管上段受压时常伴有轻度扩张（图2-4-50）；肿瘤发生于肾脏中部时，肾盂肾盏多向内侧移位，上下肾盏分离移位，上肾盏常有扩张，或肾盂被肿瘤压迫，肾盏扩张呈积水状。侧位片肾盂肾盏多向前移位，或虽在肿瘤的后部但仍在正常位置的前方（此征有助于鉴别肾上腺肿瘤）。静脉造影不显影时可做逆行造影（图2-4-48b），显示肾盂输尿管内瘤栓形成的充盈缺损及扩张的肾盏，但目前很少做，已被CT或MRI取代。

3. CT扫描 肿瘤多为巨大软组织密度肿块影，直径多5~20cm范围内，小于3cm和大于20cm的均少见。外形多呈类圆形，与肾脏界限模糊。多数肿瘤中心位于肾区，而不在脊柱旁，少数较大的肿

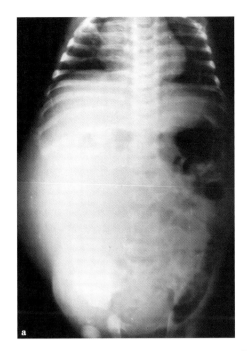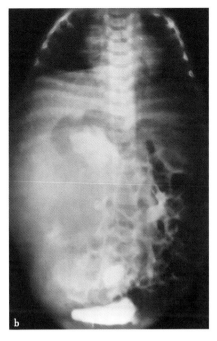

图 2-4-45　右肾胚胎瘤

女，2 个月，因咳喘 10 天就诊。体检腹部包块。a、b. 腹部平片显示右腹部巨大软组织包
块影，大小约 10cm×11cm，右肋间隙增宽；IVU：肾盂、肾盏分离、移位、破坏，上肾盏扩张

瘤，边界可越过中线并推移大血管向对侧移位，但
不包绕大血管。肿瘤可侵蚀邻近脏器和组织，如肝
脏、脾脏、后腹壁、肾上腺等，亦可经肾静脉转移至
下腔静脉、右心房，CT 显示下腔静脉、肾静脉变粗。
肿瘤密度多种多样：①均匀低密度（图 2-4-51）；②不

均匀低密度，常在等密度区内含有斑片状低密度影
（图 2-4-52）或不规则裂隙状坏死病变，呈现更低密
度；③低密度区内有小房，或有分隔的更低密度囊
性改变（图 2-4-53）；④含有更低的脂肪密度病变（占
7%）；⑤肿瘤为大囊性病变；⑥低密度病变中含出

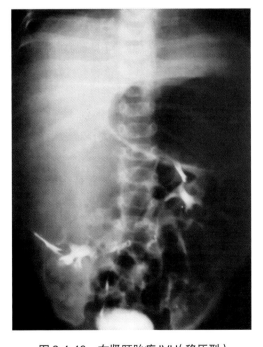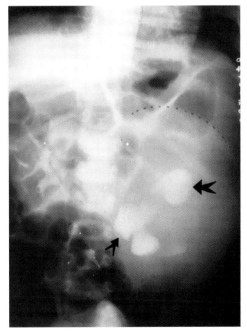

图 2-4-46　右肾胚胎瘤 IVU（移压型）

男，4 个月。IVU 显示右腹部软组织包块影致充气肠管向左
下移位，右肾盂、肾盏受压，向下方旋转移位，上段输尿管向
内下回转

图 2-4-47　左肾胚胎瘤 IVU（积水型）

显示肾盏呈小囊状扩张，酷似肾积水，但肾实质增厚（箭头）

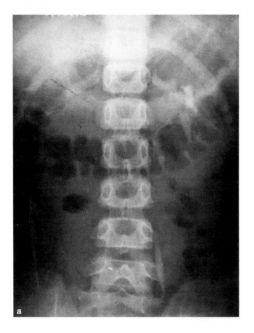

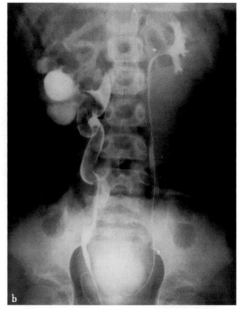

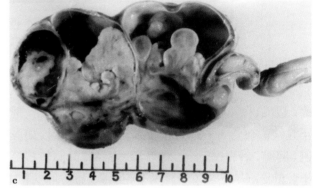

图 2-4-48 右肾胚胎瘤 IVU（不显影型）

男，7 岁。a. IVU：右肾未显影；b. 逆行造影：右肾上极肿块引起肾盏扩张、变形，右肾盂及输尿管上段充盈缺损；c. 病理标本（手术切除）：右肾组织完全破坏，为肿瘤组织所代替，肾盏扩张，肾盂及输尿管内有瘤栓

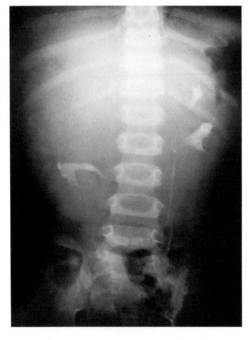

图 2-4-49 肾胚胎瘤 IVU（肾外型）

IVU 示肿瘤位于右肾上方，右肾盂向下移位，手术证实为肾外型肿瘤。病理为 Wilms 瘤，左肾为双肾盂

血病变，呈高密度影；⑦在坏死病变区和周围可见条片状钙化影，或肿瘤边缘可见弧线状钙化影，占 10%～15%（图 2-4-54，图 2-4-55）。

通常肿瘤密度低于肾脏密度，但亦有等密度病变，因而与残存的肾组织不易区别。多数残存的肾脏被肿瘤推向前侧、内侧或后侧，极少数推向外侧，或被肿瘤包绕。此外，肿瘤可将肾脏分成前后两半或上下两半，并堵塞肾盏，使肾盏扩张积水，此时可显示残存的肾脏实质厚度。增强检查示多数肿瘤为不均匀轻度强化，肿瘤中的坏死区、囊变区、少血管区均不强化，此种表现更多见于成人肾胚胎瘤（图 2-4-56），囊性肾胚胎瘤亦不强化。被肿瘤压迫侵蚀后残存的肾实质，增强后呈"新月形"强化，与肿瘤形成鲜明对比（图 2-4-57），此征对鉴别肾外肿瘤极有价值。增强还可发现肾静脉、下腔静脉及右心房内瘤栓（图 2-4-58）形成的充盈缺损及血管增粗。能更好地鉴别主动脉旁及肾门淋巴结增大，它们均无明显强化。

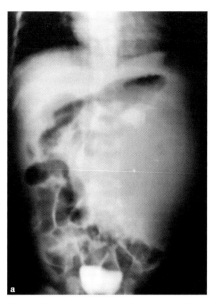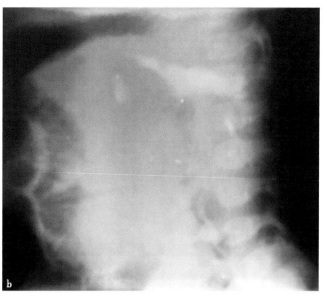

图 2-4-50　左肾下极肾胚胎瘤

女,9 个月。a. IVU 示左肾盂、肾盏轻度扩张并向右扩大,推移肠管;b. 侧位显示肾盂、肾盏向前上方旋转、移位,肾盏分离

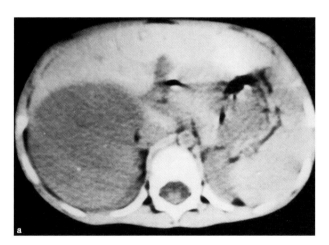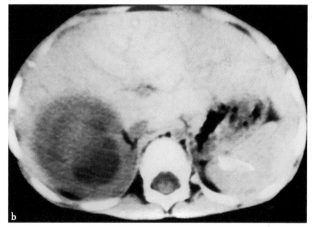

图 2-4-51　右肾胚胎瘤

女,2 岁,发现血尿及腹部包块 5 天。CT 显示:a. 右肾区可见 9cm×8cm 大小的软组织肿块,密度均匀;b. 右肾盂被压移位至肿瘤上方并肾盂积水

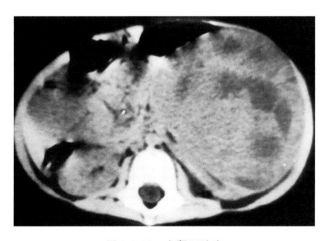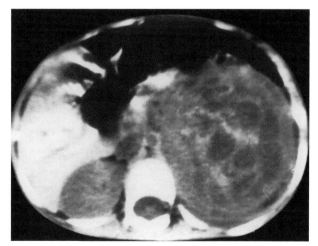

图 2-4-53　左肾胚胎瘤

图 2-4-52　左肾胚胎瘤

男,16 个月。CT 显示左肾区肿瘤,8cm×9cm 大小,类圆形,其内有多发斑片状低密度区,CT 值 18～35Hu(曹连义供图)

男,2 岁,低热 20 天,发现腹部肿物 3 天。CT 显示左肾区可见 9cm×12cm 大小软组织肿块,边缘光滑,密度不均,呈多囊状改变,CT 值 16～39Hu,肿瘤未超越中线(曹连义供图)

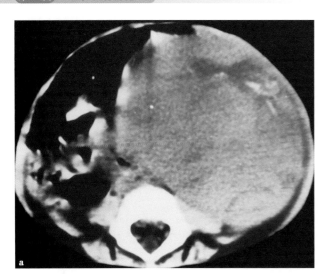
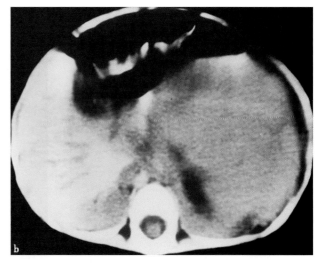

图 2-4-54　左肾胚胎瘤

CT 显示条片状钙化。a. 左腹部软组织包块影越过中线，前外侧边缘处可见裂隙状低密度区（坏死）及钙化影；b. 残肾受压向内上方移位并肾盂积水，显示残肾肾实质厚度（曹连义供图）

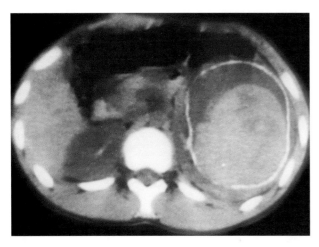

图 2-4-55　左肾胚胎瘤弧线样钙化

男，12 岁，CT 平扫示左肾肿瘤边缘呈弧线样钙化，肿瘤内高密度区为出血（李欣供图）

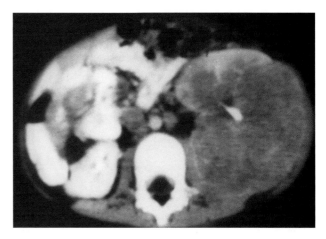

图 2-4-57　左肾胚胎瘤

男，5 岁。增强 CT 显示左肾实质大部被肿瘤侵蚀，残存肾实质呈"新月形"强化（李欣供图）

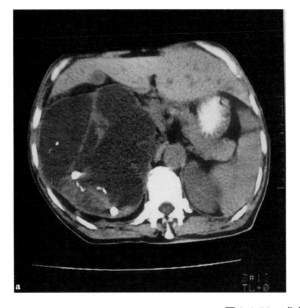
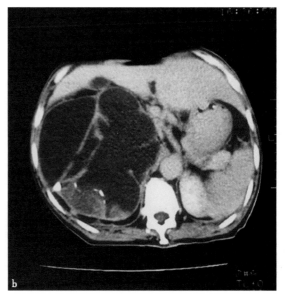

图 2-4-56　成人右肾胚胎瘤

男，63 岁。a. CT 平扫示右肾影增大，内有囊性水样密度区，分隔，其后方为实性肿瘤，内有结石；b. 增强扫描囊变区未见强化，分隔则强化，实性肿瘤部分有强化，证实为较大的右肾母细胞瘤，大部分囊变（王东供图）

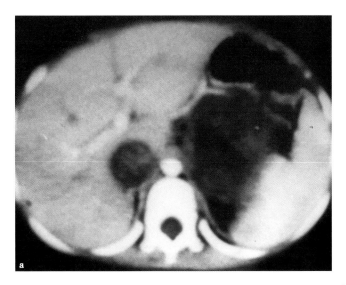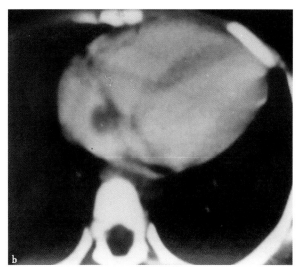

图2-4-58　左肾胚胎瘤

男，5岁。a. 增强CT示左肾胚胎瘤呈低密度影，下腔静脉瘤栓形成，腔静脉扩大，造影剂未充盈；b. 右心房内转移，可见圆形充盈缺损

经化疗后手术前亦应进行CT检查，肿瘤因坏死而密度更减低，体积可减小，瘤内可出现钙化。手术切除后1~8周应做CT留作记录，以便在日后随访中比较系术后改变还是肿瘤复发。

4. **血管造影**　通常选用选择性肾动脉造影或腹主动脉造影。主要表现为：①肾动脉分支受压、移位，呈"手握球"征；②肾动脉及其分支走行僵直、纤细；③少血管型，由于血管稀少（图2-4-59），其至类似囊性改变；④多血管型，有肿瘤血管呈数条藤蔓

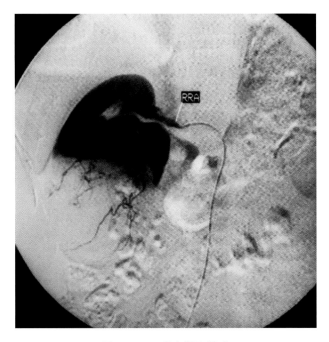

图2-4-59　成人肾胚胎瘤

男，29岁，数字减影血管造影见右肾中下部为少血管肿瘤，内有少数"蔓藤状"血管（张杰华供图）

状病理血管或锯齿状病理血管伴肿瘤实质染色，本型少见；⑤肾静脉提前显影，在下腔静脉造影时可发现瘤栓及肿瘤压迹。

5. **B超检查**　超声显示为肾源性肿物，肿块内部有高低不等的不均匀回声或液性暗区，极少数为均匀回声。钙化为特异性强光点、光斑伴有声影，肿瘤与肾组织之间有明显分界线。超声可显示残肾有无积水，但有1/3探测不到肾组织。超声还可发现肾周、主动脉旁、肝门区淋巴结肿大和腹水，以及肝脏有无转移灶、下腔静脉有无瘤栓。

6. **MRI检查**　肾胚胎瘤一般表现为T_1WI低信号，T_2WI高信号，通常肿瘤内信号不均匀，T_1WI及T_2WI均为不规则高信号，为肿瘤内出血，T_1WI信号低而T_2WI信号明显升高时为液化、坏死病变，钙化时T_1及T_2加权像上均无信号。MRI还可探查主动脉及腔静脉压迫移位及肿瘤瘤栓情况（图2-4-60）。

少数肾胚胎瘤也可发生在成人，年龄15~84岁，平均年龄为30岁。张杰华曾综合国内文献报告成人肾母细胞瘤58例，男32例，女26例。发病年龄16~61岁，平均31.7岁。主要症状为生长迅速的腹部包块（60%）、血尿（43%）、腰痛或腹痛（33%）、发热（16%）及高血压（5%）。与小儿相比成人患者血尿和疼痛发生率较高，IVU阳性率较低（57%），CT阳性率高，但易误诊为肾癌、多囊性肾瘤、肾上腺肿瘤等。成人肾胚胎瘤与肾癌的区别是前者发病年龄偏低，肿瘤较大，生长快，动脉造影多为少血管型（图2-4-59），常有动静脉瘘，其主要影像学表现与小儿无明显差异（图2-4-61，图2-4-62）。

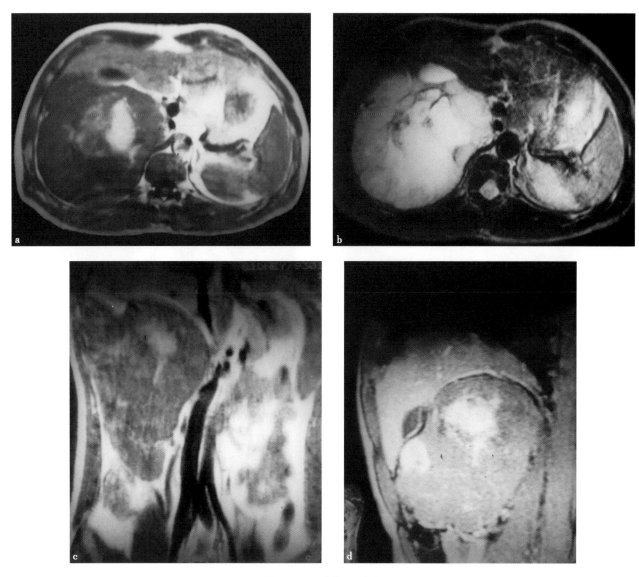

图 2-4-60　右肾胚胎瘤

男性，37 岁，尿血，右腹肿块 20 天。a. SE T_1WI 示右肾巨大肿块，内有高信号的出血区及低信号的坏死区；b. SE T_1WI 右肾同样显示出血及坏死的巨大肿块；c、d. T_1WI 冠状面、矢状面的梯度回波像，两图均显示右肾上极巨大肿块内的出血、坏死成分，肿瘤将下腔静脉向左与前方推移，静脉内未见瘤栓

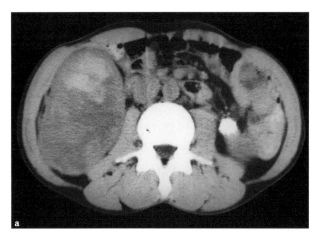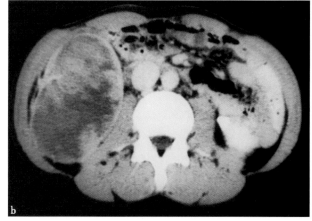

图 2-4-61　右肾母细胞瘤

男，32 岁，腹部肿物 1 年。a. CT 平扫示右肾有一密度不均的巨大实性肿瘤；b. CT 增强扫描见瘤内不均匀强化，几乎占满全肾，残留的肾组织呈环形强化，类同假包膜（张杰华供图）

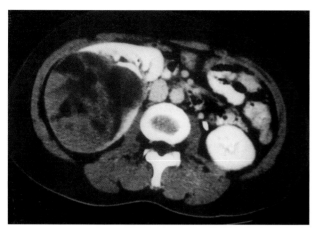

图 2-4-62　右肾母细胞瘤

女，32 岁，以右肾肿物入院。此为其增强 CT 扫描所见，右肾有巨大密度不均质囊实性肿瘤，尿路造影显示右肾盂肾盏均有受压移位现象（张杰华供图）

【诊断要点】

一侧腹部软组织包块，IVU 显示患侧肾盂肾盏移压、扩张、破坏或不显影，CT 显示肾内大而圆的软组织不均匀低密度病变及肾实质移位和分离，增强检查呈"新月形"残肾，上述为肾胚胎瘤的主要诊断依据。通常肾胚胎瘤分期按以下标准（参照 NWTS 分期系统）：

Ⅰ期：肿瘤局限于肾脏，手术完整切除；肾包膜完整；肿瘤切除前无穿破或术前活检；肾窦血管无侵犯；手术切缘及远端无肿瘤残留依据。

Ⅱ期：肿瘤完全切除，手术切缘及远端无肿瘤残存依据，但肿瘤超出肾实质，包含下列情形之一①肿瘤局部扩散浸润（如肾包膜浸润或肾窦软组织广泛侵犯）；②肾切除标本内肾实质外浸润，如肾实质外血管和肾窦浸润。

Ⅲ期：局限于腹部的非血行转移性肿瘤，有术后肿瘤残留依据，包括：①腹部或盆腔的淋巴结侵犯；②肿瘤浸润腹膜表面；③腹膜肿瘤种植；④术后肉眼或镜下发现切除边缘肿瘤存在；⑤因肿瘤浸润重要组织未能完全切除；⑥术前、术中肿瘤破溃；⑦所有接受术前化疗者，无论化疗前是否有任何形式的活检；⑧肿瘤分次切除（如分开切除的肾上腺有肿瘤细胞、肾静脉癌栓与肾肿瘤分开切除等），原发肿瘤从下腔静脉扩散到胸部下腔静脉和心脏。

Ⅳ期：血行转移（肺、肝、骨骼、脑等），超出腹、盆腔的淋巴结转移。

Ⅴ期：诊断时双侧肾脏存在肿瘤。同时需对单侧进行以上标准分期。

【鉴别诊断】

肾胚胎瘤应与以下疾患鉴别：

1. **肾细胞癌**　约占小儿恶性肾肿瘤的 1%，多见于年长儿，以血尿、腰痛、腹痛就诊，腹部包块相对较小。肿块为低密度病变，最后确诊依靠病理。

2. **神经母细胞瘤**　少数神经母细胞瘤亦可侵入肾内，肾母细胞瘤亦可发生在肾外，此时化验检查儿茶酚胺在尿中排出增加有助于诊断神经母细胞瘤。

3. **腹膜后畸胎瘤**　可压迫肾脏移位，须与肾脏肿瘤鉴别。但畸胎瘤为肾外肿瘤，肿物密度不均匀，有软组织密度、囊液密度、脂肪密度及钙化密度（占 70%），呈多种密度混杂的肿块，CT 不难鉴别。

4. **肾积水**　IVU 显示肾盂肾盏扩张时须与肾胚胎瘤积水型鉴别，肾积水时 CT 显示整个包块为巨大肾盏肾盂所构成，而肾胚胎瘤则仅有局部肾盂肾盏扩张，其他大部分为肿瘤软组织密度包块影。肾积水时，约 1/3 病例对侧肾脏有畸形或呈壶腹形肾盂，而肾胚胎瘤病例则对侧肾畸形较少见。

5. **腹膜后脂肪瘤**　肾胚胎瘤可含有脂肪成分，但脂肪瘤为肾外肿物，肿瘤主要为脂肪成分，可有纤维间隔线，但无软组织成分。

6. **肾母细胞瘤病**　肾母细胞瘤病（nephroblastomatosis）为先天性胚胎性肾组织持续存在，为肾实质内先天性病变，CT 可显示肾脏增大，增强检查为低密度病变位于肾皮质周围，直径常小于 3.5cm，常为双肾多发病灶。与肾胚胎瘤不同之处在于后者肿瘤较大，直径多大于 5cm，其他须依靠组织学检查。本病须做 B 超、MRI、CT 随访，12%～33% 的肾母细胞瘤病发展为肾胚胎瘤。

7. **多房性囊性肾瘤**　腹部平片显示为肾区软组织包块，IVU 可见肾盂肾盏移压、扩张、变形，故须与肾胚胎瘤鉴别。但它是一良性肿瘤，一般无明显症状。CT 显示为光滑、有分隔的囊性肿瘤，偶见钙化，与囊性肾胚胎瘤相似，但大小常小于肾胚胎瘤。最后确诊依靠病理。

（孙国强　关立夫　郭　瑜　沈　文）

第四节　肾平滑肌肉瘤

【概述】

肾平滑肌肉瘤（renal leiomyosarcoma）是一种罕见的肾肿瘤，但它是最常见的肾肉瘤，占肾恶性肿瘤的 2%～3%，发病年龄多见于 50～60 岁，无性别差异。肾平滑肌肉瘤被发现时通常肿瘤已经很大，而且已浸润肾实质。该病大多数起源于肾包膜，也可发生在有少量平滑肌纤维的肾盂和肾乳头部位。病理切面肉眼看到肿块，肿瘤坚硬，呈灰白色，并有坏死和出血。肿瘤转移广泛，常见的转移部位是肺、肝、局部淋巴结以及腹膜。该病预后差。

【临床特点】

临床常见症状为患侧腰痛，腹部或背部疼痛，肾区叩击痛。血尿不常见，体检时通常可发现肿块。腰痛是肾平滑肌肉瘤的常见症状，系因肿瘤充胀肾包膜而引起的钝痛。肿物是肾平滑肌肉瘤的另一症状。肿物位于肾下极，与周围脏器或肌肉无粘连时易触及，光滑，质硬，有压痛，可随呼吸活动。肿物与周围脏器或肌肉粘连时，则固定不易活动。肾平滑肌肉瘤亦有发热，为肿瘤组织内致热源所致，有的病例发热症状明显。分析发热原因可能为：①肿瘤合并感染；②肿瘤内出血；③肿瘤内产生的致热源被吸收；④肿瘤的脑转移。

【影像检查技术与优选】

超声检查是简单易行的重要检查手段，可了解肿瘤的位置、大小、浸润程度、周围淋巴结及其他脏器转移病灶等，可作为筛选手段。CT 和 MRI 图像可显示肿瘤内部的组织结构和肿块与肾组织的关系，有助于肿瘤的定位及定性。X 线与超声检查均无特异性所见，目前认为 CT 与 MRI 是最有效的诊断方法。

【影像学表现】

1. **超声检查** 肾平滑肌肉瘤超声显示实质性不均匀团块回声。该瘤与其他肿物难以鉴别时，可在超声引导下进行肿块穿刺活检，做细胞学检查。

2. **X 线及 CT 检查** 尿路平片上肾平滑肌肉瘤常显示整个肾影增大或局部边缘向外凸出。排泄性尿路造影仍是常规检查方法，常显示肾影增大，肾盂、肾盏受压、变形、移位。CT 图像表现为软组织肿块，与肾实质分界清楚，密度不均匀，有轻度增强效应。腹主动脉造影和选择性肾动脉造影是诊断肾平滑肌肉瘤的重要方法之一，有确定其是否起源于肾静脉的意义，造影可显示肿瘤血管影。

3. **MRI 检查** 肾平滑肌肉瘤 MRI 表现为占位效应，肾轮廓异常，T_1 加权像呈等、略高或略低及混杂信号，T_2 加权像为略高信号、高信号，肾包膜增厚。MRI 还可查明该瘤对周围组织的浸润程度，能比较理想地观察淋巴结转移。

【诊断要点】

影像学检查是发现、诊断肾平滑肌肉瘤最有效的方法。CT 扫描和 MRI 征象具有特异性，其图像对肿瘤定位准确，肿瘤内部的组织结构显示清楚，可明确肿块与肾组织的关系。Ochiai 等报道 1 例来自肾实质的肾平滑肌肉瘤的 CT 和 MRI 特征，因肿瘤含丰富纤维组织，其 CT 呈延迟强化，作者认为这种表现可能是其特征性表现。来自肾实质的肾平滑肌肉瘤的 CT 表现，平扫呈不均匀密度肿块，增强扫描肿块略有不均匀强化，中央有不规则无强化区，伴包膜侵犯，考虑有液化坏死（图 2-4-63）。

【鉴别诊断】

肾平滑肌肉瘤 CT 表现有时与其他部位平滑肌肉瘤类似，与腺癌和淋巴瘤很难鉴别。肾平滑肌肉瘤由于出血和液化坏死，在 CT 上很难与伴液化坏死的肾细胞癌鉴别。临床有炎性症状和体征时与包

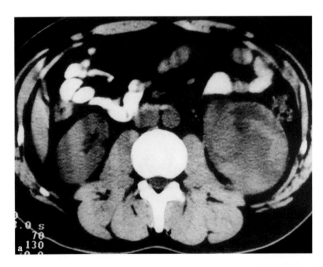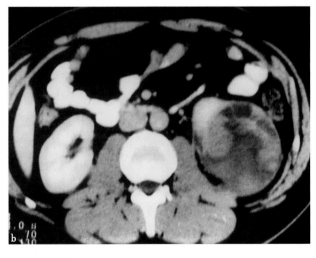

图 2-4-63 左肾平滑肌肉瘤

男，32 岁。a. CT 平扫示左肾增大，下后部密度不均匀，有高密度区及水样密度区；b. 增强扫描示左肾肿块内强化不等，有不增强的坏死区及高强化区，此瘤侵及左腰肌及附近肾周组织

块性肾脓肿的鉴别也较困难。

大的平滑肌肉瘤与良性平滑肌瘤很难鉴别，两者都可以显示钙化、出血。血管造影显示两者的血运都很丰富，有很多异常供血血管，并且早期偶尔有引流静脉，一般肿瘤血管与肾细胞癌相似，动静脉瘘较少。

（王慧芝　郭　瑜　沈　文）

第五节　肾恶性横纹肌样瘤

【概述】

肾横纹肌样瘤（rhabdoid tumor of kidney）是好发于婴幼儿、与肾母细胞瘤无关、组织来源尚不明确且预后不良的恶性肿瘤，亦称为恶性横纹肌样瘤。首先以"预后不良的横纹肌肉瘤样 Wilms 瘤"于 1978 年报道。由于该肿瘤细胞形态酷似横纹肌母细胞，1981 年正式命名为肾恶性横纹肌样瘤。尽管电镜及免疫组化未发现横纹肌分化的证据，目前仍广泛沿用该名称。近年来有关该肿瘤的报道逐渐增多，肾外脏器虽然少见，亦有报道。文献中大部分为病理文献，影像表现报道少。

【临床特点】

该肿瘤占儿童肾恶性肿瘤的 0.9%～2.4%，青少年和成人罕见，4 岁以下婴幼儿多见。平均年龄 13～16.8 个月，男女比例为（1.1～1.5）:1，也有报道为 1:1.2。患者多因腹部包块就诊，诊断时肿瘤多数体积大，属Ⅲ或Ⅳ期，80% 在半年至 1 年内因远处转移死亡，5 年生存者尚未见报道。3.6%～18% 的患者出现高钙血症，45%～52% 的患者同时或异时出现原发性脑肿瘤（原发性神经外胚层肿瘤、室管膜瘤和小脑或脑干星形细胞瘤）。

【影像检查技术与优选】

US 目前仍是首选的检查方法，对发现肾横纹肌样瘤的敏感性高，但特异性低。CT 和 / 或 MRI 能更好地显示横纹肌样瘤累及周围结构，对该肿瘤分期诊断的准确性更高。

【影像学表现】

1. US　分叶状混杂不均的实性肿块，可伴或不伴有被膜下液性暗区。

2. CT　混杂密度肿块，可见线样钙化，肾被膜增厚，被膜下结节和新月状积液。肿瘤广泛破坏肾实质，侵犯肾盂，伴明显出血、坏死和囊变，亦可累及邻近结构。注射造影剂后有不规则的轻度或明显强化（图 2-4-64a、b）。

3. MRI　混杂不均异常信号块影，以 T_1WI 上低信号、T_2WI 上高信号为主，可伴 T_1WI 上高信号和 T_2WI 上低信号。假包膜少见，邻近结构可受累，腹膜后可见肿大的淋巴结影（图 2-4-64c～e）。

【诊断要点】

对广泛破坏肾实质和肾盂的肿块伴明显出血、坏死和囊变者，应考虑到肾横纹肌样瘤的可能性。

肾横纹肌样瘤的分期诊断标准：Ⅰ期，肿瘤局限在肾内，能完全切除；Ⅱ期，肿瘤累及肾外，能完全切除；Ⅲ期，肿瘤累及肾外，不能完全切除；Ⅳ期，血行转移或腹部区域之外转移；Ⅴ期，双肾原发肿瘤。

【鉴别诊断】

1. Wilms 瘤　好发年龄较横纹肌样瘤稍高，发病率明显高于横纹肌样瘤，影像可显示假包膜，钙化较少见。如同时发现中枢神经系统肿瘤有助于横纹肌样瘤的诊断。

2. 肾瘤　好发于成人，而横纹肌样瘤成人罕见。两者很难仅靠影像学表现进行鉴别，横纹肌样瘤出血、坏死和囊变常显著，可伴被膜下积液。

3. 炎性病变　增强程度较横纹肌样瘤明显，被膜下积液少见。结合临床病史、化验检查等有助于鉴别诊断。

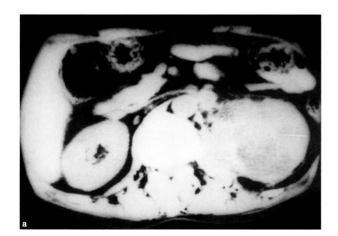

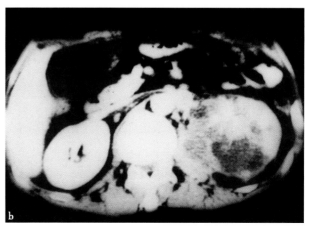

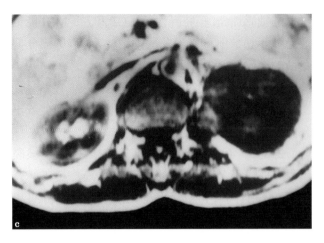

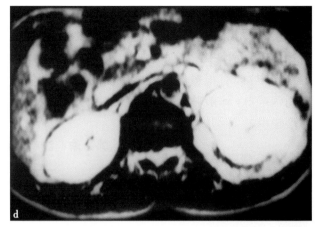

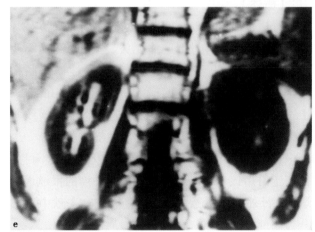

图 2-4-64 左肾横纹肌样瘤

a. CT 平扫；b. CT 增强；c. 横轴位 SE T_1 加权像；d. 与 c 同层面 SE T_2WI；e. 冠状位；SE T_1WI 左肾中部肾实质内见不规则块影，呈混杂不均低密度，T_1WI 上低信号，T_2WI 上高信号，MRI 清楚显示同侧腰大肌受累，肾周间隙多个小结节影。注射造影剂后，CT 示病灶不均匀轻度异常强化，可见大片坏死及累及同侧腰大肌。手术病理为肾横纹肌样瘤

（王海屹）

第六节 肾白血病

【概述】

肾白血病（renal leukemia）即白血病肾浸润，主要见于儿童，尸检发现死于白血病的患儿 50% 以上有肾浸润。白血病肾浸润可发生在急性或慢性白血病，多见于淋巴细胞性白血病。病理上白血病细胞以间质分布为主，从显微镜下的局灶浸润至肉眼上清楚观察到的广泛弥漫改变，正常肾小管被取代而不是阻塞，且常累及肾小球。临床实际工作中准确评估肾白血病的发生率很困难，因为白血病是一种全身系统疾病，常规工作中并没有要求影像检查来进行分期。

【临床特点】

临床上通常无泌尿系统症状，有时可出现高血压，甚至肾衰竭。

【影像检查技术与优选】

US 可发现临床表现隐匿的肾白血病患者，追随观察肾白血病对治疗的反应。MRI 对肾皮质髓质分辨及肾盂、肾盏等异常改变的显示优于 US 和 CT。

【影像学表现】

1. **静脉肾盂造影** 双肾体积增大，轮廓光滑，肾盏变平，偶尔肾脏可不显影。

2. **US** 肾体积增大，回声减低，可出现肾积水。

3. **CT** 双肾体积增大，密度不均匀，正常肾盂、肾盏结构大部分消失，少数情况下可表现为单侧弥漫性增大或局限性肿块，甚至肾门肿块伴继发性肾积水。

4. **MRI**

（1）双肾体积增大，伴肾皮质髓质分界消失（图 2-4-65）。

（2）双肾多发类圆形肿物影，边界欠清，DWI 示环形高信号，增强扫描后强化不明显，邻近椎体受侵（图 2-4-66）。

【诊断及鉴别诊断】

双肾弥漫性体积增大伴肾皮质髓质分辨消失是诊断肾白血病的主要依据。淋巴瘤请参见"肾淋巴瘤"部分。

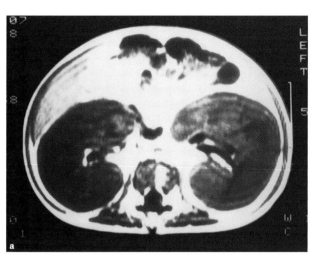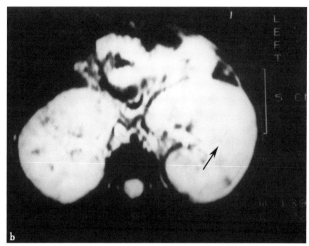

图 2-4-65　肾白血病

双肾体积增大,皮质髓质分界模糊(↑),尸检病理为白血病双肾浸润。a. 横轴位 SE T_1 加权像；b. 与 a 同层面 SE T_2 加权像

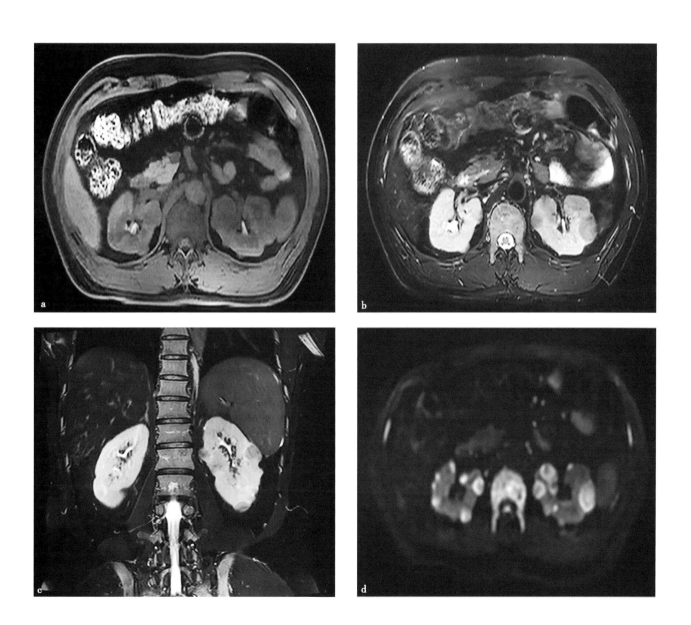

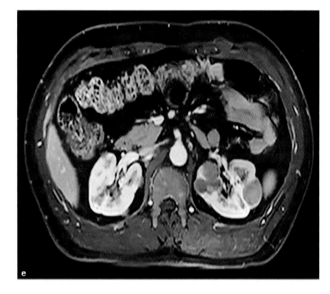

图 2-4-66　肾白血病
双肾多发类圆形肿块影，骨髓活检为白血病双肾浸润伴椎体
转移。a. 横轴位 SE T_1WI；b. 与 a 同层面 SE T_2WI；c. 冠状
位 SE T_2WI；d. 与 a 同层面 DWI 示肿物呈环形高信号；e. 横
轴位增强 SE T_1WI

（王海屹）

第七节　肾淋巴瘤

【概述】

由淋巴组织发生的恶性肿瘤称为恶性淋巴瘤，
一般认为淋巴瘤无良性，故文献上将恶性两字省略
而简称为淋巴瘤。传统上将淋巴瘤分为霍奇金病
（Hodgkin's disease，HD）与非霍奇金病（non-Hodgkin's
disease，NHD）两大类。我国淋巴瘤的特点是男女
比例高，仅有一个年龄高峰（20～40 岁），结外淋巴
瘤多于淋巴结，T 细胞淋巴瘤比例高，缺乏逐年发病
率增高趋势，HD 少见。

肾脏自身无淋巴组织，原发的肾淋巴瘤（renal
lymphoma）十分罕见，绝大多数为淋巴瘤累及肾脏。
尸检发现 1/3 以上的淋巴瘤累及肾脏，而死前的影
像学检查仅能发现 2.7%～8.3% 的病例，7% 的病例
仅在显微镜下能观察到。文献报道淋巴瘤累及肾脏
的表现形式主要有 5 种：①肾多发肿块或结节（双
肾常见，亦可单肾）；②腹膜后肿块或结节直接侵犯
肾脏；③肾周肿块或结节；④孤立肿块或结节；⑤弥
漫性肾浸润（双肾常见），以①和②最常见（73%～
90%）。大多数病例伴腹膜后淋巴结肿大或增多，亦
有报道 43%～59% 的病例不伴腹膜后淋巴结肿大，
这与淋巴瘤累及肾脏主要由血行途径或腹膜后直接
侵犯有关。

【临床特点】

临床表现以无痛性、进行性淋巴结肿大最典型，
发热、肝脾肿大亦常见。

【影像检查技术与优选】

US 对发现双肾多发病变和腹膜后肿大的淋巴
结，目前在我国仍是首选的检查方法。CT 在淋巴瘤
分期的影像学检查中为首选。MRI 对肾弥漫性改变
的显示优于 US 和 CT，对病变累及范围的观察，亦
以 MRI 最佳。

【影像学表现】

1. US　双肾多发、边界清楚较均匀的低回声肿
块或结节，或腹膜后低回声肿块，或结节直接侵犯肾
脏（图 2-4-67a），少数情况下病变不均匀，偶尔可呈
强回声。彩色多普勒发现病变内无丰富的血流信号。

2. CT　双肾多发、边界清楚均匀的低密度肿块
或结节，或腹膜后低密度肿块，或结节直接累及肾
脏，少数病变可呈等密度，注射造影剂后病变轻度
异常强化（图 2-4-67b、c）。

3. MRI　双肾多发、边界清楚较均匀的 T_1WI 上
低信号、T_2WI 上高信号的肿块，注射 Gd-DTPA 后病
变轻度异常强化（图 2-4-67d～h）。有时可见病变包
绕肾血管，肾轮廓可有变化。

【诊断要点】

双肾多发肿块或结节伴腹膜后淋巴结肿大或增
多，腹膜后肿块或结节直接累及肾脏是诊断肾淋巴
瘤的主要依据。

淋巴瘤的分期为：①Ⅰ期，1 个淋巴结区域受累
（Ⅰ），或一个淋巴结外器官或部位局部受累（ⅠE）；
②Ⅱ期，膈肌一侧的两个或两个以上淋巴结区域受
累（Ⅱ），或一个淋巴结外器官或部位及其区域的淋
巴结受累，伴或不伴同侧膈肌的其他淋巴结区域受

累（ⅡE）；Ⅲ期，两侧膈肌的淋巴结区域受累（Ⅲ），可伴一个淋巴结外器官或部位的局部受累（ⅢE）、脾脏受累（ⅢS），或ⅢE和ⅢS并存（ⅢE＋S）；Ⅳ期，一个或多个淋巴结外器官播散性（多灶）受累，伴或不伴相关的淋巴结受累，或淋巴结外器官受累伴远处（非区域）淋巴结受累。

【鉴别诊断】

单纯依靠影像学表现肾淋巴瘤与肾转移瘤、肾

癌等难以鉴别。

1. 若患者有明确的恶性肿瘤病史，伴有其他脏器（如肺、肝等）的转移病灶，则肾转移瘤的可能性大。

2. 若无恶性肿瘤病史，双肾多发病灶应考虑到淋巴瘤的可能性。

3. 肾的炎性病变常边界模糊，肾周筋膜增厚多见，注射造影剂后病灶周边增强较明显。结合临床病史与化验检查，多数情况下与肾淋巴瘤的鉴别不难。

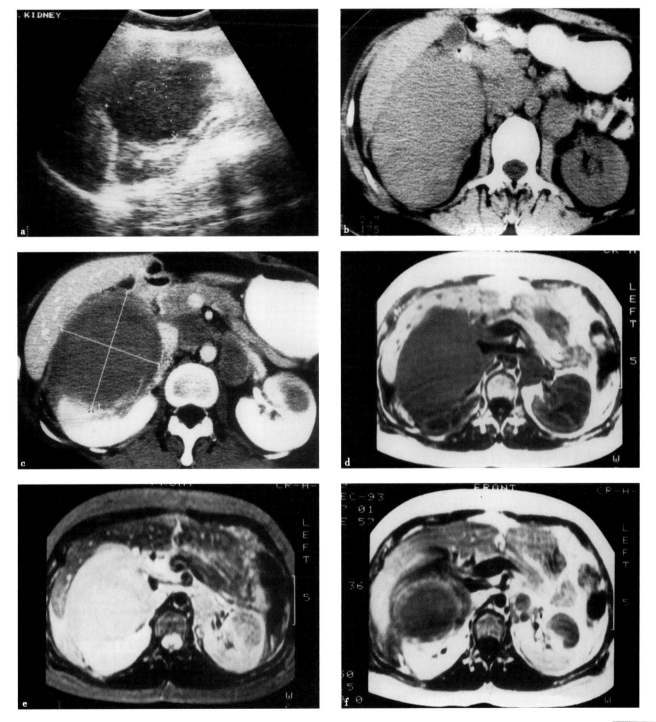

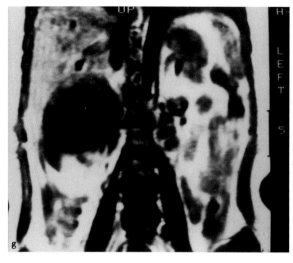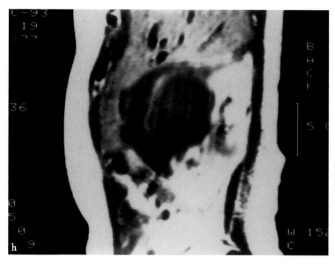

图 2-4-67　肾淋巴瘤

a. US；b. CT 平扫；c. CT 增强；d. 横轴位 SE T_1WI；e. 与 d 同层面 SE T_2 加权像；f. 横轴位增强 SE T_1WI；g. 冠状位增强 SE T_1WI；h. 矢状位增强 SE T_1WI；可显双肾软组织占位，边界清楚，内部均匀肾淋巴瘤在 US、CT 和 MRI 上还可表现为肾周肿块或结节，或肾内孤立性病灶，或呈弥漫性肾实质异常改变

（王海屹）

第八节　肾转移瘤

【概述】

肾转移瘤（metastatic tumor of kidney）是常见的肾继发肿瘤，尸检发现 7%～20% 死于恶性肿瘤，特别是上皮来源恶性肿瘤的患者有肾转移。肾转移瘤的发生率仅低于肝、肺、肾上腺和脑转移瘤的发生率。除淋巴瘤和白血病的肾浸润之外，常转移至肾的恶性肿瘤主要来源于肺、乳腺、胃、胰腺、结肠和食管，其中尤以肺为常见。尽管黑色素瘤的肾转移可高达 37%，但黑色素瘤的发病率低，仅占肾转移瘤的 2%。

肾转移瘤常在恶性肿瘤的晚期才被发现，大多数情况下与其他部位（如肝、肺、肾上腺和腹膜后）的转移并存，少数情况下肾转移瘤是唯一的或转移起始部位。

肾转移瘤绝大多数来源于血行途径，近 10% 的肾转移瘤来自邻近器官（如结肠、肾上腺和胰腺等）的直接侵犯或淋巴转移。肾转移瘤可累及皮质和髓质，大多数病灶小，通常 <3cm 且多发（80%），半数患者为双肾受累。

【临床特点】

临床表现缺乏特异性，可出现镜下血尿、蛋白尿，肾衰竭罕见。绝大多数的肾转移瘤没有症状。

【影像检查技术与优选】

US 对发现双肾多发病变仍是首选的检查方法。CT 和 MRI 对鉴别诊断和病变累及范围的观察更佳。

【影像学表现】

1. **静脉肾盂造影**　不能发现小的转移瘤。肾转移瘤可表现为实性结节或块影压迫集合系统，或造成肾轮廓的异常改变。

2. **US**　大多数转移瘤呈均匀的低回声结节，双肾常见，彩色多普勒无明确的异常血流信号，少数表现为强回声。

3. **CT**　典型表现为双肾多发低密度小结节影，注射造影剂后轻度异常强化。不典型的表现有：单发不规则的大病灶伴坏死；病变累及肾周间隙，伴或不伴肾周筋膜增厚；病灶可伴出血或钙化；单发均匀病变突向肾轮廓外和病变弥漫性累及肾脏等。

4. **MRI**

（1）双肾多发，小结节状 T_1WI 上低信号、T_2WI 上高信号为主的异常信号影，少数表现为单发结节（图 2-4-68）。

（2）双肾多发类圆形肿物影，边界清楚，呈等或稍长 T_1 信号、短 T_2 信号，DWI 示稍高信号（图 2-4-69）。

【诊断及鉴别诊断】

对有恶性肿瘤病史的患者，双肾多发实性小结节影是诊断肾转移瘤的主要依据。急性炎症请参见"肾炎性假瘤"部分。肾淋巴瘤请参见"肾淋巴瘤"部分。

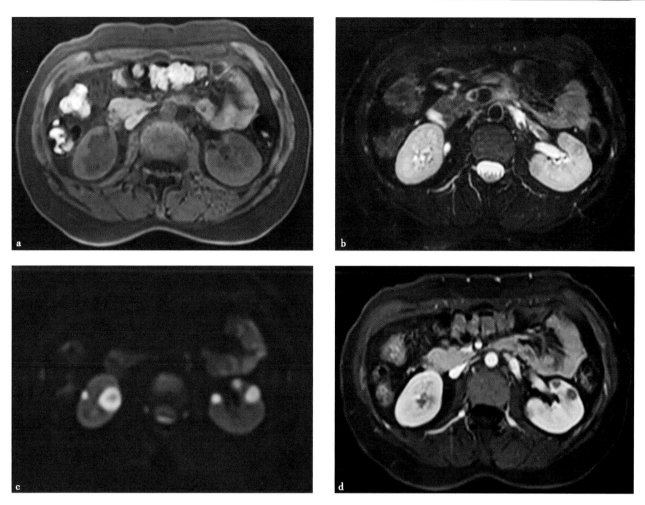

图 2-4-68 肾转移瘤

a. 横轴位 SE T_1WI；b. 与 a 同层面 SE T_2WI；右肾下极前外方肾实质内 T_1WI 上等信号，T_2WI 上稍低信号结节影，稍凸出于肾轮廓，边界不清楚，手术病理为肺癌肾转移；c. 与 a 同层面 DWI，主体为高信号，中心为低信号；d. 增强扫描病变为低强化，边界不清

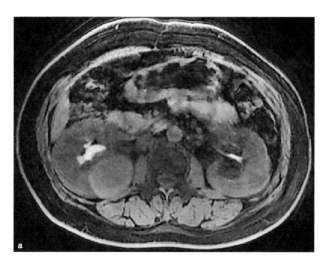

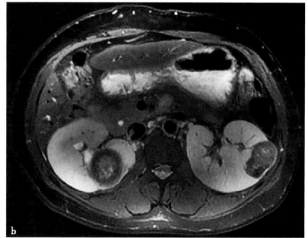

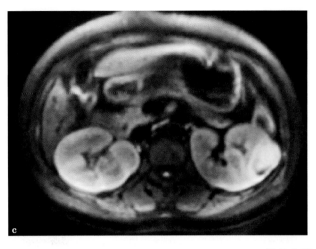
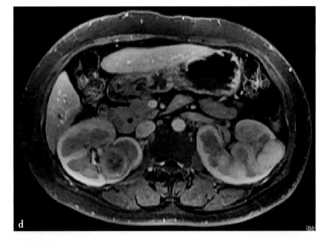

图 2-4-69　肾转移瘤

a. 横轴位 SE T_1WI; b. 与 a 同层面 SE T_2WI; c. 与 a 同层面 DWI; d. 横轴位增强 SE T_1WI; 示轻度强化, 手术病理为孤立性纤维性肿瘤 / 血管外皮细胞瘤肾转移

（王海屹）

第九节　肾血管平滑肌脂肪瘤

【概述】

肾血管平滑肌脂肪瘤（angiomyolipoma，AML）是最常见的肾脏良性肿瘤，典型的 AML 由不同比例的畸形血管、平滑肌成分及成熟的脂肪组织构成，故也称错构瘤。

好发年龄为 40～60 岁，女性好发。

【临床特点】

本病发展缓慢，早期多无症状，肿瘤较大时可出现腰腹部疼痛、肿块、血尿等症状。如肿瘤自发破裂出血，表现为腰腹部突发剧痛、大出血，可引起休克，慢性出血者可伴低热。肾血管平滑肌脂肪瘤是肾脏自发破裂最常见的原因。

接近 80% 的 AML 为散发和偶发病例，其余的 20% 病例与结节性硬化或淋巴管平滑肌瘤相关。较大肿瘤可侵犯邻近器官如结肠、脾脏等，也可累及区域淋巴结及局部血管，但罕见恶变。病理上，肾血管平滑肌脂肪瘤起源于中胚层，由平滑肌、异常血管和脂肪组织构成，其含量差别较大。经典型 AML 以脂肪组织为主，肿瘤与正常肾组织边界清晰，一般呈膨胀性缓慢生长，不侵蚀肾盏和肾盂无纤维性包膜；而乏脂型 AML 含有少量或缺乏肉眼可见脂肪组织，通常可见纤维性包膜，少数上皮型 AML 存在潜在恶变可能性。

【影像检查技术与优选】

此种肿物的影像学诊断方法有：X 线检查（尿路平片、IVP 或逆行肾盂造影）、超声检查、CT、MRI、肾动脉造影等。

1. **腹部平片**　可观察较大或外生性肿瘤引起肾大小、轮廓的改变。摄片前应清洁肠道以免粪便和气体干扰。

2. **静脉尿路造影**　造影可观察较大或外生性肿瘤引起肾盂肾盏形态、位置的异常改变，并可了解肾脏排泄功能。造影前需清洁肠道，限制饮水，并做碘过敏试验，掌握禁忌证，并备有急救药品和器械。平片和静脉尿路造影对肾血管平滑肌脂肪瘤的诊断无特别意义。

3. **超声**　为一种无创伤性检查方法，检查前无需特殊准备。超声对于鉴别囊性及实性病变及检出大块脂肪组织具有优势。肿瘤内的脂肪与周围组织间的声阻差很大，超声显示为强回声光团，是 B 超诊断该肿瘤的特征性表现。

4. **CT**　检查前常规口服肠道造影剂。一般以层厚 8mm 和间隔 8mm 扫描，范围上界应略高于肾上极，下迄肾下极。如肿瘤破裂致腹膜后出血，应扫描至髂凹水平。对小病灶宜加扫 2mm 或 1.5mm 薄层或螺旋 CT 扫描以减少容积效应。脂肪组织在 CT 上表现为负值，为 CT 诊断该肿瘤的重要依据。CT 平扫对诊断典型含脂肪 AML 的价值高于增强检查，能避免造影剂的部分容积效应造成的干扰。

5. **MRI**　一般采用横断面和冠状面加矢状面，包括 T_1 和 T_2 加权像。频率饱和序列能够对实性脂肪抑制成像，能够发现 AML 内大块脂肪组织；化学位移序列通过同反相位成像对比，能检测细胞内的脂质,对于乏脂型 AML 的诊断具有优特优势。

6. DSA 选择性肾动脉造影,一般采用经股动脉穿刺,导管置于肾动脉,也可行选择性插管以显示肿瘤血管,并可行肿瘤血管栓塞。在肿瘤较大或肿瘤自发破裂出血时,可以行选择性动脉栓塞进行治疗。因此,DSA 在诊断的同时也是介入治疗手段。但检查前应严格掌握适应证。

【影像学表现】

1. 普通 X 线

(1)平片对病变显示不够清晰,对肾血管平滑肌脂肪瘤诊断价值不大。较大肿瘤凸向肾外,可见肾影局限性增大,肿块影突出呈分叶状。如肿瘤破裂致肾周、肾旁间隙出血,可见患侧腰大肌影模糊、消失。

(2)静脉尿路造影主要表现为肾盂肾盏受压、变形、移位,但边缘整齐,肾盂肾盏无侵蚀征象,有时与肾实质其他肿块难以鉴别(图 2-4-70)。如肿瘤小或肿瘤呈外生性生长,则肾盂肾盏正常,造影可无阳性发现。

2. 超声 B 超检查示肿瘤内部回声不均,瘤内脂肪组织显示为强回声光团的典型图像。但由于肿瘤脂肪、平滑肌、血管组织比例不同,使超声图像复杂化。尤其当肿瘤较大,发生自发破裂出血伴肾包膜下、肾周出血时,血肿掩盖脂肪成分,图像不典型常误诊或仅提示肾占位病变。

3. CT 影像学上根据表现不同,将 AML 分为经典型 AML 和乏脂型 AML。经典型 AML 病理上含有大量的肉眼可见的脂肪组织,因此容易在断层

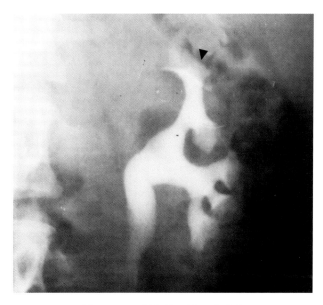

图 2-4-70 肾血管平滑肌脂肪瘤
静脉尿路造影仅见左肾上盏的一个小盏受压,杯口变平(▲)

影像上辨别及诊断(图 2-4-71)。CT 诊断主要是确定瘤内有无脂肪成分,即便极少量也具有确诊意义。有文献指出,建议采用 19~24mm² 或 30~35mm² 的感兴趣区,以 -10Hu 为临界值为判定脂肪存在诊断 AML 时能兼顾敏感性和特异性。

然而,乏脂型 AML 缺乏肉眼可见的大块脂肪组织,难以与肾细胞癌鉴别。另外,少数情况下肿瘤也可出现非典型 CT 表现,CT 上呈中、高密度影,常致误诊(图 2-4-72)。分析其原因,一般认为:①某些肿瘤主要由平滑肌和异常血管组成,脂肪组织很少或不含脂肪组织,国内曾就脂肪成分定量分析,最低仅占肿瘤的 0.1%;②肿瘤内出血掩盖脂肪

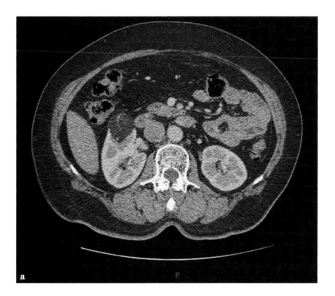

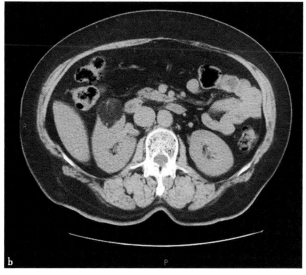

图 2-4-71 肾血管平滑肌脂肪瘤
a. CT 增强扫描示右肾混杂密度肿块,内含脂肪及软组织成分;b. CT 平扫示右肾中极脂肪性低密度灶,CT 值 -58Hu,内见网状分隔,代表平滑肌和血管成分

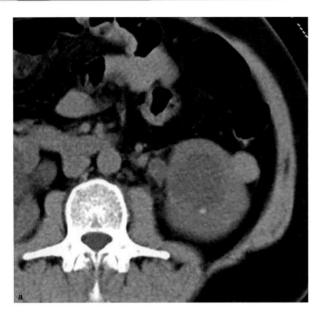
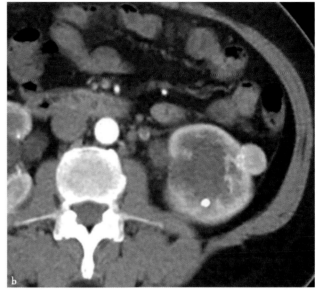

图 2-4-72 肾乏脂型血管平滑肌脂肪瘤

a. CT 平扫示左肾下极高密度结节影，CT 值约 58Hu，未见含脂肪低密度区；b. CT 增强皮髓质期结节明显强化，并可见边缘高灌注畸形血管影，病理证实为乏脂型 AML

成分，CT 扫描不呈负值（图 2-4-72）；③肿瘤伴肾囊肿，囊肿出血或继发感染可引起 CT 密度增高；④肿瘤体积小，直径在 1.0~1.5cm 时，由于容积效应或因呼吸移动不能测出肿瘤的真实密度。对于此类病例，其他的影像检查无特异性表现，此时多参数 MRI 成像能够有所帮助。

肾血管平滑肌脂肪瘤的大小与肿瘤破裂出血有关。文献报道，肿瘤直径大于 4cm 者，一半以上（约51%）伴瘤内出血，部分伴肾包膜下、肾周间隙和肾旁间隙出血。肿瘤血管丰富、迂曲，呈动脉瘤样改变，缺乏弹力组织，可能是易自发破裂出血的主要原因（图 2-4-73）。较大肿瘤可因轻微外伤而致破裂出血，瘤内出血为片状不均匀高密度，形态不规则，可掩盖脂肪组织。如肿瘤向外破裂，表现肾周、肾旁间隙血肿，CT 显示肾轮廓增大，腰大肌增粗，周围脂肪间隙消失，并可见肾脏明显移位（图 2-4-74）。出血量大，血肿沿肾周或肾旁间隙向下流注到髂凹，CT 扫描在髂凹平面可见腰大肌旁血肿，常伴失血性休克。

结节性硬化合并肾血管平滑肌脂肪瘤者，颅脑 CT 扫描可见大脑皮层、基底节以及室管膜下的脑室壁有结节硬化的高密度灶，双肾常有多发肾血管平滑肌脂肪瘤（图 2-4-75）。

4. MRI MRI 上，经典型 AML 由于脂肪成分的存在而表现为 T_1WI 高信号。宏观的脂肪组织有助于诊断，因为高信号的脂肪组织能被频率选择脂肪饱和序列所抑制而呈现低信号（图 2-4-76），同时在反相位图像上会出现勾边效应。典型 AML 在 T_2WI 上的信号强度根据所含脂肪成分的比例不同而异，当含有较多脂肪时表现为高信号，而脂肪含量较少时表现为偏低信号。

乏脂型 AML 由于缺乏脂肪组织却含有大量的平滑肌成分而在 T_2WI 上呈低信号，在 T_1WI 上呈高信号（图 2-4-77）。乏脂型 AML 的强化方式为典型的早期强化，随之迅速廓清。乏脂型 AML 通常表现为外生性非圆形病灶，无明显包膜。与同相位图像

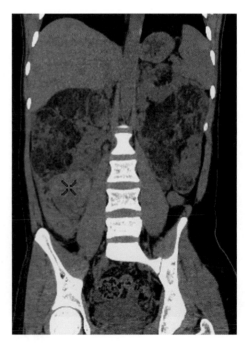

图 2-4-73 双肾血管平滑肌脂肪瘤

CT 平扫示右肾下极巨大肿瘤破裂出血，掩盖脂肪成分

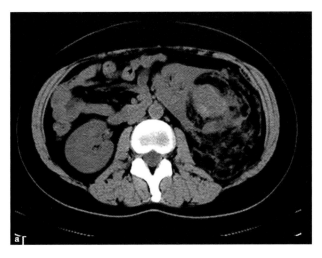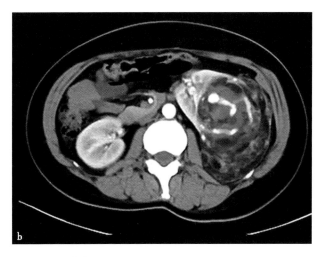

图 2-4-74　左肾血管平滑肌脂肪瘤

a. CT 平扫示左肾下极巨大肿瘤破裂出血，高密度出血与脂肪肉瘤难以鉴别；b. CT 增强示瘤内可见迂曲明显强化的血管影，提示病变含有畸形血管成分

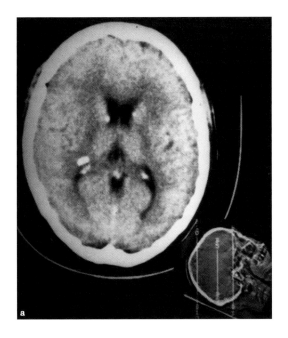

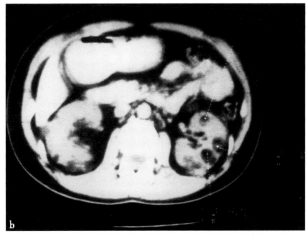

图 2-4-75　结节性硬化合并双肾血管平滑肌脂肪瘤

a. 颅脑 CT 平扫可见双基底节以及室管膜下多发的高密度结节；b. 肾增强扫描示双肾多发血管平滑肌脂肪瘤

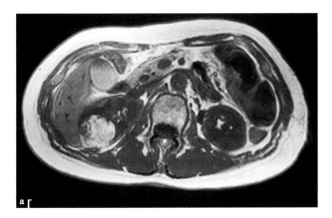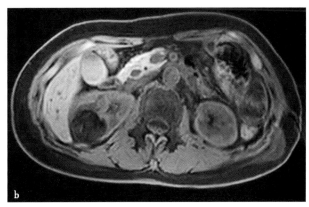

图 2-4-76　肾血管平滑肌脂肪瘤

a. MRI 常规 T_1WI 示右肾中央部高信号肿块应，边界清；b. T_1WI 脂肪抑制序列肿块信号减低，提示脂肪组织存在

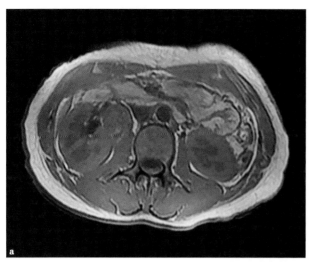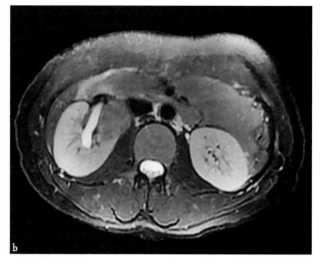

图 2-4-77　肾血管平滑肌脂肪瘤
a. MRI T_1WI 示右肾门水平肿瘤可见条片状高信号；b. T_2WI 示信号衰减

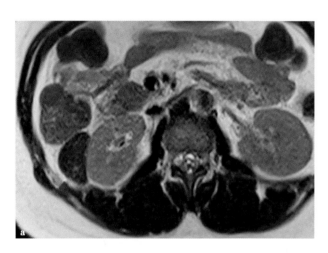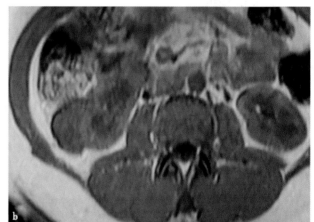

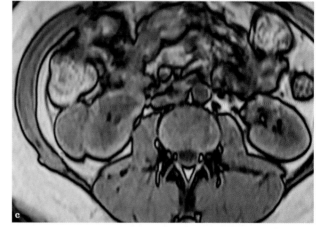

图 2-4-78　乏脂型肾血管平滑肌脂肪瘤
a. 常规 T_2WI 呈低信号，可能与平滑肌成分比例增加相关；
b. T_1 同相位呈均匀等信号；c. T_1 反相位信号轻度减低

相比较，乏脂型 AML 病灶在反相位图像上信号强度会降低。尽管抑脂序列在发现大块脂肪时更有价值，但如果将病灶与被选择的感兴趣区（如脾脏或肾脏）的微小信号变化采用比例的方式分析时，其也能提高对小片脂肪病灶的检测能力（图 2-4-78）。

有研究已经证明，在双回波化学位移成像序列（Dixon 序列）下，乏脂型 AML 有更高的信号强度指数[计算方法：（SI 同相位 − SI 反相位）/SI 同相位 × 100]以及更低的肿瘤 / 脾脏信号强化比。而且，乏脂型 AML 在强化后的图像中具有更好的早期 / 延迟期信号强度比。

有时瘤内可见分隔。肿瘤压迫肾盂肾盏使之变形、移位。瘤内出血时，其信号强度增高，在 T_1WI 可与脂肪信号混淆，但 T_2WI 血肿信号较脂肪信号高

（图 2-4-79）。MRI 在显示血管方面较 CT 敏感，显示脂肪成分也较可靠，但显示肌肉方面缺乏特异性。

5. **DSA（选择性肾动脉造影）** 肾动脉造影主要显示肿瘤血管多少与形态，肿瘤所含血管成分越丰富，造影所示血管越多。肾血管平滑肌脂肪瘤比较有特征性的征象是：①肿瘤供血肾血管平滑肌脂肪瘤 DSA 示左肾上极动脉向肿瘤供血，肿瘤血管迂曲，排列成漩涡状或放射状（图 2-4-80）；②供血动脉失去逐级变细的分支现象，呈现迂曲、多发的小动脉瘤样凸出或葡萄状的假动脉瘤样扩张（图 2-4-81）；③实质期肿瘤中可有多数境界较清楚的透明区（代表瘤中脂肪成分）；④扩张血管分支排空延迟，静脉期呈葱皮样外观；⑤肿瘤与正常组织分界较清楚；

⑥较大肿瘤或肿瘤自发破裂致肾包膜下出血，可显示肾包膜动脉移位（图 2-4-82a、b）。

如肿瘤较大，估计难以切除或肿瘤自发破裂致肾周出血，可行 DSA 造影，同时行选择性动脉栓塞，栓塞后显示肿瘤供血动脉中断（图 2-4-82c）。

【诊断及鉴别诊断】

肾血管平滑肌脂肪瘤的诊断主要依靠影像学检查，脂肪组织的确定是影像学确诊肿瘤唯一可靠的依据。在少数情况下应与下列疾病相鉴别：

1. **肾细胞癌** 尿路造影显示肾盏受压、移位、狭窄，伴有肾盏侵蚀征象。超声显示肿瘤实质性暗区，内伴细小、散在小光点，如伴出血、坏死则见液性暗区。肾动脉造影显示网状和不规则杂乱血管伴池状

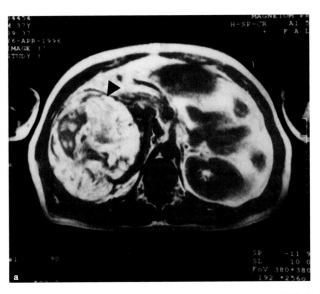
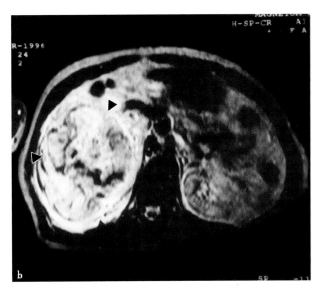

图 2-4-79 肾血管平滑肌脂肪瘤伴出血

a. T_1WI 示右肾肿瘤呈不均匀高信号；b. T_2WI 示脂肪信号略下降，血肿信号高于脂肪信号

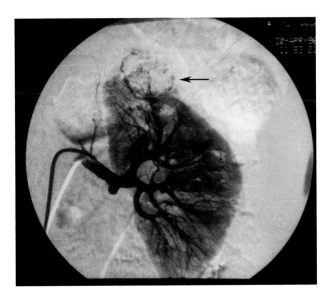

图 2-4-80 肾血管平滑肌脂肪瘤

DSA 示左肾上极动脉向肿瘤供血，肿瘤血管迂曲，略呈漩涡状排列

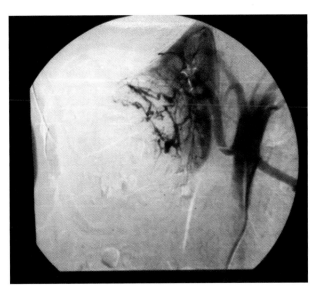

图 2-4-81 肾血管平滑肌脂肪瘤

DSA 示右肾中下极动脉呈迂曲、多发假动脉瘤样扩张

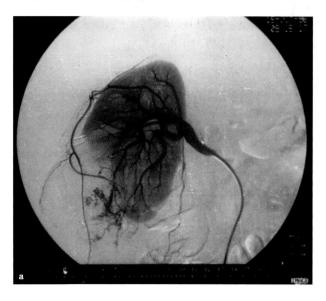
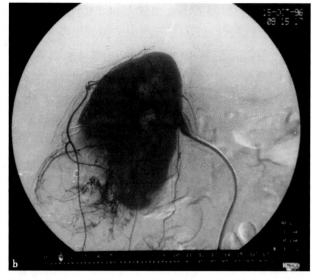
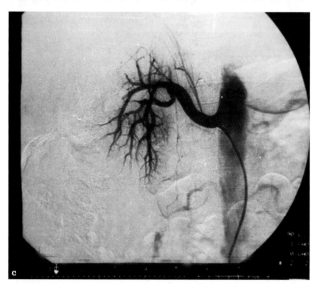

图 2-4-82 肾血管平滑肌脂肪瘤

a. DSA 示右肾中下动脉向肿瘤供血,肿瘤血管迂曲,呈放射状排列;b. 肿瘤破裂致肾包膜下、肾周出血,显示肾下极包膜动脉移位;c. 肿瘤血管超选择性明胶海绵栓塞术后

充盈,常有静脉早期显影。CT 显示肾实质肿块密度不均,呈不规则轻度强化,可伴坏死、囊变,也可有钙化、出血,一般无脂肪成分。极少数肾细胞癌 CT 图像中可测得脂肪组织,但与肾血管平滑肌脂肪瘤不同,这些 CT 表现的脂肪密度实际上是癌细胞内的脂滴或肿瘤间质中的泡沫细胞所造成的。MRI 显示 T_1 加权像呈低信号,T_2 加权像呈高信号,与肾血管平滑肌脂肪瘤不同。此外 MRI 可显示肾癌引起的肾静脉、下腔静脉瘤栓。

2. 单纯性肾囊肿 肾囊肿超声呈无回声区。CT 显示圆形或卵圆形病灶,边缘光滑,密度均匀,呈水样密度,囊壁薄,无强化。但如肾血管平滑肌脂肪瘤小,由于部分容积效应,影响 CT 值,难以与小囊肿鉴别。采用 2mm 或 1.5mm 薄层或螺旋 CT 扫描以减少容积效应对 CT 值的影响。MRI 显示 T_1 加权像呈低信号,T_2 加权像呈高信号,如伴出血可呈混杂信号。

3. 肾脂肪瘤和脂肪肉瘤 肾血管平滑肌脂肪瘤

如以局限性脂肪密度为主,且肿瘤小,增强后无明显强化成分,则难以与肾脂肪瘤和分化程度好的脂肪肉瘤鉴别。对这类患者定期复查是必要的。

(张建青 郭 瑜 沈 文)

第十节 肾嗜酸细胞瘤

【概述】

肾嗜酸细胞瘤(renal oncocytoma)是一种少见的良性肿瘤,起源于肾皮质近曲小管上皮,故此瘤多位于靠近肾包膜的皮质部。嗜酸细胞腺瘤与嫌色细胞癌具有共同的起源,因此其组织学和影像学特点具有一定的重叠。

该肿瘤高发年龄为 70 岁,男性好发。

【临床特点】

在临床上,此瘤多无症状,常常是在查体时偶尔发现。少数病例患者感到轻微腰酸腰痛,但肾脏功能与尿实验室检查一般均无异常发现。

大体下,该类肿瘤表现为棕褐色或红褐色,相对均质,通常可见包膜。组织病理学上,它们是由腺泡和巢状含有富含线粒体的嗜酸性胞质的大多角细胞构成,因而得此名。54%的病例中可以见到由纤维或玻璃样变的结缔组织伴受压血管构成的中心星状瘢痕。

此瘤生长缓慢,体积也往往较小,国内外已报告的病例中平均直径为4.4cm。肿瘤质地均匀,中心往往有瘢痕,多无坏死或出血。通常具有较完整的包膜,为邻近的肾实质组织受挤压而成,颇类似肾细胞癌的假包膜。

【影像检查技术与优选】

X线与泌尿系统造影一般不仅不容易诊断肾嗜酸细胞瘤,甚至都不太可能发现病灶的存在,所以它们对诊断没有裨益。由于腹部超声是体格检查中经常使用的检查方法,所以超声常为发现此瘤的重要手段,不过在确诊此瘤方面常有困难。依靠CT与MRI较高的分辨率与增强检查的特点,目前仍以CT或MRI为有效的诊断方法。

【影像学表现】

1. X线表现　平片与泌尿系造影一般很难发现病变。

2. B超　表现为一境界清楚的球形或椭圆形、均匀有回声的病灶,没有特征性。有时可发现其中心的瘢痕,但难以做出诊断。

3. CT表现　多位于肾皮层部,使肾轮廓局部微微隆起,瘤外形光滑整齐,多数可见完整的包膜,使瘤与正常肾实质有一清楚的分界。

在平扫时,此瘤表现为一较高密度或等密度的病灶,CT值为40~50Hu,密度较均匀,只在中心瘢痕处呈现星形的低密度影,为缺血所致,故越大越容易发生中心瘢痕(图2-4-83)。此瘤的特点为瘤内无坏死或出血区,有别于肾细胞癌。增强扫描时,瘤内均匀增强,可升到60Hu左右,属于中等强化,与正常肾实质相比则相对低密度,但境界清楚,外形整齐,无坏死、出血等密度变化(图2-4-84)。文献上曾报告此瘤偶尔也可因为退行性变而形成囊肿,多位于中心瘢痕处,呈单房或多房性,但往往体积较小,CT不易发现。包膜完整,有时较厚,增强扫描有时可以显示,因为包膜内有粗大血管,故相对高密度影。

4. MRI表现　瘤本身为长T_1长T_2信号,故T_1WI上为低或稍低信号,T_2WI上为较高的块质信号。中心瘢痕的信号一般在T_1WI及T_2WI上均为低信号,

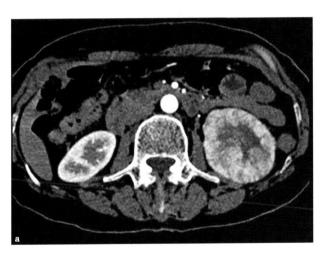

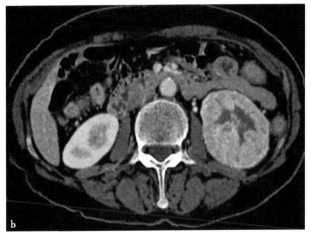

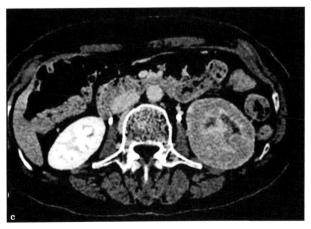

图2-4-83　左肾嗜酸细胞瘤

a. CT增强皮髓质期下极肿块,呈明显强化,并可见中心低密度的星状瘢痕;b. 实质期强化程度减低;c. 排泄期肿块周围造影剂廓清,中心瘢痕区强化明显,呈现出典型的节段性强化反转的特点

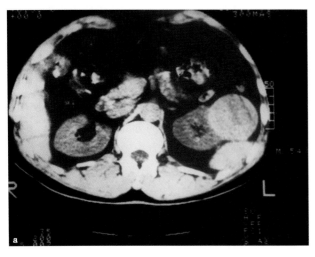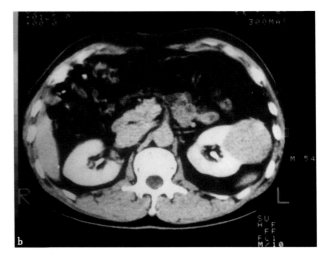

图 2-4-84　左肾嗜酸细胞瘤

54 岁，男，体检时发现。a. CT 平扫示左肾上极圆形均质高密度肿块，48Hu，边缘光滑整齐，大部分突出于肾轮廓以外；b. CT 增强扫描示肿物均匀强化，57Hu，然低于强化的正常肾实质（蒋立明供图）

代表纤维化、硬化或钙化的瘢痕组织，只有新形成的瘢痕仍含较多的水成分，则 T_2WI 上为较高信号。

中心星状瘢痕在 50%～60% 的病例中可见，表现为 T_1WI 上低信号，而 T_2WI 上高信号的中心星状区域，呈星状或轮辐状强化方式。有文献指出，该征象缺乏特异性，嗜酸细胞腺瘤的中心瘢痕表现在肾细胞癌（包括嫌色细胞亚型及坏死囊变的病例）中也可以见到。

【诊断与鉴别诊断】

本病的诊断要点如下：①临床上一般无症状，或当肿瘤较大时出现压迫、腰痛等非特异性症状，肾功能及尿检多正常；②常为偶然体检时经 B 超或 CT 发现有肾内占位病变；③病灶多数隆起于肾轮廓以外，境界清晰整齐，密度均匀，US、CT、MRI 均为非特征性表现；④瘤内无坏死、出血等变化，可有包膜，有的有中心瘢痕存在。嗜酸细胞腺瘤被报道在皮髓质期和排泄期呈现出典型的节段性强化反转的强化方式，但此种表现在肾癌中也可见到；中央瘢痕被认为是嗜酸细胞腺瘤的相关表现，但在 RCC 中亦能发现此征象。

在鉴别诊断中，最主要的有：

1. 肾细胞癌　肾癌内结构不均，内部有坏死、出血及囊变等，形状不规则，边缘不整齐，境界不锐利，缺乏完整的包膜，增强时此种结构显示更为清晰。癌向肾周组织浸润及蔓延时，其与正常肾组织的清晰交界丧失，这些与肾嗜酸细胞瘤完全不同。到晚期出现血管瘤栓、转移及肾外组织侵犯时更是嗜酸细胞瘤所见不到的，一般说两者鉴别不太困难。

2. 肾血管平滑肌脂肪瘤　与肾嗜酸细胞瘤的主要鉴别之处在于前者瘤内含脂肪成分，CT 与 MRI 都可以反映这一点。当两种肿瘤都处于开始生长阶段，体积较小时，鉴别诊断则比较困难。

（王霄英　郭　瑜　沈　文）

第十一节　肾素瘤

【概述】

肾素瘤（reninoma）也称肾球旁细胞瘤（juxtaglomerular cell tumor），为一种少见的肾良性肿瘤。此瘤多见于青年，女性稍多见，平均发病年龄为 31 岁。

【临床特点】

最常见的临床症状是持续性高血压、头痛、烦渴、多尿、间歇性肌肉无力、低血钾性肾病，以及血醛固酮增多等症状，所以此病常易误诊为原发性醛固酮增多症。在病理上肾素瘤常表现为境界清楚的黑褐色或灰色的肾皮质肿瘤，一般较小，直径大小为 2～3cm。尚未见报告此瘤有侵犯性或发生转移，所以应认为是良性肾肿瘤。在组织学上此瘤由小的单一的细胞组成，排列成管状或片状，其间有许多血管间隙。肿瘤细胞可有许多颗粒，这些颗粒表现有抗人类肾素的免疫荧光反应。在电子显微镜下与正常肾小球球旁细胞表现有相同的特点。

【影像检查技术与优选】

肾素瘤的影像学诊断中，常规 X 线检查作用不大。超声可发现病灶，但特异性很差。CT 扫描尤其是平扫加增强扫描有较高的准确性，但必须结合临床，否则也不易做出定性诊断。MRI 的价值与 CT 相似，但不宜作为筛选检查方法。肾动脉造影起一定的诊断作用，除非做减影性血管造影，选择性肾动脉造影仍属有创性检查方法，不推荐为常规检查方法。

【影像学表现】

1. **X 线尿路造影** 因瘤体积小，X 线尿路造影不能发现此瘤，故此法不能作为筛选检查的方法。

2. **超声** 常表现为高回声的肿块，比正常肾实质回声反射强，但也可表现为等回声或低回声团块，而其所见并不具有特征性，所以不能作准确诊断。

3. **CT** 平扫时肾实质内可见低或等密度的较小占位病变，若能发现则常为境界比较清楚的圆形或椭圆形病灶，所以说仅靠 CT 平扫对诊断帮助不大。增强扫描该病灶低度强化，常见的是均匀强化（图 2-4-85），不过由于病灶内有时有出血现象，瘤体内增强后的密度也可不均匀。增强后肾实质密度增高，与低密度的瘤灶形成鲜明的对比。

4. **MRI 表现** 与 CT 相似为一境界清楚的病灶，不具特征性，T_1WI 为低信号，T_2WI 为高信号。

5. **选择性肾动脉造影** 常能较容易地发现病灶。肾皮质内可见一境界清楚的少血管的肿瘤，有时有压迫附近血管的现象，可将其压迫移位，有时也可有很淡的肿瘤染色，有时也可表现为类似一肾囊肿。在肾核素扫描时，对较大的肾素瘤可以发现，而体积较小的则难以显示，所以也不具诊断特征性。

【诊断与鉴别诊断】

如上所述，此瘤的诊断由于其影像学表现不具特异性，所以应当密切结合临床表现。在比较年轻的患者，有高血压，可有反复的脑出血，血浆肾素增高，又伴有醛固酮升高及低血钾性肾病等症状，应严格检查肾内有无如上述的瘤灶存在。超声、CT 或

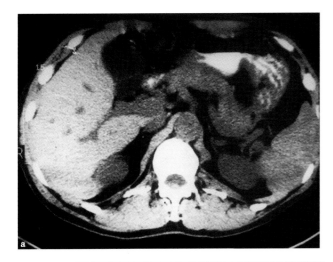
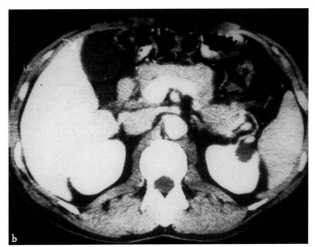
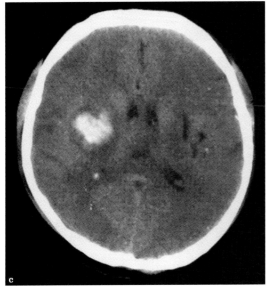
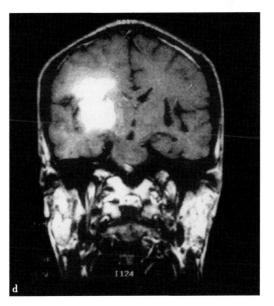

图 2-4-85 肾素瘤

男性，31 岁，患高血压已 3 年，曾因脑出血多次住院治疗，曾疑及肾素瘤，做 CT 及 MRI。a. 平扫可见左肾皮质部有一异常血管供血，附近似有一等密度病灶，但境界不清，不易判断其形态；b. 增强扫描见其轻度均匀强化，然与高度强化的正常肾实质相比，其密度明显低下，异常供血的血管则明显增强；c. CT 平扫；d. MRI SE T_1WI 示脑出血（张忠嘉、方继良供图）

MRI 为较方便的非创伤性方法，发现病灶即应高度怀疑肾素瘤的可能性。

在鉴别诊断方面，应与小肾癌、血管平滑肌脂肪瘤、肾嗜酸细胞瘤，甚至小囊肿鉴别。这些病变无高血压、无血醛固酮增高、无低血钾性肾病等症状，其影像学表现示肾癌内多有低密度的坏死或高密度的出血存在，经常见假包膜，且为血供丰富的肿瘤。囊肿以超声鉴别较为准确，为透回声的病灶，其后声能增强，较易鉴别。血管平滑肌脂肪瘤内脂肪成分的确定常能较容易地区分两者的性质。肾嗜酸细胞瘤虽与肾素瘤的影像学表现很类似，但两者的临床症状截然不同，虽皆为少见良性肿瘤，鉴别应该问题不大。

在鉴别诊断中，应当高度重视临床，主要根据血浆肾素活性水平，结合肾内境界清楚的球形病灶，可除外原发性醛固酮增多症及肾血管异常性高血压症。

（王霄英 郭 瑜 沈 文）

第十二节　肾良性间叶瘤

【概述】

间叶瘤是一大类肿瘤，主要见于腹膜后和其他部位的软组织，可分为良、恶性。肾良性间叶瘤（benign mesenchymoma of kidney）十分少见，由成熟的脂肪、纤维组织、混乱的血管和散在分布的平滑肌细胞巢或平滑肌肿块构成，偶尔有软骨岛、骨、淋巴组织和其他间质成分。

【影像检查技术与优选】

常规 X 线检查常不能发现。B 超、CT，甚至 MRI 始能发现异常改变，但一般不易确诊。

【影像学表现】

此瘤具有良性肿瘤的征象，但缺乏特异性，肿瘤累及一侧或双侧肾脏（图 2-4-86）。

【诊断与鉴别诊断】

此瘤无影像学特征性表现，在诊断中应除外常

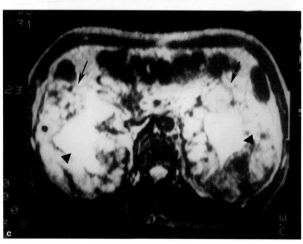
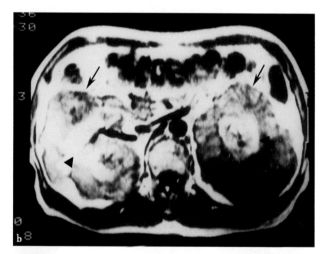
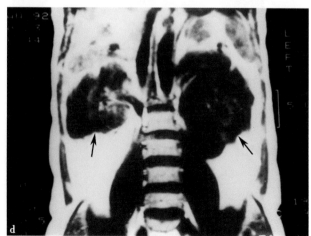

图 2-4-86　双肾包膜良性间叶瘤

a. 横轴位 SE T_1WI；b. 与 a 同层面质子密度像；c. 与 a 同层面 SE T_2WI；d. 冠状位 SE T_1WI；双肾形态变小（▲），边缘极不规则，肾皮质变薄。双侧肾周见分叶状、边缘光滑肿块影（↑），包裹双侧肾脏。T_1WI 上肿块信号均匀，低于肾皮质，T_2WI 上信号混杂。手术病理为肾包膜良性间叶瘤

见肾肿瘤。在鉴别诊断中应与任何一种肾肿瘤相
鉴别。

（王海屹　侯振亚）

参 考 文 献

[1] Marin D，Davis D，Roy Choudhury K，et al. Characterization of Small Focal Renal Lesions：Diagnostic Accuracy with Single-Phase Contrast-enhanced Dual-Energy CT with Material Attenuation Analysis Compared with Conventional Attenuation Measurements[J]. Radiology，2017，284（3）：737-747.

[2] Chiarello MA，Mali RD，Kang SK. Diagnostic Accuracy of MRI for Detection of Papillary Renal Cell Carcinoma：A Systematic Review and Meta-Analysis[J]. AJR Am J Roentgenol，2018，211（4）：812-821.

[3] Young JR，Margolis D，Sauk S，et al. Clear cell renal cell carcinoma：discrimination from other renal cell carcinoma subtypes and oncocytoma at multiphasic multidetector CT[J]. Radiology，2013，267（2）：444-453.

[4] Mileto A，Marin D，Alfaro-Cordoba M，et al. Iodine quantification to distinguish clear cell from papillary renal cell carcinoma at dual-energy multidetector CT：a multireader diagnostic performance study[J]. Radiology，2014，273（3）：813-820.

[5] Ding J，Xing Z，Jiang Z，et al. CT-based radiomic model predicts high grade of clear cell renal cell carcinoma[J]. Eur J Radiol，2018，103：51-56.

[6] Maxwell AWP，Baird GL，Iannuccilli JD，et al. Renal Cell Carcinoma：Comparison of RENAL Nephrometry and PADUA Scores with Maximum Tumor Diameter for Prediction of Local Recurrence after Thermal Ablation[J]. Radiology，2017，283（2）：590-597.

[7] Karlo CA，Di Paolo PL，Chaim J，et al. Radiogenomics of clear cell renal cell carcinoma：associations between CT imaging features and mutations[J]. Radiology，2014，270（2）：464-471.

[8] Jamshidi N，Jonasch E，Zapala M，et al. The Radiogenomic Risk Score：Construction of a Prognostic Quantitative，Noninvasive Image-based Molecular Assay for Renal Cell Carcinoma[J]. Radiology，2015，277（1）：114-123.

[9] Doshi AM，Ream JM，Kierans AS，et al. Use of MRI in Differentiation of Papillary Renal Cell Carcinoma Subtypes：Qualitative and Quantitative Analysis[J]. AJR Am J Roentgenol，2016，206（3）：566-572.

[10] Xi Y，Yuan Q，Zhang Y，et al. Statistical clustering of parametric maps from dynamic contrast enhanced MRI and an associated decision tree model for non-invasive tumour grading of T1b solid clear cell renal cell carcinoma[J]. Eur Radiol，2018，28（1）：124-132.

[11] Choi YA，Kim CK，Park SY，et al. Subtype differentiation of renal cell carcinoma using diffusion-weighted and blood oxygenation level-dependent MRI[J]. AJR Am J Roentgenol，2014，203（1）：78-84.

[12] Cornelis F，Tricaud E，Lasserre AS，et al. Multiparametric magnetic resonance imaging for the differentiation of low and high grade clear cell renal carcinoma[J]. Eur Radiol，2015，25（1）：24-31.

[13] Mytsyk Y，Dutka I，Yuriy B，et al. Differential diagnosis of the small renal masses：role of the apparent diffusion coefficient of the diffusion-weighted MRI[J]. Int Urol Nephrol，2018，50（2）：197-204.

[14] Chen LS，Zhu ZQ，Wang ZT，et al. Chemical shift magnetic resonance imaging for distinguishing minimal-fat renal angiomyolipoma from renal cell carcinoma：a meta-analysis[J]. Eur Radiol，2018，28（5）：1854-1861.

[15] 李浩杰，梁丽丽，李安琴，等. 小视野扩散加权成像表观扩散系数直方图鉴别透明细胞与非透明细胞肾癌的价值[J]. 中华放射学杂志，2017，51（9）：665-668.

[16] 陈杰潘，靓孙军，等. 直方图分析磁敏感信号强度鉴别乳头状与嫌色细胞肾癌的价值[J]. 中华放射学杂志，2017，51（9）：669-672.

[17] 刘学玲，周建军，陈宏伟. 双能CT双期增强扫描不同管电压图像对小透明细胞肾癌的诊断价值[J]. 中华放射学杂志，2013，47（11）：997-1001.

[18] 李小虎，CaiWenli，裴子璐，等. 肾脏CT容积纹理分析及机器学习相结合的影像组学评价肾透明细胞癌病理分级的价值初探[J]. 中华放射学杂志，2018，52（5）：344-348.

[19] 莫蕾，江新青，黄云海，等. 肾透明细胞癌与肾乳头状癌、嫌色细胞癌MRI表现的对照研究[J]. 中华放射学杂志，2011，45（6）：555-559.

[20] Metser U，Goldstein MA，Chawla TP，et al. Detection of urothelial tumors：comparison of urothelial phase with excretory phase CT urography-a prospectivestudy[J]. Radiology，2012，264（1）：110-118.

[21] Bahn YE，Kim SH，Kim MJ，et al. Detection of Urothelial Carcinoma：Comparison of Reduced-Dose Iterative Reconstruction with Standard-Dose Filtered Back Projection[J]. Radiology，2016，279（2）：471-480.

[22] Hartman R and Kawashima A. Lower tract neoplasm：Update of imaging evaluation[J]. Eur J Radiol, 2017, 97：119-130.

[23] Froemming A, Potretzke T, Takahashi N, et al. Upper tract urothelial cancer[J]. Eur J Radiol, 2018, 98：50-60.

[24] 沈爱莲, 李玉华, 等. Wilms 氏瘤超声、X 线和病理对照研究 [J]. 中华放射学杂志, 1990, 24(2)：104.

[25] 丁建国, 周康荣. 肾急性炎症性病变的 CT 诊断 [J]. 临床放射学杂志, 1995, 14：352-354.

[26] 王文波, 高云峰, 吴传真, 等. 多发性肾脏炎性假瘤 1 例报告 [J]. 中华外科杂志, 1995, 33(7)：399.

[27] 王东, 李洪波. 成人肾母细胞瘤一例 [J]. 中华放射学杂志, 1996, 30(9)：590.

[28] 王海燕. 肾脏病学 [M]. 2 版. 北京：人民卫生出版社, 1996.

[29] 王慧芝, 霍健伟, 白林, 等. 肾平滑肌肉瘤一例 [J]. 中华放射学杂志, 1995, 29(3)：211-212.

[30] 卢光明, 印洪林, 许健, 等. 肾脏嗜酸细胞瘤的 CT 诊断 [J]. 临床放射学杂志, 1998, 17(1)：33-35.

[31] 甘为民, 万恒麟, 王晓伟, 等. 肾脏炎性假瘤 13 例报告 [J]. 中华泌尿外科杂志, 1994, 15：222.

[32] 刘东明, 卜强. 肾炎性假瘤的 CT 诊断（附四例报告）[J]. 中华放射学杂志, 1994, 28(08)：557-558.

[33] 刘赓年, 李松年. 腹部放射诊断学 [M]. 北京：北京医科大学中国协和医科大学联合出版社, 1993.

[34] 朱梅刚. 恶性横纹肌样瘤 [J]. 中华病理学杂志, 1997, 26(3)：190-192.

[35] 纪小龙, 孔令非, 李维华. 恶性横纹肌样瘤——目前认识 [J]. 临床实验病理学杂志, 1993, 9(2)：147-148.

[36] 纪小龙, 徐长江, 刘雨清. 我国淋巴瘤的临床病理特点——附 1289 例分析 [J]. 肿瘤防治研究, 1996, 23(5)：268-269.

[37] 吴瑞萍, 胡亚美, 江载芳, 等. 诸福棠实用儿科学（下册）[M]. 6 版. 北京：人民卫生出版社, 1996.

[38] 张建青, 周为中, 李松年, 等. 自发性肾破裂致肾包膜下和肾周出血的 CT 与 DSA 分析 [J]. 临床放射学杂志, 1998, 17(4)：220-222.

[39] 张杰华, 陈勇, 陈卫国, 等. 成人肾母细胞瘤的影像诊断（附三例报告及文献复习）[J]. 中华放射学杂志, 1998, 32(9)：647.

[40] 李欣, 安玉, 杨志勇, 等. 儿童肾母细胞瘤的 CT 诊断 [J]. 中华放射学杂志, 1998, 32(3)：185-187.

[41] 周康荣. 腹部 CT[M]. 上海：上海医科大学出版社, 1993.

[42] 侯振亚, 王仪生, 唐光健, 等. 肾盂及输尿管移行上皮癌的 CT 诊断 [J]. 临床放射学杂志, 1992, 11(4)：186-188.

[43] 洪闻, 卢延, 陆立, 等. MR 泌尿系成像的技术和应用 [J]. 中华放射学杂志, 1997, 10(31)：673-676.

[44] 徐恩行. 简明肿瘤病理诊断及鉴别 [M]. 杭州：浙江科学技术出版社, 1981.

[45] 顾绥岳. 9009 例恶性淋巴瘤病理学分类的回顾性研究 [J]. 淋巴瘤学刊, 1983, 7：1.

[46] 崔予军, 王陆飞, 陈燕萍. 急性淋巴细胞白血病双肾实质浸润 CT 表现一例报告 [J]. 影像诊断与介入放射学, 1997, 6(1)：60-61.

[47] 蒋立明, 李新民. 肾皮质嗜酸细胞腺瘤 1 例报告 [J]. 实用放射学杂志, 1997, 13(1)：57.

[48] 蒋松琪. 肾脏炎性假瘤四例报告 [J]. 中华泌尿外科杂志, 1994, 15(4)：271.

[49] 薛兆英, 刘平, 潘柏年, 等. 肾血管平滑肌脂肪瘤误诊原因及对策. 中华泌尿外科杂志, 1998, 19(5)：287-289.

[50] Agrons GA, Kingsman KD, Wagner BJ, et al. Rhabdoid tumor of the kidney in children：a comparative study of 21 cases[J]. AJR, 1997, 168(2)：447-451.

[51] Baron RL, Mc Clennan BL, Lee JKT, et al. Computed Tomography of transitional cell carcinoma of the renal pelvis and ureter[J]. Radiology, 1982, 144(1)：125-130.

[52] Urban BA, Buckley J, Soyer P, et al. CT appearance of transitional cell carcinoma of the renal pelvis[J]. AJR, 1997, 169(1)：157-161.

[53] Breiman RS, Castellino RA, Harell GS, et al. Computed CT pathologic correlations in Hodgkin's disease and non-Hodgkin's lymphoma[J]. Radiology, 1978, 126(1)：159-166.

[54] Chan KW, Chan KL. Spontaneous rupture of renal tumors pressing as surgical emergency[J]. Br Urol, 1993, 71(3)：253-255..

[55] Chung CJ, Lorenzo R, Rayder S, et al. Rhabdoid tumor of kidney in children：CT findings. AJR, 1995, 164(3)：697-700.

[56] Cohan RH, Dunnick NR, Ledar RA, et al. Computed tomography of renal lymphoma[J]. Journal of Computer Assisted Tomography, 1990, 14(6)：933-938.

[57] Cohn MD, Siddigui A, Weetman R, et al. Hodgkin disease and non-Hodgkin lymphoma in children：utilization of radiological modalities[J]. Radiology, 1986, 158(2)：499-505.

[58] Davides KC, Johnson SH, Marshall M, et al. Plasma cell granuloma of the renal pelvis[J]. J Urology, 1972, 107(6)：938-939.

[59] Davidson AJ，Hayes WS，Hartman DS，et al. Renal onco-cytoma and carcinoma: failure of differentiation with CT[J]. Radiology，1993，186（3）：693-696.

[60] Donald R，Kivks M.D. Practical pediatric imaging[M]. Boston/Toront: Little Brown and Company，1984.

[61] Ferrozzi F，Bova D，Campodonico F. Computed tomography of renal metastases[J]. Seminars in Ultrasound CT and MRI，1997，18（2）：115-121.

[62] Gelister JSK，Jarmulowicz M，Donald J，et al. Renal inflammatory pseudotumor[J]. Br J Urology，1990，65（6）：548-549.

[63] Gold RP，Mclennan BL. Bacterial renal infection: role of CT[J]. Radiology，1990，174（1）：283-286.

[64] Goldman SM，Hartmen DS，Fishman EK，et al. CT of xanthogranulomatous pyelonephritis: radiologic pathologic correlation[J]. AJR，1984，142（5）：963-969.

[65] Schild HH，Schweden F，Lang EK，et al. Computed tomography in urology[M]. New York: TMP，1992.

[66] Hartman DS，Davis CJ，Goldman SM，et al. Renal lymphoma: radiologic-pathologic correlation of 21 cases[J]. Radiology，1982，144（4）：759-766.

[67] Hauser M，Krestin GP，Hagspiel KD. Bilateral solid multi-focal intrarenal and perirenal lesions: differentiation with ultra sonography，computed tomography and magnetic resonance imaging[J]. Clinical Radiology，1995，50（5）：288-294.

[68] Heiken JP，Gold RP，Schnur MJ，et al. Computed tomography of renal lymphoma with ultrasound correlation[J]. J Compu Assist Tomogr，1983，7（2）：245-250.

[69] Heiken JP，Mclennan BL，Gold RP. Renal lymphoma[J]. Seminary in Ultrasound CT and MRI，1986，7：58-66.

[70] Hugosson C，Nyman R，Jacobsson B，et al. Imaging of solid kidney tumors in children[J]. Acta Radiologica，1995，36（3）：254-260.

[71] Jayagopal S，Cohen HL，Bhagat J，et al. Hyperechoic renal cortical masses: an unusual sonographic presentation of acute lymphoblastic leukemia in a child[J]. J Clin Ultra-sound，1991，19（7）：425-429.

[72] Kenney PJ，Stanley RJ. Computed tomography of ureter tumors[J]. J Comput Assist Tomogr，1987，11（1）：102-107.

[73] Marcos HB，Semelka RC，Woosley JT. Abdominal granu-locytic sarcomas: demonstration by MRI[J]. Magnetic Resonance Imaging，1997，15（7）：873-876.

[74] Morehouse MT，Weiner SN，Hoffman JC. Imaging of inflammatory disease of the kidney[J]. AJR，1984，143（1）：135-141.

[75] Morra MN，Das S. Renal oncocytoma: a review of histogen-esis，histopathology，diagnosis and treatment[J]. J Urd，1993，150（2）：295-302.

[76] Ng YY，Healy JC，Vincent JM，et al. The radiology of non-Hodgkin's lymphoma in childhood: a review of 80 cases[J]. Clinical Radiology，1994，49（9）：594-600.

[77] Parienty RA，Ducellier R，Prade J，et al. Diagnostic value of CT numbers in pelvicalyceal filling defect[J]. Radiol-ogy，1982，145（3）：743-747.

[78] Pollack HM，Banner MP，Amendola MA. Other malignant neoplasms of the renal parenchyma[J]. Semin Roentgenol，1987，22（4）：260-274.

[79] Quinn CM，Day DW，Waxman J，et al. Malignant mesen-chymoma of the kidney[J]. Histopathology，1993，23（1）：86-88.

[80] Rasmussen H，Graudal N，Horn T，et al. Spontaneous regres-sion of a pleural thickening with the histological appear-ance of an inflammatory pseudotumor[J]. Virchows Archiv A Pathol Anat，1989，414（3）：253-255.

[81] Rauschkolb EN，Sandler CM，Patel S，et al. Computed tomography of renal inflammatory disease[J]. J Comput Assist Tomogr，1982，6（3）：502-506.

[82] Reznek RH，Mootoosamy I，Webb JAW，et al. CT in renal and perirenal lymphoma: further look[J]. Clinical Radiol-ogy，1990，42（4）：233-238.

[83] Leder RA，Dunnick NR. Transitional cell carcinoma of the pelvicalices and ureter[J]. AJR，1990，155（4）：713-722.

[84] Bechtold RB，Chen MYM，Dyer RB，et al. CT of the ureteral wall[J]. AJR，1998，170（5）：1283-1289.

[85] Sisler CL，Siegel MJ. Malignant rhabdoid tumor of the kidney: radiologic features[J]. Radiology，1989，172（1）：211-212.

[86] Vujanic GM，Sandstedt B，Harms D，et al. Rhabdoid tumor of the kidney: a clinicopathological study of 22 patients from the international society of paediatric oncol-ogy（SIOP）nephroblastoma file[J]. Histopathology，1996，28（4）：333-340.

[87] Wagner BJ. The kidney radiologic-pathologic correlation[J]. MRI Clin of North Am，1997，5（1）：13-28.

第五章　泌尿系统结石

第一节　泌尿系统结石

【临床概述】

泌尿系统结石（urinary lithiasis）是一种或几种物质组成的凝集物，以不同形状存在于尿路中，是泌尿系统常见疾病之一。结石形成的病因复杂，学说颇多，与地理环境因素、全身性代谢异常及泌尿系统疾病密切相关。

本病的分布有一定地区性。在我国南方发病率较高，北方发病率较低。多见于青壮年，20～50岁发病率约占90%。男性多于女性。

结石可发生于尿路任何部位。肾、膀胱及输尿管结石较常见，尿道结石少见，在全部泌尿系结石中不足10%。急诊患者中，输尿管和尿道结石居多，往往为上部器官的结石向下部移动嵌顿或停留于下部管腔内，或停留一段时间再继续下降所致。

1. 结石的理化性质　泌尿系统结石甚少为一种晶体组成，往往为两种或两种以上，且以一种为主混合组成。在我国，最常见磷酸钙和草酸钙为主的混合结石。结石的化学成分及含量决定其能否在 X 线片上显影。

（1）草酸钙结石：此种结石有两种形式，即单水化物草酸钙（$CaC_2O_4 \cdot H_2O$）和双水化物草酸钙（$CaC_2O_4 \cdot 2H_2O$），前者较多见。这两种形式在结石内或单一出现，或两者共存，还可与其他成分混合组成结石。一般而论，草酸钙结石出现在无感染的酸性尿液内，此种结石密度较高、质硬、较小，常多发。X 线检查显影较好。

（2）磷灰石结石：磷灰石（apatite）属复合的磷酸钙化合物。有两大组，一组为碳酸盐磷灰石〔$Ca_{10}(PO_4CO_3OH)_6$〕，另一组为羟基磷灰石〔$Ca_{10}(PO_4)_6(OH)_2$〕。磷灰石结石常与磷酸镁铵或草酸钙混合组成，在感染的碱性尿液中生长迅速。X 线显影清晰，大小、形状、数目不定，层状纹较明显。

（3）磷酸镁铵结石：该结石为六水化合物磷酸镁铵（$MgNH_4PO_4 \cdot 6H_2O$），常与磷灰石混合，在感染的碱性尿中最易形成。结石有多发、大型及双侧对称性特点。单纯磷酸镁铵结石少见，密度较含钙结石低。X 线检查鹿角形结石常呈分层状，为磷酸镁铵结石复合钙分层表现。磷酸镁铵结石在女性尿路结石中约占15%，而在男性中占5%。男性膀胱结石中，大多为混合的磷酸镁铵结石。

（4）尿酸结石：尿酸结石（$C_5H_4N_4O_3$）常为单纯状态。多为颗粒状，表面光滑，切面为同心圆状分层排列。该结石密度低，X 线片上不显影。混合的尿酸结石含草酸钙或磷灰石，X 线片显示中心密度低或透亮而外周密度稍高。

（5）胱氨酸结石：单纯的胱氨酸结石（$SCH_2CHCOOHNH_2$）质地较软，常呈多发性，小圆形，外形光滑而不分层。因密度甚低而 X 线片不显影。若外层黏附少量磷灰石或草酸钙，称基质结石再矿化，X 线片可显示中心透明而周围环绕致密外壳。

（6）嘌呤结石：非常罕见，发生于少见的代谢性疾病病例。

2. 泌尿系统结石的病因及形成机制

（1）结石的形成：泌尿系统结石的形成机制复杂且无确切定论，有如下学说作为参考。

1）晶体沉淀学说：由于尿中晶体浓度增加，超过在尿中的溶解度，呈过饱和状态，晶体发生沉淀而逐步形成结石。这种学说可解释尿中胱氨酸、尿酸、磷酸镁铵、磷灰石和黄嘌呤等成分增加而形成结石，但不能解释草酸钙结石的成因。

2）基质核心学说：结石的形成往往先有基质作为结石的核心，如覆盖于乳头上的上皮糜烂引起乳头黏膜下病变，这种暴露的炎性斑块可成为核心，尿盐沉积其上且逐渐发展增大，从乳头表面分离下来即形成了肾盂的游离结石。动物实验中，草酸钙和磷灰石结石的这种形成机制可以得到证明。尿路中异物，如血凝块、脱落上皮等也可形成尿盐的沉积核心，尿中黏蛋白同样可以成为核心而发生结石。

3）抑制剂缺乏学说：正常尿内含有一定数量的抑制结晶沉淀的物质，如枸橼酸盐、肾钙素（neph-rocalcin，NC）、Tamm-Horsfall 蛋白（Tamm-Horsfall protein，THP）、结晶基质蛋白、凝血原活肽及葡胺聚糖等。许多研究资料表明，抑制系统缺乏或功能不良为导致尿盐沉积、结石形成的重要因素。

4）酸碱度改变学说：尿液酸碱度对不同类型结石的形成有重要作用。如在酸性尿液中，尿酸溶解度小，相反，随着尿液 pH 的增高而磷酸钙的溶解度逐渐降低，易于发生沉积形成结石。此外，上述抑制因子的作用在很大程度上亦受尿液 pH 变化的影响。

5）激素学说：尿路结石男女比例悬殊，解剖特点虽可解释男性下尿路结石的成因，但是男女上尿路解剖无异，难以解释男性上尿路结石多见的原因，故有人提出可能与激素有关。动物实验证明雌激素可抑制结石的形成，而雄激素可促进结石的形成。

（2）影响结石形成的因素

1）全身因素

①机体生化代谢异常

A．高钙尿：正常人尿钙为 80～300mg/24h。如果尿钙排泄量持续升高，易致钙盐沉积和结石形成。在临床上高钙尿的常见原因有甲状旁腺功能亢进、慢性代谢性酸中毒、骨髓瘤、骨转移瘤、饮食中蛋白尤其动物蛋白摄入过多、维生素 D 中毒、甲状腺功能亢进、特发性高钙尿以及长期卧床的患者。

B．高草酸尿：正常人尿内草酸盐为 20～50mg/24h，尿内草酸盐浓度增加可导致结石或钙质沉着。常见原因为含草酸丰富的食物（如菠菜）或维生素 C、蛋白摄入过多、调节草酸代谢的维生素 B_6 缺乏、镁锌等微量元素摄入减少及小肠尤其回肠手术切除后的患者。

C．高胱氨酸尿：正常人尿内胱氨酸 <300mg/24h。高胱氨酸尿系一种常染色体隐性遗传性疾病，因肾小管再吸收障碍致使尿中胱氨酸浓度增高。由于胱氨酸在尿内溶解度低，易形成结石。

D．黄嘌呤尿：黄嘌呤尿为一种罕见的先天性代谢紊乱，系黄嘌呤氧化酶缺陷的结果。由于黄嘌呤不能转化为尿酸，尿内黄嘌呤含量增加可形成结石。

E．高尿酸尿：正常人尿中尿酸含量 <750mg/24h。若尿中成分增加，易致尿酸结石。高尿酸尿的病因可为先天性嘌呤代谢紊乱（如原发性痛风）、恶性肿瘤、富含嘌呤的食物摄入过多、肾小管再吸收尿酸

功能不足等。

F．药物排泄：磺胺类药物的乙酰衍生物经肾脏排泄，于酸性尿中溶解度小，其结晶易析出，其中磺胺噻唑和磺胺嘧啶最易沉淀，可形成结石。服用乙酰唑胺、氨硫脲、去痛片及某些抗癌药物，都有发生结石的报告。

②营养不良：膀胱结石与营养状况有明显关系。营养不良者易发生膀胱结石，尤以小儿更著，营养良好者甚少发生膀胱结石。

2）局部因素：尿路梗阻、感染和异物是形成结石的因素。不论何种原因引起的任何部位的梗阻均有利于结石形成。由于梗阻以上部位尿潴留，尿中晶体和胶体易于沉淀，为结石的形成创造了条件。尿路感染时，细菌、脓块、血块均可构成结石的核心。感染的菌属可产生尿激酶，在酶作用下尿素可分解为胺尿，使尿由酸性变为碱性，而在碱性环境中磷酸钙和磷酸镁铵易于沉淀形成结石。

结石的形成往往加重尿路梗阻和尿潴留的程度，因此，梗阻、感染与结石形成了互为因果的关系。

以各种方式进入尿路的异物，均可使尿盐附着形成结石。

3）地理环境因素：尿路结石与地理环境因素密切相关。我国因尿路结石住院的人数与泌尿外科全部住院人数的百分比，南北地区有明显差异。另外，还有人提出气候、水质、遗传等因素也会影响尿路结石的形成。

3. 泌尿系统结石的影像学检查方法

（1）尿路平片：尿路平片为简便、易行、经济、准确的检查方法，而且是必不可少的常规检查。临床常使用 K（肾）、U（输尿管）、B（膀胱）平片，疑为下尿路结石时，应摄骨盆平片并包括尿道。

一张甲级尿路平片，应根据临床需要包括全部欲观察的尿路范围，曝光条件要适当，摄片前作好清洁肠道的准备。在常规肠道准备中，还要注重摄片前 1～2 日不服用有可能致高密度影的中西药物。

尿路平片除常规前后位外，可根据需要加照侧位或斜位，原则上不允许仅照腹部一侧平片，以防漏诊。

（2）尿路造影：尿路造影适于下列情况，①X 线片发现结石，为确定结石的位置、有否并发症及其他先天性异常；②X 线片发现结石，为了解肾功能损害情况；③临床疑诊而 X 线片未发现不透 X 线的结石，即疑有阴性结石者；④X 线片显示结石不易与腹内某些钙化相区别，需要造影确诊。尿路造影

的方法,可选择静脉法、大剂量静脉滴注法、逆行性尿路造影及体层摄影等。

（3）CT检查：泌尿系统CT扫描应事先作好清洁肠道准备,以减少肠内气体和其他内容物的干扰,必要时给予肠道蠕动抑制剂以减少运动伪影。对疑诊尿路结石的患者,扫描前不服用碘造影剂而饮水500～1 000ml,于扫描前15～30分钟及临扫描时分2次饮用,目的在于消除胃肠道高密度碘剂对结石的影响和少量经胃肠道吸收进入尿路的碘剂而误认为结石。

CT检查以平扫为主,必要时使用增强扫描。一般来说,CT平扫即可明确尿路结石的诊断,能够发现小于0.5cm直径大小的透X线性结石,显著优于X线片及尿路造影。增强扫描的应用在于对结石的进一步定位,鉴别结石与邻近的钙化灶,观察肾功能变化及并发症。

螺旋CT的使用消除了腹部呼吸运动的影响,避免了小结石的漏诊。

（4）超声检查：超声检查简便易行、无辐射、价格低,诊断尿路结石具有重要价值,可作为首选方法。

（5）术中肾检查：术中肾检查主要用于经肾盂或肾切开取石术中观察肾内结石是否取净。

术中肾摄片（术中肾接触摄片）是指手术中充分游离肾脏后,使用移动式X线机用3.5寸×5寸（1寸≈3.33cm）小胶片于无菌技术下及时摄片与洗相。术中肾透视与摄片原理相同,具有多轴位观察的优点。如手术室中装备X线电视系统最为方便,使用移动式X线机亦可。放射科人员的工作在于密切配合,以达到肾结石彻底清除的目的。

第二节　肾结石、肾钙乳及海绵肾结石

一、肾结石

【临床概述】

肾结石（renal calculus）在尿路结石中居首位,发病年龄多为20～50岁,男性多于女性。多为单侧性,左、右肾发病大致相等,双侧同时发病者占5%～10%。结石可单发或多发,多发者约占40%。结石多位于肾盂或肾盂输尿管连接部,肾盏次之,下组肾盏较上、中组肾盏更为多见。偶可发生于肾盂源性囊肿或肾囊肿内。

肾结石的病理改变主要为梗阻、积水、感染及对肾盂黏膜和肾实质的损害。若结石位于肾盂或肾盂输尿管连接部,发生不完全性梗阻,继而形成肾盂、肾盏积水,继发性感染可随之而来,以致发生脓肾使肾实质破坏、功能受损,晚期可发生肾萎缩。若结石发生于肾盏则引起该组肾盏及相应小盏梗阻、积水。上述改变的发生与发展除了肾结石的位置外,还决定于结石的大小、形状及嵌顿情况。有时结石虽较大,但长时间不引起积水或积水轻微,有时结石虽小但嵌顿很紧而造成严重梗阻性积水。若结石甚小不发生积水则仅引起局部黏膜的损害。

结石逐渐增长的速度可慢可快。尿路有严重感染致肾功能损害时,尿液中形成结石的溶质成分减少,结石增长变慢;反之,尿路梗阻不严重而肾功能较好时,尿液中形成结石的溶质成分不减,结石增长较快。结石停止增长或增长缓慢并非好现象,一颗嵌顿甚紧的肾盂输尿管连接部小结石,虽不增大,但由于梗阻性积水严重可致一侧肾功能丧失;一颗位于肾盂内的结石,虽逐渐增大,但嵌顿不紧,阻塞不重,肾功能受损较轻而预后良好。

肾结石的典型临床表现为疼痛、血尿和排石史。当结石继发感染和梗阻性肾积水时,则出现相应临床改变。有少数病例可无任何症状而偶然发现,亦有少数病例临床表现不典型而误诊。

【影像学表现】

1. X线片　90%以上的肾结石能在X线片上显影,称为阳性结石,绝大多数系含钙结石。结石的形状多种多样,肾盂结石多为三角形或肾盂铸形,肾盏结石多为圆形或卵圆形,亦可为表面带刺的桑葚形。密度可以高而均匀,亦可浓淡不均或分层,边缘光滑或不光滑。具有肾盂或肾盏形状为肾结石的特征,可呈鹿角状或珊瑚状（图2-5-1）。桑葚、分层、鹿角形结石为三种典型结石。结石大小悬殊,可小至米粒,可大若蚕豆或更大,但巨石者罕见（图2-5-2）。双侧发病者,结石大小可大致相等,亦可大小不等（图2-5-3）。

X线片能大致确定结石的位置,并可推测有否肾积水及积水程度。肾盂结石相当于第1～2腰椎水平,距椎体边缘4～6cm处。肾盏结石可根据肾轮廓估计位于肾盏、肾小盏及何组肾盏。在肾轮廓内任何区域发现的致密灶,都应考虑结石。有时结石位于肾边缘部,此乃肾积水所致或结石位于肾囊肿内（图2-5-4）。因肾轮廓显示不清者,应在相应解剖部位查找结石。因肾位置和形态学的先天变异或发育异常,如盆肾、骶肾、重复肾、马蹄肾、双肾盂、

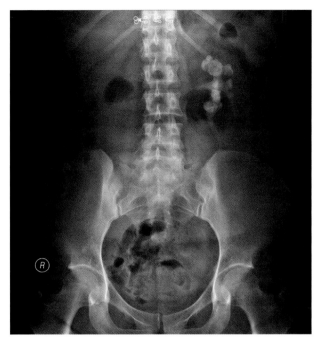

图 2-5-1　左肾鹿角状或珊瑚状结石
腹平片示左肾区高密度结石影,呈鹿角状

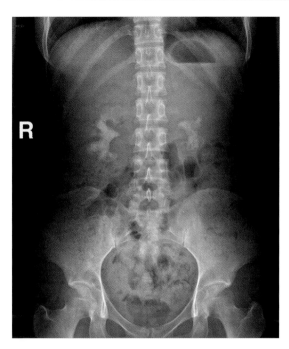

图 2-5-3　双侧巨大鹿角状结石
腹平片示双肾结石

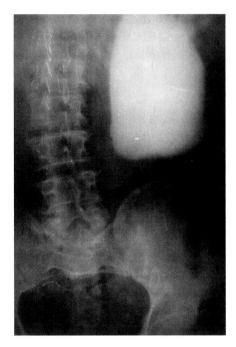

图 2-5-2　左肾巨石并致脊柱侧弯畸形
腹平片示左肾结石

肾下垂或游走肾等,寻查结石的范围应予注意。侧位片上,肾结石通常与脊柱重叠。肾积水时,结石可位于椎体前方。在不同时间或改变体位摄片时,较小的结石可发生移位;若较大结石发生移位,称结石游动征,说明必然存在肾积水;鹿角形结石不会发生移动,若有移动则提示有严重积水或已有肾积脓。

多发性结石的数目应尽最大可能数清,这对外科手术非常重要,术前可利用正位、侧位、斜位反复核对予以明确。

2. 尿路造影

(1)静脉尿路造影:目的在于发现 X 线片不能显示的阴性结石,了解肾排泄功能、有无积水及其程度,确定结石的位置,鉴别 X 线片上可疑的钙灶,提供术前资料。结石的表现如下:①阴性结石或密度较低的结石表现为充盈缺损或因之而致的梗阻征象;②与造影剂密度大致相同的结石可被掩盖难辨,须对照 X 线片确认;③比造影剂密度高的结石可以准确定位;④根据结石部位可显示肾盏积水或肾盂、肾盏积水(图 2-5-5);⑤根据肾实质、肾盏及肾盂显影情况,判断肾功能及积水程度;⑥证实肾盂源性肾囊肿内结石;⑦小的阴性结石引起肾盂出口处急性或亚急性梗阻时,排泄的造影剂在肾小管内浓集,流至肾盏、肾盂内的量少,显示为梗阻性肾实质像(obstructive nephrogram),此征象有助于阴性结石的诊断,阳性结石亦可出现同样表现;⑧肾盏结石可致肾盏损伤、阻塞及感染,上皮脱落可产生溃疡,后期可形成瘢痕或钙化,X 线片可见碎片样钙化影,造影片可见肾盏虫蚀样改变及肾盏漏斗部边缘不整齐的瘢痕性狭窄;⑨平片所见的结石或钙化,通过造影片以至多轴位投照,可以识别结石、肾内钙化或肾外钙化。

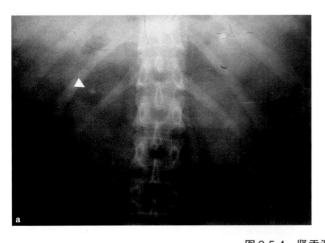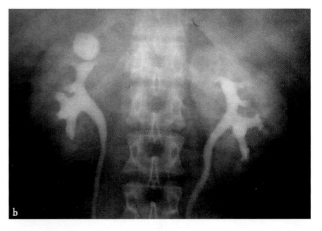

图 2-5-4　肾盂源性囊肿内结石
a. 平片显示小圆形结石位于右肾上方边缘部（△）；b. 静脉尿路造影证实结石位于肾盂源性囊肿内

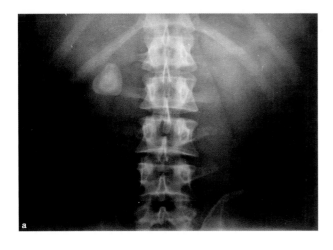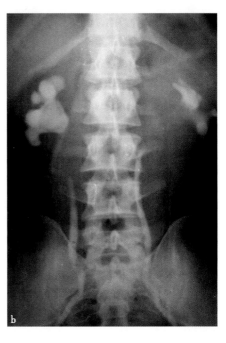

图 2-5-5　右肾盂结石并积水
a. 平片显示右肾三角形分层状结石；b. 静脉尿路造影见结石位于肾盂内并致肾盂肾盏积水

（2）逆行肾盂造影：逆行肾盂造影通常不必要。当 X 线片诊断困难、静脉尿路造影不成功、怀疑阴性结石需要进一步鉴别或因手术需要时才予进行。结石在逆行造影中的表现与静脉法造影所见相同（图 2-5-6～图 2-5-8），以下几点可为补充：①结石嵌顿于肾盏颈部或漏斗部，静脉法造影时该肾盏可不显影或显影淡而不清，逆行造影则可确认；②可更清楚地显示阴性结石的轮廓；③对鉴别阴性结石、肾盂肿瘤和凝血块更有价值；④更易明确梗阻处和梗阻以下的详细情况；⑤利用输尿管插管可行充气肾盂造影或双重对比造影，提高病变显示率；⑥注入造影剂可能误带入气泡，不可误认为阴性结石。

3. 肾血管造影　此项检查一般不用。当长期肾盂、输尿管结石引起严重肾积水时，可以观察肾动脉直径以提供治疗方案。如肾动脉变细提示肾功能严重丧失，该类患者与其做切开取石术，不如做肾切除术。肾盂结石伴肾盂炎时，血管造影可显示肾盂血管增多和炎性血管串珠状改变，可蔓延到输尿管上端，这种炎性改变最常见于鹿角状结石。

4. CT 及 MRI　CT 诊断泌尿系统结石的敏感性和特异性几乎达到 100%。临床怀疑尿路结石时，对于非肥胖者，推荐低剂量 CT 平扫，而对于肥胖者，则推荐常规剂量 CT 平扫。CT 平扫可以发现阳性结石亦可发现阴性结石，阴性结石的 CT 值也常常高于肾实质，常在 100Hu 以上，无增强效应（图 2-5-9，图 2-5-10）。利用螺旋 CT 或连续薄层扫描可发现小于 3mm 以下的结石。CT 扫描可以同时发现肾及其周围结构的形态学与功能性病变。目前，CT 血管

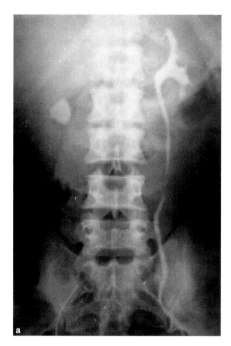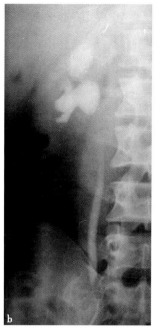

图 2-5-6　右肾盂结石并积水
a. 左肾输尿管逆行造影正常，右肾平片显示结石；b. 右肾输尿管逆行造影
见结石位于肾盂内，与造影剂密度大致相同，肾盂肾盏积水

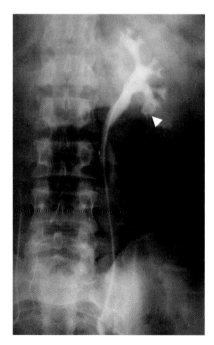

图 2-5-7　左肾盏结石
逆行造影示左肾下组小盏内呈充盈缺损（△）

成像（CT angiography，CTA）已能获得满意的1～3级肾动脉图像，可部分取代肾血管造影。MRI 检查时，钙化性结石在 T_1WI 和 T_2WI 像上均为低信号，不含钙的结石在 T_1WI 和 T_2WI 加权像上为高或略高信号。

【诊断与鉴别诊断】

肾结石一般易于诊断。患者常有典型的临床症状；X 线片可发现 90% 以上的阳性结石；尿路造影可以诊断阴性结石，了解有无梗阻性积水及其程度；CT 平扫发现肾结石比 X 线片更为敏感。

就 X 线片而言，肾结石应与出现在肾区的致密影或钙化影相鉴别，如胆结石、肠系膜淋巴结钙化、胰腺结石、肾上腺钙化、肾内疾病钙化、血管性钙化及粪石等。①胆结石常表现圆形、同心圆形或多面形。侧位片上，胆结石位于腹部前 1/3，甚至中 1/3，肾结石在后方，与脊柱重叠。②肠系膜淋巴结钙化常有一定特征，常成串、成簇。侧位片上位于腹前半部，不同时间摄片观察，钙化灶位置可以改变。③胰腺结石多呈点线钙化，常横跨脊柱，与胰腺解剖相符，侧位片上位于脊柱前。④肾上腺钙化在肾影上方，呈点状，易于识别。⑤肾内疾病钙化多种多样。肾结核钙化多位于肾盏附近或外围，呈斑点状，边缘不规则。亦可为全肾不均匀性钙化，肾脏缩小，功能自截。肾包虫病呈囊壁性钙化，多位于肾实质内。肾内诸多肿瘤都可钙化，常呈不规则形，分布不均。⑥主动脉、肾动脉及脾动脉等硬化性钙斑或血管瘤、血管畸形等血管性钙化，有时可与肾结石相混，只要注意追踪血管解剖位置，则不难鉴别。⑦粪石有时与肾影重叠，往往同时见肠管内粪团影，必要时隔日再摄片见粪石移位或排出。

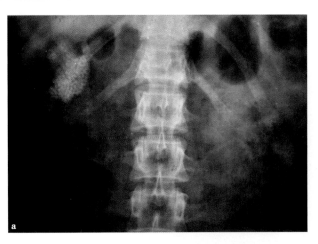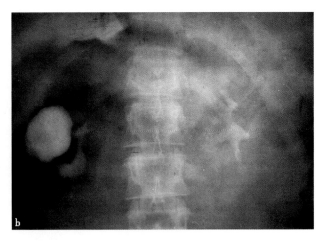

图 2-5-8　右肾盂源性囊肿内结石

a. 平片示右上腹肾轮廓上外方大小均等的粟粒状结石堆集成团；b. 逆行造影见结石位于较大的肾盂源性囊肿内，被造影剂掩蔽

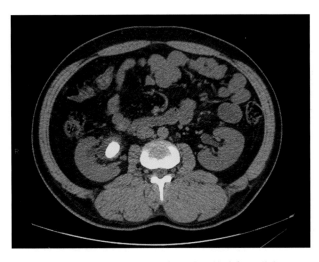

图 2-5-9　右肾盂结石呈肾盂铸形并致肾盂增大

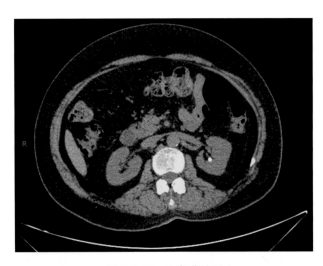

图 2-5-10　左肾盏结石

左肾中组肾盏 0.4cm 直径大小结石，CT 值 120Hu

凡是致密影或钙化影发生部位的确认，均可通过尿路造影查清。必要时行 CT 扫描，定位诊断更无困难。凡是因为疾病钙化与结石混淆者，皆可通过超声、CT 检查查明主体病变。

就肾盂造影而言，肾盏结石致肾盏损伤、积水和炎性改变与肾结核表现相似，其诊断主要依靠临床检验及病原学检查。

阴性结石、肾盂肿瘤、凝血块于肾盂造影片上均显示充盈缺损，应予鉴别。如行逆行肾盂造影，可反复注入造影剂观察，充盈缺损随体位改变而移动者可排除肿瘤可能，肿瘤则与肾盂黏膜连接而不移动。结石与凝血块常常形状不同，难以区别时，可隔数日复查，存留的结石仍显示充盈缺损，而凝血块或消失不见或大小发生改变。

二、肾钙乳

【临床概述】

肾钙乳又名肾石钙乳（milk of calcium renal stone），为含钙的混悬液，存在于肾内，主要由许多钙化的微粒所组成，化学成分为碳酸钙、磷酸钙和草酸钙。男性多于女性，常在 45 岁以上。临床表现主要为尿路感染、结石或肾积水症状或体征，个别病例为 X 线检查偶然发现。

肾钙乳形成的机制尚未明确，但多数与阻塞和感染有关。根据钙乳所在部位分为两型：囊肿型和肾积水型。前者为钙乳位于囊肿内，后者为钙乳存在于肾积水中，此型常有输尿管肾盂梗阻和肾结石存在。

【影像学表现】

1. X线 X线表现具有特征性,含钙的混悬液随体位改变而变化。仰卧位正位照片上,呈团状密度增高影,密度较含钙结石低,部分病例因钙乳颗粒大小不一、密度不均而呈"麻饼"状。立位、正位或侧位水平投照则显示钙液平面,多数液面整齐锐利,少数液面不整齐,由于较大的钙乳颗粒突出于钙乳表面,形成"盘中盛果"征(图2-5-11)。

静脉尿路造影时,造影剂大多不能进入钙乳内,积水型偶可进入使密度增高。追踪观察,肾钙乳虽可由少增多,但长期不变,既不能自行排出,亦不能凝结为大结石。

2. CT 一般不需CT检查。CT平扫可显示肾囊肿或肾盂积水内高密度钙质,并呈钙液平面,亦可见"盘中盛果"征(图2-5-12)。

【诊断与鉴别诊断】

本病X线片具有特征性,易于诊断,一般不需要其他检查。由于钙乳与结石密度相近,常与结石伴发,常规仰卧位照片不出现特征性钙液面,易误认为结石。鉴别方法:①细致观察仰卧位照片,钙乳边缘不如结石锐利,伴发结石者,其密度亦较结石低;②钙乳可出现"麻饼"征象;③立位照片易于确诊。

CT检查有利于发现少量钙乳及钙乳特征,还易于查明肾囊肿、积水等肾疾患。

三、海绵肾结石

海绵肾结石与肾结石成分大致相同。临床表现主要为无痛性间歇性血尿和肾盂肾炎症状,若结石进入肾盂、肾盏及输尿管系统则产生相应症状。

X线片显示结石为多发性,呈沙砾状,直径不超过1cm。分布规律,常呈簇状,位于肾锥体内。既不靠近肾门,又不靠近肾皮质,具有特征性。静脉尿路造影肾实质显影迟缓,可显示肾锥体内扩张的肾小管,肾小盏增宽,杯口扩大(图2-5-13)。逆行造影见肾小盏变宽,并同时发现与结石的位置关系。CT扫描易于显示肾锥体内海绵样肾小管扩张及多发性沙砾状结石。

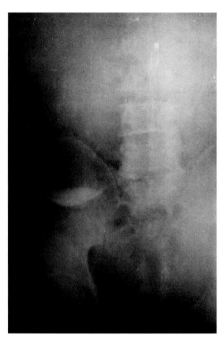

图2-5-11 肾钙乳,囊肿型
立位正位片示右肾下方较大钙液平面,并呈"盘中盛果"征

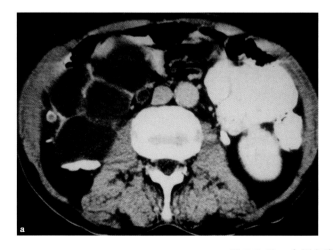

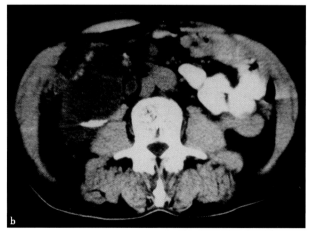

图2-5-12 右侧多囊肾并肾钙乳及结石
a. 右肾一囊肿内见钙液平面,另一囊内见环状结石;b. 囊内钙液平面呈"盘中盛果"征

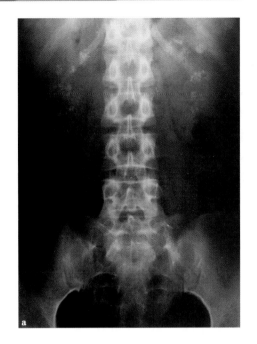

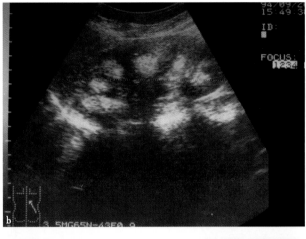

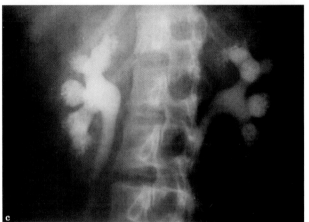

图 2-5-13　海绵肾结石

a. 平片示双肾多发性沙砾状结石,呈簇状排列;b. 灰阶超声见簇状强回声结石分布于肾锥体内;c. 静脉尿路造影示双侧肾小盏增宽,结石分布于肾小盏外方相应的肾锥体内

第三节　输尿管结石

【临床概述】

输尿管结石(ureteral calculus)为最常见的尿路结石,绝大多数来自肾石,少数情况下在输尿管内形成结石。输尿管内异物、梗阻、感染、输尿管重复畸形、憩室、囊肿、异位、输尿管术后残端等因素可致结石形成。

结石引起输尿管病理改变为:①黏膜擦伤、出血;②输尿管梗阻;③局部水肿、感染,发生输尿管炎及其周围炎;④梗阻性肾积水及肾实质损伤。

结石多位于解剖学上狭窄部,即肾盂输尿管连接部、输尿管与髂动脉交叉处及输尿管膀胱入口处。由于输尿管蠕动和尿流量的影响,多数结石向远处移动,部分结石可自行排出或于内科治疗下排出。一般而论,小于 5mm 的结石自行排出的机会较多,6~9mm 的结石部分可排出,大于 10mm 的结石很难自行排出。结石愈大,嵌顿时间愈长,排出的机会愈少,梗阻发生率愈高。

输尿管结石与肾结石相同,男多于女,好发于20~50 岁。两侧基本相等,位于输尿管下段的结石占 50%~70%,主要症状为疼痛和血尿。疼痛呈钝痛或绞痛,绞痛较肾结石更典型、更剧烈、更具放射性,发作时半数有肉眼血尿。可有感染症状。伴巨大肾积水者可触及腹块。位于输尿管下端的结石,肛诊可能触及。

【影像学表现】

1. X 线片　不透 X 线的结石于平片上显影,就有关征象或值得注意的问题分述如下。

(1) 结石的形状:多呈圆形或卵圆形,边缘较光滑,少数呈桑葚状、三角形或不规则形,不光滑。形状可随病程变化,如初从肾下降时呈圆形,而后渐变成卵圆形、梭形或不规则形。其边缘由光滑变为毛糙不齐。以异物为核心的结石,其形状与异物有关。结石长轴与输尿管走行一致(图 2-5-14)。

(2) 结石大小:一般较小,巨石罕见。

(3) 结石数目:常为单侧单发,多发性较少(图2-5-15)。若为多发常在扩张的输尿管内排列呈串珠状,或位于输尿管口囊肿内呈榴子状。双侧对称者并非罕见。

(4) 结石的移动:输尿管结石不但可以下降,而且有时向上返至肾盂、肾盏内，后者系因近端输尿管扩张及肾积水，强烈的逆蠕动或体位的改变而致（图2-5-16）。

（5）结石的位置：输尿管结石的确认应与输尿管走行路径相符，但输尿管的解剖位置并非绝对固定，有一定活动范围，内可与脊椎重叠，外可离开横突。在病理情况下移动范围更大，如巨大肾盂积水时，可将输尿管推过中线。这些输尿管位置的变化必须予以充分考虑。

（6）结石与骨骼的重叠：输尿管全长的1/3以上与脊椎横突、骶髂关节重叠，发生于该区的结石，尤其小结石易于漏诊。

临床症状典型而平片未发现结石的原因分析：①阴性结石；②结石较小，密度低，尤其与骨骼重叠时；③受肠内气体、粪便的影响；④受输尿管蠕动的影响；⑤受照片质量的影响。对此，应酌情重拍、短期重复或行CT检查。

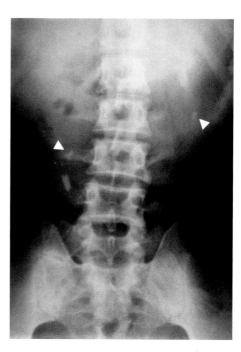

图 2-5-15　右输尿管、左肾结石

右输尿管两块结石，上方者呈不规则形与横突重叠（△）；下方者呈梭形，长轴与输尿管走行一致；左肾两块结石呈小圆形（△）

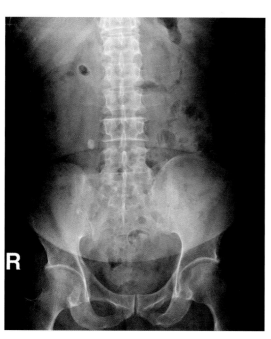

图 2-5-14　右输尿管结石

结石呈卵圆形，其长轴与输尿管走行一致

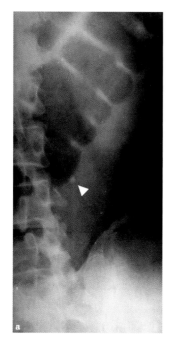

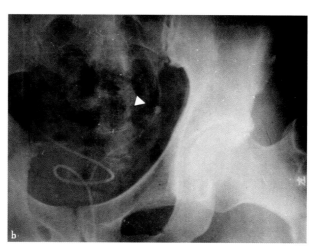

图 2-5-16　输尿管结石移动

a. 左侧输尿管中段腰₄椎体上缘水平小圆形结石（△）；b. 1个月后输尿管插管后平片示结石向下移动至输尿管下段（△）

2. 尿路造影

（1）静脉尿路造影：以下情况可行造影检查，①平片疑诊；②了解梗阻及肾功能损害程度；③鉴别诊断；④术前准备；⑤寻查阴性结石或绞痛的病因等。

造影表现及其意义如下：①显示结石在输尿管内的具体位置，鉴别平片上邻近的管外高密度灶；②碘剂流至结石处，密度加大；③显示结石以上输尿管及肾盂肾盏是否扩张及其程度；④尿路扩张及显影延迟，须延时摄片才能显示结石直接征象；⑤患侧显示梗阻性肾实质像，亦应延时摄片观察；⑥患侧输尿管全程显影，提示其末端可能存在结石；⑦结石嵌顿于输尿管膀胱交界处，继发性输尿管周及膀胱黏膜水肿，造成膀胱腔局限性充盈不良，应注意勿误认为肿瘤；⑧时见邻近结石上、下输尿管一定范围内无造影剂充盈，可能为局部炎症、痉挛所致；⑨阴性结石显示为相应形状的充盈缺损。

（2）逆行肾盂造影：平片及静脉造影仍不能确诊结石者可行逆行造影。通过前后位和斜位片观察输尿管腔与高密度灶的解剖关系，达到确诊目的。利用输尿管导管插管受阻及导管顶端与致密灶的关系亦可确诊。阴性结石表现为充盈缺损，下缘多较光滑，其下方输尿管不扩张。

逆行造影的另一价值为查清结石下方的输尿管情况，以发现远端之结石或其他潜在病变。逆行造影中可能带入气泡，勿误认为结石。

3. CT及MRI

CT对X线片上阳性及阴性结石均可显示，CT值一般在100Hu以上。结石的形状、大小、数目及定位更为准确，免除了其他结构的重叠影响（图2-5-17，图2-5-18）。CT图像易于显示输尿管扩张和肾盂、肾盏积水及梗阻性肾实质像，可直接显示结石周围软组织炎症、水肿，更能客观评价肾功能受损情况（图2-5-19～图2-5-22）。使用螺

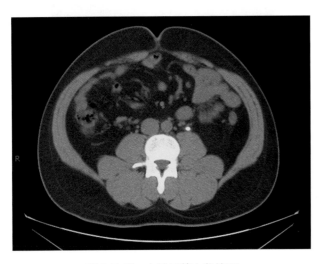

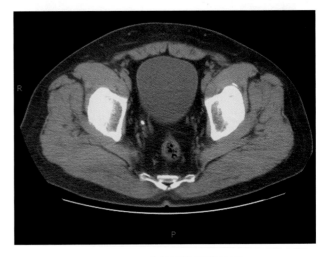

图2-5-17　左输尿管上段结石
CT平扫示左侧输尿管上段小圆形高密度影，相邻输尿管壁增厚图

图2-5-18　右输尿管下端结石
CT平扫示右侧输尿管下段近膀胱入口处，相邻输尿管壁增厚

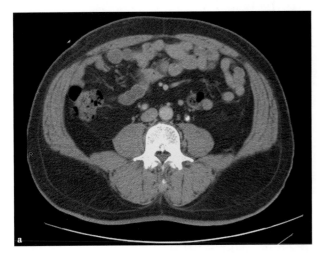

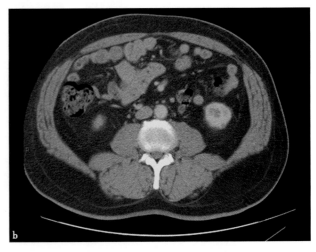

图2-5-19　左输尿管结石并积水
a. 左输尿管上段结石，断面呈圆形高密度灶；b. 左输尿管结石上方扩张且管壁炎性增厚

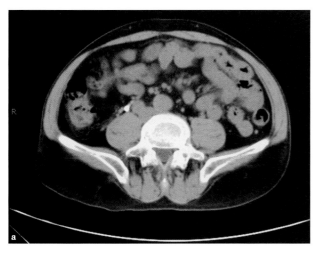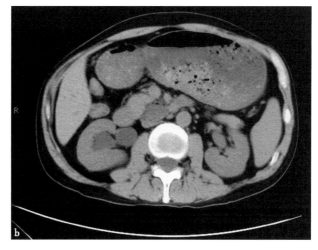

图 2-5-20 右输尿管结石并肾盂、输尿管积水
a. 右输尿管中段小圆形结石并局部管壁肿胀；b. 右肾盂及上段输尿管扩张、积水

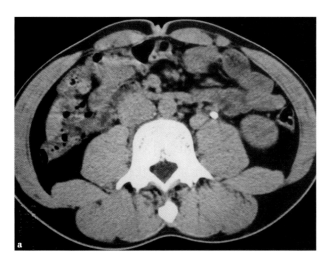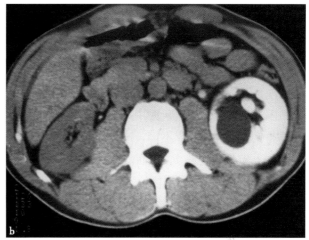

图 2-5-21 左输尿管结石并梗阻性肾实质像
a. 平扫见左输尿管上段结石；b. 增强扫描 5 小时后，肾实质仍呈高密度改变（伴有肾囊肿）；c. 同上，肾下极层面

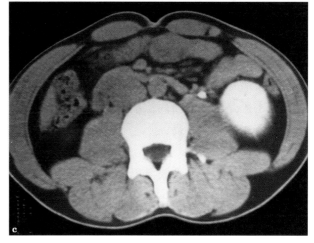

旋 CT 扫描的优点是不易漏掉小结石。MRI 显示结石不如 CT，一般不用于结石的诊断，但 MR 水成像能够显示结石所致的梗阻性肾、输尿管积水。

【诊断与鉴别诊断】

输尿管不透 X 线的结石可在 X 线片上显影且具有一定的特征性，再结合病史，其诊断不难。主

要与输尿管邻近或重叠的钙化影相鉴别，常见者为盆腔静脉石和骨岛。

盆腔静脉石系静脉血栓钙化而成，常见于 30 岁以上，且随年龄增长发生率增高，左多于右，不引起症状。两者鉴别如下：①形状不同，静脉石呈圆形，边缘光滑，输尿管下段结石往往呈卵圆形或不规则

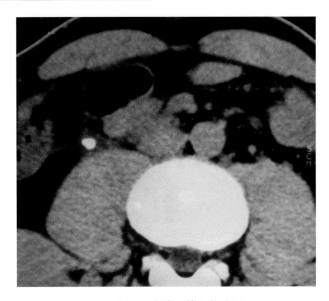

图 2-5-22 右输尿管上段结石
结石呈不规则形,周围输尿管壁明显水肿、增厚、轮廓不整齐,为输尿管炎及周围炎

形,长轴与输尿管走行一致;②密度不同,输尿管结石密度均匀,而静脉石往往不均,有其特征性,表现为周围致密、中心透光状或中心钙点、外层透光,最外层为钙化环;③位置不同,一般来说,输尿管结石往往位于坐骨棘连线上方,而静脉石可位于其上下,约 70% 分布于盆腔周围区,一般为多发,常两侧对称;④确有个别静脉石形状甚似结石,又与输尿管走行一致,且有同侧症状,平片难以诊断,应行尿路造影检查。

位于两侧骶髂关节附近的骨岛,呈圆形致密影,有时难与结石鉴别。下述鉴别点可供参考:①观察致密影长轴是否与输尿管走行一致;②利用斜位或倾斜球管照片观察与骨骼的关系;③利用体层摄影观察致密影是否在骨质内;④直径大于 1.5cm 的致密影应首先考虑为骨岛;⑤鉴别十分困难者可数日后复查或行尿路造影。

输尿管结石与肠系膜淋巴结钙化的鉴别,由于后者常呈梅花形,密度不均,活动度大,多发,其长轴可能与输尿管走行无关,易于鉴别。另外,勿将肠内粪石、药物等误诊断为结石。

X 线阴性结石须行尿路造影检查,所形成的充盈缺损有时要与输尿管肿瘤鉴别。充盈缺损的边缘不规则或呈分叶状,相应部位输尿管扩张,尤其下方局限性扩张,有助于对新生物的诊断。逆行造影时,勿将带入的气泡误认为阴性结石。

不论阳性或阴性结石,CT 检查根据 CT 值特征易于诊断,并能准确显示结石的形状、大小及并发症,易于鉴别输尿管周围的钙化灶。通过增强扫描可鉴别阴性结石与输尿管肿瘤。

第四节 膀 胱 结 石

【临床概述】

膀胱结石(bladder calculus)多见于男性,约占 95%。可发生于任何年龄,但以 10 岁以下儿童多见,50 岁以上老年人亦较常见。发病具有明显的地区性,广东、江苏、山东、安徽多见。

结石起源于膀胱者为原发性结石,以儿童为多,多因营养不良引起;继发结石来源于肾、输尿管,膀胱感染、出口梗阻、膀胱憩室、神经源性膀胱及异物等也可引起继发性结石,以成人为多。由肾、输尿管进入膀胱的结石较小,多数能自行排出,但亦有少数停留于膀胱内继续长大。

结石的主要病理变化是对黏膜的刺激、继发性炎症、溃疡形成及出血。结石长期阻塞出口可致膀胱小梁、小房或憩室形成。

主要症状为疼痛、排尿中断、血尿及膀胱刺激症状。疼痛常向阴茎和会阴部放射,有时极为痛苦,血尿为镜下或肉眼血尿。症状轻重与结石大小、表面光滑度及并发感染有关。

【影像学表现】

1. **X 线片** 膀胱结石钙含量多,常于平片上确诊。

(1)形状多种多样,圆形、卵圆形、不规则形、倒梨形等。

(2)大小不等,小至数毫米,大至十余厘米,以致充满膀胱。

(3)数目可单发或多发,前者居多。

(4)密度由于化学成分不一而密度不均。层状结石有一定独特性,有时于普通曝光条件下密度均匀,而于高千伏照片上显示层状不均。

(5)边缘多数光整,少数不规则或毛糙状(图 2-5-23~图 2-5-26)。结石层结构明显。

(6)移动性可随体位改变而移动。

(7)憩室内结石可位于膀胱轮廓外,应认真观察膀胱内尿液,并和膀胱周围脂肪层密度对比,予以诊断。

(8)膀胱壁结石可能为膀胱壁静脉石,其易误诊,通过膀胱充盈及排尿后摄片观察结石的移位有助诊断。

2. **膀胱造影** 一般采用逆行造影,其目的、意义在于:①证实平片上发现的结石是否在膀胱内;

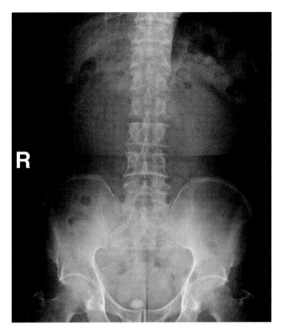

图 2-5-23 膀胱结石

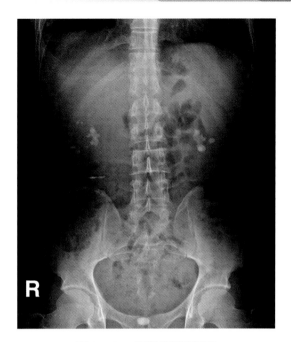

图 2-5-25 双肾及膀胱结石

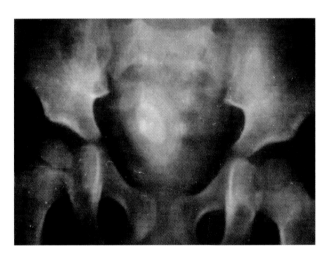

图 2-5-24 膀胱结石

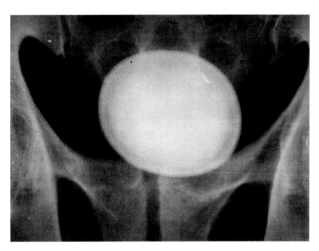

图 2-5-26 膀胱巨大结石

②发现阴性结石；③发现膀胱憩室内结石；④发现结石的并发症；⑤鉴别膀胱区钙灶。

阴性结石表现为充盈缺损且随体位而动。排空后即时摄片，结石表面"染色"，形成暂时性高密度环。在空气对比下，结石呈软组织密度影。

膀胱憩室内结石，大小多少不一，利用膀胱造影多轴位观察，既可确诊憩室，又能查明结石的存在。有时，较大的结石可阻塞憩室颈部，造影剂不能充填憩室，使诊断困难。

3. CT 及 MRI 为了进一步查明阳性结石或确诊阴性结石，可行 CT 检查，一般不需 MRI 检查。

膀胱结石于 CT 平扫图像上显示为块状高密度灶，CT 值在 100Hu 以上，具有移动性，诊断确切。CT 对膀胱区可疑致密灶定位准确，易于表明位于膀

胱腔内、憩室内、膀胱壁及壁外。CT 易于反映膀胱炎等继发改变及膀胱周围改变（图 2-5-27）。

【诊断及鉴别诊断】

依据临床资料及 X 线片，大多数阳性结石即可确诊。膀胱造影可进一步确诊结石位于膀胱或其憩室内以及发现阴性结石。CT 可发现结石并能准确定位。

就 X 线片而言，膀胱区钙化影并非都是结石，还有输尿管下端结石、前列腺结石、粪石、静脉石、盆腔肿瘤的钙化等。鉴别要点：①解剖部位不同；②形态特征各异；③变换体位摄片，观察结石移动性；④不同时间复查，观其变化；⑤膀胱充盈及排空后摄片，观其改变；⑥进一步行膀胱造影或超声、CT 观察。

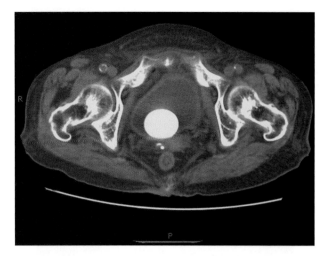

图 2-5-27 膀胱结石并膀胱炎
结石位于后方，膀胱壁不均匀性增厚、毛糙

膀胱造影中，诊断阴性结石要与膀胱肿瘤、凝血块及气泡鉴别。肿瘤外形不规则，多呈分叶状，来自膀胱壁，无移动性，局部膀胱壁变形。凝血块不规则，数日复查出现变化或消失。气泡表现小而圆，局部加压触动后变化、消失。CT 扫描易于鉴别膀胱阴性结石和肿瘤，其形状、密度、移动性及增强表现各异。

第五节 尿道结石

【临床概述】

尿道结石（urethral calculus）少见，不足尿路结石总数的 10%。男性为多。尿道内不形成结石，由膀胱或上尿路结石排出时停留在此且继续增大。尿道憩室内可形成结石，女性尿道结石全部属于此种情况。

结石常位于后尿道，在球部和舟状窝内次之。主要病理改变为尿道炎、溃疡及尿道周围炎，重者出现脓肿以至于瘘管形成。

尿道结石急性嵌顿者表现为急性梗阻、尿潴留、尿外渗及阴茎剧痛。结石慢性长大者主要表现为疼痛、尿流变细无力、尿滴沥。尿道憩室内结石主要表现为疼痛、感染，多无梗阻症状，无论何处的结石皆可有血尿。尿道结石常可直接或经肛门触及。

【影像学表现】

1. **X 线片** 通常 X 线片能诊断。结石一般为单个，黄豆至蚕豆大小，巨大少见（图 2-5-28）。结石多呈圆形或卵圆形，轴径多与尿道走行一致。边缘多数光滑，少数毛糙不齐。憩室内结石可大可小，多

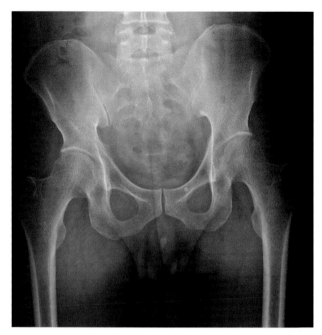

图 2-5-28 后尿道结石

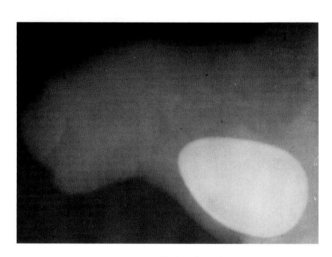

图 2-5-29 尿道憩室内巨大结石

为单个（图 2-5-29）。另有一种少见的沙钟状结石，一端位于膀胱出口部，另一端在前列腺部尿道内形成这种特殊形状。

2. **尿道造影** 逆行性或排泄性尿道造影可进一步明确结石的具体位置，还可查明尿道狭窄及憩室情况。

【诊断及鉴别诊断】

依据临床表现及 X 线片易于诊断尿道结石，必要时行尿道造影以进一步观察。鉴别诊断主要为阴茎静脉石及慢性海绵体炎（阴茎硬结症）所致的钙化，但其形状及位置均不相同，不难鉴别。尿道造影更利于定位及鉴别诊断。

尿道结石一般不需要做 CT 及 MRI 检查。

第六节 前列腺结石

【临床概述】

前列腺结石（prostatic calculus）少见，由无机盐（磷酸钙、碳酸钙等）沉淀于前列腺腺泡内所致。原因不明，可能与前列腺慢性炎症、前列腺液潴留及代谢失调等因素有关。前列腺内淀粉样小体、凝血块、细菌丛及坏死组织块均有可能作为结石的核心而逐步形成结石。

常见于 50 岁以上老年人，绝大多数患者伴有前列腺增生或慢性炎症、结核，亦可伴前列腺癌。临床上可有相应症状，如尿路刺激症状、排尿障碍、血尿或性功能紊乱等表现。直肠指检除发现上述体征外，可能触及表面光滑、质地坚硬的圆形结石，或有结石摩擦感。

【影像学表现】

1. **X 线片** 于耻骨联合上方至其下方可见多个大小不等的致密影，呈散在或集聚状分布。

2. **尿路造影** 为鉴别尿道及膀胱结石可行膀胱、尿道造影，同时观察有无尿道狭窄及其他并发症。

3. **CT 及 MRI** CT 图像显示前列腺实质内散在性或堆集状分布的多发性圆点状高密度灶，CT 值在 100Hu 以上。少数患者见较大结石（图 2-5-30）。MRI 对钙灶显示不敏感，一般不作为单独检查，结石在 T_1WI 和 T_2WI 加权像上均表现为低信号（图 2-5-31）。

【诊断及鉴别诊断】

前列腺结石依靠 CT 扫描易于确诊。在鉴别诊断方面，应与膀胱和尿道结石区别，由于解剖部位及形状的不同，一般不存在困难。与前列腺结核钙

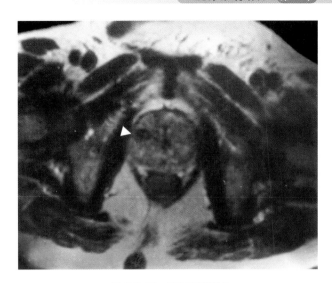

图 2-5-31 前列腺结石
于 T_1WI 加权像上前列腺右前方结石呈圆形低信号灶（△）

化的鉴别在于后者还常伴有精囊、输精管、附睾的钙化。结核性病变亦可通过 CT 诊断。

第七节 体外冲击波碎石术后表现

1. **体外冲击波碎石术** 体外冲击波碎石术（extracorporeal shock wave lithotripsy，ESWL）目前多采用液电冲击波的强大压力击碎结石，自 1980 年问世以来，因安全、有效、无痛苦、无创伤得到世界医务界的确认。可用于尿石症及胆结石。但结石所致梗阻远端有解剖学或者功能学阻塞时，不能使用体外冲击波碎石术，而应采用经输尿管镜碎石术（ureteroscopic lithotripsy）。对于直径大于 2cm 的上尿路结石，则优先选择经皮肾镜取石术（percutaneous nephrolithotomy）。

尿路结石体外冲击波碎石术适用于上尿路结石，即肾结石及输尿管结石，下尿路结石一般不用此法。

2. **体外冲击波碎石术后表现** 经一次或多次碎石术后，上尿路结石的 X 线改变如下：①结石完整性改变，碎石治疗过程中以逐次分裂出小碎屑或以"一分为二"方式逐渐碎裂。②结石密度往往不断降低；③结石的几何形状改变或体积增大；④结石的位置可原地不动，亦可下移至其他部位；⑤少数情况下，结石暂未发现变化，经过一段时间后复查发现结石碎裂或已排空，这种现象可能反映了结石晶体结构先被破坏、而后再碎裂的发展过程（图 2-5-32）；⑥碎石术后较多结石碎块阻塞输尿管可形成石街现象，常见于肾内较大如鹿角状结石的一次碎石术后

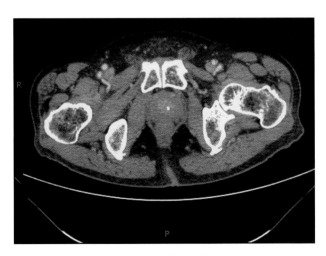

图 2-5-30 前列腺结石
CT 平扫显示前列腺内较大结石

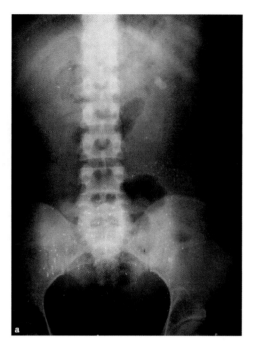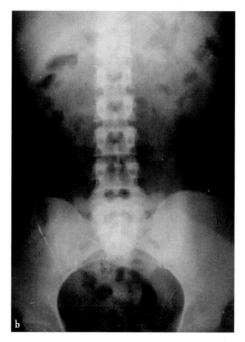

图 2-5-32 左肾结石碎石术后
a. 左肾结石经体外冲击波碎石术后 10 天未发现变化；b. 再经 15 天后复查，左肾结石消失

（图 2-5-33）。对一过性石街现象，不要急于干预，可让患者多做活动，促进输尿管蠕动排石。对长时间阻塞而排出困难者，易诱发泌尿系统感染，还可损害肾功能，必须采取相应处理措施；⑦少数体外冲击波碎石术无效者，多为肾盏颈或输尿管炎性狭窄所致，应采取其他方法治疗。

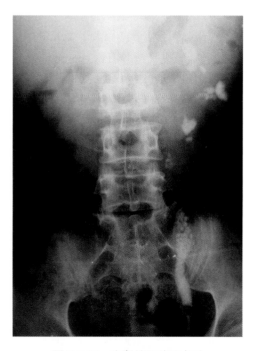

图 2-5-33 左肾结石碎石术后
左肾鹿角形结石经体外冲击波碎石术后，左肾结石碎裂，并于输尿管内形成石街现象

第八节 泌尿系统结石比较影像学

在泌尿系统结石的影像学诊断中，X 线片为简便、经济且较准确的方法。X 线片可以发现 95% 阳性结石的存在，表明结石的位置、形态、大小、数量，提示化学性质，对是否引起肾、输尿管积水及是否再做进一步检查提供基本资料。

尿路造影应在平片基础上进行，其价值在于对结石进一步定位、鉴别泌尿系统以外的腹盆部钙化灶，发现阴性结石，明确有无并发症及其他先天性异常，了解泌尿系统的功能情况。尿路造影特别是逆行性造影具有一定的创伤性，应用时应严格掌握适应证及禁忌证。

超声检查简便、经济且无创伤，可以发现不透和透 X 线的结石，对透 X 线结石与肿瘤、血块的鉴别有重要价值，对观察梗阻性并发症及其他先天性异常亦有重要帮助。由于超声本身的物理特性，常受肠气的影响，对于发现小于 0.5cm 的小结石尤其输尿管结石的敏感性较低。超声检查可作为泌尿系统结石尤其肾及膀胱结石、前列腺结石的常规方法，与 X 线片具有同等重要的价值。

CT 扫描能够诊断绝大多数结石，可以发现 0.3cm 以下的结石。螺旋 CT 薄层扫描不易漏掉小结石，尤其是输尿管结石。CT 可同时诊断其并发症及并发症。对尿路造影发现的充盈缺损，难以判断为阴性结石、凝血块或肾盂、输尿管肿瘤时，CT 具有重要的鉴别意义。目前推荐低剂量 CT 扫描为泌尿系统结石急症的首选检查方法。

MRI 对结石造成梗阻的集合系统诊断价值较高。但在 MRI 上，多数结石本身呈低信号，对小的结石诊断不利。

（贺 蓓 朱 捷）

参 考 文 献

[1] Berko NS，Dym RJ. Computed Tomographic Imaging of Renal and Ureteral Emergencies[J]. Current Problems in Diagnostic Radiology，2015，44（2）：207-220.

[2] Türk C，Petřík A，Sarica K，et al. EAU Guidelines on Diagnosis and Conservative Management of Urolithiasis[J]. European Urology，2015，69（3）：468-474.

[3] Ludwig WW，Matlaga BR. Urinary Stone Disease：Diagnosis，Medical Therapy，and Surgical Management[J]. Medical Clinics of North America，2018，102（2）：265-277.

第六章　泌尿系统血管性疾患

泌尿系统血管性疾患主要是指肾脏血管（肾动脉、肾静脉）的病变，常见的有肾动脉狭窄、肾动脉瘤、肾动静脉瘘、肾梗死和肾静脉血栓形成等。其中以肾动脉狭窄最为常见，临床上通常以高血压为主要表现。这种由于肾动脉病变导致肾脏血液灌注量降低，使肾实质缺血而发生的高血压，通常称为肾血管性高血压（renovascular hypertension）。肾血管性高血压的发病率约占所有高血压患者的5%~10%。

第一节　肾动脉狭窄

【概述】

肾动脉狭窄（renal artery stenosis）是指各种原因引起的肾动脉起始部、肾动脉主干或其分支的狭窄。肾动脉狭窄是引起继发性高血压的最常见原因。

【临床特点】

1. 病因与发病　引起肾动脉狭窄的原因很多，常见的有以下几种：

（1）大动脉炎在国内最为常见。据文献报道，在肾血管性高血压的患者中，有60%~70%为大动脉炎所致。

（2）肌纤维发育不良占18%。

（3）在欧美发达国家，动脉粥样硬化是引起肾动脉狭窄的最常见原因，约占63%，而在国内则较为少见，约占5%。

（4）其他如肾动脉的先天性发育不良、肾动脉瘤、肾动静脉瘘、外伤、肾脏移植术后、肾蒂扭转、肾动脉周围疾病造成的肾动脉压迫等。

肾动脉狭窄在临床上主要表现为高血压。有关肾动脉狭窄引起高血压的机制，目前有以下几种学说：

（1）肾素-血管紧张素增加：当肾动脉狭窄时，肾小球供血不足，入球小动脉的灌注压降低，刺激肾小球旁器的球旁细胞释放肾素增加，使血浆肾素、血管紧张素水平升高，导致血压升高。

（2）继发性醛固酮增多：由于血浆肾素、血管紧张素水平升高，刺激肾上腺皮质分泌醛固酮，导致水钠潴留，血容量增加，血压升高。

（3）激肽-前列腺素系统的抗高血压作用减低：激肽-前列腺素系统在体内具有调节血压和抗高血压的作用。当肾动脉狭窄时，肾内动脉压力不高或升高不明显，不能激活激肽-前列腺素系统，使肾内降压系统的调节功能障碍，导致与肾素-血管紧张素-醛固酮系统的协同作用产生高血压。

2. 病理改变　肾动脉狭窄的病变可累及动脉管壁弹力纤维及平滑肌，呈广泛的灶性破坏及纤维组织增生。肾动脉管壁的中层纤维增生、肌层增厚、弹力纤维断裂，内膜下和肌层内有黏液样物质积聚，使管壁增厚、管腔狭窄。

（1）大动脉炎：大动脉炎是一种以动脉管壁中层纤维损害为主的慢性非特异性炎症，病变主要累及主动脉及其大分支。病变部位的动脉管壁呈弥漫性或不规则增厚，引起管腔狭窄或阻塞。由于动脉管壁中层纤维的损害，还可能出现管腔扩张形成动脉瘤。大动脉炎累及肾动脉多为单侧性，累及两侧肾动脉者约占1/3。病变好发于肾动脉的起始部或近1/3段。

（2）肌纤维发育不良：主要病理改变是动脉管壁的中层纤维增生，导致管腔狭窄。病变主要累及肾动脉的远侧2/3段，常为双侧性。

（3）动脉粥样硬化：动脉粥样硬化主要是动脉管壁内膜的损害，形成粥样斑块，造成管壁不规则增厚、失去正常弹性，并导致管腔狭窄。病变主要累及主动脉及其大分支，在肾动脉则多累及起始部及近1/3段。

3. 临床表现　高血压是肾动脉狭窄最主要的临床表现。肾动脉狭窄引起的高血压有以下临床特点：

（1）年龄和性别：由大动脉炎和肾动脉肌纤维发育不良引起的肾动脉狭窄多见于青壮年，女性多于男性，男女之比为 2∶3。据文献报道，30 岁以下的肾血管性高血压患者中，80.6% 是由于大动脉炎和肾动脉肌纤维发育不良引起的。由动脉粥样硬化引起者，多见于 50 岁以上的患者，男性多于女性。

（2）高血压肾动脉狭窄患者的高血压常有以下特点：①患者多无高血压病家族史；②高血压在短期内出现，血压突然发作性升高，病程短、进展快；③血压水平较高，尤其是以舒张压增高为主，通常在 160kPa（120mmHg）以上；④抗高血压药物治疗无效或疗效不显著。

（3）血管杂音：50%～70% 的肾动脉狭窄患者在腰背部可听到血管杂音。杂音的特点是高频、连续性，在收缩期更明显。

（4）实验室检查

1）尿常规：由于肾脏功能损害，可有不同程度的蛋白尿。

2）血液检查：由于继发性醛固酮增高，约 25% 的患者可出现低钾血症。

3）血浆肾素活性测定：经股静脉插管，分别采取两侧肾静脉及下腔静脉血，测定其血浆肾素活性。患侧与健侧肾静脉血的肾素活性比值≥1.5，健侧肾静脉与下腔静脉血的肾素活性比值≤1.1，患侧肾静脉与下腔静脉血的肾素活性比值≥1.5，对肾血管性高血压均具有诊断意义。

4）Captopril 试验：该试验是简单而可靠的肾血管性高血压的筛查方法。Captopril 是一种血管紧张素Ⅱ转换酶抑制剂，可减少血管紧张素Ⅱ的产生，使血压下降。试验方法是经静脉注射 Captopril 1mg/kg，注射前后各取一次静脉血测定血浆肾素活性，并测量血压作对比。阳性结果是：①舒张压下降≥9.3%；②血浆肾素活性≥18ngAI/（ml·h）；③肾素活性反应值／对照值≥3.3。

【影像检查技术与优选】

肾动脉狭窄引起的高血压是可治愈的继发性高血压中最为常见的一种，本病的早期发现和正确诊断对于临床治疗具有重要的指导意义。

1. **常规 X 线**　以往由于医疗 X 线诊断设备的限制，快速静脉肾盂造影曾作为诊断肾血管性高血压的较好方法。尽管其诊断特异性和敏感性可超过 90%，但其假阴性率和假阳性率也较高，分别为 21.9% 和 12.9%，所以目前常作为辅助诊断方法，而不推荐用作肾血管性高血压的常规筛查方法。

2. **放射性核素**　核素肾图是最简便价廉的初筛检查方法，但因其假阳性率约 85%，假阴性率约 20%，所以检查结果仅能作为参考。如果条件具备，最好能直接进行肾动态显像检查，肾动态显像检出肾动脉狭窄的阳性率在 90% 左右。结合 Captopril 试验，阳性率和特异性可进一步提高，同时还可获得肾功能参数，有助于对患侧肾脏的功能和缺血程度的初步评估，对临床治疗方案的制订有一定指导意义。

3. **超声**　彩色多普勒超声不仅能显示血管的断面形态，还可提供血流动力学信息。国外报道对肾动脉狭窄检查的成功率可达 80%。肾动脉狭窄程度≥50% 时，其敏感性为 85%，特异性为 100%。设备的改进和检查技术的发展，进一步提高了其检查的敏感性和特异性，而且检查方法本身无创伤性，所以不失为筛查肾动脉狭窄的有效手段。

4. **CT**　SCTA 是一种少创性诊断肾动脉狭窄的新技术，其敏感性、特异性、阳性预值及阴性预值分别为 94%、100%、100% 及 95%。SCTA 不仅能清楚显示肾动脉管腔的情况，而且可以显示血管壁的病理改变及相邻血管与组织结构的关系，对钙斑和血栓的显示也优于常规血管造影。当然 SCTA 在肾动脉狭窄的诊断上也存在一定的局限性，比如不易显示副肾动脉，所使用的造影剂量比较大，可能产生假象，尤其是 SSD 成像时，对肾段动脉的显示也远不如血管造影检查。另外，CT 图像的时间分辨力低，扫描速度慢，易产生运动伪影。尽管如此，SCTA 是一种少创性的诊断新技术，对肾动脉狭窄诊断的敏感性和特异性分别可达 94% 和 100%。尤其是电子束 CT（EBCT）血管造影及三维重建技术的应用，克服了常规 CT 包括 SCTA 的诸多缺陷，在很大程度上可以代替有创性的血管造影。

5. **MRA**　MRA 对肾动脉狭窄的诊断敏感性和特异性与 SCTA 相似，能方便地进行多断面成像，对管腔狭窄、阻塞和扩张的显示可与血管造影相媲美。检查过程中可不使用造影剂，因而属无创性检查。但其检查结果受心输出量的影响，当心输出量降低，血流速度减慢或血流状态改变时，均可能出现假象。近年来，MRA 技术发展迅速，特别是应用快速成像技术，大剂量造影剂对比增强 MRA，在一次屏气时间内完成扫描，使其图像质量大大提高。

6. **血管造影**　血管造影检查包括常规肾动脉造影和数字减影血管造影，是诊断肾动脉狭窄的一项具有决定意义的检查方法，对病变的显示最准确，被公认为诊断肾脏血管性疾病的"金标准"。除能准确显示肾动脉狭窄的部位、范围和肾脏的形态，还可估计肾脏的功能情况，对临床治疗具有重要的指导意义。不足之处是本检查属有创性检查，所以一般只在外科手术前或为介入性血管成形术作准备时才施行。另外，在血管造影基础上发展起来的介入性放射学技术，可以在肾动脉狭窄诊断明确时，于肾动脉造影后即刻进行介入治疗，即经皮腔内肾动脉成形术（percutaneous transluminal renal angioplasty，PTRA）或肾动脉内金属支架置入术（图2-6-1）。

【影像学表现】

1. 常规X线

（1）腹部平片：疾病早期腹部X线片常无异常改变。随着病程的进展，可出现以下改变：①肾脏阴影缩小，由于肾动脉狭窄，肾实质缺血萎缩，肾脏体积缩小；②肾脏形态不规则，由于肾实质萎缩与增生并存，导致肾脏外形呈不规则的波浪状；③肾轴改变，肾脏倾斜角变小；④肾区异常钙化影。

（2）尿路造影：常规静脉尿路造影对肾动脉狭窄的诊断无特殊价值。1964年，Maxwell等首先应用快速静脉肾盂造影检查肾血管性高血压。1972年，Bookstein等作了进一步研究，认为该检查方法是诊断肾血管性高血压的较好筛查方法。具体方法是在15～30秒内快速静脉注射造影剂20～25ml，分别在第30秒、前5分钟的每分钟及第10、第15和第30分钟拍摄照片。其诊断标准是：①肾脏阴影缩小；②造影剂延迟排泄；③肾盂显影延迟且增浓。另外，还可见到以下表现：①输尿管切迹（侧支循环血管的压迹）；②尿液集合系统（肾盂、肾盏）体积缩小；③肾

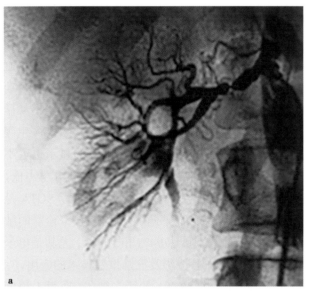
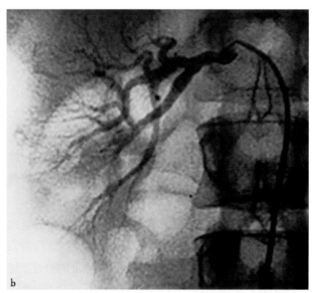
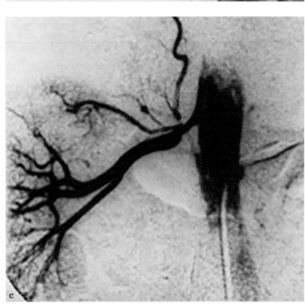
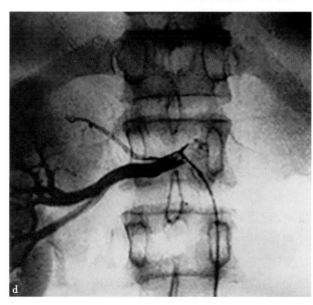

图 2-6-1 肾动脉狭窄的血管腔内成形术

a. 右肾动脉中部局限性狭窄；b. 肾动脉血管腔内成形术（球囊扩张）后造影，狭窄部位扩张良好；c. 右肾动脉起始部局限性狭窄；d. 肾动脉血管腔内成形术（金属支架置入）后造影，狭窄部位扩张良好

实质萎缩;④肾脏下垂。上述表现中以造影剂的延迟排泄意义最大。

2. **放射性核素** 用于检查肾动脉狭窄的方法主要有同位素肾图、肾静态显像、肾动态显像和 Captopril 试验。

(1)同位素肾图:依病史长短和肾动脉狭窄的程度,可表现为功能受损型或无功能型。

(2)肾静态显像:患侧肾脏的位置、形态、大小异常,肾脏影的放射性减低。

(3)肾动态显像:患侧肾脏不显影或者显影浅淡,放射性消退缓慢。

(4)Captopril 试验:口服 Captopril 后可以减少血管紧张素Ⅱ的产生。比较服用 Captopril 前后肾动态显像或肾图会发现有明显变化,患侧肾脏由正常变为异常或异常表现更为明显,增加了两侧肾脏的不对称性,对单侧肾动脉狭窄有诊断意义。

3. **超声表现** B超显示患侧肾脏体积缩小,纵径 <9cm,形态不规则。彩色多普勒超声可见肾动脉狭窄段血流亮度增加,狭窄后血流紊乱,呈多彩湍流,通常称为"狭窄后湍流"。多普勒血流测定,肾动脉收缩期的最大血流速度 >120cm/s。测定肾动脉(R)与邻近腹主动脉(A)最大血流速度之比(R/A)可估计肾动脉狭窄的程度,R/A>1,提示肾动脉狭窄存在;如果 R/A>1~3.5,则狭窄程度在59%以内;R/A>3.5,狭窄程度介于60%~99%之间。肾动脉完全阻塞时,阻塞远侧无血流信号,血流速度减慢。

4. **CT 表现** 常规 CT 检查可以显示肾脏的形态及肾实质的结构,对肾动脉狭窄的诊断无特异性。螺旋 CT 血管成像(SCTA)能清晰显示肾动脉及动脉管腔的情况。SCTA 技术的发展对肾动脉的显示有了很大的改进,目前其血管成像技术主要有三种方法,即遮盖表面显示(shade surface display,SSD)、最大密度投影(maximum intensity projection,MIP)和曲面再形成法(curved planar reformation)。MIP 重建图像可以产生类似血管造影的图像,并能分辨出血管壁的钙化。SSD 重建是预先确定某个阈值,对原始二维图像进行三维合成,通过计算机将阈值以上的连续性像素重建成一个独立的三维结构模型。SSD 是一种数学模拟影像,其优点是在同一幅图像上可以显示肾动脉的全貌,并可多角度观察,立体感强(图 2-6-2)。

CT 原始轴位图像和二维多层面重建(MPR)是诊断肾动脉狭窄的基础。CT 检查可以显示狭窄的肾动脉,尤其是螺旋 CT 血管成像,能清晰显示管腔狭窄、血管壁的病理改变。另外,以下间接征象有助于肾动脉狭窄的诊断:①狭窄后扩张,在狭窄段远侧肾动脉的局限性扩张;②肾皮质变薄;③增强扫描时肾皮质的强化程度减低;④肾脏形态改变,体积缩小(图 2-6-3,图 2-6-4)。

大动脉炎时可见血管壁不同程度增厚,呈向心性或新月形局限性增厚。部分病例可见附壁血栓及血管壁钙化,钙化多发生在动脉壁的中层,也可累及全层。动脉粥样硬化的钙化则常发生在动脉内膜。血管腔的不均匀狭窄或向心性狭窄及阻塞是大动脉炎的基本征象。CT 增强扫描检查有助于判断大动脉炎的活动期与非活动期,在活动期,增厚的血管壁呈非均匀性增强,而非活动期病变则较少出现增强征象。

5. **MRA** 磁共振血管造影(MRA)可以清晰显示肾动脉及其主要分支,并且不需要使用造影剂,对诊断肾动脉狭窄有较高的敏感性和特异性(图 2-6-5)。

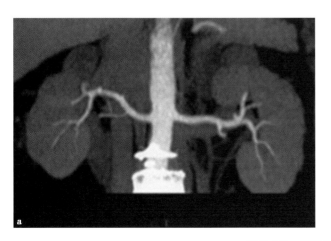
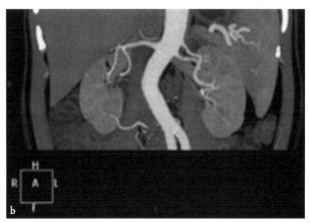

图 2-6-2 肾动脉 MIP 重建图像
a. 双侧正常肾动脉;b. 双侧肾动脉正常变异,右肾动脉、左肾动脉各两支,均直接由腹主动脉发出

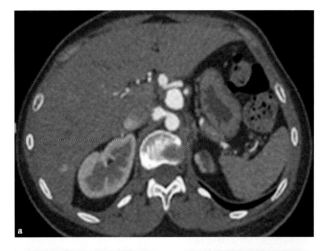

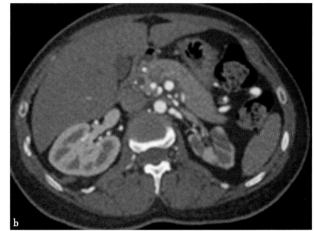

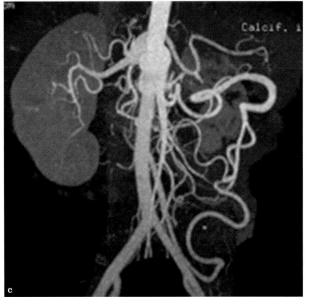

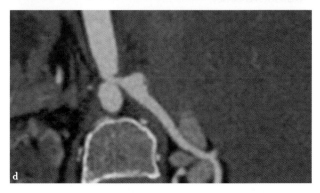

图 2-6-3 双侧肾动脉狭窄

a. 右侧肾动脉狭窄；b. 左肾体积缩小，左侧肾动脉狭窄，远端肾动脉略扩张，肾皮质变薄；c. MIP 示双侧肾动脉狭窄；d. CPR 示右侧肾动脉狭窄

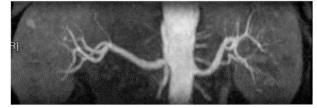

图 2-6-5 正常肾动脉的 MRA

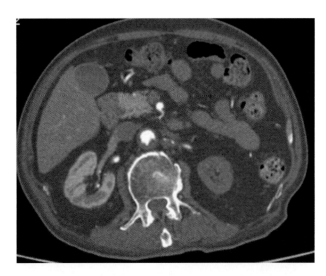

图 2-6-4 左肾动脉狭窄

CT 增强示左肾体积缩小，左肾灌注减低，左侧肾动脉狭窄

6. 血管造影 肾动脉造影是诊断肾脏血管性疾患最准确的检查方法。依据所使用的造影设备的不同，肾动脉造影可分为常规血管造影和数字减影血管造影（digital subtraction angiography，DSA）。其基本操作方法都是采用 Seldinger 技术（Seldinger technique），通过股动脉或股静脉入路穿刺插管，经导管注射造影剂，使腹主动脉及肾动脉显影。

常规血管造影是通过股动脉穿刺插管，一般是先选用"猪尾型"导管，将导管头端置于第 12 胸椎水平注射造影剂，获得腹主动脉及腹部主要分支的血管影像。造影剂的用量为 40ml，注射时间 2 秒。摄片程序设定通常是 X 线延时 0.3～0.5 秒，前 2 秒钟每秒摄片 2 张，以后间隔 1～2 秒摄片 1 张，到第 10 秒左右停止，共得到照片 6～8 张。然后分别选择性左、右肾动脉插管造影，造影剂的用量为 14ml，注射时间 2 秒。摄片程序设定同腹主动脉造影。

数字减影血管造影又分为静脉法和动脉法：①静脉法是通过肘静脉穿刺注射造影剂，获得肾动脉的影像。其优点是创伤小，不需插管操作，适用于有严重动脉粥样硬化的患者，但图像质量较动脉法差，且易受心、肾功能影响。采用经股静脉入路穿刺插管的方法，将导管头端置于右心房内造影，可在一定程度上改善血管造影图像的清晰度。②动脉法数字减影血管造影的基本操作与常规血管造影相同，由于血管造影设备的高度电脑程序化，摄影程序常不需要过多的人工干预。一般摄影至 10 秒左右，即可获得一组腹主动脉及肾动脉的动态图像，包括动脉期、实质期及静脉期。另外，数字减影血管造影过程中可以减少造影剂的用量，造影剂的浓度也可适当减低。由于数字减影血管造影消除了骨骼及软组织的重叠，仅保留了血管的图像，因而图像质量清晰（图 2-6-6）。

肾动脉造影可以显示动脉狭窄的部位、范围及肾脏的形态，并能估计肾脏的功能。肾脏体积的缩小常与肾动脉狭窄的程度及病史的长短有关。部分病例可显示扭曲、扩张、交错纠缠的侧支循环血管，侧支循环的建立常与肾动脉狭窄的程度成正比。不同原因引起的肾动脉狭窄常有相应的特征性表现。

（1）大动脉炎病变多位于肾动脉起始部及近段，呈较光滑的向心性狭窄，并可见狭窄后扩张改变。少数病例表现为不规则的串珠样改变（图 2-6-7）。

（2）肌纤维发育不良狭窄的部位多发生在肾动脉的远段或分支，病变范围一般比较长，狭窄段常为多病灶性，病变呈串珠状，这种串珠状的多病灶性病变是肾动脉肌纤维发育不良的特征性表现（图 2-6-8）。

（3）动脉粥样硬化肾动脉起始部及近段向心性或偏心性狭窄，多由于动脉粥样硬化斑块向动脉管腔内突出所致。

【诊断要点】

超声、放射性核素、CTA、MRA、血管造影技术均可提示肾动脉狭窄，应注意结合不同技术的特点及临床特征进行诊断。

【鉴别诊断】

1. **原发性高血压**　发病年龄多在 40 岁以上，常有原发性高血压家族史。

2. **肾小球肾炎**　急性肾小球肾炎的临床表现较典型，血压升高多呈一过性，且波动较大。慢性肾小球肾炎患者血压中等度升高，尿液检查可有蛋白尿、镜下血尿及颗粒管型，部分患者可出现贫血、氮质血症。

3. **嗜铬细胞瘤**　高血压常呈发作性或持续性，伴有头痛、出汗、心动过速、恶心、呕吐等。血糖可升高，尿糖阳性。血压升高阶段测定 24 小时尿儿茶酚胺（包括肾上腺素和去甲肾上腺素）和 3- 甲氧基 -4- 羟基苦杏仁酸，如为阳性则可确定诊断。

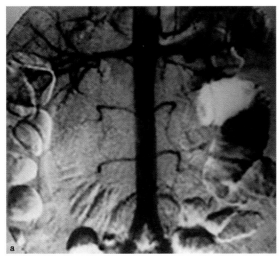
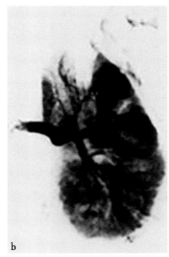
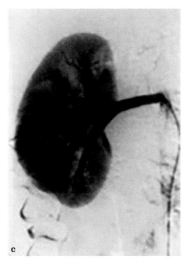

图 2-6-6　正常肾动脉造影（DSA）
a. 腹主动脉造影；b. 选择性左肾动脉造影；c. 选择性右肾动脉造影

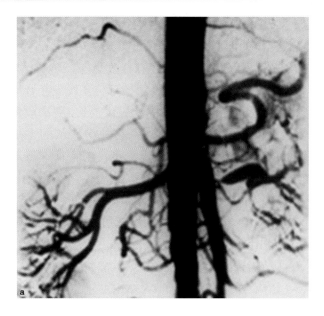

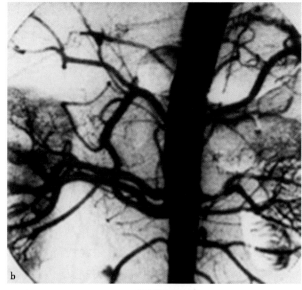

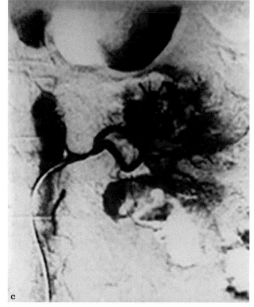

图 2-6-7　大动脉炎引起的肾动脉狭窄
a.大动脉炎引起的肾动脉狭窄,可见明显的狭窄后扩张改变;b.左肾动脉近段局限性狭窄,狭窄远侧肾动脉轻度扩张;c.与 a 为同一患者的选择性左肾动脉造影,病变显示更清楚

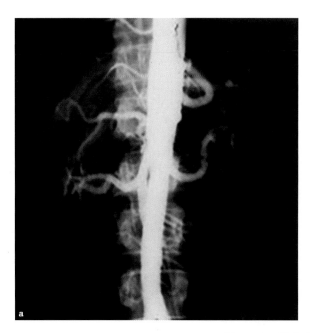

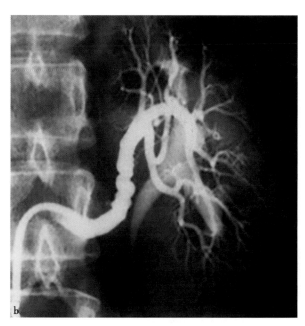

图 2-6-8　肾动脉肌纤维发育不良
a.腹主动脉造影示左肾动脉中段呈不规则串珠状改变;b.选择性左肾动脉造影示肾动脉的不规则串珠状改变更为清楚

第二节 肾动脉瘤

【概述】

肾动脉瘤（renal artery aneurysm）较少见，约占所有动脉瘤性疾病的1%。

【临床特点】

1. 病因与发病

（1）先天性肾动脉壁发育不良。

（2）后天性疾病如肾动脉损伤、细菌性动脉炎、结节性动脉外膜炎、梅毒、动脉粥样硬化及动脉脂肪变性等造成动脉管壁薄弱。

2. 病理改变　肾动脉瘤的主要病理改变是动脉壁的中层或弹力层缺陷，常同时伴有动静脉瘘。从病理上可分为真性和假性两种类型。真性动脉瘤有一层或多层动脉壁，而假性动脉瘤则无动脉壁，其"动脉壁"是由动脉周围组织与机化的血块形成。

3. 临床表现　肾动脉瘤患者在出现高血压之前，可没有任何临床症状。肾动脉瘤患者高血压的发生率为15%～85%，出现高血压以后其临床表现和体征可类似于肾血管性高血压。高血压的产生机制是由于病变部位血流量大且早期经静脉回流，使该支供血动脉供应的肾实质发生缺血所致。部分患者在肾区可闻及血管杂音，甚至触及震颤。

肾动脉瘤的常见并发症主要有肾动脉栓塞、血栓形成和动脉瘤破裂。发生并发症时，患者可出现上腹部剧烈疼痛、压痛和腹肌紧张、血尿或出现出血性休克等表现。

【影像检查技术与优选】

肾动脉造影是最可靠的检查和诊断方法，可以显示肾动脉瘤的供血动脉，易与其他疾病鉴别诊断并为临床治疗提供可靠的资料。

【影像学表现】

1. 常规X线

（1）腹部平片：①肾区异常钙化影，25%～50%的肾动脉瘤可发生瘤体钙化，肾区花圈样钙化影是肾动脉瘤的典型表现；②肾脏影缩小。

（2）尿路造影：肾动脉瘤体积较小时尿路造影可无异常发现，瘤体较大时可出现以下表现，①肾影缩小；②病变部位造影剂集聚，排空延迟；③肾盂肾盏受压变形或肾脏移位。

2. 血管造影　肾动脉瘤瘤体多为囊状，膨出于肾动脉管壁之外，或呈梭形膨大，增粗呈纺锤状，其边缘光滑整齐。动脉瘤的供血动脉代偿性增粗，合并动静脉瘘时可显示较粗大的引流静脉，常于动脉早期显影。瘤体远侧的血管变细，显影延迟，浓度也较浅淡。相应部位的肾实质可有萎缩表现（图2-6-9，图2-6-10）。

3. CT/MRA表现　CT平扫上动脉瘤多位于肾动脉主干及大分支，瘤壁可伴有完整或不完整环形钙化，增强扫描可见造影剂填充，其内附壁血栓呈低密度充盈缺损。CTA及MRA重建可以立体、充分地显示动脉瘤与周围血管关系（图2-6-11）。

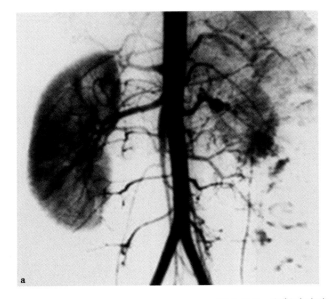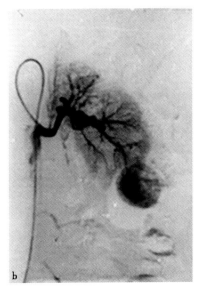

图2-6-9　左肾动脉瘤

a. 腹主动脉造影示左肾动脉瘤近肾门部位多个囊状膨出，肾下极部位也可见圆形造影剂充盈影，于动脉早期即显示。左侧肾脏体积明显缩小。b. 选择性左肾动脉造影，动脉瘤病变显示更清

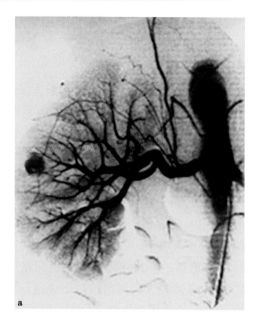

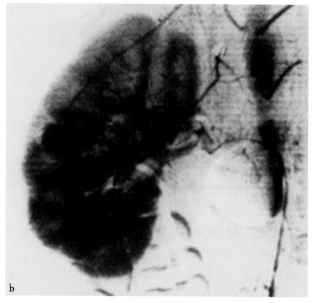

图 2-6-10　右肾动脉瘤

a. 右侧肾脏中部于动脉早期见一类圆形造影剂充盈影，其相应供血动脉增粗；b. 动脉造影实质期，瘤体远侧肾实质染色浅淡；c. 右肾动脉瘤供血动脉栓塞术后造影，供血动脉远侧分支闭塞，瘤体未显示

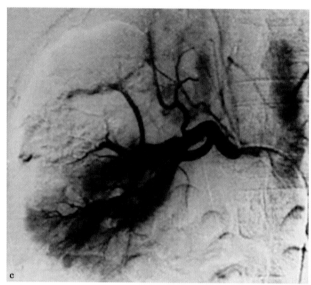

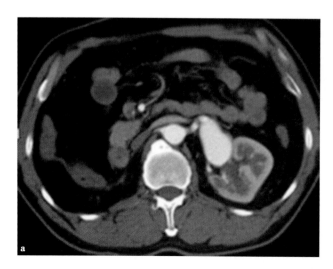

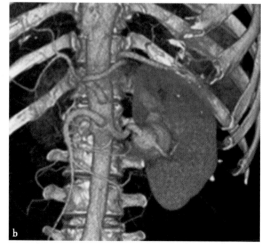

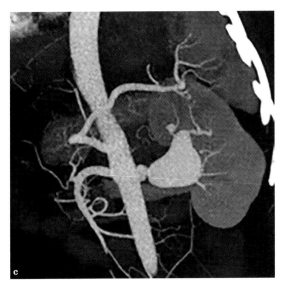
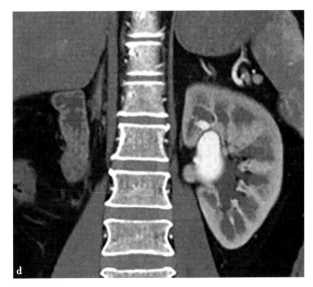

图 2-6-11　左肾动脉瘤
a. CT 增强；b. VR 图像；c. MIP；d. CPR

【诊断要点】

肾动脉造影是最可靠的检查和诊断方法，可见肾动脉囊状或呈梭形膨大，膨出于肾动脉管壁之外，其边缘光滑整齐。

【鉴别诊断】

肾动脉瘤的诊断应注意与肾结石、肾结核、肾囊肿及肾脓肿相鉴别。前者的钙化多位于动脉瘤壁上，且往往不连续，后者的钙化边缘多较完整且呈圆形。尿路造影时前者密度增高而后者相反。动脉造影可确定诊断，后者的供血动脉正常或变细，常可见到受压移位现象。

第三节　肾动静脉瘘

【概述】

肾动脉与肾静脉之间的异常通道称为肾动静脉瘘（renal arteriovenous fistula）。

【临床特点】

1. 病因与发病

（1）先天性较少见，多由肾静脉发育异常所致，如静脉曲张、静脉海绵样变，或继发于动静脉畸形、动脉肌纤维发育不良等。

（2）后天性主要见于肾脏手术后（包括肾脏切除术、经皮肾造瘘术）、经皮肾脏穿刺活检以及肾脏外伤后等。通常不包括继发于肾动脉瘤和肾脏肿瘤的动静脉间的异常沟通。

2. 病理改变

先天性肾动静脉瘘常有明显的血管迂曲扩张和血管的螺旋状排列，累及某一支或一

簇血管，呈静脉曲张或静脉海绵样变。后天性则多为外伤造成的动静脉间的直接短路。

肾动静脉瘘按其发生部位可分为肾外型和肾内型两类。肾外型是指发生于肾动脉主干或较大分支的动脉瘤，此型分流量大，容易发生充血性心力衰竭，并可导致肾脏功能损害。肾内型是指发生于肾内小动脉的动脉瘤，此型分流量相对较小。以上两种类型均可导致病变远侧的肾实质供血不足，产生高血压。

3. 临床表现

高血压是本病的主要临床表现。肾区常可闻及血管杂音或触及震颤，部分患者出现血尿、蛋白尿或高流量充血性心力衰竭。

【影像检查技术与优选】

常规 X 线检查对肾动静脉瘘的诊断无特异性。

彩色多普勒超声、SCTA 及 MRA 可以显示病变，具有较高特异性，并且检查方法本身属无创伤或少创伤性。因此可根据情况选择作为筛查方法。

肾动脉造影可显示瘘口的大小、位置及交通支的情况，并能作出解剖学定位，为选择治疗方案提供依据。如果诊断肯定，可立即进行超选择性插管，栓塞病变的供血动脉，达到治疗目的，免除患者外科手术的痛苦。

【影像学表现】

1. 常规 X 线

（1）腹部平片常无特征性表现，部分患者因局部肾实质萎缩可见肾脏外形改变或体积缩小。

（2）尿路造影肾脏功能多为正常，病变邻近肾盂肾盏时可见肾盂肾盏出现圆形或不规则的充盈缺损影，常是由扩张增粗的血管外压所致。

2. **B超** 在肾盂肾盏或输尿管上段可探及侧支循环血管的压迹，彩色多普勒超声有助于诊断。

3. **CT** CT增强可显示异常迂曲扩张血管影（图2-6-12），SCTA可以更加清晰显示异常迂曲扩张的供血动脉及粗大的引流静脉。

4. **MRA** 自旋回波序列T_1和T_2加权图像上均呈流空信号，MRA显示更清楚。

5. **血管造影** 肾动脉造影时可显示肾动静脉瘘的供血动脉和引流静脉。供血动脉明显增粗、迂曲，病变部位的异常血管成团状分布，呈迂曲、延长、环圈状扩张改变。扩张的引流静脉早期显影，常在动脉晚期即可显示。在实质期，病变远侧的肾实质因血流减少，造影剂染色相对较浅淡（图2-6-13）。

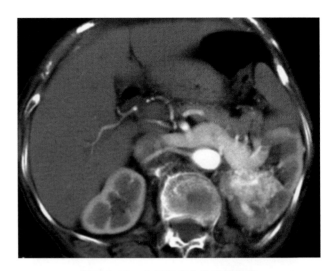

图2-6-12 左侧肾癌合并动静脉瘘

CT增强示左肾多发迂曲扩张血管影，可见迂曲扩张的供血动脉及引流静脉

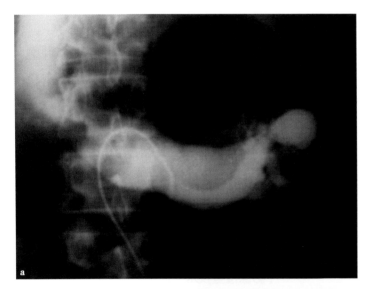

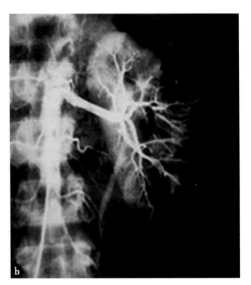

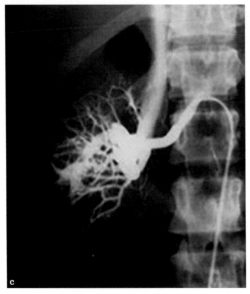

图2-6-13 肾动静脉瘘

a. 左肾区刀扎伤后患者，动脉造影显示左肾动脉明显增粗，肾实质内见一类椭圆形动脉瘤，肾静脉早期显影，肾内肾动脉分支显影浅淡；b. B超引导下肾穿刺活检术后，肾动脉造影于左肾近上极部位见一早期显影的引流静脉；c. 右肾动静脉瘘

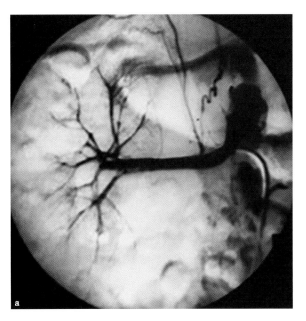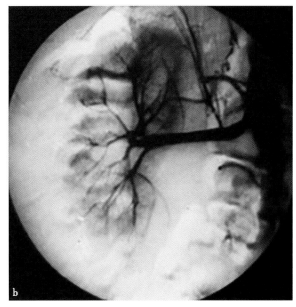

图 2-6-16　肾动脉血栓形成
a. 右肾动脉主干远端及下极分支内充盈缺损；b. 溶栓治疗后动脉造影复查，原动脉内充盈缺损消失

第五节　肾静脉受压综合征

【概述】

肾静脉受压综合征即"胡桃夹综合征"，是左肾静脉受到肠系膜上动脉和腹主动脉的压迫所致，可能是因肠系膜上动脉和主动脉直接夹角小，使得左肾静脉受压导致静脉压力增加、毛细血管压力增加和血尿。

【临床特点】

临床最常表现为间断性、无症状性肉眼血尿，还可表现为腹部饱胀、疼痛，进食后加重，卧位时更明显，可伴呕吐，吐后症状缓解。本病特征性表现是症状与体位关系密切，仰卧位时症状加重，而侧卧位、立位、俯卧位时症状缓解，可呈间歇性反复发作。在男性，左肾静脉反流入左侧睾丸静脉，引起精索静脉曲张、左侧睾丸疼痛和不育症。在女性，左肾静脉反流入卵巢动脉，引起卵巢充血和子宫周围静脉丛充血，出现盆腔充血综合征，表现为生殖器、盆腔和股部静脉曲张、痛经、性交疼痛、性交后疼痛以及盆腔区疼痛。

【影像检查技术与优选】

超声检查较为简便，但操作者的手法、习惯及探头对腹部加压等均对结果有一定影响，且易受肠管气体的影响；MRI 检查时间长，序列多，还受患者客观原因的影响；MSCTA 方便快捷，扫描速度快，可提供多方位、多角度的高质量图像，有较明显的诊断优势。介入检查是"金标准"，但因有创伤性无法作为常规检查方法。

【影像学表现】

1. **X 线**　当夹角减小、距离缩短时可引起十二指肠淤滞症，肠系膜上动脉压迫到十二指肠水平部，引起十二指肠水平部的梗阻，梗阻近端肠管扩张，上消化道钡餐检查可见十二指肠水平部狭窄近端逆蠕动及笔杆样压迹。

2. **MSCTA**　MPR 可多方位观察肠系膜上动脉与腹主动脉、左肾静脉、十二指肠水平部的关系，肠系膜上动脉夹角狭窄，角度 <20°，左肾静脉明显受压且患者临床症状明显时，应诊断肾静脉受压综合征（图 2-6-17）。

3. **血管造影**　介入造影为"金标准"，可明确诊断。

【诊断要点】

肠系膜上动脉夹角 <20°，左肾静脉明显受压且患者临床症状明显时，应诊断肾静脉受压综合征。

【鉴别诊断】

需除外其他原因如肿瘤等引起的压迫。

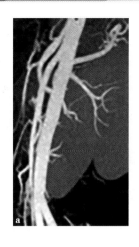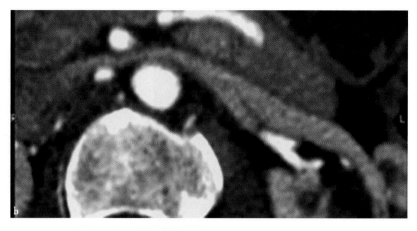

图 2-6-17　胡桃夹综合征

a. MIP 示肠系膜上动脉与腹主动脉夹角变小；b. CPR 示肠系膜上动脉与腹主动脉距离缩小，左肾静脉受压变窄

第六节　肾静脉血栓形成

【概述】

肾静脉主干或其分支内的血液凝固形成血栓，造成肾静脉的狭窄或阻塞，称为肾静脉血栓形成（renal vein thrombosis）。肾静脉完全阻塞时，可导致肾静脉性梗死。

【临床特点】

1. **病因与发病**　肾静脉血栓分为急性和慢性两类：

（1）急性肾静脉血栓形成：多发生于婴幼儿期，见于严重腹泻引起的脱水，或重度感染造成的菌血症、败血症，如肺炎、蜂窝织炎等。

（2）慢性肾静脉血栓形成：多见于成年人，常与下述因素有关。

1）肾静脉受压：如肾脏肿瘤、腹膜后肿瘤或妊娠后期增大的子宫等。

2）下腔静脉血栓性静脉炎：扩展蔓延至肾静脉。

3）肾脏恶性肿瘤：直接浸润至肾静脉。

4）其他肾脏疾病：如肾病综合征、慢性肾小球肾炎、肾盂肾炎等。其中以肾病综合征最为常见。

5）外伤：腹部、肾区的创伤，或肾静脉插管损伤血管内膜，可并发肾静脉血栓形成。

肾静脉血栓形成的发生机制可能与血液浓缩、肾静脉内血流减慢以及血液的凝固性增高有关。另外，肾静脉内膜的损害使血小板易在静脉管壁聚集，激活凝血系统，也是导致血栓形成的重要因素。

2. **病理**　肾静脉血栓形成后，可造成急性完全性肾静脉阻塞，肾静脉回流受阻，导致大部分肾脏甚至整个肾脏的出血性梗死。梗死的肾脏体积迅速增大，重量增加，肾脏间质水肿、出血。其病理变化在婴幼儿患者表现最为典型，成年患者除少数表现为急性出血性肾梗死外，多数病例常由不完全性肾静脉阻塞发展至完全闭塞，肾被膜和输尿管周围可有侧支循环血管建立，肾脏的体积轻至中度增大。疾病后期（发病后 2～3 个月）肾脏体积因肾小管和间质纤维化而缩小。

3. **临床表现**　肾病综合征是肾静脉血栓形成的最常见表现，而肾病综合征患者约有 5% 伴有肾静脉血栓形成。

（1）急性肾静脉血栓形成主要见于婴幼儿，常伴有腹泻、脱水和 / 或严重的感染性疾病。表现为起病急，肾脏肿大，腰腹部疼痛，血尿、少尿或无尿。若两侧肾脏均受累及，常可在 2～3 周内死于尿毒症。少数病例可有高血压症状。

（2）慢性肾静脉血栓形成多见于成年人，常无明显症状。有症状者主要表现为腰腹部胀痛，部分患者可有高血压。肾脏轻至中度增大，有时可见腹壁静脉曲张。左侧肾静脉血栓形成时可导致左侧精索静脉曲张。肾脏功能检查可有进行性损害。

【影像检查技术与优选】

1. CT 检查可显示肾静脉和 / 或下腔静脉内的血栓以及呈网状的肾周静脉。

2. MRA 对肾静脉主干或较大分支的血栓，是最敏感、最准确的检查方法，而且不需要使用造影剂，无创伤性。

3. 选择性肾静脉造影是诊断肾静脉血栓形成最可靠的检查方法。如果诊断明确，可同时于造影检查后选用溶栓导管或者经肾动脉插管作介入性溶栓治疗，并可在溶栓过程中随时通过造影观察治疗效果。需要注意的是，本检查有使血栓脱落引起肺栓塞的可能。另外，由于使用造影剂，还可能引起急性肾功能不全,所以最好选用非离子型造影剂。

【影像学表现】

1. 常规 X 线

(1)腹部平片在急性期可见肾脏外形有不同程度的增大,急性期以后,肾脏阴影可有缩小。

(2)尿路造影在静脉肾盂造影时,患侧肾脏不显影或者显影不良。逆行肾盂造影则可见肾盏漏斗部伸长,肾盏间距离增大,并可见造影剂弥散至肾实质内呈云雾状。有时可见近端输尿管由于侧支循环血管造成的压迹。

2. 超声

(1)肾静脉的管腔内,B 超可探及低回声的实性团块,边缘不规则,有时可阻塞整个管腔,并使管腔增宽。比较陈旧的机化性血栓和较大的瘤栓回声增强。

(2)彩色多普勒超声肾静脉血栓病变内无血流信号,管腔狭窄处血流速度可成倍增加,狭窄处远侧出现血流紊乱。如果肾静脉完全阻塞,管腔内则无血流信号显示。

3. CT 可显示肾静脉和 / 或下腔静脉内的血栓以及呈网状的肾周静脉。可见肾周或肾包膜下出血或积液。

4. MR 常规磁共振成像检查即能显示肾静脉内的血栓,磁共振血管造影可以更清楚地显示血栓的范围。

5. 血管造影

(1)肾动脉造影:在肾动脉造影检查的动脉期,可见肾动脉血流缓慢;实质期肾脏影染色比较浅淡;静脉期有时可显示回流受阻的肾静脉,但由于

肾动脉的血流量减少,进入肾脏的造影剂较少,肾静脉往往不能清楚显示。

(2)肾静脉造影:肾静脉造影可直接显示肾静脉及其分支。肾静脉造影的技术是通过股静脉及股动脉穿刺,选择性肾静脉及肾动脉插管,在经肾静脉插管注射造影剂 20 秒前,经同侧肾动脉插管注射肾上腺素 10～20mg,然后拍摄肾静脉图像,即所谓药物性肾静脉造影。药物性肾静脉造影的目的是通过肾上腺素收缩细小动脉的作用,使肾动脉收缩,减少肾动脉的血流量,从而使肾静脉及较小分支能得到更好的充盈显影(图 2-6-18)。

肾静脉造影可直接显示肾静脉或其分支内的血栓,表现为肾静脉内的充盈缺损。血栓完全阻塞肾静脉时,阻塞部位远侧的肾静脉不显影。对于肾静脉小分支血栓的显示,常需进行药物性肾静脉造影检查(图 2-6-19)。

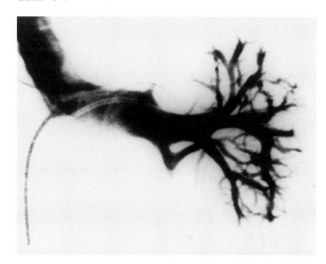

图 2-6-18　正常左肾静脉造影

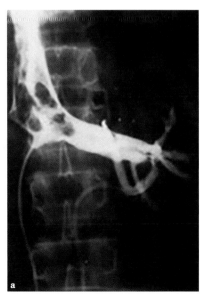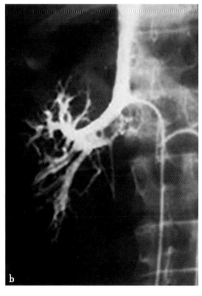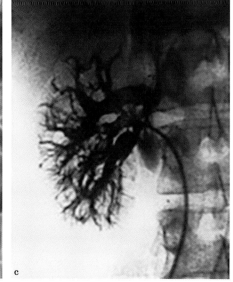

图 2-6-19　肾静脉血栓形成

a. 肾静脉主干近段及下腔静脉内充盈缺损;b. 肾静脉主干内充盈缺损;c. 肾静脉分支内充盈缺损

【诊断要点】

肾静脉内血栓是肾静脉血栓形成最直接征象，可见肾静脉增粗、肾周或肾包膜下出血或积液，间接提示肾静脉血栓形成。

【鉴别诊断】

仅根据临床表现来确定有无肾静脉血栓形成比较困难。肾病综合征患者出现下列情况之一时，应考虑到有肾静脉血栓形成的可能。①伴有上腹或腰背部疼痛，肉眼或镜下血尿，尤其是合并肺栓塞的患者；②腹壁静脉曲张；③肾功能不全；④肾脏穿刺活检呈膜性或膜 - 增殖型肾炎，小静脉内血栓形成。

如果怀疑有肾静脉血栓形成，则应进一步行影像学检查，选择性肾静脉造影可确诊。

（姜雨薇　李春媚）

参 考 文 献

[1] Aburahma AF，Yacoub M. Renal imaging：duplex ultrasound，computed tomography angiography，magnetic resonance angiography，and angiography[J]. Seminars in Vascular Surgery，2013，26（4）：134-143.

[2] 陈月兵，王振波，杨可乐. MSCTA 对肠系膜上动脉压迫性疾病的诊断价值 [J]. 中国中西医结合影像学杂志，2017，15（1）：27-29.

[3] Huisman MV，Klok FA. Current challenges in diagnostic imaging of venous thromboembolism[J]. Blood，2015，126（21）：2376-2382.

[4] Zucker EJ，Ganguli S，Ghoshhajra BB，et al. Imaging of venous compression syndromes[J]. Cardiovascular Diagnosis & Therapy，2016，6（6）：519-532.

[5] Peterson LA，Corriere MA. Treatment of Renal Artery Aneurysms[J]. Journal of Cardiovascular Surgery，2015，56（4）：559-565.

第七章　泌尿系统外伤

泌尿系统外伤,包括肾外伤(renal trauma)、输尿管外伤(ureteral trauma)、膀胱外伤(vesical trauma)和尿道外伤(urethral injury)。

泌尿系统的脏器大多位于人体较深的腹膜后间隙或盆腔内,这在一定程度上避开了直接暴力的损伤,故在泌尿系统损伤中以闭合性损伤较为常见。

第一节　肾及输尿管外伤

【概述】

在诸多的泌尿系统损伤中,肾损伤必须给予充分的重视。这是因为肾脏是一个具有重要的、不可替代的生理功能的脏器,同时又因其体积大、质量大和质地松脆等特点,是泌尿系统中最易受损的一个脏器。

【临床特点】

1. 致伤原因　泌尿系统遭受任何直接或间接暴力均可导致损伤,临床上常把这些损伤分为开放性损伤和闭合性损伤两大类。开放性损伤是指与外界相通的损伤,多因直接暴力引起,如火器伤、刃器伤、穿刺伤等。在和平时期,开放性损伤以刃器伤最为常见,多因刃器误伤所致。闭合性损伤是指与外界不相通的损伤,多因间接暴力引起,如交通伤、坠落伤、挤压伤等。此时的泌尿系统脏器可因暴力挤压、骨折刺伤、牵拉撕裂或强烈震荡而损伤。重而脆的肾脏亦可在强大的暴力下,与相邻的脊柱或肋弓撞击而碎裂。有时相邻肌群的猛烈收缩亦可招致肾脏的破裂。

医源性损伤亦是致伤原因之一,可因内镜检查、腹腔或盆腔手术的误操作而致,肾脏的穿刺活检常引起肾包膜下出血。

2. 病理及分类

(1)肾脏外伤常分为五类:①肾实质损伤但肾包膜完整,只有肾实质局限性挫伤(renal contusion)或肾组织有小的裂伤,肾实质内或包膜下小血肿形成(subcapsular haematoma);②肾实质裂伤伴肾包膜破裂,可形成肾周较大血肿(perinephric haematoma),血肿可机化而形成瘢痕收缩,甚至钙化;③肾包膜、肾实质及集合系统均破裂,血尿外渗不能完全吸收,而形成肾周围尿性囊肿或并发感染而形成肾周脓肿;④肾盂破裂,多伴有肾实质裂伤,易见于原有肾积水或有其他肾脏梗阻性疾病患者;⑤肾蒂损伤(renal pedical injury),这类伤员可因大出血立即死亡,幸存者如为动脉撕裂,可先形成肾蒂周围血肿,继之可发生外伤性肾动脉狭窄、假性动脉瘤或形成动静脉瘘,其分类目前无统一意见。

为使肾脏外伤的分类对诊断、治疗及预后有指导价值,结合临床特征及病理,将其分为以下三型较为实用:

1)轻型损伤:包括肾挫伤、表浅性裂伤、包膜下小血肿。

2)中型损伤:伤及肾实质深部或延及集合系统。

3)重型损伤:包括肾粉碎伤(shattered kidney)及肾蒂损伤。

(2)输尿管损伤的病理及其分类常取决于损伤程度,如完全断裂,则尿液积聚于腹膜后腔和盆腔,以积聚于肾后间隙最常见。如有瘢痕收缩则形成狭窄、闭塞和阻塞。

3. 临床表现

(1)肾脏外伤的临床表现

1)血尿:血尿是肾脏损伤最常见、最重要的症状,其发生率在80%以上。

2)休克:休克的发生与肾脏损伤的轻重程度及有无合并伤有密切关系。据统计,闭合性损伤者休克发生率约20%,开放性损伤者休克的发生率可高达50%。

3)腰部疼痛、腹肌紧张及有肿块:肾区或上腹部疼痛,并可放射到同侧肩部、胸部及下腹部。伤侧腰部或侧腹部出现肿块，说明肾脏损伤重，出血量多。

4）合并伤：肾脏损伤都有可能合并胸、腹脏器及脊柱或远部组织损伤，最易并发脾及肝损伤。

（2）输尿管损伤的临床表现多种多样：①伤口漏尿或尿外渗（urinary extravasation）；②腹膜炎症状；③无尿；④尿瘘形成及梗阻症状。

【影像检查技术与优选】

影像学检查在泌尿系统外伤中占据十分重要的位置，对损伤的程度、部位、有无并发症能较客观地显示，为临床医师有的放矢地抢救、诊治伤病员提供可靠依据和信息。然而，并非每种检查手段都适合各种外伤，医师必须了解各种影像学检查的优缺点，以利在工作中扬长避短，更好地准确诊治患者，节约经费。

1. **肾外伤**　有条件的医院应首选 CT，因 CT 既无损伤，亦能迅速准确地判断肾脏损伤程度及范围，并且不需注入造影剂。其次选取排泄性造影，可显示较明显的外伤，如肾破裂、肾功能是否受损及丧失、肾包膜下较大血肿将肾组织推移、肾挫伤后的肿大等，最好是大剂量静脉滴注加断层。一般医院均能做到，价格也不太高。缺点是需注入造影剂，个别患者因碘过敏而无法接受该检查，轻度损伤和小的包膜下积血不能显示。再次可选血管造影或 MRI，两者均能较好地显示肾外伤，不亚于 CT，某方面甚至还优于 CT，但仪器、技术设备、操作人员均要求较高，较复杂、昂贵，且一般医院目前暂不具备这些条件，故不作为常规。X 线片仅作为发现是否有并发症，如骨折、血肿钙化或作为其他检查前、手术前的常规检查或参考，不能作为诊断肾脏损伤的依据。

2. **输尿管损伤**　空腔脏器首选造影检查，包括 IVP 或逆行造影，因造影剂的受阻、外溢，是否变细、变形，能直接准确地显示管腔系统是否破裂、断裂、中断或狭窄。CT 在输尿管损伤中的诊断价值有限。MRI 较 CT 要好，通过输尿管水成像能了解输尿管是否断裂及尿液外漏，缺点是价格昂贵，对仪器、技术要求高，较复杂。

【影像学表现】

泌尿系统外伤，无论是肾脏、输尿管，还是膀胱、尿道的外伤，影像学诊断均占据十分重要的位置，它能确定有无损伤、损伤部位及损伤程度，指导临床治疗和抢救患者。传统的 X 线检查方法是腹部平片和泌尿系统造影，包括静脉肾盂造影和逆行肾

盂造影，随着科学的发展，CT 和 MRI 已成为诊断泌尿系统外伤重要而有效的工具，能迅速准确无损地协助临床了解泌尿系统的情况。

1. **肾脏外伤的检查和影像学表现**

（1）平片：肾脏轻微挫伤和出血在肾内或肾包膜下，则肾外形多无明显扩大，当肾周围血肿时肾区和腰大肌上部均模糊不清，并有腰椎向健侧侧凸，同时有横结肠胀气，X 线所见与肾周炎相似。当血流进入腹膜腔后，可引起刺激症状并继发感染，因而产生胃肠道反射性积气，表现为肠管扩大并在同一水平的较大肠管内有液平出现，以上系麻痹性肠梗阻的表现，即 X 线所见为腹膜炎。同侧膈肌运动可受限制。此外，还须注意脊柱及肋骨有无骨折，偶尔可见血肿钙化。巨大血肿可使含气的胃肠推移。

（2）静脉尿路造影：是诊断肾脏外伤简单而有效的重要手段，对所有疑有肾脏损伤的患者，只要血压稳定，对碘剂不过敏，均应争取及早进行。静脉尿路造影不仅能显示伤肾的情况，也可同时观察对侧肾脏的形态及功能，还可发现原有的病变。造影时，腹部不加压，以免造成不必要的损伤或加重损伤。据报道，常规剂量静脉尿路造影对肾脏损伤的正确诊断率为 30%～50%，而大剂量静脉滴注造影加断层摄影可将诊断正确率提高到 60%～85%。肾脏挫伤或轻度裂伤造影时，肾功能及形态均可正常。当受伤的肾功能受抑制时，表现为显影浅淡或显影延迟。当肾盏肾盂撕裂时，可见造影剂弥散到肾间质内或外溢。肾盏肾盂内出现充盈缺损，常为血凝块所致，当造影剂进入肾包膜下时可有整个肾脏的显影，同时亦可进一步显示肾包膜是完整的。在肾盂附近的严重破裂可产生血肿而压迫肾盂及肾盏，有时可产生移位，甚至类似肿瘤。当发生严重的外伤时，可见碎裂的肾组织显影，并可有输尿管移位或肾盂断裂。在急性期，造影剂流入周围组织而像蜂窝组织的造影，有时只有与血管仍相连的断裂下的肾脏部分能显影。在慢性期，即当损伤愈合、症状消失后做静脉肾盂造影，有时可以显示与肾盂肾盏相通的空洞或瘘管，大多为局部狭窄及瘢痕收缩。

（3）逆行肾盂造影：对怀疑有肾盏肾盂撕裂，静脉肾盂造影显示不满意的患者，可行逆行肾盂造影。逆行肾盂造影时，如见有造影剂外溢，根据造影剂外溢的部位和多少，就可判断撕裂的部位和程度；如有充盈缺损或某组肾盏缺失，常为外伤后血凝块阻塞。

（4）CT 表现：肾脏在泌尿系统中是最易发生损

伤的脏器。由于肾脏具有极其丰富的血供，故肾损伤后最常见、最重的改变是出血。这就决定了具有良好的密度分辨率的 CT 在检查急性肾损伤中发挥出明显优势。随着 CT 设备的不断完善和检查技术的成熟，特别是高速螺旋 CT 的临床应用，肾损伤的急诊 CT 检查已被视为首选。

概括地讲，肾损伤后可出现如下征象：①肾脏可因肾周血肿或漏尿而移位（图 2-7-1）；②肾的轮廓于损伤后模糊不清或失去连续性（图 2-7-1）；③肾因水肿和出血而增大（闭合性弥漫性肾损伤），也较常见（图 2-7-2）；④肾实质裂隙、缺损或碎裂，病情往往危急（图 2-7-2）；⑤轻的肾闭合性损伤或刃器伤时，血肿多较局限，与正常肾分界清楚（图 2-7-3a）。严重的肾闭合性损伤时，则因肾碎裂、出血、水肿，以及漏尿而形成不规则不均匀的混杂密度（图 2-7-2）；⑥在伤后数日或数周，肾血肿可吸收或液化而呈低密度或假囊肿形结构（图 2-7-3b）；⑦肾周血肿是 CT 诊断肾外伤性破裂最常见、最可靠的征象。当肾只有挫伤、只有少量出血可局限于肾内。肾破裂有较多量出血时，血液极易进入肾包膜下并沿包膜蔓延，形成一个"新月形"或环形的包膜下血肿（图 2-7-4）；⑧多数较严重的肾破裂伴随肾包膜撕裂，因而出血可破入肾周间隙，形成较大的肾周间隙血肿（图 2-7-5）。此血肿一般为肾筋膜所限制，而肾筋膜的破裂则仅见于伤势极严重的病例，可出现肾旁间隙血肿（pararenal space haematoma）。若肾外伤同时合并后腹膜破裂，血液将不仅流入游离腹腔，还要刺激腹膜引起不同程度与量的腹水（图 2-7-5）；⑨尿外漏的问题，肾脏破裂发生漏尿是必然的过程，CT 所能发现的漏尿有时是即时的，也有可能是迟发的，有漏尿一般即说明肾的集合系统损伤（图 2-7-5）；⑩还应注意除肾外伤外可合并其他脏器或破裂。

（5）MRI：对肾外伤的诊断有一定的特异性，依暴力强度、着力点或穿刺损伤程度的不同而异。根据肾损伤程度分三类，①肾皮质小撕裂（renal cortical laceration）伤较常见，肾皮质中断如裂纹状可伴有包膜下或肾周血肿；②较大的撕裂伤可伴腹膜后血肿，但无尿外渗；③较大的撕裂伤合并尿外渗。MRI 可显示肾皮质及髓质的断裂部位、程度和血肿范围，并可显示肾穿刺点的血肿，可为临床提示手术止血部位。MRI 有助于对肾内血肿的分期，当血肿为亚急性期时信号强度不均，T_1 和 T_2 加权像信号为外周高、中间低，中间信号可混杂。亚急性期血肿应与肿瘤内出血相鉴别，临床病史及 MRI 信号特

点有利于两者的鉴别，后者常有假包膜征象，但有时鉴别较困难。肾包膜下血肿最常见，血肿在肾外周与肾周筋膜内，因肾裂伤慢性渗血及渗液，故肾周血肿常为混杂信号。当大量的血肿积聚时可挤压肾向前、向上移位，血肿向髂窝及盆腔处扩散。全肾撕裂时，肾盂肾盏损伤引起尿液外渗到肾周间隙产生含尿囊肿，信号强度均匀，呈长 T_1 长 T_2 信号（图 2-7-6，图 2-7-7）。

（6）肾动脉造影：肾动脉造影能最直接、最准确地显示损伤处形态与性质，其主要征象有血管的改变、假性动脉瘤形成、造影剂外溢、AV 瘘及肾撕裂、血肿等。①血管形态改变，表现为在动脉期见肾内血管被推移、拉直、中断、缺支或有不规则的祥团状畸形血管。断裂的血管边缘不规则，有造影剂外溢，如果血栓形成，则见血管腔内充盈缺损；②假性动脉瘤，在动脉早期即可显示，表现为局部血管呈囊状或圆形凸出，边界多清楚，造影剂廓清延长；③造影剂外溢，在动脉中、后期显示局部区域性血管不规则，边缘模糊不清，附近肾实质有片团状或斑点状染色。一般出血量达每分钟 0.5ml 即可显示；④ AV 瘘，动脉期见引流静脉提早显示，为损伤的动脉与静脉直接沟通。引流静脉最初出现的部位为分流处，远端肾组织周围血流下降，血管显得细小而稀疏；⑤肾断裂及血肿，肾断裂后除动脉期见上述征象外，主要在实质期见肾皮质边缘不相连，出现一充盈缺损带，为局部肾周的血肿。血肿可将断裂的肾极推压转位。如仅是包膜下血肿，可见肾皮质有凹陷压迹，末梢血管未能延伸至相同水平的肾皮质处（图 2-7-8）。

2. 输尿管外伤的检查与影像学诊断 输尿管位置较深，周围保护较好，且有一定的活动和长度可伸缩，故单纯外伤很少见，大多数是与肾外伤同时发生，多见于手术误伤或误扎。

其检查主要是造影检查。当肾功能尚未完全受损时，肾盂肾盏可以显影，但往往充盈较差，因造影剂可很快地自断裂处外溢。远端输尿管不显影。逆行造影时见造影剂外溢，完全断裂时，肾盂肾盏和断端以上输尿管不显示。

CT 对输尿管外伤的诊断有限。因在急性期，往往因患者合并损伤或休克而尿闭，此时 CT 检查不易发现肾后间隙进行性积尿并混合出血。肾脏可因肾后间隙积尿而向前方移位。如果输尿管断裂处靠近肾门，还可在 CT 图像上见到与肾门相连的输尿管残端（图 2-7-9）。

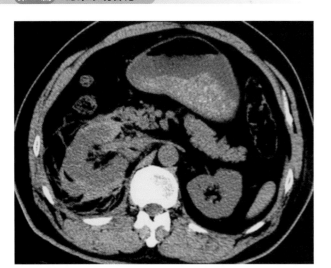

图 2-7-1 右肾外伤
CT 平扫示右肾周血肿,右肾向前移位

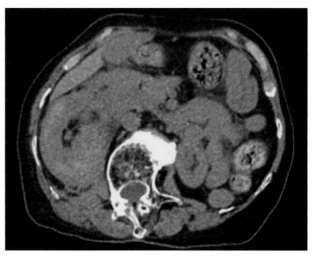

图 2-7-2 右肾弥漫损伤
CT 平扫示右肾体积增大,密度不均匀,边界不清

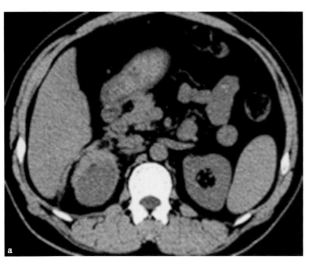

图 2-7-3 右肾周血肿
a. 患者初次就诊 CT 平扫;b. 10 天后该患者复查 CT 平扫,肾周血肿密度减低

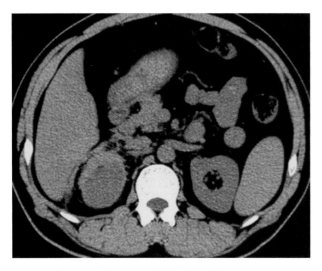

图 2-7-4 右肾包膜下血肿
CT 平扫示右肾包膜下弧形高密度影

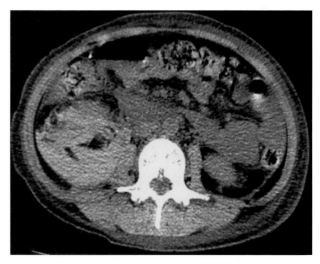

图 2-7-5 右肾周血肿
CT 平扫示右肾穿刺术后,右肾周血肿伴渗出性改变,腹腔积液

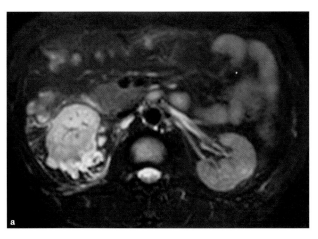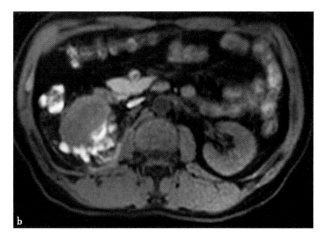

图 2-7-6　右肾外伤
a. T$_2$WI；b. T$_1$WI，MRI 平扫示右肾周血肿

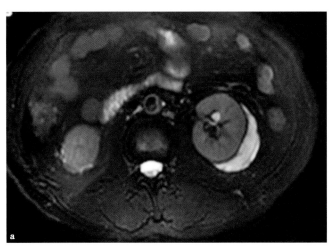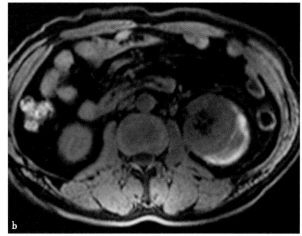

图 2-7-7　左肾包膜下血肿
a. T$_2$WI；b. T$_1$WI，MRI 平扫示左肾包膜下血肿

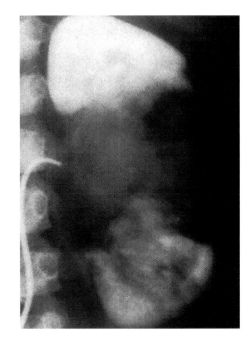

图 2-7-8　左肾外伤后肾动脉造影，实质期见肾组织碎裂分离

MRI 对输尿管外伤的诊断亦有限。但当输尿管断裂而肾功能尚好，行磁共振水成像（MRU）可见肾盏肾盂和断端以上输尿管与外溢的尿流显影，或见输尿管断端呈长 T$_1$ 长 T$_2$ 信号。

【诊断要点】

肾及输尿管外伤的诊断首先是腹部各种形式的外伤史，伤后立即出现的泌尿系统症状，以及具有一定特点的影像学表现，它们包括：肾脏体积增大、密度不均匀、皮质髓质分辨模糊、肾包膜下及肾周血肿或尿液外渗、肾皮质或髓质破裂或肾整体碎裂等。

【鉴别诊断】

在鉴别诊断中的首要问题是鉴别损伤程度，若只有肾挫伤、肾实质出血、肾不全破裂及包膜下出血，一般视为轻度外伤；若肾有完全性破裂合并肾周出血及尿外渗，更重者合并后腹膜出血及尿外渗则认为系严重外伤；危重型外伤则指肾整体碎裂、

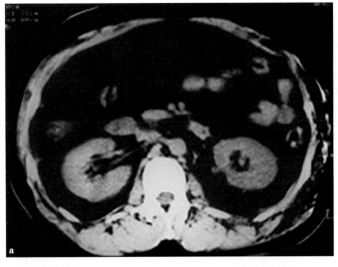
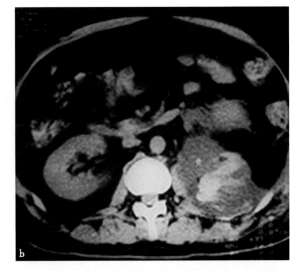
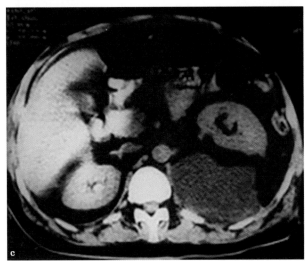
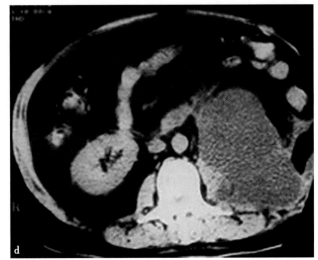

图 2-7-9　输尿管损伤

a. 车祸，左肾边缘略毛糙，肾实质密度均匀，未见出血征象。左肾门可见断裂的输尿管残端。手术证实左输尿管于肾门外4cm处断裂；b. 伤后第23天复查，示左肾后间隙巨大液性占位，呈不均匀混杂密度，以液性密度为主，肾后筋膜掀起与左肾被推向前方，为肾后间隙积尿并出血；c. 伤后第27天复查，左肾后间隙积尿，左肾前移，左肾门区仍见断裂的输尿管残端；d. 伤后第33天复查，左肾后间隙积尿呈进行性增多，肾后筋膜显著前移

输尿管断裂或肾蒂损伤。它们的治疗各不相同，所以其鉴别诊断有重要的临床意义。应注意的是在各种创伤中辨识肾是否同时伴有其他病变，如囊肿、肿瘤、感染、先天异常等，它们更易使创伤发生或严重化。

此外，在诊断中也应注意除泌尿系统创伤外是否合并周围其他脏器的损伤，如脾、肝、胰、胃肠道等，多脏器损伤更使泌尿系统损伤的严重性加深。

第二节　膀胱外伤

【概述】

膀胱是位于耻骨联合后方的脏器，其下方由泌尿生殖膈支持，腹膜覆盖在其上方及后方，它的周围受到骨盆、肌肉的良好保护。但在其膨胀时顶部及后壁变薄，而且伸至耻骨上方，此时对外力少有保护，易于致伤，此为膀胱损伤的重要诱因。

【临床特点】

根据损伤原因不同，膀胱损伤可分为闭合性损伤、开放性损伤、手术损伤三类。闭合性损伤常见，约占膀胱损伤的80%，多发生于膀胱膨胀时，因直接或间接暴力使膀胱内压骤然升高或强烈振动而破裂，如撞击、踢伤、坠落或交通事故等。其他如骨盆骨折时骨片刺破膀胱，或由于骨盆移位使韧带附着处膀胱撕裂。

根据其损伤程度及其与腹膜的关系，膀胱损伤可分为膀胱挫伤、腹膜外膀胱破裂、腹膜内膀胱破裂及混合型膀胱破裂。

1. 膀胱挫伤 膀胱挫伤（contusion of bladder）的损伤可波及黏膜、肌层，有的伤在膀胱浆膜面，纵然膀胱已有损伤，但膀胱壁没有破裂，因而无尿液漏出膀胱外。

2. 腹膜外膀胱破裂 这种损伤其裂口位于腹膜覆盖以外部分的膀胱壁，它虽然使尿液通过裂口漏至膀胱周围，但不流进腹腔，多见于骨盆骨折。几乎所有腹膜外膀胱破裂（extraperitoneal bladder rupture）都见于膀胱前侧壁，较为靠近膀胱颈部附近。

3. 腹膜内膀胱破裂 腹膜内膀胱破裂（intraperitoneal bladder rupture）的裂口多位于膀胱的顶部及后壁与腹膜相遇，尿液可流入腹腔，产生尿性腹膜炎。

4. 混合型膀胱破裂 混合型膀胱破裂（mixed bladder rupture）即腹膜内及腹膜外膀胱破裂均存在，常见于贯通伤中的火器伤，亦可发生于严重的骨盆骨折。

轻微膀胱损伤可无明显症状，膀胱破裂可因损伤程度的不同而产生休克、腹痛、排尿困难和血尿等症状。膀胱损伤的诊断和其他外伤一样，包括详细询问受伤史、周密的体格检查、必要的生化和影像学检查等，一般不难诊断。

影像学检查方法主要包括腹部平片、膀胱造影、超声、CT 及 MRI。

【影像检查技术与优选】

如果临床仅怀疑膀胱破裂，应首先做膀胱造影，它仍是诊断膀胱破裂最准确的方法，通过灌注造影剂获得充盈相，造影剂排出后获得排出相，诊断膀胱破裂准确率可达 100%。然而很多患者还有其他器官损伤，常首先进行 CT 或超声检查。超声检查无放射性损伤，判定液体回声的特异性较高，声像图可动态观察液体移动及"尿外喷"回声，经尿道途径，微小探头可行膀胱腔内显像。目前，CT 是检查腹部创伤的主要方法，我们提出以 CT 平扫来诊断膀胱损伤，根据腹盆部出现 CT 值低于血液的低密度液体积聚，而其他脏器正常以诊断膀胱破裂，必要时辅以腹水氨量分析，我们正确诊断了 9 例腹膜内膀胱破裂。CT 增强检查主要根据含高密度造影剂的尿液外渗来诊断膀胱损伤，由于膀胱不能充分扩张，常不能可靠地排除膀胱破裂。而延迟扫描又太浪费时间。有学者认为膀胱造影 CT 比常规膀胱造影发现膀胱损伤，特别是小的裂口更准确，而且节省了进行另外一种放射检查所需的时间，这对多发骨折不易搬动、不能倾斜摄影的患者尤为有用。MRI 显示骨盆骨折不如 CT，但它可通过矢状、冠状成像更准确地判定膀胱破裂尿外渗的范围和性质，并能区分腹膜内、腹膜外破裂。

【影像学表现】

1. 腹部平片 主要用于观察骨盆骨折，骨折断片可部分或完全位于膀胱内。骨盆骨折是膀胱损伤最常见的伴随伤，大约为 70%，骨盆损伤的严重程度与膀胱和尿道损伤密切相关。

2. 膀胱造影检查 是诊断膀胱损伤的主要方法，所有骨盆骨折伴有肉眼血尿的患者均应做膀胱造影，如果导尿管顺利插入，可经此管注入 5%～10% 泛影葡胺 50～100ml，摄膀胱前后位、左右斜位片。膀胱内血块表现为不规则充盈缺损，膀胱壁损伤时膀胱壁表现局部不规则、毛糙。通过观察尿液造影剂外渗的程度和部位，还可确定破裂在腹膜外或腹膜内，倘若为阴性或破裂小外渗不明显，再注入 300ml 左右造影剂，利用容量克服严重逼尿肌痉挛可发现裂口，或者在电视透视下转动体位，摄片发现膀胱破裂口。在排出造影剂后再次摄片，看到造影剂残留在膀胱周围者，可能有小裂口存在。腹膜外的破裂多位于膀胱下部，造影剂外渗到膀胱两边或者膀胱颈部周围软组织内，范围局限、不规则。腹膜内的破裂主要位于膀胱顶部，可见腹腔下缘或腹腔内肠道外范围较广泛的造影剂分布，如有膀胱瘘，特别是与肠道相通的瘘管，造影检查可显示。

3. 超声检查 膀胱挫伤多无明显的特异性声像改变，仅表现为膀胱内无回声区中血性尿液的细小点状回声，呈漂浮状分布。若膀胱壁内血肿形成，则声像图显示局部膀胱壁增厚，回声不均，可见不规整的壁内无回声或低回声。

膀胱壁破裂时，视破裂轻重可有不同的声像表现。较严重的破裂，膀胱内无尿液存留，此时声像图显示不出正常膀胱回声，但可见尿外渗形成的盆腔积液回声，表现为盆腔内不规则液性暗区，无明确边界，可随体位改变而移动。液性区内可见细小点片状回声漂浮，为伴有出血的回声，同时可见残缺的膀胱壁呈带状、片状高回声。

若膀胱破裂缺损较小，尿液能够充盈，此时仍可见到较完整的膀胱形态回声，仅示局部壁有缺损，膀胱周围有不规则液性暗区。小于 1cm 的缺损有时不易发现，但用探头经腹壁轻压膀胱，可看到膀胱内尿液外喷的"涌泉状"回声（图 2-7-10）。

4. CT 检查 CT 检查方法包括平扫、增强和膀胱造影 CT。①CT 平扫：膀胱损伤病例多为夜间急症，故多用平扫，CT 能够敏感地发现腹腔内积液，虽然它不能够区别尿液和腹水，但血液的 CT 值比这两种高得多，CT 值大于 30Hu。在创伤情况下，如果存在腹腔积液，其 CT 值比血液小，一般为 0～20Hu，而 CT 又未发现腹腔其他脏器异常，强烈提示尿外渗和膀胱破裂，穿刺抽液并测定其中的氨含量，可协助诊断。②CT 增强扫描：静脉注射造影剂后，夹住导尿管延迟几分钟后扫描膀胱区，为使膀胱充分扩张，有人提倡延迟 15～30 分钟后再扫描盆腔。③膀胱造影 CT：通过导管向膀胱内灌注 4% 的泛影葡胺，在充盈相和排空相 10mm 层厚连续扫描盆腔，即可得到膀胱造影 CT 图像。

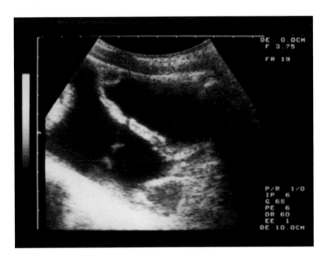

图 2-7-10　膀胱后壁小破裂
经腹横断面声像图示膀胱后壁有宽约 0.4cm 小缺损，可见尿液通过缺损向外涌现形成的回声

膀胱损伤 CT 表现：

（1）膀胱挫伤表现为膀胱壁增厚和壁内血肿，膀胱内血凝块多位于膀胱后部，血浆析出可呈分层状；壁内型膀胱破裂是指膀胱壁的黏膜、肌层或浆膜部分破裂，未完全穿通，膀胱充盈时，膀胱壁不规整，局部突出，形成"泪滴状"改变，无尿外渗。

（2）膀胱破裂

1）尿外渗：腹膜内膀胱破裂，低密度或含高密度造影剂的尿液积聚在膀胱外侧隐窝、结肠旁沟、盆腔陷凹、肝脾周围和肠袢内（图 2-7-11，图 2-7-12）；腹膜外膀胱破裂，尿液主要积聚在膀胱周围隐窝和膀胱前间隙，可向上延伸至膀胱上，向前达脐部，向

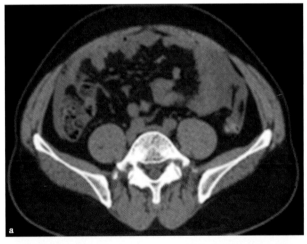
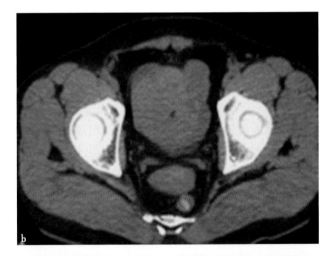
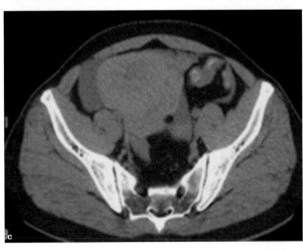
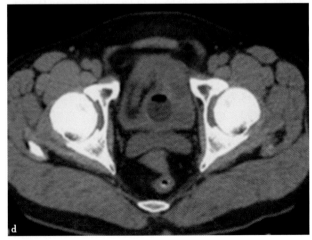

图 2-7-11　外伤后膀胱破裂
CT 平扫示低密度尿液积聚在膀胱外侧隐窝、结肠旁沟、盆腔陷凹和肠袢内

后至直肠后骶前间隙（图 2-7-13），它还可沿着筋膜面或解剖间隙向上达到肾周围，经坐骨大切迹至臀部，经闭孔至股部，经腹股沟至阴囊。膀胱前上的液体可以是腹膜内或腹膜外的，如果是腹膜外的可向上向前至脐水平，若是腹膜内的则主要局限在外侧，与结肠周围间隙连续。

2）膀胱壁缺损，膀胱壁的高密度线影中断，其附近可见外渗的低密度或含造影剂的高密度尿液。

3）膀胱壁呈"泪滴状"改变，膀胱裂口由于尿液刺激，可有网膜或肠腔将其堵住，膀胱充盈时，因局部逼尿肌破裂，膀胱壁局部外凸形成"泪滴状"（图 2-7-12），外侧可见外渗的尿液。

5. MRI　膀胱挫伤在 MRI 上同样表现为膀胱壁增厚，T_2 加权像信号升高；膀胱破裂在 MRI 上可看到膀胱的低信号环中断，矢状面和冠状面成像可以看到积液位于盆腔还是已经进入腹腔。

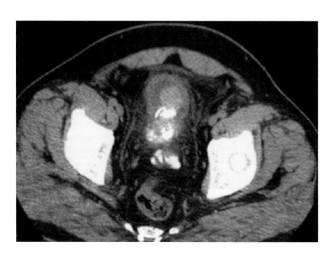

图 2-7-12　膀胱破裂
CT 平扫示膀胱壁呈"泪滴状"改变，造影剂外溢至盆腔内

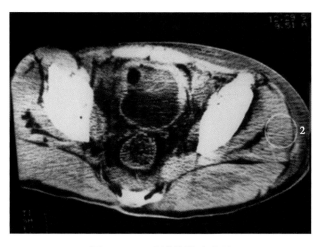

图 2-7-13　腹膜外膀胱破裂
膀胱壁挫伤，膀胱底部前外侧壁缺损，其内侧见气泡及出血

【诊断要点】

膀胱造影、超声、CT 平扫、CT 增强和膀胱造影 CT、MRI 等，主要根据尿外渗至膀胱外诊断膀胱破裂。根据其分布不同，还可区分腹膜内和腹膜外膀胱破裂，这很重要，因为腹膜外膀胱破裂主要采用保守治疗，而腹膜内膀胱破裂需立刻手术修补。超声、CT、MRI 还可发现膀胱破裂部位，有利于膀胱修补。

【鉴别诊断】

腹膜外膀胱破裂尿外渗可沿筋膜面或解剖间隙上达肾周围，而类似肾损伤，分析连续图像就会避免误诊；尿液从膀胱底部漏出可能和尿道近端损伤相混淆，尿道造影可资鉴别；肠腔损伤时食糜或口服造影剂外渗，也可类似腹膜内膀胱破裂，肠腔外游离气体、肠壁增厚、受累肠曲附近出现高密度血块和局部肠系膜浸润有助鉴别；深部破裂累及集合系统的肾损伤，在盆腔亦可看到外渗的尿液，是由于肾周间隙和膀胱前腹膜后间隙相通所致。当积液是由肾损伤引起时，CT 通常能发现肾的广泛损伤，而且大量的低密度或高密度积液在肾周间隙而不是在盆腔的腹膜后间隙。膀胱憩室有时可误认为膀胱破裂，根据憩室光滑的颈部常能区别。

第三节　尿道外伤

【概述】

尿道外伤常见于男性尿道骑跨伤，多为后尿道，常有明确的外伤病史。

【临床特点】

临床表现常有骨盆骨折及耻骨联合脱位引起的疼痛、血尿，继而排尿困难。

尿道损伤的程度分为 3 种病理类型：挫伤（urethral contusion）、破裂（urethral laceration）和断裂（urethral rupture）。尿道破裂是尚有部分尿道壁完整，借此部分保持连续性。尿道断裂则为尿道完全断开，尿道失去连续性。尿道损伤的病理改变比较复杂，损伤后不同时期的病理改变分为损伤期、狭窄期、炎症期，其中狭窄期对影像学检查有较重要的意义。狭窄期系指局部炎症消退，逐渐形成瘢痕以致尿道狭窄或闭锁，一般从损伤后 3 周起，延续 3 个月左右，临床称创伤性尿道狭窄。

【影像检查技术与优选】

尿道损伤首选的影像学检查方法是尿道造影检查，既方便又能准确了解损伤的程度、断裂部位、狭窄的程度等。平片、CT 等不能发现是否有并发症存在，不能直接反映尿道损伤及中断的程度，价值有限。

MRI 对尿道损伤因能矢状位成像，可显示后尿道。但其价格昂贵，且未普及，故不能作为常规检查。

【影像学表现】

平片仅能显示有否骨折。造影检查能显示损伤部位、程度、有无外漏，迄今仍是主要的检查和诊断方法。可行逆行造影，亦可在静脉肾盂造影让膀胱充盈后排尿时摄片，无论是逆行造影还是排尿时摄片，为使后尿道全程显示，均需取左右斜位，亦可两种造影同时进行，以便了解两断端之间的距离（图 2-7-14，图 2-7-15）。

逆行造影时，尿道外口需常规消毒，可直接用注射器针头插入尿道口后固定再注入造影剂行造影检查，目前较多用的是将导尿管插入尿道口至受伤处再注入造影剂。造影剂通常配制高浓度为好，30%～50%，以便显示漏口、漏道或小的撕裂处，如造影剂不浪费，3～5ml 足矣。造影所见：①断裂时表现为造影剂流中断，而断端造影剂外渗，远断端不显影；②撕裂或部分断裂时见造影剂外渗、外溢，造影剂外溢的多少与快慢常与撕裂的大小有关，远

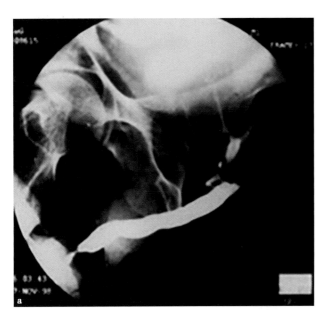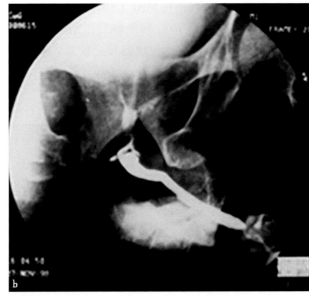

图 2-7-14 后尿道断裂

a. 左斜位；b. 右斜位逆行尿道造影，见后尿道膜部断裂，少量造影剂外溢，少量造影剂显示不规则僵硬的后尿道，右侧耻骨骨折

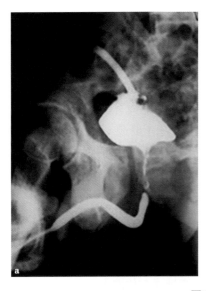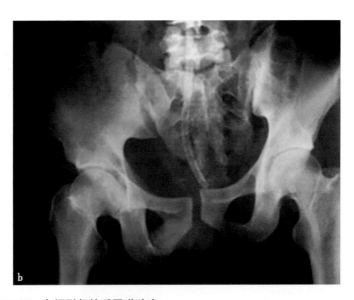

图 2-7-15 车祸引起的后尿道狭窄

a. 自膀胱引流管注入造影剂，同时从尿道外口注入造影剂（双路尿道造影），伤后 4 个月示后尿道闭锁长约 4cm；b. 骨盆平片示骨盆骨折，耻骨联合分离错位，骶髂关节分离，骨盆变形

端仅见少量或线样造影剂影；③损伤处软组织瘘管瘘腔而显影；④损伤的尿道因瘢痕收缩而变窄和因炎症感染而变得不规则、僵硬；⑤后尿道损伤者如行静脉尿路造影，见膀胱位置明显抬高，呈泪滴状，则提示后尿道断裂（图2-7-14，图2-7-15）。

【诊断要点】

男性骨盆骨折，尤其累及耻骨、坐骨者，伤后无尿或排便困难，都应考虑尿道、尤其是后尿道损伤，诊断一般不困难。

【鉴别诊断】

在鉴别诊断中，应区分是断裂（造影剂不能通过或全部漏出，远端不能显影）、部分断裂（造影剂部分漏出，远端少量通过）或挫伤。若伤后很久，未经全面治疗造成瘢痕狭窄或闭锁（图2-7-15），则很难判断伤后尿道损伤的程度。

（姜雨薇　李春媚）

参 考 文 献

[1] Chong ST，Cherry-Bukowiec JR，Willatt JMG，et al. Renal trauma: imaging evaluation and implications for clinical management[J]. Abdominal Radiology, 2016, 41（8）: 1-15.

[2] Gross JA，Lehnert BE，Linnau KF，et al. Imaging of Urinary System Trauma[J]. Radiologic Clinics of North America, 2015, 53（4）: 773-788.

[3] Tuna IS，Tatli S. Contrast-enhanced CT and MR imaging of renal vessels[J]. Abdominal Imaging, 2014, 39（4）: 875-891.

[4] Dane B，Baxter AB，Bernstein MP. Imaging Genitourinary Trauma[J]. Radiologic Clinics of North America, 2017, 55（2）: 321-335.

[5] Martin J G，Shah J，Robinson C，et al. Evaluation and Management of Blunt Solid Organ Trauma[J]. Tech Vasc Interv Radiol, 2017, 20（4）: 230-236.

第八章　尿路梗阻性疾患

第一节　尿路梗阻

【概述】

泌尿系从肾小管起始,肾盏、肾盂、输尿管、膀胱直至尿道是一个管道系统,在正常情况下,尿液从肾乳头分泌后沿一个方向,从上至下毫无障碍地排出体外。如果这个系统任何一个环节发生疾病都可能造成管腔的阻塞,从而发生一系列的病理生理变化,造成梗阻以上的压力增高,最后导致肾积水,我们把这些病变统称为尿路梗阻性疾患。年龄小于20岁时,患者发生率无性别差异;20～60岁,女性比的男性更常见(由于产科和妇科原因),60岁以上时,男性更常见(主要是由于良性前列腺增生)。

【临床特点】

尿路梗阻(urinary tract obstruction)的常见症状和体征有疼痛、包块、排尿困难和尿量改变以及出现感染等。

急性尿路梗阻通常表现为疼痛、尿量减少以及急性肾衰竭的体征和症状。慢性尿路梗阻比较危险。患者可能出现高血压,不可逆的慢性肾功能衰竭,复发性尿路感染或排尿改变。上尿路梗阻可表现为侧腹、背部或腹股沟疼痛,而下尿路梗阻,常伴有排尿功能障碍或耻骨上疼痛。某些患者肾积水可以非常严重而不出现明显的临床症状,直至出现肾巨大包块或无尿时方被发现,输尿管结石又经常出现剧烈疼痛而积水程度并不严重。

【影像检查技术与优选】

影像学检查对尿路梗阻性疾患具有十分重要的诊断价值,可以诊断病变的部位、性质、程度和肾功能受损的轻重,常见的检查方法有 X 线片、泌尿系造影、B 超检查、放射性核素检查、CT 和 MRI 等。

【影像学表现】

1. **X 线片**　简单易行,可包括整个泌尿系范围,观察肾脏大小、轮廓、有无结石、增大的前列腺、有无

动脉钙化。但拍片之前一定要注意清洁肠道。90%的泌尿系结石不透射线,因此理论上在平片可见。限制结石可视化的因素包括石头的组成和大小,难与外部钙化鉴别,肠道气体影响图像质量以及阴性结石等。阴性结石包括:纯尿酸盐或黄嘌呤结石等。

2. **泌尿系造影**

(1)静脉尿路造影:又称排泄尿路造影,是诊断尿路梗阻最常用的检查方法,可以通过泌尿器官是否显影、显影的时间、形态的变化、密度的高低判断尿路梗阻的病因、程度以及肾功能受损的轻重。

在肾及输尿管积水严重或肾功能减退时,往往采用延时和大剂量显影法。

(2)逆行肾盂造影:只有在静脉尿路造影显影不佳或不显影时才采用此检查方法,一般说来可以明确阻塞的部位和病因。与静脉尿路造影不同的是,不能显示肾实质,而肾盏、肾盂、输尿管及膀胱的显示情况基本相同。但由于该项检查的有创性,患者较易被感染,故要慎重选择。

(3)肾盂穿刺造影:同样适于静脉尿路造影显影不佳或不显影的患者,一般在 B 超或 X 线引导下进行穿刺,然后在 X 线下造影摄片。该检查的优点是造影前可取尿液标本做常规或生化检查,造影后可置引流管行有关动态检查或治疗。

3. **数字减影血管造影**　数字减影血管造影已经在很大程度上被多排 CT(MDCT)血管成像所取代。在使用 CT 血管成像之前,数字减影血管造影术用于确定血管的病程,特别是在输尿管肾盂交界处梗阻的手术治疗之前。

4. **B 超检查**　是一种快速简便、无创性的检查,可以测定肾脏的大小、内部结构、肾盂肾盏积水和输尿管积水的情况,诊断肾及输尿管结石。但 B 超检查有时出现假阳性,术者个人技术水平依赖性也较大,且常需要其他影像学检查予以进一步补充证实,有一定的限度。

5. **CT 扫描** CT 检查可以获得更多的尿路梗阻信息，如显示尿路梗阻的病因、有无淋巴结肿大、尿路内外有无肿瘤、有无血管压迫牵拉；根据形态和 CT 值的变化区别囊肿与肾积水；根据肾皮质的厚度预测肾功能的恢复情况。史密斯及其同事首次证明 CT 平扫在证实输尿管梗阻方面与静脉尿路造影相当，对输尿管结石的诊断更为敏感，CT 平扫诊断输尿管结石敏感性为 95%～97%，特异性为 96%～98%。

6. **磁共振成像（MRI）检查** 作为一种无创性检查，MRI 已经越来越多地运用于尿路梗阻性疾病的诊断，利用其多轴成像和特有的技术参数，可以准确地诊断梗阻的部位、性质和病因，尤其在造影不显影、显影不佳、碘造影剂过敏以及严重心、肾功能不全不宜行尿路造影时更显示其优越性。磁共振水成像技术（MRU）对尿路梗阻性疾患的诊断也有临床应用价值，但由于 MRI 检查价格相对昂贵，一般不作为常规检查。

第二节　尿路梗阻的部位及影像学表现

【影像学表现】

尿路梗阻根据解剖学部位可分为上尿路梗阻和下尿路梗阻，现分述如下：

1. **上尿路梗阻** 又可分为肾盏漏斗部、肾盂内、肾盂输尿管及输尿管四个部位的梗阻。

（1）肾盏漏斗部梗阻

1）X 线片：结石患者 X 线片上可显示肾区边缘较高密度结石影，断层有助显示密度不高的结石。

2）静脉尿路造影：表现为单个肾盏的扩大，正常杯口形态消失呈囊状，显影延迟或密度逐渐增高。超声对肾盏早期扩大较敏感。

3）CT：可清楚显示各种结石包括细小结石，增强扫描比静脉尿路造影更易显示单个扩大的肾盏。

4）MRI：T_2WI 亦可显示高信号扩张的肾盏，但对结石病变显示不敏感。

（2）肾盂内梗阻：由于肾盂内梗阻病变（结石、血凝块、肿瘤及狭窄），造成肾盂显示不满意、肾盏普遍扩张。

1）平片：可显示肾盂"铸形结石"，肾影往往不扩大甚至萎缩。

2）静脉尿路造影：显示肾功能较差，显影延迟，肾盏扩大，杯口变钝，肾皮质变薄，肾盂充盈不满意、变形狭窄或显示比造影剂密度低的充盈缺损病变。梗阻晚期可不显影，结合平片对结石可作病因学诊断，其他一般难以诊断病因。

3）CT 增强扫描：与静脉尿路造影所见类似，但因无重叠及密度分辨力高而显示更为清晰。在病因诊断方面除显示结石外，还可根据显示有无强化、密度高低及病变边缘情况对血凝块与肾盂内肿瘤进行鉴别。

4）MRI：可根据信号的变化较好地分辨积水的肾盏与肿块及血块，但肾盂扩张不明显时鉴别诊断往往有困难，小结石也容易被掩盖，此时行逆行肾盂造影效果不错，但应注意在 X 线电视密切监视下注入较低浓度造影剂去获取诊断信息（图 2-8-1），以免造影剂掩盖原发病变。

（3）肾盂输尿管梗阻

1）X 线片：可显示增大的肾影，但平片阴性不能排除尿路梗阻。

2）静脉尿路造影：作为最常用和有效的造影检查大多情况下能够显示尿路梗阻的部位、程度及病因。表现为梗阻平面以上的肾盂肾盏扩大，肾盏杯口膨隆，肾盂亦向外膨出。首先是肾盏下缘膨出，以后逐渐呈球样扩张，肾盏颈部增宽消失，最后肾盂肾盏可连成一多房囊袋，肾皮质萎缩呈"羊皮"样。如果梗阻时间长，肾功能出现障碍，显影可延迟或不显影，此时需要延迟摄影或体层摄影才能较好地显示梗阻情况。

3）CT 和 MRI：在静脉尿路造影显影不满意时过

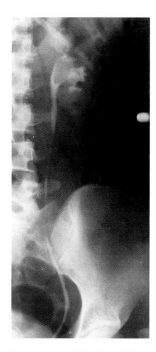

图 2-8-1　左肾盂小阴性结石

逆行肾盂造影示结石边缘光滑，密度均匀，肾盏扩张，平片阴性

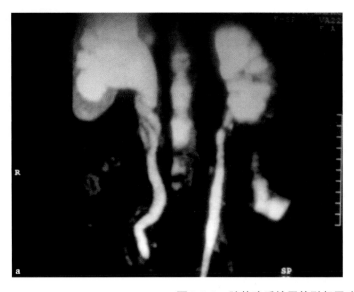
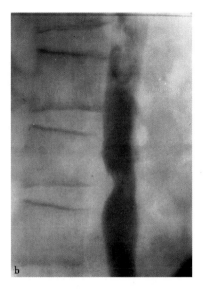

图 2-8-2 腔静脉后输尿管引起尿路梗阻
a. MRU 示右输尿管上段呈"麻绳扭曲"状改变；b. 下腔静脉造影证实下腔静脉后缘局限性输尿管压迹

去常常采用逆行造影来明确梗阻的部位和程度，但现在 CT 和 MRI 检查已基本达到目的，特别是 MR 尿路成像技术不用注入造影剂即可显示尿路梗阻的程度和部位图（2-8-2）、避免创伤、减少感染，但在显示梗阻细节方面还与逆行造影有一定差距，在实际工作中可依据具体情况选择不同检查方法。

（4）输尿管梗阻：输尿管细长，在行程过程中比其他部位更易发生梗阻，致病原因众多。

1）X 线片：除可以显示扩大的肾影外，还可发现结石等病变。

2）静脉造影：一般表现为梗阻以上输尿管不同程度地扩张，而梗阻以下输尿管正常，在梗阻不严重、扩张不明显时需细心观察避免误诊为输尿管蠕动。扩张严重时表现为输尿管延长、增粗、移位，甚至移位至对侧，同时会伴有肾盂肾盏的扩张改变。在急性输尿管梗阻时，患侧肾盂肾盏腔内压力短期内增高，此时肾盂肾盏可不显影而表现为肾实质造影剂滞留形成"梗阻性肾像"，此种征象有助于判断输尿管梗阻的急缓程度。在病因长期不解除，肾功能损害严重时尿路造影可不显影，此时往往需要逆行造影。

3）CT、MRI 或穿刺肾造影等方法：可进一步确立梗阻的部位、程度和病因（图 2-8-3）。

2. 下尿路梗阻 下尿路因为有膀胱缓冲，梗阻病变发展相对缓慢，最常见的病因是前列腺病变和尿道狭窄。平片可显示盆腔内密度增高的类圆形膀胱，而静脉尿路造影往往显影不满意，需要大剂量静脉造影或排泄性尿路造影，膀胱穿刺造影用来显

示梗阻以上的尿路扩张，而逆行造影则用于尿道和前列腺梗阻病变以下的诊断。

膀胱病变可造成一侧或双侧输尿管、肾盂肾盏梗阻积水，最常见的病变部位是膀胱颈部，平片表现为盆腔内密度增高的类圆形膀胱，而尿路造影表现为膀胱体积增大，膀胱壁增厚，肌小梁增粗。如膀胱体积过度增大造成输尿管下端的活瓣阻止反流的作用消失时，即可表现为双输尿管增粗、伸长甚至扭曲，双肾盂肾盏亦有不同程度的扩张积液表现。

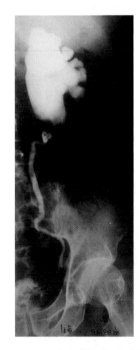

图 2-8-3 左输尿管中段乳头状瘤
逆行造影示左输尿管中段乳头状瘤，并左输尿管上段、左肾盂肾盏扩张，造影片显示狭窄处有菜花状充盈缺损并肾盂肾盏重度扩张

当结核病变侵犯膀胱时，膀胱体积不增大反而缩小，双输尿管、肾盂肾盏因尿液引流不畅而扩大，如果膀胱的病变局限于一侧输尿管口时即造成一侧输尿管、肾盂肾盏扩张（图2-8-4）。

前列腺增生或肿瘤常引起膀胱颈部的狭窄，表现为膀胱颈部对称性压迹，膀胱底部抬高成为向上凸出的弧形，前列腺尿道段呈细长改变，继而造成的膀胱和肾脏阻塞扩张则类似膀胱病变引起的梗阻改变。

尿道病变造成病变以上尿道扩张、管壁变薄，还可形成尿道憩室样改变，梗阻时间长可引起梗阻以上广泛积液及代偿改变。尿道病变的诊断常常需要顺行和逆行两种造影显示病变和梗阻的程度和范围（图2-8-5）。

第三节 各种原因引起的尿路梗阻的影像学诊断与鉴别诊断

【影像学诊断与鉴别诊断】

按梗阻的性质分为机械性和功能性两类，机械性又依病变发生的部位分成腔内病变、管壁病变和尿路外病变。

1. 腔内病变引起的尿路梗阻和影像学诊断及鉴别诊断

（1）结石：结石按部位分为上尿路结石和下尿路结石，根据有无钙盐又分为阳性和阴性结石，结石是引起尿路梗阻最常见的病因。

由于大多数结石为阳性结石，因此 X 线片可显

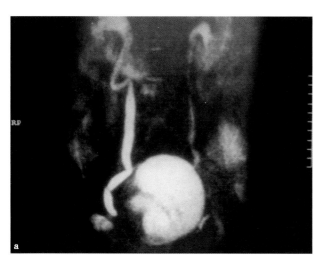
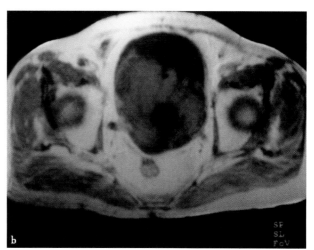

图 2-8-4 膀胱癌侵犯右输尿管入口

a. MRU 示右输尿管全程积水扩张，右输尿管末端狭窄，膀胱内多个充盈缺损肿块信号；b. 常规 SE 序列 Gd-DTPA 增强扫描示右输尿管入口处有结节状异常强化信号，大小约 1.5cm×1.3cm

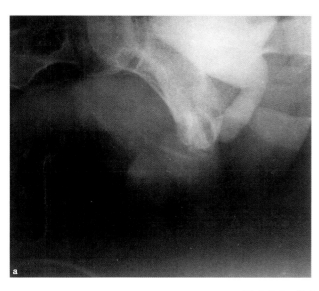
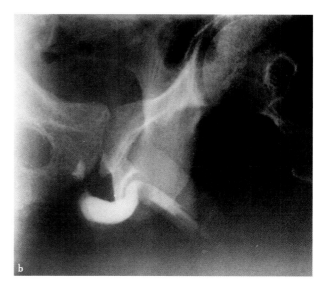

图 2-8-5 外伤后尿道膜部狭窄

a. 排泄性尿路造影示尿道膜部以上尿道及前列腺段扩张；b. 逆行尿道造影示尿道狭窄位置

示,不同部位的结石形态因其填充的部位各有其特点,如肾盏结石可呈分叉状,肾盂结石呈"鹿角状",输尿管结石呈条状,膀胱结石多呈圆形且易滑动。阴性结石一般需要造影、CT 或 MRI 方可显示,对于细小的结石特别是输尿管下段结石,CT 公认是最敏感的检查方法(图 2-8-6)。

结石通常有一个缓慢形成的过程,因此,其引起的尿路梗阻多数也是一个缓慢的过程。由轻到重表现为梗阻区域有密度增高或降低的边缘清楚的长圆形或梭形病变,梗阻以上尿路扩张,显影和排空延迟。当梗阻严重时可显示结石位置移动征象,如

输尿管结石可反流到肾盂内,同时积水的形态也随之发生变化,某些输尿管结石因梗阻时间长,可位于中线甚至对侧腹部,梗阻以上的输尿管明显增粗、迂曲、扩张,形似"腊肠"。患侧肾功能严重损害静脉尿路造影可不显影,此时 CT、MRI 有助于显示梗阻端及梗阻以上的情况(图 2-8-7)。当肾盂或肾盏结石突然脱落至输尿管时,可出现急性输尿管梗阻的典型影像学表现,即患侧整个肾实质密度均匀增高而肾盂肾盏显影不明显,肾影可正常或轻度增大,通常称之为"梗阻性肾像"。

鉴别诊断:结石引起的尿路梗阻一般较易诊断,

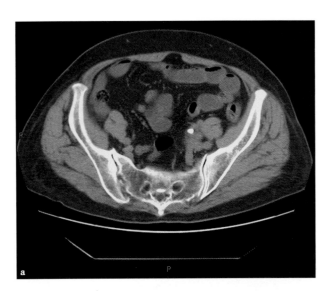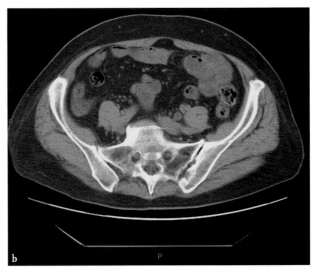

图 2-8-6　左输尿管下段小结石

a. CT 显示左输尿管下段小结石;b. CT 示结石上方输尿管扩张图

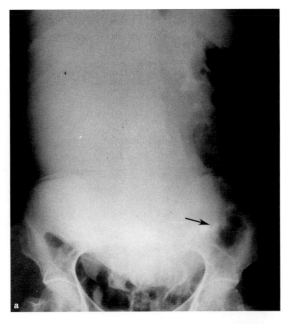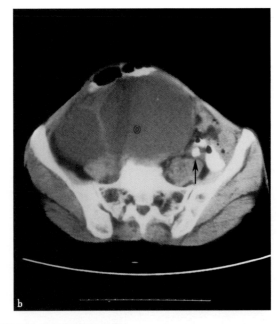

图 2-8-7　左输尿管下段结石跨越中线并右肾重度积水

a. 静脉尿路造影示右肾不显影,右上中腹巨大软组织包块影,左髂骨前缘高密度结石影(箭头);b. CT 显示多囊状积液扩张和结石影(箭头)

"梗阻性肾像"是尿路结石突然脱落的典型征象，当输尿管结石造成输尿管中线移位、肾影增大时需要与肿瘤引起的肾影增大、输尿管移位及输尿管梗阻相鉴别，此时需要细致观察输尿管腔内有无高密度的结石影，同时 CT 和 MRI 影像学检查可以明确诊断有无肿瘤。肾盂阴性结石引起的尿路梗阻有时需要与肾盂血凝块等相鉴别，一般说来血凝块引起的尿路梗阻时间短，2～3 天内可消退。

（2）血凝块：肾外伤引起的尿路梗阻相对少见，肾盂附近的严重破裂可以造成血肿而促使肾盂、肾盏移位或扩大积水，此时常伴有肾实质挫伤等其他征象，如造影剂外渗流入肾周组织间隙、肾影模糊等。急性期过后肾盂内形成血块造成肾盏扩大，肾盂不显影或显影为充盈缺损，但持续时间较短，一周后复查血块一般会消失。

鉴别诊断：肾盂内血凝块有时需要与肾盂内铸形阴性结石和肾盂癌相鉴别，结石边界较血块清晰，CT 检查结石密度甚高。增强 CT 或 MRI 扫描癌肿可有不同程度强化，而且肾盂癌会持续引起肾盂梗阻征象，可与血凝块相区别。

（3）其他病变：尿路真菌感染的慢性期可形成肾盂内真菌球，从而造成肾盂内充盈缺损，继而引起肾盏不同程度的梗阻和扩张，真菌球的特征影像学表现为充盈缺损内有花边状含气影，如果没有特征影像学表现则不易与肾盂内血凝块和肾盂肿瘤相鉴别。

其他少见病变如肾乳头脱落坏死等亦可造成不同程度的尿路梗阻，在此不一一叙述。

2. 管壁病变引起的尿路梗阻和影像学诊断及鉴别诊断

（1）肿瘤：泌尿系肿瘤是尿路梗阻的常见原因之一，其中以肾肿瘤和输尿管肿瘤引起的尿路梗阻较为常见。

肾良、恶性肿瘤均可造成肾盏或肾盂梗阻。肾实质恶性肿瘤在静脉尿路造影上表现为一个或多个肾盏颈部受压或伸长，边缘可规则或不规则，肾盏扩大、杯口有侵蚀或完全破坏甚至消失，病变广泛侵犯造成多个肾盏变形，颈部细长呈"蜘蛛腿"样改变（图 2-8-8），或表现为肾盂分离征象。大的肿瘤可致肾盂输尿管交界处受压，造成受压处以上肾盂肾盏扩张，甚至引起输尿管移位和肾脏旋转，CT 和 MRI 比静脉尿路造影更能显示病变侵犯的范围和肾盂肾盏梗阻扩张的程度，尤其在静脉尿路不显影时更显示其价值。

肾盂癌较大或伴有出血或输尿管种植时会引起梗阻以上不同程度的积水，影像学表现为肾盂内不规则的充盈缺损，病变还可伸入肾盏内造成肾盂显示不清、肾盏扩大。病变梗阻严重时患侧肾可不显影，此时逆行造影在 X 线电视监视下注药摄片可以较清晰地显示病变全貌和梗阻的肾盂肾盏，CT 平扫及增强扫描常可显示肾盂肿瘤形态大小及浸润范围，延迟扫描可显示扩大的肾盏（图 2-8-9）。

肾良性肿瘤如肾血管平滑肌脂肪瘤在静脉尿路造影上主要显示为某个方向上肾盂肾盏受压及扩

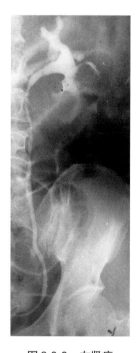

图 2-8-8 左肾癌
逆行造影示左肾盂肾盏拉长、受压、扭曲，有不同程度扩张

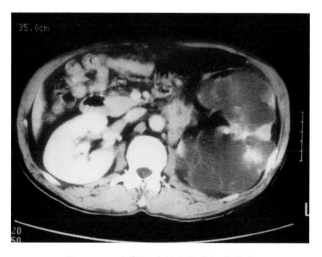

图 2-8-9 左肾盂癌并左肾盏极度扩张
CT 显示左肾与腹主动脉间不规则软组织肿块影，有轻度强化，左肾呈多囊状扩张，皮质变薄，肾盏内有多个小结石，左肾无功能

张，极少有肾盏颈部的狭长等"蜘蛛腿"样改变，受压的肾盂肾盏边缘光滑，过大的肿瘤也可造成肾脏的旋转和输尿管移位，CT和MRI可明确原发肿瘤与受压肾盂肾盏之间的相互关系（图2-8-10）。

输尿管肿瘤的发病率较低，但多引起不同程度的输尿管病变上方肾盂肾盏的梗阻，静脉尿路造影和逆行造影是常用的检查方法，如果要清晰显示病变和梗阻程度，关键是使输尿管全程显影。良性肿瘤表现为腔内边缘光滑的充盈缺损，多数细长而有蒂，常常可引起不完全的输尿管梗阻（图2-8-11）；恶性肿瘤如输尿管癌引起的输尿管和肾盂肾盏梗阻则较为严重，病变表现为边缘不规则的充盈缺损、"虫蚀"状溃疡，病变狭窄以上呈慢性积水扩张改变，极少有输尿管中线移位，逆行造影片可显示肿瘤推向上方而病变周围及下方输尿管扩张呈"高脚酒杯"状，CT和MRI可明确肿瘤导致管腔内充盈缺损、狭窄、管壁不均匀增厚，显示病变有不同程度的强化和近侧输尿管、肾盂肾盏积水情况（图2-8-12）。

逆行造影显示左输尿管中上段交界处狭窄，局部有椭圆形充盈缺损，狭窄以上输尿管、肾盂肾盏均扩张，而膀胱肿瘤可造成输尿管及尿道的梗阻，引起一侧输尿管、肾盂肾盏的扩张甚至完全不显影，尿道口的梗阻可引起膀胱积水扩张、肌小梁形成，上述梗阻的形态学改变一般无特征性，关键在于恰到好处地运用各种检查方法清晰显示原发病变。

鉴别诊断：①肾实质恶性肿瘤引起的尿路梗阻有时需要与肾结核造成的肾盂肾盏破坏、变形、积水相鉴别。一般来说肾结核时，肾影无明显增大，更不像肾肿瘤有局限性肾影增大，肾结核少有充盈缺损等征象，病变范围较广泛。肾盂肾盏积水，边缘侵蚀等征象可随结核的有效治疗而得到改善；而

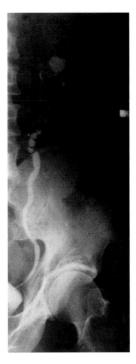

图 2-8-11　输尿管梗阻

左输尿管中段炎性息肉并左输尿管上段、左肾盂肾盏扩张

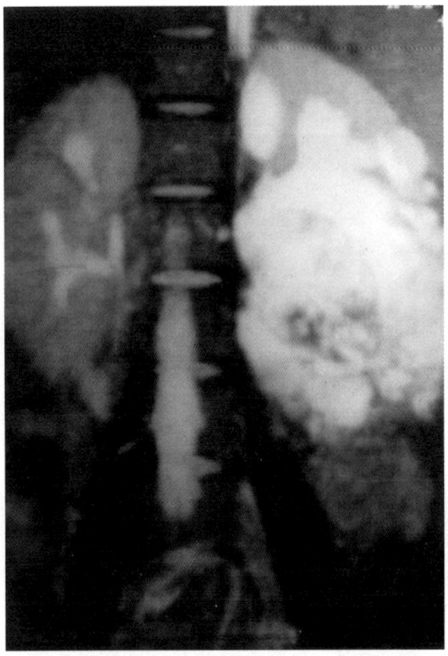

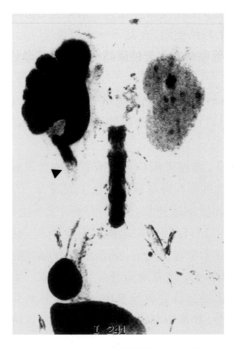

图 2-8-12　右输尿管移行细胞癌

MRU 示输尿管中上段梗阻，有一软组织充盈缺损，另示右输尿管下段囊肿

图 2-8-10　左肾血管平滑肌脂肪瘤

MRU 示左肾中下部巨大高信号肿瘤向上内推压肾盂肾盏，致其积水扩张

肾肿瘤引起的尿路梗阻只会随病程延长而加重,当然 CT 和 MRI 可以直接显示肿瘤病变与结核的区别;②肾良性肿瘤造成的肾盂肾盏推压移位与肾内非肿瘤性病变,如肾巨大囊肿或肾包膜血肿,以及肾外占位性病变引起的肾盂肾盏的推压移位的鉴别,在静脉尿路造影诊断有困难时,可行 CT 或 MRI 检查明确原发病变;③肾盂癌与肾盂内结石和血凝块引起的尿路梗阻的鉴别诊断已分别叙述,不再重复赘述。

输尿管肿瘤引起的尿路梗阻改变有时不易与输尿管阴性结石和结核病变炎性狭窄引起的尿路梗阻改变相鉴别,由于上述病变过程均较缓慢,积水形态大致相同,关键在于原发病变的诊断,CT 可以明确诊断结石,结核往往伴有肾结核的影像学改变,病变范围较为广泛,而输尿管肿瘤较为局限。

(2)结核:泌尿系结核引起的尿路梗阻取决于病变的范围以及输尿管、膀胱结核的严重程度。当早期肾结核仅局限于肾锥体深部肾乳头时,可以造成肾盏颈部括约肌炎性刺激产生痉挛收缩,形成肾盏扩大、显影淡薄,表现为颈部无造影剂,肾盏为一孤立的囊状扩大,其内有造影剂滞留,此时应与肾盂源性囊肿相鉴别,后者边缘光滑、造影剂浓度高;结核病变进展期肾盏杯口不规则、积水加重,几个肾盏和肾盂可完全破坏形成空洞,造影剂显影不良或不显影,此时 CT 和 MRI 可显示肾盏肾盂破坏程度和范围;当病变好转时,肾盏肾盂可重新显影,边缘变清楚,如有纤维瘢痕形成仍可造成部分肾盏肾盂变形扩大或闭塞改变。

输尿管结核多由肾结核播散而来,导致输尿管溃疡、纤维化、瘢痕形成和狭窄,影像学表现为输尿管多处不规则狭窄和扩张并存,边缘呈"虫蚀"样(图 2-8-13),晚期输尿管可僵硬、缩短,上部输尿管、肾盂肾盏积水,如输尿管腔闭塞,则需 CT 和 MRI 或肾穿刺造影显示积水扩大范围和梗阻程度。

膀胱结核同样继发于肾结核,当病变侵犯输尿管口或末端输尿管,可造成患侧和健侧输尿管梗阻,形成健侧肾、输尿管积水,当晚期广泛纤维化形成挛缩膀胱时,会造成健侧输尿管的狭窄或闭塞不全,因而静脉尿路造影表现为双侧尿路积水梗阻,或患侧肾、输尿管不显影而健侧输尿管及肾盂肾盏积水征象,但健侧输尿管、肾盂肾盏边缘光滑,杯口清晰,均匀扩张,与患侧形成对比。

鉴别诊断:泌尿系结核引起的不同部位的尿路梗阻,有时须与肾肿瘤、肾盂肾炎、输尿管炎性狭

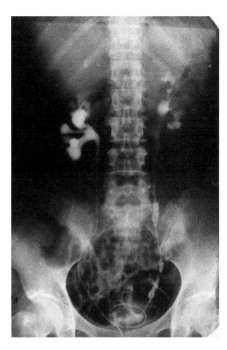

图 2-8-13　左肾结核,左输尿管结核
逆行造影示左输尿管管壁节段性不规则、毛糙,左肾盏边缘模糊呈虫蚀状,左输尿管、左肾盂肾盏不同程度梗阻及扩张

窄、肿瘤、阴性结石和膀胱输尿管口肿瘤引起的尿路梗阻相鉴别。肾盂肾炎晚期可引起肾盂肾盏的牵拉变形和积水改变,肾盏杯口亦可能边缘模糊,但多为双侧性,而结核多为单侧性,变形牵拉和积水程度也通常不如结核严重;输尿管炎性狭窄偶可造成病变以上输尿管、肾盂肾盏扩张,须与结核性输尿管炎引起的尿路梗阻扩张相鉴别,前者病变范围较局限,不会累及同侧肾盂肾盏,一般也不会出现输尿管缩短、硬化征象;结核与肿瘤、结石引起的尿路梗阻的鉴别诊断前文已有叙述。

(3)感染:尿路感染引起的尿路梗阻较为少见,多为其他尿路疾患,如结石、肿瘤及先天发育异常的并发症。少数情况下慢性肾盂肾炎可以引起尿路梗阻,影像学表现为肾盏颈部变形、牵拉、扭曲、伸长及轻度扩张积水,肾皮质往往有萎缩,由于肾盂肾炎通常是双侧性,因而影像学表现也常出现于双侧,但两侧积水程度可轻重不同(图 2-8-14)。

(4)先天变异、畸形性梗阻:某些泌尿系先天异常由于影响了尿液正常排泄,造成尿液排泄不畅或在此基础上合并感染,因而引起尿路梗阻,较常见的有游离肾、肾盂输尿管重复畸形、输尿管口囊肿等,常用的检查方法是静脉尿路造影和逆行尿路造影,MRI 冠状扫描对诊断也常有帮助。

静脉尿路造影一般可清晰显示变异、畸形的形态、部位和造成尿路梗阻的原因。游离肾在立卧位

造影片上显示肾活动度特别大，输尿管因体位改变可发生扭曲，造成扭曲以上部位的尿路扩张；某些肾盂输尿管重复畸形可因尿液不畅诱发感染甚至结石，而造成尿路梗阻扩张（图2-8-15）；而输尿管口囊肿则表现为膀胱内有圆形透亮的充盈缺损，边缘光滑，囊肿以上的输尿管可扩张，由于囊肿常常位于膀胱内，易误为膀胱病变，诊断困难时可于膀胱尿液排空后立即摄片，会显示囊肿内仍有造影剂滞留。

由于泌尿系先天变异、畸形的影像学表现典型，一般不存在鉴别诊断问题，所要注意的是引起尿路梗阻的原因是否合并结石或感染。

3. 尿路外病变引起的尿路梗阻和影像学诊断及鉴别诊断

（1）肿瘤：腹盆部泌尿系周围的各种肿瘤均可引起尿路梗阻，其原因可为外压性或侵蚀性，较常见的是生殖系统肿瘤、某些消化系统肿瘤、腹膜后肿瘤等。

1）女性生殖系统肿瘤：子宫、卵巢的良恶性肿瘤常可造成不同程度的尿路梗阻，良性肿瘤如卵巢囊腺瘤，常常因体积巨大占据盆腔甚至部分腹腔，推压输尿管和肾脏，影像学表现为外压性输尿管和肾盂积水，边缘光滑，管腔内未见病变，一般不影响肾功能，结合B超、CT、MRI不难做出诊断（图2-8-16）。

子宫、卵巢恶性肿瘤常常是因为病变侵犯浸润盆腔内输尿管或膀胱，造成一侧尿路梗阻，压迫推移则不是主要因素，影像学表现为病变区域输尿管或膀胱僵硬、狭窄以及狭窄以上尿路扩张，推压移位不明显，CT和MRI可直接显示病变区域的肿瘤范围和侵犯程度。

鉴别诊断：子宫、卵巢恶性肿瘤引起的尿路梗阻有时不易与输尿管下段炎症、输尿管癌或膀胱入口癌引起的尿路梗阻相鉴别，从发病率来看前者多于后者，从影像学角度来看前者亦少有管腔内占位性病变征象，从而积水扩张发生相对较迟，而后者一般不出现腔外占位性病变改变。

2）男性生殖系统肿瘤：前列腺增生与前列腺癌是尿路外病变引起尿路梗阻的最常见病因，尤以老年人多见。典型的影像学表现为膀胱底部抬高或为对称性向上凸起的弧形压迹，由于膀胱颈部长期受压狭窄，膀胱内肌小梁形成，小梁间隙加深或憩室形成，晚期可合并双侧不同程度的肾盂输尿管扩张，尿道逆行造影显示尿道前列腺部伸直延长。前列腺癌常伴有前列腺增生，除上述影像学表现外，还可显示膀胱底部和尿道前列腺段不规则的浸润侵犯征象，由于MRI可以很好地显示前列腺的解剖及病理改变，目前已成为诊断前列腺疾病的最佳影像学诊断手段。

3）其他肿瘤：某些消化系统肿瘤，如结肠癌、腹膜后肿瘤、骨盆恶性骨肿瘤均可引起尿路不同程度的梗阻。通常表现为一侧输尿管、肾盂肾盏扩张积水，形态固定，管壁不同程度浸润破坏，由于梗阻

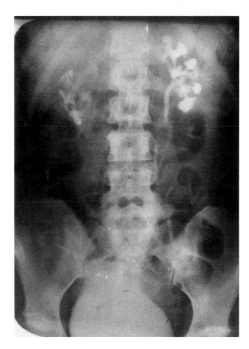

图2-8-14　双侧慢性肾盂肾炎
逆行造影显示双侧肾盏扩大，颈部狭窄，肾盂缩小，肾实质萎缩，双输尿管无病变。患者有多年肾盂肾炎史，现出现尿毒症，尿液检查有多量白细胞，常规静脉尿路造影不显影

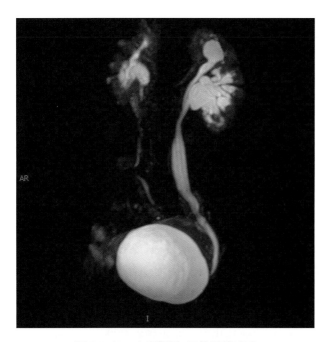

图2-8-15　左双肾盂、双输尿管畸形
MRU显示左双肾盂、双输尿管畸形，输尿管结合部扭曲狭窄致狭窄以上尿路扩张

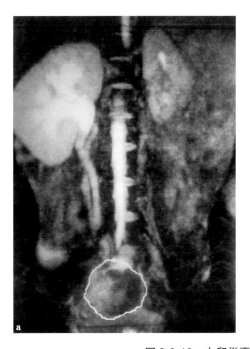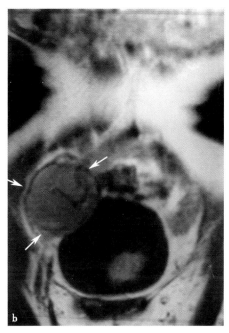

图 2-8-16　右卵巢囊腺瘤压迫右输尿管

a. MRU 示肿瘤压迫右输尿管致右输尿管、右肾积水；b. 常规快速梯度回波屏气扫描显示膀胱右上缘瘤体信号（↑）

多为原发病变的晚期并发症，诊断与鉴别诊断较为容易。

（2）血管性疾患：某些先天和后天腹部血管性疾患可以造成尿路梗阻，较为常见的是腔静脉后输尿管、腹主动脉瘤等疾病。

腔静脉后输尿管又称环绕腔静脉输尿管，可压迫右肾盂输尿管交界处引起狭窄，形成狭窄以上肾盂肾盏扩张，右输尿管向中线移位呈"S"状，过去诊断困难时常依靠下腔静脉造影，现在 MRI 可同时显示输尿管和下腔静脉间畸形扭曲的关系（图 2-8-2）。

体积较大的腹主动脉瘤和夹层动脉瘤，特别当瘤体破裂迅速增大时，压迫输尿管和肾脏可产生尿路梗阻，静脉尿路造影显示一侧或双侧输尿管、肾盂推压移位和压迫性尿路扩张，X 线电视透视下见压迫区域有搏动性肿块影，但不是每个病例均可见到此征象，因动脉瘤或夹层动脉瘤有附壁血栓时均难以见到。CT 和 MRI 可清楚地显示腹主动脉瘤的位置、形态与范围及其与受压输尿管、肾脏间的关系，CT 检查需要增强扫描，而 MRI 则不需造影剂且能多个方向显示瘤体与邻近受压结构的关系。

此外，髂总动脉的迂曲也可压迫输尿管下段造成不同程度的输尿管、肾盂扩张。

（3）其他各种因素：如手术创伤、炎症、腹膜后纤维化和纤维带等，均可引起不同部位的尿路狭窄和梗阻，如盆腔手术误扎一侧或双侧输尿管下段，

造成输尿管完全不通形成梗阻，影像学表现为输尿管下段的完全截断，边缘整齐，少数患者一侧误扎可很迟才被发现。静脉尿路造影可完全不显影而需要穿刺法肾盂造影或逆行造影才显示病变部位和扩张程度，有时可发现病变端有尿漏征象。

腹部手术钳夹伤、结扎缝合邻近组织牵拉输尿管可造成输尿管扭曲，逆行输尿管插管损伤输尿管内膜可引起输尿管腔狭窄甚至阻塞，使病变区域以上输尿管、肾盂扩张积水。

骨盆骨折或骑跨伤以及医源性损伤还可引起尿道不同部位的损伤、狭窄甚至梗阻，造成病变以上尿道、膀胱甚至输尿管扩张，常用的检查诊断方法为 X 线电视下逆行插管缓慢注入造影剂显示尿道的损伤、血块、尿液外渗，必要时还可行排泄法静脉尿路造影显示病变以上的梗阻情况（图 2-8-5）。

先天性纤维带压迫常常造成肾盂输尿管交界处狭窄，静脉尿路造影表现为肾盂输尿管交界区域可有一无造影剂的压迫带（图 2-8-17），CT 显示输尿管内侧及肾盂前方异常走向的纤维带，梗阻以上的肾盂积水，梗阻以下的输尿管呈空虚状态。

腹膜后纤维化（retroperitoneal fibrosis）为少见病变，由于腹膜后广泛纤维化可造成输尿管内移和狭窄，尿路造影表现为一侧或双侧内移部输尿管狭窄，狭窄以上肾盂和输尿管扩张，CT 和 MRI 可显示腹膜后广泛纤维化征象而得到证实。

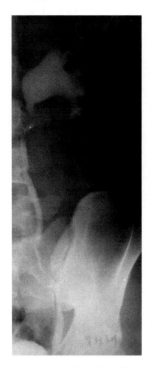

图 2-8-17 先天性纤维带

静脉尿路造影显示左肾盂输尿管交界处带状压迹并左肾盂以上尿路扩张

神经功能性尿路梗阻并无尿路机械性梗阻，而是指神经、肌肉障碍而引起的排尿困难。肌肉发育不良常见于肾盂输尿管及输尿管膀胱连接部功能障碍，而神经源性膀胱（neurogenic bladder）的病因较复杂，既可源于脊髓损伤，也可起于代谢和神经系统疾病。

第四节 尿路梗阻的比较影像学

【比较影像学】

尿路梗阻的影像学检查应遵循简便、有效、安全及无创优先的原则。

1. X 线片 是常规的检查方法。

2. 常规静脉尿路造影 是最常用的、有效的检查方法，通常可发现和除外尿路梗阻，但碘过敏、过敏体质、严重心、肝、肾功能不全、多发性骨髓瘤等患者不能采用此项检查。

3. 特殊造影检查 在特殊情况下使用：

（1）肾实质体层摄影和大剂量静脉滴注造影适合于常规静脉造影显影不满意的上尿路梗阻患者。

（2）逆行肾盂造影适合于详细观察肾盏、肾盂和输尿管解剖学形态，确立梗阻端有无占位病变，是一种精细、有效的检查方法，但由于插管技术复杂，患者有一定痛苦，往往最后采用。

（3）肾穿刺造影适合于常规静脉造影显影不满意，又不宜行逆行肾盂造影的上尿路梗阻的患者。

（4）排泄性和逆行尿道造影适合于下尿路梗阻的患者，两者同时使用可以确立梗阻的上下范围，具有其他方法不可替代的优势。

（5）血管造影较少使用，只有在其他影像学检查强烈提示尿路梗阻为血管因素所致，又缺乏进一步有效的检查手段（CT 或 MRI）予以证实时方采用。

4. CT 检查 CT 检查可以进一步明确尿路梗阻的原因，如平片不能显示的结石、尿路内血块、尿路内外的肿瘤、迷走血管等，还可根据肾皮质的厚度和增强显影的时间来判别肾功能及其恢复情况。

5. MRI 在尿路梗阻诊断方面进展很快，利用多轴成像的优势，MRI 在显示尿路梗阻的病因方面更为清楚，磁共振尿路成像（MRU）技术可以不注射造影剂即得出类似常规尿路造影的图像，清楚显示尿路梗阻的部位和程度，尤其适用于碘过敏，过敏体质，严重心、肝、肾功能不全和尿路造影不显影等患者，但 MRI 对小结石不敏感，价格昂贵也限制了其使用程度。

（林 月 蒋学祥）

参 考 文 献

[1] 王浩宇，代林勇，李前伟，等. 上尿路梗阻解除后患侧肾功能恢复情况的回顾性研究 [J]. 中华泌尿外科学，2017，38（3）：170-173.

[2] 邵晓光，陈奇，董柏君，等. CT 平扫检查对急性梗阻性肾衰竭肾功能转归的预测价值 [J]. 中华泌尿外科杂志，2018，39（6）：451-454.

[3] Hiatt MJ，Ivanova L，Trnka P，et al. Urinary tract obstruction in the mouse: the kinetics of distal nephron injury[J]. Lab Invest，2013，93（9）：1012-1023.

[4] Smith-Bindman R，Aubin C，Bailitz J，et al. Ultrasonography versus computed tomography for suspected nephrolithiasis[J]. N Engl J Med，2014，371（12）：1100-1110.

[5] Taylor AT. Radionuclides in nephrourology. Part 2: pitfalls and diagnostic applications[J]. J Nucl Med，2014，55（5）：786-798.

[6] Bonventre JV. Maladaptive proximal tubule repair: cell cycle arrest[J]. Nephron Clin Pract，2014，127（1-4）：61-64.

[7] Semins MJ，Feng Z，Trock B，et al. Evaluation of acute renal colic: a comparison of non-contrast CT versus 3-T non-contrast HASTE MR urography[J]. Urolithiasis，2013，41（1）：43-46.

[8] Friedlander JI, Duty BD, Okeke Z, et al. Obstructive uropathy from locally advanced and metastatic prostate cancer: an old problem with new therapies[J]. J Endourol, 2012, 26(2): 102-109.

[9] Stodkilde L, Palmfeldt J, Nilsson L, et al. Proteomic identification of early changes in the renal cytoskeleton in obstructive uropathy[J]. Am J Physiol Renal Physiol, 2014, 306(12): 1429-1441.

[10] Vivante A, Kohl S, Hwang DY, et al. Single-gene causes of congenital anomalies of the kidney and urinary tract (CAKUT) in humans[J]. Pediatr Nephrol, 2014, 29(4): 695-704.

第九章 肾 移 植

第一节 肾移植的临床概述及检查方法

【临床概述】

肾移植（renal transplantation）和长期透析业已成为治疗慢性肾衰竭或晚期肾病的基本方法。同种异体肾移植始于1954年，由于免疫抑制药物的应用和免疫学组织配型的发展，器官移植的成功率不断提高。据统计尸体供肾10年存活率平均已达56%，10年平均康复率为72%～98%。国内自20世纪70年代中期才开始迅速发展，自1960年至1993年移植总数累计已达11 971例次。移植肾1年存活率约为86.6%，5年约为60%，存活5年以上1 150例，10年以上202例，最长存活时间已达20年。

异体肾移植失败的主要原因有2个方面，一是移植肾的排斥反应，另一个是移植肾术后并发症。

【影像学检查方法与适应证】

影像学检查多用于肾移植术后判断肾排斥和移植并发症，此外也用于活体供肾的术前评价，以排除有可能影响受体健康的情况。影像学检查方法包括泌尿系造影、血管造影、核素、超声、CT和MRI。

1. **移植肾区平片**　仅用于发现高密度结石和肾实质及集合系内的气体，后者少见，发生于气肿性肾盂肾炎。

2. **静脉肾盂造影**　可观察肾影大小和大致判断肾功能情况，活体供肾IVU可确定肾的数目、大小、位置和任何肾实质或集合系异常。

3. **逆行肾盂造影**　适用于肾功能受损静脉肾盂造影不显影者，以确定梗阻或外渗位置。

4. **膀胱造影**　适用于疑有膀胱尿液外渗时，斜位片和排空片适于显示小的膀胱瘘，对有持久的或复发性尿路感染者，膀胱造影可观察有无膀胱输尿管反流。

5. **超声检查**　超声检查包括实时超声、彩色多普勒和复式多普勒超声。因移植肾在髂窝内位置比较表浅，又无肠气或骨结构的干扰，因此特别适于超声检查。实时超声能清楚显示移植肾结构和评估其功能。彩色多普勒超声对检出血管性并发症和血流动力学改变的价值高，可测量主肾动脉、段动脉、叶间动脉或弓形动脉的血流频谱，计算移植肾血管阻力指数（resistive index，RI），即（收缩期最高峰值血流速度－舒张末期最低峰值血流速度）÷收缩期最高峰值血流速度，对移植肾排斥反应的诊断和鉴别诊断具有一定的价值。超声检查也常用于活体供肾的肾实质和集合系的形态学评价。

6. **核素扫描**　又称闪烁显像，包括肾动态显像及静态显像。最常用的检查方法是肾灌注研究和肾图，有助于了解肾灌注、肾形态、肾小管功能及集合系统的状况。肾灌注研究常用的放射性药物是 ^{99m}Tc-DTPA 和 ^{99m}Tc-葡萄庚糖，常用于观察肾小管功能的药物是 ^{131}I 或 ^{123}I-邻碘马尿酸。

7. **血管造影**　特别是DSA对观察移植肾血管的形态和血流动力学状态、确定和鉴别移植后肾无功能的原因及判断移植肾的预后具有重要意义，但为有创性检查，在早期作用有限。移植肾动脉造影的指征是急性无尿或少尿并伴有不能控制的高血压和移植肾处有杂音；不能确定移植肾功能减退为排斥或肾动脉狭窄及疑有移植肾血管并发症时。怀疑肾静脉栓塞时可做肾静脉造影。对活体供肾，常规血管造影常用来确定肾动脉的数目、长度和有无病变。

8. **CT**　CT是一种精确的无创性技术，可用于B超或核素、静脉肾盂造影诊断有困难及可疑时。不像超声那样依赖操作者，即使有引流、导管和开放伤口也能做。但对移植肾肾功能已经受损的患者，是否使用造影剂的问题尚有争论。动态CT曾用来评价移植肾的生理状态。

9. **MRI**　近年来MRI对移植肾病变的评估受到

重视,初步研究结果表明 MRI 能显示肾灌注、肾功能和肾解剖细节,很容易显示移植肾的大小、形状和位置,能区分移植肾的皮髓质。

【正常移植肾的影像学表现】

正常移植肾位于左或右侧髂窝,刚刚位于腹壁下,通常仅上 2/3 部分覆盖腹膜。一般移植肾动脉与受者髂内动脉端端吻合或与髂外动脉端侧吻合,移植肾静脉与受者髂总静脉或髂外静脉端侧吻合。

1. **平片** 平片上移植肾较正常肾稍大,这是因为其位置偏前,成像有几何放大。

2. **静脉肾盂造影** 能清楚显示肾盂肾盏(图 2-9-1)。

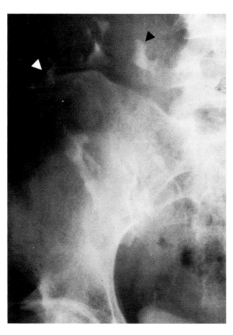

图 2-9-1 正常移植肾(婴儿肾)的 IVU
右髂窝成对婴儿移植肾的肾盂肾盏显示正常,肾功能良好(黑白箭头)

3. **超声** 功能正常的移植肾超声表现与原位肾一样,轮廓保持光滑,皮髓质界面清楚,髓质比皮质回声略低,肾盂肾盏回声取决于肾窦内脂肪量,表现为不同厚度回声的椭圆形或卫星区。弓形动脉和静脉在皮髓质区产生短弧形高振幅回声。实时超声常可在异体移植肾显示强的血管搏动(图 2-9-2)。

4. **核素** 核素肾灌注后,在发现同侧髂动脉内有放射性的 6 秒中,移植肾内也有明显的放射性活性,2 分钟时肾实质放射性活性达高峰,然后实质内活性迅速下降,肾盂肾盏内活性增加,随后输尿管、膀胱活性增加。肾图曲线同样可以显示肾功能情况(图 2-9-3)。

5. **血管造影** 血管造影示正常移植肾主肾动脉段通畅,管径无狭窄,肾内较小动脉(叶间动脉、弓形动脉)伸展正常,呈丛状条影。造影剂廓清率正

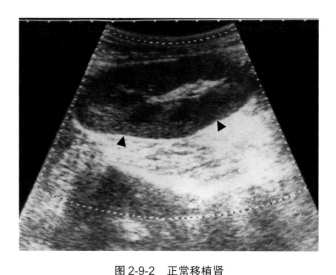

图 2-9-2 正常移植肾
B 超检查见移植肾轮廓光滑,皮髓质界面清楚,髓质比皮质回声略低(▲)(杨成奎供图)

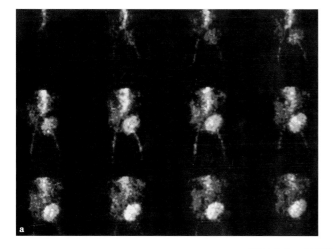

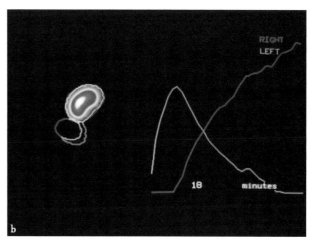

图 2-9-3 核素肾灌注肾图曲线
a. 核素肾图可见左髂窝放射性浓聚;b. 肾图曲线可显示正常功能

常（即肾内小动脉内造影剂与股动脉内造影剂同时廓清），肾动脉循环时间正常，肾实质显影良好，密度均匀，皮髓质界面（CMD）清晰，轮廓清楚。

6. CT 和 MRI　CT 和 MRI 表现与原位肾相似（图 2-9-4，图 2-9-5）。

第二节　移植肾排斥反应

【临床概述】

1. 移植肾排斥反应及病理改变　移植肾排斥反应是指受者体内对移植肾抗原的出现而发生的一系列细胞和体液免疫反应，其基本病理变化为肾小动脉炎。根据病理、发生机制、发生时间及临床进展情况不同可分为 4 类：

（1）超急性排斥反应：发生在血管吻合开通后数分钟或数小时到术后 24～48 小时内，是不可逆的，确诊后应迅速切除。超急性排斥反应（hyperacute rejection）是由于体液免疫所致，受者体内预先存在的细胞毒抗体与供者 T 淋巴细胞表面 HLA 抗原或 B 淋巴细胞发生反应。超急性排斥反应的病理特点为中性粒细胞弥漫性浸润，肾小球毛细血管和小动脉中纤维蛋白和血小板性血栓形成，继之发生广泛性肾皮质坏死。

（2）加速性排斥反应：发生在手术后第 2 天到 1 周内。起初肾功能良好，以后肾血流迅速下降，但无尿路梗阻。加速性排斥反应（accelerated rejection）与超急性排斥反应本质相似，只是抗体滴定度比较低，发生时间稍晚，病情没有那么严重，也多属于不

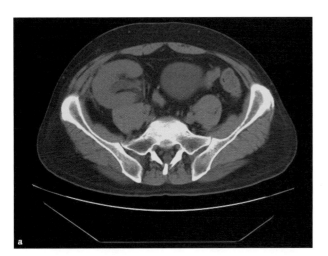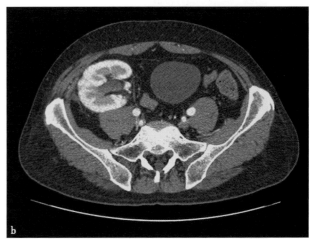

图 2-9-4　CT 表现
a. CT 平扫；b. CT 增强，示右髂窝移植肾的形态和血供正常

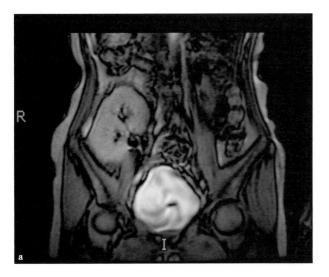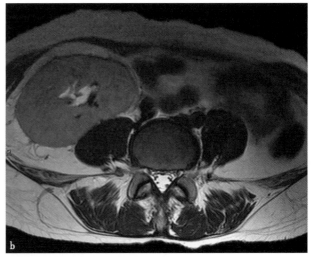

图 2-9-5　MRI 表现
a. 冠状 MRI；b. 轴位 MRI，示位于右髂窝肾脏实质信号正常

可逆性排斥反应,治疗无效则切除。病理改变以肾小血管炎症和纤维素样坏死为主。

(3)急性排斥反应:急性排斥反应(acute rejection,AR)最常见,组织学上又可分为急性细胞型排斥和急性血管型排斥。多发生在术后1周到6个月内,大多发生在头3~4个月。是一种可逆性排斥反应,如治疗及时,肾功能可恢复正常。发病机制属于迟发型超敏反应的细胞免疫现象,主要以细胞免疫反应为主,但也有体液免疫参加。病理改变特点是肾间质水肿、出血和炎性细胞浸润,肾细小动脉壁纤维素样坏死,淋巴细胞浸润和血管内血栓形成。

(4)慢性排斥反应:慢性排斥反应(chronic rejection)发生于移植后6个月以上,为慢性进行性肾功能损害,有明显蛋白尿及肾病综合征,是一种不可逆性排斥反应。对其发病机制尚不甚清楚,一般认为体液免疫和细胞免疫反应均参与,也与血小板沉积聚集、血栓素、高脂血症和高胆固醇血症等因素有关。病理改变为肾血管收缩、动脉内膜增厚、管腔狭窄及微血栓形成。

2. 移植肾排斥反应的临床表现 据 Becker 等指出,用尸体肾时肾排斥反应发生率高达93%。国内报告排斥反应的术后1个月发生率约为51.9%,术后1~3个月的发生率约为25.9%,术后大于3个月的发生率约为22.3%。排斥是移植肾功能不良的最常见原因。发生排斥反应时,表现有高热、少尿和无尿、移植肾区肿痛、移植肾质地变硬、血压升高、关节疼痛等全身症状。化验检查白细胞增高,非蛋白氮、尿素氮、肌酐值增高,尿肌酐清除率下降。

【影像学表现】

1. 静脉肾盂造影 肾排斥时当肌酐超过10mg/dl,静脉肾盂造影集合系统不易显影,或由于肾水肿压迫,肾盂肾盏拉长变细,但无扩张积水现象。

2. 超声 急性排斥反应时有多种超声表现,包括肾体积增大、肾实质回声振幅变小、肾实质内有灶性透声区、髓质锥体增大、皮髓质界面不能区分、肾窦回声降低、肾周积液、肾轮廓局限性隆起及集合系统黏膜下水肿。慢性排斥反应时肾实质萎缩,继之纤维化和皱缩,导致不规则的实质回声,皮髓质分界更清楚。多普勒超声 RI>0.90 高度提示血管型急性排斥反应,RI=0.8~0.89 考虑排斥,RI=0.7~0.79 有排斥可能,RI<0.7 不是排斥(图2-9-6)。

3. 核素检查 急性排斥反应时显示肾灌注明显减少,肾皮质内核素的吸取明显减少,向集合系统和膀胱的分泌亦非常慢(图2-9-7)。

4. CT 急性排斥反应时表现为肾突然增大,肾实质增厚,密度不均匀减低,皮髓质交界处模糊;慢性排斥反应时移植的肾慢慢缩小。

5. MRI 急性排斥反应时肾体积增大,皮髓质分界不清,肾内仅见 0~1 级血管,肾窦脂肪减少或消失,整个肾信号强度降低;慢性排斥反应时皮髓质分界完全消失。^{31}P MR 光谱像可能对移植肾无功能时肾代谢的评价有用。

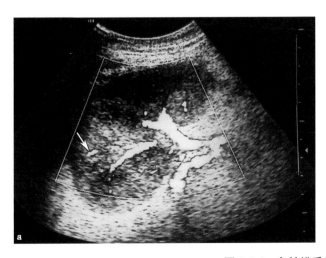
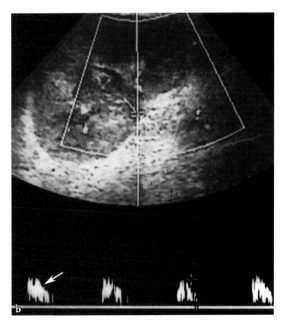

图2-9-6 急性排斥反应超声表现

a.B超示肾脏体积增大,皮髓质界面不清;b.多普勒超声示 RI>0.90,高度提示血管型排斥

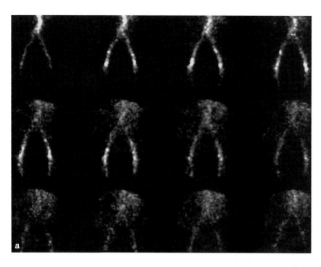 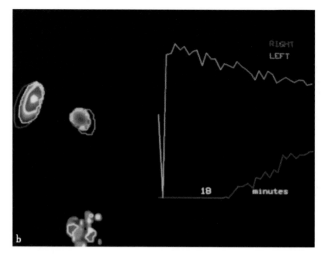

图 2-9-7　急性排斥反应核素显像
a. 核素肾图示肾皮质内核素的摄取明显减少；b. 肾图曲线显示功能异常

第三节　肾移植的术后并发症

肾移植的术后并发症包括手术并发症及除排斥以外的其他内科并发症。

一、手术并发症

肾移植手术并发症发生率要比一般手术高，原因与凝血机制受损、尿毒症、代谢紊乱、贫血、高血压及术后使用免疫抑制药物有关。随着外科技术的提高，手术并发症的发病率逐年降低。

（一）移植肾周围液体积聚
【临床概述】

移植肾周围液体积聚常见，包括血肿、脓肿、尿性囊肿和淋巴囊肿。小血肿手术后常见，大血肿可继发于手术操作或移植肾破裂，血肿也可以是经皮活检的并发症，临床表现为高血压、尿输出减少、血尿和移植处急性疼痛。脓肿不常见，可见于术后早期或晚期，临床有发热、白细胞增高和肾功能减退。尿性囊肿（尿瘤）是移植肾周围因吻合口或血管损伤引起输尿管瘘、尿液外渗所致的液体积聚，有时伴腹腔内游离液体，临床表现为肾功能减退、尿量减少、无尿或手术切口处有尿液外渗。淋巴囊肿常见于移植后数周，是腹膜外淋巴液的局部积聚，大都为手术技术失误，髂血管周围淋巴管损伤且未做精心结扎所致。常无症状，大的淋巴囊肿能引起髂静脉压迫和输尿管梗阻。

【影像学表现】

1. **超声**　大多数移植肾周围液体积聚用超声很容易检测。血肿、脓肿因内有细胞沉渣为低回声，淋巴囊肿是典型的多房性无回声，尿性囊肿一般是靠近膀胱无回声的集聚，须排空后再扫描以排除有液体的结构是膀胱。但超声对液体性质的鉴别不敏感，因此超声导向穿刺很重要。

2. **核素检查**　除尿瘤外其他移植肾周围液体积聚的核素检查均表现为相对无放射性区，放射强度于延迟期相上无改变，但仅有病灶径线大于 2cm 时才能检出。

3. **CT**　可发现移植肾周围液体积聚，并能根据病变形态和积液的 CT 值鉴别其性质。血肿的密度最高为 55～65Hu，并且不均匀；淋巴囊肿为 10～20Hu；脓肿的 CT 值为 20～30Hu，常多房，静脉注射造影剂后有周边对比强化现象，如果液体内有气体更高度提示感染。尿性囊肿时 CT 增强扫描可见含有造影剂的尿液外渗。CT 也可作导向穿刺、活检、抽液或造瘘（图 2-9-8，图 2-9-9）。

4. **MRI**　T_2WI 能清楚显示肾内或肾周的液体积聚。根据弛豫时间的不同可以区别：脓肿、淋巴囊肿与尿瘤的 T_1WI 为低信号，T_2WI 为高信号，相反，血肿在 T_1WI、T_2WI 上均为高信号。

此外，骨盆内大的多房液性集聚时膀胱造影可见膀胱外压。

（二）尿外渗
【临床概述】

引起尿外渗的原因与手术技术及排斥有关。尿外渗发生于输尿管缺血坏死或肾盂输尿管、输尿管或输尿管膀胱吻合口处。常发生于术后早期，表现为移植后血清肌酐升高，膀胱尿输出减少和伤口引流内尿增多或尿性腹水。慢性尿外渗导致尿性囊肿形成，亦可见于肾盂皮肤瘘。

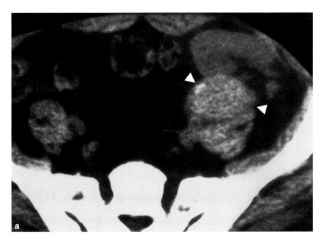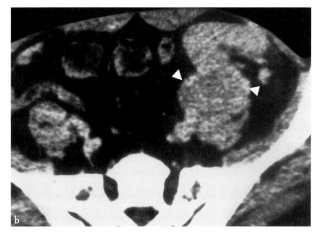

图 2-9-8　左异体移植肾急性排斥反应、肾衰竭伴被膜下出血

男，31 岁，肾移植术后 1 年出现头晕、尿少。a. CT 平扫示移植肾内侧与腰大肌之间有一个大小 4.4cm×4.8cm 的软组织密度肿块，CT 值 35Hu，高于肾组织（△）；b. 增强后病灶密度稍低于肾，界限尚清楚，肾其余部分强化亦不明显（△）

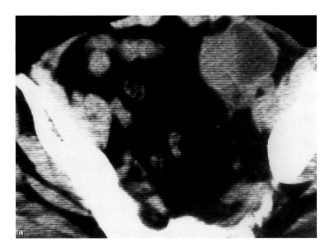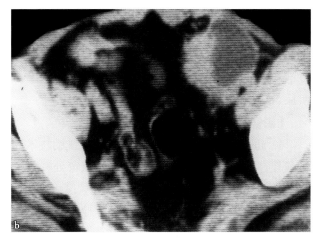

图 2-9-9　移植肾包膜下积液

男，50 岁，肾移植术后半年，移植肾增大。a. CT 平扫示移植肾普遍肿大，于肾下极外侧包膜下有一 3.0cm×4.3cm 不规则形液性低密度区，CT 值 12～18Hu；b. 静脉注射造影剂后肾实质强化程度低，包膜下积液无强化

【影像学表现】

1. 静脉肾盂造影、逆行肾盂造影或膀胱造影可以显示尿外渗的精确位置。

2. 核素扫描表现为尿路外有放射性核素积聚，排空像可用于显示尿外渗处有持久的放射活性。

3. CT 增强扫描和 MRI 很容易显示尿外渗。

（三）尿路梗阻

【临床概述】

肾移植后立刻出现集合系统轻度扩张是正常现象，是由于输尿管膀胱吻合处水肿或移植输尿管没有蠕动所致。输尿管梗阻可继发于输尿管狭窄或移植肾周围液体积聚。术后晚期出现的尿路梗阻是由于手术技术或输尿管结石和血凝块，少数情况为输尿管、肾盂纤维化所致，亦可见于排斥，罕见情况有真菌球或坏死性乳头致输尿管梗阻。

【影像学表现】

1. 静脉肾盂造影可用于确定输尿管梗阻水平和原因，但常因移植肾功能不全而不能显影。

2. 逆行肾盂造影适用于确定梗阻位置。

3. 超声可以判断移植肾肾盂输尿管梗阻性积水的原因。

4. 核素检查于肾集合系统内可清楚显示核素，而在膀胱内看不到或明显延迟。用利尿剂肾图能鉴别扩张的集合系统与尿路梗阻，延迟 1～2 小时成像有助于诊断。

5. CT、MRI 也能发现肾盂积水、尿路梗阻和确定梗阻位置。

（四）血管性并发症

【临床概述】

肾移植后的血管性并发症包括肾动脉狭窄、栓塞、吻合口瘘、动静脉瘘等。当肾移植后突然无尿应该想到有肾动脉血栓，引起肾动脉血栓的原因有排斥及手术操作。当患者有严重或不能控制的高血压或发生动脉性杂音时应该想到肾动脉或髂动脉狭窄。狭窄位于吻合口处或累及供肾动脉，引起狭窄的原因有：①排斥反应，常为广泛的血管改变；②髂内动脉的粥样硬化斑的形成；③手术技术原因包括吻合血管粗细不一样、肾动脉过长屈曲或移植肾扭转、血管钳或灌注时血管内膜损伤和撕裂；④其他如水肿或血肿所致的吻合处外在性压迫。肾静脉栓塞常发生在术后早期，常继发于手术技术和排斥、移植肾周围液体积聚的压迫或继发于髂静脉栓塞，左侧为多。临床表现为移植肾肿胀、少尿和蛋白尿。早期吻合口瘘是由于技术问题导致其裂开，延期吻合口瘘是伤口感染蔓延到血管缝合线。假性动脉瘤不常见，常为真菌感染所致，亦可继发于针刺活检，临床表现为高血压。肾动静脉瘘常发生在移植肾经皮活检后、手术操作及真菌性动脉瘤破裂，临床有血尿、高血压及杂音。

【影像学表现】

1. **超声** 移植肾血管情况用复式多普勒技术评价最佳。肾动脉狭窄时的典型表现为狭窄处峰频率移动增加（3MHz 扫描时 > 7.5kHz 或黏稠度 > 3m/s），彩色血流成像可证实狭窄处。肾静脉栓塞时表现为无肾静脉血流，动脉波形显示高的阻力和逆向的舒张期血流。假性动脉瘤表现为其中央腔内高的湍动性脉搏血流及其颈部典型的"机器样"来回血流。肾动静脉瘘时显示供应动脉内血流增多和紊乱及引流静脉波形动脉化，彩色血流成像显示瘘区血流增加。

2. **核素检查** 肾动脉完全阻塞或肾静脉栓塞时，肾灌注没有流向移植肾的血流，肾皮质内无核素浓集，亦无向集合系统和膀胱的分泌。移植肾梗死在早期静态像上表现为皮质内不规则或楔形缺损。

3. **移植肾动脉造影** 肾动脉狭窄可表现为范围较长或局限性狭窄。肾静脉血栓表现为肾动脉树和弓形动脉显影消退时间明显延长（甚至达 12 秒）、全肾动脉缩窄、肾实质显影不良。肾动脉造影可明确肾动静脉瘘的诊断。

4. **CT、MRI** 近年来开展的螺旋 CT 扫描、肾血管三维重建及 MRI 血管成像可以无创地判断移植肾血管性并发症。

（五）其他并发症

包括肾乳头坏死、皮质坏死、结石形成和肾肿瘤形成。肾结石形成为晚期并发症，发生于移植后

2 个月到 7 年。这是由于甲状腺功能亢进、梗阻和复发性尿道感染所致。

二、内科并发症

除排斥外还包括急性肾小管坏死、感染和药物毒性等。

（一）急性肾小管坏死

【临床概述】

急性肾小管坏死（acute tubular necrosis，ATN）亦称急性血管运动性肾病（acute vasomotor nephropathy，AVN），术后立刻发生或一周内发生，临床表现为少尿或无尿。肾活检无排斥现象。发病原因是肾移植前和移植时肾缺血时间延长，因此常限于尸体肾，是肾来源、受体状态、贮藏技术以及采肾到移植间隔时间的综合结果。基本病理变化是肾小球前血管功能性收缩，本病在几天到几周内肾功能可以恢复正常。

【影像学表现】

1. **血管造影** 示显影动脉通畅，形态正常，但无造影剂排出，小叶间动脉消失延迟，肾小球延迟显影，皮质相显示均匀。

2. **核素检查** 肾灌注检查显示肾血流和肾小球滤过率轻、中度减退，延迟静态成像示核素吸取差。但 ^{131}I- 或 ^{123}I- 邻碘马尿酸检查显示移植肾内有较好的浓集，而在膀胱内无分泌或缓慢。

（二）感染

移植肾受者容易发生感染的原因是肾移植手术使抵抗力暂时降低，及尿毒症导致免疫力减低和免疫抑制药物的应用。感染包括肺部感染，尿路感染，单纯或带状疱疹、乙型肝炎和巨细胞病毒（CMV）感染。肺部感染的病原菌仍以细菌为主（大肠埃希菌、铜绿假单胞菌、产气荚膜梭菌及肺炎杆菌等），其次为真菌及病毒，近年来结核的发病率有所上升（图 2-9-10）。

（三）环孢素 A 肾中毒

环孢素 A 是目前肾移植临床最常用的免疫抑制剂，但有明显的肾毒性。环孢素 A 肾中毒时各种影像学检查均无特异性，超声检查皮髓质分界（CMD）一般均保留，即使降低，其程度也比 AR 轻得多，肾窦脂肪消失，肾影增大。

（四）心血管并发症

主要为高血压与心力衰竭。

肾移植者长期受免疫抑制，可以使癌肿发病率增高（图 2-9-11，图 2-9-12）。

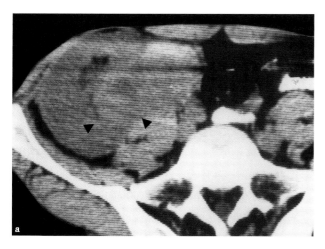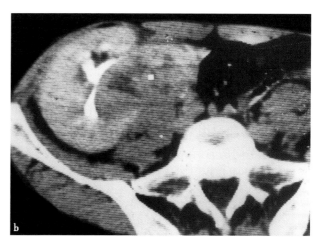

图 2-9-10 肾移植后并发腹腔结核性肉芽肿

男,42 岁,肾移植术后 8 个月,移植肾肿痛伴发热 5 天,脐侧似摸到肿物,轻压痛,不活动。a. CT 平扫示移植肾肾门水平与腰肌之间可见大块椭圆形软组织灶 7cm×4.2cm,与髂肌、腰大肌界限不清,肾周脂肪内亦可见索条影(▲);b. 增强后可见显影的肾盂肾盏弧形改变,软组织块呈不均匀轻度强化图

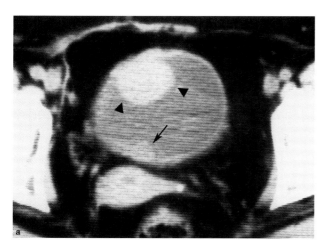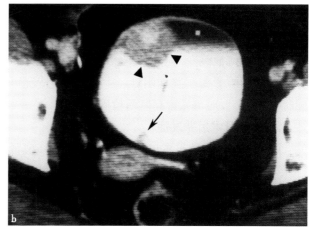

图 2-9-11 肾移植术后膀胱癌形成

女,54 岁,肾移植术后 10 个月血尿 4 天,膀胱镜检输尿管口有一肿物。a. CT 平扫见膀胱右前壁一 2.9cm×2.3cm 大小类圆形软组织肿块,CT 值 34Hu(▲),膀胱右后壁亦见一类似性质小结节,直径 0.8cm(↑);b. 增强后表现为膀胱内充盈缺损,肿物轻度强化(▲)

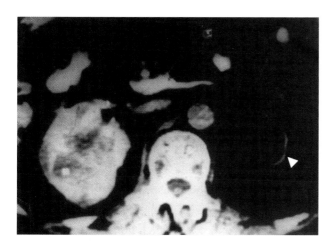

图 2-9-12 肾移植术后原右侧肾肾癌形成

男,58 岁,肾移植术后 5 年,持续发热 4 个月,偶有血尿。CT 增强扫描见原右侧萎缩肾明显增大,边缘略呈分弧形,肾实质轻度强化,密度不均,正常肾盂肾盏结构消失。左侧肾高度萎缩变小,肾实质变薄(△)

第四节 肾移植失败原因的诊断及鉴别诊断

移植后异体移植肾功能受损原因的诊断须依靠临床、化验,并综合各种影像学检查方法连续观察才能确诊,即使肾组织活检也可因取材部位不准而得到错误的结果。

1. 移植肾排斥 肾移植后当患者出现发热、少尿或无尿、肾区痛等症状时,首先应考虑有移植肾排斥的可能,应及时进行移植肾功能检查。鉴别诊断最主要是与移植肾术后并发症的鉴别。

(1)移植肾排斥与急性肾小管坏死的鉴别:肾排斥和急性肾小管坏死都能引起急性少尿或无尿,肾无功能或功能减退。前者需加强免疫抑制治疗,后

者仅需一般支持治疗,因此,两者的鉴别有重要意义。尤其是两者在发生时间上有重叠,更增加了鉴别的困难,但后者不伴高热、肾肿大和变硬及压痛等局部症状和体征。

静脉肾盂造影对鉴别肾排斥和急性肾小管坏死及确定无功能原因帮助甚少。单次核素检查无价值,因为不同的肾异常时表现很相似,因此必须用同样的放射性药物以同样的程序动态观察比较才有价值。超声检查也不能鉴别。多数作者认为 MRI 的鉴别价值也有限,因为皮髓质界面的消失或模糊是一个非特异所见。ATN 时 CMD 表现不一,当移植肾肾窦脂肪有改变,形态大小或皮髓质界面异常,MRI 诊断排斥的敏感性可达 80%,但特异性低,为48%。肾动脉造影对两者的鉴别有帮助(表 2-9-1),但为有创检查,必要时行肾穿刺活检鉴别。

(2)移植肾排斥与环孢素 A 肾中毒的鉴别:后者也可导致移植肾功能受损,但无排斥反应的临床表现及局部体征改变,血浆环孢素 A 浓度测定升高有助于诊断。影像学鉴别困难,因为这两种情况可同时存在,必要时可做肾穿刺活检确诊。

2. 移植肾术后并发症

(1)肾移植术后患者出现少尿或无尿除移植肾排斥外也需考虑有尿路梗阻、尿外渗、淋巴囊肿或肾周血肿的可能。若同侧下肢肿胀,或血压升高,或突然血压下降,检查时在盆腔内触及无痛性或疼痛性囊性肿块,应想到移植肾周围液体积聚的可能。超声及 CT 检查可协助诊断,必要时行超声、CT 导向穿刺确诊。当肾移植后伤口发现漏尿或尿量减少、下腹部出现痛性肿块时应想到尿外渗的可能,影像学检查能明确诊断。肾移植后出现无原因的少尿或无尿时,要考虑尿路梗阻的可能,一般情况下 B 超检查即可作出鉴别,影像学检查可确定诊断。

(2)肾移植后肾动脉和大分支狭窄、梗死也可发生显著的高血压、血尿和少尿、肾区剧烈疼痛、肾功

能减退,但无明显高热及全身症状。核素检查肾图 a 段明显降低,肾动脉造影更有助于鉴别。

第五节　肾移植的比较影像学

在肾移植后的影像学检查方法中,B 超和核素应作为肾移植术后监测的首选成像手段,而其他的影像技术可作为补充。移植肾功能损害的核素检查最敏感,但无特异性。多普勒超声诊断急性排斥反应的敏感性为 60%~82%。CT 能提供明显的解剖成像,但对判断移植肾肾衰竭原因的价值有限。MRI 对研究肾移植是一种很有前途的方法,特别是对评价长期存活移植肾的功能情况有价值,但对诊断轻度 AR 不敏感或不特异。移植肾周围液体积聚时超声是首选方法,肾移植后尿漏和尿道梗阻时逆行肾盂造影优于超声核素成像。

(林　月　欧阳汉)

参 考 文 献

[1] 尚文俊,索敬,钧徐飞,等. 儿童肾移植远期效果的临床分析. 中华器官移植杂志 [J].2018,39(2):71-75.

[2] 洪良庆,李衡,黄正宇,等. 肾移植术后重症肺部感染的综合治疗效果分析(附 57 例报告)[J]. 中华器官移植杂志,2018,39(4):209-212.

[3] 王显丁,邱阳,吕远航,等. ABO 血型不相容亲属活体肾移植的临床分析 [J]. 中华器官移植杂志,2018,39(1):29-34.

[4] 韩志坚,阙宏亮,陶俊,等. 心脏死亡器官捐献肾移植供体对受体近期预后影响的单中心研究 [J]. 中华泌尿外科杂志,2017,38(Z1):40-44.

[5] 蓝恭斌,许名杰,方春华,等. 急性肾损伤供肾移植 37 例的临床疗效 [J]. 中华器官移植杂志,2017,38(1):6-10.

[6] Yuan H,Liu L,Zheng S,et al. The safety and efficacy of laparoscopic donor nephrectomy for renal transplantation: an updated meta-analysis[J]. Transplant Proc,2013,45(1):65-76.

[7] Naesens M. Zero-time renal transplant biopsies: a comprehensive review[J]. Transplantation,2016,100(7):1425-1439.

[8] Abramowicz D,Cochat P,Claas F.H,et al. European Renal Best Practice Guideline on kidney donor and recipient evaluation and perioperative care. Nephrol Dial Transplant,2015,1790-1797.

[9] Benahmed A,Kianda M,Ghisdal L,et al. Ticlopidine and clopidogrel,sometimes combined with aspirin,only minimally increase the surgical risk in renal transplantation: a case-control study[J]. Nephrol Dial Transplant,2014,29(2):463-466.

表 2-9-1　移植肾排斥与急性肾小管坏死的肾动脉造影鉴别

	急性排斥	急性肾小管坏死
肾影大小	增大	正常或稍大
肾水肿	存在	无或轻度
循环时间	延长	正常或稍延迟
血管炎	存在	无
肾实质影	无显示不清或不显	存在
肾静脉	不充盈	充盈
造影剂分泌	缺如	缺如
小叶间动脉	大小和数目明显减少	造影剂延迟消失

第十章　泌尿系统寄生虫病

第一节　肾棘球蚴病

【概述】

肾棘球蚴病(echinococcosis of kidney，hydatid disease of kidney)的发病率较低，其原因是细粒棘球犬绦虫卵经消化道感染到人体后，在十二指肠内孵化为六钩蚴。六钩蚴脱壳而出后，借助小钩吸附于小肠黏膜，并可进入肠壁内的毛细血管，经肠系膜静脉进入门脉系统。六钩蚴首先进入肝脏，肝窦如同滤池，成为六钩蚴的第一道筛子，若六钩蚴通过了肝脏，则随肝静脉回流入右心达肺循环。肺就成了六钩蚴的第二道筛子，故肝棘球蚴发病率最高，肺棘球蚴次之。少量的六钩蚴可通过肺循环进入左心，由体循环系统主动脉血流迁徙到全身各部，其中运送到肾脏内停留的机会更少，故肾棘球蚴的发病率甚低，但在泌尿系统的棘球蚴病中，肾为多见，据国内外报告，其发病率占人体棘球蚴病的2%。棘球蚴囊肿有其自然的发生、演变及转归过程。影像学表现依棘球蚴囊肿发育阶段和退行性变的程度不同而各异。一般将棘球蚴囊肿的发生、退行性变和转归分为五个阶段：①单纯性棘球蚴，此类棘球蚴有完整的内外囊，内囊由角质层和生发层构成，外囊则由密实的反应性纤维组织形成；②含子囊型棘球蚴，棘球蚴囊肿内出现子囊是母囊发生退行性变的早期表现；③棘球蚴囊肿发生内囊剥脱、破裂，剥脱的内囊膜飘浮于棘球蚴囊液中，此征象表明棘球蚴囊肿已发生了明显的退行性改变；④棘球蚴囊肿破裂，在此阶段囊肿的外囊亦破裂，囊液破入寄生的脏器内，甚或破入寄生脏器外；⑤棘球蚴钙化，棘球蚴钙化是其转归的最后阶段，此时棘球蚴囊壁及内容物均可发生部分或全部钙化。部分囊壁发生钙化的棘球蚴既可是尚存活的，亦可为死亡的棘球蚴囊肿。单纯性棘球蚴发生退行性变并非一定要经过子囊的发育阶段，相反多数单纯性棘球蚴囊肿的退行性变是由内囊剥脱开始的。

【临床特点】

本病的临床表现在无并发症前多无自觉症状，常在腰部无意中摸到无痛性包块。棘球蚴逐渐增大，相继出现腰部隐痛，坠胀不适，棘球蚴增大缓慢，病程甚久。囊肿破入集合系统后，可致肾绞痛，并出现脓尿、血尿及棘球囊尿。皮内过敏试验(Casoni试验)阳性率约90%，血清免疫试验(IHA，ELISA)阳性率约80%，可同时伴发其他脏器的棘球蚴囊肿，患者多生活在流行地区，有犬羊接触史。

【影像检查技术与优选】

影像学检查方法主要包括腹部平片、尿路造影、超声、CT及MRI等。

20世纪80年代以前肾棘球蚴病的影像学检查方法主要是腹部平片和尿路造影，徐明谦报道的12例肾棘球蚴囊肿中平片发现钙化者罕见，郭景岳等报告的12例肾棘球蚴囊肿中，腹部平片也仅发现1例有典型的环状钙化，而文献报告肾棘球蚴囊肿的钙化率达30%，因此腹部平片的诊断价值极有限。尿路造影仅对部分破入肾盂输尿管内的棘球蚴有诊断价值，若无典型表现，如"半月"征等，诊断亦相当困难。80年代以来随着超声及CT检查的普及，肾棘球蚴病多能在术前明确诊断。超声和CT检查对单纯性、含子囊型及内囊膜剥离的肾棘球蚴诊断价值近似，但对破裂、感染和实性变的棘球蚴则以CT检查更为优越。这类棘球蚴囊肿的囊壁在行增强检查时多有明显强化，实变的棘球蚴亦能显示出中央的相对低密度。CT在发现棘球蚴囊肿的钙化方面亦更敏感。MRI以其任意方位的断层技术以及无须使用含碘类造影剂等优点可作为检查肾棘球蚴病的补充手段。综上所述，超声检查为肾棘球蚴病的首选及常用检查方法，CT检查则是进一步的检查手段，MRI检查可为手术提供更多的信息。

【影像学表现】

1. **腹部平片** 棘球蚴囊肿长到相当大时，可见增大的肾脏及突出的圆形或卵圆形致密块影。棘球蚴囊壁、子囊及内容物均可发生钙化。囊壁的钙化呈弧形或环状，多了囊的钙化如葡萄串样，如发现典型的钙化形态对诊断帮助甚大，但平片的钙化显示率不高。

2. **尿路造影** 由于肾实质长期受压而萎缩变薄，肾功能减退或消失，静脉尿路造影常显影不佳。对完整的棘球蚴而言，逆行肾盂造影可显示肾盂，肾盏被挤压向内侧移位，肾盏伸长变细，盏间呈弧形分离，但无破坏现象（图2-10-1），与其他良性肿瘤不易鉴别。

棘球蚴破入肾盂，囊液部分漏出，棘球蚴阴影缩小，逆行造影时见造影剂由肾盂漏入棘球蚴囊内，显示球形的包囊及由子囊形成的多数小圆形充盈缺损，若子囊漏入输尿管，则显示扩张的输尿管内葡萄状的充盈缺损。如外囊破裂，造影剂进入内外囊之间可见"半月"征。

3. **超声检查**

（1）单纯性棘球蚴显示为类圆形液性暗区，棘球蚴囊壁与肾实质密度不同，其声阻抗有差异，呈完整肥厚及光滑的囊壁（图2-10-2），在内外囊壁的潜在间隙有界面，可发现双壁，此征为本病的特异性表现。棘球蚴囊后壁呈明显的增强效应。用探头震动棘球蚴，则在液性暗区内可观察到浮动的小光点，此系育囊和原头节被放大的反射回声。

（2）含子囊型棘球蚴显示为在母囊暗区内有多个较小的圆形暗区及其光环，形成棘球蚴特有的囊中之囊。子囊多时则呈葡萄状圆形光圈或密集的短光条；若子囊较大过多时则互相贴近，子囊挤压成菱形或不规则形态，声像图显示为花瓣状或蜂窝样强回声分隔。

（3）发生内囊剥脱的棘球蚴囊肿表现为脱落的内囊膜折叠飘浮在囊液中，在暗区内显示出不规则卷曲的强回声光带。

（4）棘球蚴囊肿破裂入肾盂、输尿管，子囊、内囊膜碎屑及囊液可阻塞输尿管，显示肾盂及扩张的近端输尿管内不均匀回声。

（5）棘球蚴钙化，囊壁厚而粗糙呈不规整絮状强回声边缘，伴宽大声影，囊内呈不均匀中低回声或暗区。少数棘球蚴发生实性变，囊液吸收浓缩成糊状或干酪样，显示为不均匀密集实质性强回声光团，边界清晰锐利，不易与实质性肿瘤区别。

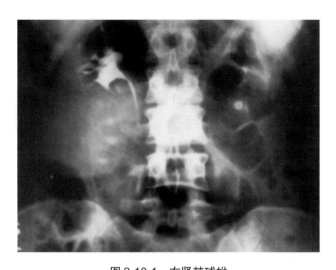

图2-10-1 右肾棘球蚴

IVU示右肾下极软组织肿块，下盏弧形压迹，右输尿管受压向内侧移位

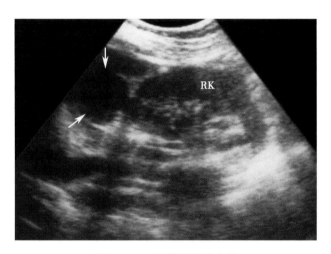

图2-10-2 右肾下极棘球蚴

↑示棘球蚴囊肿，内为液性暗区，且有点条状低回声组织，囊后声能增强

4. **CT表现**

（1）单纯性肾棘球蚴：显示为肾内边缘光滑、锐利的圆形或类圆形囊形低密度灶，囊液CT值近似水密度，不增强（图2-10-3）。部分病灶可见内外缘光滑的囊壁，以及内外囊形成的双壁，此征为本病的特异性征象。

（2）多子囊型肾棘球蚴：在母囊内可见数量不等、大小不一的子囊，子囊密度总是低于母囊液的密度，其形态可分为三型，①子囊呈小圆形，分布于母囊周边处（图2-10-4，图2-10-6）；②母囊几乎被子囊充满，少量的母囊液被限制于囊中央或分散于子囊之间，使病灶如玫瑰花状或车轮状；③由于囊壁变性，囊液浓缩，使囊肿呈圆形肿块，其边缘尚可见到残存的子囊。

（3）棘球蚴囊发生内囊剥离，剥脱的内囊膜折叠、卷曲，悬浮于囊液中，形似飘带，囊壁可强化（图2-10-5）。

（4）棘球蚴囊肿破裂与肾盂肾盏相通，可于肾盂肾盏及输尿管内见到子囊或不规则阴影。棘球蚴囊肿发生破裂后常继发感染，囊液密度增高，囊壁明显增强。棘球蚴囊壁的弧线状钙化为特征性表现，囊内容物可部分或全部钙化（图2-10-7）。

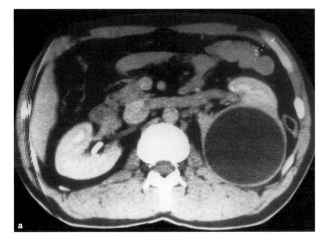
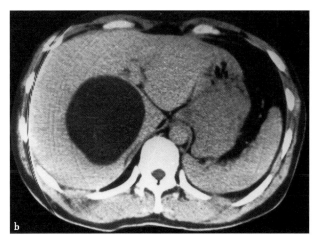

图 2-10-3 左肾上中部单纯型棘球蚴囊肿
a. 左肾巨大囊肿，均匀性水样密度，囊壁较厚；b. 肝内也有一个棘球蚴囊肿

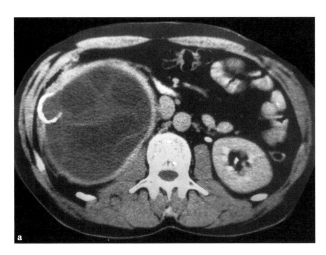
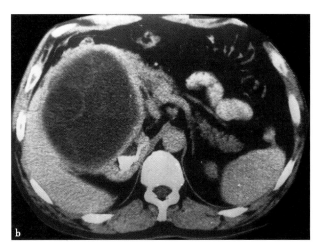

图 2-10-4 右肾棘球蚴多子囊型
a. 母囊内有较大的子囊，囊壁钙化；b. 子囊多位于母囊周边，子囊密度低于母囊

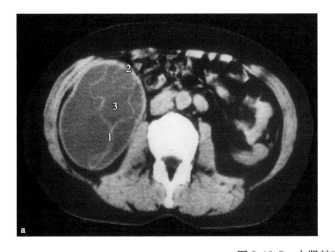
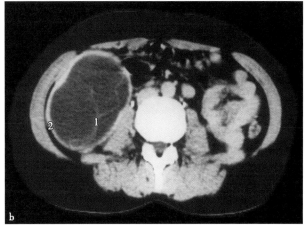

图 2-10-5 右肾棘球蚴 CT 增强扫描
a. 剥脱的内囊膜折叠如飘带样；b. 较厚的囊壁明显强化，囊内不强化

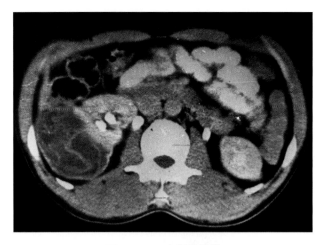

图 2-10-6 右肾棘球蚴
囊肿破裂,内外囊分离,内囊膜塌陷

5. **MRI 检查** MRI 不能分辨单纯性棘球蚴囊肿的内外囊壁,在常规 T_1 加权像上囊壁呈等信号,T_2 加权像上囊壁为低信号,T_1 加权像上囊液显示为低信号,T_2 加权像上则为均一高信号。含子囊的棘球蚴 T_1 加权像上子囊和母囊信号相似或略低于母囊,T_2 加权像上两者呈均一高信号(图 2-10-8)。棘球蚴内囊剥离后,内囊膜飘浮于囊液中,在 T_1 及 T_2 加权像上均表现为低信号。棘球蚴囊肿破裂后,在 MRI 上显示其囊壁失去了完整性,MRI 对棘球蚴囊肿的钙化不敏感,尽管其信号的丢失有时可提示病变伴发钙化。

【诊断要点】

1. **腹部平片** 发现肾区肿物并有弧形环状钙化或由子囊退变形成的多数斑点状钙化,高度提示本病。棘球蚴囊肿破裂,逆行肾盂造影时造影剂进入内外囊之间,显示"半月"征,或造影剂漏入棘球蚴囊内,显示球形的包囊及由子囊形成的多数圆形、类圆形充盈缺损,则可明确诊断。肾棘球蚴囊肿如不伴发典型的钙化,多不能做出明确的定性诊断。

2. **尿路造影检查** 对囊壁完整的棘球蚴或破裂的棘球蚴未显示其特异性征象时,难以和肾脏其他占位性病变相鉴别。

3. **超声检查** 主要诊断依据有:

(1)单纯性棘球蚴出现"双壁"征,此型棘球蚴应和肾囊肿鉴别,后者囊壁菲薄。

(2)在母囊暗区内发现多个较小的由子囊形成的圆形暗区及其光环。

(3)棘球蚴囊肿内囊膜剥脱,飘浮在囊液中,在暗区内显示出不规则折叠、卷曲的强回声光带。

(4)棘球蚴囊肿退行性变、囊壁钙化或破裂感染,致使囊壁肥厚而粗糙,呈现不规整絮状强回声边缘,伴宽大声影,囊内呈不均质中低回声,声像图表现复杂,需与结核及肿瘤等相鉴别。

4. **CT 检查** 诊断要点包括:

(1)单纯性棘球蚴发现"双壁"征。

(2)母囊内发现更低密度的子囊。

(3)棘球蚴囊肿内囊剥脱后在囊液内可见悬浮卷曲的内囊膜。

(4)破裂、感染的棘球蚴囊壁有强化。

(5)棘球蚴囊壁有弧形或环状钙化。

单纯性肾棘球蚴的 CT 表现有时和肾囊肿相似,而部分破裂感染的棘球蚴囊肿则需和肾结核、肾脓肿等相鉴别,此时应注意检查肝、肺等其他脏器有无伴发棘球蚴并密切结合临床及实验室检查。多房性肾囊肿和含子囊型棘球蚴的区别在于后者的子囊和母囊间的密度差异。

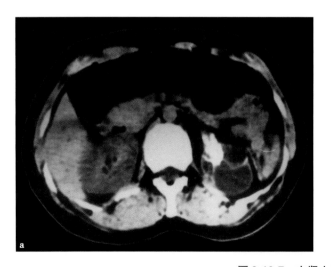

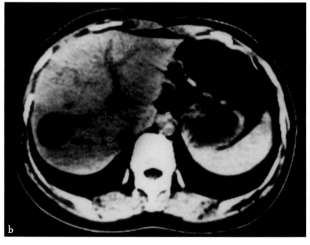

图 2-10-7 左肾上极棘球蚴多囊型
a. 棘球蚴退行性变,内囊剥离形成假间隔,内上方斑块状钙化;b. 肝内单纯性棘球蚴

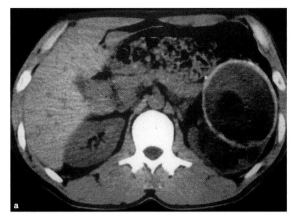

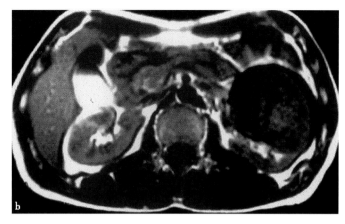

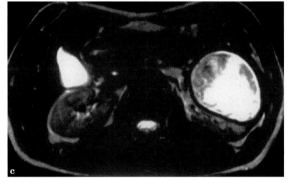

图 2-10-8 左肾上极多囊型棘球蚴的 MRI 表现

a. CT 示囊壁钙化；b. T_1WI 均匀的圆形低信号区；c. T_2WI 中央高信号区为母囊液，外围小圆形混杂稍高信号区为子囊，钙化的囊壁为环形无信号区

5. **MRI** 虽不能很好地显示棘球蚴囊肿的钙化，但可充分显示本病的其他征象。

【鉴别诊断】

1. **其他肾囊性占位** 单纯肾囊肿、多囊肾。

2. **肾积水** 肾棘球蚴病禁止穿刺活检，以免包虫病种植转移。

第二节 丝 虫 病

【概述】

丝虫病（filariasis）流行于我国东南沿海各省，如山东、江苏、浙江、福建、广东以及长江流域的安徽、江西等。以班氏丝虫居多，马来丝虫较少见。班氏丝虫及马来丝虫寄生于淋巴系统，造成淋巴管炎及淋巴管堵塞，可引起乳糜尿。丝虫病尚可引起下肢象皮肿、阴茎阴囊象皮肿、附睾附近硬结和乳糜性鞘膜积液等。

1. **病因及发病机制** 丝虫成虫寄生在淋巴系统内，系乳白色丝线状圆虫，其幼虫微丝蚴是由雌虫子宫内虫卵发育而成。微丝蚴离开母体后可停留在淋巴管内，但多数立即进入血液，白天在肺毛细血管内，夜间在人体周围血管中出现。

淋巴系统内丝虫引起淋巴管阻塞，扩张的淋巴管破入尿路而出现乳糜尿。近年来通过淋巴管造影和手术，证明丝虫在后腹膜淋巴系统内寄生，造成淋巴管瓣膜损伤和破坏，使淋巴反流淤积，肾内淋巴管破裂，乳糜进入尿液，出现乳糜尿。此外，肾内淋巴管与血管相邻，故淋巴管压力增高时亦可破入静脉内，从而发生乳糜尿。

2. **病理** 丝虫成虫寄生在淋巴系统内，常可反复引起淋巴管炎和淋巴结炎。活的成虫常被大量嗜酸性粒细胞、淋巴细胞和吞噬细胞所包围，淋巴管内皮细胞有反应性增生，最后形成肉芽肿。死亡的丝虫可被钙化。上述各类病变均可使淋巴管堵塞和曲张，除可能引起乳糜尿以外，尚可出现淋巴淤积、下肢象皮肿和阴囊象皮肿。

【临床特点】

丝虫病潜伏期 4～5 个月至 1 年，病程自数年至数十年。乳糜尿男性较女性多，多为 30～40 岁青壮年。乳糜尿发作时可有腰部酸胀，绝大多数酸胀侧即为排乳糜尿的肾侧。乳糜尿通过输尿管时可出现肾绞痛。一般乳糜尿对健康危害不严重，但有 1/3 左右病情稍重，可引起营养不良、消瘦、全身乏力、贫血等。乳糜尿患者亦可有低热、咳嗽、淋巴管炎、淋巴结炎等丝虫病症状。

【影像检查技术与优选】

淋巴管造影是唯一的影像学检查方法，其他检查方法没有诊断价值。

【影像学表现】

淋巴造影常应用于乳糜尿的诊断。可经足背或精索淋巴管注入乙基酯碘等造影剂，经 12～24 小时后淋巴管及淋巴结显影清晰。有乳糜尿时淋巴造影可见从髂部至肾蒂附近淋巴管扩张、迂曲，有时可见肾区淋巴管显影，甚至有造影剂进入肾盂、肾盏，而在正常情况下肾区淋巴管并不显影，亦无造影剂进入肾盂、肾盏。在乳糜尿患者淋巴造影时，尚可见淋巴结充盈缺损和数目减少。

【诊断要点】

肾盂造影有时可见淋巴管回流，这种征象是非特异性的，肯定诊断还需依据淋巴造影。

【鉴别诊断】

任何原因引起的乳糜尿都应该鉴别，最后诊断依靠找到寄生虫。

第三节 阿米巴病

【概述】

阿米巴病（amebiasis）流行于热带和亚热带，致病原虫为阿米巴。男性感染较多，女性和少儿患者较少见。

此病发生于大肠，但可经门静脉系统感染身体内其他脏器，其中以肝脏阿米巴脓肿最为多见。泌尿系统阿米巴极少见，其中以膀胱炎较多见，肾脏感染次之。

【临床特点】

1. **阿米巴膀胱炎** 感染途径有三种：①经淋巴及血流进入膀胱；②尿道肠瘘上行感染或膀胱肠瘘直接感染；③肾脏下行感染。大多数病例有阿米巴痢疾的病史。

临床表现为在急性期有尿频、尿急及尿痛，耻骨上区在排尿前后有刺痛，有时出现终末血尿；在慢性阶段症状缓和，但有急性发作。

诊断为膀胱镜检查，急性期显示膀胱黏膜弥漫性充血及水肿，在顶部及侧壁有小泡形成；慢性期黏膜呈息肉状及有肾区钝痛，伴有浅在溃疡。

2. **肾阿米巴病** 感染途径为上行或血行，患者有全身症状及肾区钝痛，常伴有膀胱炎。

3. **肾周围阿米巴脓肿** 感染途径为血行或由肝、结肠阿米巴脓肿破裂而蔓延到肾周围脂肪组织。

临床表现与一般肾周围脓肿相似，如发热、寒战、腰区和肋脊角疼痛、肌肉紧张及强直，以及腹部包块。

【影像检查技术与优选】

超声对肾脏病变显示敏感，对输尿管病变的显示易受肠道气体干扰。CT 扫描受肾功能限制小，螺旋 CT 薄层容积扫描后多层面重建，其直观性更强。MRI 同时具有尿路造影和 CT 扫描的某些优点，不受肾功能的限制，在肾阿米巴病的显示中具有一定的优势。

【影像学表现】

1. **X 线表现** 与肾周围脓肿的 X 线表现类似。腹部平片显示：①肾区密度增高；②肾和腰大肌阴影消失；③腰椎向一侧弯曲，凹向患侧；④患侧膈肌隆起并固定。

肾盂活动性检查显示正常肾能随呼吸活动，显影模糊。患侧肾脏位置恒定不变，不随呼吸活动，因此显影清楚。

2. **超声表现** 超声检查可见肾内脓肿及肾周炎症浸润表现。

3. **CT 及 MRI 表现** 与肾脓肿表现相同，见肾脏感染性病变一章。

【诊断要点】

肾内及肾周感染性病变的影像特点，确诊需通过分泌物或膀胱镜检查。分泌物中有含细胞滋养体，尿中出现红、白细胞、滋养体和包囊。膀胱镜取活检，膀胱阿米巴病切片组织内有滋养体。

【鉴别诊断】

需与肾内及肾周其他感染性疾病鉴别。

第四节 埃及血吸虫病

【概述与临床特点】

埃及血吸虫病（schistosomiasis haematobia）为非洲地区的常见病、多发病，在我国出国援外及旅游人员中也有发病者。人体感染是由于和含有尾蚴的水接触所致，尾蚴除由皮肤侵入人体外，也可经口腔黏膜而侵入。在非洲，尤其在回教民族，由于宗教礼节的关系，居民在大便后必须在河水中进行清洁手续，因此增加了获得感染的机会。成虫寄生于人的膀胱及盆腔的静脉丛内，雌虫和雄虫合抱寄生，交配后，雌虫在小静脉的末梢处产卵。动物实验表明：一条雌虫每天产卵可达 1 000～2 000 个。由于虫卵的分泌物所产生的溶解作用，或小静脉内部所施压力的结果，虫卵从血管破裂而出，通过膀胱壁而进入膀胱，最后随尿排出。虫卵滞留于膀胱壁或由膀胱壁黏膜穿出时可以引起一系列的病理变化，临床上常出现尿后血、热感觉及小便频繁，尿道及部分膀胱出现炎症反应及增生现象。如虫卵在泌尿系统的黏膜下沉积，可产生典型的增殖性肉芽肿，并导致结缔组织增生、纤维化，最终出现钙化。膀胱受损最早，也最为严重。临床表现为急性感染者有发热、荨麻疹、肝脾肿大与血嗜酸性粒细胞增多等，类似日本血吸虫病；慢性期患者的临床表现主要为终末血尿和尿路刺激征；晚期患者由于膀胱纤维化，常伴有尿潴留、尿路结石，甚至继发膀胱癌；严重感染者病变可波及精囊、前列腺。确诊本病有赖于在尿液标本中找到虫卵或孵出毛蚴。

【影像检查技术与优选】

影像学检查是诊断埃及血吸虫病的重要手段。由于本病的膀胱和输尿管钙化率较高，所以常规X线片具有较高的诊断价值，且具有简单、易行、价格便宜等优点。静脉尿路造影是肾、输尿管积水的主要检查方法之一，可在总体上显示肾功能以及肾、输尿管狭窄与扩张及膀胱的充盈情况。对于肾功能明显减退者，采用逆行尿路造影和经皮穿刺肾盂造影，可显示梗阻部位和梗阻性病变。超声检查对于观察膀胱钙化和肾盂、输尿管积水有独到之处，对于观察疗效、判断预后不失为一种好方法。CT对钙化性病灶极为敏感，且不受肾功能的影响，对病灶形态、大小及程度显示更为直观，但CT检查价格昂贵，不宜常规使用。MRI对钙化病灶的显示不如CT，但可作为鉴别诊断中的补充方法。

【影像学表现】

1. **腹部平片** 埃及血吸虫病发展到一定程度，累及输尿管下段引起狭窄时，会出现输尿管排尿受阻，进而导致不同程度的输尿管扩张和肾盂积水，腹部平片常可显示受累侧肾影增大。埃及血吸虫卵除可沉积在膀胱和输尿管的黏膜下层，也可沉积在肾实质或肾盂肾盏的黏膜下层，但肾区的钙化却十分少见。输尿管下端的钙化较为常见，形态有条状或双轨状（图2-10-9）。

膀胱的钙化最为常见，文献报告其显示率可高达79%，其表现颇具特征性。钙化的形状以线状或蛋壳样最多见，沿膀胱壁行走，宽0.1～0.7cm，境界清楚（图2-10-10）。如膀胱壁完全钙化，则可形成一类似进入骨盆的胎头的特殊形态，称为"胎头样钙化"，对诊断本病有较大意义。其他少见的膀胱壁钙化有斑片状和网格状钙化。

2. **尿路造影** 埃及血吸虫病的病史一般都比较长，病程大于5年以上者均伴有不同程度的肾功能

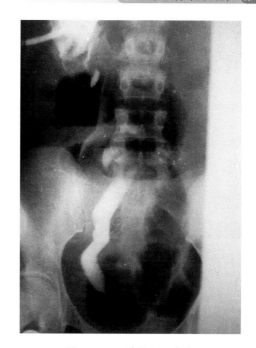

图2-10-9 埃及血吸虫病
右输尿管下端条状钙化影

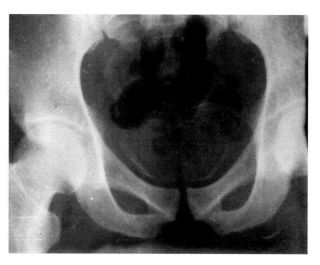

图2-10-10 膀胱埃及血吸虫病
沿膀胱壁行走的线样钙化

减退或肾衰竭。静脉尿路造影常有肾影显影延迟或显示不清，肾盂、肾盏高度扩张或形成一囊状改变（图2-10-11），输尿管在狭窄近端高度扩张（图2-10-12）。

有时可清楚显示双输尿管下段狭窄的长度和形态，严重时可显示膀胱挛缩（图2-10-13），膀胱边缘有普遍而显著的高低不平。

膀胱体积明显缩小，膀胱钙化在造影时可以证实为膀胱内病变（图2-10-14）。

3. **经皮肾穿刺造影** 当肾功能损害到一定程度时，静脉尿路造影可以不显影。超声引导下经皮肾穿刺造影常可显示肾脏的损害程度（图2-10-15），同时放置引流管可以延缓肾功能的进一步损害。

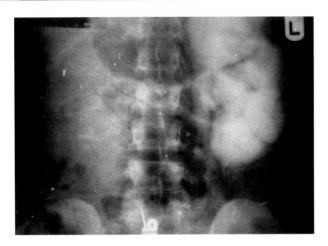

图 2-10-11 左肾及输尿管埃及血吸虫病
左肾盂、肾盏高度积水，连为一体

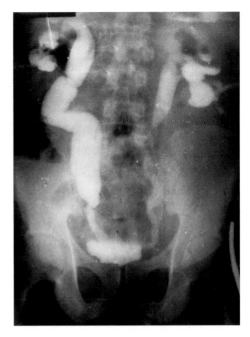

图 2-10-13 左肾及输尿管埃及血吸虫病
左输尿管中下段不规则狭窄，长约 3cm；右输尿管下端狭窄，
长约 3cm，同时伴有膀胱挛缩

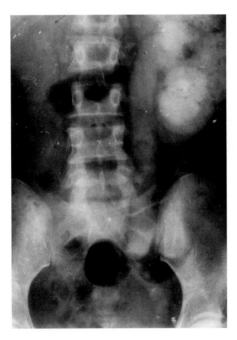

图 2-10-12 左肾及输尿管埃及血吸虫病
左输尿管下端狭窄，长约 3cm，输尿管中上段高度扩张

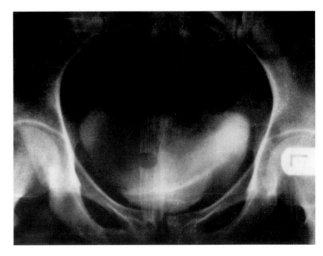

图 2-10-14 膀胱埃及血吸虫病
膀胱钙化呈条形，造影证实钙化为膀胱壁钙化

4. **超声检查** 超声检查时，肾盂积水的敏感性和准确性均较高，且不受肾功能的影响，对于无功能肾同样能显示肾的各个部分。埃及血吸虫沉积在肾实质或肾盂黏膜下出现钙化时，超声探查可在相应部位出现强回声光团，后方伴随声影，但直径小于 3mm 的钙化后方可无声影。输尿管下端的钙化同样可以探查到有伴随声影的强回声光团。输尿管积水时可探查到输尿管走行区的条形暗管区，随积水的程度宽度不同，条形暗区上端与肾盂相连。严重的部分可见扩张的输尿管迂回扭曲，切面图呈多个囊性暗区。膀胱在纤维组织增生后，膀胱壁回声增强、增厚。当膀胱壁钙化时，可探及条片状强回声，伴不规则声影，沿膀胱壁分布，内膜不光滑。

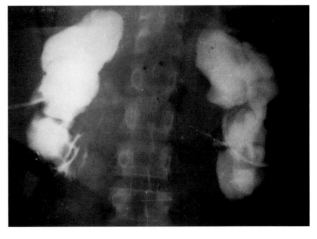

图 2-10-15 双侧肾脏以及皮质穿刺造影
显示两侧肾脏重度积水

5. CT 表现 CT 平扫可以发现肾实质或肾盂黏膜下的钙化，其密度分辨率远比 X 线片高。CT 平扫还可发现扩张的肾盂和输尿管，肾积水的 CT 值近似水密度，增强扫描可显示肾积水时的肾脏功能损害，肾盂、肾盏扩张且显影浅淡，含造影剂与不含造影剂的尿液之间形成不同的液体界面，延迟扫描时，积水扩张的肾盂输尿管均能显影。因 CT 密度分辨率高，静脉肾盂造影差或不显影时，CT 扫描时大部分仍能在肾盂内见到造影剂。输尿管下端和膀胱壁的钙化在 CT 扫描时极易被发现，同时还能清晰显示钙化的形态、范围与程度。

6. MRI 检查 埃及血吸虫病的早期，虫卵在黏膜下沉积，产生典型的增殖性肉芽肿，均可表现为膀胱壁的肿物，呈 T_1 低信号、T_2 高信号，与肿瘤性病变不易鉴别。当血吸虫病的钙化增大到一定程度时，也能被 MRI 所显示，它们在所用脉冲序列上均无信号，故在 T_2 加权序列上观察较好，由于钙化本身无特异性，既可见于感染或寄生虫性病变，也可见于肿瘤，所以对定性诊断作用不大。

【诊断要点】

接触疫水史，典型症状。尿检可见红、白细胞，24 小时尿沉渣可找到血吸虫卵。膀胱镜可见膀胱容积缩小，有膀胱黏膜血吸虫病变，早期膀胱黏膜下沉积虫卵呈散在沙砾状肉芽肿，晚期虫卵钙化苍白色，也可见溃疡，肉芽肿多发生在膀胱底和三角区。

1. X 线片 可以显示泌尿系的钙化及肾脏轮廓，具有典型钙化表现、结合患者的疫区史和临床表现即可诊断。肾脏的钙化较少见，X 线片难以发现。输尿管的钙化多呈条状和双轨状，如呈点状钙化时，应注意和泌尿系结石相鉴别，后者常有典型的临床症状和实验室检查改变。

2. 尿路检查 埃及血吸虫病多伴有不同程度的肾功能减退，肾盂显影延迟或一侧肾盂不显影，应和其他原因所致的肾脏不显影鉴别，肾盂和输尿管积水应和下端输尿管梗阻如结石等疾病鉴别。对于肾脏显影不佳和膀胱充盈不良者，采取逆行肾盂造影和 / 或经皮肾穿刺肾盂造影的方法，则能清楚地显示输尿管和膀胱的病变范围和程度。

3. 超声诊断要点 ①膀胱和输尿管不断钙化或狭窄；②膀胱挛缩；③输尿管和肾盂扩张、积水。

4. CT 检查 能完整、全面地发现膀胱和输尿管下段的钙化情况，也能不受肾功能的影响发现肾盂积水和输尿管扩张。

5. MRI 对于钙化性病灶显示欠佳，但对于鉴别其他原因引起的尿路梗阻很有帮助。

【鉴别诊断】

肾、输尿管及膀胱的积水、钙化、狭窄需要与肾结核鉴别，接触疫水史及典型症状等为主要鉴别点。

（俞 璐 朱 捷）

参 考 文 献

[1] 刘赓年，李松年. 腹部放射诊断学 [M]. 北京：北京医科大学中国协和医科大学联合出版社，1993.

[2] Shebel HM, Elsayes KM, Abou El Atta HM, et al. Genitourinary schistosomiasis: life cycle and radiologic-pathologic findings[J]. Radiographics, 2012, 32（4）: 1031-1046.

[3] Zalaquett E, Menias C, Garrido F, et al. Imaging of hydatid disease with a focus on extrahepatic involvement[J]. Radiographics, 2017, 37（3）: 901-923.

第十一章 膀胱疾患

第一节 膀胱炎症

膀胱位于盆腔内，借尿道与外界相通，借输尿管与肾脏相连，并与前列腺、精囊腺、直肠、小肠、子宫、阴道等脏器毗邻，无论泌尿系统还是邻近脏器感染均可累及膀胱。作为泌尿系统常见病，依不同标准，膀胱炎（cystitis）分为急性/慢性膀胱炎、细菌性/非细菌性膀胱炎和原发性/继发性膀胱炎，其中，以继发性细菌性膀胱炎最常见。

一、急性膀胱炎

【概述】

急性膀胱炎（acute cystitis）的多数患者起病急骤，本病以上行感染为主，女性尿道较短，发生率较高。下行性、血源性、淋巴路或邻近病变直接感染者少见。若反复急性发作，应注意有否局部（如膀胱异物等）或全身其他器质性病变（如肾脓肿等）的可能。

本病病理改变局限于黏膜和黏膜下层，以充血、水肿、出血和小溃疡形成为特征。细菌感染者溃疡多较浅，经有效治疗多可完全治愈，急性放射损伤者溃疡较深，重者可致膀胱穿孔。轻度炎症时膀胱容积可无变化，持续炎症刺激时膀胱可挛缩，容积变小。

【临床特点】

临床以尿频、尿急、尿痛表现为主，部分患者还可有血尿、脓尿和耻骨上区压痛。患者全身反应相对较轻，局部症状与全身表现分离是本病的特点。尿常规、尿培养常有阳性发现。

【影像检查技术与优选】

本病临床表现典型，仅凭临床和尿液检查就可确诊，一般不需影像学检查。X线片可用于显示阳性尿路结石、膀胱异物等可能的病因，对膀胱炎直接征象的认识能力有限。对显示膀胱壁和膀胱腔内细微结构，CT、MRI优于造影。逆行插管膀胱造影对膀胱的显示能力略高于顺行尿路造影，但无菌操作要求高，尿路感染时慎用。

【影像学表现】

1. **X线片、造影** 多数急性膀胱炎无异常发现，少数病情较重者，造影可有膀胱容积缩小、表面毛糙的表现。治愈后，造影检查可完全正常。

2. **CT** 多数急性膀胱炎表现正常，部分病例可有膀胱容积缩小，膀胱壁广泛增厚的表现，CT平扫增厚的膀胱壁为软组织密度，增强扫描可均匀强化。CT可显示膀胱炎的潜在病因（结石、梗阻因素）和并发症（输尿管积水、膀胱瘘和窦道）。

3. **MRI** 形态学所见与CT类似。由于充血、水肿的膀胱内膜含水量较高，T_1加权信号介于低信号尿液和中等信号肌肉之间，T_2加权呈较高信号，增强扫描可强化。

CT、MRI除能显示膀胱壁改变外，有时还可见到膀胱积血、积脓、结石、异物等伴随病变的相应表现。

【诊断要点】

临床表现以尿频、尿急、尿痛为主，CT及MRI增强扫描可见增厚的膀胱壁均匀强化。有时可见潜在病因和并发症。

【鉴别诊断】

1. **慢性膀胱炎** 病程较长，有反复发作史，形态学上与挛缩的急性膀胱炎的鉴别较难，但后者T_2加权膀胱壁的信号较高，且可明显强化。

2. **充盈不良性膀胱壁假性增厚** 充盈不良性膀胱壁厚属假性增厚，满意充盈后，膀胱壁变薄呈细线状，表面恢复平坦，而膀胱炎者无论充盈程度如何，膀胱壁始终较厚。

二、慢性膀胱炎

【概述】

慢性膀胱炎（chronic cystitis）多由急性膀胱炎

反复发作而来，少数也可隐匿起病。病理上，多数慢性膀胱炎以膀胱壁纤维增生、瘢痕挛缩为特征，表现为膀胱壁一致性增厚，膀胱容积减小。伴下尿路梗阻（如前列腺肥大）的慢性膀胱炎，由于膀胱内压力持续增高，膀胱容积增大，常有多发膀胱憩室和膀胱小梁形成，由于尿潴留、感染和尿液酸碱度的改变，膀胱和憩室内常有结石。血吸虫性慢性膀胱炎者的膀胱壁常有钙盐沉积。

【临床特点】

本病病史较长，临床症状时轻时重，尿常规、尿培养常有阳性发现。临床、实验室检查常提示有膀胱结石、肾盂肾炎、肾脓肿等导致本病的局部或全身疾病。

【影像检查技术与优选】

对膀胱壁结构，T_2 加权和增强扫描的诊断价值明显高于造影和 CT 平扫；对合并的结石、肿瘤、积血等病变，造影、CT 和 MRI 检查均有较高价值；由于 CT、MRI 是断面成像，缺乏整体观、立体感，对膀胱憩室和膀胱小梁的认识能力则不及造影。

【影像学表现】

1. X 线片、造影 平片除发现合并的结石、异物外，价值有限，若发现膀胱壁线样钙化，则提示有膀胱血吸虫病的可能。单纯性慢性膀胱炎，造影可见膀胱壁毛糙不平，膀胱容积缩小表现（图 2-11-1）。下尿路梗阻性慢性膀胱炎的造影表现较特殊，除可见到膀胱底部半球形前列腺压迹外，膀胱憩室和膀胱小梁的发生率也较高，前者表现为凸出于膀胱轮廓外的囊袋状结构，表面多光滑，合并炎症可毛糙不平，憩室内常可见到结石，与先天性膀胱憩室不同，炎性膀胱憩室数目较多，体积较小；增粗的膀胱

小梁呈息肉状或索条状，全膀胱广泛分布，造影可见到粗大的索条状充盈缺损（图 2-11-2）。若炎症侵犯了输尿管括约肌，逆行膀胱造影还可见到"膀胱 - 输尿管反流"，即造影剂经输尿管开口逆流入输尿管（图 2-11-3）现象，此征除见于本病外，还见于神经源性膀胱等其他膀胱病变。

2. CT CT 所见的膀胱壁增厚，形态学上与急性膀胱炎相似，由于慢性炎症以纤维瘢痕为主，血供不丰富，增强扫描的强化程度不及急性膀胱炎，

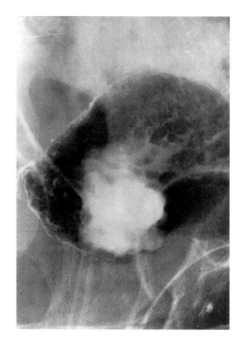

图 2-11-2 慢性膀胱炎（造影）
膀胱体积增大，双对比造影示增粗的膀胱小梁呈多发息肉状

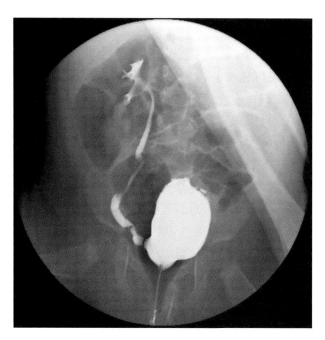

图 2-11-3 膀胱 - 输尿管反流（造影）
造影剂逆流入右侧输尿管

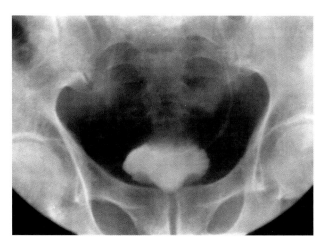

图 2-11-1 慢性膀胱炎（造影）
膀胱体积缩小，表面毛糙不平

CT 发现膀胱壁线样钙化时，应考虑膀胱血吸虫病或结核可能，偶也见于细菌性感染。下尿路梗阻性慢性膀胱炎可见到增大的前列腺、膀胱憩室、膀胱结石的相应表现。

3. MRI　虽然 T_1 加权从形态和信号上不能鉴别急性和慢性膀胱炎，但 T_2 加权上增厚的膀胱壁富含纤维组织，信号较低，极易识别，加上增强扫描强化不明显，一般鉴别不难。

【诊断要点】

慢性膀胱炎多由急性膀胱炎反复发作而来，病史较长，临床症状时轻时重，尿常规、尿培养常有阳性发现。影像学检查可见膀胱体积缩小，壁增厚，多发憩室和小梁增粗。

【鉴别诊断】

1. 急性膀胱炎　起病急，症状重，T_2 加权上膀胱壁的信号较高且可明显强化，见不到慢性膀胱炎特有的多发憩室和膀胱小梁。

2. 先天性膀胱憩室　多见于儿童和青少年，单发、体积大是其特征。

三、间质性膀胱炎

【概述】

间质性膀胱炎（interstitial cystitis）是一种慢性进行性加重的膀胱功能紊乱综合征，又称 Hunner 溃疡，多见于中年女性。病因不明，感染、免疫系统及神经内分泌系统功能异常者的发生率较高。

本病以膀胱黏膜变薄、小溃疡、瘢痕形成为特征，镜下可见黏膜下层炎性细胞浸润、肌层纤维增生，多发生于膀胱前壁和顶部，局部活检和尿培养均无细菌感染的直接证据。

【临床特点】

临床以慢性进行性尿频、尿急，与尿液排空有关的盆腔疼痛为其特征性表现。尿常规、尿培养阴性为特征。

【影像学表现】

本病影像学表现缺乏特征性，造影、CT、MRI 检查仅部分病例可有膀胱壁增厚、容积缩小、表面毛糙等表现，与单纯性慢性膀胱炎难以鉴别，确诊靠膀胱镜活检和临床、实验室检查。

【诊断要点】

中年女性，以慢性进行性尿频、尿急，与尿液排空有关的盆腔疼痛为主要症状，尿常规、尿培养阴性为特征。影像学以膀胱壁增厚、容积缩小、表面毛糙等表现为主。

【鉴别诊断】

慢性膀胱炎仅从影像学表现上不能与间质性膀胱炎鉴别，若患者有神经、内分泌功能失调，尿常规、尿培养又无异常发现，应想到有间质性膀胱炎的可能。

四、特殊类型膀胱炎

（一）膀胱结核

【概述】

本病多由肾结核下行感染所致，少数继发于生殖系统结核。下行感染者病变始于患侧输尿管开口附近，局部黏膜充血、水肿，并有结核结节和溃疡形成，随病变进展，炎症逐渐波及整个膀胱，由于炎症刺激，肌层挛缩，膀胱容积明显缩小。若累及对侧输尿管开口，结核菌逆行向上，使对侧输尿管、肾盂发生结核性改变。病变晚期则表现为全膀胱纤维增生、挛缩、钙化，个别病情严重者还有膀胱周围脓肿，并可进一步演变为膀胱阴道瘘、膀胱直肠瘘和膀胱小肠瘘。患者常有肺、泌尿生殖系统和腹膜后多处结核病灶。

【临床特点】

临床除低热、盗汗、乏力、贫血等全身中毒症状外，局部还有尿频、尿急、血尿、脓尿等表现。少数患者可无明显症状，于体检中偶然发现。中段尿沉渣涂片或尿培养发现结核分枝杆菌、OT 试验阳性可确诊。

【影像检查技术与优选】

1. X 线片、造影　平片除发现结核性钙化外，对显示病变的解剖细节价值有限。由于多数患者肾功能受损明显，常规顺行尿路造影显示膀胱多不理想，逆行造影虽能了解内瘘的结构、走向，但不能显示膀胱周围病灶全貌，且对尿路感染者应慎用创伤性检查。

2. CT　CT 的优势不仅在于显示病灶解剖细节，对特征性钙化的显示能力亦明显高于其他成像手段，是诊断本病的最佳手段，若要观察内瘘的具体方向，还应与膀胱造影相结合。

3. MRI　在定位病变和了解病理成分方面，MRI 有一定优势，尤适于有碘过敏或肾功能明显受损者，但对特征性钙化的显示能力不高。

【影像学表现】

1. X 线片　早期膀胱结核的平片价值有限，晚期则可见到盆腔、腹腔内多发钙化，以泌尿系统钙化最具特征，肾脏、输尿管改变往往为双侧性，膀胱壁钙化可为线样。

2. **造影** 病变早期造影可完全正常,部分病例输尿管开口附近可见到形态规则、表面光滑的充盈缺损,若患侧肾脏、输尿管有结核性改变(如肾功能减低、结核性钙化、肾盂破坏、肾实质脓肿形成和输尿管串珠样扩张等),则诊断更可靠。病变晚期膀胱容积一致性缩小、表面毛糙,偶可见到膀胱壁线样钙化,上述表现称之为"结核性小膀胱"。造影检查还可通过膀胱受压形态和造影剂流向进一步推测结核性脓肿的部位、范围和内瘘类型。

3. **CT** CT 不仅能显示非特异性膀胱壁增厚的表现,还能发现膀胱壁内沙砾样钙化,对钙化的显示,CT 明显优于其他成像手段。CT 平扫示结核性肉芽肿为边界不清、密度不均的软组织肿块,中央有明显坏死,陈旧性病灶还可有各种形态的钙化,增强扫描实质部分明显强化,若结合膀胱造影,通过造影剂流向可推测内瘘类型。

4. **MRI** 增厚的膀胱壁与慢性膀胱炎表现类似,MRI 对钙化的显示能力虽不高,但多序列、多轴面成像,在了解病变毗邻关系和病理成分方面有一定优势,尤其对肾功能不全或碘过敏患者,价值更大。

【诊断要点】

1. 往往有肾结核的前驱病史,有低热、盗汗、乏力、贫血等全身中毒症状外,局部还有尿频、尿急、血尿、脓尿等表现。

2. 晚期膀胱结核 X 线片可见盆腔、腹腔内多发钙化,以泌尿系统钙化最具特征。造影可见膀胱容积一致性缩小、表面毛糙,偶可见到膀胱壁线样钙化。

3. CT 及 MRI 可见非特异性膀胱壁增厚及钙化,另可见结核性肉芽肿。

【鉴别诊断】

1. **盆腔肿瘤** 原发性盆腔肿瘤边界多较清,转移性肿瘤边缘可模糊,但无论哪种肿瘤,都少有钙化和内瘘形成(表 2-11-1),也极少突破膀胱内膜,形成腔内肿块。

2. **盆腔细菌性脓肿** 细菌性脓肿与结核性脓肿均为炎性肿块,前者起病急,变化快,临床、实验室检查有相应发现,影像检查无明显钙化(表 2-11-1)。

3. **血吸虫性膀胱炎** 虽也有膀胱壁线样钙化,但泌尿生殖系统和腹腔、盆腔无其他结核钙化灶。

(二)气性膀胱炎

【概述与临床特点】

气性膀胱炎(emphysematous cystitis)特指产气菌(如大肠埃希菌、产气荚膜梭菌菌等)感染、葡萄

表 2-11-1 盆腔肿块鉴别表

	结核性肉芽肿	肿瘤	细菌性脓肿
临床	起病缓慢,变化慢	起病隐匿	起病急,变化快
表面	毛糙不平、界不清	光整/不平	毛糙不平、界不清
增强	明显强化	中等强化	明显强化
钙化	常见	少见	无
内瘘	常见	少见	少见

糖发酵、有气体形成的膀胱炎,气体为二氧化碳,病变治愈后可消散。本病多见于糖尿病患者,女性居多。膀胱壁炎症并膀胱壁、膀胱腔内积气,气体偶可进入膀胱周围间隙。

【影像检查技术与优选】

平片对本病的诊断价值很高,当气量较少或与肠腔积气难以鉴别时,可选择造影、CT 或 MRI 检查,若要了解膀胱壁细微结构,则以 CT、MRI 较为理想。

【影像学表现】

1. **X 线片、造影** 膀胱内气体是本病的特征性影像表现,气量少时,气体沿膀胱内壁分布,平片可见沿膀胱内缘排列呈串珠状低密度影(图 2-11-4);气量多时,各气泡相互融合,立位片上呈半球形低密度影,有"气液面"(图 2-11-5)。由于平片征象典型,一般不需造影检查。

2. **CT、MRI** 对气体的定位、定量分析,CT、MRI 优于平片,可见到位于膀胱壁黏膜皱襞内的少量气体,气量较大时可有"气液面",气体在 CT 上为极低密度,在 MRI 上为极低信号。此外,CT、MRI 检查还可发现非特异性的膀胱壁增厚表现。

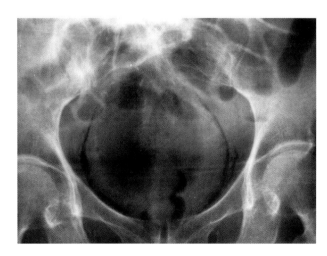

图 2-11-4 气性膀胱炎(卧位平片)
仰卧位片见沿膀胱内壁密集分布的小气泡影

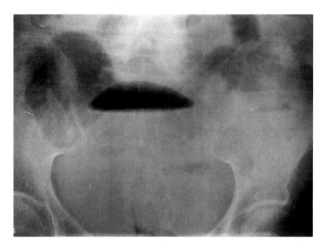

图 2-11-5　气性膀胱炎（立位平片）
立位片上述小气泡相互融合，形成较长的"气液面"

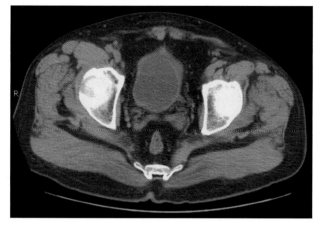

图 2-11-6　腺性膀胱炎（CT 平扫）
膀胱半充盈，左前壁均匀增厚，最厚处约 1cm，浆膜面欠光滑

【诊断要点】

若近期无膀胱镜检查史，影像检查有膀胱积气，实验室检查有膀胱感染证据，均应考虑本病可能。

（三）腺性膀胱炎

【概述】

腺性膀胱炎（cystitis glandularis）少见，好发于膀胱三角区、膀胱颈部及输尿管开口周围。

本病病理上分为四型：①黏膜正常型；②慢性炎症型；③滤泡样、绒毛样水肿型；④乳头状瘤型。其中，前两型属轻型，主要靠内科治疗，后两型有恶变可能，要求手术或灌注化疗，治疗中要注意去除导致本病的慢性刺激因素。

【临床特点】

腺性膀胱炎女性多见，临床主要有尿路刺激症状，伴无痛性血尿，部分排尿淋漓、尿道口不适、下腹部疼痛，而尿检又无细菌感染证据，确诊主要靠膀胱镜活检。本病确切病因不详，可能与慢性刺激引起的膀胱黏膜腺样化生有关。

【影像检查技术与优选】

由于本病以软组织改变为主，平片价值有限，CT、MRI 对本病的显示能力较高，由于本病在形态学上可与慢性膀胱炎和膀胱肿瘤表现相似，确诊依靠病理。

【影像学表现】

1. X 线片、造影　平片对本病的诊断价值不大，虽然部分患者造影可显示膀胱壁增厚、毛糙或膀胱内充盈缺损，但不能识别黏膜正常型。

2. CT、MRI　黏膜正常型及慢性炎症型影像表现与一般慢性膀胱炎相似。乳头状瘤型表现为膀胱内表面不平的充盈缺损影（图 2-11-6），增强扫描病灶可均匀强化（图 2-11-7）。T$_2$ 加权信号较高，仅凭影像学表现与膀胱肿瘤难以鉴别，最后确诊还靠膀胱镜活检。要注意的是，由于膀胱肿瘤常与膀胱炎并存，活检位置不当也可误诊为腺性膀胱炎。

【诊断要点】

腺性膀胱炎女性多见，临床主要有尿路刺激症状，尿检又无细菌感染证据。影像学表现以膀胱壁增厚，与膀胱肿瘤难以鉴别，最后确诊还靠膀胱镜活检。

【鉴别诊断】

1. **膀胱肿瘤**　乳头状瘤型腺性膀胱炎的影像表现与膀胱肿瘤相似，确诊靠病理学检查。

2. **慢性膀胱炎**　慢性炎症型腺性膀胱炎的影像表现与慢性膀胱炎相仿，但前者的尿液检查为阴性，最后确诊还靠病理。

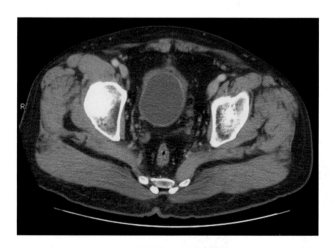

图 2-11-7　腺性膀胱炎（CT 增强扫描）
（与图 2-11-6 为同一例）增强扫描轻度强化

第二节 膀 胱 结 石

【概述与临床特点】

膀胱结石多见于男性,临床上以尿频、尿急、尿痛、排尿困难、血尿为特征。结石可原发于膀胱,也可由肾脏、输尿管结石下行而来,原发性者常有膀胱炎、尿潴留、膀胱异物等病变,尿酸碱度改变和炎性渗出物是形成结石的直接原因。膀胱结石可单发或多发(图2-11-8,图2-11-9),大小从数毫米到数十厘米不等,若与膀胱壁无粘连,变换检查体位时其位置可改变。膀胱结石约90%以上为阳性结石,主要成分为草酸钙、磷酸钙;阴性结石主要有两种,尿酸盐结石多见于儿童,常多发,黄嘌呤结石则体积较大。

【影像检查技术与优选】

平片能识别绝大多数阳性结石,但对阴性结石价值有限。阳性造影剂膀胱造影对阴性结石的显示能力较高。CT的密度分辨率最高,能检出许多平片未能识别的"等密度结石",对软组织密度结石,除形态学指标外,变换检查体位时病变位置可变,增强扫描病变不强化则提示本病可能。虽然MRI对钙化的识别能力不高,不能鉴别阳性和阴性结石,但结石含水量极低,各加权序列上均为低信号,结合病灶圆形、不强化的特征,一般诊断不难。

【影像学表现】

1. X线片、造影 膀胱结石多为圆形、卵圆形或草莓状,形态规则,边缘光整。阳性结石由于钙盐沉积方式不同,平片上可呈均匀高密度、同心圆样高密度(图2-11-10)、环形高密度和桑葚状不均匀高密度等多种密度类型,造影可因造影剂掩盖而漏检;阴性结石平片难以显示,但在阳性造影剂的膀胱造影上,表现为膀胱内圆形低密度充盈缺损影(图2-11-11)。由于平片、造影对阴性、阳性结石的诊断能力各有侧重,诊断本病应强调平片与造影结合。

2. CT 多数结石表现为膀胱内圆形高密度影,由于对钙化的敏感性高,CT能识别许多平片未能显

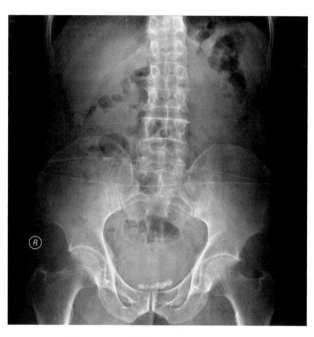

图 2-11-9 膀胱多发阳性结石(平片)
膀胱内多发小结石,圆形或卵圆形,质地均匀,表面光滑

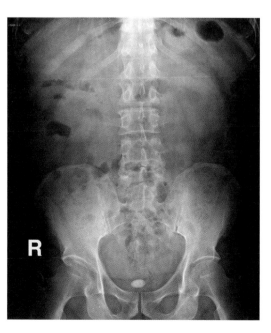

图 2-11-8 膀胱阳性结石(平片)
膀胱单发圆形高密度影,质地均匀

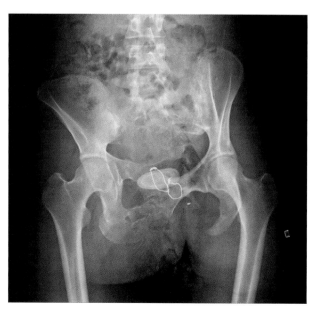

图 2-11-10 膀胱阳性结石(平片)
膀胱内巨大阳性结石,呈同心圆样高密度

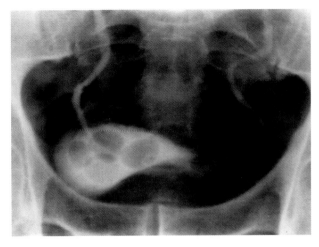

图 2-11-11 膀胱阴性结石（造影）
造影上结石呈圆形低密度影

表 2-11-2 盆腔内高密度病变鉴别表

病种	位置	影像	临床
阳性结石	膀胱投影区内	圆形、大小不等	排尿困难、血尿
输尿管结石	输尿管远端	长轴与输尿管平行	血尿、会阴部放射痛
静脉石	膀胱投影区外	圆形、较小、环行	无症状
前列腺结石	耻骨联合后方	圆形、多发、较小	排尿困难、血精
淋巴结钙化	膀胱投影区外	多发、形态不规则	无症状
肿瘤钙化	膀胱投影区外	形态各异	肿瘤相应表现
膀胱异物	膀胱投影区内	异物特定形态	异物插入史、血尿

注：膀胱投影区：双侧骶髂关节下缘与耻骨联合上缘连线构成的三角形区域

示的等密度结石，某些含钙盐较少者可呈软组织密度。其诊断要点为：①膀胱结石形态规则；②变换检查体位其位置可变；③增强扫描结石无强化。此外，CT 还能发现伴随的慢性膀胱炎的相应表现。

3. MRI 结石的含水量极低，在 MRI 各加权序列上均为极低信号。

【诊断要点】

临床上以尿频、尿急、尿痛、排尿困难、血尿为特征。多数阳性结石在 X 线及 CT 上表现为高密度影。

【鉴别诊断】

1. **盆腔内其他高密度病变** 如淋巴结钙化、静脉石、输尿管远端结石和前列腺结石等，每种病变都有其特定的部位和形态学特征（表 2-11-2），其中，输尿管膀胱壁内段结石须薄层 CT 扫描方可与膀胱内结石鉴别。

2. **盆腔内其他等、低密度病变** 如肿瘤、积血、积气等（表 2-11-3）。其中，积血的影像学表现依出血时间不同而异。

第三节 膀胱憩室

【概述及临床特点】

膀胱憩室以后天性者（图 2-11-12）居多，多继发于下尿路梗阻（如膀胱颈挛缩、前列腺增大、尿道狭窄等病变），先天性者（图 2-11-13）少见，常为多余的输尿管芽或未闭的脐尿管，其鉴别要点见表 2-11-4。女性排尿时因膀胱肌层剧烈收缩，膀胱两侧有时可出现一过性憩室样改变，当膀胱再度充盈时消失。

由于憩室容纳有一定量的尿液，排尿后尿液从憩室进入膀胱，刺激再次产生尿意，谓之"二次排尿"，是本病的临床特征，多见于憩室较大者。由于排尿不尽，尿液潴留常可继发感染、结石、肿瘤等病变。

表 2-11-3 膀胱内等、低密度病变鉴别表

		阴性结石	肿瘤	积血	积气
造影	平片	不显示	不显示	不显示	低密度
	形态	圆形、卵圆形	不规则	不规则	串珠状，气液面
	表面	光整或不平	不平	不平	光整
	膀胱轮廓	完整	不完整	完整	完整
CT	部位	坠积区域	任意	坠积区域	侧壁、远地壁
	密度	等、高密度	软组织密度	略高密度	极低
	增强扫描	不强化	可强化	不强化	不强化
MRI	T_1WI	极低信号	中等信号	不一定	极低信号
	T_2WI	极低信号	中等信号	不一定	极低信号

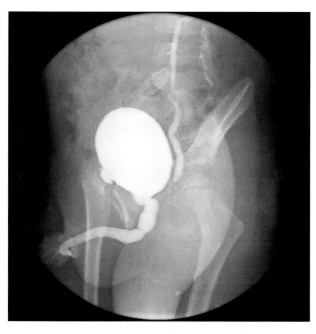

图 2-11-12 后天性膀胱憩室（造影）
膀胱壁多发小囊状凸出，造影剂反流入左侧输尿管，左侧输尿管轻度扩张，后尿道不规则扩张，患者排尿时造影剂通过尿道口缓慢

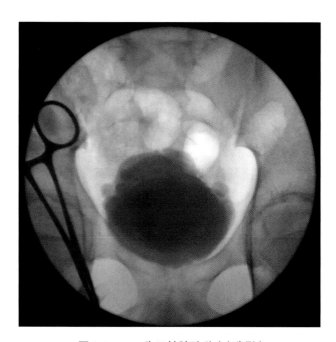

图 2-11-13 先天性膀胱憩室（造影）
膀胱上缘可见数个小囊袋突出于膀胱壁轮廓外，静态及排尿时均未见造影剂反流入输尿管，后尿道未见狭窄及扩张

【影像检查技术与优选】

平片除可发现合并的结石外，对本病帮助不大。造影虽可显示憩室，但对憩室壁结构的显示能力不高，与输尿管远端囊样扩张鉴别时，造影有一定优势。CT、MRI 对憩室的诊断能力均较高，增强扫描尿液进入病灶是本病的重要征象。

表 2-11-4 膀胱憩室鉴别表

	先天性憩室	后天性憩室
发病率	少见	常见
病因	多余的输尿管芽、未闭的脐尿管	下尿路梗阻
临床表现	可有"二次排尿"现象	排尿困难
数目、成分	单发，憩室壁含膀胱壁全层	多发，憩室壁为黏膜和结缔组织
伴随病变	少	多，感染、结石、膀胱小梁形成
好发部位	输尿管口附近，膀胱顶	膀胱侧后壁

【影像学表现】

1. **X 线片、造影** 平片对本病诊断价值有限。造影上，憩室表现为突出于膀胱轮廓外的囊袋状结构，单纯憩室壁光滑，合并感染时可毛糙。正位相上，膀胱前后方向上的小憩室可因膀胱内造影剂掩盖而漏诊，加拍侧位、斜位片可提高显示率。

2. **CT** 憩室在 CT 上表现为膀胱周围局限性囊性病变，其内可有结石，增强扫描膀胱充盈期含造影剂的尿液进入病灶是本病的重要征象，提示病变与膀胱 - 输尿管系统相通或为囊样扩张的输尿管远端。

3. **MRI** 多轴面成像定位更准确，此外，MRI 还能发现合并的结石、炎症等病变，对继发性憩室，还能发现前列腺肥大、肿瘤等可能的病因。

【诊断要点】

X 线造影上表现为突出于膀胱轮廓外的囊袋状结构，单纯憩室壁光滑，合并感染时可毛糙。CT 上表现为膀胱周围局限性囊性病变，其内可有结石，增强扫描膀胱充盈期含造影剂的尿液进入病灶是本病的重要征象。

【鉴别诊断】

1. **与泌尿系统相通的囊性病变** 输尿管远端囊样扩张，由于输尿管远端与膀胱关系密切，而 CT、MRI 为断面成像，整体感不强，定位不准，造影的鉴别价值反而更大。

2. **与泌尿系统不通的囊性病变** 如卵巢囊肿、盆腔畸胎瘤、陈旧性血肿等，增强扫描时上述病灶内均无尿液进入。

第四节 膀 胱 异 物

【概述及临床特点】

膀胱异物（foreign body in bladder）多从尿道导

入,偶见于外伤、手术后。临床上主要表现为血尿、脓尿、膀胱刺激征、排尿痛等创伤和感染表现,个别病例还可有膀胱穿孔、腹膜炎的尿少、血尿、腹部压痛、反跳痛、腹肌紧张等相关症状。异物导入史对本病的诊断至关重要,遗憾的是,由于羞耻和自卑,许多患者拒绝提供有关病史,影像检查能提供膀胱异物的直接证据。

【影像检查技术与优选】

平片可显示多数高密度异物,但要准确定位异物、了解对膀胱及周围脏器的损伤情况以及有否并发症,则以 CT、MRI 为佳,要了解有否穿通伤或活动性出血,应增强扫描,若平片提示异物为铁磁性物质,应避免 MRI 检查。

【影像学表现】

1. **X 线片、造影** 膀胱异物种类繁多,小到大头针、缝衣针,大到电线、塑料绳、铁丝(图 2-11-14,图 2-11-15)、筷子。平片可显示高密度异物的形态、

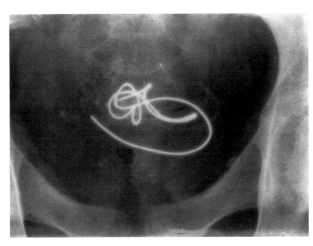

图 2-11-14 膀胱异物(平片)
膀胱内扭曲的线样高密度影,手术发现为电线

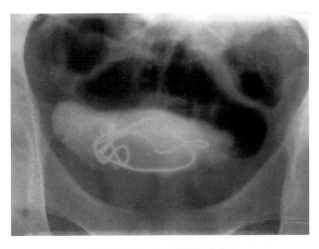

图 2-11-15 膀胱异物(造影)
膀胱充盈形态尚好,异物仍为较高密度

大小、位置,但不能提示有否内出血、膀胱穿孔等并发症,也不能识别布料、木片等等密度异物。造影作为其补充检查,可显示多数膀胱异物,尤其对等、低密度异物的价值更高,若盆腔内发现有造影剂,则提示有膀胱穿孔。发现盆腔异物后,还应加拍侧位、斜位片以助定位。

2. **CT、MRI** 除可直接显示异物外,还能诊断穿孔、脓肿等并发症。

(1)膀胱穿孔:膀胱充盈较差,膀胱周围尤其膀胱直肠窝内可有尿液聚集,若合并出血则密度较高(CT 值 40~80Hu);增强早期若有造影剂溢出血管外,则提示有活动性出血;增强晚期若造影剂进入膀胱外间隙则表明有膀胱穿孔,个别患者还可见到刺破膀胱壁的异物影;若膀胱或盆腔内有异常积气则提示有肠穿孔。

(2)盆腔脓肿:盆腔脓肿是膀胱异物穿孔的重要并发症之一,表现为膀胱周围软组织肿块影,外伤异物性盆腔脓肿的脓肿壁较厚,与周围结构广泛粘连,病变中央可有异物残留,也可有积液、积气、积血、坏死等表现,增强扫描脓肿壁明显强化,若与膀胱腔相通,延迟扫描脓腔内可有造影剂进入。

【诊断要点】

异物导入史对本病的诊断至关重要。平片可显示多数高密度异物,CT、MRI 直接显示异物,还可诊断穿孔、脓肿等并发症。

【鉴别诊断】

1. **急性膀胱炎** 起病急,临床表现和实验室检查与膀胱异物相似,但无异物插入史,影像学检查无膀胱异物的直接证据。

2. **盆腔炎** 女性多见,无外伤和异物导入史,病程较长,临床无血尿、少尿等表现,影像学检查膀胱和病灶内均无异物存留证据,出血的发生率不高。

第五节 膀 胱 瘘

【概述及临床特点】

膀胱瘘(vesical fistula)指膀胱与其他脏器间有异常交通,依交通脏器的不同,膀胱瘘又分为膀胱直肠瘘、膀胱阴道瘘、膀胱小肠瘘、膀胱腹壁瘘等多种类型,临床上常有相应脏器流尿或膀胱内有异常分泌物的表现。肿瘤、炎症(如 Crohn 病、结核等)、创伤均可导致本病。

【影像检查技术与优选】

导致膀胱瘘的原因很多,多为软组织密度病

变,平片价值有限,结合膀胱造影的 CT 增强扫描或 MRI 检查价值较高。

【影像学表现】

1. **X 线片、造影** 平片对本病的诊断价值有限,造影可通过追踪造影剂大致了解内瘘的结构和走向,但由于炎症、水肿或肿瘤压迫,窦道多不通,而且常规造影对肿瘤、炎症等病变的价值不高。

2. **CT、MRI** 可准确显示导致内瘘的肿瘤、创伤、炎性肉芽肿等病变,结合膀胱造影和薄层扫描,通过对造影剂的追踪,可了解窦道的结构和走向。由于窦道细小,走向迂曲,窦道全程显示概率不高。

【诊断要点】

临床上常有相应脏器流尿或膀胱内有异常分泌物的表现。CT 及 MRI 可见窦道及相关肿瘤、创伤及炎性肉芽肿病变。

【鉴别诊断】

1. **膀胱恶性肿瘤** 膀胱三角区及膀胱底部多发,主要影像学表现为膀胱腔内的乳头状、结节状病变,或膀胱壁不均匀局限性增厚。通常与周围结构分界较清。

2. **腺性膀胱炎** 腺性膀胱炎女性多见,临床主要有尿路刺激症状,尿检又无细菌感染证据。影像学表现以膀胱壁增厚,最后确诊还靠膀胱镜活检。

第六节 膀 胱 肿 瘤

【概述】

膀胱肿瘤多见于 40 岁以上,男性发病为女性的 4 倍。临床以无痛性全程肉眼血尿为特征,合并感染者可有膀胱刺激征。

本病确切病因不明,多数学者认为下列因素可能与膀胱肿瘤发生有关:

1. **化学致癌物** 1-萘胺、2-萘胺、联苯胺、4-硝基双联苯等染料中间体;4-氨基双联苯等橡胶、塑料防老化剂等。

2. **代谢产物** 氨基苯乙酮、氨基苯甲酸等色氨酸代谢产物,经尿中 β-葡萄糖酸酐酶作用后可致癌。

3. **慢性刺激** 炎症、结石、异物、埃及血吸虫病、尿路梗阻、长期卧床等均可使尿中硝酸盐和亚硝酸盐含量增加,加上局部慢性刺激,可出现腺性膀胱炎、膀胱黏膜白斑等癌前期病变,由此诱发的膀胱癌以鳞癌居多。

4. **药物刺激** 非那西丁、环磷酰胺等药物的化学结构与苯胺相似,长期使用可诱发膀胱癌。

5. **其他** 吸烟可导致体内色氨酸代谢异常,据统计,长期吸烟人群膀胱癌的发病率比对照组高 4 倍,约占膀胱癌发病总数的 1/3。

【临床特点】

膀胱肿瘤以原发居多,转移少见,后者多由上尿路肿瘤种植而来。膀胱原发肿瘤多源于膀胱上皮,恶性居多,恶性程度多不高(表 2-11-5)。

膀胱肿瘤分期的方法很多,本文列出 AJCC 第 7 版最新分期(表 2-11-6)。

形态上,多数膀胱肿瘤为息肉状或乳头状,以腔内生长为主,良性肿瘤基部较窄,可有蒂,恶性肿瘤基部多较宽。少数浸润性生长者可有膀胱壁增厚、局部僵硬,病变广泛时与膀胱炎较难鉴别。

间质起源者少见,以横纹肌肉瘤最常见,本病多见于 10 岁以下,男性较多,好发于膀胱三角区附近,临床以排尿困难为主。由于本病多发息肉状,又称之为葡萄状肉瘤,瘤体较大时可充满整个膀胱,与其他膀胱肿瘤相比,横纹肌肉瘤的恶性程度较高,血路转移为主。

膀胱良性肿瘤多为乳头状瘤,由于切除后有复发倾向,有的学者将其归于癌前期病变。良性肿瘤以腔内生长为主,表面多光整,基部不宽,有时有蒂,与恶性肿瘤的区别在于侵犯较浅,一般不累及肌层,个别菜花状或基部较宽者与恶性肿瘤较难鉴别,确诊需靠病理。

膀胱肿瘤以淋巴转移居多,以闭孔淋巴结(74%)和髂外淋巴结(65%)最常见;晚期可有血路转移,以肝、肺、骨、肾上腺多见;直接扩散少见,可种植于膀胱周围和前列腺、子宫、阴道等处,与上述器官原发肿瘤的鉴别在于后者膀胱内膜多完整。由于多数膀胱肿瘤恶性程度不高,加上症状出现早,首诊时多无转移,早期切除预后良好。

【影像检查技术与优选】

由于本病早期就有血尿表现,首次就诊时肿瘤往往不大,造影检查漏诊率较高。CT、MRI 能明确

表 2-11-5 膀胱肿瘤组织起源、恶性程度、发病率相关表

组织起源 (发病率)	肿瘤名称 (发病率)	恶性 程度
上皮组织 (98% 左右)	乳头状瘤(2%)	良性
	移行细胞癌(94%)、乳头状瘤、浸润癌	较低
	鳞癌(2%)、腺癌(1%)、原位癌(1%)	较高
非上皮组织 (2% 左右)	横纹肌肉瘤、平滑肌肉瘤、嗜铬细胞瘤、淋巴瘤等	较高

表 2-11-6 膀胱肿瘤分期标准

临床分期			病理分期
T			
T_X	原发肿瘤无法估计		T_X
T_0	无原发肿瘤证据		T_0
T_a	非浸润性乳头状癌		T_a
Tis	原位癌		Tis
T_1	肿瘤侵及上皮下结缔组织		T_1
T_2	肿瘤侵及固有肌层		T_2
	肿瘤侵及表浅固有肌层（内半层）		pT_{2a}
	肿瘤侵及深部固有肌层（外半层）		pT_{2b}
T_3	肿瘤侵及膀胱周围组织		T_3
	显微镜下		pT_{3a}
	肉眼可见（膀胱外肿块）		pT_{3b}
T_4	肿瘤侵及以下任一：前列腺基质、精囊腺、子宫、阴道、骨盆壁、腹壁		T_4
T_{4a}	肿瘤侵及前列腺基质、子宫、阴道		T_{4a}
T_{4b}	肿瘤侵及骨盆壁、腹壁		T_{4b}
	N（区域淋巴结包含初级及次级引流区域。主动脉分叉以上淋巴结视为远处淋巴结）		
N_X	淋巴结无法评价		N_X
N_0	未见淋巴结转移		N_0
N_1	真骨盆内区域淋巴结单发转移（下腹、闭孔、髂外或骶前淋巴结）		N_1
N_2	真骨盆内区域淋巴结多发转移（下腹、闭孔、髂外或骶前淋巴结）		N_2
N_3	淋巴结转移至髂总淋巴结		N_3
	M		
M_0	未见远处转移		M_0
M_1	远处转移		M_1

分期	T	N	M
0a	T_a	N_0	M_0
0is	Tis	N_0	M_0
I	T_1	N_0	M_0
II	T_{2a}	N_0	M_0
	T_{2b}	N_0	M_0
III	T_{3a}	N_0	M_0
	T_{3b}	N_0	M_0
	T_{4a}	N_0	M_0
IV	T_{4b}	N_0	M_0
	任意 T	$N_{1\sim3}$	M_0
	任意 T	anyN	M_1

显示肿瘤部位、结构，由于能多轴面成像，MRI 的定位价值更高。

【影像学表现】

1. X 线片、造影　平片对本病价值有限。造影可发现大小不一、数目不定的充盈缺损，表面可光整或凹凸不平（图 2-11-16），典型者呈菜花状。良性者基部较窄，可有蒂，恶性者基部较宽，病变局部可僵硬而扩张不良，若累及输尿管开口则可出现肾盂积水或"膀胱 - 输尿管反流"现象。此外，造影还可显示伴随的结石、炎症、积水、憩室等病变。技术是否得当对诊断效果影响很大，浓度过高或注入造影剂过多均可掩盖小病变，尤其对膀胱前后壁上肿瘤，为提高其显示率，除常规加拍侧、斜位片外，还应注意调整造影剂的浓度和用量，曾有学者用气钡双对比技术显示膀胱，效果不错。

2. CT、MRI　最小可识别 1～2cm 的病灶，对肿瘤的识别能力明显高于造影。

（1）瘤体：自身膀胱癌（bladder carcinoma）以腔内生长为主，膀胱浆膜面较少受累。肿瘤多为软组织密度，CT 值 45～120Hu，增强扫描可明显强化（图 2-11-17），瘤体较大时可因坏死而密度不均。T_1加权肿瘤为中等信号，T_2加权信号虽有所升高，但仍低于尿液。由于解剖分辨率限制，目前技术条件下，CT、MRI 在判断膀胱壁肿瘤侵犯深度方面仍有一定难度（图 2-11-18～图 2-11-20）。

（2）转移征象：膀胱癌可突破浆膜侵犯邻近结构，形成边界不清的软组织肿块和盆腔积液，也可有膀胱周围和盆壁淋巴结转移，增强扫描上述病变可中等强化。CT 上蛋白含量较高的血液、脓液密度较高，CT 值近似软组织密度，与实质性肿瘤的区别要

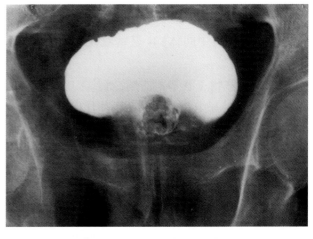

图 2-11-16　膀胱肿瘤（造影）

膀胱底部不规则充盈缺损，表面不整

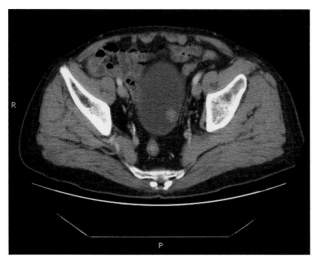

图 2-11-17　膀胱肿瘤（CT 增强）
膀胱左后壁肿块，向腔内突出，表面不规整

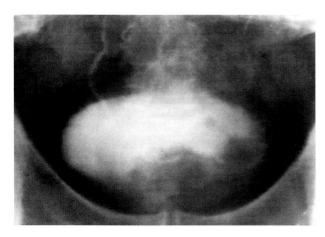

图 2-11-18　膀胱肿瘤（造影）
膀胱左下壁不规则充盈缺损，表面不规整

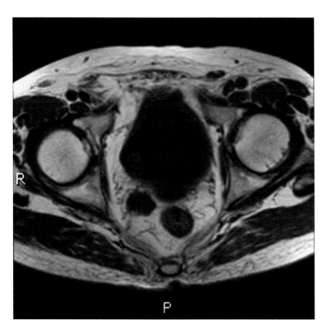

图 2-11-19　膀胱肿瘤（T₁加权）
轴位图像，肿瘤为中等信号，腔内生长

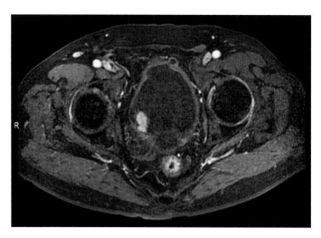

图 2-11-20　膀胱肿瘤（MRI 增强扫描）
肿瘤明显强化，相对低信号浆膜层分界清楚

靠增强扫描，后者可强化；MRI T_2 加权像上，高信号脓液与中等信号肿瘤极易鉴别，尤适于不能 CT 增强者。

（3）间接征象：CT、MRI 可显示伴行的结石、积血、炎症等病变。

（4）随访：所见影像学检查可了解治疗后有否新发肿块、盆腔积液等复发证据。

【诊断要点】

膀胱癌好发于膀胱三角区及膀胱底部，主要影像学表现为膀胱腔内乳头状、结节状病变，或膀胱壁不均匀局限性增厚。由于膀胱癌多灶常见，检查应包括全部尿路系统。

【鉴别诊断】

1. **前列腺肥大**　与膀胱三角区附近肿瘤的区别在于：前列腺肥大多见于老年男性，膀胱底部有边缘光滑的半球形压迹，CT、MRI 检查膀胱壁结构完整，肥大的前列腺密度可不均，可有沙砾样钙化。

2. **前列腺癌**　早期前列腺癌局限于前列腺内，影像学上与前列腺肥大难以鉴别，晚期肿瘤可侵犯膀胱，与膀胱原发肿瘤的区别在于前者肿瘤的主体位于前列腺，后者位于膀胱。

3. **腺性膀胱炎**　乳头状瘤型腺性膀胱炎的影像学表现与膀胱肿瘤极为相似，确诊靠病理。

4. **膀胱血块**　膀胱血块形态可不规则，一般位于坠积部位，CT 平扫可呈软组织密度，有时血块与膀胱壁之间可有低密度尿液分隔线，增强扫描血块无强化，变换检查体位，血块位置可变。

5. **膀胱周围肿瘤**　如卵巢癌、子宫肿瘤、盆腔转移等，上述肿瘤起源于膀胱外，可侵犯膀胱壁，肿瘤主体位于膀胱外，膀胱内膜多完整，临床也极少有血尿等表现。

6. 肠腔积气　造影上肠腔少量积气可与膀胱肿瘤表现相似，但多角度、不同时间拍片，气体形态可变，且肠气形态不受膀胱壁制约，常跨越膀胱壁，一般不难鉴别，若上述方法仍不能区别则要求 CT、MRI 检查。

第七节　神经源性膀胱

【概述及临床特点】

位于骶 $_{2~4}$ 脊髓段的脊髓反射中枢和位于其上直至大脑半球的脊上反射中枢是控制排尿的两个中枢，前者不受主观意识影响，称为低级中枢；后者受思维活动支配，通过下行锥体束协调低级中枢，称为高级中枢。支配膀胱的外周神经则由位于膀胱局部的自主神经和体神经组成。无论中枢还是外周任何环节发生问题均可出现排尿异常，这种神经功能性排尿障碍导致的膀胱病变就是神经源性膀胱（neurogenic bladder）。因病变部位不同，其临床表现也不一致（表 2-11-7）。

【影像检查技术与优选】

本病继发于神经损伤，膀胱表现缺乏特征性，发现对应节段神经损伤是本病的诊断关键，对中枢神经系统病变的诊断、鉴别价值，MRI 略优于 CT。

【影像学表现】

1. X 线片、造影　平片除偶可发现合并的阳性结石外，价值有限，造影表现依损伤部位而不同。

（1）高级中枢损伤：由于膀胱张力持续增高，造影示膀胱壁增厚，膀胱小梁或憩室形成，憩室不大，数目较多，可有结石，由于膀胱括约肌痉挛，膀胱内缘可呈高低不平小波浪状，膀胱体积常增大，形态多样，典型者呈宝塔形（图 2-11-21）。此外，造影还常可见到合并的膀胱炎、膀胱结石、膀胱 - 输尿管反流等表现。

（2）低级中枢及周围神经损伤：膀胱张力低，膀胱体积明显增大，由于膀胱壁肌肉松弛，膀胱表面光滑，偶尔也可见到膀胱炎、膀胱结石、膀胱 - 输尿管反流。上述表现特异性不高，须结合病史、临床和神经定位损伤做出诊断。

2. CT、MRI　可显示膀胱壁增厚、憩室形成、膀胱结石等。神经系统肿瘤、炎症、创伤等局灶性病变对本病的定性诊断有重要辅助价值，但是否是导致本病的直接原因，还须结合病史和神经定位体征而定。

表 2-11-7　神经源性膀胱神经损伤节段与临床、病理的关系

损伤节段	临床表现	病理表现
高级中枢	不自主排尿	膀胱张力高，膀胱小梁、憩室形成
低级中枢	尿潴留、尿失禁	膀胱张力低，容积大
外周神经	尿潴留、尿失禁	膀胱张力低，容积大

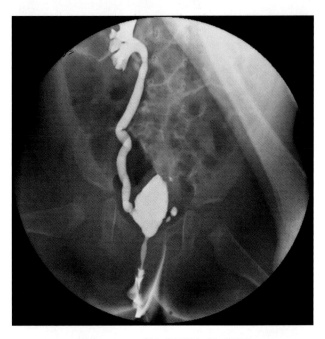

图 2-11-21　神经源性膀胱（造影）
膀胱体积增大，呈"宝塔状"外观

【诊断要点】

本病继发于神经损伤，膀胱表现缺乏特征性，发现对应节段神经损伤是本病的诊断关键。

【鉴别诊断】

慢性膀胱炎　慢性膀胱炎尤其下尿路梗阻者，影像学表现与神经源性膀胱较难鉴别，但前者无神经损伤的相应表现。

第八节　膀　胱　外　伤

【概述及临床特点】

膀胱外伤多发生在膀胱充盈时，闭合伤多见，开放伤少见。前者多见于直接或间接暴力，后者由开放性骨折或锐器损伤形成，此外，偶尔也可因手术误伤或自发性破裂。作为全身多发伤的一部分，应本着先救命的原则，只有生命体征相对平稳并在临床医师监护下才可谨慎地进行影像检查，由于伤情不明，检查时腹部不可加压。

由于受伤方式和受力程度不同，膀胱外伤病理类型包括：

1. **膀胱挫伤** 无膀胱壁穿透伤，仅有膀胱壁内出血、水肿、膀胱积血而不伴尿外渗，临床以血尿表现为主，本型是最轻微的膀胱创伤。

2. **腹膜内破裂** 膀胱顶部全层破裂，外渗尿液较少时聚集于破裂局部，量较大时则可位于腹腔、盆腔广泛区域，临床除血尿外往往还有少尿、尿闭等表现。

3. **腹膜外破裂** 膀胱下部和膀胱颈部全层破裂，尿液渗往盆腔和会阴部腹膜外间隙，也可沿输尿管周围进入肾周。

4. **开放性破裂** 膀胱与皮肤或邻近空腔脏器间有异常交通，可形成膀胱-腹壁瘘、膀胱-阴道瘘、膀胱-直肠瘘等多种破裂形式，尿液可从上述器官或腹壁创口中直接流出。

【影像检查技术与优选】

膀胱外伤作为全身伤的一部分，病情多较重，合理选择检查技术尤为重要：

1. **异物** 平片能清晰识别弹片等高密度异物，但不能准确判断其造成的软组织损伤，对等密度异物（如碎布、泥土、木片等）则不能识别；CT 对异物的敏感性明显高于平片，可识别许多平片未能显示的异物，由于金属异物在 CT 图像上可形成明显的伪影，干扰邻近结构的观察，必要时可选择骨窗；MRI 的密度分辨率不及 CT，尤其金属弹片在强磁场中可发生位移造成再次损伤，若平片、CT 发现金属异物，应慎用 MRI 检查。

2. **骨折** 平片可显示骨折部位、类型和移位情况。进一步了解继发软组织损伤，则应选择 CT 或 MRI，虽然 MRI 对骨折本身的认识能力不及 CT，但它对含水量变化的高敏感性，可发现平片和 CT 不能显示的轻微骨挫伤，尤其在 T_2 加权像上，骨内或骨旁的少量出血、渗出、水肿均呈明显高信号，极易识别。

3. **鉴定积液成分、判断活动性出血** 宜选 CT 增强扫描，若病情危重，不允许增强扫描，则应选 MRI，T_2 加权像，血液和尿液均为高信号，但在 T_1 加权像上尿液信号相对较低。

【影像学表现】

1. **X 线片、造影** 平片除发现高密度异物或骨折外，不能直接显示膀胱外伤。造影可根据造影剂分布，大致推测膀胱外伤的部位和类型，实施中应注意以下几点：①为保证膀胱造影剂浓度足够高，推荐直接膀胱造影，即通过膀胱插管将 4% 的泛影葡胺直接注入膀胱；②为了解膀胱全貌，减少重叠干扰，要求多角度摄片；③造影正常并不能完全除外膀胱创伤，若临床强烈提示本病可能，仍要进一步做 CT、MRI 检查。

2. **CT、MRI** CT 除可准确显示膀胱损伤和肝、脾、肾、大血管复合伤外，结合增强扫描还能鉴别外渗的尿液、血液，增强早期血管外间隙发现造影剂聚集则提示有活动性出血，由于其准确、安全，尤适于伤情不明者的观察。MRI 成像原理与 CT 不同，其影像表现也不一致：

（1）膀胱挫伤：局部膀胱壁可增厚、毛糙，由于挫伤区水肿、出血，T_2 加权上信号较高，定位和定性价值高于 CT。新鲜膀胱积血 CT 上为高密度，MRI 上为高信号。

（2）膀胱破裂：由于尿液大量进入膀胱周围间隙，膀胱难以满意充盈，根据尿液外渗的部位可进一步判断膀胱破裂位置。

【诊断要点】

外伤史作为诊断主要关键点，结合影像学检查不难做出诊断。

【鉴别诊断】

盆腔积血的密度、信号因就诊时间不同，其 CT、MRI 表现也不一致。与外渗尿液的区别在于后者延迟扫描与膀胱内尿液密度同步升高，若增强早期有造影剂进入，则提示有活动性出血，应及早治疗。

（俞　璐　吕永兴）

参 考 文 献

[1] Poturalski MJ, Magi-Galluzzi C, Liu PS. Squamous cell carcinoma of the bladder complicating schistosomiasis: AIRP best cases in radiologic-pathologic correlation[J]. Radiographics, 2017, 37（2）: 500-504.

[2] Huang L, Kong Q, Liu Z, et al. The diagnostic value of MR imaging in differentiating T staging of bladder cancer: a meta-analysis[J]. Radiology, 2018, 286（2）: 502-511.

[3] Potenta SE, D'Agostino R, Sternberg KM, et al. CT urography for evaluation of the ureter[J]. Radiographics, 2015, 35（3）: 709-726.

[4] 景国亮, 蒋梅. 神经源性膀胱的 CT 表现 [J]. 中国中西医结合影像学杂志, 2014, 3: 294-296.

第十二章　肾上腺疾病

肾上腺是成对的腹膜后器官，位于肾脏的内上方，与肾共同被包裹在肾筋膜内。肾上腺与肾之间存在脂肪组织，随年龄的增长而逐渐加厚。肾上腺是人体内的重要内分泌腺，由皮质、髓质构成，能产生多种激素。肾上腺皮质在外，起源于中胚层，自外向内分为三个带，依次为球状带、束状带和网状带，分别产生和分泌调节体内水盐代谢的醛固酮、调节碳水化合物代谢的皮质醇和影响性行为及第二性征的性激素。肾上腺髓质在内，起源于外胚层，类似交感神经节，可产生和分泌肾上腺素和去甲肾上腺素，可使心跳加快，心脏收缩力加强，小动脉收缩，维持血压和调节内脏平滑肌的活动等。由于肾上腺组织结构和功能上的复杂性，可发生多种不同类型的病变。

肾上腺病变依其是否产生过量激素或造成正常激素分泌水平的下降，分为三种类型，即肾上腺功能亢进性病变、功能低下性病变和非功能性病变。当肾上腺功能亢进性或低下性病变时，临床和化验检查可确定病变的存在，影像学检查的目的在于进一步明确病变的侧别、数目、大小、范围、良恶性乃至做出定性诊断。对于肾上腺非功能性病变，影像学检查在于发现病变并有可能明确其性质。

第一节　肾上腺的检查方法

既往肾上腺影像学检查方法包括腹部平片、静脉性尿路造影并体层检查、腹膜后充气造影、肾上腺动脉造影、肾上腺静脉造影并静脉取样及核素扫描等。由于这些检查方法的病变诊断准确率低，且某些方法属侵入性检查，操作复杂并有一定的危险性，目前多已废弃，仅在少数情况下还应用肾上腺静脉造影检查并取样分析及核素扫描。

自超声、CT和MRI检查广泛临床应用以来，已极大地改善了肾上腺病变的检出率及其定位、定性准确率，这些新的成像技术尤其是CT已成为当前肾上腺病变的主要影像学检查方法。肾上腺病变行CT或MRI检查时，病变的显示、定位乃至定性诊断均与检查技术密切相关，如注意不当，就会漏诊某些病变，或将一些正常解剖结构误认为肾上腺病变。因此，无论CT还是MRI检查均应标准化，必要时辅以一些特殊检查技术，以提高肾上腺病变的诊断准确率。

一、CT检查方法

肾上腺CT检查宜用快速、高分辨率CT机，多排螺旋CT检查法对于显示肾上腺小病变有独特价值，可保持肾上腺整体检查的连续性，从而避免了小病变的漏诊。应用MPR、SSD等多种后处理技术，能多方位和三维观察病变。

检查前准备与腹部常规CT检查无异。建议口服清水500～800ml作为阴性造影剂，进行胃肠道准备，有助于区分邻近肾上腺的十二指肠曲、胃底或胃底憩室与肾上腺病变。

肾上腺检查扫描范围必须包括双侧全部肾上腺，即从高于肾上腺上极层面连续向下扫描直至肾上腺不再显示为止。若初查层面即显示肾上腺，则有可能漏诊自肾上腺上极向上突的肿块；同理，如最终层面仍有肾上腺组织显示，则自肾上腺下极向下生长的肿块就有可能遗漏。

当疑为肾上腺小病变如Conn腺瘤时，肾上腺CT检查应在常规螺旋CT扫描后，采用薄层（0.5～3mm）重建，以避免部分容积效应影响和提高影像空间分辨率，这样不但有利于小病变的显示，并且有利于观察病变的边缘及其内部结构。

某些肾上腺病变，如肾上腺增生、萎缩、肾上腺髓样脂肪瘤和肾上腺囊肿等，平扫CT检查常可明确诊断，无需行增强CT检查。然而，多数肾上腺病变，特别是肾上腺软组织密度肿块，需行动态增强CT检查，以观察病变强化类型、程度以及有否坏死、囊变等,有利于定性诊断。动态三期扫描的时间与肾脏相近,动脉期延迟时间为 35 秒,静脉期 70 秒,延迟期为 100 秒。造影剂注射速率为 2.5ml/s 以上。此外,增强检查也有助于识别脾动脉、脾静脉或其他异常血管所形成的假性肾上腺肿块。

二、MRI 检查方法

疑为肾上腺病变者,如有幽闭恐惧症、心电起搏器、体内有铁磁性物质等 MRI 检查禁忌证,不应行 MRI 检查。

肾上腺 MRI 检查宜选用 1.5T 或 3T 场强 MRI 成像系统,具有可行 3~5mm 薄层检查、空间分辨率和信噪比高及成像时间短等优点。表面线圈通常为体线圈。应用呼吸补偿技术或一次屏住呼吸的快速成像序列,可减少或避免呼吸运动伪影。

肾上腺 MRI 检查时,先行上腹部定位扫描。之后行常规横轴位 T_1WI 和 T_2WI 检查。根据横轴位表现,特别对肾上腺区肿块可进一步选择冠状位和矢状位 T_1WI 和 T_2WI 检查,从而有利于明确病变的起源、三维空间位置及其与周围解剖结构的关系。横轴位、矢状位或冠状位检查时,层厚均为 3~5mm,无间隔(二次采集)或间隔 1mm。

常规 T_1WI 或 T_2WI 检查后,还可根据需要选择 T_1WI 或 T_2WI 并脂肪抑制成像技术。此时,和周围被抑制的较低信号脂肪组织相比,肾上腺呈高信号而格外显著。对于肾上腺病变,脂肪抑制技术非常有价值,其能明确脂肪组织的存在,如肾上腺髓样脂肪瘤,从而有助于病变的定性诊断。此外,常规 T_1WI 上亚急性出血和含有脂肪的肾上腺肿块均呈高信号,应用脂肪抑制技术前者信号强度不发生变化,有助于鉴别诊断。常规 T_1WI 和 T_2WI 上,非功能性肾上腺腺瘤与肾上腺转移瘤可具有相似的信号。化学位移成像技术对鉴别诊断有重要作用,含有一定量脂质成分的肾上腺腺瘤在反相位(脂类与水的质子相位相反)信号明显减低,从而与不含脂质成分的转移瘤鉴别。肾上腺某些病变,如肾上腺增生、肾上腺囊肿或肾上腺髓样脂肪瘤,平扫 MRI 即有可能明确诊断,无需增强 MRI 检查。对于平扫无法确定的病变,可行动态增强扫描。方法是静脉注入顺磁性造影剂 Gd-DTPA(0.1mmol/kg)即刻行横轴位和 / 或矢状位、冠状位 T_1WI 检查。腺瘤与非腺瘤强化与廓清速率不同:腺瘤多呈早期、轻 / 中度强化且廓清迅速,而非腺瘤多呈早 / 中期、中度 / 显著强化且廓清缓慢。

第二节　肾上腺的正常表现

肾上腺为腹膜后器官,位于肾筋膜囊即 Gerota 筋膜囊内,周围有丰富的脂肪组织,因而无论 CT 或 MRI 检查均可清楚显示肾上腺。应用高分辨力 CT 或中、高场强 MRI 检查,肾上腺显示率几乎达 100%,仅恶病质患者和婴幼儿由于腹膜后脂肪量少而显示欠佳。

一、正常肾上腺 CT 表现

肾上腺位于第 11~12 胸椎水平。左肾上腺较右侧者更接近肾上极,因此两肾位置虽有差异,但左、右肾上腺上极常显示在同一层面上。横轴位上,右肾上腺位于右肾上极前内上方,在右膈肌脚外侧与肝右叶内缘之间,前方毗邻下腔静脉;左肾上腺位于左肾上极前内侧,前外侧毗邻胰体、尾,内侧为左膈肌脚(图 2-12-1)。在横断面成像中,肾上腺均可分为体部和内、外侧肢。

肾上腺的形态因人而异,这是由于周围脂肪含量不同及肾上腺长轴与扫描层面间角度差异所致。即使同一肾上腺,由于其复杂的三维形态及内、外侧肢的显示差异,而在不同层面上也表现各异(图 2-12-2)。在偏头侧层面上,右肾上腺通常表现为一斜线样软组织密度结构,这是仅显示内侧肢的结果,而外侧肢通常紧附在肝表面上难以识别。在偏足侧层面,右肾上腺常呈倒 V 形或倒 Y 形,左肾上腺多呈倒 V 形或倒 Y 形,也可为三角形等。越向足侧层面和 / 或周围脂肪量越多时,左、右肾上腺内、外侧

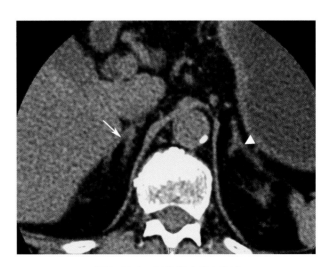

图 2-12-1　正常肾上腺(CT)
右肾上腺位于肝右叶与右膈肌脚之间(↘),呈倒 V 形;左肾上腺呈倒 Y 形(△),内侧为左膈肌脚,外侧为胃小弯

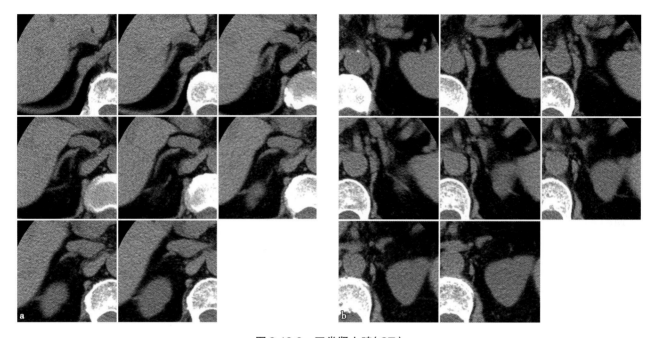

图 2-12-2 正常肾上腺(CT)

同一个体右、左侧肾上腺连续扫描层面(a、b),显示不同层面上,同一肾上腺具有不同形态

肢间的角度就越大。双侧肾上腺的下极通常呈横形线样结构。

正常肾上腺在平扫 CT 上呈软组织密度,低于肝实质,类似肾脏密度。增强检查时,肾上腺呈均匀强化。无论平扫或增强检查均不能分辨出肾上腺皮、髓质。肾上腺的边缘通常平直或轻度内凹,少数也可呈轻度一致性外突,但表面总是光滑的,并无外突结节。

肾上腺大小可行径线、面积或体积测量。径线测量包括:长度(L),即肾上腺头尾侧距离;宽度(W),为肾上腺侧肢最大前后径;厚度(T),为侧肢汇合处与长轴垂直的最大距离。面积测量应在肾上腺显示最大层面上获得,体积测量则为各层面面积之和乘以层面厚度。通常,右肾上腺体部厚度不超过 8mm,左肾上腺体部厚度不超过 10mm,正常肾上腺内、外侧肢厚度不超过 5mm。肾上腺厚度超过 10mm 或面积大于 150mm² 时,应考虑肾上腺增大。理论上,肾上腺的体积测量较为准确,但由于测量复杂,临床上并不实用。

肾上腺 CT 检查时,应注意假性肿瘤的可能性。所谓假性肿瘤是指邻近肾上腺的一些正常结构或异常改变可类似肾上腺肿块,若认识不足极易发生误诊。平扫 CT 上在左肾上腺区,较大的脾内侧突、副脾、分叶脾及扭曲扩张的脾动脉或脾静脉(图 2-12-3)及膈下静脉均可类似左肾上腺肿块。增强检查则可避免误诊,脾内侧突、副脾及分叶脾的强化程度与脾一致,而扭曲、扩张的脾血管及膈下静脉明显强化且与其他血管强化程度相同。此外,向后反折的胃底、胃底憩室及偶尔的小肠曲也可突入左肾上腺区而形成假性肿块。口服造影剂可资鉴别。右肾上腺毗邻器官较少,发生假性肿瘤的机会少于左侧,其中包括充液的十二指肠曲及结肠等,口服造影剂及连续层面观察均有助于这些假性肿瘤的判断。

二、正常肾上腺 MRI 表现

在横轴位 MRI 图像上,肾上腺的位置、形态、边缘、大小及其毗邻关系与 CT 表现相同。在冠状位上,两侧肾上腺位于肾上极上方,通常呈倒"V"形或倒"Y"形(图 2-12-4)。

在不同成像序列上,肾上腺信号强度各异。在标准 SE 序列 T_1WI 上,肾上腺呈中等信号,信号强度类似或略低于肝脏,可略高于膈肌脚,但明显低于周围脂肪信号。在 T_2WI 上,肾上腺信号强度高于膈肌脚,类似或高于肝脏信号,并且仍低于周围脂肪,只是与脂肪间信号差别不及 T_1WI 明显。高场强 T_2WI 上,有明显的化学位移伪影,致肾上腺细节显示欠佳。然在 T_1WI 或 T_2WI 并脂肪抑制序列上,肾上腺信号明显高于周围抑制的脂肪组织(图 2-12-4),且无 T_2WI 上的化学位移伪影,有助于对肾上腺小结节的显示。在梯度回波并脂肪抑制序列上,肾上腺也呈高信号。常规 SE 序列及梯度回波序列上,邻近肾上腺的血管由于流空或流入增强现象而易于分辨。

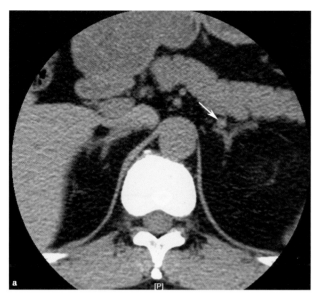
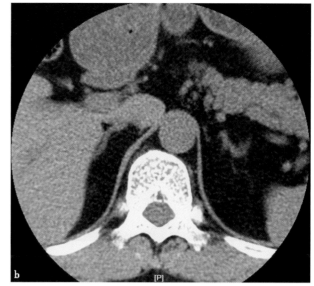
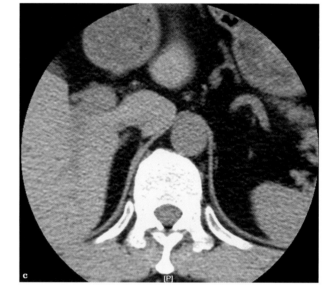

图 2-12-3　脾静脉类似左肾上腺肿瘤（CT）
a. 左肾上腺见一类圆形软组织密度结节（↘）；b、c. 连续层面观察，该结节与脾静脉相连续

与 CT 检查相比，MRI 检查时肾上腺假性肿瘤较为少见。部分原因是 MRI 可多方位成像，易于显示肾上腺与周围结构的关系。其次是肾上腺周围血管在自旋回波序列上呈流空表现，而在梯度回波序列上呈高信号，不致与肾上腺病变混淆。

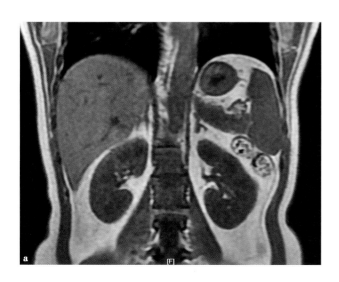
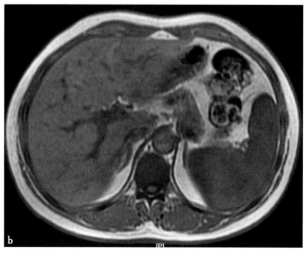

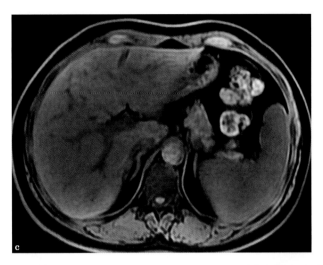
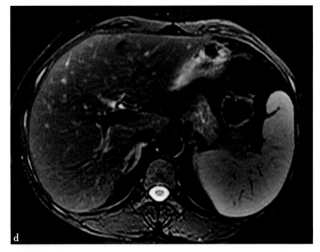

图2-12-4 正常肾上腺（MRI）

a～d. T$_1$WI（a、b）示双侧肾上腺呈倒Y形，为中等信号，信号强度略低于肝脏，周围为高信号脂肪组织；T$_1$WI脂肪抑制（c）示双侧肾上腺信号强度类似于肝脏。T$_2$WI脂肪抑制（d）示双侧肾上腺信号略高于肝脏

第三节 肾上腺检查的适应证和方法选择

一、肾上腺检查的适应证

行肾上腺影像学检查最常见的原因是临床和化验检查已确定为肾上腺功能亢进性或低下性病变，检查的目的是进一步明确病变的位置、数目、大小及其性质，从而有利于临床治疗。此外，某些患者临床虽有肾上腺病变的症状和体征，但化验检查结果阴性或可疑，或虽经某种影像学检查如B超检查仍难以确定者，则需选择适宜的影像学检查，以进一步明确诊断。

某些患者可意外发现肾上腺病变，称为肾上腺偶发瘤。例如由于其他原因行腹部B超、CT或MRI检查或行腰椎CT或MRI检查时，意外发现肾上腺病变，则需选择适当的检查技术，依标准程序进行肾上腺检查，以确定肾上腺病变性质。

有些患者虽无肾上腺病变的症状和体征，化验检查也属正常，但由于易发生肾上腺病变而需行肾上腺影像学检查。例如肺癌尤其是未分化癌易发生肾上腺转移，故患者治疗前应常规行肾上腺检查，而在治疗后也应定期复查。再有，多发性内分泌腺瘤病ⅡA型及ⅡB型（Ⅲ型）、家族性嗜铬细胞瘤、von Hippel-Lindau病及神经纤维瘤病等，也应适时行肾上腺检查，有助于早期发现嗜铬细胞瘤。

肾上腺病变治疗后，应行影像学随诊检查，以估价疗效及判断病变有无复发。

二、肾上腺检查方法的选择

（一）CT检查

密度、空间分辨率高、图像清晰、解剖关系明确、检查安全迅速，是肾上腺的首选影像学检查方法。经CT检查，多数肾上腺病变能准确做出定位诊断，并可清楚显示其数目、大小、形态及与毗邻结构的关系，结合临床和化验检查，常能做出准确的定性诊断。然而，CT检查在某些方面仍有限度，如不能准确定位肾上腺区较大肿块的起源；不能显示大小无变化的肾上腺增生；也不能可靠地鉴别某些肾上腺肿瘤，如非功能性皮质癌与神经节瘤的鉴别。此外，CT检查具有电离辐射，因而孕妇及婴幼儿肾上腺CT检查应慎用。

（二）MRI检查

MRI是继CT之后的又一肾上腺主要影像学检查方法。与CT检查相似，MRI检查能发现多数肾上腺病变，并且结合临床资料常能做出准确诊断。MRI检查的优点是在某些方面可弥补CT的不足，即多方位成像能更准确地判断肾上腺区较大病灶的起源及其范围；可进一步显示某些肿瘤组织特征，如肾上腺髓样脂肪瘤和嗜铬细胞瘤等而有助于定性诊断；并能较佳地鉴别肾上腺转移瘤与非功能性腺瘤；无放射性损伤，适于孕妇及婴幼儿的肾上腺检查。然而，MRI检查也有许多不足：①检查时间较长、费用较高，且对患者检查条件有所限制，如幽闭恐惧症、置入心脏起搏器者不能进行此种检查；②空间分辨率不足，对肾上腺小病灶，如肾上腺增生的小结节、Conn腺瘤等的显示还不及CT准确；

③不能确切判断肾上腺病变内钙化，而不利于肾上腺结核等病变的诊断。

（三）超声检查

除儿童外，超声检查一般不宜为肾上腺病变的主要影像学检查法。和 CT 及 MRI 相比，超声检查的敏感性和特异性均较差；且由于肠气及脂肪组织的干扰，肾上腺尤其是左侧肾上腺常常很难识别。然而超声检查易行、价廉，且在某些情况下，如确定上腹部较大肿块的起源或判断肿块囊实性上仍有价值，因而依临床需要可有选择地使用超声检查。

（四）肾上腺动脉造影或静脉造影

自 CT 及 MRI 检查广泛用于临床以来，这两种检查方法已基本不再使用。仅在少数情况下仍用静脉造影并取样检查，如原发性醛固酮增多症 CT 检查难以确诊时，取样分析有助于鉴别 Conn 腺瘤与双侧肾上腺增生。然而其他肾上腺病变如 Cushing 综合征或疑为嗜铬细胞瘤时，则极少应用静脉取样的方法。肾上腺静脉造影并取样检查的技术条件要求较高，应慎行，其可发生取样不足而影响诊断，还有并发肾上腺出血或梗死的危险。

（五）核素检查

目前，肾上腺病变很少使用核素检查，其缺点是肾上腺检查所用的核素药物种类有限，检查时间长且价格较贵。然而，在嗜铬细胞瘤诊断中，碘标记的放射性核素即 ^{131}I-MIBG 检查仍有价值。其优点在于全身成像，有利于发现肾上腺之外的嗜铬细胞瘤及恶性嗜铬细胞瘤的转移灶。由于 CT 和 MRI 检查能迅速有效地查出肾上腺和其他腹膜后嗜铬细胞瘤，因此 ^{131}I-MIBG 检查通常不作为初查方法，仅当 CT 和 MRI 检查为阴性，而临床和化验检查有力支持为嗜铬细胞瘤时；或疑为恶性嗜铬细胞瘤而寻找转移灶时，方行 ^{131}I-MIBG 检查。^{131}I-MIBG 检查不能提供病变的解剖细节，因此即使检查为阳性，也应行 CT 或 MRI 检查，以利于手术或其他治疗计划的制订。

第四节　肾上腺功能亢进性病变

肾上腺功能亢进性病变包括 Cushing 综合征、原发性醛固酮增多症（Conn 综合征）和嗜铬细胞瘤。前两者病变来自肾上腺皮质，后者则发生在肾上腺髓质。此外，还有极为少见的先天性皮质增生及少数皮质肿瘤可产生肾上腺性性征综合征，包括男性假性早熟、男性假两性畸形、女性假两性畸形、女性男性化和男性女性化。

一、Cushing 综合征

Cushing 综合征可发生在男、女任何年龄，最常见于中年女性。典型症状为向心性肥胖，面部因有大量脂肪沉积而呈"满月脸"，皮肤和皮下结缔组织萎缩致紫纹。此外，还表现有痤疮、毛发多、高血压、乏力、月经不规则及骨质疏松等。

Cushing 综合征依病因分为三种类型，即垂体性（也称 Cushing 病）、异位性和肾上腺性 Cushing 综合征。垂体性 Cushing 综合征的病因在下丘脑和 / 或垂体，常为垂体增生和 / 或腺瘤；异位性 Cushing 综合征是由于垂体外肿瘤组织分泌促肾上腺皮质激素（adrenocorticotropic hormone，ACTH）所致，可为肺癌、胸腺癌或甲状腺癌等。这两种类型均属 ACTH 依赖型 Cushing 综合征，占全部 Cushing 综合征的 70%～85%，均造成双侧肾上腺皮质增生。肾上腺性 Cushing 综合征通常是由于肾上腺皮质腺瘤或皮质癌所致，肿瘤自主分泌过多皮质醇，反馈性抑制垂体 ACTH 分泌，而造成了非病变处肾上腺的萎缩。因而肾上腺性 Cushing 综合征属非 ACTH 依赖型 Cushing 综合征，占全部 Cushing 综合征的 15%～30%。

Cushing 综合征经血浆 ACTH 和血、尿皮质醇的测定及大、小剂量地塞米松抑制试验，多可明确其类型。影像学检查的目的是判断垂体性 Cushing 综合征的肾上腺是否有增大及其程度以及明确垂体病变；确定异位性 Cushing 综合征的肾上腺形态学改变并有可能查出产生异位 ACTH 的肿瘤；对肾上腺性 Cushing 综合征则可判断肿瘤的位置、大小及其良恶性。

（一）肾上腺增生

【临床概述】

Cushing 综合征中，肾上腺增生最常见，为双侧性，占 70%～85%。其中大多数（约 80%）系由垂体增生或腺瘤引起，而异位分泌 ACTH 病变所致者仅占 20% 左右。

【影像学表现】

肾上腺增生通常以 CT 作为主要检查方法，平扫 CT 即能明确诊断，无需增强检查。肾上腺增生因 CT 表现不同，常分为肾上腺弥漫性增生和肾上腺结节性增生。前者多见，约占 85%，显示双侧肾上腺弥漫性增大，侧肢厚度大于 10mm 和 / 或面积大于 150mm^2，增大的肾上腺边缘光滑并仍保持正常形态（图 2-12-5）。结节性增生占 12%～15%，除

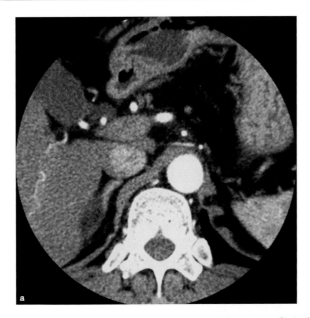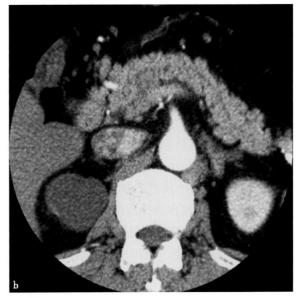

图 2-12-5　肾上腺弥漫性增生（CT）

a、b. 双侧肾上腺弥漫性增大，体部、侧肢增宽，面积增大，增大的肾上腺边缘光滑，并仍维持正常形态

具有弥漫性增生所示的双侧肾上腺增大，即侧肢增厚和/或面积增大外，还显示增大肾上腺边缘有一些直径可达 6~7mm 的小结节，这种小结节一般为双侧性，然也可为单侧性。

【诊断与鉴别诊断】

在 Cushing 综合征中，CT 检查虽可发现肾上腺增生，但并非每例增生均能显示异常。文献报告，病理证实的肾上腺增生中约 50% CT 表现正常。这是由于肾上腺增生尚未造成能被 CT 显示的肾上腺形态改变之前，就已产生了临床症状和化验异常，因此，应当明确肾上腺 CT 检查表现正常并不能除外肾上腺增生。

当 CT 检查显示双侧肾上腺弥漫性增大并侧肢厚度和/或面积超过正常值时，结合 Cushing 综合征的临床和化验表现，即可诊断为肾上腺增生，然而 CT 检查并不能鉴别垂体性和异位性 ACTH 病变所致的增生。应当注意，当患者因其他病变处于应激状态时，由于血液中 ACTH 水平增高，双侧肾上腺也可增大；此外，一些病变如肢端肥大症、甲状腺功能亢进、高血压并动脉硬化、糖尿病及多种恶性肿瘤也可致肾上腺非特异性增大，均需加以鉴别。

【比较影像学】

CT 检查由于密度及空间分辨力高、图像清晰、解剖关系明确等优点，为肾上腺增生的首选检查法。理论上讲，MRI 检查同样能显示肾上腺增生所致的腺体增大，但目前的 MRI 成像技术对肾上腺边缘特别是边缘处小结节的显示不及 CT 清晰，并且不能

获得更多的诊断信息，因而肾上腺增生的检查一般不使用 MRI，而其他影像检查技术则更少应用。

（二）肾上腺腺瘤

【临床概述】

产生 Cushing 综合征的肾上腺腺瘤为 Cushing 腺瘤，本病占 Cushing 综合征的 15%~20%。主要见于女性，男女比例为 1:4，峰值年龄为 30~40 岁。

【影像学表现】

Cushing 腺瘤以 CT 和 MRI 作为主要检查方法。

1. CT 检查　Cushing 腺瘤通常表现为肾上腺孤立性肿块，与肾上腺侧肢相连或位于两侧肢之间，呈圆形或椭圆形，边界清，有完整包膜，直径多为 2~3cm。其长轴常与肾上腺长轴或侧肢走行方向一致。肿块内部密度通常较均匀，大部分（>70%）肿瘤因富于脂质内容而近于水样密度。平扫 CT 以 10Hu 作为阈值，诊断腺瘤的灵敏度和特异性分别为 73% 和 96%。因此，大多数病变可以通过平扫 CT 进行诊断，不需要进一步检查。较大肿瘤中央可见少许出血及坏死而密度欠均匀。增强检查早期肿块呈轻度至中度均匀强化，之后快速廓清。根据不同 CT 扫描方式，有两种肿瘤廓清率的计算方式：绝对廓清率（absolute contrast enhancement washout，ACEW）和相对廓清率（relative contrast enhancement washout，RCEW）。ACEW =（增强 CT 峰值 - 延迟期 CT 值）/（增强 CT 峰值 - 平扫 CT 值）×100%，RCEW =（增强 CT 峰值 - 延迟期 CT 值）/ 增强 CT 峰值 ×100%。其中增强峰值时间为给予造影剂

1min，延迟扫描时间为 15min。ACEW>60% 对于诊断腺瘤的敏感性为 86%～88%，特异性为 92%～96%。RCEW>40% 对于诊断腺瘤的敏感性约为 96%，特异性约为 100%。肿块同侧残存肾上腺及对侧肾上腺由于反馈性 ACTH 水平减低而发生萎缩性改变，表现为肾上腺变小、侧肢纤细（图 2-12-6）。

2. MRI 检查 同样能准确发现 Cushing 腺瘤，其形态、大小及同侧肾上腺残部和对侧肾上腺改变同 CT 所见。肿块信号强度均匀，在 T_1WI 上类似肝脏，T_2WI 上也类似或略高于肝脏信号，等或低于正常肾上腺。由于肿块内含有脂质成分，肿块信号强度反相位较同相位明显减低，是腺瘤的特征性表现（图 2-12-7）。定量分析信号强度减低的方法包括：肾上腺-脾比率（adrenal-splenic ratio，ASR）和信号强度指数（signal intensity index，SII）。ASR=（反相位肾上腺病变信号强度−反相位脾脏信号强度）/（同相位肾上腺病变信号强度−同相位脾脏信号强度）×100，SII=（同相位病变信号强度−反相位病变信号强度）/同相位病变信号强度×100。ASR≤70 对于

诊断腺瘤的敏感性为 78%，特异性为 100%。SII>5% 多可确诊为腺瘤。但由于 T_1 权重、TE、翻转角等扫描参数的不同，不同中心测得的 SII 不尽相同。但需要注意的是，少数情况下，当肿瘤内含有微小脂肪成分时，也可表现为反相位信号减低，例如髓样脂肪瘤。Gd-DTPA 增强表现类似 CT 增强，肿块早期呈轻度至中度均匀强化，延时检查强化程度明显减低，说明造影剂快速廓清。

【诊断与鉴别诊断】

Cushing 综合征患者中，若 CT 或 MRI 检查发现肾上腺孤立性类圆或卵圆形软组织密度乃至稍低密度肿块或信号强度类似肝脏的肿块，直径为 2～3cm，边缘光滑，并有同侧及对侧肾上腺萎缩性改变，则可有把握地诊断为 Cushing 腺瘤。

Cushing 腺瘤应与其他肾上腺肿瘤鉴别，如 Conn 腺瘤、肾上腺皮质癌、肾上腺转移癌及肾上腺非功能性腺瘤等。这些肿瘤虽也表现为肾上腺肿块，但临床表现除某些皮质癌外均明显不同于 Cushing 腺瘤。此外，Cushing 腺瘤的 CT 和 MRI 表现较具特征，如

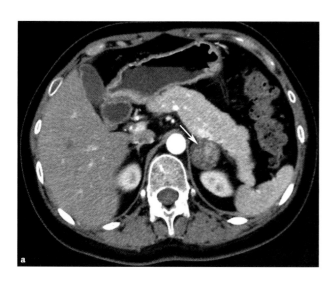

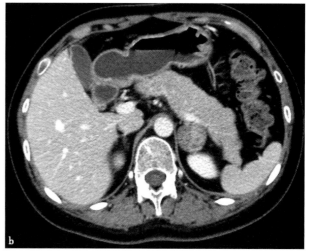

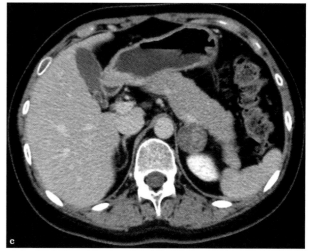

图 2-12-6 Cushing 腺瘤（CT）
a～c. 增强 CT 示左肾上腺软组织密度肿块（↘），边缘光整，轻度强化，平衡期造影剂快速廓清。右肾上腺体积变小，呈萎缩性改变

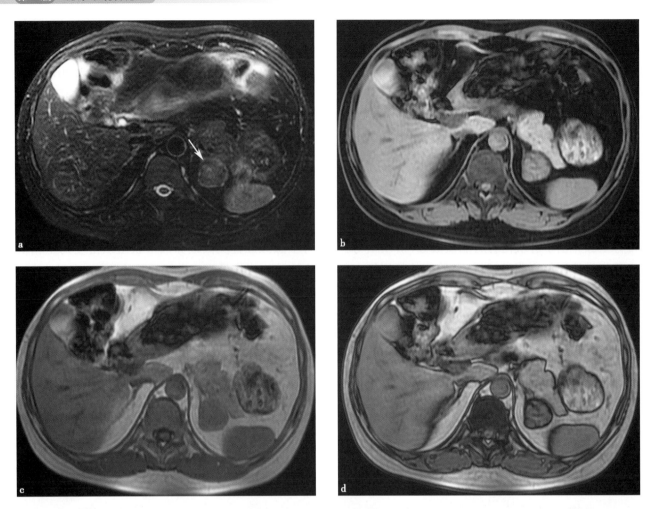

图 2-12-7　Cushing 腺瘤（MRI）

a. T$_2$WI 脂肪抑制示左侧肾上腺结节信号类似肝脏（↘）；b. T$_1$WI 脂肪抑制示其信号强度在 T$_1$WI 上略低于肝脏，右侧肾上腺呈萎缩性改变；c、d. 反相位（c）肿块信号强度较同相位（d）明显减低

前所述，特别是并存对侧及同侧残部肾上腺萎缩，一般不难鉴别。然而，肾上腺皮质癌也可并有肾上腺萎缩性改变，但肾上腺皮质癌多较大，直径常超过 10cm，且内部易出现出血、坏死而导致密度或信号不均匀，可资鉴别。

【比较影像学】

在 Cushing 综合征中，CT 和 MRI 检查均能准确诊断出 Cushing 腺瘤。两者各有所长：CT 显示对侧及同侧残部肾上腺的萎缩性改变要优于 MRI；而 MRI 同反相位成像可明确腺瘤内富有脂质成分。有时 CT 上腺瘤与囊肿密度相似，MRI 则能做出可靠鉴别。因而，当 CT 或 MRI 一种检查难以确诊时，应选择另一种方法，相互补充，可望明确诊断。

（三）肾上腺皮质癌

【临床概述】

原发性肾上腺皮质癌是一种少见的高度恶性肿瘤，预后极差，5 年生存率仅为 20%。有 2 个发病高峰，即 5 岁以内和 30～40 岁。男、女发病率相

似。肾上腺皮质癌中，约 50% 具有内分泌功能，以 Cushing 综合征常见，约占 65%，其可单独发生或与女性男性化并存。其余功能性皮质癌依次递减可单独发生男性化、女性化或醛固酮增多症。约 50% 的肾上腺皮质癌属非功能性肿瘤，多由于腹痛或其他原因行腹部影像学检查而意外发现为肾上腺肿块。

【影像学表现】

1. CT 检查　肾上腺皮质癌多表现为肾上腺较大肿块，最大径常超过 5cm，平均为 12cm（范围 3～30cm）。肿块呈类圆、分叶或不规则形。周边密度类似肾脏，内有坏死、出血、液化所致的不规则低密度区。增强检查时肿瘤周围实体部分呈显著持续强化，而其内低密度区无强化，有时于肿块周边可见薄的环形强化（图 2-12-8，图 2-12-9）。约 40% 肿瘤内可见散在点状或结节状钙化，个别瘤体内甚至有小的脂肪性低密度灶。产生 Cushing 综合征的皮质癌还可引起对侧肾上腺萎缩，而患侧肾上腺因肿块较大而显示不清。肿瘤突破包膜可引起周围脂肪组

织结构模糊。邻近肝、肾、胰腺、下腔静脉均可受侵犯。下腔静脉受累时,增强检查显示其内有无强化瘤栓。其他部位 CT 检查还可发现肝、肺、腹膜后淋巴结、脊椎等处转移。

2. MRI 检查 表现为肾上腺区较大肿块,冠状位和矢状位检查有助于确定其为来自肾上腺的肿块。肿瘤内部信号不均匀,T_1WI 信号不均匀,坏死区域呈低信号,出血成分呈高信号,T_2WI 呈不均匀高信号。少数肿瘤内可含有脂质成分,反相位信号较同相位减低。增强 MRI 检查,肿块周围实性成分呈显著持续强化,中央不规则出血、坏死区域无强化(图 2-12-9,图 2-12-10)。当肿瘤侵犯下腔静脉时,其内流空信号影消失,增强检查可见血管内瘤栓强化。MRI 检查同样能显示较大肾上腺肿块造成相邻脏器的移位,也可敏感地发现腹膜后和纵隔淋巴结转移及脊椎、肝脏等处的转移。

【诊断与鉴别诊断】

肾上腺皮质癌的诊断具有重要临床意义,如得不到及时诊断和治疗,平均存活期仅为 6 个月,及时确诊并手术切除有望延长患者生命。无论 CT 或 MRI 检查对肾上腺皮质癌的诊断均有较高价值。诊断时,首先应判断肿块的起源。多数肾上腺皮质癌尤其是非功能性者通常较大。肿瘤较大对判断起源造成一定困难,需与其他类型腹膜后肿瘤和侵犯肾上腺区的邻近脏器肿瘤相鉴别,在此方面 MRI 检查要优于 CT。肾上腺皮质癌除肿块较大外,也表现为密度或信号不均匀及增强检查肿块呈不均匀强化,CT 检查还常可发现钙化,这些表现虽常见于肾上腺皮质癌,但不具特异性。然而,当临床有 Cushing 综合征,特别是发现对侧肾上腺萎缩性改变、下腔静脉受侵或身体其他部位转移灶时,则可确诊为功能性肾上腺皮质癌。

非功能性肾上腺皮质癌需与其他非功能性肾上腺肿瘤,如非功能性腺瘤、神经节细胞瘤及成神经细胞瘤等鉴别。这些肿瘤均可表现为肾上腺区较大肿块,密度或信号不均匀,并有钙化,成神经细胞瘤还可发生转移,致 CT 和 / 或 MRI 检查及临床均难与非功能性肾上腺皮质癌相鉴别。此时建议经皮穿吸活检,以获得组织学诊断。

【比较影像学】

如前所述,结合临床资料,CT 或 MRI 检查均能较为准确地诊断出功能性肾上腺皮质癌,并显示

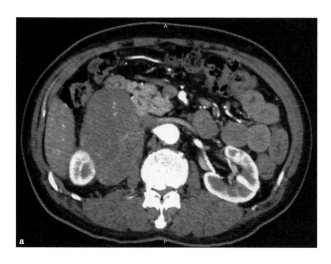

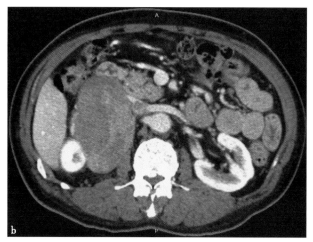

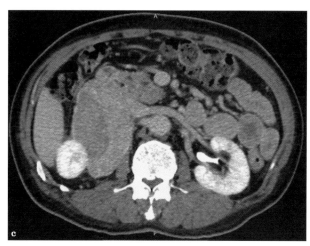

图 2-12-8 功能性右肾上腺皮质癌(CT)

a～c. 增强 CT 示右肾上腺区椭圆形肿块,密度不均匀,周边实性成分呈持续强化,内部低密度区无强化

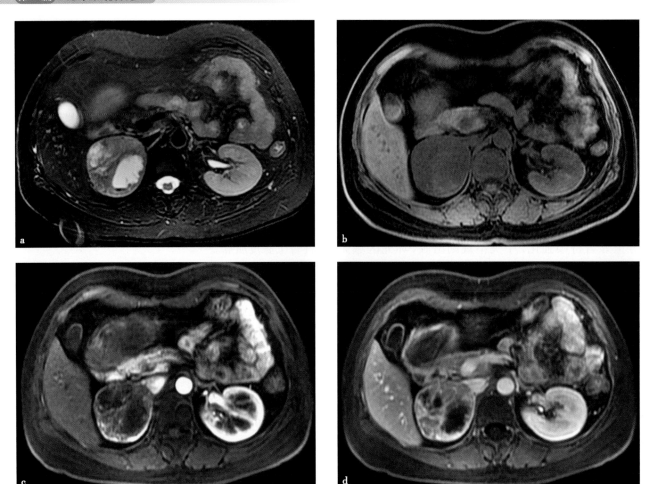

图 2-12-9　功能性右肾上腺皮质癌（MRI）

a、b. T_2WI 脂肪抑制（a）、T_1WI 脂肪抑制（b）示右肾上腺类圆形肿块，肿块信号不均匀，内有囊变坏死区；c、d. 增强检查示右肾上腺肿块强化不均，周边实性成分呈持续强化，内部坏死区无强化

其范围及转移情况，但对非功能性皮质癌的诊断，两者均有限度。CT 和 MRI 检查相比，前者能够敏感地发现肿瘤内的钙化而对定性诊断有一定帮助；MRI 检查的优点要更多一些，其可多方位成像，能较为准确判断肿瘤的起源，不使用造影剂也能敏感地发现下腔静脉受累及肝脏转移，有助于临床治疗计划的制订。

（四）原发色素结节性肾上腺皮质病

【临床概述】

原发色素结节性肾上腺皮质病是 Cushing 综合征中一种极为少见的类型，在 Cushing 综合征患者中诊断比例不足 1%。可以散发性形式发病（约占 33%），也可以家族性形式发病（约占 66%），可作为 Carney 综合征的一部分发生，后者是一种常染色体显性遗传的多发性肿瘤综合征，表现为皮肤点状色素沉着、内分泌肿瘤和非内分泌肿瘤（包括睾丸肿瘤和心脏黏液瘤等）。发病年龄低于其他类型 Cushing 综合征，多小于 30 岁。化验检查示血尿皮

质醇升高，而 ACTH 水平则很低，提示为 ACTH 非依赖性 Cushing 综合征。

【影像学表现】

1. **CT 检查**　可表现为双侧肾上腺正常，或轻微增生伴多发较大结节，呈串珠样，结节大小可达 1～3cm，而结节间的肾上腺部分显示萎缩。

2. **MRI 检查**　由于色素沉着，与邻近萎缩肾上腺相比，肾上腺结节在 T_1WI 和 T_2WI 上均呈相对低信号。

【诊断】

Cushing 综合征时，若发现双侧肾上腺有多发较大结节，结合化验检查血皮质醇增高而 ACTH 减低，可考虑为原发色素结节性肾上腺皮质病。

本病需与双侧肾上腺结节性增生鉴别，两者化验表现截然不同，后者血皮质醇和 ACTH 水平均增高，可资鉴别。

【比较影像学】

CT 检查能较佳地显示肾上腺多发结节及其间

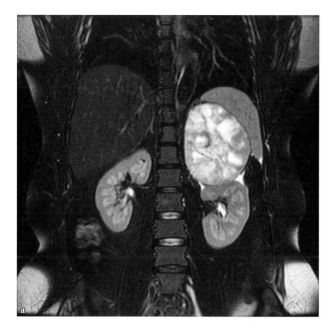

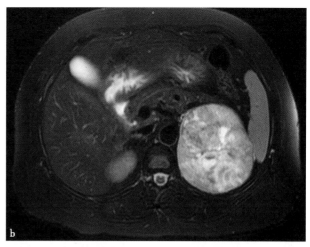

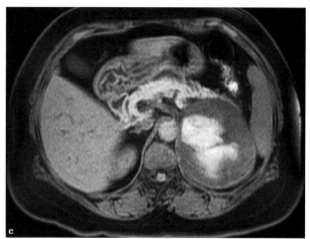

图 2-12-10　非功能性左肾上腺皮质癌（MRI）

a、b. T_2WI 脂肪抑制冠状位（a）及横轴位（b）示右肾上腺类圆形肿块，呈不均匀高信号；c. T_1WI 脂肪抑制示其内可见高信号影，代表出血

的腺体萎缩，是本病较为理想的检查方法。MRI 检查肾上腺结节在 T_1WI、T_2WI 呈相对低信号，对本病有一定提示作用。

二、原发性醛固酮增多症

原发性醛固酮增多症又称 Conn 综合征，是一种可治愈性高血压，占高血压患者的 0.5%～2%。女性发病率高于男性，男女比例约 1：3，发病峰值年龄为 20～40 岁。原发性醛固酮增多症是由于肾上腺皮质病变所致，其中 65%～95% 为肾上腺腺瘤，5%～35% 为肾上腺球状带增生。

原发性醛固酮增多症因分泌过量醛固酮，造成水钠潴留和血容量增加，临床表现为高血压、肌无力和夜尿增多。化验检查显示血和尿中醛固酮水平增高、血钾减低和肾素水平下降。立卧位血浆醛固酮水平测定有助于鉴别腺瘤与增生，即直立位检查时，增生者显示血浆醛固酮水平明显升高，而腺瘤则表现为下降。两者的鉴别具有重要临床意义，因腺瘤需手术切除，而增生使用药物治疗。

（一）原发性醛固酮增多症腺瘤（原醛腺瘤，Conn 腺瘤）

【临床概述】

单发腺瘤常见，双侧性腺瘤及一侧肾上腺多发性腺瘤均少见。一般瘤体较小，直径多为 1～2cm，很少超过 3cm。包膜完整，外观及切面均为橘黄色。

【影像学表现】

影像学检查的目的在于确定原发性醛固酮增多症的病因是否为腺瘤及其数目和侧别，以便手术治疗。

1. CT 检查　通常表现为单侧肾上腺孤立性小肿块，偶为双侧性或单侧多发性。肿块呈类圆或卵圆形，与肾上腺侧肢相连或位于两侧肢之间，边界清楚，多较小，直径常在 2cm 以下，偶可达 3cm 左右。肿块因富含脂质而密度较低，常常近于水样密度。增强检查时肿块呈轻度强化，而肾上腺本身强化较之明显，因而病变与肾上腺的关系更为明确，动态增强表现类似 Cushing 腺瘤（图 2-12-11～图 2-12-13）。同侧肾上腺可受压、变形，然其大小及对侧肾上腺均无萎缩性改变。

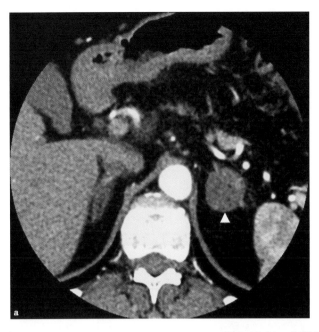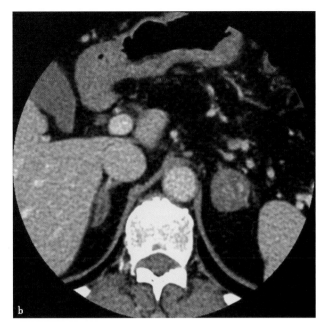

图 2-12-11　左肾上腺 Conn 腺瘤（CT）

a、b. 增强检查示右肾上腺类圆形肿块（△），轻度均匀强化，肿块边缘光滑

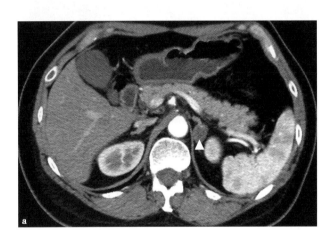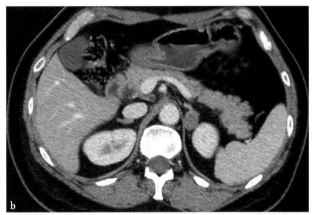

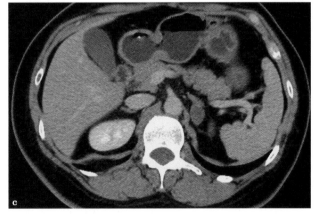

图 2-12-12　左肾上腺 Conn 腺瘤（CT）

a～c. 增强 CT 示左肾上腺内侧肢类圆形小肿块（△），边缘光整，轻度均匀强化，平衡期造影剂快速廓清

2. MRI 检查　同样可检出肾上腺原醛腺瘤，表现为肾上腺小肿块，在 T_1WI 和 T_2WI 信号强度类似肝脏。应用同反相位成像技术可证实肿块内含有脂质，即反相位时其信号强度明显减低（图 2-12-14）。增强 MRI 检查，原醛腺瘤发生强化，动态增强表现与 CT 动态增强相仿。

【诊断和鉴别诊断】

原醛腺瘤的 CT 或 MRI 检查表现具有一定特征：即肾上腺较小肿块，直径通常小于 2cm；CT 上密度低而常近似于水；MRI 反相位检查提示其内含脂质。根据上述表现，结合临床和化验检查，易于做出定位和定性诊断，准确率可达 80%～90%。

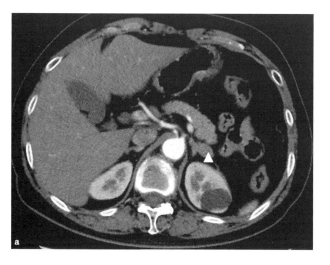

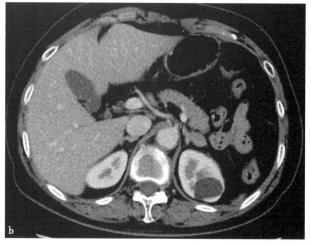

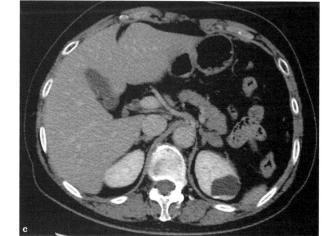

图 2-12-13　左肾上腺 Conn 腺瘤（CT）
a～c. 增强 CT 示左肾上腺外侧肢椭圆形小肿块（△），边缘
光整，轻度均匀强化，平衡期造影剂快速廓清

CT 检查时，由于原醛腺瘤密度常近于水，故应与肾上腺囊肿鉴别，增强检查原醛腺瘤发生强化而不同于肾上腺囊肿。如行 MRI 检查，腺瘤和囊肿在 T_1WI 和 T_2WI 加权像上也呈不同信号，两者鉴别并不困难。

【比较影像学】

由于多数原醛腺瘤较小，故应以 CT 作为首选检查法。MRI 检查虽能显示原醛腺瘤但并不比 CT 优越，其空间分辨力较低，因而对小病变的显示不够理想。

（二）肾上腺皮质增生

【临床概述】

原发性醛固酮增多症中，皮质增生所致者仅占少数。病理检查为皮质球状带增生，可为小结节型或大结节型。

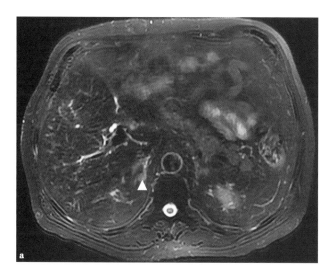

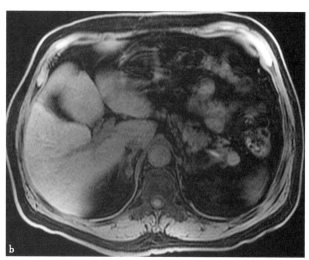

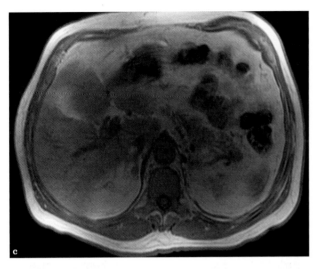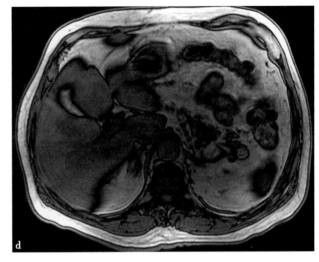

图 2-12-14　右肾上腺 Conn 腺瘤(MRI)

a. T$_2$WI 脂肪抑制可见右侧肾上腺内侧肢小结节(△),信号强度略高于肝脏;b. T$_1$WI 脂肪抑制示病变信号强度略低于肝脏;c、d. 结节信号强度反相位(d)较同相位(c)明显减低

【影像学表现】

1. **CT 检查**　双侧肾上腺常显示正常,少数为弥漫性增大。偶尔增生也可表现为肾上腺一个或多个小结节,直径甚至达 7～16mm,密度类似正常肾上腺或较低。

2. **MRI 检查**　肾上腺很少显示异常。

【诊断和鉴别诊断】

在原发性醛固酮增多症患者,当 CT 检查显示双侧性肾上腺增大时,可确诊为肾上腺增生。若表现为单一或多个小结节,应注意与单发及多发性腺瘤鉴别,但较为困难,此时,直立位血浆醛固酮测定及肾上腺静脉取样检查对其鉴别有一定帮助。CT检查肾上腺表现正常时,并不能除外增生,是由于球状带仅占肾上腺皮质的 10%～15%,即使其厚度增加 100%,也很难造成肾上腺形态学上明显改变,此时肾上腺增生的诊断主要依赖于临床症状和化验资料,而并非影像学检查。

【比较影像学】

在原发性醛固酮增多症中,CT 对肾上腺增生所致的大小改变及边缘小结节的显示要优于 MRI,应为首选影像学检查法。

三、嗜铬细胞瘤

嗜铬细胞瘤(pheochromocytoma)是一种产生儿茶酚胺的肿瘤,起源于交感神经系统,占初诊高血压患者的 0.5%,肿瘤的诊断具有重要临床意义,因其为一种可治愈性高血压。嗜铬细胞瘤可发生在任何年龄,峰值年龄为 20～40 岁。肿瘤 90% 发生在肾上腺。嗜铬细胞瘤又称为“10% 肿瘤”,即 10% 的肿瘤位于肾上腺之外,10% 为多发性肿瘤,10% 为恶性肿瘤。肾上腺外嗜铬细胞瘤多来自主动脉分叉处附近的副神经节,即 Zukerkandl 体,因而多见于腹主动脉旁、后纵隔和颈总动脉旁,也可发生在膀胱壁等处。

现已明确某些病变和家族易发生肾上腺嗜铬细胞瘤,这些病变包括多发性内分泌腺瘤病Ⅱ型、Ⅲ型(MENⅡ、MENⅢ)、神经纤维瘤病(neurofibromatosis,NF)Ⅰ型、von Hippel-Lindau 病(小脑、延髓和脊髓血管母细胞瘤、视网膜血管瘤、多脏器囊肿和嗜铬细胞瘤)及家族性嗜铬细胞瘤。此外,一些病变如 Sturge-Weber 综合征(脑三叉神经血管瘤病)和结节性硬化等,肾上腺嗜铬细胞瘤的发生率也较高。肿瘤常为双侧性。

嗜铬细胞瘤的典型临床表现为阵发性高血压、头痛、心悸、多汗和皮肤苍白,发作数分钟后症状缓解。一些患者也可表现为波动性或持续性高血压。化验检查,尿中香草基扁桃酸(VMA)及 3- 甲氧基肾上腺素的测定对嗜铬细胞瘤有诊断意义。属于儿茶酚胺的肾上腺素与去甲肾上腺素在肝脏和效应器官内代谢,其代谢产物即 VMA 经尿排出,因此 24小时尿 VMA 定量分析具有很高的诊断价值。

(一)肾上腺嗜铬细胞瘤

【临床概述】

肾上腺是嗜铬细胞瘤最常见的部位,其来源于肾上腺髓质的嗜铬细胞。肿瘤通常呈圆形,有完整包膜,血管丰富,其内常有出血和坏死。

【影像学检查】

1. CT 检查　嗜铬细胞瘤表现为一侧肾上腺的较大肿块,偶为双侧性肿块。直径通常为 3～5.5cm,但也可较大,甚至达 10cm 以上。较小的肿瘤密度均匀(图 2-12-15),较大的肿瘤常因陈旧出血、坏死而密度不均匀,其内有低密度区,甚至呈囊性表现,少数肿瘤的中心或边缘可见点状或弧线状钙化。增强检查时,肿瘤明显强化,而陈旧出血、坏死或囊变区无强化(图 2-12-16,图 2-12-17)。

2. MRI 检查　嗜铬细胞瘤的表现颇具特征性。由于肿瘤常较大而易为 MRI 发现,其在 T_1WI 上信号强度类似肌肉,低于肝脏;T_2WI 信号明显增加,强度甚可高于脂肪。当肿瘤内有出血时,表现为肿瘤中心在 T_1WI 和 T_2WI 上均有高信号灶(图 2-12-18)。动态增强检查时肿瘤实体部分呈明显强化。

3. ^{131}I-MIBG 检查　嗜铬细胞瘤显示肾上腺区有高浓集病灶。

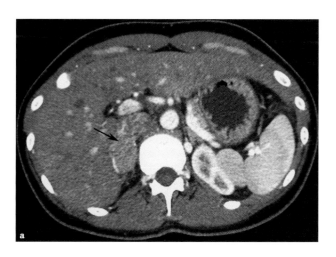

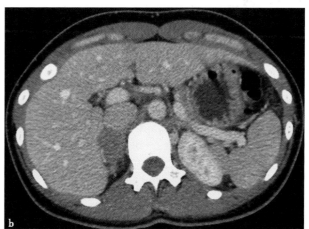

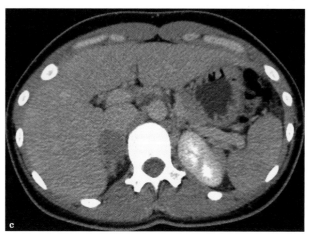

图 2-12-15　右肾上腺嗜铬细胞瘤(CT)
a～c. 增强 CT 动脉期(a)示右侧肾上腺椭圆形结节(↘),明显均匀强化,周围可见供血血管;静脉期(b)及平衡期(c)示病变强化程度明显减低,呈均匀低密度

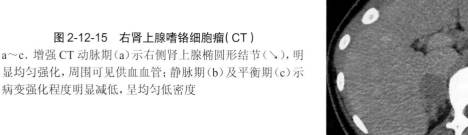

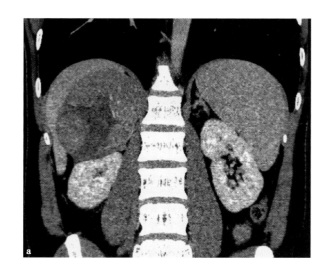

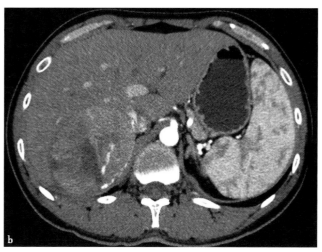

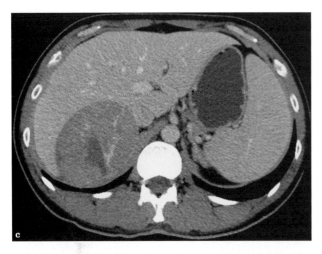
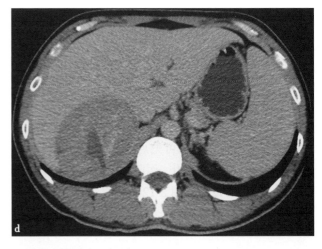

图 2-12-16 右肾上腺嗜铬细胞瘤（CT）

a～d. 增强 CT 冠状位（a）示右侧肾上腺类圆形肿块，密度不均匀，可见片状低密度；增强 CT 动脉期（b）示右肾上腺肿块明显不均匀强化，内可见迂曲血管影；静脉期（c）及平衡期（d）示肿块密度减低，内可见片状无强化低密度区

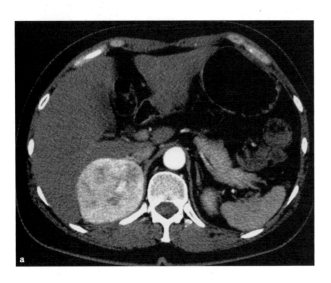
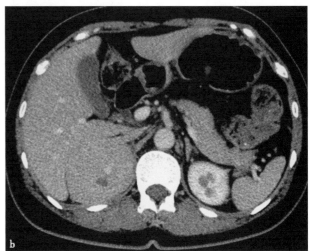

图 2-12-17 右肾上腺嗜铬细胞瘤（CT）

a～c. 增强 CT 动脉期（a）示右肾上腺圆形肿块，边缘光整，明显不均匀强化；静脉期（b）及平衡期（c）示肿块呈不均匀低密度，内可见无强化低密度区

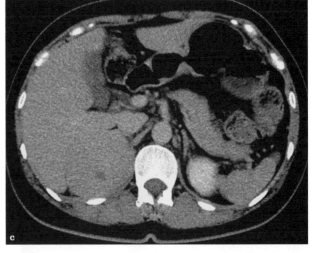

【诊断与鉴别诊断】

临床疑为嗜铬细胞瘤患者，当 CT 检查发现肾上腺较大肿块、密度均匀或不均并有实体部分明显强化，或 MRI 检查显示肾上腺肿块有上述信号特征时，结合临床症状和化验检查，通常可做出准确定位和定性诊断。^{131}I-MIBG 检查根据肾上腺区的高浓集病变，同样可做出准确诊断。

【比较影像学】

CT 和 MRI 检查能同样准确地发现肾上腺嗜铬细胞瘤并显示其特征，结合临床和化验检查均可做出

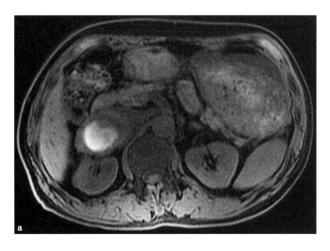

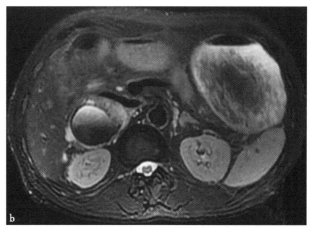

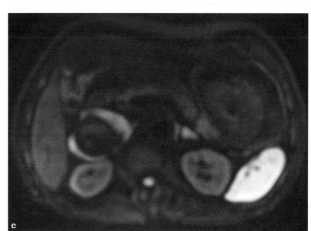

图 2-12-18　右肾上腺嗜铬细胞瘤（MRI）
a. T₁WI 脂肪抑制示右肾上腺肿块，信号强度略低肝脏，内部可见高信号区，代表瘤内出血；b. T₂WI 脂肪抑制示肿块内部出血呈分层状，下方呈低信号；c. DWI 示肿块实性成分呈高信号，内部出血区域呈低信号

准确定性诊断。就肿瘤特异性表现的显示而言，MRI 要优于 CT，且造影剂的副作用极为少见。[131]I-MIBG 检查费用高，需较长时间方可获得结果，且不能提供详细的解剖细节，目前尚未广泛应用，仅用于寻找肾上腺外嗜铬细胞瘤或恶性嗜铬细胞瘤的随诊。

（二）肾上腺外嗜铬细胞瘤

【临床概述】

由神经嵴衍化的嗜铬细胞除位于肾上腺髓质外，也分布在交感神经节内并为独立体分散在交感神经全长内，肾上腺外嗜铬细胞瘤即来源于这些细胞。发生在肾上腺髓质的肿瘤称为嗜铬细胞瘤，而肾上腺之外的肿瘤则称为肾上腺外嗜铬细胞瘤，也称为副神经节瘤。

肾上腺外嗜铬细胞瘤多发生在交感神经走行区即主动脉旁，其中以肾区水平腹主动脉旁最为常见，其次为纵隔和膀胱壁等处。如一组 199 例肾上腺外嗜铬细胞瘤的统计，腹主动脉旁者约占 70%，纵隔和膀胱各为 10% 左右，颈和骶尾部均为 2%～3%。

肾上腺外嗜铬细胞瘤的临床表现与肾上腺嗜铬细胞瘤相同。然而，膀胱嗜铬细胞瘤的表现较为特殊，即膀胱充盈或排尿时症状发作，表现为高血压、苍白和出汗等，当膀胱排空后，症状逐渐缓解。

【影像学表现】

CT 或 MRI 检查，表现为腹主动脉旁（图 2-12-19）、肾静脉旁（图 2-12-20）膀胱壁（图 2-12-21）或纵隔等处的类圆或卵圆形肿块，边界清楚。直径大小不一，其中发生在膀胱壁者多较小，其密度、信号特征及增强表现均与肾上腺嗜铬细胞瘤相同（图 2-12-19～图 2-12-21）。[131]I-MIBG 检查表现为腹主动脉旁、中线其他部位或盆腔内有结节状高浓集病灶。

【诊断和鉴别诊断】

当临床疑为嗜铬细胞瘤且化验检查也支持这一诊断时，若肾上腺区 CT 或 MRI 检查未发现异常，则应继续检查其余部位，特别是腹主动脉旁。膀胱嗜铬细胞瘤的临床表现较特殊，最初影像学检查即应以膀胱为重点。如检查发现这些部位有类圆或卵圆形肿块，并具有上述相应 CT 或 MRI 表现时，结合临床和化验表现即可诊断为肾上腺外嗜铬细胞瘤。[131]I-MIBG 根据异常的浓集灶，能敏感地发现和诊断出肾上腺外嗜铬细胞瘤。

【比较影像学】

CT 和 MRI 检查均可查出肾上腺外嗜铬细胞瘤，然而 MRI T₂ 加权检查时，嗜铬细胞瘤信号强度具有特异性，因而对肾上腺外嗜铬细胞瘤的检出要

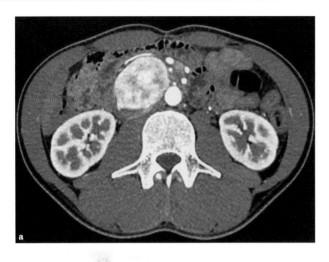

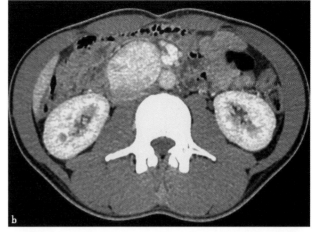

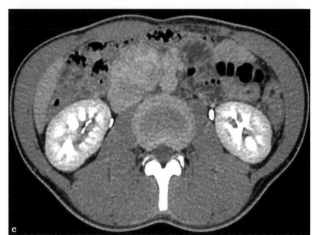

图 2-12-19　腹主动脉旁嗜铬细胞瘤（CT）

a～c. 增强 CT 示腹主动脉右旁椭圆形肿块，动脉期（a）明显不均匀强化，其内可见低密度区；门脉期（b）及平衡期（c）强化程度减低

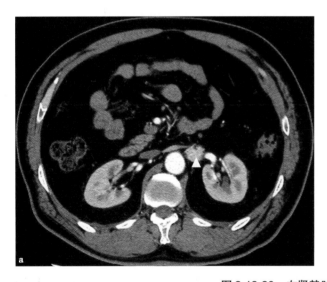

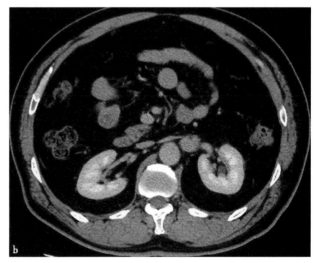

图 2-12-20　左肾静脉旁嗜铬细胞瘤（CT）

a、b. 增强 CT 动脉期（a）左肾静脉旁肿块明显均匀强化（△），静脉期（b）肿块强化程度减低，呈稍低密度

优于 CT 检查。^{131}I-MIBG 检查可全身成像，能敏感地发现肾上腺外嗜铬细胞瘤。如前所述，^{131}I-MIBG 检查具有一定缺点，仅当 CT 或 MRI 检查为阴性或难以确诊、而临床和化验检查高度提示为嗜铬细胞瘤时，才应用这一检查方法。

（三）多发性内分泌腺瘤病

【临床概述】

多发性内分泌腺瘤病（multiple endocrine neoplasia，MEN）是少见的内分泌病变，具有一定的遗传倾向。根据受累腺体不同，可进一步分为 MEN I

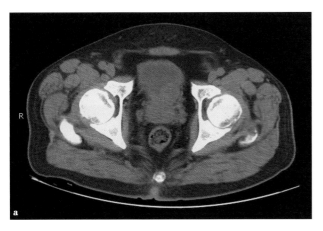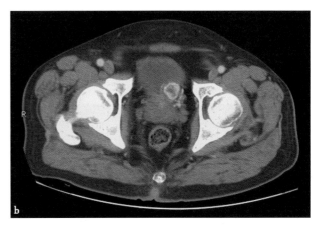

图 2-12-21　膀胱嗜铬细胞瘤（CT）
a. 平扫示膀胱左后壁处可见软组织结节，其中心密度较低；b. 增强检查示上述肿块周边明显强化，中心密度仍较低

型、MEN ⅡA 型和 MEN ⅡB 型，其中 MEN ⅡB 型又称为 MEN Ⅲ 型。MEN Ⅰ 型又称为 Wermer 综合征，包括甲状旁腺增生、垂体腺瘤、胰岛细胞/胃肠道腺瘤。MEN ⅡA 型亦称 Sipple 综合征，包括原发性甲状旁腺功能亢进症、甲状腺髓样癌及嗜铬细胞瘤。MEN ⅡB 型的表现类似 MEN ⅡA 型，但无甲状旁腺功能亢进症，包括甲状腺髓样癌、嗜铬细胞瘤。

在 MEN ⅡA 和 MEN ⅡB 型中，甲状腺髓样癌起源于滤泡旁细胞即 C 细胞，常为双侧腺叶多灶性病变，特征性产生降钙素。嗜铬细胞瘤的发生通常迟于甲状腺髓样癌，常累及双侧肾上腺，其中一侧者可早于另一侧数年。某些患者也可一侧为肾上腺嗜铬细胞瘤，另一侧为髓质增生。临床上与其他嗜铬细胞瘤不同，MEN ⅡA 和 MEN ⅡB 型患者很少有典型阵发性高血压，因此，当患者确诊为甲状腺髓样癌时常遗漏嗜铬细胞瘤的诊断。如未明确嗜铬细胞瘤而行甲状腺髓样癌手术时，麻醉可激发儿茶酚胺释放而发生高血压危象。

临床疑为 MEN ⅡA 和 MEN ⅡB 型时，CT 和 MRI 检查不但能进一步证实诊断，且能显示多发内分泌腺病变的数目、位置及大小，为临床治疗提供有价值的资料。此外，对 MEN ⅡA 和 MEN ⅡB 型阳性家族史的成员，CT 和 MRI 检查也可作为一随诊方法，以利于早期发现病变和及时治疗。

【影像学表现】

1. **颈部 CT 和 MRI 检查**　可显示双侧或单侧甲状腺叶内有类圆形或不规则形病灶。其在 CT 上呈低密度，MRI 上呈 T_1WI 低和 T_2WI 高信号。增强检查时病灶有不均匀强化（图 2-12-22）。

2. **肾上腺区 CT 和 MRI 检查**　表现类似非 MEN 的嗜铬细胞瘤（图 2-12-22）。

【诊断和鉴别诊断】

患者临床上有或无阵发性高血压、颈部和/或腹部可触及肿物、口周有或无多发性神经纤维瘤、化验检查示血降钙素及 24 小时尿 VMA 测定明显高于正常，则应考虑 MEN ⅡA 或 MEN ⅡB 型的可能。CT 或 MRI 检查显示甲状腺两叶内多发性病灶，不均匀强化，有或无颈部淋巴结转移，结合临床和化验检查可确诊为甲状腺髓样癌。MEN 的肾上腺嗜铬细胞瘤的 CT 和 MRI 表现、诊断及其鉴别诊断与非 MEN 嗜铬细胞瘤相同。当 CT 和/或 MRI 检查同时显示有甲状腺髓样癌和单侧或双侧肾上腺嗜铬细胞瘤时，即可诊为 MEN ⅡA 或 MEN ⅡB 型。在有阳性家族史的成员，即使仅发现甲状腺髓样癌，也应视为 MEN Ⅱ 型，并需定期行尿 VMA 测定及肾上腺区的 CT 或 MRI 检查，以早期发现嗜铬细胞瘤。应当指出的是，MEN ⅡA 或 MEN ⅡB 型中，嗜铬细胞瘤偶可发生在肾上腺之外，影像学检查时需加以注意。

【比较影像学】

CT 和 MRI 检查对 MEN ⅡA 和 MEN ⅡB 型的甲状腺髓样癌及肾上腺嗜铬细胞瘤的显示具有相似的敏感性，除某些肾上腺嗜铬细胞瘤的 MRI 表现较具特征外，余病灶表现均无特异性，须结合临床资料才能做出诊断。[131]I-MIBG 检查可有效地发现肾上腺或肾上腺外的嗜铬细胞瘤，可作为 CT 和 MRI 检查后的补充方法。

（四）恶性嗜铬细胞瘤

【临床概述】

嗜铬细胞瘤中，恶性者占 3%～10%，其中约 1/3 位于肾上腺之外。临床上，患者除高血压外还有体重减轻及相应的转移症状，某些患者表现为术后肿瘤复发和再发性高血压。

【影像学检查】

无论 CT 或 MRI 检查,就肿瘤本身表现而言,其和非恶性嗜铬细胞瘤间常无差异,但可发现局部侵犯、淋巴结转移和/或肝、肺等远隔处转移(图 2-12-23)。

^{131}I-MIBG 检查能敏感地发现恶性嗜铬细胞瘤的转移灶,表现为相应部位浓集灶,常为多发。

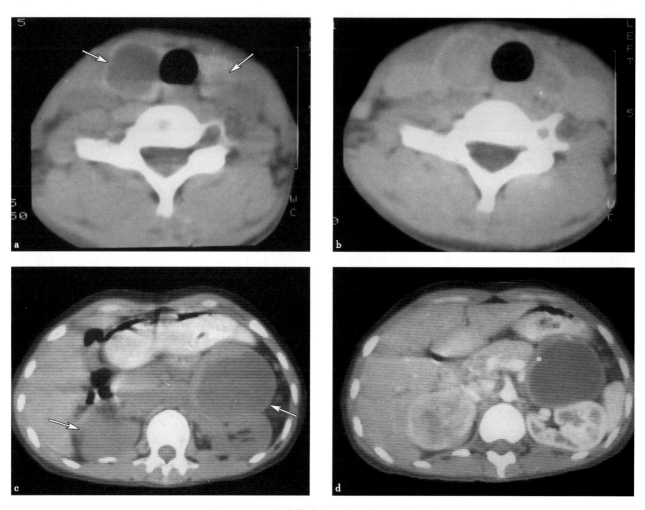

图 2-12-22 多发性内分泌腺瘤病ⅡA 型(CT)

a. 颈部检查平扫示双侧甲状腺叶内有低密度灶(白箭),右侧者较大;b. 增强检查见双侧甲状腺叶病灶不均匀强化;c. 肾上腺区检查平扫示右肾上腺区及腹主动脉左旁各有一肿块(白箭),后者呈囊性表现;d. 增强检查示右肾上腺区肿块不均匀强化,腹主动脉左旁肿块呈环状强化

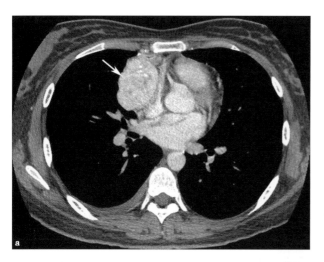
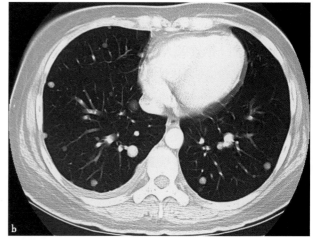

图 2-12-23 前纵隔恶性嗜铬细胞瘤(CT)

a. 增强 CT 示前纵隔椭圆形肿块(↘),明显强化,密度欠均匀,内可见强化血管影;b. 胸部 CT 示肺内多发转移

【诊断和鉴别诊断】

临床和化验检查诊为嗜铬细胞瘤时，如 CT 或 MRI 检查发现肾上腺肿块，特别是肾上腺外肿块，有前述嗜铬细胞瘤的表现，并有淋巴结和 / 或肺、肝等处转移时，可诊为恶性嗜铬细胞瘤。嗜铬细胞瘤治疗前或后的患者，当 ^{131}I-MIBG 检查显示体内有多发浓集灶时，也能准确诊断为恶性嗜铬细胞瘤并发生转移。嗜铬细胞瘤术后症状复发的患者，当原发肿瘤部位再次查出肿块，也应考虑恶性嗜铬细胞瘤的可能性，因最初的肿瘤病理检查不一定能可靠地诊为恶性嗜铬细胞瘤。

【比较影像学】

^{131}I-MIBG 检查易于发现恶性嗜铬细胞瘤的转移灶，应作为恶性嗜铬细胞瘤诊断及其随诊的最佳检查方法。CT 和 MRI 也能发现恶性嗜铬细胞瘤的转移灶，但敏感性不及 ^{131}I-MIBG 检查。

四、肾上腺性征综合征

肾上腺性征综合征（adrenogenital syndrome）少见，为肾上腺皮质病变产生过量雄激素或雌激素所致的一组性征异常，其中包括男性假性性早熟、男性假两性畸形、女性假两性畸形、女性男性化和男性女性化。肾上腺皮质病变可为先天性肾上腺皮质增生症、肾上腺腺瘤或肾上腺皮质癌。

（一）先天性肾上腺皮质增生症

【临床概述】

先天性肾上腺皮质增生症（congenital adrenal cortical hyperplasia）系常染色体隐性遗传性病变。本病是由于皮质激素合成过程中所需酶的先天缺陷所致，主要是 21β- 羟化酶、11β- 羟化酶的缺陷。正常皮质醇合成不足，并由于反馈作用刺激垂体分泌过量的 ACTH，导致肾上腺皮质增生，甚至可发生皮质腺瘤或皮质腺癌。过量的 ACTH 也致皮质醇前体，如 11- 去氧皮质醇和肾上腺雄酮合成量增加，临床多表现为女性假两性畸形或男性假性性早熟。某些酶的缺陷也可致男性女性化，但很少见。

【影像学表现】

CT 和 MRI 检查表现为双侧肾上腺弥漫性增大、侧肢增厚和面积增大，边缘可有大小不等的结节（图 2-12-24）。

【诊断和鉴别诊断】

根据 CT 和 / 或 MRI 检查显示双侧肾上腺弥漫性增大并有结节，结合临床有女性假两性畸形、男性假性性早熟或男性女性化表现和相应酶的化验异常，可确诊为先天性肾上腺皮质增生。仅据影像学检查，难与其他病变如 Cushing 综合征或 Conn 综合征所致的肾上腺增生相鉴别。

【比较影像学】

CT 检查能清楚显示肾上腺边缘，因而对先天性肾上腺皮质增生的诊断要优于 MRI。

（二）肾上腺腺瘤和肾上腺皮质癌

【临床概述】

肾上腺腺瘤和肾上腺皮质癌中，仅有少数产生过量雄激素或雌激素，而于临床上出现性征异常表现。

【影像学表现】

CT 和 / 或 MRI 检查，产生性征异常的肾上腺腺瘤或肾上腺皮质癌，与其他功能性或非功能性肾上腺腺瘤或肾上腺皮质癌的表现并无差异。

【诊断与鉴别诊断】

临床上出现性征异常时，若 CT 和 / 或 MRI 检查发现肾上腺肿块，可确诊为肾上腺肿瘤所致，并有可能鉴别其为肾上腺腺瘤或肾上腺皮质癌，前者肿块较

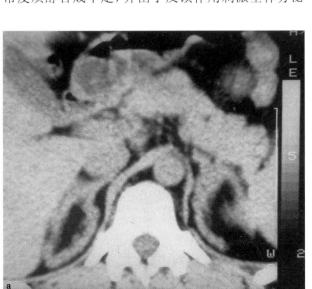
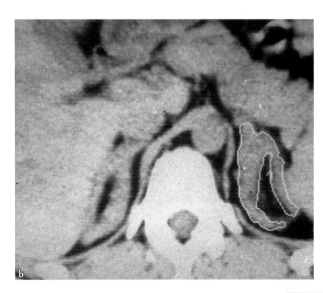

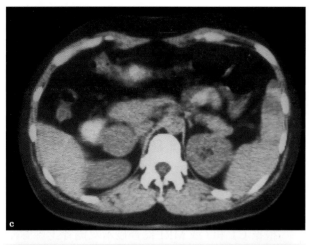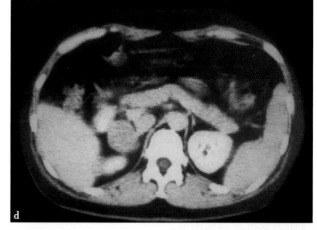
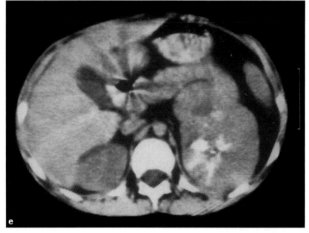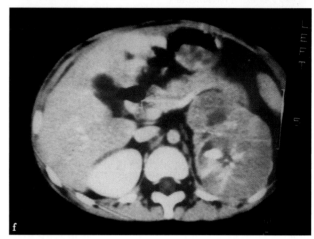

图 2-12-24 肾上腺性性征综合征(CT)

a、b. 先天性肾上腺皮质增生,双侧肾上腺弥漫性增大,边缘有多发小结节,临床表现为女性假两性畸形;c、d. 右肾上腺腺瘤,右肾上腺类圆形肿块(c),呈均匀强化(d),临床表现为女性男性化;e、f. 左肾上腺皮质癌,左肾上腺较大分叶状肿块,内有低密度区和钙化(e),不均匀强化(f),临床为男性假性性早熟

小,而后者通常较大并可侵犯下腔静脉和 / 或发生肝、肺等部位的转移。

【比较影像学】

CT 和 MRI 检查均能准确查出肾上腺腺瘤和皮质癌,其中 MRI 对肾上腺皮质癌起源的确定及对血管受侵犯的显示要优于 CT。

第五节 肾上腺皮质功能低下性病变

肾上腺皮质功能低下性病变按病程分为急性和慢性,按发病机制分为原发性和继发性,其中原发性慢性肾上腺皮质功能低下称为艾迪生(Addison)病。

一、慢性肾上腺皮质功能低下

慢性肾上腺皮质功能低下根据病因分为原发性(肾上腺型)和继发性(垂体型)。原发性是由于病变致双侧肾上腺皮质严重破坏,受损程度达 90% 以

上,发生肾上腺皮质功能低下症状和体征。继发性为垂体或下丘脑病变致垂体 ACTII 分泌水平下降,肾上腺皮质发生萎缩,从而造成皮质功能低下。

慢性肾上腺皮质功能低下者病程较长,可达数年乃至更长时间。主要症状和体征为疲乏无力、色素沉着(垂体型者无色素沉着)、低血压、食欲缺乏、低血糖、体重减轻、精神症状,乃至出现肾上腺皮质功能低下危象(Addison 危象)。化验检查表现为电解质紊乱,血、尿皮质醇测定低于正常。血 ACTH 测定在垂体型者低于正常,而在肾上腺型者高于正常。

(一)垂体型慢性肾上腺皮质功能低下
【临床概述】

垂体型慢性肾上腺皮质功能低下是由于垂体腺叶功能低下,ACTH 分泌减少所致。最常见的原因是产后大出血,又称希恩(Sheehan)综合征,此外还可见于垂体肿瘤、颅咽管瘤、下丘脑附近肿瘤、脑膜炎或颅脑外伤等病变。

【影像学表现】

1. **鞍区检查** CT 或 MRI 检查，垂体或鞍区肿瘤所致者可见蝶鞍增大和／或鞍内、鞍上肿块，肿块呈均匀或环状强化，鞍上池可部分或完全消失。结核性脑膜炎显示鞍上池等脑底池内肉芽组织强化和晚期的钙化影。颅脑外伤则有相应病史，表现颅底骨折、颅内血肿及晚期的软化灶和脑萎缩。希恩综合征可见空蝶鞍，即鞍上池疝入鞍内，垂体高度明显变小，低于正常值（图 2-12-25）。

2. **肾上腺检查** CT 或 MRI 检查显示双侧肾上腺萎缩，即侧肢厚度和面积均变小，面积可减至 30mm² 以下，但仍维持正常肾上腺形态、密度或信号（图 2-12-25）。部分患者显示双侧肾上腺大小、形态、密度或信号无异常。

【诊断和鉴别诊断】

临床和生化检查疑为垂体型慢性肾上腺皮质功能低下时，应行鞍区和肾上腺两个部位检查。若鞍区检查发现空蝶鞍、垂体肿瘤、鞍上肿块、脑膜炎等表现，而肾上腺区检查显示双侧肾上腺萎缩，即可结合临床资料诊为垂体型慢性肾上腺皮质功能低下。如仅显示鞍区病变而无肾上腺异常时，也不能除外垂体型慢性肾上腺皮质功能低下，因为肾上腺虽有功能低下，然未造成肾上腺形态改变时肾上腺检查可无异常发现。

【比较影像学】

垂体型慢性肾上腺皮质功能低下时，对鞍区病变的显示和诊断而言，MRI 通常要优于 CT。然而对肾上腺萎缩性改变的显示以 CT 检查较佳。

（二）艾迪生病

艾迪生病，即原发性慢性肾上腺皮质功能低下，主要病因为自身免疫性疾病所致的特发性肾上腺萎缩，其次为肾上腺结核，其他病因还有组织胞浆菌病、淀粉样变性和淋巴瘤等，均少见。身体其他恶性肿瘤虽易发生肾上腺转移，然很少造成肾上腺皮质功能低下，这是因为肿瘤需破坏 90% 以上的肾上腺组织才可发生肾上腺功能低下，而患者存活期很难达到此种程度。

1. **特发性肾上腺萎缩**

【临床概述】

特发性肾上腺萎缩属自身免疫性病变，多见于青年女性，患者血中常有抗肾上腺皮质细胞线粒体和微粒体抗体，往往和其他自身免疫性疾病并存。主要病理改变是皮质纤维化，皮质的球、束、网三带结构消失，而髓质变化不明显。血清免疫荧光检查可查到抗肾上腺抗体及抗其他组织、器官抗体。临床上常合并其他器官自身免疫性疾病，如特发性甲状腺功能低下、卵巢功能低下、红斑狼疮等病变。

【影像学表现】

CT 或 MRI 检查显示双侧肾上腺变小、萎缩，侧肢厚度及面积均明显低于正常值，但其形态无异常改变。

【诊断和鉴别诊断】

CT 或 MRI 检查显示双侧肾上腺变小（图 2-12-26），结合相应临床和化验表现可明确为特发性肾上腺萎缩。然而，仅就肾上腺本身影像学表现而言，其与垂体型艾迪生病所致的肾上腺改变并无差别，其鉴

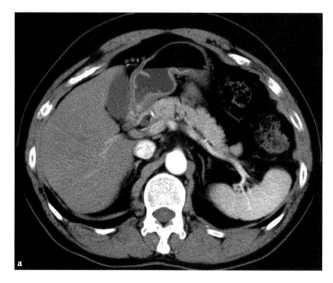
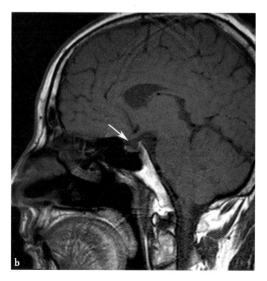

图 2-12-25 垂体型慢性肾上腺皮质功能低下（CT + MRI）
a. 肾上腺区 CT 显示双侧肾上腺变小、侧肢纤细；b. 头部 MRI 检查示鞍底略下限，垂体高度变小（↘）

别除依赖鞍区病变发现外，在很大程度上取决于临床和化验检查。

【比较影像学】

对显示肾上腺萎缩性改变，CT检查要优于MRI。

2. 肾上腺结核

【临床概述】

在艾迪生病中，肾上腺结核所致者占10%～30%，其由结核分枝杆菌血行播散而来。病理上，皮质、髓质均遭破坏，主要表现为结核结节或干酪性坏死灶。肾上腺结核常合并有其他部位结核，多为肺结核，占46%，余可为肾结核、肠结核、骨结核或淋巴结结核等。

【影像学表现】

肾上腺结核的CT和MRI表现因病期而异。

（1）CT检查：干酪化期显示双侧肾上腺增大，形

成不规则形肿块，偶为单侧性。肿块密度不均，内有多发低密度区，代表干酪化病灶，病变中心或边缘可有小的钙化灶。增强检查时肿块周边部及内隔发生强化，其内低密度区无强化（图2-12-27）。在钙化期，显示双侧肾上腺弥漫性钙化，常无可识别的残存肾上腺，钙化灶的形态和方向多与肾上腺一致（图2-12-28），增强检查无强化。

（2）MRI检查：干酪化期表现为双侧肾上腺肿块，形态常不规则，信号不均，在T_1和T_2加权像上主要呈低信号，其内可T_1低和T_2高信号灶。钙化期时钙化灶在T_1和T_2加权像上均呈极低信号。

【诊断和鉴别诊断】

CT检查示双侧肾上腺增大、形成肿块、内有低密度区和钙化灶，增强检查呈周边强化是肾上腺结核干酪化期常见的CT表现。需与其他双侧肾

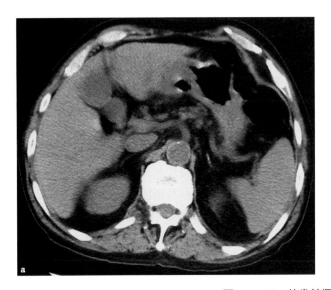
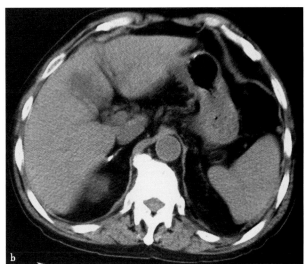

图2-12-26 特发性肾上腺皮质萎缩（CT）

a、b. 平扫CT示双侧肾上腺体积变小、萎缩，侧肢纤细，内可见点状钙化灶

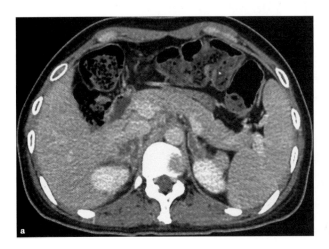
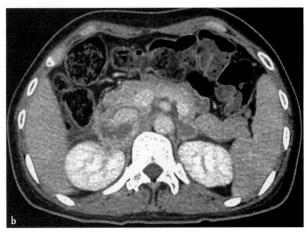

图2-12-27 肾上腺结核干酪化期（CT）

a、b. 增强CT示双侧肾上腺增大，形成不规则肿块，密度不均，周边可见强化，中央低密度区无强化

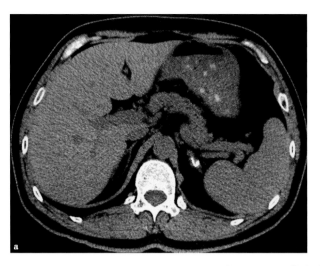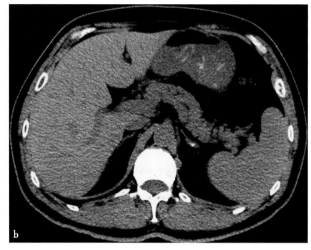

图 2-12-28　肾上腺结核钙化期（CT）
a、b. 左侧肾上腺增粗伴不规则钙化,钙化的形态和方向与肾上腺一致

上腺肿块性病变如转移瘤、组织胞浆菌病及双侧性嗜铬细胞瘤鉴别,这些病变的 CT 检查可有类似表现。肾上腺结核具有较长病史及典型临床表现,据此,其间鉴别并不困难。在钙化期,CT 的密度分辨力高,能显示腹平片难以发现的钙化,并有把握确定为肾上腺钙化,结合艾迪生病的临床和化验表现,可诊为肾上腺结核钙化期。完全钙化的肾上腺需与血色素沉着病鉴别,后者合并肝、胰密度普遍增高,易于做出诊断。MRI 检查虽可发现双侧肾上腺病变,然不具特征性,同样需结合临床资料方可做出诊断。

【比较影像学】

钙化是肾上腺结核的重要表现,对诊断有很大帮助,CT 检查能敏感地发现钙化,相比 MRI 对钙化的显示和确定均有限度,因而,对肾上腺结核的诊断和分期不及 CT 准确。

3. 肾上腺组织胞浆菌病

【临床概述】

肾上腺组织胞浆菌病有一定流行区,系土壤中组织胞浆菌所致。首先发生肺的急性组织胞浆菌感染,当身体抵抗力较低时,如青少年、老人或免疫机制受损时,则发生全身性播散,易侵犯肝、脾、淋巴结、肾上腺。当肾上腺受累时,则出现肾上腺功能低下症状。

【影像学表现】

CT 和 MRI 检查显示双侧肾上腺增大,增大的肾上腺可维持原有形态或形成肿块。病灶中心常发生坏死,CT 上表现为低密度,MRI 的 T_2 加权上呈高信号灶。病变后期可发生钙化。

【诊断和鉴别诊断】

CT 或 MRI 检查,肾上腺组织胞浆菌病应与肾上腺结核、肾上腺转移瘤及肾上腺出血等鉴别,这些病变通常也表现为双侧肾上腺肿块。MRI 检查肾上腺出血具有特征性表现,易于鉴别。与其他病变的鉴别在很大程度上依赖临床和化验检查。在流行区,肾上腺功能低下兼有前述 CT 或 MRI 表现时,应高度怀疑为组织胞浆菌病,确诊需口咽部病变的组织学检查或肾上腺病变活检。

【比较影像学】

肾上腺组织胞浆菌病时,CT 和 MRI 检查同样能显示双侧肾上腺病变,但均不具特异性。就显示病灶内钙化而言,CT 要优于 MRI 检查。

4. 肾上腺淋巴瘤

【临床概述】

肾上腺淋巴瘤多为全身性淋巴瘤的肾上腺侵犯。文献报告淋巴瘤中 1%~4% 累及肾上腺。原发的肾上腺淋巴瘤甚为罕见,可能来源于肾上腺内的造血细胞。肾上腺淋巴瘤中约有 1/3 为双侧性病变,呈弥漫性。当为双侧性肾上腺病变时,临床上可表现为艾迪生病。

【影像学表现】

（1）CT 检查：肾上腺淋巴瘤通常表现为单侧或双侧性较大肿块,呈软组织密度,肿瘤较大（> 10cm）时形态多呈不规则形。当病变形态呈椭圆形和不规则形时,病灶的长轴与肾上腺肢体的长轴一致,沿肾上腺肢体的外形铸形生长,类似正常肾上腺形态的放大,较有特征性。病变内可有出血和钙化灶。增强检查时病变呈均匀或不均匀强化。

（2）MRI 检查：肿瘤通常信号不均匀，在 T_1WI 上主要为低信号，强度低于正常肝脏，但高于肌肉，而在 T_2WI 上信号高于脂肪。

【诊断和鉴别诊断】

肾上腺淋巴瘤的影像学表现缺乏特征性，但当临床明确为淋巴瘤，特别是非霍奇金病并有肾上腺功能低下表现时，有双侧肾上腺较大肿块则提示为肾上腺淋巴瘤。其确诊需活检取得组织学证据。

二、急性肾上腺功能低下

【临床概述】

急性肾上腺功能低下是由于肾上腺出血所致，可造成肾上腺功能衰竭而死亡。常见病因是应激状态，如手术、严重外伤、烧伤、脓毒血症等。此外，出血状态如血小板减少、抗凝治疗等，也易发生肾上腺出血。肾上腺出血常为双侧性，但外伤后出血可为单侧性，特别易见于右肾上腺（占 85%），其原因可能是外伤使肾上腺受压在脊柱上，另一原因是下腔静脉受压致肾上腺内静脉压急剧增高而造成出血。单侧性肾上腺出血并无肾上腺功能低下。新生儿肾上腺较大，分娩时易受伤而发生出血，然而，由于新生儿的肾上腺要发生退化，因此并无肾上腺功能低下。

肾上腺出血的典型临床表现为腹痛、季肋部痛、恶心、呕吐、苍白、出汗、无力、淡漠、神志不清和低血压。化验检查示血、尿皮质醇水平下降和 / 或对 ACTH 刺激缺乏正常反应。

【影像学表现】

1. CT 检查 急性期显示双侧肾上腺增大或形成肿块，密度增高，CT 值 60～70Hu，周围脂肪内可有纤细的密度增高影。外伤性肾上腺出血易为单侧性，多发生在右侧，常同时合并腹腔出血、肝脏挫裂伤和肾周血肿等（图 2-12-29）。随诊检查增大的肾上腺逐渐变小、密度减低（图 2-12-29，图 2-12-30）。

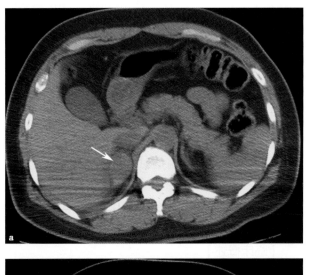
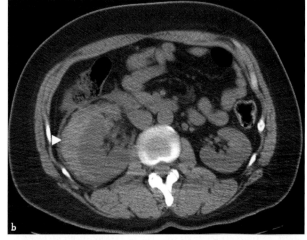
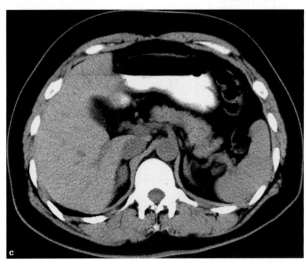
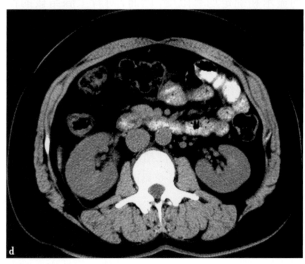

图 2-12-29 急性期右肾上腺血肿并右肾包膜下血肿（CT）

a、b. 患者因车祸伤 5 小时入院检查，平扫 CT 示右肾上腺类圆形高密度灶（↘），密度均匀，右肾包膜下可见新月形高密度（△），Gerota 筋膜增厚；c、d. 3 个月后复查，右肾上腺及右肾包膜下血肿较前吸收

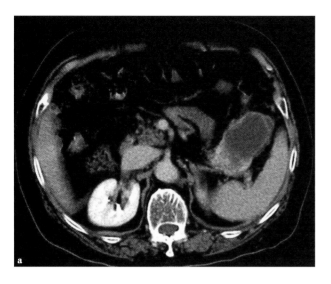

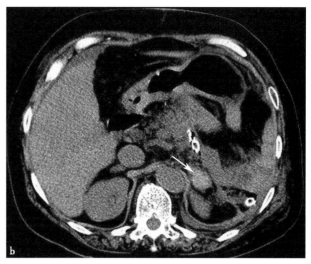

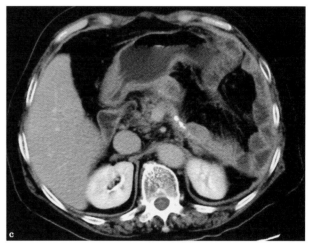

图 2-12-30　急性期左肾上腺血肿（CT）
a. 患者胰腺癌术前 CT 示左侧肾上腺正常；b. 术后 5 天 CT 示左侧肾上腺新出现高密度灶（↘）；c. 3 个月后复查，左侧肾上腺血肿较前减小，密度减低

2. MRI 检查　肾上腺出血信号强度取决于出血时间。急性期，T_1WI 上呈略低信号，T_2WI 上为显著低信号；亚急性期，病变在 T_1WI 和 T_2WI 上均呈高信号，某些病变在 T_1WI 上呈中心低信号，而周边为高信号；慢性期，T_1WI 和 T_2WI 上均为高信号，而周边由于含铁血黄素的存在而呈明显低信号。随诊检查，除上述信号改变之外，还可显示病变逐渐变小。

【诊断和鉴别诊断】

临床上患者处于应激状态、严重外伤或出血状态时，肾上腺 CT 或 MRI 检查显示双侧或单侧肾上腺增大或形成肿块，呈高密度或前述信号特征，可诊为肾上腺出血。短期复查，病变缩小、密度减低或信号发生特征性改变，则可进一步证实诊断。

致双侧肾上腺增大或形成肿块的病变除出血之外，还可见于增生、转移瘤或结核等病变。结合临床表现和化验检查及随诊 CT 或 MRI 检查，不难鉴别。

肾上腺转移瘤偶有出血，文献上曾有报告。其表现为双侧或单侧肾上腺肿块，呈混杂密度或信号，其中部分为出血密度或信号，增强检查时非出血部分的肿瘤实质发生强化，可与单纯性肾上腺出血鉴别。

【比较影像学】

CT 和 MRI 根据检查所见均可做出肾上腺出血的诊断。急性期 CT 检查呈高密度，具有特征性，易于做出诊断。在亚急性期和慢性期，CT 表现可为等密度，诊断较为困难，此期 MRI T_2WI 可见高信号血肿周围存在低信号含铁血黄素环，具有特征性，是理想的检查方法。

第六节　肾上腺非功能性病变

一些肾上腺病变并不造成肾上腺的功能改变，即为肾上腺非功能性病变。这些病变常由于其他原因行腹部 B 超、CT 或 MRI 检查而意外发现，也可因病变较大、表现为腹部肿块而就诊。

肾上腺非功能性病变包括：①起源于肾上腺基质组织的囊肿、髓样脂肪瘤、血管瘤等；②起源于肾上腺髓质的成神经细胞瘤、神经节瘤；③起源于肾上腺皮质的非功能性皮质癌、非功能性腺瘤；④肾上腺转移瘤。

一、肾上腺囊肿

【临床概述】

肾上腺囊肿少见，如文献曾报告一组 1 400 例尸检中仅见 1 例（0.07%），男、女比例为 1：2。病变通常为单侧性，极少为双侧性。根据病因分为 4 种类型：内皮性、出血性、上皮性、寄生虫性。以内皮性囊肿为常见，占 45%，多较小，囊壁衬有内皮细胞，常为多房性，腔内充满透明的乳状液体。其次为出血性囊肿，又称假性囊肿，占 40%，壁为纤维组织，缺乏内皮细胞，多为继发于肾上腺出血，此种类型的囊肿多较大，常为单房性，内含不规则出血和纤维成分。上皮性囊肿少见，是由于内含异位泌尿组织所引起。寄生虫性囊肿由棘球绦虫所致，也很少见，约占 7%。多数肾上腺囊肿无症状，但较大囊肿可产生腹部包块或由于压迫肾动脉而发生高血压。

【影像学表现】

1. CT 检查　肾上腺囊肿表现为肾上腺类圆形或卵圆形肿块，呈均匀水样密度，合并有出血时密度可较高。边缘光滑、锐利，壁薄而均匀。如囊肿较小，则显示与残存肾上腺相连，大者同侧肾上腺多难以识别。囊肿边缘可发生钙化，呈弧线状，可能与早期出血有关。增强检查肿块无强化（图 2-12-31）。

2. MRI 检查　表现为肾上腺肿块，呈典型囊性表现，即 T_1WI 上为均匀低信号，T_2WI 上为高信号（图 2-12-32）。出血性囊肿内合并有出血，则其信号特征随出血时间而异。增强 MRI 检查肿块无强化。

【诊断和鉴别诊断】

具有典型表现的肾上腺囊肿，无论 CT 或 MRI 检查均有特征，即薄壁、均匀水样密度肿块或 T_1WI 上低信号和 T_2WI 上高信号病灶，增强扫描无强化，可诊断为肾上腺囊肿。然而，仅据 CT 或 MRI 表现，难以分辨肾上腺囊肿的类型。寄生虫性囊肿，结合病史、化验检查及其他部位检查所见，有可能提示诊断。

肾上腺囊肿需与肾上腺腺瘤及囊变、坏死的嗜铬细胞瘤或转移瘤鉴别。CT 检查，肾上腺腺瘤有时内含丰富脂质而呈水样密度，增强 CT 或 MRI 检查可显示其有强化或相应的信号特征。囊变、坏死的肿瘤壁明显厚于囊肿的壁，且通常厚度不均匀，增强检查有强化，根据这些表现及临床资料，鉴别并不难。

【比较影像学】

肾上腺囊肿的 MRI 表现具有特征性，即使不行增强检查也可明确诊断。而腺瘤在平扫 CT 上也多呈水样密度，需行增强检查方可明确诊断。

二、肾上腺髓样脂肪瘤

【临床概述】

肾上腺髓样脂肪瘤（adrenal myelolipoma）为一种少见的良性肿瘤，尸检率为 0.2%～0.4%，可见于任何年龄，无性别差异。通常为单侧性，少数（10%）为双侧性。病理上髓样脂肪瘤含有丰富成熟的脂肪组织和造血组织，后者包括红细胞和巨噬细胞等。大多数髓样脂肪瘤起自肾上腺，少见于腹膜后和肝

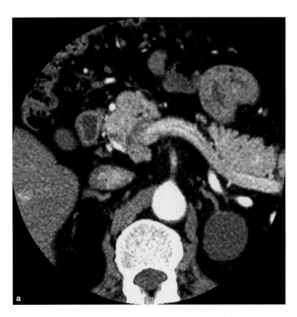
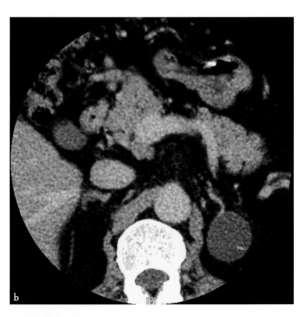

图 2-12-31　左肾上腺囊肿(CT)
a、b. 增强 CT 示左侧肾上腺类圆形水样低密度灶, 边缘光整, 密度均匀, 无强化

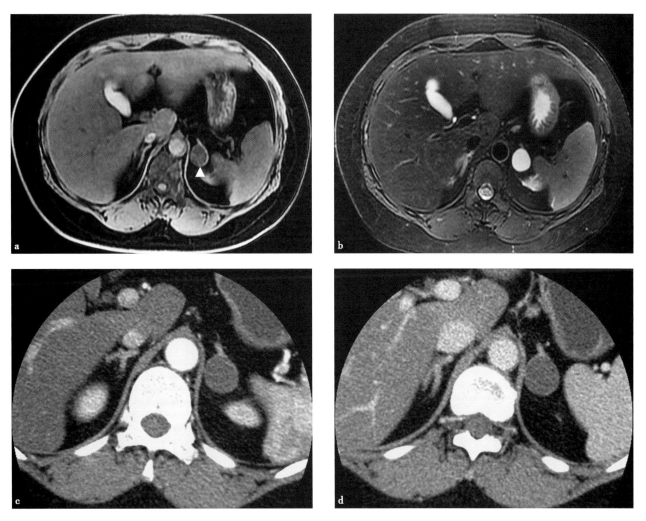

图 2-12-32　左肾上腺囊肿（MRI+CT）

a、b. T₁WI 和 T₂WI 示左肾上腺类圆形肿块（△），信号均匀，T₁WI（a）呈低信号，T₂WI（b）呈明显高信号；c、d. 增强 CT 示左肾上腺肿块呈均匀低密度，无强化

脏。病因不清，可能与胚胎发育时的髓样细胞异位有关。也有人提出肿瘤的脂肪细胞和髓样细胞共同来源于前体的网状细胞，不明原因刺激诱发肾上腺网状细胞同时衍变为这两种细胞而发生髓样脂肪瘤。临床上，多数（80%）肾上腺髓样脂肪瘤无症状，属意外发现；少数肿瘤（10%）较大，出现占位效应或瘤内出血而引起季肋部不适和疼痛；另有少数肿瘤（10%）可合并有内分泌异常，包括 Cushing 综合征或 Conn 综合征。

【影像学表现】

1. CT 检查　肾上腺髓样脂肪瘤表现为单侧性、偶为双侧性肾上腺类圆形或卵圆形肿块。直径多在 10cm 以下，少数者可较大，边界清楚。肿块密度不均匀，内含有不等量的脂肪密度区，多者达一半以上，其间杂以索条状或片状软组织密度影（图 2-12-33，图 2-12-34）；少者则软组织密度肿块内仅有几个小的脂肪性低密度灶；偶尔脂肪与造血组织弥漫混合

而致病变密度介于脂肪与水之间。约 1/3 肿瘤可见钙化灶。增强检查时肿块的软组织密度部分发生强化（图 2-12-33，图 2-12-34）。30% 的肿瘤内可见点状钙化。合并有急性出血时，瘤内可见高密度灶。

2. MRI 检查　显示肾上腺肿块信号不均匀，其内脂肪组织在 T₁WI 和 T₂WI 上均为高信号，并与其他部位脂肪组织信号相同。应用脂肪抑制技术，脂肪组织区域信号明显减低（图 2-12-35）。反相位成像上，在成熟脂肪边缘可见低信号勾边现象。如果脂肪与造血组织弥漫性混合，则反相位成像上病灶信号明显减弱。增强检查与 CT 类似，非脂肪信号区发生强化。

【诊断和鉴别诊断】

肾上腺肿块内含有成熟脂肪组织是肾上腺髓样脂肪瘤的特征，也是诊断的关键，无论 CT 或 MRI 均可有效显示出肿块内脂肪组织，几乎所有的肾上腺髓样脂肪瘤均能做出诊断。肾上腺髓样脂肪瘤

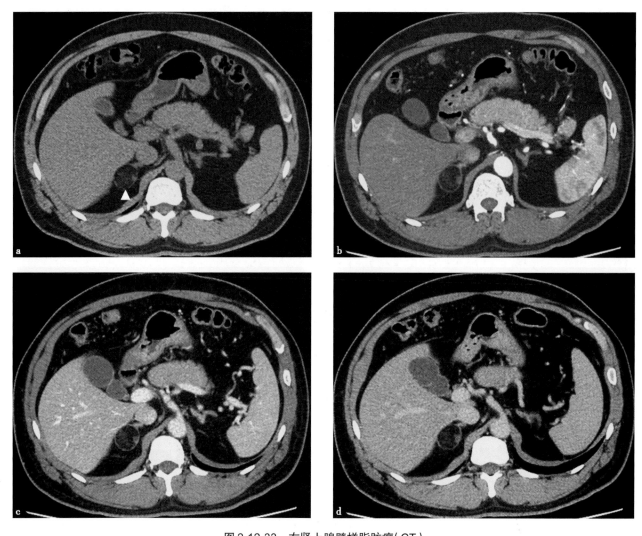

图 2-12-33　右肾上腺髓样脂肪瘤（CT）

a. 平扫 CT 示右肾上腺类圆形肿块（△），密度不均，内含脂肪密度及结节状软组织密度区；b～d. 增强 CT 示肿块内软组织密度区轻度强化

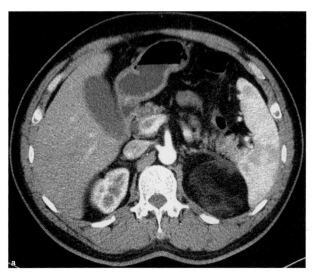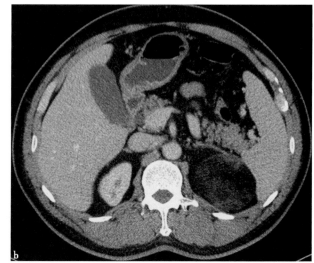

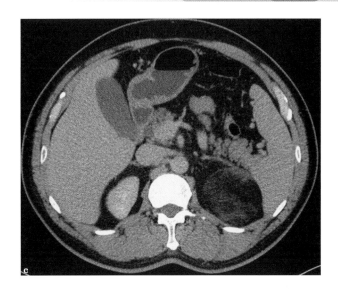

图 2-12-34 左肾上腺髓样脂肪瘤（CT）

a～c. 增强 CT 示左肾上腺区椭圆形肿块，与左肾上腺外侧肢关系密切，密度不均，内含脂肪密度及片状软组织密度区，肿块内软组织密度区轻度强化

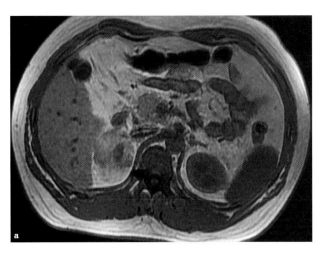

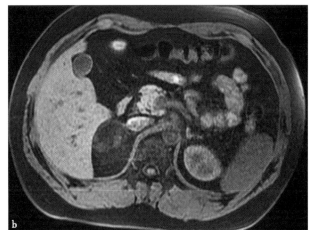

图 2-12-35 右肾上腺髓样脂肪瘤（MRI）

a. T_1WI 示右侧肾上腺椭圆形肿块，呈不均匀高信号，内可见局灶低信号；b. T_1WI 脂肪抑制示肿块大部分呈明显低信号，内可见局灶稍高信号；c. T_2WI 脂肪抑制示肿块呈不均匀稍高信号

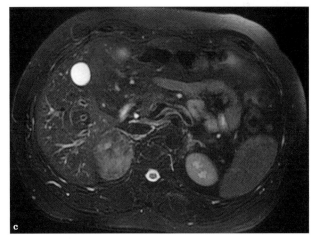

主要需鉴别的病变是来自肾上极的血管平滑肌脂肪瘤，其可突入肾上腺区，酷似肾上腺髓样脂肪瘤，但后者肾上极皮质的连续性有中断，不难判断病变的起源。少数肾上腺髓样脂肪瘤由于脂肪和造血组织弥漫性混合，CT 或 MRI 表现均不典型，MRI 反相位成像信号减低可确定内含脂质成分，难与肾上腺腺瘤鉴别。肾上腺畸胎瘤或脂肪肉瘤也含脂肪成分，然这两种肿瘤均极为少见。诊断困难时，可经皮活检以明确诊断。

【比较影像学】

CT 和 MRI 检查均能检测出病变内成熟脂肪成分，从而正确诊断出几乎所有的肾上腺髓样脂肪瘤。对于肿瘤大小、范围及其毗邻关系的显示，MRI 检查要优于 CT。

三、肾上腺血管瘤

【临床概述】

肾上腺血管瘤是较为少见的非功能性肿瘤，文献上曾有个案报告。病变通常较大，易出现中央坏死和出血。

【影像学表现】

1. **CT检查** 肾上腺海绵状血管瘤表现为肾上腺肿块，密度不均，周边呈软组织密度，中心有不规则低密度出血坏死区，病变内可有点状钙化。增强检查示较小肿瘤均匀强化，大的肿瘤周围呈结节状强化，这与周围富有血窦有关，延迟扫描表现可类似肝脏海绵状血管瘤，呈向心性填充式强化（图2-12-36），但较少见。

2. **MRI检查** 因肿瘤内多合并出血坏死，T_1WI

可呈局灶高信号，T_2WI呈不均匀高信号。增强检查肿瘤周围呈结节状强化，可出现向心性填充式强化。

【诊断和鉴别诊断】

CT和MRI检查时，若肾上腺肿块密度/信号不均匀、中央呈不规则出血坏死区域、增强检查表现呈周边结节状强化或向心性填充式强化时，应考虑为肾上腺海绵状血管瘤。进一步确诊有赖于血管造影。

四、肾上腺非功能性腺瘤

【临床概述】

由于B超、CT和MRI的广泛应用，肾上腺非功能性腺瘤的意外发现率明显增加。在尸检报告中，其发生率不同，文献报道发生率为1%～8%。这种差异可能与尸检材料不同及使用不同的诊断标准有

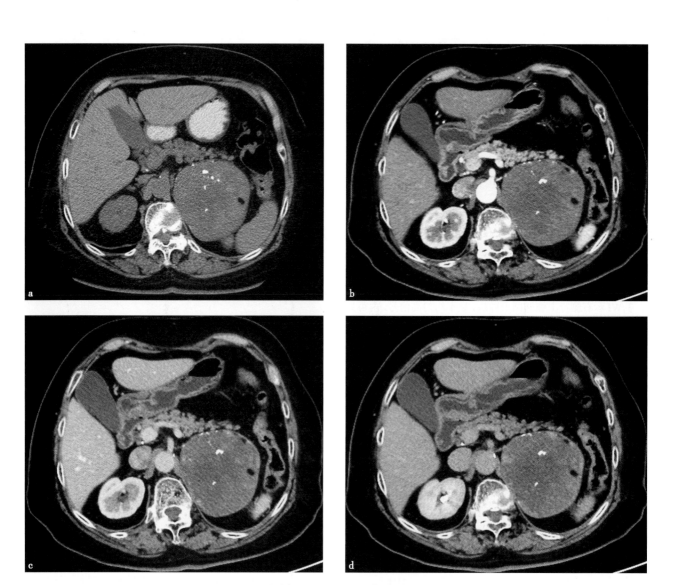

图 2-12-36 左肾上腺血管瘤（CT）

a. 平扫CT示左侧肾上腺类圆形肿块，内密度不均匀，内可见局灶脂肪密度及点状钙化灶，中央呈稍低密度；b～d. 增强CT示肿块周边呈结节样渐进式强化，中央低密度区无强化

关。严格地讲，腺瘤具有包膜，而结节性增生无包膜。腹部 CT 扫描中，非功能性腺瘤的发现率为 1%～2%，女性略多于男性，并随年龄而增加。某些病变如高血压、糖尿病或肿瘤患者中，其发生率较高。

【影像学表现】

1. CT 检查　表现为单侧肾上腺肿块，偶为双侧性。肿块呈类圆或卵圆形，边缘光滑。直径通常在 5cm 以下，偶尔也可较大。密度均匀，大多腺瘤细胞内含有脂质成分，CT 值近似水样密度或更低。少数肿瘤密度不均，中心有低密度区，瘤内偶可有钙化灶。增强检查时肿块多呈轻至中度均匀强化，并迅速廓清（图 2-12-37）（延迟 15 分钟扫描，造影剂绝对清除率 >60%，相对清除率 >40%）。偶尔强化不均，内有低密度区或钙化。

2. MRI 检查　与邻近正常肾上腺相比，绝大多数肿瘤在 T_1WI 和 T_2WI 上呈等信号，与肝脏相比，在 T_1WI 呈等信号，T_2WI 呈等或稍高信号。反相位成像检查，腺瘤内富有脂质，因而与同相位比较肿瘤信号明显减低（图 2-12-38）。增强检查时腺瘤有轻 - 中度强化，并迅速廓清。

【诊断和鉴别诊断】

CT 检查示肾上腺非功能性腺瘤本身无特异性表现，与其他功能性腺瘤并无差异，和 Cushing 腺瘤的不同之处在于无肾上腺萎缩性改变。诊断时首先需结合临床和化验检查，以除外肾上腺功能性腺瘤。其次，也是最重要的是与肾上腺转移瘤相鉴别，然而两者表现可以完全相同，其鉴别较为困难。目前认为当肾上腺肿块小于 3cm，且平均 CT 值 <10Hu 和 / 或动态增强 CT 检查呈早期强化并快速廓清时，可初步考虑为非功能性腺瘤。如此病例须定期随诊，若一年后肿瘤仍无增大，基本可确诊。若初查 CT，肿瘤直径在 3cm 以上，则恶性可能性随之增加，此时应行经皮活检以明确肿瘤性质。当患者有明确恶性肿瘤特别是肺癌、乳癌或消化道、泌尿生殖系统肿瘤时，如初查 CT 发现肾上腺肿块，无论其大小如何均应行针吸活检，以确定是否为肾上腺转移瘤。MRI 检查示肾上腺肿块在反相位成像上信号明显减低，可证实内有脂质，是腺瘤的特征性表现，并能基本除外转移瘤或其他恶性肿瘤，结合临床无肾上腺功能亢进的表现，多数非功能性腺瘤能做出

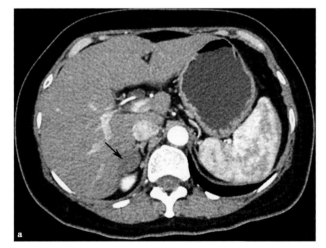
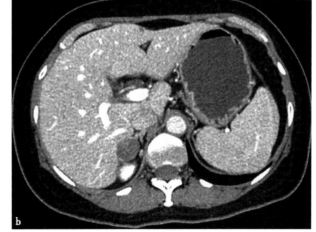
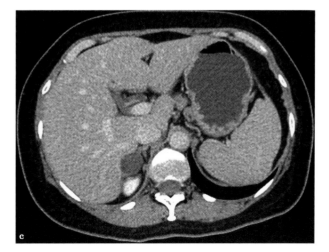

图 2-12-37　左肾上腺非功能性腺瘤（CT）
a～c. 增强 CT 示右肾上腺类圆形肿块（↘），边缘光整，轻度均匀强化，平衡期造影剂快速廓清，呈低密度

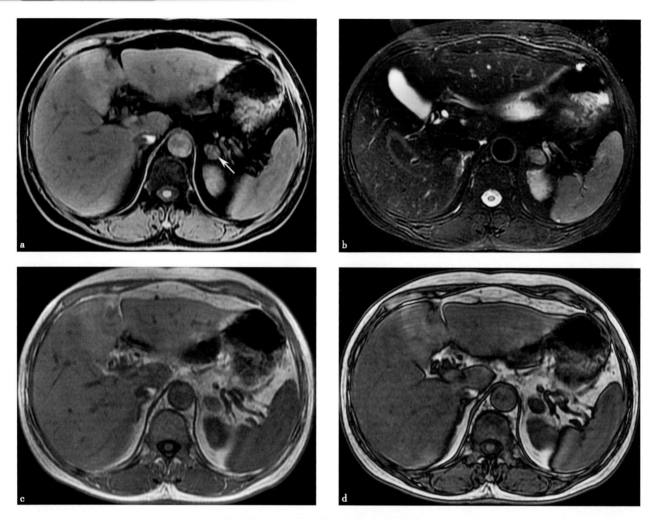

图 2-12-38　左肾上腺非功能性腺瘤（MRI）

a、b. T₁WI 和 T₂WI 脂肪抑制示左肾上腺类圆形肿块（↖），T₁WI 脂肪抑制（a）示肿块信号强度略低于肝脏，T₂WI 脂肪抑制（b）示其信号强度略高于肝脏；c、d. 反相位（d）肿块信号强度较同相位（c）明显减低

准确诊断。然而，某些非功能性腺瘤不含足够的脂质，反相位上并无信号减低，此时动态增强 MRI 检查有利于转移瘤鉴别。

【比较影像学】

MRI 检查的反相位成像能显示非功能性腺瘤含脂质的特征，有助于和肾上腺转移瘤鉴别。因此，对非功能性腺瘤的诊断，MRI 检查要明显优于 CT。

五、肾上腺非功能性皮质癌

原发性肾上腺皮质癌中约 50% 不具有内分泌功能，为肾上腺非功能性皮质癌，其影像学表现与功能性皮质癌相同。有关诊断与鉴别诊断的内容见本章第四节内的肾上腺皮质癌。

六、成神经细胞瘤和神经节细胞瘤

成神经细胞瘤（neuroblastoma）和神经节细胞瘤（ganglioneuroma）是起源于肾上腺髓质或交感神经

节的肿瘤，成神经细胞瘤为恶性肿瘤，而神经节细胞瘤则为良性肿瘤。

（一）成神经细胞瘤

本病易发于婴幼儿，请参考《中华影像医学·儿科卷》（第 2 版）。

（二）神经节细胞瘤

【临床概述】

神经节细胞瘤是一种良性肿瘤，由成熟的交感神经节细胞和神经纤维、神经鞘细胞及胶原纤维等构成。可发生在任何年龄，但以 20 岁以上成年人为主。患者多表现为肿瘤局部压迫症状，其他症状包括多汗、心悸、高血压、腹泻等。

【影像学表现】

1. CT 检查　发生在肾上腺的神经节瘤呈卵圆形、分叶状或不规则肿块，沿附近结构之间的空隙生长，大小为 2～10cm 或更大。较小的肿瘤密度均匀，而大肿瘤常密度不均，内有类圆形或不规则低

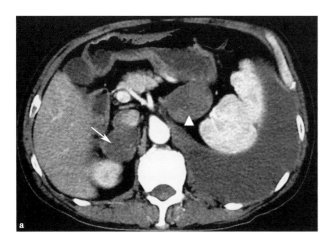
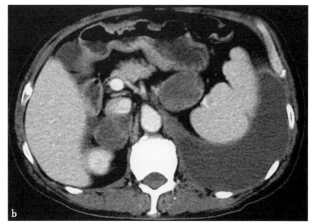
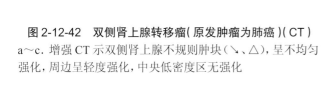
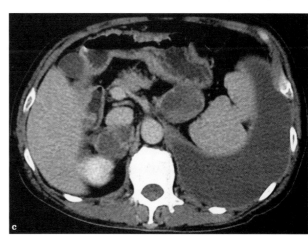

图 2-12-42　双侧肾上腺转移瘤（原发肿瘤为肺癌）（CT）
a～c. 增强 CT 示双侧肾上腺不规则肿块（↘、△），呈不均匀强化，周边呈轻度强化，中央低密度区无强化

具有前述表现的单侧肾上腺肿块，于检查时意外发现，患者又不具原发恶性肿瘤史和其他部位转移，则可根据临床和化验表现除外功能性病变，但仍需与肾上腺非功能性肿瘤鉴别，鉴别方法包括：①行有关部位检查，以发现无临床症状的原发肿瘤；②定期随诊，观察其大小改变，若有增大则需活检，以明确诊断。

应当明确，诊断肾上腺转移瘤时有一定的假阴性率，这是由于转移灶很小，影像学检查难以发现如此小的病灶。

【比较影像学】

MRI 的反相位成像检查，由于肾上腺转移瘤内不含脂类而无明显信号改变，因此，有助于和肾上腺非功能性腺瘤鉴别。

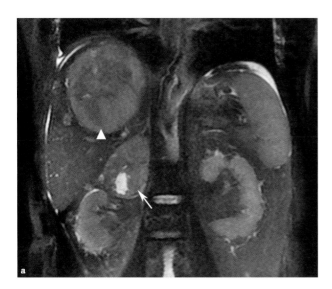
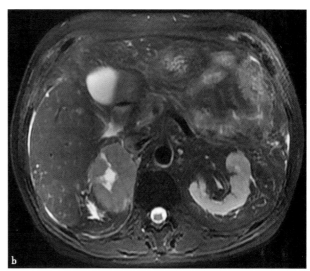

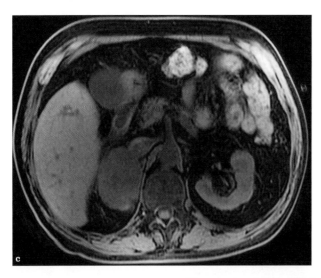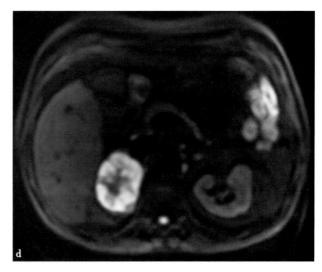

图 2-12-43　右肾上腺转移瘤（原发肿瘤为肝癌）（MRI）

a、b. 冠状位（a）、横轴位（b）T₂WI 脂肪抑制示肝内巨大肿块（△），右侧肾上腺区稍高信号肿块（↖），内部信号不均匀，可见高信号坏死区；c. 横轴位 T₁WI 脂肪抑制示右侧肾上腺肿块信号强度低于肝脏；d. DWI 示肿块周边实性成分呈高信号，中央坏死区呈低信号

（鹿　娜　崔亚东　陈　敏）

参 考 文 献

[1] 金征宇，龚启勇. 医学影像学 [M]. 3 版. 北京：人民卫生出版社，2015.

[2] 白人驹，张雪林. 医学影像诊断学 [M]. 3 版. 北京：人民卫生出版社，2010.

[3] 韦嘉瑚. 泌尿生殖系统影像学 [M]. 北京：科学出版社，2004.

[4] 唐光健，秦乃姗. 现代全身 CT 诊断学 [M]. 3 版. 北京：中国医药科技出版社，2013.

[5] 周康荣，严福华，曾蒙苏. 腹部 CT 诊断学 [M]. 上海：复旦大学出版社，2011.

[6] 陈敏，欧阳汉，全冠民等. 体部磁共振诊断学 [M]. 福州：福建科学技术出版社，2010.

[7] 周诚. 中华临床医学影像学. 泌尿生殖分册 [M]. 北京：北京大学医学出版社，2016.

[8] 吉金钟，王勇，程敬亮，等. 肾上腺占位病变的 CT、MRI 诊断（附 71 例报告）[J]. 临床放射学杂志，2003，22（z1）：44-48.

[9] 陈玲军，银小辉，方虹，等. 肾上腺嗜铬细胞瘤及异位嗜铬细胞瘤的 CT、MRI 表现 [J]. 实用放射学杂志. 2013，29（7）：1125-1128.

[10] 邹新农，方向明，钱萍艳，等. 肾上腺髓样脂肪瘤的 CT 诊断和鉴别诊断 [J]. 中国 CT 和 MRI 杂志，2008，6（1）：32-34.

[11] 黄娟，李惠章. 肾上腺海绵状血管瘤的 CT 及 MR 表现 [J]. 医学影像学杂志，2017，27（7）：1284-1287.

[12] 吴青霞，刘玉，丁蓓，等. 节细胞神经瘤的 CT 和 MRI 诊断 [J]. 放射学实践，2010，25（4）：414-416.

[13] 周良平，彭卫军，丁建辉，等. 原发性肾上腺淋巴瘤的 CT 和 MRI 特征 [J]. 中华放射学杂志，2009，43（9）：969-972.

[14] 时惠平，张挽时，鲁晓燕，等. 肾上腺囊肿的 CT 和 MRI 诊断 [J]. 医学影像学杂志，2005，15（7）：616-617.

[15] 赵振国，隋海晶，谢秀海，等. 肾上腺损伤的影像学诊断特点 [J]. 中华泌尿外科杂志，2009，30（2）：85-89.

[16] 王文红，白人驹，孙浩然. 肾上腺转移瘤的动态 CT、MRI 检查 [J]. 实用放射学杂志，2011，27（2）：223-226.

[17] 花蒨蒨，刘庆伟，马腾，等. 肾上腺少见神经源性肿瘤的临床病理特征与影像学表现 [J]. 医学影像学杂志. 2015，（5）：848-852，864.

[18] 刘广宇，秦海燕，孙浩然，等. 肾上腺性征异常病变的 CT 和 MRI 诊断 [J]. 医学影像学杂志，2005，15（12）：1084-1087.

[19] Merkle EM, Schindera ST. MR imaging of the adrenal glands: 1.5T versus 3T[J]. Magn Reson Imaging Clin N Am, 2007, 15（3）：365-372, vii.

[20] Pokharel SS, Macura KJ, Kamel IR, et al. Current MR imaging lipid detection techniques for diagnosis of lesions in the abdomen and pelvis[J]. Radiographics, 2013, 33（3）：681-702.

[21] Sargar KM, Khanna G, Hulett BR. Imaging of Nonmalignant Adrenal Lesions in Children[J]. Radiographics, 2017, 37(6): 1648-1664.

[22] Guo YK, Yang ZG, Li Y, et al. Uncommon adrenal masses: CT and MRI features with histopathologic correlation[J]. Eur J Radiol, 2007, 62(3): 359-370.

[23] Rockall AG, Babar SA, Sohaib SA, et al. CT and MR imaging of the adrenal glands in ACTH-independent cushing syndrome[J]. Radiographics, 2004, 24(2): 435-452.

[24] Song JH, Chaudhry FS, Mayo-Smith WW. The incidental adrenal mass on CT: prevalence of adrenal disease in 1,049 consecutive adrenal masses in patients with no known malignancy[J]. AJR Am J Roentgenol, 2008, 190(5): 1163-1168.

[25] Caoili EM, Korobkin M, Francis IR, et al. Adrenal masses: characterization with combined unenhanced and delayed enhanced CT[J]. Radiology, 2002, 222(3): 629-633.

[26] Israel GM, Korobkin M, Wang C, et al. Comparison of unenhanced CT and chemical shift MRI in evaluating lipid-rich adrenal adenomas[J]. AJR Am J Roentgenol, 2004, 183(1): 215-219.

[27] Inan N, Arslan A, Akansel G, et al. Dynamic contrast enhanced MRI in the differential diagnosis of adrenal adenomas and malignant adrenal masses[J]. Eur J Radiol, 2008, 65(1): 154-162.

[28] Szolar DH, Korobkin M, Reittner P, et al. Adrenocortical carcinomas and adrenal pheochromocytomas: mass and enhancement loss evaluation at delayed contrast-enhanced CT[J]. Radiology, 2005, 234(2): 479-485.

[29] Nomura K, Saito H, Aiba M, et al. Cushing's syndrome due to bilateral adrenocortical adenomas with unique histological features[J]. Endocr J, 2003, 50(2): 155-162.

[30] Slattery JM, Blake MA, Kalra MK, et al. Adrenocortical carcinoma: contrast washout characteristics on CT[J]. AJR Am J Roentgenol, 2006, 187(1): W21-24.

[31] Sohaib SA, Peppercorn PD, Allan C, et al. Primary hyperaldosteronism(Conn syndrome): MR imaging findings[J]. Radiology, 2000, 214(2): 527-531.

[32] Lingam RK, Sohaib SA, Rockall AG, et al. Diagnostic performance of CT versus MR in detecting aldosterone-producing adenoma in primary hyperaldosteronism(Conn's syndrome)[J]. Eur Radiol, 2004, 14(10): 1787-1792.

[33] Jacques AE, Sahdev A, Sandrasagara M, et al. Adrenal phaeochromocytoma: correlation of MRI appearances with histology and function[J]. Eur Radiol, 2008, 18(12): 2885-2892.

[34] Yang ZG, Guo YK, Li Y, et al. Differentiation between tuberculosis and primary tumors in the adrenal gland: evaluation with contrast-enhanced CT[J]. Eur Radiol, 2006, 16(9): 2031-2036.

[35] Jhaveri KS, Wong F, Ghai S, et al. Comparison of CT histogram analysis and chemical shift MRI in the characterization of indeterminate adrenal nodules[J]. AJR Am J Roentgenol, 2006, 187(5): 1303-1308.

[36] Blake MA, Kalra MK, Maher MM, et al. Pheochromocytoma: an imaging chameleon[J]. Radiographics, 2004, 24(Suppl 1): S87-S99.

[37] Korobkin M, Francis IR. Imaging of adrenal masses[J]. Urol Clin North Am, 1997, 24(3): 603-622.

[38] Elsayes KM, Mukundan G, Narra VR, et al. Adrenal masses: mr imaging features with pathologic correlation[J]. Radiographics, 2004, 24(Suppl 1): S73-S86.

[39] Mileto A, Nelson RC, Marin D, et al. Dual-energy multidetector CT for the characterization of incidental adrenal nodules: diagnostic performance of contrast-enhanced material density analysis[J]. Radiology, 2015, 274(2): 445-454.

[40] Blake MA, Kalra MK. Current status of imaging for adrenal malignant involvement[J]. Cancer Treat Res, 2008, 143: 319-329.

[41] Blake MA, Holalkere NS, Boland GW. Imaging techniques for adrenal lesion characterization. Radiol Clin North Am, 2008, 46(1): 65-78.

[42] Boland GW, Blake MA, Hahn PF, et al. Incidental adrenal lesions: principles, techniques, and algorithms for imaging characterization[J]. Radiology, 2008, 249(3): 756-775.

[43] Yamada T, Ishibashi T, Saito H, et al. Two cases of adrenal hemangioma: CT and MRI findings with pathological correlations[J]. Radiat Med, 2002, 20(1): 51-56.

[44] Hönigschnabl S, Gallo S, Niederle B, et al. How accurate is MR imaging in characterisation of adrenal masses: update of a long-term study[J]. Eur J Radiol, 2002, 41(2): 113-122.

[45] Rha SE, Byun JY, Jung SE, et al. Neurogenic tumors in the abdomen: tumor types and imaging characteristics[J]. Radiographics, 2003, 23(1): 29-43.

[46] Tateishi U, Hasegawa T, Makimoto A, et al. Adult neuroblastoma: radiologic and clinicopathologic features[J]. J Comput Assist Tomogr, 2003, 27(3): 321-326.

[47] Korobkin M，Giordano TJ，Brodeur FJ，et al. Adrenal adenomas：relationship between histologic lipid and CT and MR findings[J]. Radiology，1996，200（3）：743-747.

[48] Fujiyoshi F，Nakajo M，Fukukura Y，et al. Characterization of adrenal tumors by chemical shift fast low-angle shot MR imaging：comparison of four methods of quantitative evaluation[J]. AJR Am J Roentgenol，2003，180（6）：1649-1657.

[49] Kumar N，Singh S，Govil S. Adrenal histoplasmosis：clinical presentation and imaging features in nine cases[J]. Abdom Imaging，2003，28（5）：703-708.

第三篇

生殖系统概论

第一章　检 查 方 法

一、女性生殖系统

现代影像诊断学的发展使生殖系统的影像检查发生了划时代的飞跃，打破了过去传统 X 线检查在绝大多数情况下只能提供间接征象的局面，现在可以直接观察到器官组织的详细大体解剖结构甚至生理及病理改变。为临床检出病变、了解病变的性质和侵犯范围以及肿瘤的分期提供重要的信息，是临床制订正确治疗方案的客观依据。

（一）超声检查

超声诊断是利用声学的反射原理，向机体内发射脉冲超声波，声波在机体内传播，遇到不同声阻抗的组织界面时发生反射，通过接收回声信号可获得体内的声像图。

各种频率及腔内（阴道内、直肠内）换能器的问世，使病变的解剖结构显示得更为清晰。经阴道超声适应证包括盆腔疼痛、肿块、异常／功能性阴道出血、肿瘤分期，检查前需排空膀胱，检查过程相对无痛，盆腔肿块较大时一般需要联合应用经腹和经阴道超声。

经直肠超声相对较少用到。对于老年妇女、阴道手术后阴道探头无法进入体内的患者，以及年轻无性生活的女性可选择经直肠超声检查；对于阴道出血、阴道感染的患者，经直肠超声检查可避免交叉感染。经直肠超声还可用于盆底功能失调时评价肛门括约肌情况及评价盆腔深部浸润型子宫内膜异位症。经直肠超声检查不需要充盈膀胱、肥胖不影响其检查、探头扫描的角度可达到240°，可将观察目标的大小及内部回声等清晰地显示出来，经直肠超声检查在临床上能够获得较为准确的诊断结果，基本等同于经阴道超声检查。经直肠内超声扫描对男性前列腺疾病的检出及诊断也有很大帮助，尚可引导穿刺活检。

彩色多普勒超声可以测定血流阻抗及能量改变，有助于显示肿物的血供状况，病变血供丰富可增加病变恶性的可能。

生理盐水灌注宫腔声学造影是将导管置入宫腔并向宫腔内注射无菌生理盐水，同时行经阴道超声检查，盐水分离粘连的子宫内膜，有助于显示子宫腔内的病变，对子宫内膜癌、内膜息肉、内膜增生、子宫内粘连的诊断较经阴道超声扫描更为优越。宫腔声学造影禁忌证为妊娠、活动性盆腔感染、阴道大量出血、宫内节育器置入患者，检查时间选择在月经周期的增殖期早期（第4～10天），此时内膜最薄，生理盐水易使宫腔膨胀，可更好地突出内膜病变。

超声扫描简单、经济、无射线，是女性生殖系统及阴囊、睾丸病变的首选影像检查方法。超声扫描的缺点是视野小，不能清晰显示大肿物的全貌及其与周围器官结构的全面关系，不利于肿瘤分期；显示图像切面过分"灵活"，不利于对比；诊断准确率在极大程度上取决于检查者的技术和责任心。

（二）磁共振成像

见第一篇第一章。

（三）CT 扫描

见第一篇第一章。

（四）子宫输卵管造影

子宫输卵管造影是将导管置入子宫腔并向宫腔内注射碘造影剂，或自子宫颈外口向宫颈管内注射造影剂，造影剂经宫腔进入输卵管腔，进而经输卵管伞端进入盆腔，注射造影剂同时进行 X 线透视及摄片观察碘造影剂的分布情况，是评估输卵管通畅度的最佳检查方法。主要适应证为不孕症，是可疑输卵管性不孕的初始检查方法，通常与盆腔超声检查相结合，其他适应证包括评估女性生殖器官畸形、评估输卵管结扎后或结扎复通后的通畅情况等，禁忌证为妊娠、严重碘过敏、生殖系统及盆腔的急性或亚急性炎症、子宫出血、近三个月内手术病史、一个月内宫腔镜或阴道镜检查、有全身热症或其他的严重的系统性疾患。

子宫输卵管造影所用造影剂为碘造影剂，包括油性及水性，各有优缺点。碘水造影剂通过快，延迟片在注射造影剂后20分钟拍摄，无需再次往返医院；吸收快，不影响后续治疗；价格便宜。碘油造影剂显影清晰，停留时间长，但吸收慢，价格贵；如果碘油逆流入血管，有造成肺梗死的潜在风险。两种造影剂的子宫输卵管造影对输卵管性不孕均具有一定治疗作用，近期有文献报道，不孕女性使用碘油造影剂进行子宫输卵管造影后，妊娠率和活产率均高于碘水造影剂子宫输卵管造影。

1. 造影前准备 造影检查应选择在月经完全干净后3～7天，此时内膜薄且光滑，便于图像判读；造影检查前禁止性生活以避免在妊娠早期进行造影检查的可能。有严重碘过敏史的患者应进行评估。术后半个月禁止同房，应用抗生素预防感染。

2. 造影方法

（1）患者仰卧于造影检查台上，两膝弯曲，造影前先拍摄一张盆腔X线片。

（2）常规消毒外阴、阴道，铺消毒无菌手术巾。

（3）置入阴道窥器，消毒阴道及宫颈。

（4）选择造影剂，可选用碘水造影剂或碘油造影剂。

（5）将充满造影剂的造影头或相应的造影器械头端置入宫颈口。

（6）在透视下缓慢注入造影剂；见造影剂自输卵管伞端溢出，拍摄造影片。造影片常规选择3～4张图像：①盆腔平片，观察盆腔有无异常密度影；②宫腔造影剂充盈及输卵管全程显影图像；③输卵管内造影剂弥散至盆腔图像；④造影剂若用水剂，造影后20分钟拍摄盆腔复查片；若用油剂，则需在24小时后拍摄盆腔复查片。

3. 并发症

（1）造影剂过敏反应：轻度过敏反应可出现荨麻疹、胸闷、气短、恶心、头晕等；重度过敏反应可出现大片皮疹、皮下黏膜下水肿，甚至过敏性休克。按照造影剂过敏反应常规处理。

（2）子宫内膜损伤：造影可出现肌壁、淋巴显影及静脉回流，多为造影压力过高，造影剂用量过大损伤宫腔内膜所致，出现该情况应停止注入造影剂。

（3）人工流产综合征：在造影中患者出现恶心、呕吐、头晕、气喘、大汗淋漓、血压下降心律不齐等症状，严重者可出现休克，多为造影刺激引起迷走神经反射所致。

（4）腹痛及阴道流血：术中及术后可能出现轻至中度的腹盆腔疼痛，术后可有少量阴道流血，一般持续数小时消失。

（5）生殖道及盆腔感染：术后出现急性阴道炎或盆腔炎的症状。

（6）静脉回流：造影剂充盈在子宫旁静脉丛内，子宫静脉及髂内静脉可显影，迅速消失。淋巴管逆流呈子宫间质内及宫旁细网状阴影，详情请参阅本书第四篇第六章。术前应做好抗过敏、抢救休克的准备。注射压力过大或造影剂剂量过大可以造成造影剂的静脉和/或淋巴管逆流。少量静脉逆流时无症状或轻度咳嗽、胸痛，大量静脉逆流可产生肺栓塞、休克甚至死亡。造影过程中应注意观察，一旦出现逆流征象，立刻停止注射造影剂，并密切观察患者情况。

（五）下腹部平片及静脉尿路造影

腹部平片有助于观察盆腔内钙化。

生殖系统与泌尿系统在发育过程中及解剖部位上均密切相关。尿路造影有助于了解女性生殖系统器官畸形与泌尿系统的关系（泌尿系统有无畸形），盆腔肿瘤是否侵犯泌尿系统以及是否有生殖系统与泌尿系统之间的瘘管。根据具体情况可以选择静脉尿路造影、逆行肾盂造影及尿道、膀胱造影等。

（六）下肢淋巴造影

泌尿生殖系统恶性肿瘤常可有盆腔、腹膜后区淋巴结转移，但转移淋巴结往往并无明显增大，CT和MRI扫描可为假阴性。淋巴造影（lymphangiography）有助于显示未增大的转移淋巴结的内部结构改变，为制订治疗方案提供客观依据。

在妇科肿瘤中淋巴造影的总准确率为52%～92%，假阳性常由于慢性淋巴结炎、淋巴结增生等所致；假阴性常由于造影剂灌注不足所致，下肢淋巴造影不能显示髂内组淋巴结也是假阴性的原因之一。睾丸肿瘤的第一站转移淋巴结（"前哨"淋巴结）位于腹膜后肾门区水平，下肢淋巴造影亦不能显示。淋巴造影不能显示巨大的腹膜后转移淋巴结的全貌，对睾丸肿瘤的分期检查已基本由CT或MRI取代。下肢淋巴造影是有创性检查，费时，不熟练的操作者在穿刺淋巴管及灌注造影剂时常不易成功。

1. 造影前准备

（1）碘过敏试验。

（2）准备皮肤。

2. 造影方法

（1）以2%普鲁卡因行局部麻醉，自下肢第1、2

趾蹼间皮下注射指示剂染料（例如 0.5% 伊文蓝，1% 亚甲蓝等）0.5ml，局部轻轻按摩，使淋巴管显影。

（2）解剖淋巴管后用头皮针准确而小心地穿刺淋巴管，成功后固定。

（3）以 0.1～0.15ml/min 的速度注射造影剂，安全的速度是 1ml/10min，一般每侧肢体在 1～1.5 小时内灌注 4～6ml，注意有无外溢。

（4）造影剂灌注完毕后拔除针头，缝合伤口。拍摄盆腔正、双斜位片及腹部正、双斜位片以显示淋巴管，24 小时后再拍摄相同的部位显示淋巴结，拍摄胸部正、侧位片观察有无造影剂进入肺内。

（5）术后抬高双足，注意防止感染，7 天后拆线。

3. 并发症 下肢淋巴造影的并发症有局部疼痛、感染和肺栓塞。肺栓塞多发生在造影后 3～37 小时（平均 13 小时），应嘱吸氧、卧床休息，注意心力衰竭和休克症状，及时予以处理。

（七）消化道造影

消化道造影包括口服上消化道、全消化道造影及钡剂灌肠检查，有助于了解生殖器官肿瘤是否侵犯消化道或由消化道转移而来、生殖器官炎症病变与邻近肠道的关系以及有无生殖器官与消化道之间的瘘管形成等。

（八）其他

生殖系统的传统 X 线检查还包括盆腔充气造影、血管造影等，均属有创性检查，现已很少采用。

（王新莲 孟 颖 梁宇霆）

二、男性生殖系统磁共振检查技术

（一）前列腺 MRI 检查要求

除非在标准的 MRI 扫描下未发现有显著性癌的可疑征象，否则至少要有一个序列的视野（field of view，FOV）要包括腹主动脉分叉处的盆腔淋巴结。

1. 磁场强度 推荐前列腺 MRI 检查使用 3.0T MRI 设备，3.0T MRI 较 1.5T MRI 信噪比、空间分辨率、时间分辨率有所提高，但同时伪影可能增加。当患者有植入装置时推荐选择 1.5T MRI。低于 1.5T 的 MRI 因未得到很好的验证，不建议使用。

2. 线圈选择 推荐使用直肠内线圈（endorectal coil，ERC），ERC 与相控阵表面线圈结合应用可以增加图像信噪比，图像质量比不使用 ERC 有所优化，尤其适用于 DWI 和动态增强（dynamic contrast enhanced，DCE）扫描，同时对肿瘤分期也具有较大价值。

对 1.5T MRI，为了获取高分辨率的前列腺癌分期诊断图像，ERC 必不可少。而对于 3.0T MRI，ERC 并非绝对的要求，但是需要具有至少 16 个通道的盆腔相控阵线圈。虽然没有研究直接比较两者对肿瘤检出及分期的差别，但一般认为在 3.0T MRI 上不使用 ERC，其图像质量与 1.5T + ERC 相当。

使用 ERC 会增加检查的成本、时间及患者的不适感，图像上腺体出现变形并产生伪影，故仍有必要进一步优化扫描方案，以获得最佳且最一致的图像质量，同时需综合考虑成本、可用性及患者接受度等因素。

气体扩充式 ERC 球囊易导致局部磁场不均匀，产生 DWI 畸变，现已经开发出液体扩充及固态可重复使用的 ERC 用于前列腺 MRI 检查。

3. MRI 检查时间、检查前准备及临床资料

（1）MRI 检查时间：前列腺穿刺活检会导致出血，常见于外周带及精囊，可能会干扰 mpMRI 评估。当在 MRI 图像上怀疑有外周带出血时，应考虑推迟 MRI 检查直到出血停止，但具体视情况而定。当活检结果为阴性时，在活检后出血部位存在显著性癌而无可疑 MRI 征象的可能性很低，在这种情况下，如果存在显著性癌也是活检之外的部位，这样的话显著性癌的检出将不会受活检后出血的影响，此外，当 MRI 检查的目的是检测中央腺体是否有显著性癌时，则没有必要在活检后推迟 MRI 检查。

考虑到活检后包括出血、炎症等改变都可能影响 MRI 图像的解读，PI-RADS V2 中规定，如果穿刺活检在 MRI 检查前进行，则至少要在穿刺活检 6 周后才可行前列腺 MRI 检查。

（2）检查前准备：对于患者检查前准备目前尚未达成共识，如为了减少肠蠕动造成的伪影，使用解痉剂（如胰高血糖素、丁溴东莨菪碱等）可能仅对部分患者有益，而对另外部分患者则无必要，不仅增加成本，还可能会出现药物不良反应。

直肠内容物可能干扰直肠内线圈的使用。如果不用直肠内线圈，直肠内的空气或粪便可能会造成形变伪影，影响 DWI 图像质量。因此，在检查前数小时进行小剂量的预灌肠可能有所帮助，但灌肠也可能促进肠道蠕动，导致运动伪影加剧。建议患者在检查前排空直肠。如果没有使用直肠内线圈，且在 MRI 初始图像上发现直肠内含有气体时，让患者取俯卧位或通过小导管进行直肠减压或许有所帮助。

有些建议患者在 MRI 检查前 3 天禁欲，为了保持精囊膨胀，但尚没有研究表明这项准备对评估前列腺癌有重要意义。

（3）临床资料：影像医师要尽可能获取患者的临床资料，包括动态前列腺特异性抗原结果、穿刺活检结果（穿刺针数、部位、Gleason 评分）、直肠指检结果、用药史（尤其是激素的使用）、前列腺感染史、盆腔手术史、放疗史及家族史，这对于帮助影像医师进行综合诊断具有较大价值。

（二）前列腺 MRI 扫描参数

1. **T₁WI 技术参数** T$_1$WI 和 T$_2$WI 都应该进行扫描，T$_1$ 图像主要用于判断前列腺及精囊有没有出血，并且观察腺体轮廓。T$_1$ 还可用于发现淋巴结或骨转移，尤其是增强后。

轴位 T$_1$WI 可以用抑脂或不抑脂的自旋回波或梯度回波序列，位置要和 DWI 及 DCE 一致，和 T$_2$WI 相比可以使用更低的空间分辨率以缩短扫描时间或增加扫描范围。

2. **T₂WI 技术参数** T$_2$WI 能清晰显示前列腺解剖结构，评估腺体内异常、精囊浸润、包膜外侵犯以及淋巴结受累情况。有临床意义的前列腺外周带癌在 T$_2$WI 上通常表现为低信号，但特异性低。

通常采用二维快速自旋回波序列，获取多维图像（轴位、冠状位、矢状位），三维序列作为二维的补充。避免回波链过长。

（1）层厚 3mm，无间距扫描，和 DWI、DCE 的位置相同。

（2）FOV 12cm×12cm～20cm×20cm，以覆盖整个前列腺和精囊。

（3）相位编码方向≤0.7mm，频率编码方向≤0.4mm。

3. **DWI 技术参数** DWI 可以作为评估肿瘤侵袭性的非侵入性生物标记物。DWI 检查应包括 ADC 图和高 b 值图像。① ADC 图：使用 0～1 000s/mm^2 间的 2 个或多个 b 值，每个像素的 ADC 值通过随 b 值增加信号强度衰减的单指数模型来计算和显示。前列腺癌在 ADC 图上表现为低信号。②高 b 值图像：b 值取 1 400～2 000s/mm^2 或更高。相比于 ADC 图，高 b 值图像上肿瘤显示更明显。高 b 值图像通过直接获取、计算合成两种方式获取，但前者需增加扫描时间；后者通过从已获得的较低 b 值数据计算生成，不易产生伪影。随着 b 值的增加，信噪比下降，最佳的高 b 值与磁场强度、软件和制造商有关，目前尚无被广泛接受的最佳高 b 值。如果信噪比足够高，b 值取 1 400～2 000s/mm^2 或更高，更有利于诊断。

采用回波平面成像结合频谱脂肪饱和序列。

（1）TR≥3 000ms，TE≤90ms。

（2）层厚≤4mm，无间隔扫描，应和 T$_2$WI、DCE 的位置相同。

（3）FOV 16cm×16cm～22cm×22cm。

（4）相位编码、频率编码方向均≤2.5mm。

ADC 图：如果由于扫描时间或设备限制仅能获得两个 b 值，建议最低的 b 值取 50～100s/mm^2，最高 b 值取 800～1 000s/mm^2。其他 100～1 000s/mm^2 的 b 值可以计算更准确的 ADC 并外推高 b 值（>1 400s/mm^2）图像。额外的 0～500s/mm^2 的 b 值将有助于获取组织的灌注特征信息。

4. **DCE 技术参数** DCE 扫描经静脉注射含钆造影剂。前列腺癌常表现为早期强化，但仅行 DCE 并不能确定有临床意义的前列腺癌，且早期不强化也不能完全除外前列腺癌，T$_2$WI 及 DWI 结合可明显提高疾病的检出率。DCE 定性分析通过直接视觉评估，观察在 DCE 各时间点相同层面病变的强化程度，并通过体素的彩色编码增强特征的参数图（如峰值、斜率）来协助诊断。DCE 量化分析分为定量和半定量两种。定量分析是采用房室药物动力学建模，结合造影剂浓度和动脉输入函数来计算时间常数的肿瘤流入（Ktrans）和流出（kep）速率；半定量分析则是利用时间 - 信号强度曲线进行分析。

尽管 2D 和 3D T$_1$ 梯度回波序列都可以使用，但推荐使用 3D 序列。推荐抑脂或减脂技术。

（1）TR<100ms，TE<5ms。

（2）层厚 3mm，无间隔扫描，位置应同 DWI 和 DCE 一致。

（3）FOV 包含整个前列腺和精囊。

（4）频率编码、相位编码方向均≤2mm。

（5）时间分辨率≤10s（首选<7s）。

（6）总观察时间≥2min。

（7）使用标准含钆造影剂或同等高弛豫含钆造影剂，剂量 0.1mmol/kg，注射流率 2～3 ml/s。

（孙　昊）

参 考 文 献

[1] Dreyer K, van Rijswijk J, Mijatovic, et al. Oil-Based or Water-Based Contrast for Hysterosalpingography in Infertile Women[J]. N Engl J Med, 2017, 376 (21): 2043-2052.

[2] 张婧, 张国福, 王毅堂, 等. 子宫输卵管造影中国专家共识[J]. 中华介入放射学杂志, 2018, 6 (3): 185-187.

[3] 中华放射学杂志前列腺疾病诊疗工作组, 中华放射学杂志编辑委员会. 前列腺癌 MR 检查和诊断共识[J]. 中华放射学杂志, 2014, 48 (7): 531-534.

[4] American College of Radiology. Prostate imaging and report and data system（PI-RADS）[EB/OL].（2015 version 2）. [2019-02-26]. http://www.acr.org/Quality-Safety/Resources/PIRADS.

[5] 李拔森，王良. 第二版前列腺影像报告和数据系统（PI-RADS）解读 [J]. 中华放射学杂志，2015，49（10）：798-800.

[6] Barrett T，Turkbey B，Choyke PL. PI-RADS version 2：what you need to know[J]. Clin Radiol，2015，70（11）：1165-1176.

[7] Purysko AS，Rosenkrantz AB，Barentsz JO，et al. PI-RADS Version 2：A Pictorial Update[J]. Radiographics，2016，36（5）：1354-1372.

第二章　女性生殖系统的正常表现

女性盆腔内有生殖系统、泌尿系统、消化系统的有关器官和血管、淋巴结及肌肉韧带等结构。女性生殖系统的器官结构包括子宫、卵巢、输卵管、阴道、阔韧带、圆韧带以及悬吊固定的子宫膀胱韧带、主韧带及骶子宫韧带。

（一）大体解剖

正常子宫位于真骨盆的中央，膀胱与直肠之间，一般呈轻度前倾前屈位，膀胱充满时子宫可向头侧轻度移位。子宫呈倒置的梨形，底部较大，下端狭窄的部分为子宫颈，子宫底与子宫颈之间为子宫体。成人子宫约 4cm×7cm×4cm，经产妇子宫各径和内腔均增大，绝经期后子宫萎缩变小，子宫壁分浆膜、肌层和内膜三层。子宫腔呈前后径短、底部在上的三角形裂隙。

阴道穹窿将子宫颈分为阴道上部及阴道部。子宫颈外口为子宫颈的阴道部开口，为鳞状上皮与柱状上皮的分界；子宫颈内口是子宫颈与子宫峡部间的通道。子宫颈长度约 3cm，子宫颈管最宽部分约 8mm，由许多黏膜皱襞所覆衬，称棕榈皱襞，子宫颈间质由纤维、肌肉及弹力纤维组织所构成。阴道为一纤维肌肉套鞘，上 2/3 为米勒管起源，下 1/3 为尿生殖窦起源，分黏膜、肌肉及外膜三层，壁内有丰富的静脉丛，前壁与膀胱后壁紧邻，后壁上段由直肠子宫陷凹、下段由直肠阴道筋膜和直肠相隔。

子宫的正常位置由阔韧带、圆韧带、主韧带和骶子宫韧带所维系。阔韧带为子宫双侧的前、后腹膜返折，上缘游离，前叶覆盖子宫圆韧带。圆韧带起于子宫前面的两侧，在阔韧带的前叶覆盖下向前外侧弯行，然后通过腹股沟管止于阴阜纤维结缔组织和平滑肌纤维。子宫的悬韧带有子宫膀胱韧带、主韧带及骶子宫韧带，均为局部增厚的浆膜下筋膜。子宫膀胱韧带位于子宫颈与膀胱底部之间，主韧带起自肛提肌水平，分为前后两叶包绕子宫颈，连向对侧盆壁，骶子宫韧带起自子宫颈的后面，向后绕

过直肠，固定于骶骨的前面，子宫的肿瘤（主要为子宫颈癌）常沿悬韧带播散。

子宫动脉为髂内动脉的分支，在主韧带上方的子宫旁疏松结缔组织内走行，在子宫颈内口水平进入子宫，子宫阴道静脉丛位于子宫旁，引流至髂内静脉。

子宫底及子宫上 1/3 的淋巴引流经圆韧带至腹股沟浅淋巴结，经卵巢系膜至主动脉旁淋巴结。子宫体部淋巴引流至髂内及髂总组淋巴结。子宫颈部淋巴引流至髂内、闭孔及骶前组淋巴结。

卵巢位于阔韧带的后下缘，输卵管后下方，内侧（子宫端）以卵巢固有韧带与子宫相连，外侧（盆腔端）以卵巢悬韧带与盆壁相连，大小、形态因年龄而异。性成熟期的卵巢最大，随月经停止而萎缩。正常育龄妇女的卵巢大小约 4cm×3cm×1cm，平均体积约为 10cm³，重量 2～8g。幼女的卵巢表面光滑，以后由于多次排卵表面形成瘢痕而致凹凸不平，绝经后卵巢的最大径不应大于 2cm，重量仅 1～2g。输卵管长 10～20cm，连于子宫底的两侧，为阔韧带所包裹。

阴道壁由黏膜、肌层及弹力纤维组成，黏膜为复层鳞状上皮，无腺体；阴道肌层由外纵与内环形的两层平滑肌构成，肌层外覆纤维组织膜。自前庭、小阴唇至子宫，前方为膀胱、尿道，后方为直肠、肛门。前壁较短，长 7～9cm，后壁较长，为 10～12cm。在子宫颈外口处与子宫颈相连接，形成较浅的前穹窿及较深的后穹窿。

（二）正常影像表现

1. MRI 正常表现　FSE（TSE）序列 T₂WI 上软组织对比度最高，图像质量好且成像速度快，是检查女性生殖系统的主要扫描序列，可根据具体情况加用或不用抑脂技术。SE 序列 T₁WI 上软组织对比度差，可以显示解剖结构及肿大淋巴结。近年采用相控阵线圈增强动态高分辨扫描行多期连续扫描及多

b 值 DWI 成像，可获高质量的图像，有利于评价子宫及肿瘤的血供情况，提高判断肿瘤侵犯范围的准确性。

扫描断面的选择：矢状面和横断面是观察子宫、子宫颈的基本扫描断面。无论子宫前倾、前屈或后倾均能在矢状面清楚观察到各带的正常解剖，并能显示子宫颈前、后唇及阴道上段。横断面是显示子宫旁组织的最佳断面，也可以清楚显示各韧带、卵巢、阴道、骶前间隙、盆腔内淋巴结以及子宫、子宫颈与邻近器官结构的关系。冠状面有助于显示子宫、子宫颈的侧壁及阴道穹窿。由于子宫及子宫颈与身体各断面有一定的倾斜角度，应根据各位患者具体情况调整成像断面的角度而获取子宫、子宫颈真正的各断面图像，与子宫、子宫颈纵轴垂直的斜横断面较为常用，有助于观察子宫旁组织及子宫颈基质环。

子宫分为内膜、肌层及浆膜层，内膜及肌层的厚度随内分泌水平（月经周期，绝经前、后）而改变。

T_1WI 上子宫呈中低信号，内部结构显示不清，T_2WI 上对显示子宫各带的解剖最为优越。子宫中央高信号带为子宫腔及内膜，内膜厚度平均 3~7mm，于月经周期的分泌期最厚，月经后及增生早期最薄，内膜厚度可仅为 1~3mm。服避孕药者无周期变化，绝经后妇女内膜厚度不超过 5mm，绝经后采用内分泌替代治疗的妇女其内膜厚度可与育龄期妇女相仿。

内膜的外方为低信号的结合带，是子宫肌层的一部分，平均厚度约 5mm。再外方为中等信号的子宫肌层，肌层（包括结合带）的厚度为 14~21mm。分泌期由于血流及液体含量增加，信号可略增高，绝经后随着卵巢功能的减退，雌激素水平下降，肌层亦萎缩，结合带与肌层间的分界模糊。最外层为浆膜，T_2WI 上呈一层菲薄的低信号线状结构。

正常子宫颈结构在 T_2WI 上显示最为清晰。横断面呈圆形或扁椭圆形，分三层结构，中央高信号为含黏液的子宫颈内腔及黏膜皱襞；其外为肌纤维基质层，又分两层不同信号，内层低信号环代表致密弹力纤维组织，外环为中等信号的平滑肌组织。采用扫描面与子宫颈管相垂直的子宫颈真正横断面能最完整地显示子宫颈这三层结构。矢状、冠状面能显示由阴道穹窿包绕的子宫颈外口及子宫颈前后唇，在加用抑脂技术的 FSE T_2WI 上显示更为清楚。子宫颈管的纳氏囊肿又称子宫颈腺滤泡囊肿，为子宫颈腺体炎症堵塞后积液所致，T_2WI 上呈圆或卵圆形边缘光整的高信号。

阴道的上 1/3 由肛提肌、中 1/3 由主韧带、下 1/3 由尿生殖膈所支持固定，其各层结构在 T_1WI 上显示不清，在 T_2WI 上显示最为清楚。横断面示阴道黏膜为中央的高信号带，肌层呈中、低信号，其前方为尿道或膀胱底部，后方为直肠，两侧为高信号的血管丛及脂肪（图 3-2-1~图 3-2-3）。

成人卵巢位于卵巢窝内，髂内动脉及输尿管的前方。正常成人卵巢可有 7 000 个滤泡，每月有部分发育成熟为囊状滤泡，T_2WI 上呈高信号（图 3-2-4）。绝经后滤泡减少，纤维组织增多。

2. CT 正常表现 正常子宫位于膀胱后方，直肠前方，呈边缘光整、密度均匀的卵圆形或三角形影，用窄窗技术有时可见密度更低的含液子宫腔，增强扫描时子宫肌层血供丰富，明显强化，与子宫腔的对比更为清晰。CT 是横断面扫描，而前倾的子宫轴线与盆腔一致，CT 扫描显示的子宫径线往往并不反映其真正的横径和前后径，在子宫高度前屈或后屈时，CT 扫描所显示的"前后径"实际上为其长轴，较真正的前后径大。

子宫颈位于子宫体的下部，略呈圆形，穹窿部略呈扁平形，相当于股骨头的水平。增强扫描时子宫颈中央部黏膜明显强化，纤维基质部中度强化，阴道黏膜亦显著强化，阴道壁强化不明显。

卵巢位置不一，多在子宫体的后外方，输尿管的前方，髂外动脉的内侧。卵巢呈软组织密度，育龄期卵巢有滤泡形成，密度不均。正常输卵管在 CT 图像上不能显示。

阔韧带自子宫体向盆壁延伸，在两叶之间为疏松的结缔组织、平滑肌及脂肪，称了宫旁组织，内有子宫旁静脉丛、神经、淋巴组织。子宫旁血管丛平扫时呈迂曲的条索影，增强扫描时明显强化，呈与血管密度一致的条索影。圆韧带自子宫底向前外伸展，经髂外动、静脉的内侧达腹股沟。主韧带又称外侧子宫颈韧带，自子宫颈向外延伸呈三角形。子宫骶韧带呈弧形，自子宫颈向后围绕直肠周围脂肪，附着于骶骨（图 3-2-5）。

3. 子宫输卵管造影的正常表现 子宫输卵管造影显示子宫及输卵管的内腔及输卵管的通畅程度。

充满造影剂的子宫腔呈倒置的三角形，底部宽约 3.8cm，两侧边长约 3.4cm，尖端向下连接子宫颈管。子宫腔的形态又可分为：①等腰三角形或菱形，两侧壁平直；②两侧壁对称向内凹陷；③三边均向内凹陷的三叉形或菱形。子宫腔边缘光整，子宫

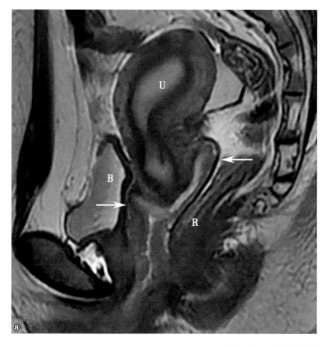
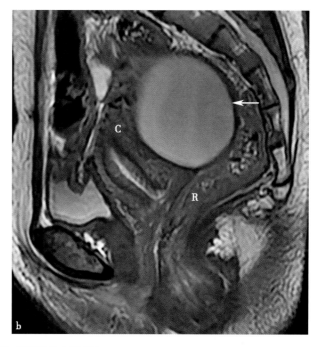

图 3-2-1 正常全子宫、子宫颈（育龄期）

a. MRI 正中矢状位 T₂WI 显示全子宫（U）的矢状面，子宫呈前倾后屈位，位于膀胱（B）与直肠（R）之间，宫体中央为高信号的内膜及宫腔积液，周围环绕低信号的结合带，外侧为中等信号的肌层，最外层为低信号的浆膜层，宫体结合带与宫颈间质环相延续，阴道前后穹窿清晰（白箭）；b. MRI 矢状位 T₂WI 显示宫颈（C）的矢状面，从中央向外侧依次为高信号的黏液、稍高信号的黏膜、低信号的间质环、中等信号的肌层，宫颈与直肠间为一侧卵巢囊肿（白箭）

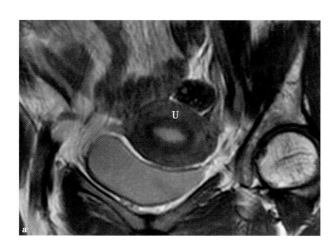
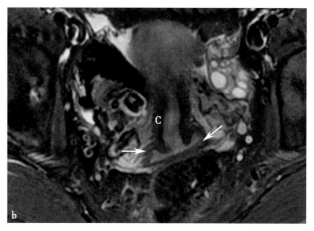

图 3-2-2 正常子宫体、宫颈、左侧卵巢（育龄期）

a. MRI 冠状位 T₂WI 显示宫体（U）的短轴面，带状解剖结构清晰；b. MRI 轴位 T₂WI FS 显示宫颈（C）的冠状面，左右两侧阴道穹窿清晰（白箭）

收缩时形态轮廓可有所改变，痉挛时可呈不规则形。子宫与输卵管连接处的括约肌收缩时，子宫角与输卵管间质部之间可见一窄条状透光区。输卵管闭塞时，子宫角呈圆钝状。

子宫颈管腔长 3～4cm，最宽径为 5～8mm。由于其棕榈状黏膜皱襞使子宫颈管腔边缘不光整呈羽毛状，张力低时其边缘可光整。子宫颈管内口与子宫腔交界处往往是最狭窄的部位。

正常输卵管的管腔有如细线状，柔软、弯曲，自子宫角部向两侧伸展。如果子宫向一侧倾斜，该侧输卵管较弯曲，而对侧相对较伸展。输卵管蠕动时可有一时性的不连贯表现。输卵管的远端壶腹部管腔最粗，内径 3～4mm，其中有纵行的条状黏膜纹，在正常情况下 24 小时后拍片可见输卵管内的造影剂进入腹腔，涂抹于肠管、卵巢或子宫的表面（图 3-2-6）。

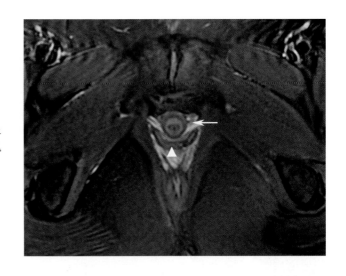

图 3-2-3　正常阴道

MRI 轴位 T₂WI FS 显示阴道（白箭头）轴位，管腔闭合，呈
"U"形，内层高信号为黏膜及少许黏液，外层低信号环为肌
层，阴道位于尿道（白箭）后方

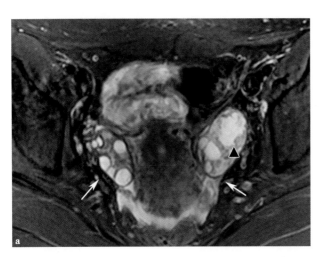

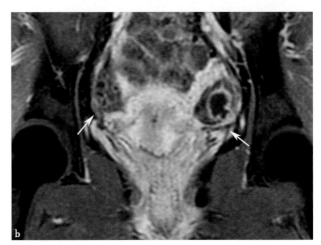

图 3-2-4　正常卵巢

女性，28 岁。a. MRI 轴位 T₂WI FS 显示双侧卵巢（白箭）内各见数个高信号的正常卵泡，左侧卵巢内可见壁厚、皱缩的黄体
（黑箭头）；b. MRI 冠状位 T₁WI C＋显示双侧卵巢（白箭）多发卵泡囊壁薄、并见强化，左侧卵巢内黄体（黑箭头）壁厚、皱缩并
见明显强化

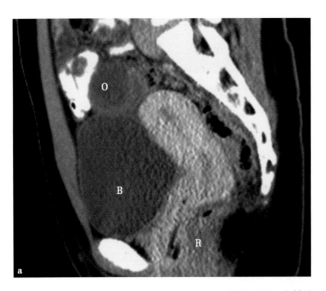

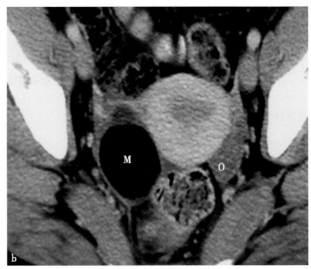

图 3-2-5　女性生殖器官正常 CT 表现

a. 盆腔正中矢状位 CT 增强扫描显示阴道位于膀胱（B）与直肠（R）之间，子宫体及宫颈肌层明显强化，中央轻度强化的为相
延续的宫体内膜及宫颈黏膜，一侧卵巢（O）显示，内见囊状卵泡；b. 盆腔轴位 CT 增强扫描显示子宫体肌层明显强化，内膜强
化程度低，正常的左侧卵巢（O）显示，右侧卵巢内见一畸胎瘤（M）呈脂肪密度

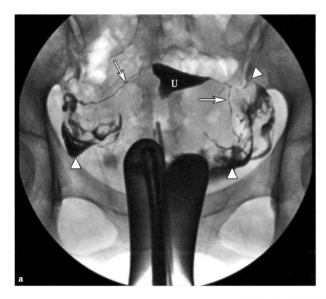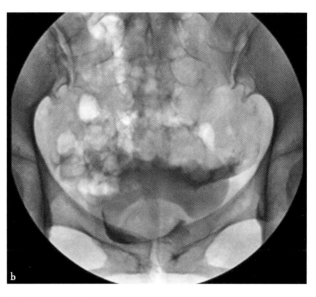

图 3-2-6　子宫输卵管造影正常表现

a. 注入碘油后即时摄片：子宫（U）呈三角形，边缘光整，两侧可见细线状的输卵管，碘油自输卵管伞端溢出进入腹腔；b. 24 小时后盆腔摄片：碘油散在分布于肠管之间

（王新莲）

第四篇

生殖系统各论

第一章　阴茎、睾丸和精囊疾患

阴茎、睾丸的疾病因解剖位置表浅、临床易于检查，病变较为直观，精囊腺则部位较深，B超是最常用的检查手段。虽然体检简便易行，但难以了解病变全貌，难以准确地进行术前分期评估。超声作为无创性的检查方法可以获得血流动力学参数，但其影像对比差，且结果与操作者的技术水平有很大关系。CT/MRI具有较好的软组织分辨力，在阴茎、睾丸和精囊检查中有望发挥重要作用，对于超声检查不能解决的问题可用CT/MRI来解决。

第一节　阴茎疾患

【临床概述】

阴茎是男性外生殖器官，以外伤、炎症及功能异常等疾病最为常见，临床检查较容易，最常用的医学影像学检查是B超、血管造影和MRI。

阴茎可分为头、体、根三部分，后端为阴茎根，藏于阴囊及会阴部皮肤的深面固定于耻骨下支和坐骨支；中部为阴茎体，呈圆柱形，定于耻骨联合的前下方，为可动部；前端为阴茎头，有尿道外口，主要由两个阴茎海绵体和一个尿道海绵体构成，外面包以筋膜和皮肤。阴茎海绵体为两端尖细的圆柱体，左、右各一，位于阴茎的背侧，前端嵌入阴茎头底的凹陷内，后端分离，向两侧延伸，形成阴茎脚，附着于两侧的耻骨下支和坐骨支；尿道海绵体位于阴茎海绵体的腹侧，尿道贯穿其全长，前端膨大，形成阴茎头。每个海绵体的外面都包有一层坚厚的纤维膜，分别称阴茎海绵体白膜和尿道海绵体白膜。海绵体内部由许多海绵体小梁和腔隙组成，腔隙实际是与血管相通的窦隙，当这些腔隙充血时，阴茎即变粗变硬而勃起，反之则变细变软。阴茎的血管分别由阴茎背动脉、阴茎深动脉、海绵体动脉和阴茎背浅、深静脉组成。阴茎血液循环系统在阴茎勃起中起着重要作用。

【影像学表现】

常见阴茎疾病的影像学表现及诊断如下：

1. 阴茎损伤　单纯的阴茎损伤较少见，常伴有尿道损伤，以有无皮肤损伤分为闭合性损伤、开放性损伤和阴茎绞窄，影像学检查主要用于闭合性损伤的检查。

闭合性阴茎损伤非常罕见，损伤程度由阴茎皮肤挫伤至阴茎折断不等。阴茎折断指阴茎在勃起情况下受到直接外力作用，造成白膜及阴茎海绵体破裂。受伤时有响声、剧痛，伤后阴茎勃起消退、阴茎松软和局部肿胀。由于海绵体及白膜破裂出血形成血肿，血肿一般局限于阴茎内，但若阴茎的深筋膜（Buck筋膜）破裂，血肿可延伸至阴囊和会阴。大多数阴茎折断可根据临床表现做出诊断，少数表现不明显者需通过海绵体造影或超声检查确诊。

超声主要表现为阴茎海绵体结构回波的不连续性，阴茎间膜及阴茎海绵体回声不均，呈边界模糊的低回声血肿团块。形态不规则，血肿可扩展至会阴区，血肿较大者可见不规则的液性暗区。

血管造影可见阴茎深动脉中断、假性动脉瘤、血管狭窄等改变，继续缓慢出血者可见血肿逐渐染色。阴茎动脉断裂者可表现为折断部位远端不染色或染色缓慢。

2. 阴茎纤维性海绵体炎　阴茎纤维性海绵体炎是阴茎海绵体白膜的纤维化病变，原因不明，阴茎损伤或炎症可能为病因。内分泌紊乱、维生素缺乏或肾上腺损害，尤其是球状带功能紊乱可能导致胶体病变和结缔组织增生。近年来有人认为其病因为自身免疫反应，其特征为发展隐伏的阴茎海绵体局限性斑块、质硬，阴茎勃起时疼痛，阴茎弯曲畸形及病变远端勃而不坚。

B超表现为阴茎海绵体内不规则的条索状强回声斑块，部分可见钙化并有声影，血管造影可见阴茎深动脉的狭窄或其他异常改变。

3. 阴茎异常勃起　阴茎异常勃起是一种与性刺激或与性欲无关的阴茎持续性痛性勃起。该病较为少见，60%的原因不明，40%可能与下述疾病有关：如阴茎或会阴部损伤，盆腔肿瘤或感染、白血病、镰状细胞贫血、脊髓损伤、阴茎背静脉栓塞，也可由于广泛应用海绵体内注射治疗阳痿而并发本病。

对阴茎异常勃起的发病机制仍有争论，有人根据阴茎海绵体内的血气和压力测量，将其分为缺血性和非缺血性两类。缺血性阴茎异常勃起为静脉回流严重受阻，导致白膜下小静脉广泛受累；非缺血性异常勃起是由于动脉血的高灌注量，起病缓慢，系由于损伤性海绵体内动脉撕裂所致的持续灌注。

影像诊断常采用血管造影，见动脉血流量增加，而静脉血流正常，并可见动脉周围海绵体内片状异常显影。多普勒超声检查可观察阴茎血管的异常分布及动脉性和静脉性血流异常并可测得血流量，有助于进行诊断和鉴别诊断。判断静脉性和动脉性所致之阴茎异常勃起，对临床的对症治疗至关重要。

4. 阴茎勃起功能障碍　阴茎勃起功能障碍又称阳痿，其病因复杂，与社会因素、心理状态和性格特点有关。病理因素则与生殖器官本身病变、内分泌性疾病、神经精神病变、血管病变、创伤及全身性疾病、药物因素、饮酒吸烟等有关。

阴茎血流检查常有助于对病因的诊断和鉴别诊断，如阴茎海绵体内注射罂粟碱和酚妥拉明等血管活性药物诱发阴茎勃起，同时注入造影剂，以观察静脉回流情况（图4-1-1）。也可采用血管造影以观察血管的分布及阴茎动脉供血的改变（请参阅本书第四篇第三章）。

多普勒超声探头可记录阴茎动脉血流脉冲图形及扇形超声扫描，血流脉冲图形表现为波形突然上升至峰顶后，下降缓慢，且有二波脉切迹。血管性病变上升缓慢，峰顶圆形，下降更缓，无二波脉切迹，扫描图像可见阴茎血管，并能观测阴茎背动脉内径及血流量，以判断阴茎血供状况。对动脉供血良好，但阴茎仍不能勃起者，要考虑有静脉漏因素的可能。在诱发阴茎勃起后注入造影剂，静脉漏者则静脉随即显影（图4-1-2）。

髂内动脉造影用于观察及诊断部分动脉及与勃起有关的阴茎动脉的各种疾病，如动脉粥样硬化、动脉狭窄、闭塞、血管瘤及畸形等。一般在患者阴茎海绵体内注射罂粟碱60mg，10分钟后经髂内动脉快速加压注射30%泛影葡胺60ml，连续每秒摄片共30秒。可观察会阴浅动脉、尿道海绵体和球尿道

动脉、阴茎背动脉及阴茎海绵体动脉等。

这类疾患的诊断结合临床症状困难不大，鉴别诊断因病变多数有功能障碍也易区分。肿瘤不用影像学检查也能解决诊断问题。

5. 阴茎肿瘤　阴茎肿瘤的种类很多，包括恶性与良性两类，其中以起源于阴茎上皮细胞的阴茎细胞癌占绝大多数，阴茎肉瘤较少见，良性肿瘤常见为乳头状瘤。

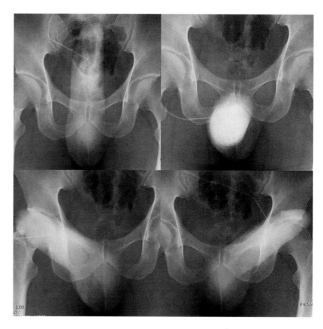

图4-1-1　正常阴茎海绵体勃起
阴茎海绵体内注射罂粟碱、酚妥拉明和造影剂后，阴茎海绵体显影正常，未见阴茎静脉及髂静脉早期显影

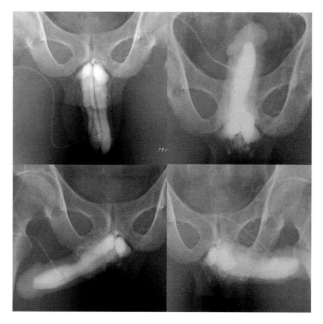

图4-1-2　阴茎海绵体静脉瘘
阴茎海绵体内注射罂粟碱、酚妥拉明和造影剂后，可见背深静脉及双侧脚静脉显影，并回流入双侧股静脉，随即阴茎勃起逐渐消退

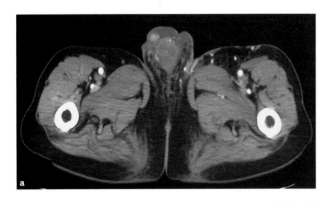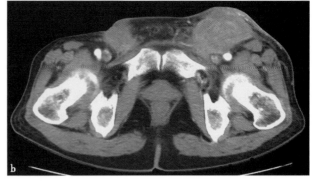

图 4-1-3　阴茎鳞癌

CT 增强扫描：a. 阴茎右前侧可见肿瘤结节异常强化影；b. 双侧腹股沟可见淋巴结转移

阴茎癌是起源于阴茎头、冠状沟和包皮内板黏膜以及阴茎皮肤的恶性肿瘤。是阴茎最常见的恶性肿瘤，占阴茎肿瘤的 90% 以上。最常见的病理类型是阴茎鳞状细胞癌，约占阴茎癌的 95%。因此，阴茎癌几乎成为阴茎鳞状细胞癌的代名词，致使大家忽视了其他类型阴茎癌的存在。按 2004 年 WHO 阴茎恶性上皮性恶性肿瘤组织学分类中将阴茎癌病理类型分为阴茎鳞状细胞癌、Merkel 细胞癌、神经内分泌小细胞癌、皮脂腺癌、透明细胞癌和基底细胞癌。

对阴茎癌的确诊主要靠病理检查结果，因肿瘤局限于阴茎，部位表浅，很少发生转移，故一般不用医学影像学检查即可根据组织学确诊，除非有淋巴结的盆、腹腔转移。

阴茎疾病主要的传统检查方法有超声和血管造影，X 线片作用不大。CT、MRI 可以协助确定病灶范围和转移情况。阴茎恶性肿瘤的大小、部位以及浸润的深度决定了应采用何种手术治疗方法。阴茎切除术会引起严重的性心理障碍，而相对保守的手术方式包括广泛局部切除及阴茎头切除术等既可以保留正常的勃起和排泄功能，又可以将性心理障碍减到最小。MRI 具有多维成像能力，可以增加软组织的对比度，特别是当阴茎勃起时，能够清晰的显示阴茎各部分结构。因此，MRI 是一种可以对原发或者局部复发的阴茎恶性肿瘤进行明确分期的重要的无创性检查。

CT 表现为：①平扫表现为阴茎头不规则软组织肿块，CT 值为 33～48Hu，呈分叶状或菜花状，边界欠清楚。②增强扫描动脉期病变呈中度强化（图 4-1-3）。

MRI 可表现为稍长 T_1 稍长 T_2 信号影。MRI 可确定肿瘤侵犯的深度及淋巴结转移（图 4-1-4），有助于病变的分期评估，这比病变的定性诊断更重要。

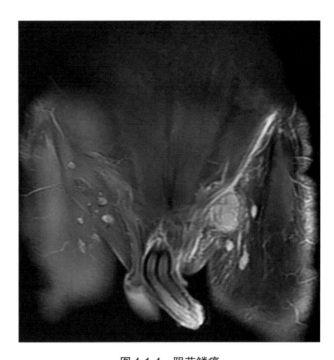

图 4-1-4　阴茎鳞癌

MRI 平扫冠状位 T_2WI 示：阴茎头左侧可见条片状稍长 T_2 信号影，左侧可见转移性淋巴结影

第二节　阴囊及睾丸疾患

一、正常解剖

阴囊是皮肤样的结构，由皮肤和肉膜组成，肉膜在正中线向深部发出阴囊中隔将阴囊腔分成左右两部分，被坚实的纤维鞘膜囊沿中隔形成两个孤立的囊腔，分别容纳睾丸、精索的一部分和附睾，囊内有微量液体。附睾的结构较狭窄，仅有 4.5cm 长，形态变化较大，分头、体、尾三部分。睾丸的 MRI 信号在 T_1 加权像上为灰色的中等强度信号，在 T_2 加权像上呈明显高信号；附睾较睾丸的信号在 T_1 加权

像上略低,而在 T_2 加权像上明显增高。由于 CT 检查对睾丸具有放射性损伤,组织分辨力较低,故一般常采用 B 超和 MRI 进行检查。

二、睾丸与附睾疾患的影像诊断

(一)炎症

【临床概述】

1. **睾丸及附睾炎症** 睾丸炎(orchitis)多发生在35 岁以下有性生活史的男性,40 岁以上的患者多有前列腺炎。在无并发症如积脓、梗死等时,常规用抗生素治疗。炎症常常累及附睾,急性非特异性睾丸炎多发生在尿道炎、膀胱炎、前列腺炎、前列腺增生切除术后及长期留置导尿管的患者,该类睾丸炎应与急性附睾炎、腮腺炎睾丸炎、精索扭转、睾丸及附睾附件扭转和嵌顿疝相鉴别。

2. **附睾结核** 附睾结核(tuberculosis of epididymis)为男性的常见病,病变主要为干酪样变和纤维化,结核侵犯输精管时管壁增厚,输精管变粗变硬呈串珠状,病变可沿输精管蔓延至附睾尾,然后波及整个附睾和睾丸。肿大的附睾可与阴囊粘连并形成寒性脓肿,甚至溃破流脓,经久不愈。

【影像学表现】

1. **睾丸及附睾炎的 MRI 检查** 常发现睾丸和/或附睾明显弥漫性肿大,信号常常不均匀,可表现为局灶性低信号、混杂信号或高信号。在慢性睾丸炎的患者则常表现为低信号,精索内大量的精子蛋白可使血管扭曲、扩张和睾丸变形。睾丸及附睾的炎症常合并有鞘膜积液,在 MRI 上表现为水样信号。附睾和睾丸的弥漫性肿大常有助于与睾丸肿瘤的鉴别。

2. **附睾和睾丸结核的 MRI 表现** 取决于病变的程度及病理成分。病变常由肉芽组织、纤维组织和干酪成分构成,附睾明显肿大,失去正常的轮廓,可完全或部分干酪样变,其结构模糊不清,早期睾丸的结构尚完整,晚期则可有脓肿形成。在 T_1 加权像上多表现为低信号,在 T_2 加权像上则可表现为高、低不同的混杂信号,内可有钙化和纤维化,表现为明显的斑片状的低信号区,可有少量的鞘膜积液。CT 的组织对比度稍差,与附睾和睾丸的肿瘤难以区分,但可发现病变内及周围淋巴结的钙化,造影剂增强扫描可见病灶周边的环形或不规则的增强,可与肿瘤鉴别。

【诊断与鉴别诊断】

睾丸及附睾炎症在 MRI 上呈弥漫性肿大,信号

混杂,合并鞘膜积液时呈水样信号,诊断较易。

结核时呈长 T_1、长 T_2 信号,若有钙化则在 CT 或 MRI 上均有特征性表现。

以上两病可以区分,与睾丸肿瘤有时难以鉴别,但增强 CT 扫描出现较典型的淋巴结钙化及病灶周边钙化则可与肿瘤区分。

【比较影像学】

MRI 是较理想的检查方法。CT 不如 MRI 敏感,但也有其作用。

(二)睾丸及附睾肿瘤

1. **睾丸肿瘤**

【临床概述】

(1)睾丸肿瘤:并不常见,但为男性生殖系统中最常见的肿瘤,占全身恶性肿瘤的 1%。睾丸肿瘤(tumor of testis)可分为原发性和继发性两大类,原发性肿瘤又根据组织学分类一般分为生殖细胞瘤和非生殖细胞瘤,而生殖细胞瘤又进一步分为精原细胞瘤(seminoma)和非精原细胞瘤,20～45 岁最为多见。在临床上区分两者很重要,前者用放射治疗,而后者则用手术和化疗,最后确诊必须经过细致的组织学检查,因为有 10%～15% 的精原细胞瘤混有非精原细胞瘤。

(2)非精原细胞瘤:包括畸胎瘤、畸胎癌、胚胎细胞癌和绒毛上皮癌。几乎半数的非精原细胞瘤混有生殖细胞,纯正的睾丸畸胎瘤和卵黄囊肿瘤不含生殖细胞,发生于儿童或年轻患者,不发生恶变。但性成熟期后,畸胎类肿瘤因含有其他细胞而存在潜在恶变的倾向,约 25% 的畸胎癌由此产生。畸胎瘤因含有各种间叶和其他组织,比较容易识别。胚胎癌一般小而多样,常含有出血性坏死,约有 20% 的肿瘤突至睾丸外。

(3)其他非生殖细胞瘤类:有纤维瘤、淋巴瘤、纤维肉瘤、性索基质细胞瘤、血管瘤等,由于临床较为少见,应注意与生殖细胞类肿瘤区别。

(4)肾上腺残余肿瘤(肾上腺组织残余):常可异位至附睾、白膜和精索内,发生率在婴幼儿可达 10%,患者表现为肾上腺生殖系统的功能异常和 Nelson 综合征,肾上腺功能亢进者较为多见。肾上腺组织样肿瘤是一良性占位性病变,如果临床表现比较典型者应认真查找精索和其他部位。

【影像学表现】

(1)B 超检查可直接准确地测量睾丸的大小、形态和肿块的大小及鞘膜积液的情况。精原细胞瘤表现为均匀的低回声,边界清楚,胚胎癌、畸胎癌及混

合性肿瘤则呈混杂不均匀的回声,并可发现肿瘤内的液化坏死。MRI示精原细胞瘤与正常睾丸组织间的界限清楚,T_2加权像上肿瘤的信号低于睾丸的信号。由于肿瘤内局灶性的纤维化或出血,可有点状高、低不均的信号表现,出血的信号改变根据不同的出血时间而不同,T_1加权像上肿瘤的出血表现为条片状的高信号,T_2加权像上则表现为高低混杂的信号,常伴有鞘膜积液。CT则表现为单侧睾丸的明显肿大,密度一般较为均匀,肿瘤内也可发生小灶性坏死,并可发现鞘膜积液(图4-1-5)。

(2)除外畸胎瘤:由于非精原细胞瘤的病理变化大,B超显示肿瘤与睾丸组织间边界不清楚,回声不均匀。在MR质子密度像和T_2加权像上,由于出血和坏死,表现为高低不等的斑片状信号,信号的极不均匀是该类肿瘤的鉴别要点。有报道认为,在T_2加权像上,肿瘤的信号常比周围正常组织的信号低,病灶的环状低信号带常代表纤维囊的存在,这在精原细胞瘤中常不易见到,有助于肿瘤的鉴别诊断。CT主要表现为睾丸肿大、内部密度混杂和鞘膜积液,造影剂增强后肿瘤的实质部分可以出现明显强化。CT和MRI对肿瘤分期的准确性常常只有63%,早期肿瘤在CT和MRI图像上均难以识别,高分辨力B超探头则易发现小的病灶,但CT和MRI对局部及全身淋巴结转移则有较高的检出率,但最后决定手术或化疗方案时,还须进行活组织检查。

2. 睾丸囊肿

【临床概述】

睾丸囊肿为单纯的睾丸内囊肿,存在于正常睾丸。

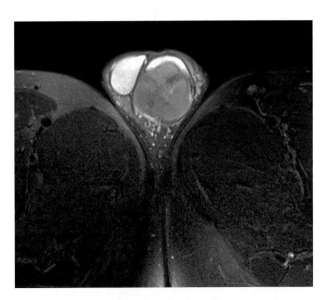

图 4-1-5 精原细胞瘤

MRI平扫 轴位T_2WI显示右侧睾丸明显肿大,可见一软组织密度肿块,边缘尚清楚,周围可见鞘膜积液

【影像学表现】

B超和MRI表现为边缘锐利的结节,均较容易在图像上识别。B超表现为小的类圆形无回声暗区,后方常见有声影增强。MRI检查表现为如水一样的长T_1和长T_2均匀信号。发生于睾丸的表皮样囊肿并不常见,曾有人报道睾丸内表皮样囊肿在MRI的T_2加权像上表现为"牛眼征",外层的低信号环为纤维囊、表皮层的内衬和邻近囊壁被压缩的角化蛋白。囊肿中心部分的低信号则是由组织碎屑和钙化成分所组成,在两者之间的T_1和T_2高信号区则可能为退化的鳞状细胞所含的脂性物质所致。

【诊断与鉴别诊断】

睾丸肿瘤与囊肿的表现不同,两类疾患可以鉴别,然而各种肿瘤之间的鉴别诊断比较困难,需进行组织学检查方能决定。

【比较影像学】

(1)B超:是有效的诊断方法。

(2)CT:肿瘤为实性肿块,内可有坏死,也是有价值的检查方法。

(3)MRI:较为理想,对肿瘤或囊肿均能发现病灶,显示内部结构,但对肿瘤的类型区分仍困难。

(三)隐睾

【临床概述】

隐睾(cryptorchidism)是指睾丸未下降至阴囊而隐藏于其他部位,现在临床上多称为睾丸未降(undescended testes),检查时手触摸不清的睾丸除隐睾外,还见于以下几种原因:睾丸未发育或睾丸发育不良、睾丸下降不全和获得性睾丸萎缩(病毒感染)。隐睾与以上等病变的鉴别诊断很重要,因为隐睾除丧失生育能力外还常并发肿瘤。

睾丸发生于中肾边缘背侧胚胎期的性腺,在性腺从腹部下降的同时,血管神经及连接管经腹股沟管坠入阴囊。正常情况下睾丸在妊娠8个月时自腹膜后降至阴囊内,约30%的早产儿及4%的足月儿童可发生睾丸下降不全,但大多数在出生后1年内完全降至正常。少数(不足1%)可出现睾丸未降(隐睾),其原因可能与精索过短、腹股沟管或其腹环过紧、腹膜后纤维索带阻止睾丸下降、提睾肌发育不良、阴囊发育不全等有关。隐睾中2/3为单侧,1/3为双侧,右侧隐睾约占70%,左侧占30%。以所在位置分别统计,位于腹内者占8%,腹股沟管内占82%,阴囊上方占12%。早期诊断隐睾很重要,在腹腔内睾丸肿瘤的发生率是正常人的20~46倍,故对青春期后的患者常对隐睾作手术切除,而青春期前的患者常手术还纳异位的睾丸进入阴囊。

对35岁以下双侧无睾的患者，临床可通过内分泌检查而确诊，不需要影像学检查，更无需手术探查。35岁以上的患者内分泌检查结果常常不可靠，即使腹部有睾丸存在也会发生严重的萎缩，从而阻止了激素的反应。但一个睾丸缺如的患者激素水平可以正常，必须通过影像学检查确定另一侧睾丸是否存在或存在位置及状态。睾丸自肾下极至腹股沟外环移行的过程中可在任何位置发生停止，约有80%睾丸未降的患者可在腹股沟上区触及未降的睾丸。如果触及不到睾丸，可能是睾丸太小或缺如，也可以是萎缩或发育不良，多数未触及的睾丸位于腹股沟上部陷凹或外环附近。有些患者未降的睾丸恰好位于外环的上方，深部是前腹壁的肌肉，并与髂血管紧贴，只有极少数患者未降的睾丸位于后腹壁。

【影像学表现】

1. **B超** 目前检查未降睾丸的有无及位置常首选B超，以髂血管的解剖位置为标志，腹股沟管位于髂血管鞘的内前方，B超沿腹股沟管走行探查，可见回声均质的肿块，有时未降睾丸的上下伴有少许无回声的液体。

2. **MRI检查** 可沿睾丸沉降路径逐层扫描或冠状位和矢状位成像，未降睾丸常表现为较小的椭圆形软组织肿块。MRI在检查至腹股沟管时应仔细薄层扫描，以判断睾丸的有无。腹股沟管长5～6cm，位于髂血管的前上方，外环恰好位于耻骨支的头侧。正常情况下，双侧腹股沟及下盆区的结构呈对称性分布，任何小的不对称性软组织影都较容易在MRI上识别，而盆腔以上的未降睾丸常由于肠袢、血管和淋巴结的干扰而难以寻找，但确定精索的有无有助于对睾丸缺如及高位隐睾的诊断。

3. **CT检查** 结果比MRI略差，表现为软组织上比肌肉密度低的肿块，其组织分辨力较MRI和B超低，常需在造影剂静脉滴注的条件下进行扫描，同时对健侧睾丸具有放射性损伤。

【诊断与鉴别诊断】

腹股沟淋巴结可根据位置的不同与未降的睾丸相区别，淋巴结多位于腹股沟韧带的下方，邻近股或髂血管，位于腹股沟管的深部和外侧。根据血液的流空效应有助于血管性结构与非血管性结构的识别。

【比较影像学】

1. **MRI** 组织分辨力高，掌握以上规律对未降睾丸的检查精确度较高，临床常常采用，而且MRI检查无放射性损害。

2. **B超** 由于70%以上的未降睾丸位于腹股沟管内，故检查时一般首先采用B超，可发现其大多数存在的病变。但精索存在而未发现未降的睾丸时，应采用MRI做进一步检查。

（四）附睾淤积症

【临床概述】

输精管结扎后所产生的附睾淤积症（postvasectomy epididymal stasis syndrome，PESS）是男性绝育手术中常见的并发症，患者表现为阴囊重坠、疼痛、射精痛和腰酸背痛等。病因是多源性的，如手术创伤、感染或术后过早同房使输精管破裂等。

【影像学表现】

1. **高精度B超** 可发现阴囊的鞘膜积液、输精管迂曲、附睾肿大。

2. **MRI** 除可发现附睾肿大外，还可清楚显示输精管及附睾管的扩张（图4-1-6），并容易识别手术创伤所遗留下的阴囊血肿（图4-1-7），常表现为 T_1 和 T_2 加权像上的高信号。附睾管破裂、精子外溢所形成的精子性肉芽肿，因精子内同红细胞一样含有大量血红蛋白，故形成的肉芽肿在 T_1 加权像上可表现为高信号，在 T_2 加权像上表现为混杂信号。炎性肉芽肿结节则表现为 T_1 加权像低信号和 T_2 加权像上略高信号的结节。鞘膜积液和精索静脉曲张较为常见，在B超和MRI图像上较易识别。

【诊断与鉴别诊断】

输精管结扎术后发现鞘膜积液、输精管迂曲，为诊断此病的典型征象。

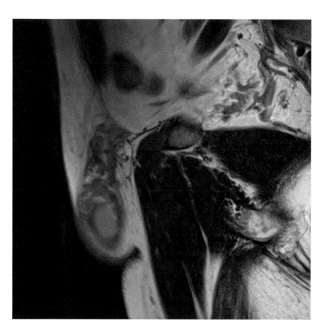

图 4-1-6 附睾淤积症
睾丸矢状面示附睾管和输精管明显迂曲扩张

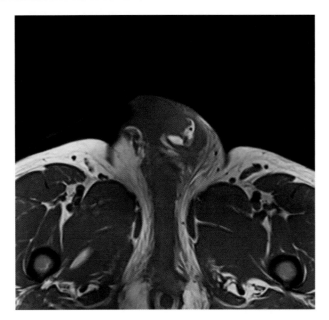

图 4-1-7 阴囊血肿
阴囊轴位 T_1 加权像，见阴囊有一明显高信号血肿

若形成精子肉芽肿，则 T_1 加权像和 T_2 加权像上均为结节性高信号。

鞘膜积液及精索静脉曲张与本综合征的鉴别诊断用 B 超及 MRI 较容易。

【比较影像学】

B 超常作为首选方法。MRI 可确诊，价值较高。

（五）阴囊损伤

【临床概述】

阴囊皮肤薄而多皱，缺乏皮下脂肪，阴囊内容物虽有一定的活动范围，但组织脆嫩，抗损伤能力差，因此阴囊及其内容物损伤在临床上并不少见。阴囊壁由皮肤和肉膜组成，肉膜在正中线向深部发出阴囊中隔将阴囊腔分为左右两部分，分别容纳两侧的睾丸和附睾。阴囊壁深面有包绕睾丸和精索的被膜，由外向内依次为精索外筋膜、提睾肌、精索内筋膜和睾丸鞘膜，后者来源于腹膜，分为壁层和脏层，脏壁层之间为鞘膜腔。睾丸是微扁的椭圆体，位于阴囊内，左右各一，睾丸表面有一层坚厚的纤维膜，叫白膜。附睾呈新月形，紧贴睾丸的上端和后缘而略扁，上端膨大为附睾头，中部为附睾体，下端狭细为附睾尾。

阴囊损伤（scrotal injury）可分为开放性和闭合性两类。

1. 开放性阴囊损伤 可分为火器伤、刀割伤、刺伤、裂伤或撕脱伤。

2. 闭合性阴囊损伤 多发生于体育运动伤、骑跨伤及踢伤，轻者仅为单纯挫伤，重者可发生血肿。

血肿可发生于阴囊壁软组织中，亦可发生于睾丸鞘膜内，形成鞘膜积血。闭合伤亦可并发睾丸损伤。

睾丸由于其活动度大及坚韧的白膜存在，因而损伤较少，多由于睾丸受到暴力打击而引起。根据暴力的性质和轻重可引起挫伤、破裂及脱位等各种不同的损伤。挫伤时睾丸表面坚硬的白膜虽没破裂，但睾丸实质因打击或挤挫而破坏出血，出血使睾丸内张力很大而引起剧烈疼痛和组织坏死，之后常造成睾丸实质组织萎缩而丧失功能。体检可触及坚硬的睾丸，压痛明显。睾丸破裂时白膜和鞘膜破裂，睾丸实质也缺损，形成阴囊血肿。疼痛虽不如挫伤严重，但由于造成坚硬的白膜和鞘膜破裂的暴力很大，所以实质的损伤也比较严重。主要的临床表现是伤后剧痛，甚至发生昏厥、呕吐，随即阴囊淤血、肿胀，检查时阴囊触痛明显，并可触及肿块，睾丸触诊不清。睾丸脱位是睾丸被暴力挤压出阴囊，一般多被挤压到腹股沟管外口皮下或其附近，睾丸本身也有不同程度的损伤或出血。临床检查发现阴囊空虚，而脱位睾丸处有触痛，并扪及睾丸状肿物。精索附睾损伤表现为单纯附睾损伤少见，常同时有睾丸损伤，附睾损伤后期可能并发痛性小结或精液囊肿。精索损伤包括精索扭转、精索血肿、精索血管损伤和精索断裂等类型。

开放性阴囊损伤其大部分病例需手术处理，极少存在诊断问题；闭合性阴囊损伤单靠体检很难鉴别单纯性鞘膜积血和睾丸破裂，不伴有鞘膜积血的患者，单纯物理检查不能估计其损伤程度。Cass 等报道睾丸破裂在 3 天内早期修补，睾丸切除率为 6%，而 3 天后延迟手术，睾丸切除率为 45.5%。早期手术还可以降低局灶性缺血性坏死和脓肿形成率，因此睾丸破裂的早期快速诊断很重要。

阴囊损伤的影像学检查方法主要包括核素扫描、超声、CT 及 MRI 等。

【影像学表现】

1. 核素睾丸扫描 睾丸破裂时可见睾丸图像有缺损，据文献报道术前睾丸扫描睾丸破裂的诊断率约为 100%。

2. 超声检查 在急性阴囊损伤的情况下，超声是首选的检查方法，而且最好使用 5～7.5Hz 探头。①鞘膜积血，代表液化的血肿聚集在两层鞘膜之间，超声检查表现为睾丸周围低回声的液体积聚；②睾丸挫伤，在正常睾丸实质的回声中，出现局灶性不均匀回声或回声减低区；③睾丸内血肿，睾丸实质显示一个或多个不规则无回声或低回声区（图 4-1-8）；

④睾丸破裂，意指睾丸白膜破裂，睾丸组织突出于阴囊腔内，睾丸破裂常伴有裂伤、断裂、睾丸实质内血肿和梗死形成，超声检查睾丸失去正常的卵圆形态、边缘不清、回声不均或睾丸实质突出；⑤睾丸脱位，可由超声在腹股沟管发现异位的睾丸所证实。

3. CT表现　单纯性阴囊壁血肿（hematoma of scrotal layers），CT显示阴囊壁增厚，密度增高（图4-1-9）。

鞘膜积血（hematocele），CT上表现为睾丸周围的略低/等密度影（图4-1-10，图4-1-11）。

白膜下血肿（subtunical hematoma），睾丸白膜完整，其下方与睾丸实质间见弧形高密度影（图4-1-12）。单纯睾丸实质血肿（hematoma of testis），表现为睾丸内类圆形的高密度影，不伴有鞘膜积血和白膜破裂，睾丸仍保持为正常的卵形（图4-1-13），陈旧性

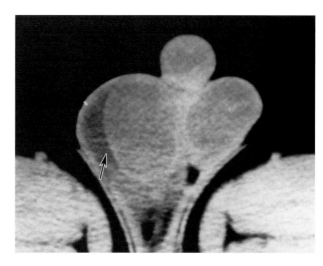

图4-1-10　鞘膜积血
CT上表现为睾丸周围的略低密度影（↗），CT值20Hu，保守治疗痊愈

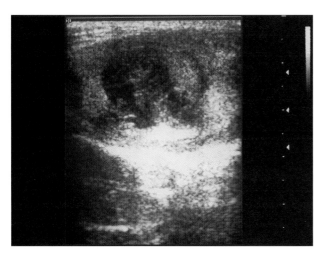

图4-1-8　睾丸内血肿
睾丸实质显示一个或多个不规则无回声或低回声区

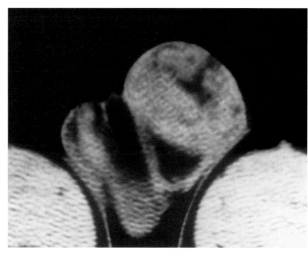

图4-1-11　陈旧性鞘膜积血
表现为睾丸外半月形的等密度影，CT值36Hu，其间有多发低密度影

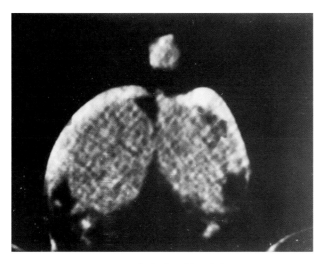

图4-1-9　睾丸单纯性阴囊出血
CT显示阴囊壁增厚，密度增高，睾丸正常，保守治疗痊愈大小、形态及密度正常，白膜完整

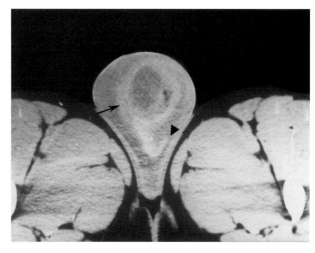

图4-1-12　白膜下血肿
睾丸白膜完整，其下方与睾丸实质间见弧形高密度影（↗），CT值42Hu

血肿表现为类圆形的低密度影，类似囊肿，血肿较大，可突出于睾丸轮廓之外（图 4-1-14）。睾丸挫伤（contusion of testis），睾丸实质因打击或挤挫而破坏出血，CT 上睾丸增大，密度增高，睾丸实质内血肿表现为低密度。睾丸破裂（rupture of testis），睾丸失去正常的卵圆形结构，白膜中断，睾丸组织突出或睾丸断片分离，睾丸实质中散在分布不规则的低密度影，病理证实为睾丸内出血（图 4-1-15，图 4-1-16）。

睾丸广泛裂伤，形成多发断片，漂浮于大量阴囊血肿中（图 4-1-17）。精索附睾损伤表现为精索血肿（hematoma of spermatic cord）（图 4-1-18），位于睾丸的前上方，呈椭圆形的高密度影，睾丸向后下移位；附睾血肿（hematoma of epididymis），位于睾丸的后方，睾丸移位不明显（图 4-1-19）。附睾炎伴精液囊肿，表现为附睾增大，密度增高，附睾头附近有类圆形的水样密度影（图 4-1-20）。

根据临床及 CT 表现将闭合性阴囊损伤分类，轻度阴囊损伤包括阴囊壁血肿、少量的鞘膜积血及白膜下血肿、小于睾丸体积 1/3 的睾丸实质血肿或挫伤、创伤性附睾炎，均可保守治愈。中度阴囊损伤包括较大量的鞘膜积血、较大量的睾丸白膜下血肿。

大于睾丸体积 1/3 的睾丸实质挫伤或血肿、睾丸白膜破裂、精索断裂、不能手法复位的睾丸扭转和脱位，应早期手术治疗。重度阴囊损伤包括睾丸破碎和睾丸萎缩，应做睾丸切除。

4. MRI 检查 睾丸挫伤在 T_1 加权图像上呈较低信号，T_2 加权图像上病灶被掩盖。如有白膜撕裂，则在 T_2 加权图像上可见白膜的低信号中断。

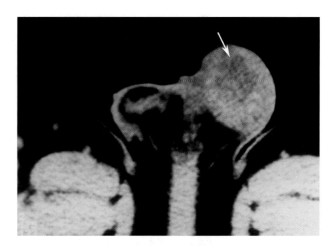

图 4-1-14 睾丸实质陈旧性血肿
表现为类圆形的低密度影，类似囊肿（白箭头）

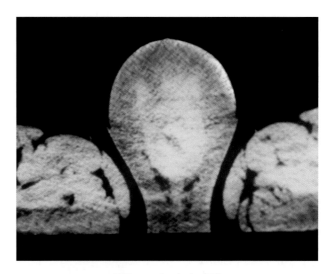

图 4-1-15 睾丸破裂
CT 示左睾丸增大，失去正常的卵圆形结构，白膜中断，睾丸断面分离，睾丸实质中散在分布的不规则低密度影，病理证实为睾丸内出血

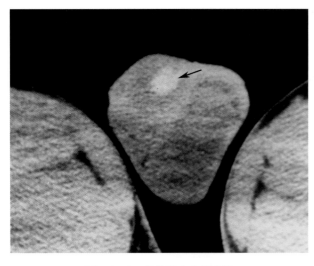

图 4-1-13 单纯睾丸实质血肿
表现为睾丸内类圆形的高密度影（↙），CT 值 62Hu，不伴有鞘膜积血和白膜破裂，睾丸仍保持为正常的卵形

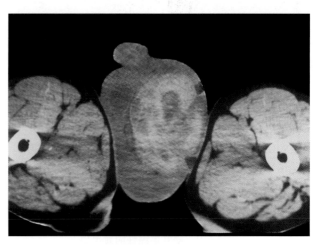

图 4-1-16 睾丸破裂
坏死的睾丸组织位于阴囊内

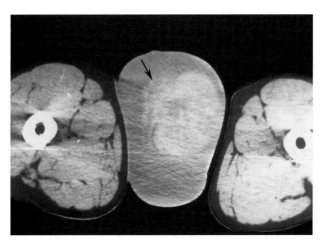

图 4-1-17 双侧睾丸损伤

与图 4-1-16 为同一病例，睾丸前部右侧粉碎，睾丸广泛裂伤，正常轮廓消失，形成多发碎片漂浮于大量阴囊血肿中(↑)，后部为左侧睾丸挫伤，睾丸增大，密度增高，其内不规则的低密度影为睾丸实质血肿

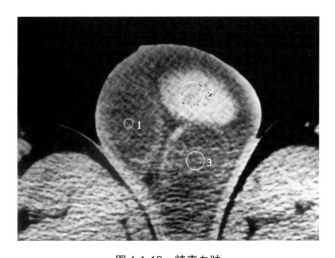

图 4-1-18 精索血肿

位于睾丸的前上方，呈椭圆形的高密度影，CT 值 56Hu，睾丸向后下移位

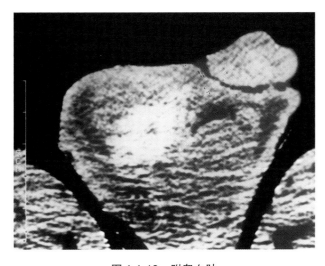

图 4-1-19 附睾血肿

位于睾丸的后方，CT 值 60Hu，睾丸移位不明显

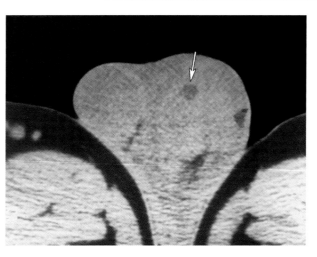

图 4-1-20 创伤附睾炎伴精液囊肿

表现为附睾增大密度增高，附睾头附近有类圆形的水样密度影(白箭头)，CT 值 12Hu 及精索附睾血肿

【诊断与鉴别诊断】

睾丸破裂的诊断要点：① B 超示睾丸失去正常的卵圆形状，边缘不清，回声不均；② CT 示睾丸失去正常的卵圆形结构，白膜中断，睾丸组织突出，睾丸断片分离或形成多发碎片；③ MRI T_2 加权图像上可见白膜的低信号中断；④核素扫描可见睾丸图像缺损。

睾丸血肿或局灶性挫伤主要与睾丸肿瘤、脓肿相鉴别，前者有明确的外伤史。当睾丸伴有潜在肿瘤时，即使一个轻微外伤亦能引起破裂，这时对睾丸血肿的随访很重要，如果随访观察阴囊青紫肿胀减轻，而睾丸内病变的 B 超信号或 CT 密度无变化，多考虑有肿瘤的存在。

慢性囊变性睾丸血肿应与睾丸脓肿鉴别，典型的睾丸脓肿有脓肿壁增强及周围水肿带，若病灶内有气液平面则 CT 可以确诊，化验检查可有白细胞计数及中性粒细胞增多。有时血肿感染也可形成脓肿，继发睾丸坏死，此时睾丸肿胀明显，疼痛剧烈，阴囊皮肤红肿、发热。彩色多普勒血流显像可区分睾丸扭转和伴有梗死的睾丸破裂。

【比较影像学】

睾丸属于体表器官，超声检查极为有利，应该作为睾丸损伤的首选及常用的检查方法。但 B 超不易显示睾丸白膜，也很难看到睾丸断片分离，因此把睾丸失去正常的卵圆形态，内部回声不均作为睾丸破裂的间接征象。这很不可靠，因为这种表现也可见于单纯性睾丸内血肿，而且也不能与睾丸内疾病鉴别，如新生物和脓肿。Corrales 报道 16 例伴有鞘膜积血的钝性阴囊损伤患者，B 超提示 4 例睾丸破裂，但手术只发现 2 例，剩余 12 例患者中 5 例有睾丸破裂而 B 超没有检出，2 例伴随的精索损伤也漏诊。因此对 B 超的准确性和敏感性提出质疑，认为 B 超的准确性不足以用来确定是否需要手术治疗，伴鞘膜积血的钝性阴囊损伤患者应早期手术，而 B 超检查并非绝对需要。

对临床高度怀疑睾丸破裂而 B 超诊断欠清的患者，CT 是进一步的检查手段，其扫描速度快、分辨率高，能清晰地显示睾丸白膜。睾丸破裂的 CT 征象为白膜影中断，睾丸组织突出或睾丸断片分离。我们报道 8 例睾丸破裂，6 例手术探查发现白膜有单发或多处横断裂缝，伴失活的生精小管突出，切除坏死的睾丸组织，缝合白膜进行睾丸重建，随访没有睾丸萎缩的病例。2 例手术见伤侧睾丸已完全粉碎，血供丧失，修补缝合已不能挽救睾丸，行睾丸切除术。9 例没有睾丸破裂征象的患者也接受手术（血肿清除术 8 例、睾丸萎缩切除术 1 例），手术证实睾丸白膜完整，而且 CT 显示的各种病理改变与手术完全相符。因此 CT 对睾丸破裂的诊断准确，没有假阳性和假阴性病例，对其他病理改变也能准确显示。CT 扫描也有一定的限度，有放射性损伤，而且只能作轴位扫描，对精索断裂、睾丸扭转的价值不大。青少年患者应注意采用最低的扫描条件和最短的扫描时间，有条件者可选用 MRI，因其无放射性损伤可用于各种睾丸疾病的诊断。对睾丸扫描最好用特制的表面线圈以求得较高的信噪比，为使睾丸定位准确，可用毛巾将其托起，但目前尚无 MRI 诊断阴囊损伤的文献报道，需进一步积累经验。

第三节　精囊疾患

一、正常解剖

精囊是一对迂曲的管状结构，位于前列腺的上方、膀胱底与直肠之间，其外侧为盲端，内下端变细与输精管末端汇合成射精管而开口于尿道嵴上。精囊的分泌功能受雄性激素调节，其分泌物黏稠，含丰富的枸橼酸及果糖，为精液的一部分，为精子提供载物与能源，有助于精子活动及运送。

二、常见疾病的影像学诊断

（一）精囊炎

精囊炎很少见，精囊可以发生细菌感染，但临床难以证实，前列腺炎虽然发病率很高，但精囊炎的发病率却很低。精囊炎分急性和慢性两类，急性精囊炎可伴有尿潴留，患者感觉胀痛，慢性精囊炎则常伴有血精。

精囊炎常以临床直肠指诊检查和影像学检查进行确诊。急性精囊炎的 B 超和 MRI 常显示双侧精囊对称性肿大，B 超示精囊肿大，回声减低。MRI 在 T_1 加权像上示精囊对称性肿大，信号较低，T_2 加权像上示精囊内迂曲的管状结构明显扩张，呈较强的 T_2 高信号，但两者的检查特异性较低。随着年龄的增长，精囊内的柱状上皮逐渐变为立方或扁平上皮，精囊上皮固有层内出现淀粉样变。影像学可见精囊出现不同程度的萎缩，CT 较易发现精囊内的钙点和纤维化。精囊的结核也不少见，常与前列腺结核同时发病，约占 63%，影像学须结合临床检查正确诊断。

（二）精囊囊肿

精囊囊肿较少见，先天性囊肿为中肾发育异常，多合并同侧肾缺如，继发性者系炎症或尿道前列腺切除后使射精管阻塞所致。症状有射精后会阴疼痛、血尿、尿频、尿痛等，临床上以继发性囊肿为常见，经直肠超声探头有助于诊断。MRI 检查对本病的诊断具有特异性，因囊肿内的潴留液体含有大量蛋白，囊肿在 T_1 加权像上表现为短 T_1 的等或高信号，在 T_2 加权像上则为长 T_2 的高信号，边缘锐利、光滑（图 4-1-21）。

（三）精囊原发恶性肿瘤

较为罕见，病变隐匿，就诊时病变多至晚期，多局限于精囊内，病理以乳头状腺癌最为多见。影像学检查主要在于区分肿瘤是原发或继发性。免疫组化染色前列腺特异性酸性磷酸酶（prostate specific acid phosphatase，PSAP）及前列腺特异性抗原（prostate specific antigen，PAS）为阴性，而癌胚抗原（carcino-embryonic antigen，CEA）为阳性时，有助于与前列腺癌的转移相区分。

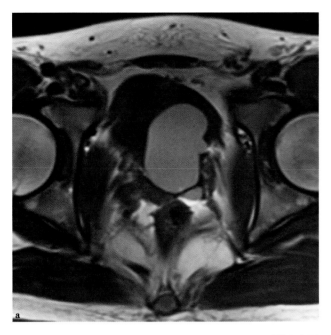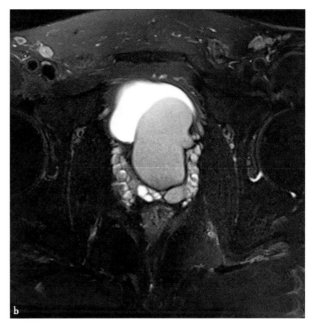

图 4-1-21 精囊囊肿

a、b. 精囊轴位 T_1 加权像（a）和 T_2 加权像（b），右侧精囊未显示，前列腺后上方中线处可见一高 T_1 中等 T_2 囊状信号，边界清晰，与左侧精囊的精曲小管相连

（汤　浩　沈亚琪　李　震）

参 考 文 献

[1] 陈星荣，沈天真，段承祥，等. 全身 CT 和 MRI[M]. 上海：上海医科大学出版社，1994.

[2] 高元桂，蔡幼铨，蔡祖龙. 磁共振成像诊断学 [M]. 北京：人民军医出版社，1993.

[3] 吴阶平. 泌尿外科学 [M]. 济南：山东科技出版社，1993.

[4] 赵斌，吕延鹤. MRI 评价附睾瘀积症初探 [J]. 中华放射学杂志，1996，30（11）：737-740.

[5] 孔凡彬，夏瑞淦，胡立斌，等. 闭合式阴囊损伤的 CT 诊断 [J]. 中华放射学杂志，1999，33（1）：42-45.

[6] 邱喜雄，夏军，杜立新，等. 磁共振成像在睾丸肿块中的诊断价值 [J]. 中华男科学杂志，2012，18（06）：493-498.

[7] 刘强，王良，李亮，等. 睾丸副睾肿块的 CT 和 MRI 表现 [J]. 医学影像学杂志，2015，25（11）：1995-1998.

[8] David D. Stark. Magnetic resonance imaging. 2nd ed. St.Louis：Mosby Year Book，1992，2058-2076.

[9] Martinez-Pineiro L Jr，Cerezo E，Cozar JM，et al. Value of testicular ultrasound in the evaluation of blunt scrotal trauma without haematocele[J]. Br J Urol，1992，69（3）：286-290.

[10] Corrales JG，Corbel L，Cipolla B，et al. Accuracy of ultrasound diagnosis after blunt testicular trauma[J]. J Urol，1993，150（6）：1834-1836.

[11] Huang YC，Chen TW，Zhang XM，et al. Intravoxel incoherent motion diffusion-weighted imaging of resectable oesophageal squamous cell carcinoma：association with tumour stage[J]. Br J Radiol，2018，91（1084）：20170421.

[12] Prezzi D，Mandegaran R，Gourtsoyianni S，et al. The impact of MRI sequence on tumour staging and gross tumour volume delineation in squamous cell carcinoma of the anal canal[J]. Eur Radiol，2018，28（4）：1512-1519.

第二章　前列腺疾患

常规放射线技术，如静脉肾盂造影、排尿性膀胱尿道造影（voiding cystourethrography，VCUG）及逆行尿道造影等，对于男性生殖器官影像诊断，如前列腺、阴囊等，价值有限。横断面及三维影像诊断法，如经直肠超声检查（transrectal ultrasonography，TRUS）、CT 及 MRI，尤其是后者可显示前列腺解剖及病变，组织对比优越，视野大，详细地显示前列腺三维影像。

阴囊临床检查常常缺乏一个明确的诊断，因此需做超声、CT、MRI 来进一步诊断阴囊的病变。

良性前列腺病变，TRUS 为首选检查方法；如评价前列腺恶性肿瘤，比较各项横断面检查法，MRI 由于能显示极佳的组织对比、大孔径、直接三维显影为最佳选择，能详细评估前列腺。

第一节　前列腺的正常解剖

【临床概述】

前列腺为外分泌腺，由腺体和非腺体组织组成。它由泌尿生殖窦的间叶发生，含有 Wolffian Mullerian 导管来源。在宫内，前列腺有 5 个分叶，前叶、中叶、后叶及双侧叶。前叶及后叶在胎儿晚期萎缩（20 周及更晚些）。出生后前列腺在头 2 个月缩小，儿童时期无明显大小变化，一直到青春期，前列腺几乎增大一倍。

成熟前列腺各叶融合，前列腺为腺体及非腺体组织组成。腺体组分 3 带：边缘带 70%、中央带 25%、移行带 5%，在尿道周围有小面积的腺体。70% 前列腺癌来源于边缘带、30% 来源于移行带及中央带。良性结节增生常来源于移行带及尿道周围腺体。非腺体前列腺包括前纤维肌肉带及尿道。

前列腺底与膀胱底毗连，尖端与外尿道括约肌相接，形成部分泌尿生殖膈。耻骨联合在前列腺腹面，由耻骨后间隙相隔。耻骨后间隙为疏松海绵组织以及丰富的前列腺静脉丛（Santorini 丛）及耻前列腺韧带相隔，直肠在前列腺背侧为 Denonvillier 筋膜相隔，在肛提肌及前列腺后侧。

前列腺主要经髂内动脉供血（闭孔、脐及上、下膀胱动脉），1/3 是经肠系膜下动脉丛上、下直肠动脉供血。前列腺动脉供血分为两大组，包膜实质分支有动脉吻合及尿道周围分支。

前列腺为膀胱前列腺丛的大孔径静脉（前列腺周围静脉丛）引流，该静脉丛位于腺体侧后方，膀胱前列腺丛与髂内静脉及耻骨上静脉网交通，骶前静脉丛与骶前孔及骶管静脉交通，后者对前列腺癌的血行转移起主要作用。

前列腺淋巴引流伴随膀胱神经血管束，也可沿输精管走行。前列腺局部淋巴结包括闭孔、髂内、髂外及髂总淋巴结、主动脉旁淋巴结、腹股沟淋巴结及骶前淋巴结，为局部旁淋巴结，疾病晚期时可能累及。

前列腺各种疾患的影像学检查技术如下：

1. CT 扫描技术　CT 检查前口服 1.5% 泛影葡胺 1 000ml，1 小时后患者感膀胱膨胀，有尿意时才可做横断面 CT 检查。作定位片后，从耻骨联合下方开始 3～5mm 层厚、3～5mm 间隔扫描前列腺，前列腺以上膀胱及盆腔应用 10mm 层厚、10mm 间隔扫描。

静脉内团注 80～100ml 60% 泛影葡胺或非离子造影剂，可鉴别前列腺实性或囊性结构，如脓肿、结核等（后者无对比增强），区别瘤腔血管或淋巴结肿，显示输尿管远段及区别囊实性占位病变。

2. MRI 扫描技术

（1）临床适应证

1）前列腺癌的术前分期：MRI 最常用于已穿刺活检证实的前列腺癌的术前分期。目前，直肠指检和血清 PSA 检查是诊断前列腺癌的首选方法，超声引导下经前列腺穿刺活检是前列腺癌的确诊方法。

MRI 不是前列腺癌的首选检查方法，但它是进行前列腺癌分期的一种最有效的影像手段。经直肠超声和应用体线圈的 MRI 对前列腺癌分期的准确性均在 60%～70%，而经直肠内线圈的应用已使 MRI 对前列腺癌分期的准确性高于经直肠超声，最重要的特点是它对前列腺癌是否有包膜浸润和精囊侵犯的判断准确性分别达到 64% 和 97%。MRI 对检查前列腺癌淋巴结转移的准确性及局限性与 CT 扫描相似。

2）前列腺良性病变：包括前列腺良性增生，在前列腺良性增生症的诊断中，MRI 能准确测量增生的前列腺体积；在前列腺炎的诊断中，MRI 并不优于 CT 或超声诊断。

3）前列腺囊肿。

（2）MRI 扫描技术

1）检查前准备：患者膀胱适量充盈，除去身上的金属异物。

2）患者取仰卧位，平静呼吸。

3）扫描方法：应用体线圈或盆腔相控线圈或直肠内线圈，常规用 T_1 加权轴位像和 T_2 加权轴、冠、矢三维像。扫描序列 T_1 加权像用常规自旋回波（SE），TR 600ms，TE 15～20ms；T_2 加权像用快速自旋回波序列（FSE），TR 3 700～5 500ms，TE 80～100ms，显示野（FOV）16～24cm，层厚 3.0～4.0mm，间隔 0～0.1mm，矩阵 256×256，激发次数（NEX）2～4，上下预饱和，分别采用和不采用脂肪抑制技术。

【影像学表现】

1. 前列腺正常 CT 解剖 前列腺的 CT 表现为圆形、边缘光滑、均匀的器官，CT 值 35～65Hu。前列腺大小与年龄有关，青年男性，前列腺前后径平均为 2.3cm，横径及上下径约为 3cm。70 岁时前列腺前后径为 4.3cm，横径及上下径各为 5cm。前列腺容积测量应用以下公式：容积 = 长×高×宽 ×π/6，以上测量比较精细。

前列腺形状：如良性前列腺肥大可能不对称，难以和前列腺癌区别。孤立结节状突起于包膜外，则可疑为前列腺癌。

前列腺包膜与前列腺外脂肪可清楚地分别显示，有 1/3 患者可以显示前列腺尾部与双肛提肌，前列腺后部与直肠前壁有时难以分辨。

膀胱及精囊角由膀胱后壁及精囊组成，为对称的，充满脂肪。膀胱精囊角的变化对前列腺癌分期十分重要。

膀胱底和前列腺在 CT 横断面扫描时分界困难，最好有大孔径冠状位扫描，但不普及，应用静脉内造影剂充盈膀胱时又容易掩盖膀胱底的病变。前列腺尿道一般不易显出，除非有扩大或有留置导尿管。

50～70 岁以上 60% 有前列腺钙化，CT 可以显示。结核及血吸虫病均可见钙化。

2. 前列腺正常 MRI 解剖 前列腺为倒锥形结构，底贴着膀胱下壁，左右对称，因此观察前列腺的最佳位置是横轴位像。成熟前列腺由腺体与非腺体两部分组成。腺体部分可以分为三个主要区域，周围带（70%）、中央带（25%）和移行带（5%）（图 4-2-1）。上述区域的辨认具有很重要的临床意义，因为多数前列腺癌（68%）发生在周围带，而良性前列腺增生通常发生在移行带，非腺体部分包括尿道和前肌纤维质。

在 T_1 加权像上前列腺为一均匀中等信号结构，T_2 加权像（图 4-2-2）上前列腺的上述结构才能很好

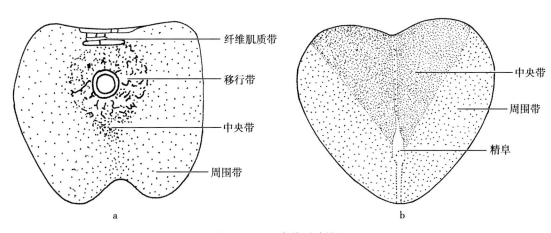

图 4-2-1 正常前列腺线图
a. 轴位；b. 冠状位

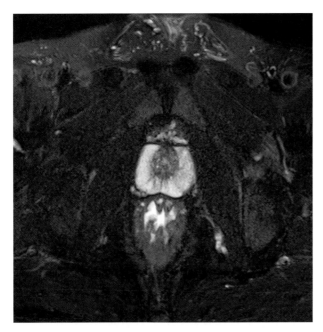

图 4-2-2 正常前列腺

轴位 FSE，T_2 加权像，可见均匀的高信号

地显示。中央带起于精阜水平，向头侧方向扩展，直径逐渐增大，是前列腺基底部的主要构成成分，由于中央带内含较多致密的平滑肌组织，信号较低。移行带位于尿道的前、外侧，从精阜水平伸到膀胱颈水平，在横轴位上呈马蹄形。周围带构成前列腺的后外侧部和尖部，为高信号区。前肌纤维质构成前列腺的前表面，在 T_1 和 T_2 加权像上均为低信号表现。

前列腺包膜包括前列腺周围带，将前列腺和邻近的脂肪、静脉丛分隔开来。包膜由纤维肌肉组织构成，约 1mm 厚，在 T_2 加权像上为线样低信号。除了上述前列腺真包膜外，还有所谓的"外科假包膜"，它不是一个真正的解剖结构，而是代表移行带和周围带之间的边缘，当前列腺良性增生所致移行带明显增大时，外科假包膜很明显地被显示出来。

前列腺的 MRI 成像可以进行横轴、冠状和矢状位成像，矢状位可以显示上述的各个带，尤其是前肌纤维质、中央带和周围带，并且可显示前列腺和周围结构的解剖关系，如膀胱、直肠和耻骨联合等。冠状位可以用来区分中央带和周围带，观察前列腺尖部、前列腺和肛提肌、闭孔内肌的关系，显示前列腺的基底部，尤其可显示正常中央带和肿瘤经射精管蔓延到精囊内部。

第二节 前列腺先天异常

一、前列腺先天变异

前列腺先天变异（congenital anomaly of prostate）包括前列腺不发育或发育不良，常合并其他泌尿生殖系统畸形，很容易被发现，影像诊断并不困难。

二、前列腺囊肿

【临床概述】

也称副中肾管囊肿。先天性前列腺囊肿罕见，常见于中年。前列腺囊肿位于中线旁，米勒导管系统异常退化可引起前列腺小囊及米勒导管囊肿。

前列腺小囊常合并生殖系统异常而于儿童时期发现，临床症状罕见，可能有持续感染或结石。米勒导管囊肿常因有症状而发现于成人期，症状类似良性前列腺肥大，尿频、尿流减少，有报道大的米勒导管囊肿可引起急性尿潴留。此类囊肿曾有报道合并结石、鳞状细胞癌及腺癌。其他前列腺囊肿为获得性，常为炎症、外伤或尿潴留的后果。

前列腺囊肿主要包括真性前列腺囊肿、米勒管囊肿、前列腺潴留囊肿和射精管囊肿等。先天性囊肿多位于中线。米勒管囊肿和真性前列腺囊肿的区别是胚胎的起源不同，在组织学上两者不易区分，囊壁可以由移行上皮、复层鳞状上皮、立方上皮，甚至无上皮细胞的内衬构成。因此，米勒管囊肿均位于精阜水平以上，有时向上可超出前列腺的轮廓，这是它区别于其他囊肿的基本特征。潴留性囊肿及其他继发性囊肿多发生在前列腺的外侧部。

【影像学表现】

获得性前列腺囊肿比先天性前列腺囊肿常见，常常是在前列腺或盆腔检查时偶然发现。它们常起源于移行带，大小不等。

1. 排尿期膀胱尿道造影 排尿期膀胱尿道造影（voiding cystourethrography，VCUG）排尿时，在尿道前列腺部精阜水平后方出现一大小不等、椭圆或长圆形囊腔，可向侧方突出，向上可达膀胱水平，侧位在膀胱后方。囊腔壁光滑，与尿道前列腺部或其稍下方有时可见一弯曲细管相连。排尿后可有造影剂潴留，可并发结石。

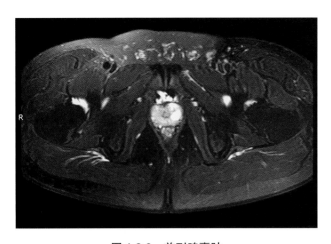

图 4-2-3 前列腺囊肿
轴位 FSE，T_2 加权像，囊肿为均匀高信号，边缘锐利

2. **超声** 经直肠超声检查（TRUS）为首选方法。米勒管囊肿位于中线、前列腺后部、精囊之上，可探及无回声或强回声区。

3. **CT** 轴位 CT 显示中线部位膀胱后下方含液囊腔，CT 值与尿液相仿，囊内含黏液时 CT 值高。

4. **MRI** 所有前列腺囊肿的 MRI 表现均比较类似。在 T_1 加权像上为均匀低信号，T_2 加权像上为均匀高信号（图 4-2-3）。囊肿大多为单房，内部结构均匀，边缘锐利，囊肿壁菲薄，MRI 不易显示，囊肿的直径大多在 0.5～3.0cm 之间，使用 Gd-DTPA 后无异常对比增强。MRI 矢状位见长 T_1 长 T_2 信号的囊腔起自前列腺，于精阜水平处后突。

【诊断与鉴别诊断】

位于前列腺中线、后部，在 TRUS、CT 及 MRI 上均为囊肿，境界清晰、不强化为其典型表现，与前列腺增生或肿瘤较易鉴别。

【比较影像学】

经直肠超声检查（TRUS）为首选。CT 可发现病变。MRI 再加上增强扫描可以确诊。

第三节 前列腺炎

【临床概述】

1. **病理** 非特异性前列腺炎（prostatitis）是成人常见病。

前列腺炎分为急性和慢性细菌性前列腺炎、非细菌性前列腺炎。急性细菌性前列腺炎病理大致分为充血期、小泡期、实质期三个阶段，慢性细菌性前列腺炎组织学无特异性病变。

前列腺炎慢性者多，急性者少，慢性者可以急性发作，慢性前列腺炎病因多种多样，如多种因素导致的充血、微生物感染、自身免疫因素等均可导致前列腺炎。前列腺脓肿较少见，通常自前列腺炎发展而来。

2. **临床表现**

（1）急性前列腺炎：突然发热、寒战，后背及会阴痛，伴尿频、尿痛、夜尿多及全身不适。

（2）慢性前列腺炎：有排尿刺激症状，尿痛、尿急、尿频、夜尿多。

前列腺脓肿大多数是急性细菌性前列腺炎的并发症，多发生在 50～60 岁。大多有糖尿病，也可能为血源感染。前列腺弥漫肿大，有压痛。前列腺脓肿可破入尿道、直肠、会阴，需行抗生素治疗，切开引流。

【影像学表现】

1. **超声** 经直肠超声最易，有诊断价值，为首选。显示病灶为弥漫、边缘不清低回声区，位于周围带，但难和癌肿鉴别。又因患者疼痛，操作困难。

2. **CT** 平扫示前列腺炎急性期时，前列腺弥漫肿大，如有炎性液化区，表现为低密度灶；如液化区增大，前列腺影肿大，向外突出。如有前列腺周围感染，前列腺包膜局部消失，周围脂肪层模糊。

增强 CT 扫描后，前列腺脓肿表现为低密度区，边缘增强，中央分叶状，为典型脓肿的表现。如作脓肿引流，可行经直肠超声进行。

3. **MRI** 急性前列腺炎 MRI 表现为前列腺弥漫增大，T_2 加权像表现为前列腺内的信号杂乱、不均匀，在 T_2 加权像上高信号区内可见到更长 T_2 信号灶，代表假脓肿病灶，一些病灶常伴有钙化。前列腺脓肿的 MRI 诊断有一定的局限性，可以表现为前列腺局部增大，T_1 为等或低信号，T_2 加权像上脓肿区域可表现为高信号，其信号强度较周围带高（图 4-2-4），病变可以向周围脂肪浸润。

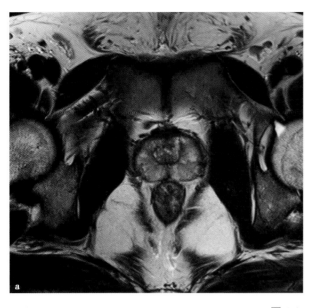 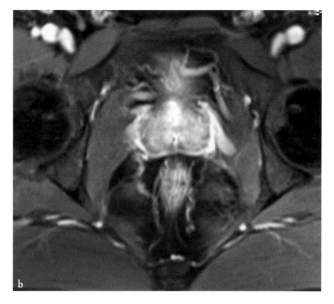

图 4-2-4 前列腺炎

a. MRI 平扫 T_2WI 表现为前列腺外周带增大并且信号不均匀；b. MRI 增强扫描示前列腺外周带延迟期稍强化

第四节 前列腺脓肿

【临床概述】

前列腺脓肿（prostatic abscess）少见，常为老年人细菌性前列腺炎治疗不充分所致，症状和急性细菌性前列腺炎类似。直肠检查示波动，有触痛，前列腺脓肿可扩散到前列腺周围、膀胱前间隙、坐骨直肠窝及会阴。前列腺脓肿的超声检查示低回声或无回声，有时有内部间隔。治疗时，需定位及了解其范围，经尿道外科切除或经皮、会阴引流脓肿。

【影像学表现】

1. CT 表现 前列腺脓肿可表现为前列腺内单或多房、分散、不规则、低密度病变，其密度为 -20～+25Hu，决定于脂肪性退化白细胞的含量。经静脉内注射造影剂后，充血的边缘表现增强，而坏死区的密度不变（图 4-2-5）。广泛的脓肿形成可穿破包膜，引起弥漫炎性浸润及前列腺周围的液潴留。

2. MRI 表现 前列腺脓肿表现为 T_1 等信号或低信号，T_2 脓肿区域表现为高信号，其信号强度较周围带高，增强后可见脓肿壁强化，病变可以向周围脂肪浸润。

【诊断与鉴别诊断】

前列腺脓肿 MRI 增强检查具有特征性，典型者表现为边界清楚，脓肿呈类圆形，脓肿壁强化明显，脓肿内可见完整或不完整分隔，脓腔不强化，我们认为分隔具有重要鉴别诊断意义。腔内积气及气液

平面为脓肿特征性表现。前列腺脓肿壁早期由炎症充血带构成，脓腔周围厚环状中等度强化，也具有特征性。前列腺无菌性炎症时，一般不会累及精囊炎，精囊腺受累肿大，常提示前列腺感染为化脓性。前列腺周围邻近组织炎性改变对前列腺脓肿诊断具有重大价值。诊断需与前列腺肉瘤鉴别，后者发病年龄轻，约 75% 的患者在 40 岁以下，早期不出现症状，故当发现时前列腺体积明显增大，呈分叶状，肿瘤常环绕膀胱颈并向周围延伸，40% 有淋巴结转移

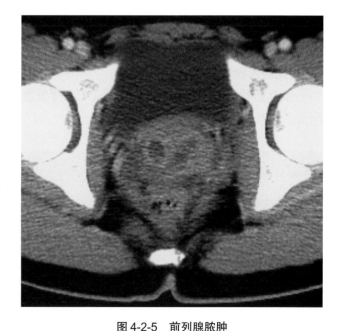

图 4-2-5 前列腺脓肿

CT 增强扫描，前列腺处可见数个密度减低区，边缘有强化，为充血区

和肺、骨骼、肝等转移，增强扫描不均匀性强化，无环状强化特征；前列腺脓肿发病年龄较大，一般无淋巴结肿大，脓肿向直肠周围系膜蔓延常表现为炎性渗出改变，增强扫描脓肿壁环状强化，脓腔无强化可鉴别。

【比较影像学】

CT 及 MRI，尤其加增强扫描，均为有效的诊断方法。

第五节　前列腺结核

【临床概述】

临床常见泌尿系结核合并男性生殖系结核，原上海医科大学 236 例患者，32.2% 合并男性生殖系结核。临床最明显的男性生殖系结核是附睾结核，但从病理来看，最常见为前列腺结核（prostate tuberculosis）。

1. **病理**　结核病变在前列腺中，结核结节融合发展成干酪变性或空洞及纤维化，最后波及前列腺、精囊，为一硬的坏死纤维块。前列腺脓肿可穿破至前列腺周围、膀胱、尿道和直肠，也可在会阴形成窦道；精囊瘢痕可在膀胱后引起输尿管梗阻。

附睾和睾丸结核的主要病变为干酪坏死和纤维化。

2. **临床概要**　临床多见于 20～40 岁，附睾肿痛，发展慢，如有继发感染，局部红肿、破溃可形成窦道。精囊前列腺结核可出现血精及精液减少。尿道结核罕见，多因前列腺及精囊结核直接蔓延到后尿道，经逆行尿道造影可发现后尿道狭窄、空洞及瘘管。

【影像学表现】

1. **CT 表现**　前列腺不规则肿大，有空洞时呈低密度区，可合并膀胱或附睾结核。

2. **MRI 表现**　前列腺结核可以发生干酪样变性，形成空洞和纤维化，MRI 根据上述病理改变的不同其信号改变也不同，可以是低信号、高信号或混杂信号。

第六节　前列腺钙化

【临床概述】

前列腺结石最常见于 50～70 岁，儿童罕见。真性前列腺结石发生于前列腺腺泡及导管，与泌尿系结石不同，后者位于前列腺尿道，形成继发的退行性结石。原发性结石常多发而小，大小为 1～5mm，罕见有症状，可位于中央的前列腺导管，在精阜两侧排入尿道内。

继发性退化结石合并前列腺腺瘤的感染、梗阻及坏死或放射治疗后，退化的钙化常较大，外形不规则。曾有文献报道前列腺癌放射治疗后，发现有严重症状的前列腺钙化，但退化的前列腺结石并非癌前期病变。

【影像学表现】

1. **超声检查**　是首选方法，耻骨上及经直肠超声可见强光点，有或无声影。

2. **骨盆 X 线片**　在多数情况下可显示前列腺结石，因此种结石含磷酸盐钙化。

3. **CT**　是显示前列腺钙化的最佳检查方法。X 线片显示的钙化斑为不规则、较大，位于耻骨上方，而 CT 检查可判断继发性前列腺钙化的位置是在前列腺、精囊或膀胱。前列腺结石有 3 种表现：①前列腺内弥漫致密影；②马蹄形或以尿道为中心的环形影；③孤立结石或很大。

4. **MRI**　对诊断前列腺钙化不敏感，T_1 和 T_2 加权像上均表现为低信号。

第七节　前列腺增生

【临床概述】

1. **病理**　前列腺腺体分三部，最大为周边区，次之为中央区，两者占腺体的 95%，其余 5% 的腺体为移行区。周边区为前列腺癌最常发生的区域，而移行区则是前列腺增生（prostatic hyperplasia）发生的唯一部位。移行区结构较复杂，膀胱颈至精阜间，平滑肌构成括约肌包围尿道，及周围腺体的腺管向四周延伸构成移行区。移行区结节由腺组织构成，为前列腺增生的主要部分。基层增生是前列腺增生的主要病理特征。

前列腺增生结节将腺体其余部分压迫形成"包膜"，两者有分界。

前列腺增生引起下尿路梗阻，膀胱三角区后方出现小梁、小房及憩室，膀胱扩大，肌增厚，导致输尿管膀胱壁延长，引起输尿管梗阻，最后输尿管反流、肾积水及肾功能损害。

前列腺良性增生发生在前列腺的移行带和尿道周围的腺体组织，导致前列腺体积增大。在病理解剖上，增生的前列腺由于所含腺体和肌纤维的比例不同，前列腺可能大而软或小而硬，增大的前列腺部分可突入膀胱基底，严重者引起膀胱颈梗阻，并继发感染、结石等。

2. 临床表现

（1）尿频：夜尿次数增加，随之白天也有尿频、尿急及尿失禁，可合并膀胱结石及感染。

（2）排尿困难。

（3）血尿：为男性老年人血尿的常见原因之一。

（4）泌尿路感染。

（5）膀胱结石。

（6）肾功能损害。

3. 检查方法

（1）超声检查：从耻骨上，经直肠超声检查（TRUS）显示前列腺位置低，在耻骨上方，用低频探头的分辨率较低。以 5MHz 或较高的高频探头可作经直肠或经尿道 B 超之用，后者分辨率明显提高。

（2）CT 检查：在检查前 3 小时口服 1.5% 泛影葡胺 1 000ml，待有尿意时进行扫描。扫描范围包括前列腺及膀胱，层厚 3～5mm，连续扫描以观察局部病变，然后向上用层厚 10mm 扫描直至髂峰以观察有无淋巴转移。增强扫描有助于增加对比度。

（3）MRI 检查：具体内容见第三篇第一章。

【影像学表现】

1. 超声表现　正常前列腺经腹前列腺扫描显示为均匀、圆形或椭圆组织，低回声而均匀。经直肠及经尿道超声显示前列腺为一对称、月牙状腺体，后侧方微隆起。超声可见移行带为低回声，边缘带为高回声。前列腺包膜未能直接显示，但包膜周围组织可见一高回声清楚的边缘。

良性前列腺增生：腹部超声以及 TRUS 可估计前列腺的大小，计算式为：容积 = 高 × 前后径 × 宽径 × 0.5。超声表现有前列腺增大，边界整齐，外腺被压到后方，前列腺内出现大小不等、等回声的增生结节。

2. CT 表现　CT 扫描能清晰地显示前列腺及其周围解剖并可测量前列腺的体积，但不能显示分区解剖，测量方法有：①测定前列腺的上下径、横径及前后径；②以电子计算机测量前列腺各层面的面积，然后各层相加。CT 扫描有时难以精确地区分前列腺顶部、肛提肌及前列腺和直肠或膀胱壁的界线，因此测量值常较实际值为大。Engelshoven 报道 30 岁及以下正常人前列腺上下径为 3cm，横径为 3.1cm，前后径为 2.3cm，60～70 岁者分别为 5cm、4.8cm 及 4.3cm。50 岁以上男性前列腺常有钙化，呈圆形、斑片状或散在小沙砾状，前列腺包膜周围可见静脉丛。精囊的大小变异颇大。

如横断面 CT 扫描示耻骨联合上 2～3cm 有前列腺阴影，在膀胱后方即认为有增大。

前列腺增生时，前列腺增大，边缘光滑锐利（图 4-2-6）。

前列腺及周围组织显示良好，但未能显出前列腺包膜及分区解剖。前列腺容积和大小需在前列腺轴位 CT 片上测量，但在测量时，难以辨别前列腺尖、肛提肌间及前列腺和直肠远段或膀胱颈之间。因此，常把前列腺周围结构也测量在内，从而过高估计前列腺的大小。前列腺为软组织密度，均匀，前列腺包膜及静脉丛往往不能区别。两侧闭孔内肌可见，肛提肌在前列腺后方。

前列腺增生为圆形、对称和边缘锐利，如为中叶增生，可见突出膀胱三角区压迫膀胱，此时前列腺在耻骨联合上 2～3cm。

增强扫描可见前列腺增生，有不规则不均匀斑状增强，而增生的前列腺压迫周围带变扁，密度较低为带状。精囊及直肠因前列腺增生而移位。经尿道电切后，CT 可见扩张的尿道，前列腺缩小、不规则。

3. MRI 表现　良性前列腺增生在 T_1 加权像上表现为前列腺体积增大，信号均匀，前列腺轮廓光整，两侧对称，在 T_2 加权像上表现为前列腺各径线增大，周围带变薄，甚至消失，前肌纤维变薄甚至消失。增大的前列腺表现为不规则低信号区至筛孔样低信号灶，此型以间质组织增生为主（图 4-2-7）；高信号结节灶，此型以腺体增生为主（图 4-2-8）；或两者同时存在，为混合型。腺体增生者常有假包膜形成，为包绕中央带的环状低信号，与 Hricak 等所述一致。正常和良性增生的前列腺各径线 MRI 测量值见表 4-2-1。

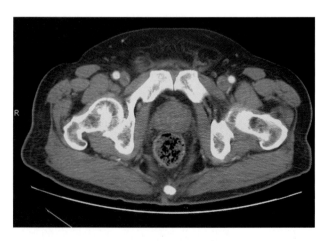

图 4-2-6　前列腺增生肥大

男，79 岁，CT 增强扫描示前列腺外形增大，边界光滑，其内增强欠均匀

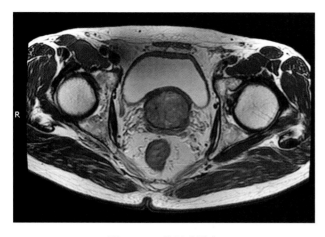

图 4-2-7 前列腺增生

轴位 FSE，T_2 加权像示增生的中央带呈不规则低信号，以间质组织增生为主

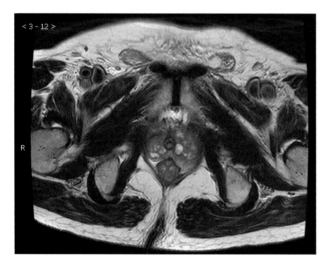

图 4-2-8 前列腺增生

轴位 FSE，T_2 加权像示中央带内高信号结节灶，边缘有假包膜形成，以腺体增生为主

【诊断与鉴别诊断】

良性前列腺增生的诊断，最主要的是与前列腺癌相鉴别，除上述影像学表现外，常常做穿刺活检最后定性。

【比较影像学】

良性前列腺增生（benign prostatic hyperplasia，BPH）需做临床检查。首选经直肠超声检查（TRUS），此外做腹部超声以评估肾、膀胱及前列腺大小，如前列腺小于 50g，往往经尿道电切，只有大的前列腺开腹切除。超声因前列腺很大而检查有限，如 100g 以上甚至 150g，MRI 可显示前列腺增生病变，但有时难于鉴别良恶性。

第八节 前列腺癌

【临床概述】

前列腺癌（prostate carcinoma）多发生于老年男性，在欧美各国的发病率高。在美国男性恶性肿瘤中的发病率占第 2 位，占男性恶性肿瘤的 10%，仅次于肺癌，居男性肿瘤死亡构成的第 3 位。我国前列腺癌的发病率很低，北京市 1964 年登记前列腺癌占男性恶性肿瘤的 0.47%，居第 29 位。上海市 1958 年登记 14 300 例恶性肿瘤，仅有 13 例前列腺癌，占男性恶性肿瘤的 0.23%，居第 26 位。近年来前列腺癌有增多趋势，北京医院在 1964—1983 年的 19 年中诊治前列腺癌 56 例，而 1984—1988 年的 4 年中即有 25 例，年龄自 44～98 岁，平均 71 岁。原北京医科大学泌尿外科研究所 1951—1969 年的 18 年间诊治前列腺癌 37 例，而 1970—1984 年的 14 年间收治 82 例。

1. 病理 病因目前尚不清楚。前列腺癌通常发生在周围带（70%），在病理解剖上，前列腺癌绝大多

表 4-2-1 中国人正常和良性前列腺增生各结构 MRI 测量值（X±S）

组别	例数	前后径 /cm	左右径 /cm	上下径 /cm	体积 /cm³	重量 /g
第 1 组 20～30 岁	5	2.57±0.38	3.63±0.25	3.15±0.18	15.51±3.42	16.29±3.59
第 2 组 31～40 岁	9	2.81±0.26	4.03±0.30	3.19±0.38	19.18±4.51	20.14±4.73
第 3 组 41～50 岁	5	3.29±0.57[ab]	4.15±0.43	3.17±0.27	23.14±7.50	24.30±7.88
第 4 组 51～63 岁	11	3.26±0.40[d]	4.58±0.50[ab]	3.35±0.40	26.76±8.07[ab]	28.10±8.47[ab]
平均	30	3.02±0.47	4.19±0.52	3.24±0.34	22.01±7.48	23.11±7.86

注：a，$p < 0.05$，与第 1 组比较；b，$p < 0.05$，与第 2 组比较；c，$p < 0.05$，与第 3 组比较；d，$p < 0.05$ 与其余组比较

数为腺癌,约占 95%,起自边缘部的腺管及腺泡。其余有移行细胞癌、大导管乳头状癌、内膜样癌、鳞状细胞癌,均很少见。前列腺癌多发生在腺体的被膜下,其中后叶约占 75%,侧叶约占 10%,前叶约占 15%,多发病灶约占 85%。

前列腺癌的播散途径如下:

(1)直接蔓延:前列腺位于膀胱及精囊的下方,包绕尿道前列腺部及膜部。肿瘤常直接蔓延侵犯膀胱、精囊及尿道。由于坚实的前列腺会阴筋膜将前列腺后部和直肠前壁分隔,故很少直接侵犯直肠。

(2)淋巴结转移

前列腺的淋巴引流途径有:①经精囊内侧的淋巴管引流至髂外组淋巴结;②沿中痔动脉引流至髂内组淋巴结;③经骶孔内侧淋巴结至骶岬前淋巴结;④沿内阴动脉引流至髂内组淋巴结。

闭孔内淋巴结是最常见的单组淋巴结转移,腹膜后主动脉旁淋巴结转移也很常见。肿瘤分化越差、体积越大者,越常发生淋巴结转移。

(3)血道转移:前列腺周围有丰富的静脉丛,与椎旁静脉丛相连,血道转移十分多见,以骨转移占首位,尸检 25% 有肺转移,20% 有肝转移。北京医院 81 例前列腺癌中,16 例发生转移,其中骨转移 11 例,锁骨上淋巴结转移 3 例,肺转移 2 例。

2. 前列腺癌的分期 前列腺癌的分期方法较多,目前主要应用美国癌症联合委员会 TNM 分期(表 4-2-2)。

表 4-2-2　前列腺癌 TNM 分期(AJCC,2002 年)

原发肿瘤(T)	
临床	病理(pT)*
T_X　原发肿瘤不能评价	pT_2^*　局限于前列腺
T_0　无原发肿瘤证据	pT_{2a}　肿瘤限于单叶的 1/2
T_1　不能被扪及和影像发现的临床隐匿肿瘤	pT_{2b}　肿瘤超过单叶的 1/2 但限于该单叶
T_{1a}　偶发肿瘤体积 < 所切除组织体积的 5%	pT_{2c}　肿瘤侵犯两叶
T_{1b}　偶发肿瘤体积 > 所切除组织体积的 5%	pT_3　突破前列腺
T_{1c}　穿刺活检发现的肿瘤(如由于 PSA 升高)	pT_{3a}　突破前列腺
T_2　局限于前列腺内的肿瘤	pT_{3b}　侵犯精囊
T_{2a}　肿瘤限于单叶的 1/2(≤1/2)	pT_4　侵犯膀胱和直肠
T_{2b}　肿瘤超过单叶的 1/2 但限于该单叶(1/2~1)	
T_{2c}　肿瘤侵犯两叶	
T_3　肿瘤突破前列腺包膜**	
T_{3a}　肿瘤侵犯包膜(单侧或双侧)	
T_{3b}　肿瘤侵犯精囊	
T_4　肿瘤固定或侵犯除精囊外的其他临近组织结构,如膀胱颈、尿道外括约肌、直肠、肛提肌和 / 或盆壁	
区域淋巴结(N)***	
临床	病理
N_X　区域淋巴结不能评价	pN_X　无区域淋巴结取材标本
N_0　无区域淋巴结转移	pN_0　无区域淋巴结转移
N_1　区域淋巴结转移	pN_1　区域淋巴结转移
远处转移(M)****	
M_X	
M_0	
M_1	
M_{1a}　有区域淋巴结以外的淋巴结转移	
M_{1b}　骨转移	
M_{1c}　其他器官组织转移	

注:*穿刺活检发现的单叶或两叶肿瘤、但临床无法扪及或影像不能发现的定为 T_{1c}
　**侵犯前列腺尖部或前列腺包膜但未突破包膜的定为 T_3,非 T_2
　***不超过 0.2cm 的转移定为 pN_{1mi}
　****注:当转移多于一处,为最晚的分期

3. **临床类型** 前列腺癌在临床上分为四种类型：

（1）临床型癌：早期无临床症状，肿瘤增大压迫膀胱颈部或尿道时出现下尿路梗阻的症状，尿频、血尿等多已属晚期，肛内指检发现肿块。此外肿瘤转移至不同部位，产生不同的症状。

（2）隐蔽型癌：临床首先发现转移癌，绝大多数为骨转移，继而检出原发灶位于前列腺。

（3）偶见型癌：术前诊断为前列腺增生，术后病理检查发现其中有腺癌。

（4）潜伏型癌：生前无前列腺癌的临床症状，尸检发现前列腺癌。

4. **临床症状** A 期及 B 期常无症状，少数有早期阻塞症状，B 期常由常规直肠指诊发现，C 期有阻塞症状，D 期既有远处转移，又有阻塞症状。

膀胱阻塞症状与前列腺增生类似，表现为尿流慢、尿急、尿中断、排尿困难、尿频，甚至尿失禁、血尿。

前列腺癌局部蔓延和向主动脉旁淋巴结转移可引起膀胱外及上段输尿管梗阻，有时可为双侧性，并可导致肾衰竭，表现为腰痛、少尿。

直肠受累表现为排便困难。

骨痛的典型部位在骨盆及腰骶部。

其他：下肢水肿、淋巴结肿大、脑转移、贫血、骨转移。

前列腺良性肿瘤极为罕见，一般起自中胚层，如平滑肌瘤、纤维肌瘤、软骨瘤、肌瘤等，其临床表现和治疗与良性前列腺增生类似。

5. **检查方法及其选择** 影像学检查常不能检出 A 期及 B 期的前列腺癌，对 C 期及 D 期肿瘤的分期较有价值，对治疗后随诊也很有帮助。

（1）经直肠超声检查（TRUS）：前列腺癌位于边缘带者约占 70%。位于边缘带内直径大于 0.2cm，而肛门指检阴性的肿瘤，TRUS 的敏感率约 90%，但假阳性较高，特异性约为 77%。TRUS 加上 B 超导引下穿刺活检是目前最佳的早期诊断方法，但费用昂贵，患者较痛苦，而且检查结果与检查者的技术、耐心有明显关系。

由于受换能器频率的影响，TRUS 对检查肿瘤局部侵犯范围的敏感率仅约 66%，检出精囊受侵的敏感率约为 28%，常低估移行带及中央带内肿瘤的大小，低估边缘带内肿瘤大小者约占 15%。TRUS 不能检出区域淋巴结转移。

（2）CT 检查：CT 未能显示前列腺癌，但对前列腺癌的分期有效，准确率 60%～75%。CT 扫描不能检出前列腺内细小的 B2 期以内的肿瘤，仅能发现局部结节状隆起，提示有癌肿的可能。CT 扫描有助于检出前列腺癌向外侵犯，表现为前列腺、精囊间脂肪消失，或向膀胱底部不规则隆凸，精囊角不对称，精囊一侧增大等。CT 对盆腔淋巴结转移的诊断准确率为 80%～90%，尤其是对发现盆腔、后腹膜淋巴结肿大。直径大于 1.5cm 为诊断淋巴结转移的标准，直径大于 1.0cm 为可疑转移。CT 未能发现小于 1cm 淋巴结内结构或正常大小淋巴结的微细浸润，因此常常做出假阴性（小或正常大小淋巴结内肿瘤）或假阳性（增生，大于 1cm 淋巴结，具有纤维性或组织细胞改变）诊断。

（3）MRI 检查：具体内容见第三篇第一章。

【影像学表现】

1. **B 超表现** B 超扫描前列腺癌表现为周围带呈低回声，但这是非特异性改变，约 90% 的肿瘤无典型声像图。包膜周围强回声的脂肪带不规则时提示肿瘤侵犯。精囊受侵是肿瘤直接侵犯或射精管浸润所致，提示预后不良，是根治性前列腺切除术的禁忌证。

TRUS 显示前列腺边缘带可见低回声区，但为非特异性改变，也可见于退行性改变、前列腺炎。因 70% 的前列腺癌位于边缘带，因此 TRUS 可发现位于边缘带的肿瘤，其准确率为 57%～76%。超声对肿瘤测量不准。

TRUS 对前列腺癌分期的准确率约为 62%。TRUS 对于识别精囊侵犯更不佳，敏感率约 22%，特异性约 88%。超声未能确定前列腺癌分期，目前，超声引导下前列腺活检最有价值。

2. **CT 表现** 前列腺组织癌变与前列腺肥大类似，静脉内注入造影剂后也未能发现前列腺癌（图 4-2-9）。但黏液癌（罕见）由于黏液浓度高，可表现为低密度。大的癌肿中央坏死，也可见低密度区（图 4-2-10）。CT 未能发现局限于前列腺内较小的前列腺癌。癌或前列腺肥大都可表现为前列腺不对称，肿大或不增大，前列腺包膜如见孤立结节可疑为前列腺癌。前列腺癌常合并前列腺肥大，因此，增大与否不能鉴别良恶性，而前列腺肥大有很高的比例合并前列腺癌。

前列腺癌生长超越包膜可使前列腺本为光滑的轮廓变为不规则（图 4-2-11）。前列腺周围及直肠周围脂肪层密度增加为肿瘤外侵的表现。经尿道切除前列腺手术或放疗后可致水肿及纤维化，不能与肿瘤外侵鉴别，定期复查可鉴别上述情况。

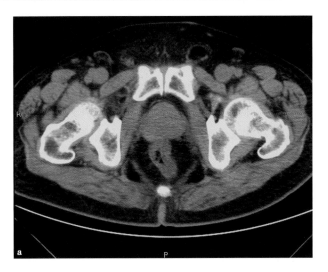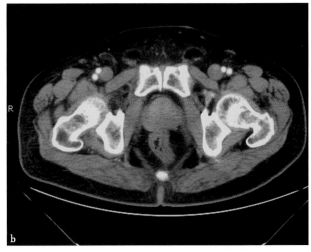

图 4-2-9　前列腺癌

a. CT 平扫；b. CT 增强，未能发现前列腺癌，与前列腺肥大类似

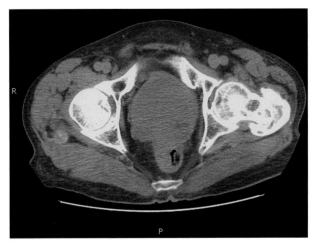

图 4-2-10　前列腺癌

大的癌肿，中央坏死，CT 可见低密度区

膀胱精囊角如变窄或闭塞，提示累及精囊，另一表现是精囊与膀胱后壁位置固定，可更换位置（仰卧、侧卧及俯卧）来测量。

侵及膀胱时，可见膀胱壁局部增厚而不规则（图 4-2-12），应使膀胱充分充盈才能确定膀胱壁厚度。如膀胱出口梗阻而膀胱壁继发增厚时，较难确定。侵及膀胱底时，可能因 CT 为横断面扫描与膀胱底平行而漏诊。输尿管梗阻为侵及膀胱、累及输尿管膀胱交界的可靠指征，侵及闭孔内肌及肛提肌时，需认清此两种结构的界线。

直肠前方变形及脂肪消失也是前列腺癌侵及直肠的表现，但不十分可靠。大于 1.5～2cm 淋巴结肿大可疑为转移（图 4-2-13，图 4-2-14），静脉内注入造影剂增强可鉴别血管或淋巴结肿大。骨转移如骨盆转移，CT 可见为混合型转移或成骨转移（图 4-2-15）。

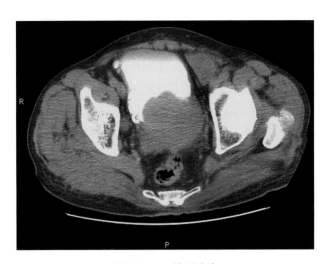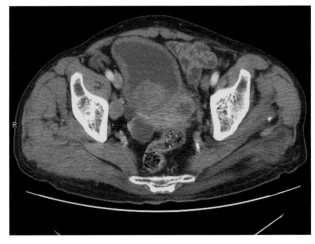

图 4-2-11　前列腺癌

CT 见前列腺癌生长超越包膜，致轮廓不规则

图 4-2-12　前列腺癌

前列腺癌侵犯膀胱，CT 见膀胱壁两侧壁增厚

需随诊以鉴别为手术后瘢痕或肿瘤复发。前列腺根治切除手术后 6～8 周时,需拍 CT 作为日后对照之用。

CT 分期:CT 不能发现 T_1 期肿瘤,T_2 期肿瘤如有轮廓不规则时才能发现,T_3 期可见前列腺癌超越

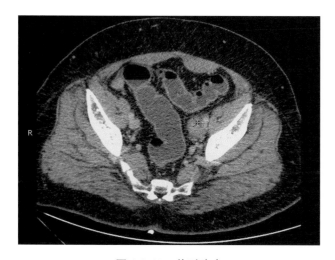

图 4-2-13　前列腺癌
CT 增强扫描示前列腺癌左侧盆腔淋巴结转移

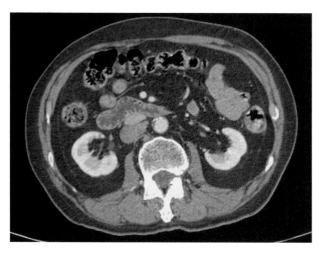

图 4-2-14　前列腺癌腹膜淋巴结转移
CT 增强扫描示前列腺癌后腹膜淋巴结转移

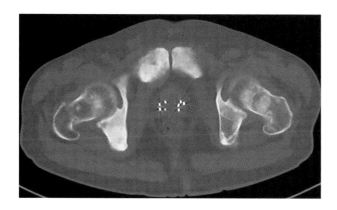

图 4-2-15　前列腺癌骨转移
CT 增强扫描,前列腺癌综合治疗后,骨窗见双侧耻骨、髋臼及股骨多发转移

前列腺周围脂肪组织或精囊,T_4 期可见肿瘤广泛侵及膀胱、直肠及盆底肌肉。

3. MRI 表现　MRI 检出和显示前列腺癌主要靠 T_2 加权像,主要表现为周围带内有低信号缺损区,与正常高信号的周围带有明显差异(图 4-2-16),有助于诊断。当肿瘤局限在前列腺内时,前列腺的外缘完整,与周围静脉丛的界限清楚。前列腺的包膜在 T_2 加权像上为线样低信号(图 4-2-17),当病变侧显示包膜模糊或中断、不连续,则提示包膜受侵(图 4-2-18)。正常前列腺周围静脉丛与正常高信号的周围带有明显差异显,正常情况下静脉丛两侧对称,T_2 加权像上(图 4-2-19)其信号等于或高于周围带,如果两侧不对称,与肿瘤相邻处信号减低则被认为是受侵的征象。肿瘤侵犯前列腺周围脂肪,表现为在高信号的脂肪内出现低信号区,尤其是在前列腺的外侧称为前列腺直肠角的区域,此结构的消失是典型的前列腺周围脂肪受侵的表现。精囊正常时双

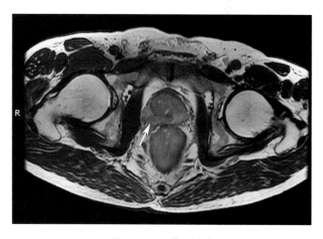

图 4-2-16　前列腺癌
轴位 FSE,T_2WI,右侧周围带 7～9 点处低信号(箭头)

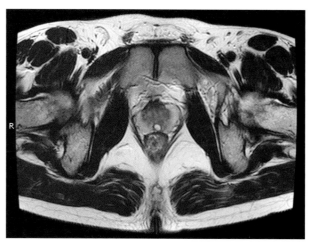

图 4-2-17　正常前列腺
轴位 FSE,T_2 加权像,前列腺包膜呈线样低信号

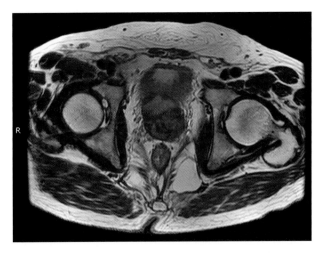

图 4-2-18　前列腺癌
轴位 FSE，T_2 加权像，左侧前列腺包膜不连续

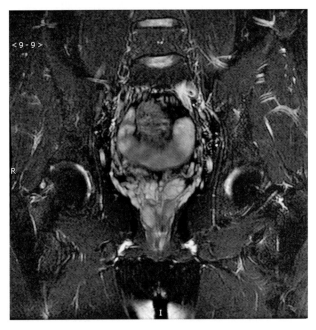

图 4-2-19　正常前列腺周围静脉丛
冠状位，T_2 加权像，双侧静脉丛对称，信号高于或等于周围带

侧基本对称，表现为双侧精囊信号均减低或一部分精囊为低信号所取代，则可能已被肿瘤侵犯。

4. 前列腺癌的早期诊断　前列腺癌是老年男性的恶性肿瘤，绝大多数发生在腺体后叶周围带。在欧美各国，前列腺癌是一种常见病，发病率较亚洲地区高，在美国，前列腺癌的发生率仅次于肺癌，占男性癌症死因的第二位。前列腺癌在我国发生率较低，在男性肿瘤发生率中居末位。近年来，随着我国生活条件的改善，人口平均寿命延长，前列腺癌的发生率有增高趋势。虽然我国前列腺癌的发病率低，但潜伏癌却并不低，经选择性 50 岁以上男性尸检前列腺节段性切片发现，潜伏癌病灶与欧美相近。潜伏期前列腺癌患者无临床表现，但肿瘤体积大小

与其远处转移密切相关，因此早期诊断对其治疗和预后有重要意义。

（1）临床诊断

1）临床症状：早期前列腺癌可以没有任何症状，症状的出现与肿瘤逐渐增大有密切关系。当肿瘤增大累及膀胱颈部和尿道时，可出现与前列腺增生相似的膀胱颈部梗阻症状，如排尿困难、尿流缓慢、排尿踌躇、夜尿增多与排尿不尽，严重时可出现尿潴留。血尿并不常见，一般为终末血尿，有的前列腺癌患者可先发现转移。

2）直肠指检：直肠指检是诊断前列腺癌最简便可靠的方法，由于前列腺癌极大部发生在前列腺周围带，表现为坚硬如石的结节，可经直肠指检而扪及。早期较小的病灶，尤其是原发于移行带的肿瘤则很难摸到，待肿瘤增大到一定程度时才能触及。

3）血液化学检查：血清酸性磷酸酶和血清前列腺酸性磷酸酶曾被作为前列腺的标记，但由于缺乏特异性，因此近来临床应用较少。

①前列腺特异抗原（prostatic special antigen，PSA）：前列腺特异抗原是 1979 年 Wang 首先发现的一种前列腺的成熟腺泡上皮和腺管产生的糖蛋白酶，测定患者血中的前列腺特异抗原可帮助诊断前列腺癌而作为瘤标。当血清 PSA 小于 4ng/dl 时，可排除前列腺癌，PSA 介于 4～10mg/dl 时，为可疑前列腺，若 PSA 高于 10mg/dl，则为高度可疑癌。

有人提出 PSA 是一种比较敏感的标记物，对前列腺组织有特异性，但对前列腺癌的诊断尚无足够的敏感性和特异性，所以要扩展 PSA 的作用以提高诊断前列腺癌的敏感性和特异性。

②前列腺特异抗原密度（prostatic-special antigen density，PSAD）：血清 PSA 值与前列腺体积及上皮细胞数目成正比，前列腺增生症时前列腺体积增大，PSA 值可以升高，故单纯依靠 PSA 值的测定，会给前列腺增生症及前列腺癌的早期鉴别诊断造成困难。因此提出前列腺特异性抗原密度（PSAD）的概念，PSAD 的计算由血清 PSA 值除以前列腺体积所得商数，其公式为 PSAD ＝ 血清 PSA 值 / 前列腺体积，若 PSAD＞0.15，提示有前列腺癌的可能性，需行前列腺穿刺活检。

③游离 PSA（free prostatic special antigen，fPSA）：近来研究发现血清中 PSA 以不同的分子形式存在，血清中有少量未结合的 PSA 称游离 PSA，它对区分 BPH 和前列腺癌有重要意义。测定 fPSA 可提高 PSA 诊断前列腺癌的特异性，结果认为 fPSA 比率＜7% 时，

应高度怀疑前列腺癌的可能,若 fPSA 比率 >25%,则可基本排除前列腺癌。

(2)经直肠超声检查(TRUS):近年来 TRUS 对前列腺癌的诊断有很大帮助,尤其是加上彩色多普勒显像技术后,可指出体积 4ml 以上的癌结节,肿瘤常为低回声,单发或多发。

(3)CT 检查和 MRI:对于较小的早期前列腺结节,CT 及 MRI 尚难肯定诊断。由于 CT 不能显示前列腺三个带,多数早期前列腺癌的 CT 诊断敏感性明显低于 MRI,但对于肿瘤邻近组织和器官的侵犯及盆腔淋巴结肿大,CT 诊断的敏感性与 MRI 相近。前列腺癌的 MRI 检查主要选用 T_2 加权序列,绝大多数前列腺癌起源于周围带,因此在高信号的前列腺周围带出现低信号的缺损区。

(4)前列腺活检:手指引导经会阴或经直肠穿刺活检虽已应用多年,但对于早期前列腺癌的诊断准确率较低。而目前采用经直肠超声引导下系统性穿刺活检,可获得条状组织供石蜡切片组织检查,提高了诊断的可靠性,其正确率可达 86%~97%,特异性可达 96%~100%。

MRI 对前列腺癌的分期有很大帮助,尤其是对 B、C 期的鉴别。

MRI 能直接观察前列腺癌是否穿破包膜,前列腺癌侵犯包膜的 MRI 指征为:

1)病变侧前列腺外缘不规则膨出,边缘不光整(图 4-2-20,图 4-2-21)。

2)肿瘤向后外侧突出或成角征象,双侧神经血管丛不对称(图 4-2-22,图 4-2-23)。

3)显示肿瘤直接穿破包膜,进入周围高信号的脂肪内(图 4-2-24),及神经血管丛内或前列腺直肠窝内的脂肪消失等征象。

MRI 对显示精囊受侵是敏感的,达 97% 以上,前列腺癌侵犯精囊的指征为:

1)显示低信号的肿瘤从前列腺的基底部进入和包绕精囊,导致正常 T_2 高信号的精囊内出现低信号灶以及前列腺精囊角消失(图 4-2-25)。

2)显示肿瘤沿着射精管侵入精囊,精囊壁消失。

3)精囊内局灶性低信号区(图 4-2-26)。

MRI 对发现盆腔内淋巴结转移敏感(图 4-2-27),其准确性与 CT 相似。由于 MRI 有较大的显示野,因此还能发现其他部位的转移。

前列腺癌的骨转移较常见,常转移至骨盆、脊柱、股骨近端等,80% 为成骨性,混合型和溶骨型分别为 15% 和 5%。

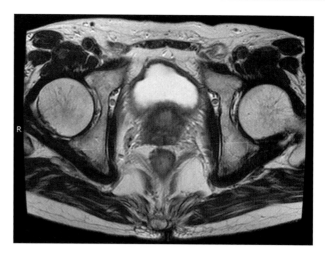

图 4-2-20 前列腺癌
轴位 FSE,T_2 加权像,前列腺呈低信号

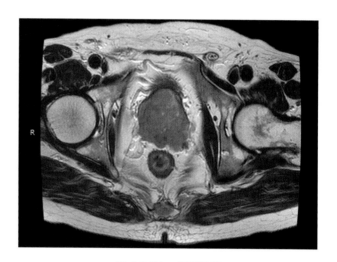

图 4-2-21 前列腺癌
轴位 FSE,T_2 加权像,前列腺外缘不规则膨出,边缘不光整

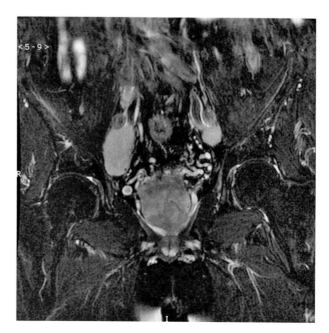

图 4-2-22 前列腺癌
冠状位 FSE,T_2 加权像,肿瘤向外侧突,双侧神经血管丛不对称

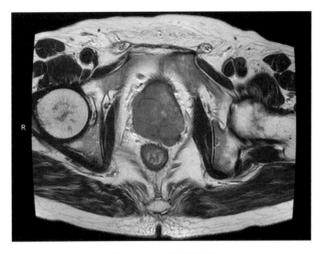

图 4-2-23　前列腺癌
轴位 FSE，T₂ 加权像，肿瘤向后外侧突出成角

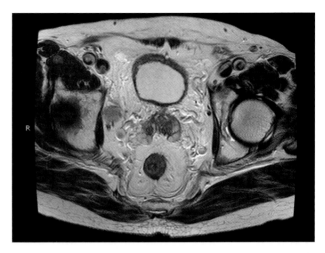

图 4-2-26　前列腺癌
轴位 FSE，T₂ 加权像，精囊受侵，精囊内局灶性低信号

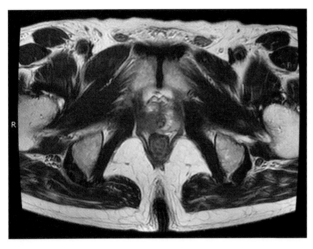

图 4-2-24　前列腺癌
轴位 FSE，T₂ 加权像，肿瘤穿破包膜，进入周围高信号的脂肪内

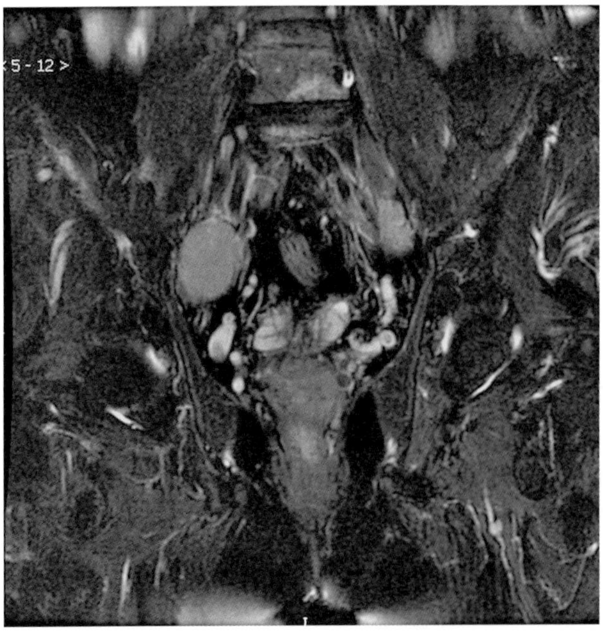

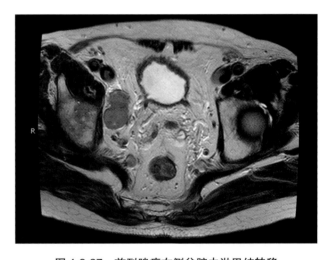

图 4-2-27　前列腺癌右侧盆腔内淋巴结转移
轴位 FSE，T₂ 加权像，右侧盆腔内淋巴结转移，核素骨扫描对前列腺癌骨转移的发现最敏感

【影像学鉴别诊断】

1. **良性前列腺增生**　如未见肿瘤侵袭性生长的表现或局部不规则结节，难以鉴别良恶性。

2. **其他肿瘤侵及前列腺**　膀胱、精囊、直肠或膀胱后肿瘤可侵及前列腺。

3. **其他前列腺肿瘤**（罕见）。

【比较影像学】

前列腺癌的影像学检查可应用经直肠超声、CT及 MRI。

前列腺癌的发现率，MRI 可达 60%～92%，信号强度无特异性，有些良恶性变化可类似。MRI 不能作诊断，而组织学诊断是基于前列腺活检。前列腺癌的分期，TRUS 只能做局部分期，CT/MRI 可显示局部、淋巴结及远处转移。前列腺癌分期的准确率：US 58%，CT 65%，MRI 69%。

图 4-2-25　前列腺癌
冠状位 FSE，T₂ 加权像，肿瘤从前列腺基底部进入和包绕精囊腺，精囊腺内低信号及前列腺精囊角消失

TRUS 或 MRI 可发现早期经包膜侵袭，但均不够准确或敏感。MRI 对显示精囊侵袭更好，TRUS 对显示肿瘤经包膜侵袭更准。在评价淋巴结转移方面，CT 及 MRI 依靠淋巴结的大小，两者的准确性类似。

第九节　前列腺肉瘤

【临床概述】

罕见，占恶性肿瘤的 0.01%～0.2%，最常见为纤维肉瘤、平滑肌肉瘤及横纹肌肉瘤。50%～75% 在 40 岁以上发生，儿童最常见为横纹肌肉瘤，50% 的前列腺肉瘤在 50 岁前得以诊断。平滑肌肉瘤常见于老年。前列腺肉瘤的特点为快速、广泛局部侵袭，早期侵及尿道及膀胱底，可侵及膀胱、直肠、骨盆底肌肉。早期转移至肝、肺及骨骼。骨转移为溶骨性，与前列腺癌的成骨性转移不同。20%～40% 在诊断本病时已有淋巴结转移，临床表现为局部痛、大小便困难、下肢水肿、外阴水肿。由于侵及膀胱底及尿道，有肉眼血尿，预后不良。

国内上海报道前列腺肉瘤占前列腺恶性肿瘤的 5.5%。在儿童及青少年中，泌尿系统是横纹肌肉瘤的第二好发部位，发展快，预后不良，成人的平滑肌肉瘤则预后较好。

前列腺肉瘤的病理可分为三类：

1. 肌肉瘤

（1）横纹肌肉瘤。

（2）平滑肌肉瘤。

2. 梭形细胞肉瘤

（1）纤维肉瘤。

（2）梭形细胞肉瘤。

3. 其他肉瘤　黏液肉瘤、骨肉瘤、脂肪肉瘤等。

前列腺肉瘤体积大，肿瘤常环绕膀胱颈部，易发生尿潴留，压迫直肠可引起排便困难。巨大者可压迫下端输尿管引起肾、输尿管积水，如侵犯骨盆可引起溶骨性破坏。易引起局部淋巴结转移，通过血行也可转移至肺、肝、骨等，75% 的病变扩展至尿道、膀胱、精囊、输尿管等。

【影像学表现】

CT 表现：前列腺肉瘤为不均匀、圆形病变，侵及附近。诊断时，见有局部生长的较大肿瘤，侵及闭塞前列腺及直肠周围脂肪组织，膀胱、盆底、直肠均可能被肿瘤侵及。肿瘤坏死引起低密度区，局部淋巴结肿大为转移的表现，骨转移为溶骨性。

【诊断与鉴别诊断】

源于膀胱、精囊的肿瘤侵及前列腺，尤其是儿童横纹肌肉瘤，后者常位于膀胱底部。还应与前列腺脓肿区别，后者伴有剧烈压痛和全身发热。

【比较影像学】

同前列腺癌。

第十节　良性前列腺肿瘤

良性前列腺肿瘤（benign tumor of prostate）罕见，大部分是平滑肌瘤。平滑肌瘤可达数厘米，中央坏死，偶见钙化。CT 诊断为一实性软组织密度病变，其中可见钙斑及坏死区，无外侵表现。

非典型前列腺囊性腺瘤临床病程呈良性，可发生堵塞性症状或血尿，需作外科手术治疗。CT 诊断前列腺带隔多囊肿物，无外侵至前列腺周围，囊性区密度与水相似。

嗜铬细胞瘤于前列腺非常罕见，文献报道曾有一幼年男孩因高血压发现嗜铬细胞瘤，CT 扫描盆腔发现一圆形、边缘光滑肿物，另一肿瘤经选择性髂旁静脉插管分段取血测定内分泌分析，而证实为嗜铬细胞瘤，已手术切除。

第十一节　前列腺术后随诊

【临床概述】

前列腺术后随诊（postoperative follow-up study of prostate），前列腺手术后，CT 可显示术后并发症，如盆腔淋巴结肿大、血肿和 / 或脓肿。

手术后 10 天内常常发生手术后并发症，盆腔淋巴囊肿位于膀胱前侧方，并在前腹壁 3cm 之内。淋巴囊肿为边缘锐利的囊性肿物，CT 值近似水，可能有内部间隔。小的淋巴囊肿没有分隔会自动消退，大于 30cm 的淋巴囊肿常需手术。

临床医师在治疗前列腺癌的过程中要了解如下 4 个问题，以便修订方案：①是否有局部复发，如原来采用放射治疗，残留的前列腺是否继续增大或缩小；②有无淋巴结转移，转移淋巴结缓慢增大还是迅速增大，如为后者，应尽快采用内分泌治疗；③有无骨转移，转移部位及数目，有无压迫神经的可能，进展缓慢还是迅速，有无病理性骨折，据此决定采用放射治疗或内分泌治疗；④有无肺或肝转移，有无肾盂积水。

影像学检查有助于早期检出复发及转移病变，前列腺癌患者治疗 3 个月后应定期复查。第一年应每半年复查一次,肛门指诊及前列腺特异性抗原(PSA)增高提示可疑复发或转移时,应根据具体情况进行影像学检查。

前列腺癌放射治疗或内分泌治疗后,以 CT 测量前列腺容积,平均大小基于 CT 结果,临床可估计治疗容积以调节治疗野的大小或指导内分泌治疗。

【影像学表现】

主要为 MRI 表现。

1. 前列腺手术后表现

(1)前列腺穿刺:在做 MRI 检查之前,临床高度怀疑前列腺癌的患者常常在超声引导下进行前列腺穿刺活检。前列腺穿刺后的改变包括出血、炎症等,其 MRI 表现依穿刺时间和 MRI 检查间隔时间长短不同而定。

穿刺后头两个星期,T_1 加权像上穿刺后出血表现为局灶性或弥漫性高信号,T_2 加权像上表现为低信号,这时与肿瘤性低信号难以区分。穿刺后 3 周 T_1 加权像上表现与穿刺后 2 周一样,但在 T_2 加权像上穿刺后改变表现为高信号,这种高信号可以掩盖肿瘤的显示,但它不影响肿瘤的分期。穿刺后 3 周以内,MRI 对前列腺癌分期的正确性约是 54%,穿刺后 3 周或更长,前列腺癌 MRI 分期的准确性达 83%。因此,建议在穿刺活检后至少 3 周或更长时间进行 MRI 检查。

(2)前列腺癌根治术:TNM 分类的 T_1 和 T_2 期,或 Jewett-Whitmore 分类的 A2、B1 和 B2 期的前列腺癌患者,年龄在 70 岁以下,健康条件好,均适合进行前列腺癌根治术。前列腺癌根治术包括前列腺腺体、精囊和前列腺内尿道均切除,如果肿瘤累及范围广,膀胱的基底部也要切除。

前列腺癌根治术后,前列腺和精囊均缺如,膀胱基底位置下移,在耻骨联合下与膜部尿道吻合。在吻合区可见外科金属夹所致的信号真空影。在吻合处形成的瘢痕组织,在 T_1 加权像和 T_2 加权像上均表现为低信号。前列腺癌根治术后,4%~22% 的患者可有肿瘤复发,复发的肿瘤在 T_1 加权像上表现为中等信号,T_2 加权像上常常表现为低信号,增强后复发的肿瘤表现为不同程度的强化。因此,复发的肿瘤和术后纤维瘢痕均可以强化,两者之间的鉴别非常困难,此时可结合临床表现和血清 PSA 水平的增高来判断是否为肿瘤复发。盆腔淋巴结肿大如果直径超过 1cm 或以上,应考虑淋巴结转移的可能,在 T_1 加权像和 T_2 加权像上骨髓内表现为异常低信号,应考虑有骨转移。

(3)前列腺癌冷冻外科治疗:前列腺癌冷冻外科治疗后,前列腺腺体增大,解剖分区消失,即中央带、移行带和周围带辨认困难。两星期后,前列腺体积缩小,在 T_2 加权像上仍能辨认前列腺解剖分区。大约一半患者的前列腺内可见坏死区,并在前列腺包膜区形成纤维带,该纤维带包绕神经血管丛。前列腺周围组织的变化包括:① T_2 加权像上可见肛提肌和闭孔内肌异常高信号;② T_1 加权像上可见耻骨联合为局灶低信号而 T_2 加权像上为高信号;③直肠壁增厚,大于 5mm。

(4)良性前列腺增生症的手术治疗:①经尿道前列腺切除;②耻骨上前列腺切除;③耻骨后前列腺切除。治疗方法的选择取决于前列腺的大小,以及患者和医生的决定。

当前列腺腺体重量小于 50g,经尿道前列腺切除为首选方法,通常应用临床检查或经直肠超声来估计前列腺的重量和体积,MRI 很少用于评估前列腺的大小。经尿道前列腺切除包括膀胱镜下从膀胱基底至精囊增生的移行带和尿道周围腺体组织的切除。当前列腺腺体重量大于 50g,耻骨上或耻骨后前列腺切除为首选方法。

MRI 表现取决于治疗类型。经尿道前列腺切除术后,可见近端前列腺尿道从膀胱基底至精囊均扩张,耻骨联合上区域未见瘢痕组织形成。耻骨上或耻骨联合后前列腺切除术后,除了可见近端尿道增宽外,在耻骨联合上、皮下组织及下腹壁肌肉均可见瘢痕组织形成。另外可见膀胱壁的不规则增厚,在 T_2 加权像上可见周围带弥漫均匀性信号减低。

(5)前列腺激光切除术:MRI 表现变化较大,取决于术后时间。当激光切除后短时间内,MRI 表现为前列腺腺体增大,伴有良性增生结节结构的消失;1 周以后,腺体肿胀程度缩小;3 个月以后腺体体积变小。在 T_2 加权像上,术后 1 周尿道周围凝固的坏死灶表现为边缘不清的低信号,3 个月后表现为尿道周围边缘清楚的低信号。

2. 前列腺激素治疗和化学治疗后的改变 正常和恶性前列腺细胞有 3 种类型:激素依赖型、激素敏感型和激素非依赖型。当去除雄激素作用,激素依赖型细胞将死亡,激素敏感型细胞停止繁殖,直至恢复雄激素效应。激素治疗通常用于良性前列腺增生的患者,也用于晚期已有转移的前列腺癌患者。在一些选择性患者中,激素治疗可以与冰冻治疗、放疗结合同时应用,或应用于前列腺根治术前。晚期前列腺癌患者,也可用双睾丸切除治疗。

MRI 表现：激素治疗或睾丸切除术后，前列腺体积减小，尤其周围带体积缩小程度比移行带大，同时在 T₂ 加权像上，周围带信号减低，这种变化导致表现为低信号的肿瘤与治疗后周围带低信号的变化难于区分（图 4-2-28）。此外，激素治疗后在 T₂ 加权像上表现为双侧精囊对称性体积缩小和信号减低。

【比较影像学】

1. **CT** 应用 CT 评价盆腔复发的肿瘤作用有限，手术金属夹引起伪影，CT 组织对比显示差，未能鉴别纤维瘢痕及肿瘤复发。

2. **TRUS** 作用有限，无正常组织标准作对照。

3. **MRI** 影像视野大，软组织对比极好，T₂ 加权重影像、肿瘤低信号影响诊断，超声导引下活检可能有效。

CT/MRI 可发现肝、脑等转移，如疑有肺转移，建议拍胸片及 CT。

4. **核素扫描** 如未见局部复发，核素扫描可检查有无骨转移。

5. **前列腺影像学的未来** 前列腺癌的诊断依赖前列腺特异抗原的检查及直肠指检和穿刺活检，MRI 新技术的应用有可能提高前列腺癌穿刺前诊断的准确性。

【影像学方法】

超声灰阶为非特异方法，需要强有力的超声多普勒加造影剂。MRI 或 CT，用肿瘤特异造影剂是未来的诊断方法。目前用经直肠线圈 MRI 作前列腺癌局部分期，但患者感觉不舒服，此外，未能发现肿瘤的显微镜下蔓延。需发明体部线圈来代替不舒服的直肠线圈。

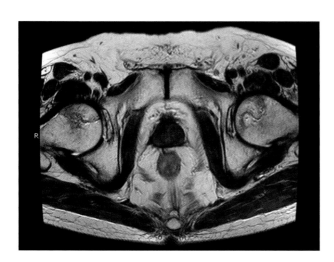

图 4-2-28 前列腺癌激素治疗后
轴位 FSE，T₂ 加权像，治疗后周围带信号减低，与低信号的肿瘤难以区分

发展方向是 MRI 波谱改善分期准确性，确定肿瘤侵袭性及部位，影像学及临床资料需计算机帮助诊断。用影像指导作前列腺癌治疗是另一发明，冷冻疗法、近距离放射治疗需准确定位。介入 MRI 影像学对放置种植的放射治疗源可以三维方法作近距离放射治疗定位。

（汤 浩 沈亚琪 李 震）

参 考 文 献

[1] 吴阶平. 泌尿外科学 [M]. 济南：山东科学技术出版社，1989.

[2] 石木兰，韦嘉瑚，王正颜. 肿瘤影像诊断学 [M]. 合肥：安徽科学技术出版社，1995.

[3] 施发表，韦嘉瑚，王占立，等. 前列腺癌的高场强 MR 成像 [J]. 中华放射学杂志，1996，30（3）：179-183.

[4] 施发表，韦嘉瑚，王占立，等. 正常和良性增生前列腺的高场强磁共振成像特征 [J]. 中华老年医学杂志，1997，16（2）：79-82.

[5] 陈燕萍，黄晖，陈斌，等. 正常前列腺 MRI 定量测定 [J]. 实用放射学杂志，2007，23（4）：496-499.

[6] 景国东，汪剑，陈录广，杨波，王莉，陆建平. 3.0T 动态增强 MRI 在前列腺癌诊断中的价值 [J]. 放射学实践，2014，29（5）：482-486.

[7] 赵莲萍，高鹏，张文文，黄刚，周星，王平. 3.0T 多参数 MRI 对前列腺良恶性病变的诊断价值 [J]. 中国医学影像学杂志，2016，24（10）：778-782，784.

[8] Chernoff DM，Hricak H. The male pelvis: prostate and seminal vesicles//Higgins CB，Hricak H，Helms CA，et al. Magnetic Resonance Imaging of the Body. Philadelphia：Lippincott-Raven，1996：875-900.

[9] Hricak H，Dooms GC，McNeal JE，et al. MR imaging of the prostate gland: normal anatomy[J]. AJR，1987.148（1）：51-58.

[10] Semelka RC，Ascher S，Reinheld C. MRI of the abdomen and pelvis[M]. New York：John Wiley and Sons，Inc，1997.

[11] Vickers A，Ehdaie B. MRI-Targeted Biopsy for Prostate-Cancer Diagnosis[J]. N Engl J Med，2018，379（6）：589-590.

[12] Gaur S，Turkbey B. Prostate MR Imaging for Posttreatment Evaluation and Recurrence[J]. Urol Clin North Am，2018，45（3）：467-479.

[13] Duvnjak P，Schulman AA，Holtz JN，et al. Multiparametric Prostate MR Imaging: Impact on Clinical Staging and Decision Making[J]. Urol Clin North Am，2018，56（2）：239-250.

第三章 男性性功能异常的影像学诊断

【临床概述】

阳痿（impotence）系最常见的男性性功能障碍，也称勃起功能障碍，发病率约为10%。通常阳痿是指在有性交要求时，阴茎不能勃起或勃起不坚以及不能维持勃起状态，而无法完成性交和射精活动的病态。

阴茎的勃起是以阴茎本身的解剖结构及血流动力学为基础，受内分泌、神经反射及大脑高级中枢控制和调节的复杂生理过程。引起阳痿的因素多种多样，可概括为精神性因素与器质性因素。约50%的阳痿由器质性因素引起，包括血管性、神经性、内分泌性以及药物性等。血管性阳痿是可以用影像学方法进行诊断的男性性功能异常，约占70%。由阴茎海绵体动脉供血不足而引起的血管性阳痿称为动脉源性阳痿（arteriogenic impotence），由阴茎海绵体漏引起者称为静脉源性阳痿（venogenic impotence），某些病例可两者混合存在。

随着现代医学的发展，对阴茎勃起机制及血流动力学的研究认为阴茎勃起应具备四种因素：①神经刺激因素，包括视觉、听觉、触觉、想象、机械性以及药物性等刺激因素；②阴茎动脉血流量增加；③阴茎海绵体血窦的扩张与阻力减低；④阴茎海绵体静脉的主动关闭及海绵体窦腔与白膜间小静脉的被动关闭。

诱发勃起时，在神经控制下血管壁及海绵体窦腔壁的平滑肌松弛，从而降低了海绵体内的阻力，导致阴茎供血动脉血流量明显增加，使海绵体窦腔扩大、充血而发生勃起。此时阴茎静脉可发生主动性关闭，而扩大的海绵体窦腔又可压迫介于海绵体窦腔与白膜之间的小静脉发生被动性关闭。血液则以接近体循环的压力积存于海绵体窦腔内而维持勃起状态。因而在勃起的初始阶段主要是供血动脉的流量增加，而当维持勃起达一定坚度时，则需要完好的静脉关闭机制以维持一定的海绵体内压。

主动脉、髂总动脉、髂内动脉以及阴茎动脉的狭窄闭塞性病变均可引起阳痿。常见原因是动脉粥样硬化，也可见于动脉损伤如盆腔手术、骨盆骨折等。Milorad于1980年报道93例阳痿患者中有41例为动脉源性阳痿。闭塞性血管疾患是40岁以上器质性阳痿的主要原因。

异常的静脉回流可使阴茎不能维持勃起状态或勃起不坚而形成静脉源性阳痿。Lowsley于1936年首先报道静脉病变引起阳痿，静脉源性阳痿约占阳痿发病率的1/4。常见的静脉异常有：①先天性瓣膜发育不全引起的静脉瓣膜关闭不全；②海绵体白膜退化，勃起时不能压迫海绵体窦腔与白膜之间的小静脉而发生静脉漏；③存在异常的交通静脉。

【影像学表现】

1. 阴茎动静脉的正常解剖

（1）阴茎动脉的正常解剖：阴茎动脉由起源于髂内动脉前分支的阴部内动脉供血，阴部内动脉供应阴茎有以下分支：

1）球动脉：阴部内动脉至尿生殖膈后分为会阴浅动脉和阴茎动脉。球动脉来自会阴浅动脉的起点，分出后很快进入尿道球部分，为许多短而直的分支，供应球部并与尿道动脉吻合。

2）尿道动脉：在球动脉远侧分出，供应尿道及尿道海绵体，其末梢在龟头与阴茎背动脉及阴茎深动脉吻合。

3）阴茎总动脉：为阴部内动脉的终末支，为一短干，很快分为①阴茎背动脉，走行于阴茎海绵体背侧沟内，在阴茎背静脉两侧，穿行于阴茎筋膜与白膜之间直达龟头部，在其行程中分出4～5支旋支，环绕进入海绵体。其末梢与对侧同名血管吻合，并发出分支供应龟头及包皮，也有少数分支进入阴茎海绵体。②阴茎深动脉：也称阴茎海绵体动脉，经尿生殖膈自阴茎脚内侧进入阴茎海绵体，为供应阴茎海绵体的重要动脉。进入海绵体后分为2～3

支，沿海绵体纵行，在其行程中分出供应海绵体小梁及白膜的营养血管，有的分支呈螺旋状直接开口于海绵体窦腔。在阴茎的腹侧也分出跨膈膜的吻合支以及进入尿道海绵体的小分支，其末梢与对侧同名动脉及阴茎背动脉吻合（图4-3-1）。

（2）阴茎静脉的正常解剖：阴茎静脉主要有3组：

1）阴茎背浅静脉：位于皮下，通常为单支，也可多支或分叉。引流阴茎皮肤及包皮的血液，汇入阴部外静脉，继而进入大隐静脉和股静脉。

2）阴茎背深静脉：位于阴茎筋膜与白膜之间，由6～15支短直的龟头静脉汇集而成，在海绵体背侧沟内向耻骨方向走行，在其行程中汇集来自阴茎海绵体的旋支静脉及导静脉，以及部分尿道海绵体的血液汇入骨盆内的阴部静脉丛及前列腺静脉丛，与阴部内静脉吻合。

3）阴茎深静脉：引流尿道海绵体的大部，主要有球静脉及尿道静脉，在阴茎近侧合并为几支主干进入阴部静脉丛。在阴茎远侧，尿道静脉分为前后组，前组与后导静脉联合成为旋静脉，引流入阴茎背深静脉；后组与球静脉吻合，引流入阴部静脉丛（图4-3-2）。

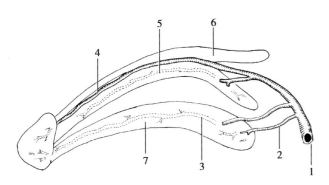

图 4-3-1　阴茎的动脉供血

1. 阴部内动脉；2. 球动脉；3. 尿道动脉；4. 阴茎背动脉；5. 海绵体动脉（阴茎深动脉）；6. 阴茎海绵体；7. 尿道海绵体

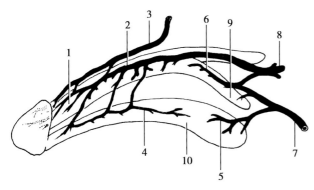

图 4-3-2　阴茎静脉引流

1. 旋静脉；2. 阴茎背深静脉；3. 阴茎背浅静脉；4. 尿道静脉；5. 球静脉；6. 海绵体静脉；7. 阴部内静脉；8. 前列腺静脉丛；9. 阴茎海绵体；10. 尿道海绵体

2. 动脉源性及静脉源性阳痿的检查方法

（1）动脉源性阳痿的检查方法：阳痿患者经详细询问病史，并通过一系列非侵入性检查，拟诊为动脉源性阳痿并拟行外科治疗者可行动脉造影明确诊断。阴部内动脉及其远侧分支的闭塞性病变，是导致动脉源性阳痿的主要原因。通常认为超选择性阴部内动脉造影是最佳的诊断方法，但其具有插管难度大、容易引起血管痉挛以及存在变异血管供血时阴茎动脉不能显影等缺点，而且严重的主动脉、髂动脉以及两侧髂内动脉病变也可引起阳痿，故动脉造影最好既能显示近侧大血管也能显示远侧小血管。1988年Schwarty对40例阳痿患者进行了非选择性药物性动脉造影，成功地显示了近侧大血管及两侧阴部内动脉和阴茎动脉。故对动脉源性阳痿患者可首先采用非选择性药物性动脉造影，对少数显示不清、诊断困难者再行超选择性髂内动脉或阴部内动脉造影（图4-3-3）。

1）非选择性药物性动脉造影：以Seldinger技术逆行穿刺股动脉，将5F猪尾导管置于腹主动脉远端分叉上方。然后在不用局麻的情况下，用26号针头穿刺阴茎海绵体，徐徐注入30～60mg罂粟碱，以手压迫阴茎根部3分钟，此时阴茎可处于早期勃起状态。将阴茎置于左侧，相当于时钟2～4点位置，经导管以20ml/s流速注射76%泛影葡胺40ml（或非离子型造影剂）。取前后位摄片（电影摄片、数字减影或连续点片），摄片范围上界应包括髂总动脉分叉，下界应包括阴茎。连续摄片6～8秒，前3秒2片/s，后3秒1片/s。摄片后取左前斜位10°，将阴茎置于右侧相当于9～11点位置，再注射造影剂40ml，摄斜位片。

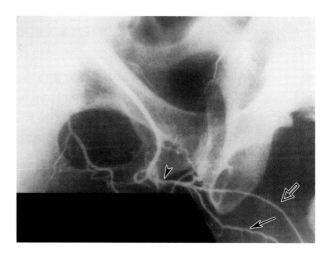

图 4-3-3　正常阴茎的动脉造影，右前斜位

与耻骨支重叠者为阴部内动脉，短箭头示阴茎总动脉，空心箭头示阴茎背动脉，实心箭头示阴茎海绵体动脉

2）选择性药物性髂内动脉造影：以 Seldinger 技术逆行穿刺对侧股动脉，用 65cm 长 6.5F C2 端孔眼镜蛇导管插入股动脉，送至对侧髂总动脉，此时眼镜蛇导管头端的弯曲恰好指向髂内动脉。将导管送入髂内动脉后使其越过臀上动脉接近阴部内动脉开口处。继而如上述在阴茎海绵体内注入 30～60mg 罂粟碱，压迫阴茎根部 3 分钟后，取同侧前斜位 30°，以 6ml/s 流速注入 36ml 造影剂，而后连续摄片 8 秒，前 3 秒 2 片 /s，以后 1 片 /s。

（2）静脉源性阳痿的检查方法：药物性海绵体测压海绵体造影是指 1982 年 Virag 发现阴茎海绵体内注入平滑肌松弛剂罂粟碱可诱导阴茎勃起，此后许多作者在注入罂粟碱后，对阴茎海绵体进行生理盐水灌注，研究了诱导勃起和维持勃起灌注速率以及海绵体内压的变化情况，并同时用 30% 稀释造影剂进行海绵体造影，用以诊断静脉源性阳痿。

1）设备：①附有电视透视、电影摄片或 100mm 连续点片装置的 X 线机；②多导记录器及换能器，以记录和测定海绵体内压；③灌注泵（可以 Mark IV 压力注射器代替）；④药物，罂粟碱、酚妥拉明以及含肝素稀释造影剂（76% 泛影葡胺 40ml 加生理盐水 60ml 及肝素 25 单位）、生理盐水。

2）造影方法：患者取仰卧位，会阴消毒后，不用局麻在阴茎海绵体两侧中 1/3 各穿刺一 12 号针头，有回血示位置正常。一侧针头连接换能器以便记录海绵体内压；通过另一侧针头注入罂粟碱 30mg、酚妥拉明 1mg，然后以手压迫阴茎根部并轻轻按摩使之弥散约 3 分钟，将针头连灌注泵或压力注射器。5～10 分钟后如阴茎已开始发生勃起则以 30～60ml/min 流速灌注生理盐水，如未发生勃起则以 60～120ml/min 流速灌注生理盐水。注意观察记录海绵体内压及灌注流速，然后逐渐提高流速使阴茎达充分勃起，记录海绵体内压及流速，继而降低流速，记录能维持勃起状态的最低流速及海绵体内压。然后迅速改用 30% 稀释造影剂以 60～120ml/min 流速灌注，在阴茎充分勃起状态下摄正、斜位 X 线片。结束后拔针，局部压迫 10 分钟后包扎。灌注过程中如海绵体内压升高达 26.7kPa 以上则停止灌注。如不进行海绵体测压而单纯进行海绵体造影，则不必灌注生理盐水，直接用 30% 稀释造影剂灌注，在阴茎充分勃起状态下摄片即可（图 4-3-4）。

3. 动脉源性阳痿及静脉源性阳痿的影像学表现

（1）动脉源性阳痿的影像学表现：动脉造影可以显示主动脉、髂动脉、髂内动脉及阴部内动脉有无病变（图 4-3-5）。可以显示血管狭窄的程度及部位，血管有无变异及侧支循环。病变血管可表现为局限性狭窄，多为偏心性，也可为向心性，边缘光滑或轻度不规则。病变也可多发呈跳跃性分布，或为长段血管呈光滑均匀变细，偶有边缘不整。常见的血管变异为由髂内动脉发出的副阴部内动脉供应阴茎动脉，固有的阴部内动脉却终止于阴囊动脉，发生率为 21%。此外两侧阴茎深动脉可起源于同一侧，故一侧阴茎深动脉不显影时，应除外血管变异的存在，方可诊断血管闭塞。单侧髂总动脉明显狭窄可发生骨盆窃血现象，表现为阴茎根部出现许多侧支血管。双侧髂内动脉病变可以引起阳痿，单侧髂内动脉病变不一定引起阳痿。

（2）静脉源性阳痿药物性海绵体测压及海绵体造影的表现：近年来研究表明，正常阴茎勃起早期海绵体内最大血流平均速度为 60ml/min，正常勃起

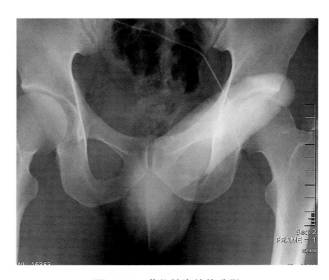

图 4-3-4　药物性海绵体造影
阴茎勃起状态下造影显示静脉功能正常，未见静脉漏

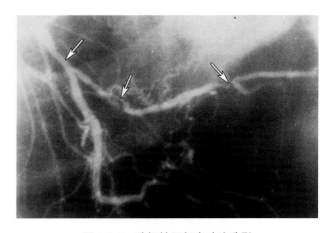

图 4-3-5　选择性阴部内动脉造影
阴部内动脉两处狭窄（白箭头），阴茎总动脉也有一处狭窄（白箭头）

时海绵体内压通常在 10.7～13.3kPa 以上。正常人以 60ml/min 做海绵体灌注时，1 分钟内海绵体内压应达到或超过 10.7kPa。如以 60～120ml/min 流速灌注，海绵体内压仍达不到 10.7kPa，且造影时出现静脉回流应诊断为静脉源性阳痿。压力越低静脉回流越显著，静脉功能不全的程度越重。正常人阴茎处于非勃起状态时，阴茎引流静脉可以显影；但当阴茎处于充分勃起时则无引流静脉显影，或偶尔有少量造影剂在阴茎脚静脉内出现。静脉漏患者虽经药物诱导灌注，阴茎充分勃起，但由于静脉关闭功能障碍，在海绵体显影的同时伴有引流静脉显影，可有以下几种类型。

1）阴茎深静脉漏：造影时可见阴茎背深静脉显影，较粗大，同时伴有耻骨联合上前列腺静脉丛及沿盆壁上行的髂内静脉显影（图 4-3-6）。

2）阴茎浅静脉漏：造影时可见阴茎皮下浅静脉网显影，并同时伴有隐静脉、股静脉及髂外静脉显影（图 4-3-7）。

3）阴茎脚静脉漏：造影时可见阴茎脚静脉显影，并同时伴有前列腺静脉丛及阴部内静脉显影（图 4-3-8）。

4）海绵体间漏：表现为阴茎头及尿道海绵体显影，说明阴茎海绵体与尿道海绵体间有通道，阴茎背深静脉反流入龟头。

5）复合静脉漏：由以上两种或两种以上的类型组合。

【诊断与鉴别诊断】

阳痿是由多种因素引起的性功能障碍，通常根据病史、体检、实验室检查以及某些非影像学的检

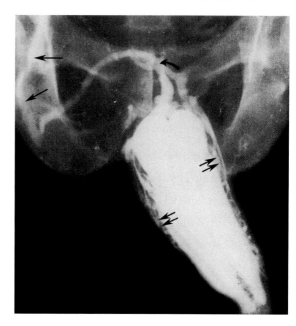

图 4-3-7　静脉源性阳痿药物性海绵体造影
双箭头示浅静脉网，弯箭头示阴部外静脉，长箭头示隐静脉

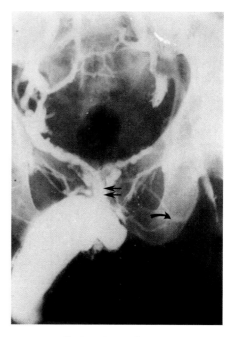

图 4-3-8　静脉源性阳痿药物性海绵体造影
双箭头示前列腺静脉丛显影，弯箭头示阴部内静脉

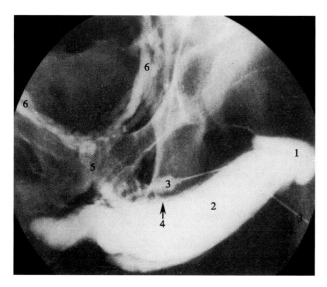

图 4-3-6　静脉源性阳痿，药物性海绵体造影
1. 龟头；2. 阴茎海绵体；3. 针头；4. 阴茎背深静脉；5. 前列腺静脉丛；6. 髂内静脉

查方法可以鉴别是精神性、神经性、药物性、内分泌性及血管性阳痿。影像学的检查方法在鉴别血管性阳痿是属于动脉源性或静脉源性阳痿上有重要作用。对拟诊血管性阳痿患者可首先应用彩色双联多普勒超声，在阴茎海绵体注射罂粟碱前、后检测阴茎动脉的血流速度、血管内径及阻力指数。血管内径小、流速低、阻力指数高提示为动脉性阳痿；血管内径大、流速正常、阻力指数低提示为静脉源性阳痿。为进一步明确诊断，对拟诊为动脉源性阳痿者

可行动脉造影以显示动脉病变的部位及严重程度，对拟诊为静脉源性阳痿者可行药物性阴茎海绵体测压及海绵体造影，明确静脉漏的确切部位、类型及严重程度。

【比较影像学】

血管性阳痿的影像学诊断中，非选择性药物性腹主动脉造影和选择性药物性髂内动脉及阴部内动脉造影，可以显示近侧大动脉、髂内动脉、阴部内动脉以及与勃起有关的阴茎动脉的各种病变，如动脉粥样硬化、动脉狭窄、闭塞、畸形等，并可显示狭窄的部位、程度及长度。药物性海绵体测压及海绵体造影是一种接近生理性的检查方法，通过检查可以明确发生静脉漏的确切部位、静脉漏的类型以及静脉漏的严重程度。

动脉造影及海绵体造影均属有创性检查，特别是选择性髂内动脉及阴部内动脉造影，插管难度大，可引起动脉痉挛，并可造成动脉内膜损伤。通常用于拟行手术治疗者，一般不列为常规检查。海绵体造影时应注意使阴茎充分勃起后摄片，否则在非勃起状态下可有引流静脉显影而出现假阳性。

20 世纪 80 年代末期国外开始应用彩色双联多普勒超声，在阴茎海绵体注射罂粟碱前、后检测阴茎动脉血流，具有高分辨率、无创伤、操作方便、可重复检查等优点，可以测量血管内径、血流速度及阻力指数。对动脉源性阳痿患者可以发现，注射罂粟碱后阴茎海绵体动脉内径扩张比正常小、血流峰值速度低，但阻力指数正常，动脉流量小，呈现低速高阻型血流。对静脉源性阳痿患者可表现为注射罂粟碱后动脉内径增大、血流峰值速度正常，但阻力指数明显低于正常，呈高速低阻型血流。这一方法能正确适时地反映阳痿患者阴茎海绵体的血流动力学改变，还能准确评价手术或药物治疗后的效果，为诊断血管性阳痿提供了直观无创的方法。对于血管性阳痿患者，可首选彩色双联多普勒超声检查，明确为动脉源性阳痿并拟行血管重建手术者可行动脉造影；明确为静脉源性阳痿者可行药物性海绵体造影，以确定静脉漏的部位、类型及严重程度。

（汤 浩 胡学梅 李 震）

参 考 文 献

[1] 鲁植艳. 静脉性阳痿的阴茎海绵体造影诊断 [J]. 湖北医科大学学报，1997，18（4）：371-373.

[2] 谭保斌. 静脉性阳痿的放射学分型及临床意义 [J]. 临床泌尿外科杂志，1996，11（6）：341-343.

[3] 杨志伟，胡礼泉. 前列腺素 E1 阴茎海绵体测压诊断静脉性阳痿 [J]. 临床外科杂志，1995，3（3）：133-134.

[4] 黄容泰. 阴茎海绵体造影对静脉漏性阳痿的 X 线诊断（附 20 例报告）[J]. 广西医科大学学报，1994，11（3）：321-322.

[5] 鲁树坤，周启昌，范平，等. 双功能超声和彩色多普勒显像对血管性阳痿的诊断分析 [J]. 中华泌尿外科杂志，1994，15（2）：136-137.

[6] 敖锡良，刘舜钦. 阴茎海绵体造影对静脉性阳痿的 X 线诊断 [J]. 四川医学，1993，（9）：526-527.

[7] 杨罗艳，杨树仁. 罂粟碱试验与灌注性阴茎海绵体造影诊断静脉性阳痿 [J]. 湖南医大学报，1993，18（1）：57-60.

[8] 邓星河，梅骅. 静脉性阳痿的海绵体造影及 X 线诊断 [J]. 中华放射学杂志，1992，26（6）：375-379.

[9] 任军，华伯埙，赵升田，等. 人工诱导勃起后阴茎海绵体造影及压力测定对阴茎静脉功能的评价 [J]. 中华放射学杂志，1991，25（5）：261-265.

[10] 马远方. 现代男性学 [M]. 北京：北京医科大学中国协和医科大学联合出版社，1996.

[11] 李明超，彭健，饶可，等. 64 排 CT 阴茎海绵体造影在诊断静脉性阴茎勃起功能障碍中的价值 [J]. 放射学实践，2018，33（07）：726-730.

[12] 罗贤斌. 阴茎海绵体造影诊断静脉性勃起功能障碍的临床价值 [J]. 现代诊断与治疗，2013.（10）：2177-2179.

[13] Kausman JM，Borges FD，Fitch WP，et al. Evaluation of erectile dysfunction by dynamic cavernosometry and cavernosography[J]. Urology，1993，41（5）：445-451.

[14] Calabrò RS，Gervasi G，Naro A，et al. Erectile Dysfunction in Individuals with Neurologic Disability：A Hospital-based Cross-sectional Study[J]. Innov Clin Neurosci，2016，13（1-2）：10-14.

[15] Kim ED，Owen RC，White GS，et al. Endovascular treatment of vasculogenic erectile dysfunction[J]. Asian J Androl，2015，17（1）：40-43.

第四章 子 宫 疾 病

第一节 子宫的先天性异常

子宫的先天性异常主要与胚胎发育有关。Müllerian 于 1825 年首先描述了中肾旁管的形成，故此后称之为米勒管。米勒管的生长与胚胎发育有着严格的规律性，胚胎第 6 周，在第 3 胸体节平面一个区域的体腔上皮出现内陷（此即米勒管呈现在中肾处的内陷）。米勒管紧贴于中肾管，故称为中肾旁管。每条米勒管由于自身细胞的不断增殖，经间充质向尾侧生长。在女胚中长约 18.5mm 时，米勒管开始出现分化。第 7 周时，米勒管分开，伴随中肾管走行，向尾侧延伸，分为头侧的垂直部、中间的水平部和尾侧的垂直部，中肾管和米勒管都包在腹膜的尿生殖褶中。第 8 周时，米勒管开始融合，起初是外侧壁融合，然后两管的腔靠在一起，仅由中隔分开，最后中隔被吸收，变为一个腔。在头侧和尾侧于左、右两管间可见到中隔的遗迹，此时米勒管融合形成"生殖管"或称为子宫阴道管。米勒管相遇并开始融合即称为女胚的子宫，起初上方边界呈 V 字形。第 9 周时，子宫已具有其本身器官的形态，宫颈和宫体间出现缩窄，宫颈周围间充质呈梭形增厚。第 15 周时，宫颈腺出现，可见未来子宫口的位置。第 17 周时，生殖管头侧膨大，相当于子宫体的腔，子宫颈扩大，出现假复层柱状上皮和复层鳞状上皮的移行区，相当于宫颈阴道联合，子宫开始出现分层。第 20 周时，子宫壁内出现平滑肌细胞，最活跃的部位在宫颈区。第 25 周时，可见子宫底，子宫上界由 V 形切迹变为凸形，是由于肌肉组织的生长发育使子宫壁普遍增厚，子宫底凸到子宫输卵管连接以上，此时子宫已具有成年子宫的形状。胚胎后期子宫呈线性生长，与身体的大小有关。

综上所述，子宫是由两侧中肾旁管即米勒管发育、融合、中隔吸收演变而来，若在其发育过程中的任何阶段，由于某种原因出现异常，均可造成不同

类型的子宫畸形，发病率为 1%～5%。子宫的先天性异常多伴有其他器官畸形，如先天性无肾脏或肾脏发育不良、卵巢、输卵管、阴道甚至头面部畸形，骨骼系统异常，如椎体融合、蝴蝶椎、多椎体及半椎体等，称为 Mayer-Rokitansky-Küster-Hauser 综合征（MRKH 综合征），可有家族史。本节从胚胎发育方面，就米勒管发育不良引起的先天性异常叙述如下：

一、两侧米勒管不发育或发育不全引起的子宫畸形

（一）先天性无子宫

【临床概述】

1. **病因**　两侧米勒管中段及后段未发育即形成先天性无子宫，而卵巢和输卵管可以正常，但常伴有先天性阴道缺如或发育不全。

2. **临床表现**　临床多无症状，外生殖器及第二性征往往正常，多因青春期后无月经、婚后性生活不满意或不孕就诊而发现。体检多见外生殖器正常，触及不到子宫或在相当于子宫的位置上触到条索状腹膜皱褶或结节状软组织块。

【影像学表现】

盆腔充气造影无正常子宫影，有时可见一小团块状软组织阴影位于阴道上方。卵巢或输卵管可存在或缺如。CT 检查，在正常子宫位置无子宫形态及结构，或仅见阴道上端呈等密度的软组织块。MRI 检查，在正常子宫位置无子宫或阴道上端小的软组织块，T_2WI 无正常解剖分带信号。

（二）始基子宫或残角子宫

【临床概述】

1. **病因**　当两侧米勒管融合成子宫管的早期即中止发育，则子宫很小，且多无宫腔或有宫腔而无子宫内膜，故无月经。也可以有宫腔和内膜，但宫颈管多发育不良或闭锁，可造成青春期后宫腔积血。

若两侧米勒管不合并，一侧或两侧米勒管形成始基子宫或残角子宫。

2. 临床表现　原发性闭经，周期性下腹痛，不孕，病理性妊娠或残角子宫破裂等（多在妊娠16～20周）。但国人也有报道残角子宫恶性葡萄胎破裂及残角子宫陈旧性妊娠合并足月妊娠分娩的病例。

【影像学表现】

盆腔充气造影示子宫影小或一侧呈羊角状影。CT检查表现为一侧软组织块影或小型子宫影，如显示低密度的宫腔则偏于一侧。MRI检查示子宫外形小，T_2WI解剖分带信号不明显，如显示子宫内膜常偏于一侧。残角子宫侧可与输卵管相连。宫腔积血时，MRI呈现不同期的血液信号，即新鲜血液T_1WI呈高、低或等信号，T_2WI呈等、低或高信号；亚急性期，T_1WI、T_2WI均呈高信号；慢性期，T_1WI低信号，T_2WI高信号。

（三）子宫发育不全或幼稚型子宫

【临床概述】

1. 病因　正常女婴出生时，宫颈占子宫全长的2/3，此后子宫发育较快而宫颈发育较慢，青春期后，宫颈仅占子宫全长的1/3。如米勒管未能长到尾侧，子宫体停止发育，宫颈仍占子宫全长的1/3，以上称为幼稚型子宫或子宫发育不全。子宫发育不全的外形与正常子宫外形相似，但较小。由于子宫前壁或后壁发育不良，有时子宫极度前屈或后倾。

2. 临床表现　患者出现无月经或月经初潮晚，月经量少，痛经，不孕者14%可怀孕，其中65%发生流产，24%正常分娩，11%发生宫外孕。

【影像学表现】

盆腔充气造影显示盆腔中央一横行带状软组织影，两侧与细长的输卵管相连。子宫输卵管造影时，

子宫腔小（注入2～3ml造影剂即已充满），子宫颈狭长，上宽下窄，宫体与宫颈的比例<1/3。卵巢常不显影（图4-4-1）。

CT检查，宫体外形较小，密度正常。MRI检查，在矢状位显示最佳，子宫外形较小，宫体与宫颈比例<1/3，内膜与肌层信号带宽度减小，T_2WI解剖信号分带不清或为低信号的肌层组织。此外，较小的内膜腔伴两子宫角之间的距离变小，<2cm。

【诊断与鉴别诊断】

子宫发育不全应与先天性无子宫鉴别，前者为子宫体发育障碍导致子宫颈与子宫体比例失调，后者为无子宫结构。

二、一侧米勒管不发育或发育不全引起的子宫畸形

单角子宫

【临床概述】

1. 病因　胚胎第6～8周，米勒管一侧未发育或发育不良时，正常侧则成为单角子宫伴一侧输卵管，而患侧约90%形成残角子宫和一侧输卵管缺损。由于常伴有中肾管缺如，输尿管不发育，发育不良侧的肾脏缺如。

2. 临床表现　单角子宫的患者可无任何症状，部分患者表现为宫腔积血、周期性下腹痛及痛经。报道40%单角子宫患者怀孕，但只有40%存活，而流产率和早产率较高，1/3孕妇为臀产式。残角子宫偶可妊娠，但因肌纤维发育不良，常造成子宫破裂、内出血等。

【影像学表现】

盆腔充气造影可显示发育良好一侧的子宫及输卵管，而发育不良侧仅显示在卵巢下方的团状阴影。子宫输卵管造影显示宫腔呈梭形，偏于一侧或不通。CT检查显示子宫呈单角并偏于一侧的软组织影，密度无异常。MRI表现为子宫呈香蕉状，但体积较小，无圆形或三角形子宫底，T_2WI子宫解剖分带信号正常。残角子宫呈软组织块，信号强度与子宫肌层信号一致，如残存角阻塞伴有功能性子宫内膜存在时，MRI可显示出含不同时期血液信号的扩张宫腔。

三、米勒管融合不全引起的子宫畸形

米勒管在不同阶段均可发生不融合，此型较为常见，约占子宫先天畸形的10%。有时影响子宫外部结构，有时影响子宫内部结构，或内部和外部结构均受影响。临床并发症与子宫腔的形状有关。

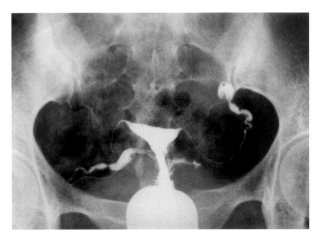

图4-4-1　子宫发育不全

子宫输卵管造影示子宫腔小，子宫底凹，宫颈>1/2宫腔长度

（一）平面形子宫、弓形子宫、铁钻形子宫

【临床概述】

1. **病因** 米勒管融合后，子宫底膨出部未发育，形成平顶形子宫，且宫底中线处略凸向宫腔，如仅为子宫外部受影响，则显示子宫底部肌层非常薄。

2. **临床表现** 临床多无症状，仅在检查和孕后发现。

【影像学表现】

根据子宫外形、子宫底的轮廓、子宫腔的形态和子宫结构信号进行影像学诊断。盆腔充气造影显示子宫底呈扁平形，子宫输卵管造影显示宫腔底为扁平或凹形。CT 检查轴位密度无异常，3D 重建显示子宫底扁平。MRI 检查子宫底部呈现扁平状，T_2WI 冠状面见宫腔上部呈凹形，解剖分带信号正常。

（二）心形子宫

【临床概述】

子宫底部外形轻度凹陷，宫腔呈心形，临床无症状，大多数患者在检查时或妊娠后发现。

【影像学表现】

盆腔充气造影显示子宫底外形凹陷。子宫输卵管造影显示宫腔呈心形，底部凹陷。CT 检查密度无特异性，3D 重建子宫底部凹陷。MRI 检查显示解剖分带信号正常，宫腔呈心形，底部凹陷。

（三）纵隔子宫

【临床概述】

1. **病因** 胚胎第 8~10 周，两侧米勒管完全融合，子宫外形正常，宫颈与阴道均为 1 个，但两管之间的壁没有吸收，宫腔内纵隔未退化，中隔完全存留者称为全隔型子宫，部分存留者为半隔型子宫。

2. **临床表现** 月经量多及痛经，多数患者受孕无影响，但 90% 发生流产或胎位异常。可发生分娩时胎膜早破、宫缩异常、难产及胎盘滞留、产后大出血等并发症。

【影像学表现】

盆腔充气造影显示一个较正常略大的子宫影。子宫输卵管造影，宫腔被分为两个腔，中间存有一隔。CT 检查外形略大，呈两个结节影，密度无异常。MRI 检查隔型子宫的两个宫角距离不大。子宫底呈凸形或扁平形，两内角直径正常（<4cm），分隔的两个宫腔均偏小，中间为 T_1WI、T_2WI 均呈低信号的纤维隔，子宫腔之间的锐角 <75°，此点易于同肌性间隔的双角子宫鉴别。

【诊断与鉴别诊断】

与双角子宫鉴别较难，但双角子宫的两角距离

>4cm，中间为肌性间隔；纵隔子宫之间为纤维性间隔，纵隔子宫的宫腔两角的角度 <75°。

（四）重复子宫

【临床概述】

1. **病因** 两侧米勒管均已发育，但未融合，两条融合不全的米勒管各自发育成一个子宫，即形成真性或假性重复子宫，分为双子宫、双宫颈、双阴道及双子宫、双宫颈、单阴道。如在发育过程中一侧米勒管发育正常，而另一侧发育较差，则一侧子宫较小或为无宫腔子宫。

2. **临床表现** 临床症状各异，25% 患者无症状，月经正常，有生育能力，分娩时不发生任何并发症。国内有学者报道双子宫同时妊娠两次及双子宫三胎妊娠的病例。另一部分患者发生痛经，经血量过多或不规则，也可表现为不孕或性交痛。有些重复子宫患者虽能妊娠，但反复流产，死胎，胎位异常，产后出血量多。有时孕侧子宫不断增大，非孕侧体积不变，造成子宫扭转。

【影像学表现】

子宫输卵管造影显示双阴道、双宫颈、双宫腔，或单阴道、双宫颈、双宫腔。CT 检查表现为横 8 字形软组织块，密度无异常。MRI 检查子宫形态为三角形，可见单或双阴道，有时不能显示阴道隔，可见双子宫腔，每侧子宫肌层解剖分带信号正常（图 4-4-2 为同一患者的不同影像表现）。

（五）双角子宫

【临床概述】

1. **病因** 胚胎第 6~8 周，两侧米勒管融合并发育成子宫的过程中，由于部分融合，子宫底和体部裂为两个子宫角，即形成双角子宫。两角间有深浅不一的凹陷，分开两角的隔偶由肌肉组成，并延伸到宫口处。

2. **临床表现** 月经过多，或因宫腔变形而影响妊娠，有早期妊娠出血、胎位异常、难产或胎盘滞留、产后出血等并发症。国内亦有报道双角子宫双侧同时妊娠，但极少见。

【影像学表现】

子宫输卵管造影显示两个分开成角的宫腔，两角之间距离较宽（>4cm）（图 4-4-3）。

CT 检查显示子宫较大，但难以识别宫腔。MRI 检查显示有分开的两个宫腔，内膜信号正常，子宫底呈凹形，冠状位显示两角之间距离较大（>4cm），两宫腔角的角度 >105°，有时显示底裂（大者 >2cm）。两角信号与子宫肌层信号相同，隔的下部可以是

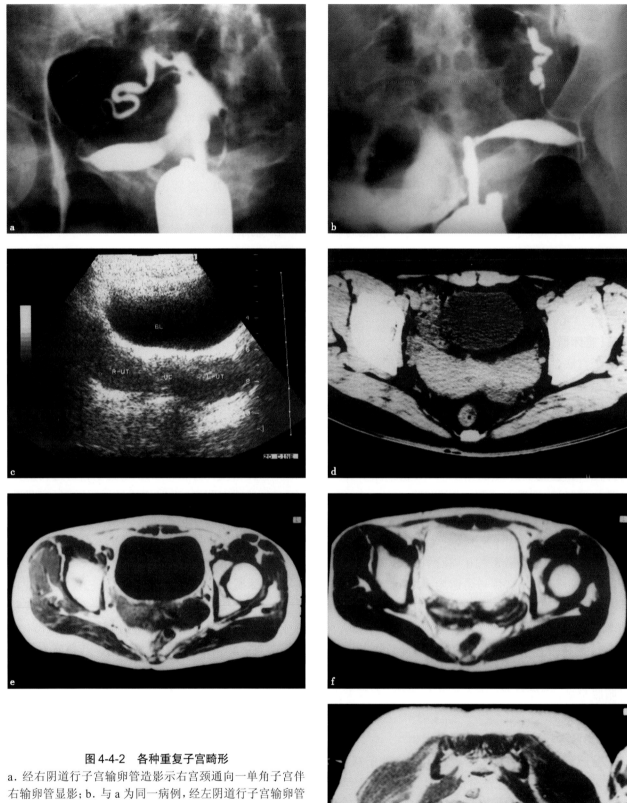

图 4-4-2　各种重复子宫畸形

a. 经右阴道行子宫输卵管造影示右宫颈通向一单角子宫伴右输卵管显影；b. 与 a 为同一病例，经左阴道行子宫输卵管造影示左宫颈通向一单角子宫伴左输卵管显影；c. B 超示双子宫，回声正常；d. CT 轴位扫描示子宫呈横 8 字形，密度无异常；e. MRI 轴位 T_1WI 示双子宫呈横 8 字形，中间见信号略高的宫腔；f. MRI 轴位 T_2WI 示双子宫呈横 8 字形，双子宫腔高信号，黏膜下可见低信号线，外为子宫肌层；g. MRI 冠状位 T_2WI 示双子宫颈、双子宫、双宫腔、子宫肌层信号正常

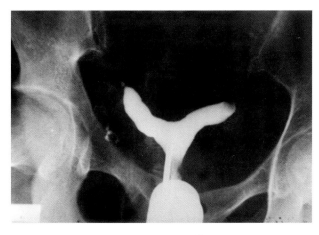

图 4-4-3　子宫输卵管造影
示双角子宫,两子宫角分开 >105°,其距离 >4cm,上缘内凹,右侧输卵管通畅

纤维组织,子宫颈部如有隔存在时也为纤维组织,T_1WI、T_2WI 均呈现低信号。

【诊断与鉴别诊断】

双角子宫主要与隔型子宫鉴别,双角子宫两宫腔角的角度 >105°,两宫腔角的距离 >4cm,宫腔的间隔为肌性信号。

(六)米勒管重复和憩室

【临床概述】

1. **病因**　米勒管重复并发育良好,则形成真性双子宫,四输卵管,常合并双阴道,但较为罕见。最常见的米勒管憩室可引起副输卵管腹口、副输卵管、输卵管憩室、子宫憩室或副子宫角等,后一种病变又称为米勒瘤,属罕见畸形。

2. **临床表现**　患者多无症状,部分有痛经史。

【影像学表现】

子宫输卵管造影可显示双子宫伴四输卵管。CT检查,子宫外形较大,中间有切迹,密度无异常。MRI检查可显示双子宫,四输卵管,子宫憩室者在子宫体部可见憩室状形态,全层凸出,T_2WI 子宫解剖分带信号无异常。

(七)米勒管沟通不全 - 先天性闭锁

【临床概述】

1. **病因**　米勒管未沟通则发育为实性子宫,子宫外形可正常或较小,如部分沟通可有少量子宫内膜,但经血不能外流。

2. **临床表现**　常因原发性闭经而就诊,部分患者出现无周期性腹痛,部分有子宫内膜的患者出现经血潴留及周期性下腹痛。婚后患者不孕。

【影像学表现】

子宫输卵管造影如无先天性阴道闭锁,则仅见

阴道显影。CT 及 MRI 检查显示子宫形态正常或略小,CT 密度无异常。MRI 显示子宫为均一的肌层信号,少量子宫内膜形成者,宫腔呈偏心性,有血液存在时,MRI 可显示出不同期的血液信号。

【比较影像学】

子宫的先天性异常表现各异,检查方法较多,较大样本同种病变多种检查结果的比较资料报道尚少,一般认为:

1. **盆腔充气造影**　是传统的 X 线检查方法,通过腹腔注气、人工对比的方法显示子宫外形、大小、子宫底的轮廓。对某一些子宫先天异常可提供有价值的诊断信息,如无子宫、幼稚型子宫、单角子宫、弓形及双角子宫等。但本方法只提供子宫外部形态的变化,具有一定局限性,且操作较复杂,术后患者有腹胀、腹痛等并发症,现已很少应用。

2. **子宫输卵管造影**　是以往诊断子宫先天性异常的一种较可靠的方法。多年来造影方法不断改进,目的是使其更准确地显示宫颈、宫腔和宫底的内部形态,借此对分隔子宫、双角子宫、单角子宫、弓形子宫、心形子宫、幼稚型子宫、重复子宫等做出较为准确的诊断。此方法有一定限制,如:①阴道闭锁、宫颈闭锁无法注药检查;②对隔型子宫及双角子宫的确诊率仅为 55%,结合超声可达 90%;③技术操作的差错,如导管插入宫腔,方向不正确损伤宫颈或穿破子宫;④导管插入后推送宫颈过高,造影形成假阳性;⑤术后感染或油剂进入血管造成油栓等。

3. **CT 检查**　是一种无创性方法,阴道上部以上的层面相当于宫颈,再向上即可见三角形或椭圆形的宫体,中间为低密度子宫内膜或腔内分泌物,但CT 对子宫内膜、肌层难以区别,故 CT 对子宫先天性异常的研究报道不多。

4. **MRI 检查**　MRI 以其多轴位任意方向成像特点,为子宫先天性异常提供可靠的诊断方法,T_2WI子宫正常解剖的三层信号对病变的定性诊断较为可靠。Pellerito 等报道一组子宫先天异常的 MRI结果,敏感性为 100%,特异性为 100%,HSG 仅为 17%。MRI 对子宫先天性异常的临床报道资料较多,相信以后将成为一种主要检查方法。

5. **超声检查**　超声检查以其方便、灵活、无创伤性及多方向等优点而广泛应用于子宫先天性异常的检出,诊断正确率达 90%,经阴道内超声的敏感性约为 100%,特异性约为 80%。目前超声检查是子宫先天性异常的首选方法。

第二节 子宫肿瘤

一、子宫颈癌

【临床概述】

子宫颈癌（cervical carcinoma）是发展中国家最常见的妇科恶性肿瘤，在发达国家发病率低于子宫内膜癌及卵巢癌。根据我国20世纪70年代全国肿瘤死亡回顾调查统计，子宫颈癌占女性全部恶性肿瘤死亡人数的18.4%，仅次于胃癌居第2位，肿瘤死亡率为5.29/100 000。到1990—1992年，我国进行全国抽样1/10人口作3年内死亡人口的死因调查结果表明，与70年代的统计资料比较，我国子宫颈癌死亡率为1.64/100 000，下降了69个百分点，是死亡率下降最多的恶性肿瘤。在城市女性恶性肿瘤死亡率中居第8位，在农村居恶性肿瘤死亡率第7位。但我国人口众多，据联合国世界卫生组织20世纪80年代的统计，我国每年子宫颈癌的新发病例数为13.15万，约占全世界新发病例数的1/3，可见我国子宫颈癌的防治任务仍十分繁重。子宫颈癌死亡率的下降与普查、早期检出、早期诊断及治疗有关，子宫颈浸润癌的生存率在近30年来并无明显改善。

子宫颈癌的发病与性行为明显相关，被认为是一种性传播疾病。初次性交过早、多个性伴侣等是主要的危险因素。人乳头瘤病毒（HPV），尤其是第16和18亚型感染在子宫颈癌的病因中有重要作用，单纯疱疹病毒Ⅱ型起辅助协同作用。

子宫颈癌好发于子宫颈鳞状上皮与柱状上皮移行区，由子宫颈上皮不典型增生发展为原位癌，再进一步发展为浸润癌，20%～25%的上皮不典型增生可自行消退。子宫颈癌的发展过程一般需十年至数十年，少部分年轻患者的病程可进展迅速。子宫颈癌的病理类型以鳞癌占多数（80%～90%），其次为腺癌，罕见的类型有腺鳞癌、小细胞癌、腺样囊性癌等。近年来由于病理检查中增加了黏液染色，发现腺癌的比例有所增加，在子宫颈癌的组织类型中，鳞癌约占70%，腺癌约占20%，腺鳞癌占8%～10%。腺癌、腺鳞癌易发生于40岁以下的患者，预后较鳞癌差。其他类型的恶性肿瘤包括恶性黑色素瘤、淋巴瘤、胚胎型横纹肌肉瘤、恶性中胚叶混合瘤等。

子宫颈的鳞状、柱状上皮交界的移行带在35岁以下位于子宫颈外口，随年龄增长逐渐上移，因此老年患者的子宫颈癌常位于子宫颈管内。子宫颈

癌的病理类型大体可分为3型：①外生型，肿瘤发生在子宫颈外口，向外突出呈结节状，体积大，浸润浅，可累及阴道；②内生型，肿瘤向子宫颈管壁内浸润，浸润范围较深；③溃疡型，上述两型坏死脱落形成深的溃疡。

肿瘤最初局限于子宫颈的纤维基质以内，浸润破坏基质层后即侵犯子宫旁组织，可沿子宫各韧带浸润蔓延至盆壁，也可以直接侵犯累及阴道及子宫体。子宫颈癌的主要转移途径为淋巴转移，区域淋巴结包括子宫颈旁、子宫旁、闭孔内组、髂内、髂外、髂总、骶前、骶内组淋巴结，转移至其他部位淋巴结属远处转移。子宫颈后唇位于腹腔内，该处的外生型肿瘤可发生腹腔内种植播散转移。血行转移一般发生于晚期，以肺、骨、肝等处较多。

子宫颈癌的发病率随年龄而增长，我国的发病年龄高峰为55～65岁。值得注意的是近年来年轻妇女的发病率上升，且病程发展迅速，我国亦有类似报道。子宫颈癌的早期临床症状为自发性或接触性阴道出血，阴道分泌物增多，继发感染时分泌物可有恶臭。外生型子宫颈癌较早出现临床症状，预后较好。内生型癌出现症状晚，预后差。进展期癌可因肿瘤侵犯盆壁引起腰痛、包绕浸润输尿管末端、阻塞输尿管引起肾功能受损，淋巴结转移、淋巴回流受阻可致下肢水肿。膀胱或直肠受侵可引起尿频、尿急或里急后重及瘘管形成。

子宫颈癌治疗方案的制订主要取决于肿瘤的期别。子宫旁组织未受累者可选择外科切除，也可采用放射治疗，两者的长期生存率相仿，但放疗可能影响性功能及引起一些迟发并发症。一般认为对小于3cm的病变，手术切除更适宜，对更大的病变，由于其发生淋巴转移的概率增高，应考虑放疗或手术综合放射治疗。子宫旁组织已受累者首选放射治疗，或放疗与手术综合治疗。总之，应根据每个患者的肿瘤情况而实施"个别化"治疗方案。治疗前准确估计肿瘤范围和期别，是制订合理的治疗方案、提高患者生存率和生存质量的关键。

目前国际上几乎都沿用国际妇产科联盟（International Federation of Gynecology and Obstetrics，FIGO）的临床分期方案。分期手段包括临床检查（触诊、活检、锥形切除、阴道镜、膀胱镜及乙状结肠镜）和常规X线检查（胸部X线片、骨骼X线片、静脉尿路造影和钡灌肠造影）。FIGO的分期主要立足于临床检查，重视肿瘤的局部侵犯，其局限性是不能评估淋巴扩散及肿瘤浸润深度等与预后有关的

重要因素,因此,其对Ⅰb期病变的误诊率达17%～32%,而对Ⅱa～Ⅲb期病变的误诊率高达50%～64%。断面影像检查技术(MRI、CT)对评估子宫颈浸润癌的侵犯范围有重要意义。MRI、CT及临床体检对评估Ⅰb期子宫旁组织肿瘤浸润的阳性可能率分别为60%、26%和27%;MRI、CT对评估肿瘤淋巴结转移的准确率分别为74%及61%,而临床体检无法评估。MRI及CT已在一些大的肿瘤中心作为制订子

宫颈癌治疗方案的重要参考依据。Montana等报道1979—1988年间将静脉尿路造影和钡剂灌肠造影作为子宫颈癌分期手段的使用率已分别由86%和58%降为42%和32%,但由于断面成像技术所需的器械昂贵,在全球不能广泛普及,以及扫描技术尚不能统一,诊断准确率参差不齐,影像检查技术目前尚未被FIGO采纳作为分期的基本方法。

由国际抗癌联盟(UICC)和美国癌症协会(AJCC)合作修订,并为FIGO所接受的子宫颈癌TNM分类(表4-4-1)和FIGO分期(2009年)(表4-4-2)如下:

目前TNM分期与FIGO分期的主要区别是TNM分期将$T_{1\sim3a}$、N_1及T_{3b}、任何N均列入Ⅲb期,而FIGO分期只将T_{3b}列入Ⅲb期,而$T_{1\sim3a}$、N_1均分别列入Ⅰ、Ⅱ、Ⅲa期,可见其对预后估计的局限性。随着断面成像技术广泛应用于临床以及诊断准确率的提高,今后必然会作为子宫颈癌分期的基本手段之一。

【影像学表现】

1. 初治子宫颈癌的影像学表现 Ⅰa期以前的早期癌主要依靠临床检查及活检病理诊断,影像检查主要适用于对进展期子宫颈癌的分期,判断其侵犯范围,明确有无子宫旁侵犯、盆壁或周围器官受侵及淋巴结转移,从而指导治疗计划的制订和预后

表4-4-1 TNM分类(2009年)

原发肿瘤(T)	
T_X	原发肿瘤不能显示
T_0	无原发肿瘤的证据
Tis	原位癌T_1肿瘤局限于子宫(侵及子宫体者除外)
T_1	宫颈癌局限在子宫
T_{1a}	子宫颈临床前期癌(镜下早期浸润癌),即肉眼未见病变,显微镜检所见的间质浸润癌。间质浸润从上皮基底膜开始测量,浸润深度不超过5mm,水平播散范围不超过7mm。有血管周围间隙浸润、血管内或淋巴管内瘤栓者不改变分期
T_{1a1}	肿瘤浸润深度不超过3mm
T_{1a2}	肿瘤浸润深度超过3mm,但不超过5mm,T_{1b}临床可见局限于子宫颈的病变
T_{1b}	肉眼可见癌灶局限于宫颈,或镜下大于T_{1a}
T_{1b1}	临床所见病变的最大径不超过4cm
T_{1b2}	临床所见病变的最大径超过4cm
T_2	肿瘤已超越子宫颈,但未达盆壁或阴道下1/3
T_{2a}	子宫旁组织无肿瘤侵犯
T_{2a1}	临床所见病变的最大径不超过4cm
T_{2a2}	临床所见病变的最大径超过4cm
T_{2b}	肿瘤已侵犯子宫旁组织
T_3	肿瘤侵犯盆壁和/或侵犯阴道下1/3和/或引起肾盂积水,或肾脏无功能续表
T_{3a}	肿瘤侵犯阴道下1/3,未侵及盆壁
T_{3b}	肿瘤侵犯盆壁和/或引起肾盂积水,或肾脏无功能
T_4	肿瘤侵犯膀胱或直肠黏膜和/或播散超越真骨盆区域
T_{4a}	肿瘤生长扩散至邻近器官
T_{4b}	远处转移
淋巴结(N)	
N_X	区域淋巴结不能显示
N_0	无区域淋巴结转移
N_1	区域淋巴结转移
远处转移(M)	
M_X	不能显示远处转移
M_0	无远处转移
M_1	有远处转移肿瘤

表4-4-2 宫颈癌FIGO分期(2009年)

FIGO分期	T	N	M
0期	Tis	N_0	M_0
Ⅰ期			
ⅠA期	T_{1a}	任何N	M_0
ⅠA1期	T_{1a1}	任何N	M_0
ⅠA2期	T_{1a2}	任何N	M_0
ⅠB期	T_{1b}	任何N	M_0
ⅠB1期	T_{1b1}	任何N	M_0
ⅠB2期	T_{1b2}	任何N	M_0
Ⅱ期			
ⅡA期	T_{2a}	任何N	M_0
ⅡA1期	T_{2a1}	任何N	M_0
ⅡA2期	T_{2a2}	任何N	M_0
Ⅱb期	T_{2b}	任何N	M_0
Ⅲ期			
Ⅲa期	T_{3a}	任何N	M_0
Ⅲb期	T_{3b}	任何N	M_0
Ⅳ期			
Ⅳa期	T_4	任何N	M_0
Ⅳb期	任何T	任何N	M_1

评估。对评价疗效、治疗后患者的随诊、及时检出复发、鉴别肿瘤复发与治疗后的改变也有重要意义，正确地运用影像检查手段能为临床检查增添新的信息。目前子宫颈癌的影像检查方法主要有 MRI、CT 及超声扫描。

（1）MRI：MRI 是目前子宫颈癌首选的影像检查方法。软组织对比度高是其最大优点，直接多断面扫描可以清晰地显示子宫体、子宫颈、阴道及其邻近结构，亦较 CT 单纯横断面优越。

扫描范围应包括盆腔及腹腔，自坐骨结节至横膈水平，以便全面显示腹膜后淋巴结及腹腔和腹腔内脏器有无播散转移。盆腔扫描以矢状面、横断面为主，矢状面能很好地显示子宫颈前、后唇、阴道上段及阴道穹窿部，冠状面则可显示子宫颈两侧壁。子宫颈位置受子宫形态及倾斜角度的影响，必须根据具体情况调整角度，才能得到与子宫颈管纵轴、横轴及前后径真正平行的各断面图像，较好地显示子宫颈的全貌，观察子宫颈基质环是否完整，是否存在早期子宫旁侵犯。常用的扫描序列为 FSE T_1 加权像、FSE T_2 加权像（加和不加脂肪抑制技术）。FSE T_2 加权像的软组织对比最佳、图像质量好且成像速度快，是显示子宫颈癌的主要序列，应延长重复时间（TR）及回波时间（TE），以增加肿瘤、水（膀胱尿液及腹水）与脂肪间的对比，并适当增加采集次数（NSA）以提高图像信噪比。

子宫颈癌的典型表现为 T_2 加权像上呈中、高信号，仅 7% 呈低信号，在较大的肿瘤内可有凝固性坏死，呈低信号，从而使整个肿瘤呈不均匀混杂信号。肿瘤的轮廓可显示清楚，有助于测量其大小及体积。T_1 加权像上盆腔解剖关系清楚，但肿瘤与子宫颈组织之间无明显对比，显示不清，T_2 加权像是检查子宫颈癌最主要的扫描序列。

子宫颈基质环在 T_2 加权像上呈低信号，完整的基质环提示肿瘤仍局限在子宫颈（Ⅰ期），但有些老年患者的基质环很薄，易被误为假阳性。阴道上段受侵（Ⅱa 期）在矢状位 T_2 加权像上显示最佳，表现为阴道壁正常低信号消失，被高信号的肿瘤所取代，但阴道壁充血水肿也可导致信号增高。大的Ⅰ期肿瘤并未侵犯阴道，但自子宫颈突入阴道并撑开阴道穹窿，也有可能被高估为Ⅱa 期（图 4-4-4）。Ⅱb 期肿瘤表现为低信号的子宫颈基质环中断或不完整，子宫颈增大、不对称、外缘不规则，肿瘤突入子宫旁组织，其边缘模糊不清，或环绕子宫旁组织内血管。上述子宫旁组织受侵的征象提示肿瘤不能手术切除，各家报道其准确率为 88%～92%。Ⅲa 期肿瘤在矢状面表现为阴道下 1/3 段受侵；肿瘤与盆壁肌肉的距离小于 3mm、肿瘤包绕髂血管或其血流方向改变、盆壁肌肉在 T_2 加权像上有肿瘤浸润所致的高信号或有肾盂输尿管积水提示为Ⅲb 期。子宫骶韧带不规则增厚提示肿瘤可能侵犯骶前间隙（Ⅲb 期），此

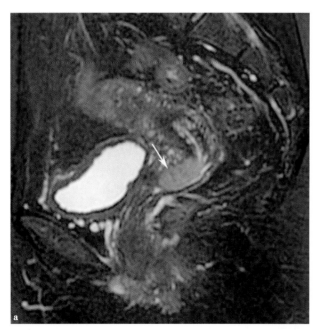
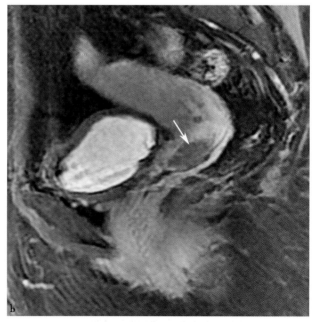

图 4-4-4　子宫颈癌（Ⅰ期）

a. 矢状位 T_2WI；b. 矢状位对比增强 T_1。45 岁女性，宫颈前壁可见肿物，T_2 呈高信号（a），增强扫描延迟期肿物强化低于肌层（b），矢状位不能除外阴道前穹窿受侵，手术病理阴道未受侵

时要重点观察梨状肌及骶前间隙有无异常信号。膀胱或直肠壁增厚、局部有结节状隆起突入膀胱腔内、膀胱或直肠壁的正常低信号消失提示膀胱或直肠受侵（Ⅳa期）（图4-4-5）。但不能根据子宫颈与膀胱或直肠间的脂肪间隙消失而确诊为肿瘤侵犯。Kim等报道MRI诊断膀胱受侵的敏感性为83%，特异性为100%，准确率为99%。FIGO分期方案示Ⅳa期为膀胱或直肠黏膜受侵，但需除外泡状水肿、出血等非肿瘤性病变。对有上述影像学表现的患者，应尽快行膀胱镜或直肠镜检及活检以利准确分期。

增强后动态MRI扫描有助于检出较小的（>5mm）子宫颈癌。肿瘤早期强化、基质缓慢强化（图4-4-6），诊断准确率可达90%～98%，高于 T_2 加权像（76%）及增强后常规自旋回波（SE）T_1 加权像序列（63%～68%）。

T_1 和 T_2 加权像上以淋巴结短径>10mm作为转移淋巴结的诊断指征，MRI的诊断准确率与CT相仿。

（2）CT扫描：单纯CT平扫会丢失许多诊断信息，必须行增强扫描并注意掌握注射造影剂后的延迟时间，以利于鉴别子宫旁血管或子宫旁组织受侵。应自耻骨联合下缘向头端扫描，拍片时注意使用正确的窗技术，应采用宽窗（观察子宫旁组织）、窄窗（观察子宫颈及子宫腔的内部结构）及适当的窗水平。

1）Ⅰ期：子宫颈增大，边缘光整，病变内的低密度区提示为坏死或溃疡。子宫颈管狭窄梗阻可引起子宫腔积液。约有半数Ⅰb期肿瘤呈等密度，CT扫描可为假阴性（图4-4-7，图4-4-8）。

2）Ⅱ期：肿瘤侵犯阴道上2/3为Ⅱa期，由于CT是横断面扫描、盆腔局部解剖复杂、子宫颈管与阴道纵轴成角而不是垂直、部分体积效应等的影响，其诊断可靠性低，常高估或低估阴道病变。Ⅱb期为子宫旁组织浸润，表现为子宫颈轮廓不对称，偏心性软组织肿物，边缘模糊，子宫旁非血管性不规则条索或结节影，与盆壁肌肉之间的距离>3mm。CT扫描常将子宫旁血管丛或炎症误认为子宫旁浸润而高估病变，误诊率可达40%～60%（图4-4-9）。

3）Ⅲ期：肿瘤侵犯阴道下1/3为Ⅲa期（图4-4-10），肿瘤与盆壁肌肉间的距离<3mm。输尿管末端周围脂肪间隙不清提示子宫旁肿瘤浸润，此时应进一步观察有无同侧肾盂积水。肾盂积水及区域淋巴结转移均属TNM分类的Ⅲb期。

4）Ⅳ期：膀胱或直肠壁不规则，或腔内有结节状锯齿状充盈缺损提示可能为Ⅳa期，应做膀胱镜或直肠镜检及活检进一步明确黏膜有无受侵。应注意由于CT为横断面扫描，为部分体积效应所限，膀胱的顶部或底部病变往往不能显示（图4-4-11）。

非区域性淋巴结转移（腹主动脉旁、腹股沟淋巴结）属远处转移（Ⅳb期），子宫颈癌的淋巴结转移

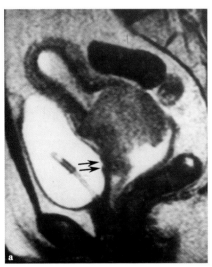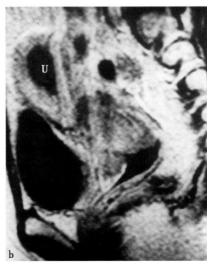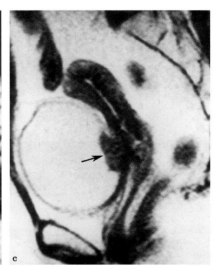

图4-4-5　子宫颈癌侵犯膀胱（Ⅳ期）

27岁，7个月前在外地剖宫产时因阴道出血发现肿物，活检诊断为"子宫肌瘤"，未予处理，1个月前又阴道大出血。妇检示子宫颈菜花状肿物，直径5cm，有触血，复查7个月前病理片为分化好的乳头状鳞癌。行经动脉导管化疗，肿物未见缩小，来本院放疗。a. MRI矢状面 T_2 加权像（FSE）：子宫颈管5.8cm×6cm肿物侵入子宫下段，形态不规则，呈中等不均质信号，正常宫颈低信号间质环全层消失，肿瘤向前侵及膀胱后壁，使局部膀胱后壁呈不规则结节状（↑↑），宫腔内积液呈高信号，膀胱内可见留置导尿管；b. 矢状面Gd-DTPA增强后 T_1 加权像：肿瘤及子宫肌壁均可见强化，膀胱后壁不规则结节状强化，信号强度与子宫颈肿瘤一致，提示膀胱受侵，子宫腔积液无强化呈低信号（U）；c. 放射治疗后4个月，矢状面 T_2 加权像（FSE）：子宫颈肿瘤明显缩小，但膀胱内病变增大（↑）

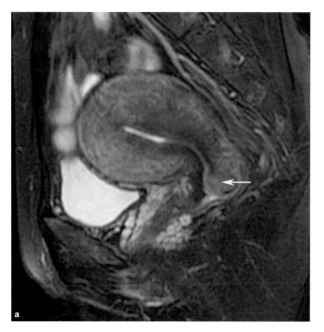

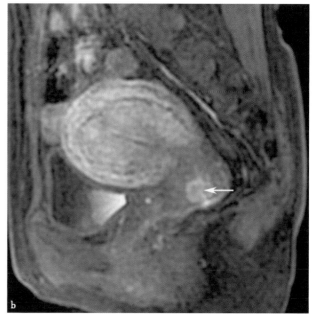

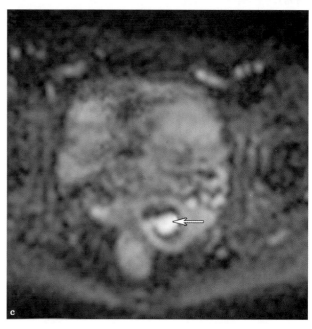

图 4-4-6 子宫颈癌Ⅰb期

a. 矢状位 T_2WI；b. 矢状位对比增强；c. 轴位 DWI。矢状位 T_2（a）可见宫颈纤维基质层中断，可见稍高信号结节灶（↑），边界清晰，增强扫描（b）病灶可见显著强化（↑），DWI（c）病灶呈明亮的高信号（↑）

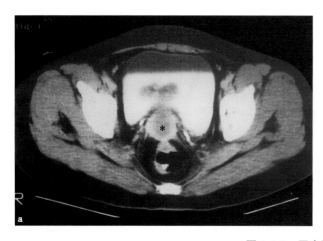

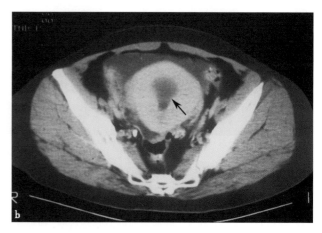

图 4-4-7 子宫颈癌伴宫腔积液

37岁，接触性阴道出血2个月，活检病理诊断：子宫颈中分化腺癌。CT增强扫描。a. 子宫颈增大（*），边缘欠光整，密度不均匀，两旁可见强化的子宫旁静脉丛；b. 子宫腔内积液（↑）呈低密度，子宫肌层明显强化，呈高密度

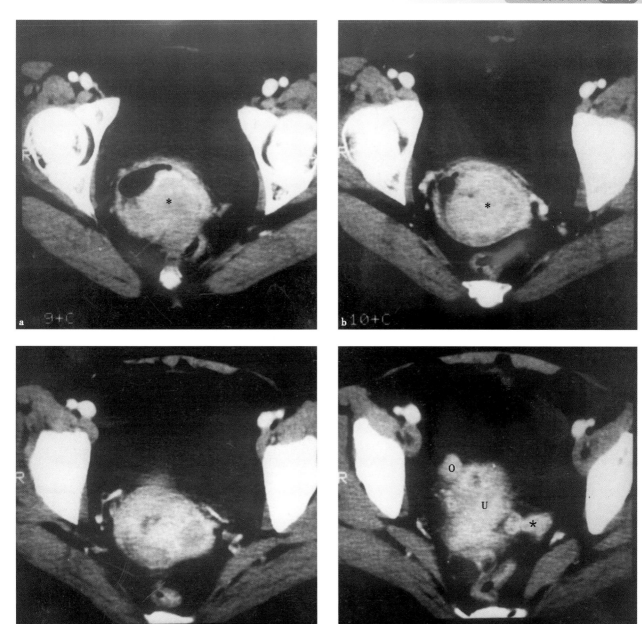

图 4-4-8　子宫颈癌

36 岁，阴道出血 1 个月，妇检示子宫颈 6cm×3.5cm 菜花状肿物，有触血，活检病理诊断为低分化鳞癌。CT 增强扫描：a、b. 显示子宫颈肿物(*)突入阴道后穹窿，阴道栓偏移至肿物的右、前方，子宫旁组织未见明显异常；c. 子宫颈与子宫体重叠在同一层面；d. 示子宫(U)，其右前壁有一结节(O)隆起，左侧输卵管(*)增粗。足量放疗后行子宫广泛切除及盆腔淋巴结清扫术，术后病理诊断：子宫颈鳞癌重度放射后改变，子宫正常大小，左输卵管扩张积液

率随临床期别的增高而上升。Ⅰb 期盆腔淋巴结转移率为 18.9%～19.8%，Ⅱb 期为 36.1%～40.6%，T_3 的腹主动脉旁淋巴结转移率为 23%～27.5%，T_4 则达 25%～31.3%。子宫颈癌的转移淋巴结并不一定明显增大，应仔细观察以免漏诊（图 4-4-11a）。CT 诊断淋巴结转移的准确率为 65%～85%。不论 CT 或 MRI 均不能区分炎性或肿瘤性淋巴结肿大，也不能检出淋巴结内的微小肿瘤转移灶（假阴性）。

2. 复发性子宫颈癌的影像学表现　子宫颈癌的治疗效果一般较好，复发者大多数为晚期癌。复发

指根治性治疗后的肿瘤再现。放疗结束后 3 个月内原发肿瘤持续存在或盆腔内出现新病灶，称为"未控"。放疗后肿瘤消失、放疗结束后 3 个月以上盆腔或远处又出现肿瘤者称为"复发"或转移。根治手术后切除范围内肉眼可见的肿瘤持续存在为"未控"。术中肿瘤已全部切除，标本切缘无肿瘤，以后又出现肿瘤称为"复发"。放疗后复发多发生在 2 年以内（约 60%），术后复发多在 1 年以内。根据复发的解剖部位又分为中心性复发（包括子宫颈、子宫体、阴道）和子宫旁复发（包括盆壁）。中心性复发的临床

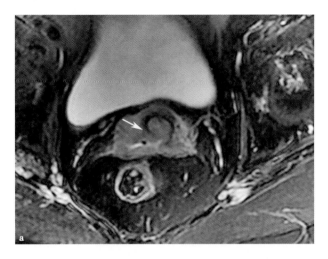

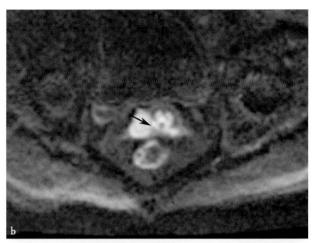

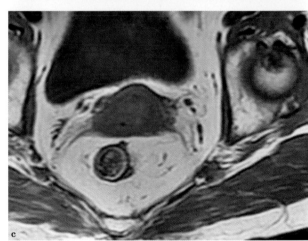

图 4-4-9　子宫颈癌Ⅱb 期

a. 轴位 T_2WI；b. 轴位 DWI；c. 轴位 T_1WI。宫颈癌Ⅱb 期，宫旁侵犯：宫颈纤维基质层中断（箭头），可见环周的稍高信号肿瘤影，突破浆膜层，DWI 呈明显高信号，T_1WI 宫颈增大，轮廓不规则

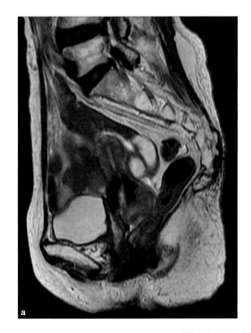

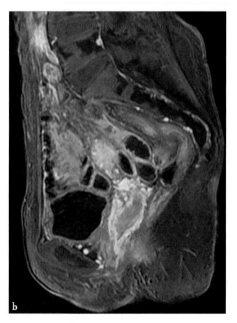

图 4-4-10　子宫颈癌Ⅲ 期

71 岁，不规则阴道出血 2 个月。a. 矢状位 T_2WI 可见宫颈不规则肿瘤信号；b. 矢状位 T_1WI 增强显示病变向下侵犯阴道前壁，已达下 1/3

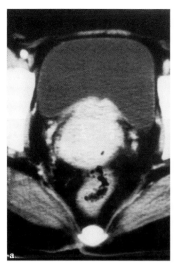
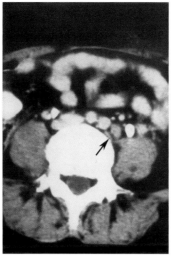
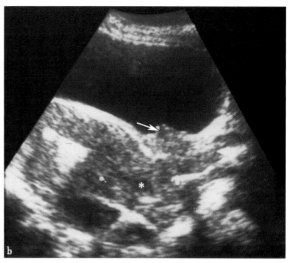

图 4-4-11　子宫颈癌,膀胱泡状水肿,腹膜后淋巴结转移

36 岁,接触性阴道出血 2 个月。a. CT 增强扫描:左图示子宫颈肿物直径 5cm,膀胱后壁受压,内壁不光整,子宫旁可见强化之子宫静脉丛,右图示腹膜后区 1.2cm 结节(黑箭头),为肿大的淋巴结;b. B 超扫描:子宫颈增大(*)呈等回声,形态不规则,紧邻膀胱,膀胱后壁可见回声与子宫颈肿瘤相仿之不规则结节(白箭头),膀胱镜检见后壁泡状水肿,未作活检,行放射治疗,5 个月后右锁骨上活检病理诊断为淋巴结转移早期

表现多为阴道出血或白带增多,约有 17% 的患者可无症状。子宫旁复发多表现为下腹痛、腰背痛或一侧下肢疼痛或水肿。传统放疗的复发部位多在盆腔内,约占 70%,远处转移约占 30%。应用后装腔内放疗后盆腔内复发下降为 41%。根治术后复发以阴道和盆腔多见,约占 59.8%,远处转移约占 40.2%。无论首次治疗方法是手术还是放疗,补救治疗均十分困难。需充分了解复发病变的范围及放疗后解剖关系的改变,才能制订正确的治疗方案,详尽的影像学检查可以提供极有价值的信息。

(1) CT 扫描:CT 的空间分辨率高,仪器分布较广,价格较经济,是子宫颈癌疗后随诊的首选检查方法。子宫颈癌放疗或手术后 3 个月应行基线 CT 扫描以利随诊对比,以后每半年检查一次,直至 2 年。

盆腔放射治疗后直肠周围脂肪沉积,直肠周围筋膜增厚,骶前间隙增宽,直肠、膀胱壁因水肿或纤维化而均匀增厚(图 4-4-12)。

子宫颈癌中心性复发表现为盆腔软组织肿物,形态不规则,密度不均匀。增强扫描示肿物有不规则强化者是可靠的诊断征象(图 4-4-13),强化常呈边缘性,中央可有不规则低密度区。肿瘤也可向盆腔延伸或侵犯盆壁。CT 扫描还可以检出盆腔或腹膜后转移淋巴结(图 4-4-14)及其他器官结构受侵(图 4-4-15)。但 CT 不能准确地检出膀胱和直肠受侵,也不能鉴别放射后纤维变及复发。在一系列随诊片中如果见到软组织影增大应考虑复发的可能。

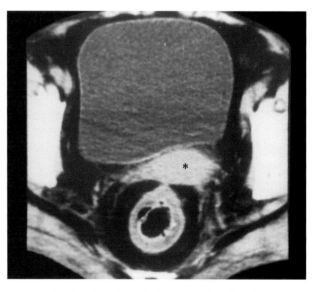

图 4-4-12　子宫体、颈癌盆腔放疗后改变

65 岁,绝经 18 年后子宫体、颈腺癌根治性放疗后 1 年。CT 增强扫描:子宫颈(*)无明显增大,边缘光整,直肠周围脂肪沉积,直肠壁水肿,均匀增厚,呈靶环状密度

CT 扫描尚有助于诊断放射后并发症,特别是放射后小肠阴道瘘。外科手术后小肠常粘连固定在盆腔内,移动性差,放射治疗时局部接受曝射量大,容易产生小肠阴道瘘或膀胱瘘。CT 扫描可以显示瘘管,提供一个三维的信息,并可以显示瘘管周围的结构,对制订治疗方案很有帮助。

(2) MRI:矢状面及横断面扫描有助于显示盆腔特别是阴道残端、膀胱、直肠的复发肿瘤(图 4-4-5c),

也可以显示侵及盆壁的肿物。T₂加权像呈高或不均匀信号，用 Gd-DTPA 增强扫描可以显示肿物强化，有助于定性。Hricak 等回顾分析 69 例子宫颈癌放疗后不同时期的 MRI 表现，在 T₂加权像上，治疗后子宫颈分区解剖恢复正常或子宫颈基质呈均匀低信号提示子宫颈正常，阴性预测值为 97%。如果显示肿物，提示肿瘤残存或复发，阳性预测值为 86%。子宫颈坏死与复发或残存肿瘤常同时存在，MRI 亦无

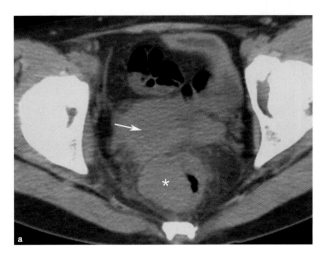
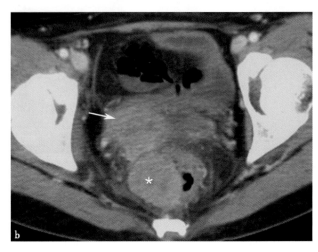

图 4-4-13　子宫颈癌术后中心性复发

a. CT 平扫；b. CT 增强。46 岁女性，宫颈癌术后一年，盆腔复发。阴道残端（→）及直肠旁（＊）各可见一软组织影，边界不规则，增强扫描可见强化

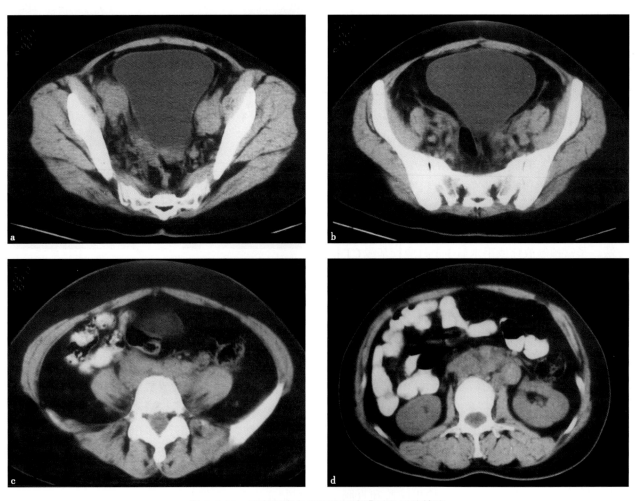

图 4-4-14　子宫颈癌术后盆腔及腹膜后淋巴结转移

36 岁，5 个月前因阴道出血半年在外院检出子宫颈低分化腺癌，行子宫及右输卵管切除术，术后化疗一疗程。a～d. CT 扫描：示双侧髂外组（a）、髂内组（b）、髂总组（c）及腹膜后（d）广泛淋巴结转移

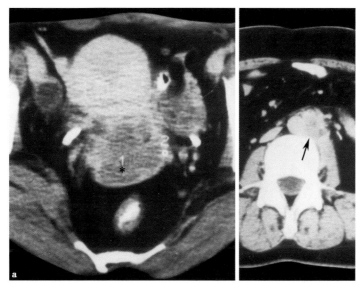

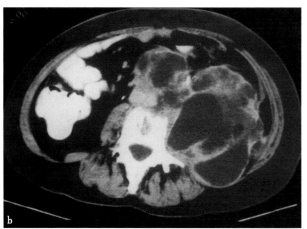

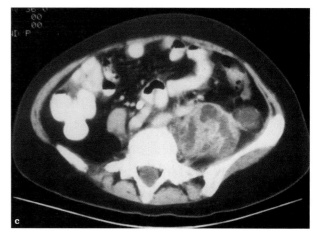

图 4-4-15　子宫颈癌Ⅲ期放疗后腹膜后区肿瘤复发

34岁，阴道不规则出血2个月，1周前突然阴道大出血，妇检示子宫颈菜花状肿物，直径4cm，双侧宫旁组织增厚。子宫颈活检病理诊断为鳞状细胞癌。a～c. CT增强扫描。a. 治疗前：左图示子宫颈低密度的肿物（*），形态不规则，两侧髂外组淋巴结肿大，亦呈低密度，为转移淋巴结，放疗后16个月妇检示子宫萎缩，但CT（右图）示腹膜后亦有淋巴结转移（箭头），行全身化疗；b. 首次放疗后27个月：腹膜后巨大分叶状多房囊性肿物，密度不均，包绕主动脉及下腔静脉，穿刺抽出黄色液体300ml，细胞学检查有癌细胞；c. 局部引流及再次放疗1个月后：肿物明显缩小，继续化疗，病变进一步缩小，8个月后患者仍生存

法鉴别，MRI对诊断肿瘤复发的准确率为78%。在区分肿瘤或放射后纤维化方面，其准确性与放疗后时间的长短有关。放疗后6个月以内由于成纤维细胞、不成熟的纤维化均可在T₂加权像上呈高信号，其诊断肿瘤复发的准确率为69%，特异性为46%。在放疗后6个月以上，其成熟的纤维组织在T₂加权像上呈低信号，肿瘤呈高信号，诊断肿瘤复发的准确率为88%，特异性为81%。MRI增强扫描亦有助于诊断附件、盆壁复发。

　　MRI在可诊断宫颈癌是否存在宫旁浸润，帮助分期，轴位图像上宫颈周围低信号环中断代表宫旁浸润，T₂加权成像对宫旁浸润诊断敏感性约为88.3%～94%，特异性约为38%～100%，准确性约为92%，联合弥散加权成像（diffusion weighted imaging，DWI）

可提高诊断准确性。MRI也可评估宫颈癌是否存在淋巴结转移，常规T₂加权像主要依赖淋巴结形态，DWI可增强诊断的准确性，部分研究表明，淋巴结ADC值可能与是否存在淋巴结转移相关。DWI也可用于鉴别宫颈癌放疗后残留或复发，部分研究表明残留病灶DWI信号强度、ADC图信号强度、ADC值等可能与肿瘤是否局部残留、复发等远期预后相关。体素内不相干运动（intravoxel incoherent motion，IVIM）是DWI的衍生序列，通过多b值从低到高的变化，利用双指数模型，可得到与病灶相关的灌注及弥散参数。有初步探索的研究表明IVIM相关参数D、D*、f值等在宫颈癌病灶同步放化疗前后会产生动态变化，与病变的治疗反应有一定的相关性。

二、子宫内膜癌

【临床概述】

子宫内膜癌（endometrial carcinoma）是发生在子宫内膜的癌瘤，大部分为起源于内膜腺体的腺癌。近20年来其发病率持续上升，这与社会经济情况不断变化、外源性雌激素的较广泛应用、肥胖、糖尿病、高血压、不孕、晚绝经患者的增加等危险因素有一定关系。由于阴道细胞学普查使子宫颈病变得以及时治疗，子宫颈癌的发病率下降，子宫内膜癌与子宫颈癌的比例由20世纪50年代的1.5:(5~10)变为1:3，甚至1:1或倒置。子宫内膜癌可与卵巢癌同时发生，也可先后发生乳腺癌或大肠癌、卵巢癌，在临床工作中应予以注意。

子宫内膜癌的大体病理表现分为弥漫型和局限型两种，以弥漫型居多。弥漫型肿瘤累及大部分或全部子宫内膜，病变呈息肉状或菜花状，质脆，表面可有溃疡或坏死，可以不同程度浸润子宫肌层，也可以向下蔓延累及子宫颈。局限型是局灶的息肉或结节，以位于子宫底或角部较多，可以多发。组织学亚型以子宫内膜样腺癌最多，约占80%，分化较好，预后也较好，5年生存率可达80%。其他组织学亚型有浆液性乳头状腺癌、黏液性腺癌、透明细胞癌、鳞状细胞癌、未分化癌和混合型癌等。

子宫内膜癌好发于老年患者，大部分在绝经后发病，最常见的临床症状为阴道出血及异常分泌物。肿瘤发展较缓慢，局限在子宫内膜的时间较长。转移途径主要是淋巴转移或直接蔓延到邻近器官组织，再播散到腹膜、大网膜，晚期可有血行转移。淋巴转移的途径和原发肿瘤的部位有关，位于子宫底部者可沿阔韧带至卵巢，再向上转移至腹主动脉旁淋巴结；原发肿瘤位于子宫角者可沿圆韧带转移至腹股沟淋巴结；原发于子宫下段者的转移方式与子宫颈癌相仿，可至子宫旁、髂内、髂外、髂总组和主动脉旁淋巴结；原发于子宫后壁者可沿子宫骶韧带转移到直肠淋巴结。血行转移以肺、肝、骨较多见。

子宫内膜癌的TNM分期与国际妇产科联盟（FIGO）的2009年版分期标准分期对照见表4-4-3，子宫内膜癌的临床分期见表4-4-4。

影响子宫内膜癌预后的因素主要取决于肿瘤的分期。肿瘤局限于子宫体者5年生存率达80%；浅肌层受侵者盆腔淋巴结转移率仅3%，深肌层受累时淋巴结转移率在40%以上。有盆腔淋巴结转移者5年生存率即降至31%。如果肿瘤累及子宫颈（T_2）或

表 4-4-3　子宫内膜癌的 TNM 分期和 FIGO 分期对照

TNM		FIGO
T——原发肿瘤		
T_X	原发肿瘤不能显示	
T_0	无原发肿瘤的证据	
Tis	原位癌	0期
T_1	肿瘤局限在子宫体	Ⅰ期
T_{1a}	肿瘤侵犯肌层厚度 1/2 以下	ⅠA 期
T_{1b}	肿瘤侵犯肌层厚度 1/2 以上	ⅠB 期
T_2	肿瘤累及宫颈，但未超越子宫以外	Ⅱ期
T_3 和/或 N_1	宫外局部和/或区域播散	Ⅲ期
T_{3a}	肿瘤侵犯浆膜和/或附件（直接蔓延或转移），和/或腹水或腹腔盥洗液中有癌细胞	ⅢA 期
T_{3b}	阴道受侵（直接蔓延或转移）	ⅢB 期
N_1	盆腔和/或主动脉旁淋巴结转移	ⅢC 期
T_4	肿瘤侵犯膀胱黏膜和/或肠道黏膜（不包括膀胱泡状水肿）	ⅣA 期
M_1	远处转移包括转移至腹主动脉旁淋巴结以外的腹内淋巴结和/或腹股沟淋巴结，不包括阴道、附件、盆腔浆膜转移	ⅣB 期
N——区域淋巴结（包括髂内、闭孔、髂总及髂外、子宫旁、骶前组及主动脉旁淋巴结）		
N_X	区域淋巴结不能显示	
N_0	无区域淋巴结转移	
N_1	区域淋巴结转移	
M——远处转移		
M_X	远处转移不能显示	
M_0	无远处转移	
M_1	有远处转移	

表 4-4-4　子宫内膜癌临床分期

分期	T	N	M
0 期	Tis	N_0	M_0
Ⅰ期			
ⅠA 期	T_{1a}	N_0	M_0
ⅠB 期	T_{1b}	N_0	M_0
Ⅱ期	T_2	N_0	M_0
Ⅲ期			
ⅢA 期	T_{3a}	N_0	M_0
ⅢB 期	T_{3b}	N_0	M_0
ⅢC 期	$T_{1\sim3a/b}$	N_1	M_0
Ⅳ期			
ⅣA 期	T_4	任何 N	M_0
ⅣB 期	任何 T	任何 N	M_1

扩展到盆腔内（T₃），其5年生存率降为40%。如果已有远处器官转移，则5年生存率为0～10%。

【影像学表现】

子宫内膜癌的主要临床症状为阴道出血，特别是绝经后出血，早期往往引起患者的警惕，因此Ⅰ期患者较为多见。影像学检查既有助于肿瘤的检出和诊断，也有助于评估临床期别。有报道国际妇产科联盟（FIGO）所采用的传统评估分期的检查方法，不能评估肌层受累的深度、淋巴结有无转移、有无腹膜种植及附件、盆腔脏器转移，低估肿瘤期别15%～20%。目前国际上大的肿瘤中心已越来越多地采用影像学检查（特别是MRI）作为治疗子宫肿瘤的客观参考指标。

1. B超扫描 子宫腔扩大，子宫内膜增厚，有报道平均厚度为（18.2±6.2）mm，不规则回声。绝经后妇女的子宫内膜厚度小于5mm者可排除内膜癌。子宫内注水B超成像可以清晰地显示子宫内膜。

2. MRI 子宫内膜在T₁加权像上与子宫肌层相仿，在T₂加权像上呈中、高信号，低于正常内膜的信号。

内膜不规则增厚，呈结节状或菜花状。连接带呈节段性或全部中断消失，提示肿瘤侵犯肌层；连接带保留，子宫内膜不规则增厚，提示为T₁ₐ；连接带中断，内膜与肌层界面不规则，或子宫肌层内1/2的信号增高，与肿瘤一致，提示为T₁ᵦ；子宫肌层外1/3信号增高，为T₁ᵧ。MRI矢状面也能清晰地显示子宫颈是否受累（T₂）。

大的肿瘤可使子宫腔扩大，子宫腔积液。

MRI也可检出盆腔或腹膜后淋巴结肿大及盆底腹膜种植（图4-4-16～图4-4-20）。

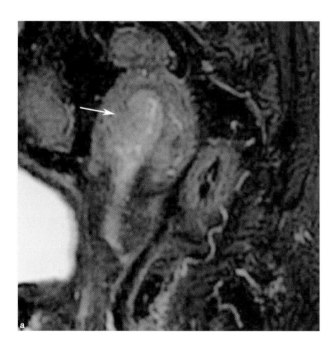

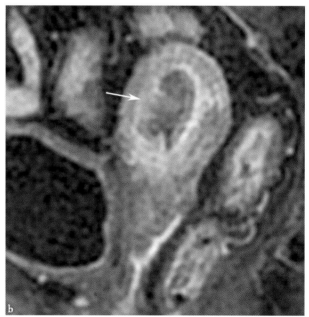

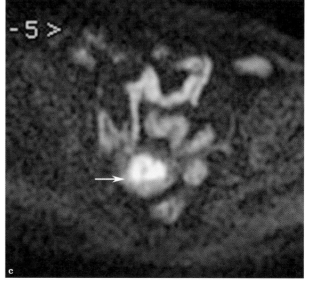

图4-4-16 子宫内膜癌Ⅰa期

a. 矢状位T₂WI；b. 矢状位T₁对比增强；c. 轴位DWI。女，67岁，绝经后出血。a. T₂WI子宫内膜可见不规则结节样稍低信号灶，子宫前壁结合带中断，提示病灶侵及浅肌层。b. 对比增强可见病灶呈低强化，前壁内膜下强化中断。c. DWI示宫腔内病灶呈明亮的高信号（↑）。病理：子宫内膜癌Ⅰa期

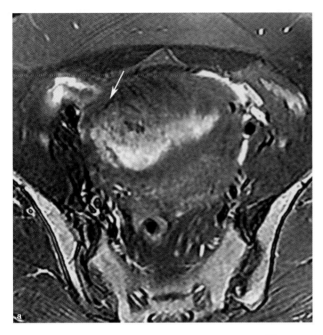

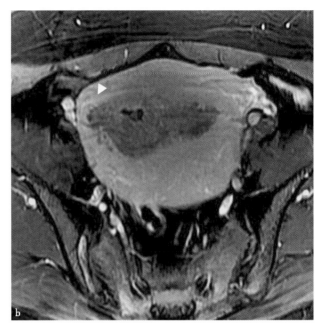

图 4-4-17 子宫内膜癌

a. 轴位 T_2WI；b. 轴位 T_1 对比增强。宫腔内可见 T_2 稍低肿瘤信号（↑），右侧宫角结合带消失（▲），肿瘤侵犯肌层深度 > 1/2。手术病理提示：子宫内膜癌 I b 期

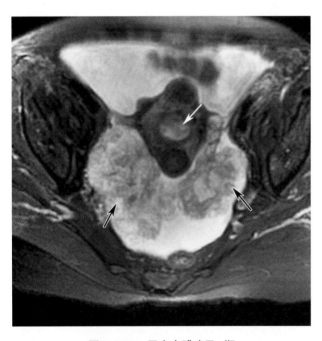

图 4-4-18 子宫内膜癌Ⅲa 期

T_2WI 示宫腔内稍低信号肿瘤（白箭头），双侧卵巢增大，正常结构消失，代之以不规则稍高信号的实性肿物（黑箭头）。盆腔另见长 T_2 信号的游离积液

老年妇女子宫萎缩，子宫肌层变薄，连接带不明显，可能造成假阳性，较小的肌层侵犯 MRI 平扫可能呈假阴性，影响评估子宫肌层受累程度的准确性。用 Gd-DTPA 行增强动态扫描，正常子宫肌层先于肿瘤在早期即显示强化，有助于提高评估肌层受累深度的准确性，准确率可达 91%。

3. CT 扫描 CT 平扫时肿瘤和正常子宫肌层呈等密度，临床诊断价值很低，必须行恰当的增强扫描，掌握好延迟时间，使子宫壁肌肉、肿瘤和腔内积液有一定的密度差，病变才能显示清楚。如果患者因种种原因不能作增强扫描时，应改用其他检查方法。

受累的子宫增大或正常大小，子宫腔常扩大积液。肿瘤呈菜花状，密度略低于正常子宫肌层，周围可为宫腔内积液所环绕，肿瘤也可充满全部宫腔。附件受侵时可见与子宫相连的密度均匀或不均匀的软组织肿块。盆底种植转移时可见子宫直肠凹扁平的软组织结节或斑块，但需注意与未充盈造影剂的肠管鉴别。

CT 扫描可检出盆腔或腹膜后的转移淋巴结（以最大径 > 10mm 为诊断阈）及腹内脏器转移、网膜转移。大网膜转移在 CT 扫描上表现为前腹壁后方扁平状密度不均匀的肿块，是肿瘤的软组织密度与网膜脂肪的低密度混杂存在所致（图 4-4-21，图 4-4-22）。

子宫内膜癌治疗后有 10%～20% 发生复发，绝大部分发生在治疗后 3 年以内。可在盆腔内局部复发，多在阴道残端，也可为远处转移。CT 增强扫描仪器分布广泛、解剖图像清晰、经济、省时，是检出复发或转移的最佳检查方法。对深肌层受累的患者最好在治疗后的前 3 年每年做 1 次 CT 增强扫描进行随诊监测，扫描范围应包括横膈至耻骨联合。局

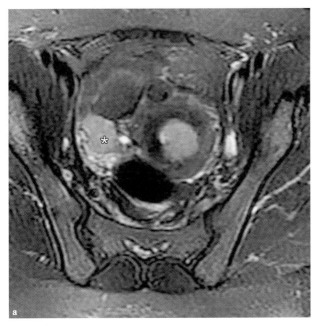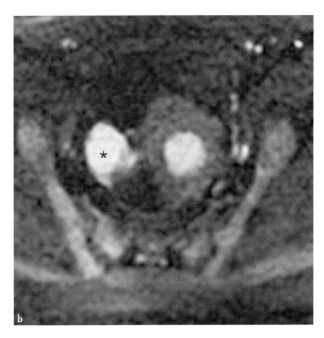

图 4-4-19 子宫内膜癌Ⅲc期

a. T₂WI; b. DWI，T₂WI 示宫腔内可见稍低信号肿瘤灶，盆腔右侧可见肿大淋巴结（*），提示转移。DWI 示宫腔内癌灶及淋巴结均为明亮的高信号

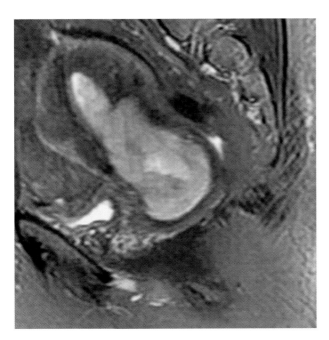

图 4-4-20 子宫内膜癌Ⅱ期

矢状位 T₂WI 示子宫宫腔增宽，内可见弥漫的肿瘤信号，肿瘤向下延伸至宫颈管，宫颈管显著增宽

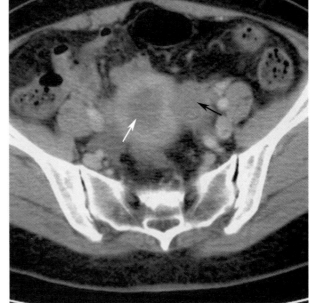

图 4-4-21 子宫内膜癌Ⅲc期

增强 CT：子宫宫腔扩大内可见低增强灶（白箭头）。左侧髂血管旁可见肿大淋巴结（黑箭头）

部复发表现为盆腔中央低密度的肿物，可有中央坏死和 / 或不规则气泡分布在肿块内，也可以累及膀胱及直肠。特别应注意有无盆腔及腹膜后转移淋巴结、盆壁是否受累、腹膜及网膜有无病变以及实质器官血行转移（图 4-4-23，图 4-4-24）。肿物与盆壁肌肉间的脂肪间距＜3mm 时提示盆壁受侵。

MRI 也可显示盆腔内复发肿物，T₁ 加权像呈中等信号，T₂ 加权像呈中高信号，多位于阴道残端，呈分叶状。MRI 增强扫描（静脉注射 Gd-DTPA 后 T₁ 加权像）也有助于显示盆壁受侵及腹膜转移瘤。肿瘤强化与盆壁肌肉及周围结构有明显对比。MRI 对检出转移淋巴结也以大小为诊断指标，其诊断准确率与 CT 扫描大致相仿。DWI 联合 T₂WI 对淋巴结的检出率明显高于单独使用 T₂WI 序列，甚至有

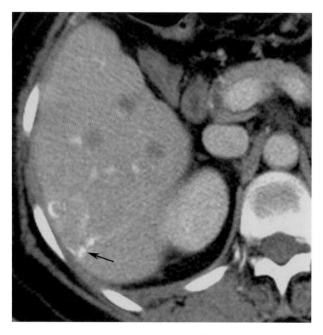

图 4-4-22　子宫内膜癌

增强 CT：子宫内膜癌术后，腹部增强 CT 示肝内多发类圆形低增强结节灶，提示肝内多发转移（箭头所示为介入治疗后碘油沉积影）

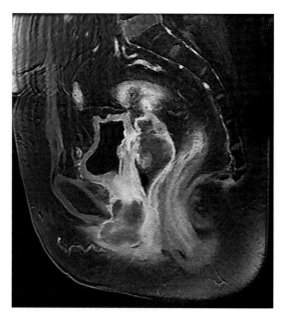

图 4-4-23　子宫内膜癌，术后放疗后复发

48 岁，子宫内膜癌术后放疗后 2 年，阴道血性分泌物、外阴肿物。矢状位增强 T_1WI 显示外阴、阴道及其残端多发囊实性病变

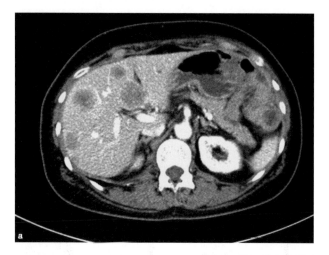

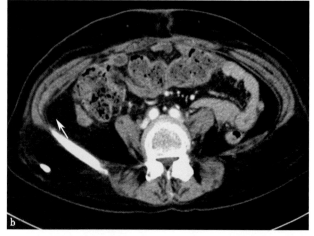

图 4-4-24　子宫内膜癌，放疗后腹腔转移、肝转移

58 岁，绝经 6 年，子宫内膜癌术后、放疗后 23 个月。a、b. 腹部增强 CT 肝内多发低强化占位、考虑肝转移（a），升结肠旁软组织密度结节、考虑腹腔种植转移（b）

研究认为 DWI 对子宫内膜癌淋巴结转移诊断的敏感性可达 100%，且特异性及准确性均很高。DWI 对子宫内膜癌子宫肌层深度浸润的诊断结果不同，敏感性 71%～100%，特异性 62%～93%，阳性预测值 38%～81%，阴性预测值 87%～100%，准确性 57%～94%。T_2WI 联合 DWI 能提高诊断的准确性，甚至不低于 MRI 增强扫描。DWI 及 MRI 增强扫描对宫颈浸润诊断价值均较高，敏感性、特异性、准确性分别为 82.0%、91.0%、89.6% 及 73.0%、89.0%、86.0%，DWI 稍优于 MRI 增强扫描。

三、滋养细胞疾病

【概述】

滋养细胞疾病（gestational trophoblastic disease，GTD）是一类妊娠相关疾病，起源于胎盘滋养细胞，包括葡萄胎、侵蚀性葡萄胎、绒毛膜癌、胎盘部位滋养细胞肿瘤（placental site trophoblastic tumor，PSTT）和上皮样滋养细胞肿瘤（epithelioid trophoblastic tumor，ETT）；其中后四者也称为滋养细胞肿瘤（gestational trophoblastic neoplasia，GTN）。

东亚地区葡萄胎妊娠的发病率约（1~2)/1 000，我国绒毛膜癌的发病率约202/100 000，远高于欧美国家；过去30年来，葡萄胎和绒毛膜癌的发病率有所下降，可能与总出生率的下降有关。

【临床特点】

阴道出血是典型的GTD临床表现，血β人绒毛膜促性腺激素（β-human chorionic gonadotropin，β-hCG）水平对于GTD的诊断非常重要。葡萄胎妊娠患者血β-hCG水平可达100 000mIU/ml以上。国际妇产科学联盟（FIGO）2004年对葡萄胎后GTN的诊断标准包括：葡萄胎清宫后血β-hCG水平①呈平台状态，持续3周以上；②呈上升状态，持续2周以上；③高于正常上限，持续6月以上；④组织病理学明确为绒毛膜癌。

【影像检查技术与优选】

影像学诊断方法包括：X线检查、超声、CT、MRI。其中超声检查最便捷，为首选。

【影像学表现】

1. X线表现 X线片检查对于GTD原发灶评估没有诊治价值，但由于30%的GTN患者在确诊时伴有转移，且肺转移（80%）最为常见，所以推荐对所有GTN患者进行胸部影像学检查，但目前就胸部X线片是否足以进行评估这一问题尚存在争议，部分学者认为胸部CT准确性更高。

2. 超声表现 超声检查在葡萄胎妊娠方面为首选检查，通常在孕前3个月常规孕检超声时即可检出，此时孕妇通常无症状，或仅存在阴道出血、β-hCG高于预期孕周水平的表现。完全性葡萄胎最显著的超声下表现是子宫增大，宫腔内见不均匀强回声占位，其内密集蜂巢状或落雪状水泡暗区；随着孕周的增长，水泡暗区逐渐扩大、增多。部分性葡萄胎的超声表现较复杂，包括：空的或不规则回声的孕囊，畸形或死胎，羊水过少，胎盘内见多发囊改变等。

侵蚀性葡萄胎、绒毛膜癌、PSTT及ETT在超声上表现为宫腔内非特异性局限性占位，伴肌层侵犯，甚至可侵犯超过子宫浆膜累及宫旁、阴道及其他盆腔器官。肿物可为高回声、低回声、均匀回声或不均匀回声，其中可能包含小的无回声，提示出血、坏死、囊性改变或血管间隙。由于新生血管生成，多普勒彩超可以观察到肌层血管丰富。然而由于表现非特异，这些表现可能难以与子宫良性改变进行鉴别，如子宫肌瘤、腺肌瘤等，因此准确的诊断仍依赖于临床表现和血β-hCG水平。

3. CT表现 葡萄胎妊娠患者的增强CT中可见子宫体积增大，子宫腔扩大，宫腔内多发小圆形囊样低密度灶，并聚集成团状，分隔可见强化，子宫壁厚薄不均；双侧卵巢黄素化囊肿表现为薄壁分隔的低密度囊肿，即辐轮征。

GTN的CT表现并不特异（图4-4-25），表现为子宫增大，宫内局灶性低密度占位，其对原发灶的评估作用有限，经常被用于评估有无远处脏器受累。GTN最常见远处转移的主要器官依次为肺（80%）、阴道（30%）、肝脏（10%）、脑（10%）。

4. MRI表现 葡萄胎妊娠患者的盆腔MRI可见子宫体积增大，宫腔内占位呈T_2WI高信号、T_1WI低信号；随孕周进展，肿物可见蜂窝状或葡萄状的小囊样改变，肿物边缘可见清晰、光滑的低信号环。由于肿瘤内的动静脉分流及新生血管生成所致的血管扩张，子宫肌层及附件内可见多发血管流空信号。注射钆造影剂后，葡萄胎呈不均匀强化，囊性成分不强化（图4-4-26）。

GTN的MRI表现并不特异，较难对不同类型的GTN进行鉴别。影像学表现包括边界清晰或不清晰的肌层内占位，伴结合带结构紊乱或破坏，通常呈T_1WI等信号、T_2WI高信号；T_1WI中高信号区域提示存在出血；注射钆造影剂后，GTN病灶明显强化（图4-4-27）。同样地，由于新生血管生成，肿瘤周围的肌层可见多发血管流空信号（图4-4-28）。相比于超声检查，MRI在评估肿瘤盆腔受累范围、盆腔淋巴结方面更有优势。

不同于侵蚀性葡萄胎和绒毛膜癌，PSTT和ETT的治疗方式首选手术，而非化疗，因此，在影像学上

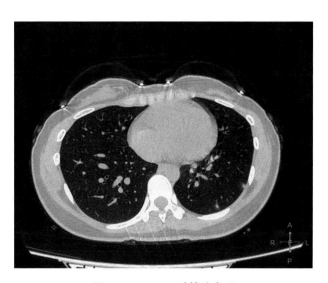

图4-4-25 GTN肺转移表现

26岁女性，完全性葡萄胎妊娠清宫后2周少量阴道出血，β-hCG升高，胸部CT显示左下肺多发小结节，考虑侵蚀性葡萄胎肺转移可能

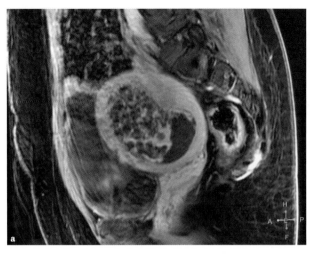
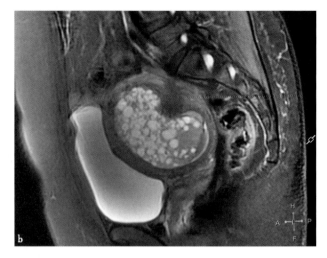

图 4-4-26　完全性葡萄胎 MRI 表现

46 岁女性，不全流产后血 β-hCG 水平持续不降低。a. 盆腔 MRI 矢状位 T_2WI 示宫腔内占位，多发蜂窝状或葡萄状长 T_2 信号，肿物边缘短 T_2 信号环完整；b. 增强后囊内容物不强化，囊壁不均匀强化

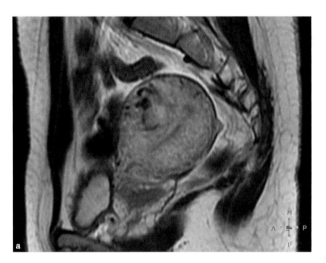
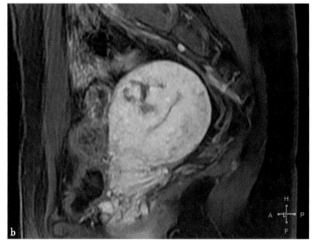

图 4-4-27　侵蚀性葡萄胎 MRI 表现

与图 4-4-26 所示同一女性患者。a. 盆腔 MRI 矢状位 T_2WI 示子宫前壁肌壁间不规则形态占位，子宫肌层多发类圆形血管流空信号；b. 增强后肿物明显强化

进行鉴别存在一定价值。PSTT 有两种常见 MRI 表现：明显区别于其他类型 GTN 的富血供表现，以及乏血供表现，包括 T_1WI 等信号、T_2WI 等或稍高信号，无流空信号，有时可见中心不强化区等。描述 ETT 的 MRI 表现的文献较少，肿物通常边界清晰，呈 T_2WI 等或稍高信号、T_1WI 等信号，增强后强化不均，通常需要组织病理学明确诊断。

【诊断要点】

异常阴道出血及血 β-hCG 水平是 GTD 诊断的要点。FIGO 2004 年对葡萄胎后 GTN 的诊断标准包括：葡萄胎清宫后血 β-hCG 水平①呈平台状态，持续 3 周以上；②呈上升状态，持续 2 周以上；③高于正常上限，持续 6 月以上；或④组织病理学明确为绒毛膜癌。

超声检查是对疑诊 GTD 患者的首选初步评估方式；CT 可用于评估胸部及腹部转移情况，进行临床分期。MRI 可评估肿瘤累及范围及局部并发症。

FIGO 2000 年对 GTN 的分期包括：Ⅰ期，病变局限于子宫体；Ⅱ期，病变超出子宫但局限于生殖器官（包括宫旁、附件、阴道）；Ⅲ期，病变转移至肺，伴或不伴有生殖器官转移；Ⅳ期，病变转移至脑、肝、肠、肾等其他器官。

【鉴别诊断】

GTD 应与以下疾病进行鉴别：

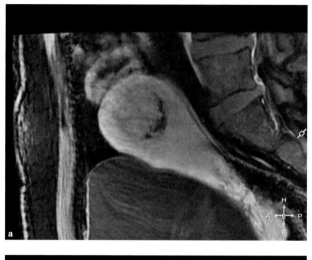
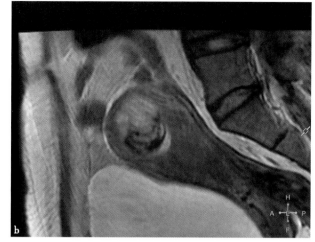
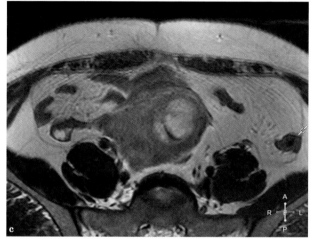
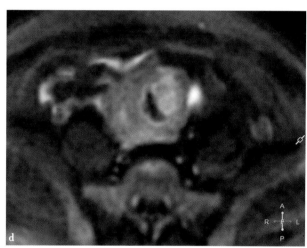

图 4-4-28　绒毛膜癌 MRI 表现

33 岁女性，自然流产清宫术后 3 年后阴道异常出血，血 β-hCG 升高，超声发现子宫底直径约 1.2cm 低回声结节，诊刮病理示蜕膜及高度增生的滋养细胞，考虑绒毛膜癌。a. 盆腔 MRI 矢状位 T_2WI 示子宫底宫腔内占位，呈长 / 短 T_2 混杂信号，结合带破坏；b. 增强后强化稍低于子宫肌层，部分区域不强化；c、d. 轴位 T_2WI（C）亦可见多发血管流空信号；轴位 DWI（D）可见肿物呈高信号

1. **过期流产**　约 30% 的过期流产患者胎盘也可出现绒毛水泡样改变，但通常偏向宫腔一侧，且宫腔内可见混杂密度或停止发育的胎盘。但血 β-hCG 水平通常升高程度较低或不升高，清宫后血 β-hCG 水平降低。

2. **子宫内膜癌**　通常见于绝经后女性，MRI 表现为宫腔内 T_2WI 等信号占位，肌层受累，强化低于子宫肌层，但血 β-hCG 水平不升高。

3. **子宫内膜增生**　尤其子宫内膜重度增生可产生宫腔占位效应，但 MRI 无肌层侵犯表现，内膜内蜂窝状结构相对均匀，血 β-hCG 水平不升高。

四、子宫其他恶性肿瘤

【临床概述】

子宫的其他恶性肿瘤少见，仅占子宫恶性肿瘤的 3% 左右，包括子宫平滑肌肉瘤（leiomyosarcoma）、

恶性米勒管混合瘤（malignant Müllerian mixed tumor），亦称中胚叶混合瘤或癌肉瘤（carcinosarcoma）、横纹肌肉瘤（rhabdomyosarcoma）、软骨肉瘤（chondrosarcoma）、骨肉瘤（osteosarcoma）、脂肪肉瘤（liposarcoma）和淋巴瘤（lymphoma）等。其中，子宫平滑肌肉瘤和恶性米勒管混合瘤较为多见。

子宫平滑肌肉瘤可为原发性或继发于子宫平滑肌瘤恶变。如果原有的子宫肌瘤在短期内迅速增大，特别是绝经后仍不断增大，要考虑到恶变的可能性。主要转移途径为血行播散到肺、肝等处。

恶性米勒管混合瘤来自米勒管衍生物中分化最差的子宫内膜间质组织，往往有两种以上的中胚叶成分，包括黏液样组织、结缔组织、软骨、骨、横纹肌及平滑肌组织等，还含有恶性上皮成分。肿瘤由内膜长出，形成广基息肉状肿物，突入宫腔内并可延伸至宫颈口外，偶尔也可起源于宫颈管，或为多中

心性。肿瘤常侵犯肌层,约 1/3 可侵达深肌层。临床常表现为不规则阴道出血,肿瘤溃烂坏死可排出大量恶臭液体。肿瘤可经淋巴或直接蔓延至盆腔及腹腔内脏器。

原发于女性生殖系统的淋巴瘤十分罕见,在原发结外淋巴瘤中占 1% 以下,绝大多数为非霍奇金淋巴瘤(non-Hodgkin lymphoma, NHL)。中国医学科学院肿瘤医院 30 年来因女性生殖器官症状为主诉的淋巴瘤有 15 例,其中子宫受侵 6 例(3 例同时累及阴道),阴道受侵 2 例,卵巢受侵 7 例,多发生于中年妇女。

侵犯子宫体部的转移瘤多由卵巢、子宫颈、输卵管恶性肿瘤直接蔓延或腹膜种植转移而来,生殖系统以外的原发肿瘤以乳腺癌最为多见,占 42.9%,其他依次为结肠(17.5%)、胃(11.1%)、胰腺(11.1%)、胆囊(4.8%)、肺(4.8%)、恶性黑色素瘤(3.2%)等。也有转移至原有的子宫肌瘤的报道,约 2/3 同时有卵巢转移。单纯转移至肌层者占 63.5%,内膜及肌层同时受累者占 32.7%,仅内膜受累者占 3.8%。主要临床表现为阴道不规则出血。

【影像学表现】

子宫平滑肌肉瘤无特异性影像学表现。肿瘤巨大,内部常有出血、坏死。肿瘤可侵犯整个子宫,使子宫体、子宫颈结构破坏紊乱显示不清。B 超 /CT 扫描示回声 /密度不均的巨大肿物。MRI 的 T_1 加权像上肿瘤呈不均质的中、低信号,与盆壁肌肉的信号相仿,有肿瘤内出血时可见局灶斑片状高信号区;

T_2 加权像的表现取决于肿物的内部成分,常呈不均匀的混杂信号,以中、高信号为主(图 4-4-29)。

恶性米勒管混合瘤往往亦很巨大,呈广基息肉状肿物突入子宫腔或子宫颈管,内部回声(B 超)或密度(CT)或信号(MRI)不均(图 4-4-30)。

子宫淋巴瘤时子宫(阴道)明显增大,但仍保留子宫、子宫颈、阴道的大致结构及形态。B 超呈均质性回声,CT 示子宫、阴道广泛增厚,密度大致均匀。治疗后可迅速恢复正常形态。影像学检查尚有助于观察盆腔及腹腔、腹膜后区是否有肿大淋巴结。

子宫转移瘤的影像学表现无特异性,单纯肌层受累者无法与退变的子宫肌瘤鉴别,侵及内膜者无法和子宫内膜癌鉴别。

五、子宫肌瘤

【临床概述】

子宫肌瘤(uterus myoma)又称子宫平滑肌瘤,由平滑肌及纤维间质组成,是女性生殖系统中最常见的良性肿瘤。好发年龄为 30～50 岁,约占子宫肌瘤的 70%～80%,有报道育龄妇女约 30%～40% 患有子宫肌瘤,可能与长期和过度的卵巢雌激素刺激有关,绝经后肌瘤可萎缩退化。

子宫肌瘤可以发生在子宫的任何部位,以子宫体最多见,约占 96%,发生在子宫颈部者约占 2.2%,同时见于子宫颈及子宫体者约占 1.8%。最初发生在子宫肌壁,以后向浆膜面或子宫腔发展,称为浆膜下肌瘤或黏膜下肌瘤。浆膜下肌瘤也可以向阔

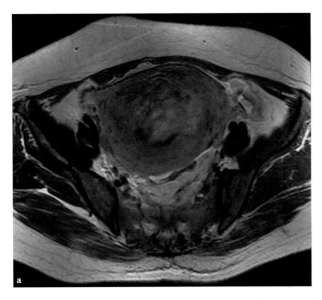
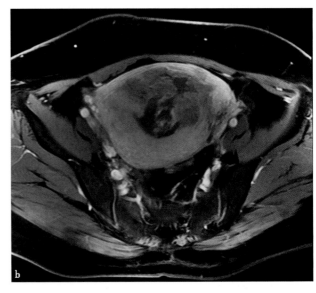

图 4-4-29 子宫平滑肌肉瘤

55 岁,绝经后阴道出血 1 个月余。a. 子宫前壁不规则团块影,T_2WI 呈不均匀中高信号,局部结合带消失。b. 增强扫描呈不均匀强化,中央伴坏死

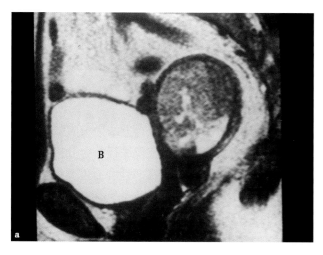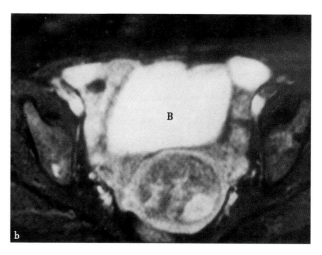

图 4-4-30　子宫恶性中胚叶混合瘤 I 期

66 岁，绝经 18 年，无诱因不规则出血 8 个月，淋漓不净，量少，色暗红，妇检见子宫颈 II 度糜烂，子宫如孕 2 个月大小。a. MRI 矢状面 T_2 加权像（FSE）：子宫腔内肿物 7cm×6cm，呈不均质中、高信号，子宫低信号结合带变薄，但尚连续，子宫颈未见异常；b. Gd-DTPA 增强后横断面 T_1 加权像（加抑脂技术）：肿瘤不均匀强化，子宫肌层变薄且厚薄不均，尚连续，均匀强化，信号高于肿瘤，膀胱（B）内尿液因含 Gd-DTPA 呈均匀高信号。手术、病理诊断：子宫恶性中胚叶混合瘤，侵及肌层 1/2，主要为软骨肉瘤成分

韧带生长形成阔韧带肌瘤。肌壁内肌瘤最常见，占 60%～70%，浆膜下肌瘤占 20%～30%，黏膜下肌瘤最少见，占 10% 左右。

子宫肌瘤可以单发，也可以多发，肿瘤数目可为数个甚至数十个。大小不一，小的仅能在显微镜下见到，大的可以充满整个盆腔甚至延伸至腹内。肿瘤组织坚实致密，细胞呈束状交错编织或呈漩涡状排列，周围的子宫肌纤维可受压形成假包膜。肿瘤的血液供应主要来自邻近的子宫肌组织，血供不足时可以发生各种继发变性，变性多自肿瘤中央开始。常见的继发变性有以下几种：

1. **玻璃样变**　肌纤维退化，肿瘤变软，呈均质无结构的物质，是最常见的继发变性。

2. **液化囊变**　囊腔内含胶冻状或透明液体。

3. **脂肪变性**　肌细胞内脂肪颗粒增多，进一步脂肪皂化，与钙盐结合可致钙化。

4. **红色变性**　多发生在妊娠或产后期，肿瘤水肿、充血、出血。

5. **黏液变性**　肌细胞内有大量黏液。

6. **坏死及感染**　最常见于带蒂肌瘤扭转或脱垂至阴道内。

子宫肌瘤恶变者极为罕见，约占子宫肌瘤的 1% 以下，多见于老年患者，肿瘤短期内迅速增大。子宫肌瘤也可以和子宫内膜癌或子宫颈癌同时存在，以合并子宫内膜癌多见，约三倍于合并子宫颈癌，可能与雌激素分泌过多有关（图 4-4-17～图 4-4-19，图 4-4-22）。

子宫肌瘤的临床症状不一，取决于其大小、部位及有无扭转。肌壁内肌瘤和黏膜下肌瘤常引起子宫出血（月经量多、频数、持久或不规则出血），也可以有腹部肿块、疼痛、不育，或膀胱、直肠压迫症状，如排尿、排便不畅。

子宫肌瘤治疗方案的制订取决于肿瘤的大小及部位。小的黏膜下肌瘤可以经子宫腔镜取出，肌壁内肌瘤可行肌瘤切除术。影像学检查尤其是 MRI 扫描有助于准确定位，对制订治疗方案有重要意义。

【影像学表现】

影像学表现主要反映肿瘤的大体病理改变，也有助于观察瘤内结构。

1. **B 超扫描**　子宫增大，多发肌瘤使子宫轮廓凹凸不平。肌壁内肌瘤回声较高，典型者可显示漩涡状或编织状内部结构。肿瘤边界欠清楚，大的肿瘤使回声衰减，后壁显示不清。钙化灶表现为强回声团伴后方声影，囊变者可见瘤内液性暗区（图 4-4-32c）。

2. **MRI 扫描**　子宫肌瘤使子宫轮廓凹凸不平，T_1 加权像上与邻近的子宫肌组织信号相仿，T_2 加权像上呈均质低信号（图 4-4-31，图 4-4-32），肿瘤可压迫子宫腔移位、变扁，也可突入子宫腔内。肌壁内肌瘤呈偏心生长，但仍位于子宫肌层内，浆膜下肌瘤可整个突出在子宫表面。子宫肌瘤有继发变性者其表现不一，取决于其变性的性质及范围（图 4-4-31）。瘤内有钙化者在 T_1 和 T_2 加权像上均呈低信号；囊性变时 T_2 加权像呈高信号；红色变性者在 T_1 加权像上信号略增高，T_2 加权像上呈低信号，强化不明

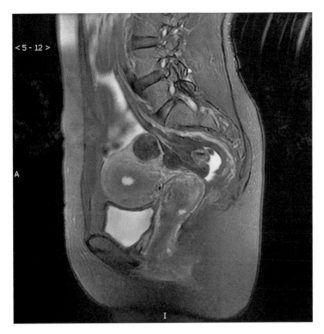

图 4-4-31 子宫平滑肌瘤

48岁，MRI矢状面T$_2$加权像（FSE）：宫底浆膜下可见一短T$_2$结节，直径约2.9cm，边界清晰。诊断：子宫平滑肌瘤

显（图4-4-32）。静脉注射Gd-DTPA后增强扫描时肿块常有强化。多发子宫肌瘤因各个肿瘤内部结构不一，MRI表现也可各异。

3. CT扫描 子宫平滑肌瘤使子宫增大，轮廓波浪状，平扫时其密度与子宫肌壁一致，增强扫描时和子宫肌同时强化，其程度相仿。在有变性时强化程度不一，多数低于子宫肌的密度，大的肿瘤内常可见云雾状或粗细不均的条状强化区，多为残留的纤维间质（图4-4-22）。CT能敏感地检出肿瘤内钙化，呈斑点状、环状、条状、块状不等，可散在分布，

也可密集成团。肿物常压迫子宫腔使之移位，也可以突入子宫腔使之闭塞。由于CT是横断面扫描，带蒂或突出在浆膜下的肿瘤与盆腔内间叶起源的肿瘤或卵巢肿瘤难以鉴别（图4-4-33）。

【子宫肿瘤的鉴别诊断】

子宫肿瘤的主要影像检查方法为B超、MRI及CT扫描，需结合各种影像表现进行综合分析。

1. 子宫恶性肿瘤 子宫恶性肿瘤主要根据部位来区分，但子宫颈癌可以累及子宫体，反之子宫体癌也可以累及子宫颈。不同组织类型的恶性肿瘤的影像表现均相仿，缺乏特异性征象，只能依靠组织学诊断进行区分。影像学检查对子宫恶性肿瘤的分期有重要价值。紧密结合临床表现、了解子宫恶性肿瘤常可与子宫肌瘤同时存在也是术前正确诊断的关键。

2. 子宫良性肿瘤或瘤样病变

（1）子宫含脂肪的肿瘤：子宫含脂肪的肿瘤有子宫平滑肌脂肪瘤、子宫阔韧带血管平滑肌脂肪瘤（angiomyolipoma）等，非常罕见，发病率仅占子宫切除标本的0.03%～0.2%。其组织成分为不同比例的成熟脂肪组织、平滑肌、纤维组织。肿瘤大小为0.3～32cm，多在5～10cm之间。常有完整包膜，多发生在子宫肌壁内，也可发生在浆膜下或黏膜下，常伴有子宫肌瘤，极罕见于子宫体以外的部位。临床上可无症状或有腹部包块。

成熟脂肪在CT扫描上呈负CT值，有助于定性诊断。B超扫描可因含有脂肪而呈均匀或不均匀的高回声，肿瘤后方可见声衰减（图4-4-34）。浆膜下或阔韧带的含脂肪肿瘤可被误为卵巢畸胎瘤。MRI

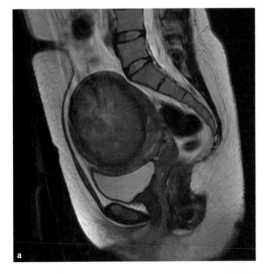
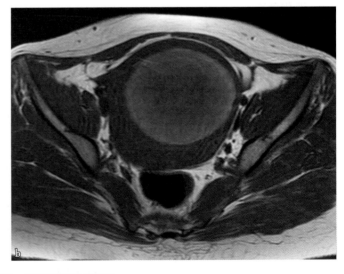

图 4-4-32 子宫肌瘤红色变性

33岁，宫底类圆形短T$_1$信号，病变边缘见T$_1$高信号环，内部见斑片状T$_2$高信号。a. T$_2$WI矢状位；b. T$_1$WI轴位

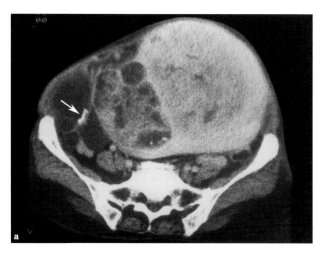

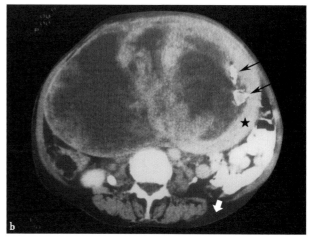

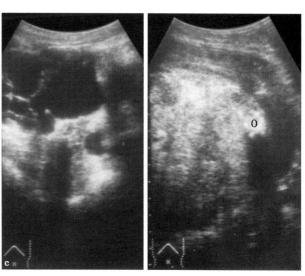

图 4-4-33 巨大子宫平滑肌瘤伴变性

68 岁，14 年前普查有"子宫肌瘤"，鸡蛋大小，近 6 年发现腹部肿物，无阴道出血，无腹痛。体检腹部扪及巨大肿物，上缘达剑突下 6cm，活动差。a、b. CT 增强扫描：盆腔巨大肿物，密度不均，可见囊变和钙化（→）；肿瘤左缘可见均匀强化的正常子宫肌层（★）；c. B 超扫描：左图示肿物内见多房液性暗区，右图示肿物另一部分呈高回声，有钙化灶（O），其后方可见声影。手术病理诊断：子宫平滑肌瘤有囊性变及钙化，肿瘤大小：35cm×35cm×25cm

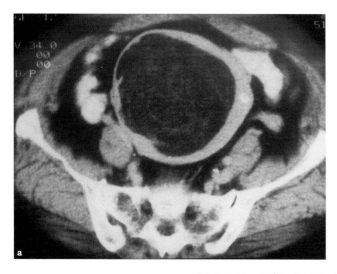

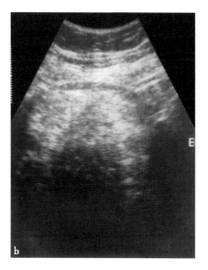

图 4-4-34 子宫平滑肌脂肪瘤

64 岁，肥胖女性，腹部肿物 6 个月，体检见子宫如孕 4 个月大小，质软。a. CT 增强扫描：子宫增大，其中可见直径 10cm、边缘清楚、CT 值为 -70Hu 的脂肪性肿物，其内夹杂细条索状软组织密度，子宫肌层厚薄不均，明显强化；b. B 超扫描：肿物位于子宫肌壁内，呈高回声，后方有明显的声衰减。手术病理诊断：子宫肌壁内平滑肌脂肪瘤

在 T_1 加权像上呈高信号，T_2 加权像呈中高信号，加抑脂技术后信号减低。

（2）子宫腺肌病：子宫腺肌病（adenomyosis）是指子宫内膜侵入子宫肌层的良性病变，在切除的子宫标本中占 15%～17%。侵入的子宫内膜腺体及间质周围可见增生的肌纤维。分为弥漫型和局限型，弥漫型子宫腺肌病的子宫均匀增大，质硬，如未合并子宫肌瘤，增大的子宫常不超过妊娠 3 个月大小。肌层内肌束增生，无包膜，亦不形成结节，其间散在针尖至数毫米大小充满暗红色或蓝色的液体。局限型为内膜局灶性侵入肌层，子宫不规则增大，以发生在后壁多见。外观似子宫肌瘤，但无假包膜，局部肌束增生夹杂出血小腔。好发年龄为 40 岁以上，

平均 42～45 岁。临床表现为进行性加重的痛经、月经过多或延长，这是因为肌层内有内膜灶使子宫不能有效收缩，以及雌激素水平高、内膜增生过多所致。约半数患者可合并子宫肌瘤。

子宫腺肌病需和子宫肌瘤鉴别，前者唯一的治疗方法为子宫切除术，而后者有望保留子宫。影像检查可提供重要的鉴别诊断信息。

B 超扫描特别是经阴道 B 超扫描可见肌层回声不均，有许多大小不一的低回声区。MRI 的 T_1 加权像上子宫呈中、低信号，出血灶呈高信号。T_2 加权像见连接带明显节段性或弥漫性增厚，肌层内可见散在的高信号小囊性病灶，可作为定性诊断的依据（图 4-4-35）。病变广泛者子宫内膜的高信号区扭曲

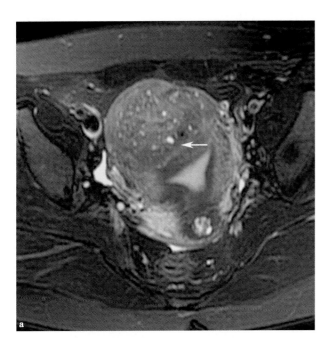

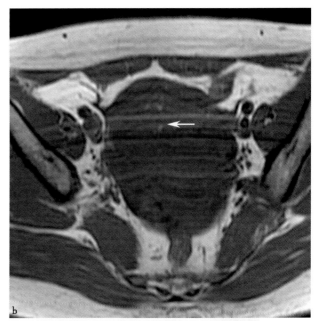

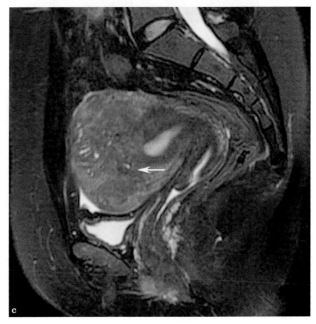

图 4-4-35 子宫腺肌病
a. 轴位 T_2WI；b. 轴位 T_1WI；c. 矢状位 T_2WI；
女，37 岁，月经不规律。可见子宫体积增大，宫底结合带局灶性增厚，内见多发小囊样长 T_2 信号（a 和 c，白箭头）；T_1WI 可见小囊内存在高信号，提示出血（b，白箭头）

变形。局限型腺肌病又称腺肌瘤，多呈卵圆形，低信号，边缘模糊。子宫肌瘤多呈圆形，但退变的子宫肌瘤边缘也可模糊不锐利，较难鉴别。CT 扫描只能显示子宫增大，诊断价值不大。

（3）子宫内膜息肉：子宫内膜息肉（endometrial polyps）为子宫内膜基底层局部增生，逐渐向上长到子宫内膜表面并突向宫腔内。多见于子宫底及两角，约有 20% 为多发性，大小不等，大者可充满整个子宫腔。表面光滑，可有蒂或无蒂，恶变率仅为 0.36%。最常见于 40～50 岁及绝经后的妇女。主要临床表现为阴道出血及月经过多，偶尔可脱垂至子宫颈或经子宫颈口外突。

CT 扫描诊断子宫内膜息肉的价值不大。B 超扫描可见宫腔内边界清楚、回声均质的占位病变，宫腔可扩大积液。MRI 的 T_1 加权像呈中等信号，T_2 加权像信号与子宫内膜相仿或略低，用 Gd-DTPA 增强扫描，T_1 加权像上子宫内膜息肉均质强化，与宫腔内积液形成对比。

【比较影像学】

体检及病理检查是诊断子宫肿瘤最基本的检查手段，影像学检查能在治疗前作肿瘤诊断及分期，在治疗后为监测疗效、检出复发提供客观依据。

1. **B 超扫描** B 超扫描经济、迅速、无射线，随着仪器的改进，图像质量大为提高，是妇科肿瘤首选的检查方法。其缺点是视野小、准确性很大程度依赖于检查者的技术水平及责任心，扫描方向太灵活，不易对比。

2. **MRI** MRI 的软组织分辨率高，可以直接多断面成像，矢状面及斜横断面可以直接显示子宫及子宫颈的真正侧位及正位。有报道 MRI 评估肿瘤的大小与手术标本对比，误差小于 5mm。对评估子宫颈癌的子宫旁组织受侵（决定采取手术或放疗的重要因素），其准确率为 82%～94%（CT 为 70%～80%），阴性预测值为 89%～100%。MRI 动态增强扫描评估子宫内膜癌总的分期准确率达约 91%，评估子宫颈癌分期的准确率为 90%（CT 为 65%）。采用规范的扫描程序，MRI 是目前检查子宫肿瘤最佳的影像学方法。虽然费用较昂贵，但提供的信息量大，一次检查可了解肿瘤的 TNM 分期、有无尿路梗阻（MRU）、有无骨转移等。对于膀胱受侵，膀胱镜只能观察到黏膜面，不能观察到肌层受累，MRI 检出膀胱受累（T_4）与病理对照的敏感性为 83%，阴性预测值为 99%，准确率为 99%。MRI 的费用不会比静脉尿路造影、膀胱镜检、钡剂灌肠、乙状结肠

镜检、骨扫描、腹腔镜等的累积费用更多。但必须再一次强调，要采用最规范的扫描序列及最佳的窗技术。MRI 不能作为子宫肿瘤的普查手段，可作为ⅠB 期以上子宫内膜癌及子宫颈癌的分期、子宫腺肌病诊断的首选检查方法。

3. **CT 扫描** CT 为横断面扫描，子宫常为前倾、前 / 后屈位，CT 扫描不能获得子宫真正的横断面或冠、矢状面的图像，必须作增强扫描才能获得必要的诊断信息。由于 MRI 的优越性，故没有很多螺旋 CT 重建方面的研究报道。MRI 对子宫肿瘤的诊断或"T 分期"的准确性优于 CT，对转移淋巴结的检出准确性和 CT 相仿。

CT 扫描是子宫肿瘤治疗后随诊观察的首选检查方法。

第三节　子宫内膜异位症及其他子宫疾患

一、正常子宫内膜

（一）子宫内膜在月经期的变化

从青春期开始，子宫内膜受卵巢激素的影响，在月经周期和妊娠期间发生周期性的连续变化。为叙述方便分期说明如下：

1. **月经期** 从月经周期第 1 天开始，子宫内膜剥脱流血，第 2～3 天时内膜剥脱最多，流血量也最大，继而内膜开始修复，经血也逐渐减少。经期一般为 3～7 天。

2. **子宫内膜增殖期** 增生早期相当于月经周期的第 5～9 天，在子宫内膜脱落的部位，新的内膜开始修复增生，厚 1～3mm；增生晚期相当于月经周期的第 10～14 天，内膜厚达 2～3mm。

3. **子宫内膜分泌期** 分泌早期相当于月经周期的第 15～19 天，即排卵后 1～5 天，内膜继续增厚，腺体更长更弯，腺腔扩大；分泌晚期（黄体期）相当于月经周期的 20～24 天，即排卵后 6～10 天，内膜增厚达 5～8mm。从组织学上可分为致密层（表层）、海绵层（中间层，腺腔内有分泌物，有扩张的螺旋动脉）和基底层，前两层受卵巢激素影响而发生周期性变化，故称子宫内膜功能层，基底层则靠近子宫肌层，月经周期中无明显变化，月经期此层不脱落，在经后由此层再生新的内膜。

4. **月经前期** 相当于月经周期的第 25～28 天，即排卵后 11～14 天，如未妊娠则黄体萎缩，雌激素

及孕激素分泌减少，子宫内膜腺体变性，间质水肿，螺旋动脉受压缩更屈曲，血流不畅，内膜厚度减少1/5～1/3。

（二）正常子宫及子宫内膜的CT及MRI表现

1. **正常子宫** 是一个厚肌性空腔器官，位于真骨盆下部的中央，前邻膀胱，后依直肠，呈倒置的梨形，前面扁平，后缘稍隆突。子宫上部较宽为宫体，其上端隆突为宫底，宫底两侧为子宫角，与输卵管相通，子宫下部较窄呈圆柱状为宫颈。成年子宫重50～70g。其大小随年龄而变，成人子宫长7～8cm，宽4～5cm，厚2～3cm，产后子宫稍大，绝经后子宫萎缩。子宫体与子宫颈长径的比例在婴儿期约为1:2，成年期约为2:1。

2. **CT轴位检查** 从下而上观察，子宫颈呈圆形，子宫体呈椭圆形、梭形或三角形，子宫形态与膀胱充盈程度相关。子宫位置可偏前（前倾）、偏后（后倾）或偏一侧。子宫肌显示为均匀的软组织影，CT值为40～80Hu，外缘光滑，中央可见略低密度区，相当于子宫内膜和腔内分泌物。

3. **MRI检查** 经常应用轴位、矢状位和冠状位扫描，以矢状位显示最佳（图4-4-36）。T_1WI像上子宫体、颈、阴道均表现为与横纹肌相似的均匀的中等信号强度的软组织影，外形与CT所见相似，轮廓较清楚，子宫内膜可能显示为稍低信号。在T_2WI像上，生育年龄妇女的子宫体则显示为三层不同信号区，外层为子宫肌层，由平滑肌及弹力纤维组成，

有血管贯穿其中，MRI表现为与横纹肌相似或较高的软组织影，分泌期子宫肌层的信号较增殖期为高，肌层厚1～3cm。子宫中央部位为长带状高信号的子宫内膜和宫腔内分泌物，内膜厚1～7mm，随月经周期而变化：增生早期最薄仅1～3mm，分泌中晚期最厚可达5～8mm。口服避孕药妇女的子宫内膜萎缩，MRI表现与青春前期或绝经后妇女的相似，厚度不超过3～5mm，所以，生育年龄服用雌激素以及绝经后妇女的子宫内膜厚度超过10mm者应视为病理性改变。在子宫内膜与肌层间可见一条带状低信号区，称为结合带（或称为子宫内膜基底层），是因为该区域血管丰富，快速流动的血液导致信号的消失，也有人认为是结合带含水量低于子宫内膜和肌层的缘故。结合带在月经的雌激素高峰期（分泌中晚期）边界更为清楚，对比度更好，厚度为5～6mm。

子宫颈主要由结缔组织构成，内含平滑肌纤维、弹力纤维和血管，所以MRI T_2WI时呈中等信号软组织影，内层为黏膜层，有许多腺体，能分泌黏液，故呈高信号，其厚度亦受雌激素影响而发生周期性变化。正常人15%也可见到结合带。

子宫体内腔呈上宽下窄的三角形，容积约5ml，在子宫体与子宫颈间最狭窄的部分称子宫峡部，在非孕期长约1cm，有半数峡部显示不清而逐渐移行。子宫峡部的上端因在解剖学上较狭窄，故又称解剖学内口，峡部下端因为黏膜组织在此处由子宫内膜转变为子宫颈内膜，故又称组织学内口。峡部下端与子宫颈内腔相连，子宫颈内腔呈梭形，称子宫颈管，成年妇女长约3cm，子宫颈管的下端称子宫颈外口，未产妇呈圆形，已产妇因受分娩影响，形成大小不等的横裂而分为前后两唇。

二、子宫内膜息肉

【临床概述】

子宫内膜局限性增生并向腔内形成息肉样突起称为子宫内膜息肉（endometrial polyps）。主要由于机体功能紊乱与慢性炎症所致的子宫组织血液循环及营养障碍，或由于子宫内膜基底层发生的小肿瘤增殖发育进入内膜功能层，月经期也不剥脱，继续发育到子宫腔内形成息肉。

病理上可单发或多发，圆形、长圆形或舌形，直径0.5～2cm，偶有数厘米大者，除少数宽基底外，大多有蒂，有时可脱垂于阴道内，可有出血、坏死现象。镜下可分为腺囊型和腺瘤型，也可发生恶变，则难与子宫内膜息肉型腺癌鉴别。

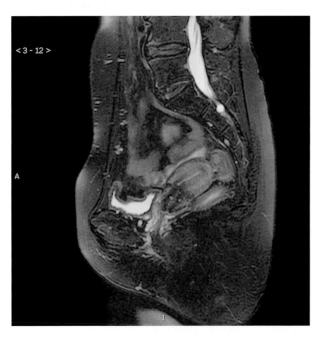

图4-4-36 正常子宫MRI像矢状面SE T_2WI
子宫中央长条形高信号子宫内膜像，外层为等信号子宫肌层，两者间低信号带为子宫内膜基底层

临床表现为青春期后及妇女均可发生，以35岁以后多见。单个小息肉一般无临床症状，较大者或多发息肉常有经量增多、经期延长或出现少量不规则阴道流血，如合并子宫内膜过长时则出血量更多。息肉脱垂于阴道内常发生感染、坏死而白带增多，可呈血性并恶臭。

【影像学表现】

1. X线　主要为子宫输卵管造影检查，可见子宫内腔壁边光滑的充盈缺损、指压状、宽基底、带蒂者常呈圆形或椭圆形充盈缺损，多发性息肉可显示整个子宫腔壁波浪状或葡萄状充盈缺损（图4-4-37，图4-4-38）。

2. CT　子宫腔内低密度区增宽，其中可见多发、边缘光滑的小结节，增强扫描显示更清楚。

3. MRI　侧位 T_2WI 显示子宫内膜及息肉最好。MRI可见子宫增大，宫内息肉轮廓清楚锐利，合并感染时息肉表面糜烂则边缘不清，在 T_1WI 上宫内息肉较子宫内膜信号稍高或相似，T_2WI 上大多息肉与内膜同步变化，但因息肉间质较多，信号低于内膜，增强扫描息肉显示更清楚。息肉合并感染有时难以排除癌变，必要时需要活检。

【比较影像学】

子宫输卵管造影基本可诊断，必要时做MRI检查。

三、子宫内膜增生

【临床概述】

子宫内膜增生（endometrial hyperplasia）是一种由于卵巢功能失调、大量雌激素刺激发生子宫过度增殖的病理改变。是无排卵型功能性出血的一种，为常见的子宫疾患。

病理上可见子宫内膜局部或普遍性肥厚，表面光滑，略有水肿，有时可有小息肉状或多发息肉样突起，可有一侧或双侧卵巢增大。镜下可分子宫内膜腺囊型和腺瘤型增生两型，有可能癌变，以腺瘤型癌变的可能性较大。还可与子宫肌瘤、子宫内膜腺癌、卵巢颗粒细胞瘤、多囊卵巢综合征并存。

多发生在青春期及更年期妇女，主要症状是短期停经后发生不规则阴道流血，可少量流血，持续性或周期性，但常常是大量出血。妇科检查多无阳性发现，应用黄体酮可按时止血，诊断性刮宫可确诊。

【影像学表现】

1. X线　主要为子宫输卵管造影和盆腔充气造影或双重造影检查，可见到子宫体增大，子宫腔扩大，内膜普遍增厚，边缘凹凸不平，有时可形成颗粒状、结节状、不规则充盈缺损，严重者内膜增厚，可使子宫腔如一朵盛开的菊花样改变。有时可见一侧或双侧卵巢增大（图4-4-39，图4-4-40）。

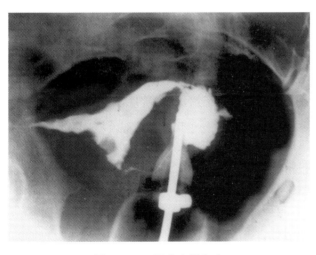

图4-4-37　子宫内膜息肉
HSG示子宫底部、左侧壁指压迹，提示长在侧壁的内膜息肉

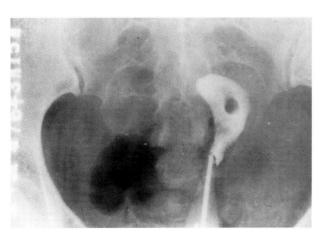

图4-4-38　子宫内膜息肉
HSG示子宫腔后壁一类圆形充盈缺损

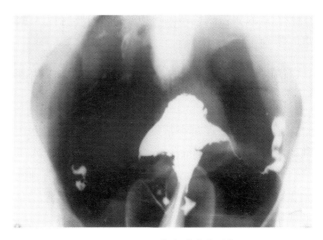

图4-4-39　子宫内膜增生过长
HSG示宫腔底壁及左侧壁毛糙，呈毛刺状向腔内突出

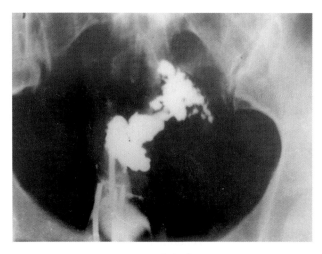

图 4-4-40 子宫内膜增生过长

HSG 示子宫壁向腔内突出明显,宫腔呈"菊花"状

2. US 子宫多无明显肿大,但宫腔内膜回声增强或呈较规则的圆形光团。

3. CT 子宫增大,子宫壁增厚,内膜增厚如息肉样改变,有时可见卵巢增大。

4. MRI T_2WI 可清楚分辨子宫内膜、内膜基底层、肌层和浆膜层,以矢状位显示最佳。青春期和更年期妇女的子宫内膜未发育或已萎缩,厚度不超过 5mm。子宫内膜增生过长时内膜厚度超过 10mm,甚至达 15mm,有时呈息肉样增大。T_1WI 上内膜信号高于肌层,T_2WI 上呈极高信号。如有子宫内膜粘连,则可见内膜中断缺损现象。

【诊断与鉴别诊断】

本病主要依靠刮宫确诊,较少应用影像学诊断。

子宫输卵管造影可见子宫体增大,如子宫腔不狭窄反而扩大可资与内膜癌鉴别。

MRI 观察子宫内膜非常清楚,所以诊断本病很有价值。

【比较影像学】

子宫输卵管造影基本可以诊断,必要时以 MRI 进一步确诊。

四、子宫内膜损伤、内膜炎及子宫腔粘连

【临床概述】

子宫内膜粘连是不常见的妇科疾病,也称创伤性闭经综合征,即 Asherman 综合征。主要由于人工流产负压吸引和刮宫过度损伤子宫内膜,或因剥离胎盘、剖宫产以及宫腔内膜炎等原因造成宫腔完全性或不完全性粘连。

病理上主要是内膜过度损伤或剥离、子宫内膜炎症使肌层暴露,发生不同程度和不同范围的内膜

纤维变而造成子宫腔粘连。粘连可发生在宫体中央或偏于一侧,可局部粘连或广泛粘连,甚至全内膜腔闭锁。

由于宫腔粘连部位不同,临床表现亦可不同,粘连发生在宫腔底部主要容易引起流产,粘连发生在子宫峡部则可发生分泌物或经血外流不畅和痛经,如完全粘连则可引起宫腔积液或经血潴留。广泛的粘连则可造成经量减少,甚至闭经;如继发感染则可发生宫腔积脓,可有腹痛、发热及白细胞增多,检查时主要发现宫颈管不通畅或子宫增大,经送入探针后即有积液或经血自颈管流出,结合病史诊断不难。

【影像学表现】

1. X 线 主要应用子宫输卵管造影,可见到:①子宫内腔失去正常形态,局部或大部分边缘不整;②宫腔内一侧或某部位单个或多个形态不整的充盈缺损;③不规则形、条状、多刺状粘连带;④ Thomas 在报道中指出由于粘连程度不一,可根据粘连范围和粘连病灶的多少分为四级(Ⅰ级:单个病变,不超过子宫 1/10 范围;Ⅱ级:1 个或多个病灶,不超过子宫 1/5 范围,宫腔无明显变形;Ⅲ级:病变范围约占子宫 1/3,子宫腔不对称粘连而轮廓变形;Ⅳ级:病变累及全部或大部子宫,子宫腔明显变形,经血减少与各种粘连程度相称,无月经见于全内膜腔闭锁的严重的 Asherman 综合征患者);⑤双侧输卵管多保持正常,此点常有助于鉴别生殖系统结核(图 4-4-41,图 4-4-42)。

2. US B 超经常作为子宫输卵管造影的补充,特别对孕妇是否存在宫腔粘连的诊断具有重要价值,主要表现为宫内密集回声的粘连现象。

3. MRI ① Dykes 于 1991 年首先报告了一例 Asherman 综合征的 MRI 表现,由于子宫内膜损伤、剥裸,在 T_2WI 上正常子宫内膜和结合带的信号完全消失。HSG 示宫腔小而不规则,右侧输卵管软还可根据 MRI 的各种表现提供比 X 线分级更精确的分级表现,正确评估和随访内分泌治疗或手术治疗的效果。② Ascher 对 9 例无子宫内膜病变的妇女在刮宫前后进行了 MRI 观察,刮宫前子宫壁三层组织分层清晰,在 T_2WI 上,刮宫前子宫内膜为平均约 0.84cm 厚的高信号带,刮宫后 2 天约为 0.97cm,刮宫后 7 天约为 0.80cm。宫腔内高信号带于刮宫后第 2 天出现明显的弧形低信号区,第 7 天时其中 5 例低信号区减小,其余病例低信号区已消失。结合带和肌层在刮宫后无明显变化。其中 1 例在刮宫后有子

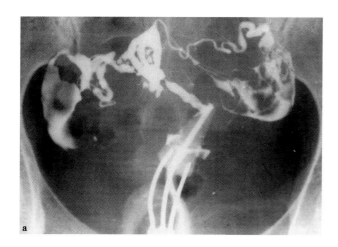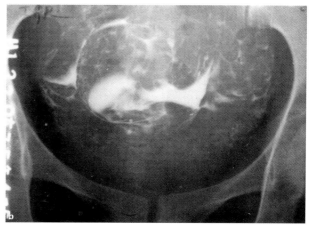

图 4-4-41　人工流产后宫腔粘连

a. HSG 示宫腔大小、形态正常，腔内见不规则充盈缺损，边缘锐利，双侧输卵管形态软；b. HSG 后 24 小时复查，盆腔内碘油涂抹好，双侧输卵管通畅

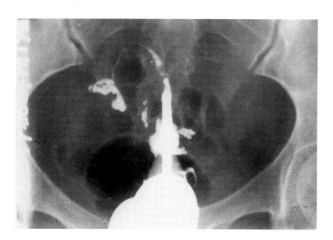

图 4-4-42　人工剥离胎盘后宫腔粘连

宫小穿孔，可见到子宫内膜出血、结合带局限性断裂和盆腔内积液的表现（图 4-4-43）。

【比较影像学】

　　子宫内膜损伤、炎症和 Asherman 综合征的诊断主要应用子宫输卵管造影和 B 超就可做出，MRI 的诊断初见报道认为有重要意义，但尚无完整的经验。

五、子宫内膜异位症

　　子宫功能性内膜出现在子宫腔以外的任何其他部位时称子宫内膜异位症（endometriosis）。当异位的子宫内膜出现在子宫体的肌层时，称内在性子宫内膜异位症，也称子宫腺肌病或子宫腺肌瘤；当异位的子宫内膜发生在子宫肌层以外的其他任何部位时，称外在性子宫内膜异位症，常见于卵巢（80%）、子宫的韧带、直肠阴道隔、子宫直肠隐窝、输卵管、大肠、膀胱、子宫颈以及被覆在子宫输卵管、直肠、乙状结肠及膀胱的盆腔腹膜，这些情况也被称为盆腔

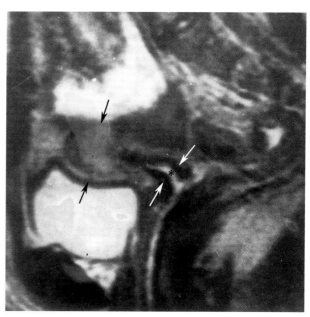

图 4-4-43　Asherman 综合征

矢状位 T₂WI：子宫正常内膜及结合带信号消失（黑箭头），子宫颈及颈管内膜保持正常高信号（*）和邻近纤维基质的低信号（白箭头）

子宫内膜异位症。此外也可发生于阴道、外阴、脐、剖腹后的瘢痕、阑尾、疝囊等，甚至在人体的上下肢皮肤、肺、胸膜、乳腺、肾、淋巴结也偶有发病者。

　　子宫内膜异位症是一种常见的妇科病，占妇科门诊新病例的 4%~17%，在妇科手术中占 5%~15%，甚至有报告占 8%~30% 者。多见于 30~45 岁的妇女，20 岁以前的年轻患者也不少见，但初潮前无发病者。妊娠或口服性激素、排卵受抑制时均能阻止此病的发展，绝经后异位的子宫内膜组织可逐渐萎缩吸收。

（一）外在性子宫内膜异位症

【临床概述】

1. 病因 主要有以下几种学说：①子宫内膜种植学说，月经逆流，经输卵管进入腹腔，种植于卵巢表面或盆腔其他部位，并继续蔓延生长形成子宫内膜异位症。宫颈狭窄或闭锁、子宫后屈后倾、月经外流不畅常是诱因。②原始体腔上皮学说，女性生殖系统的上皮、卵巢生发上皮及盆腔腹膜均起源于体腔上皮，在月经反复回流、慢性炎症、创伤、雌激素过高等因素的影响下，可使原始体腔上皮化生为子宫内膜组织。卵巢的生发上皮更接近于体腔上皮，因而更具潜在化生能力，所以，约有80%的子宫内膜异位发生于卵巢。③淋巴及静脉播散学说，子宫内膜碎屑进入淋巴和血管，播散到远离盆腔的部位，如肺、胸膜、四肢和腹膜后淋巴结等。④基因学说，某些子宫内膜异位症患者的家属中同病发生率较一般妇女多，因此，推测可能与遗传基因有关。但目前大多数学者认为子宫内膜异位症的组织发生很难用单一学说解释，因而可能是多途径起源，其中盆腔内膜异位以子宫内膜种植和体腔上皮化生为主，而盆腔以下部位发生者以淋巴播散为主来解释。

2. 病理 子宫内膜异位症的主要病理变化为异位内膜受雌激素影响反复周期性出血和其周围组织的纤维化。因异位内膜引起的出血不能排出体外，因此在病变区可见紫褐色斑点和小泡，并可发展为大小不一的蓝紫色结节和包块，切开包块可见到陈旧性出血和瘢痕。卵巢的子宫内膜异位最为常见，约50%累及双侧卵巢，如病变限于卵巢表层则可见到大小不等的囊肿，一般5～6cm大，最大可达25cm，囊肿内含暗褐色糊状陈旧血液，故常称为巧克力囊肿。囊壁常有裂隙和出血，以致经常与周围器官如子宫、乙状结肠和阔韧带发生粘连，因而固定于盆腔内。镜下见异位的子宫内膜腺体上皮、间质和血管等组织即可确诊，但许多患者由于反复出血，上述典型的组织结构可能被破坏，以致间质组织常不明显或完全缺如，而腺体也常稀少或发育不好。但因异位内膜出血来自间质而不是腺体或腺上皮，所以能找到少量间质细胞也可诊断此病。

3. 临床表现 一般多表现为周期性发作，并可因病变部位、范围及演变过程不同而有所不同。主要症状有：①痛经，常为继发性和渐进性，并逐年加重。疼痛多在经前1～2天开始，持续至月经干净。疼痛多位于下腹部及腰骶部，有时可扩展至阴道、会阴、直肠和肛门附近，或有性交痛。②月经失调，

以经量增多或经期延长为多。③不孕，有30%～50%患者有原发性或继发性不孕，虽然大多数子宫内膜异位症患者的输卵管无阻塞，但可能由于输卵管与周围组织粘连、蠕动受限、子宫后倾后屈固定、性交痛以及卵巢功能失调、无排卵性月经等因素所致。④肠道及尿路症状，子宫内膜异位症侵犯肠道（85%发生于直肠及乙状结肠）可有里急后重、排便困难或周期性便血，如累及膀胱输尿管或肾脏则可产生尿急、排尿困难以及周期性血尿等症状。⑤主要体征有子宫后倾后屈固定，子宫稍大，双侧附件增厚或扪及与子宫相连的不活动囊肿，或后穹窿扪及硬结，触痛明显。在阴道、子宫颈或穹窿处可见到紫蓝色结节或斑点。

【影像学表现】

1. X线 主要应用盆腔正侧位片、盆腔充气造影和子宫输卵管造影和钡灌肠。综合所见有：①盆腔内软组织肿块主要在卵巢，其周围器官受压，如子宫移位、输卵管移位、扭曲、变窄、边缘呈锯齿状或结节状，也可因粘连牵拉而使输卵管增宽，双侧输卵管腔经常是通畅的。也有表现为卵巢增大，外形光滑，周围无粘连者（图4-4-44）；②盆腔内软组织肿块周围可见广泛粘连呈带状或结节状突起，粘连严重者可形成"冰冻骨盆"；③累及直肠、乙状结肠时可见肠道狭窄，多见前壁边缘毛糙呈锯齿状、结节状，也可见肠内充盈缺损，有时可造成大肠或小肠部分性或完全性肠梗阻；阑尾子宫内膜异位有时可引起肠套叠；④泌尿系子宫内膜异位多累及膀胱，盆腔充气造影可见膀胱表面不规则结节，输尿管多在下段受累，管壁增厚，管腔狭窄，上段输尿管及肾盂积水。较为罕见的是肾脏的子宫内膜异位症，有典型的周期尿血症状，目前世界文献中报告的只有数例，图4-4-45为一例肾脏内的子宫内膜异位症；⑤偶见胸腔子宫内膜异位症，可累及肺、支气管、胸膜等，表现为肺浸润、肺结节或囊样改变，也可见胸腔积液，经常在月经期咯血，偶有气胸出现。

2. US ①主要见于卵巢子宫内膜异位症，常见单侧或双侧卵巢肿大和出血性囊肿形成，囊肿呈圆形或椭圆形，边界清楚、囊壁厚，或边界不规则、周围有粘连。囊内有陈旧性出血即所谓巧克力囊肿的典型表现，示散在或密集光点，沉积在囊底，改变体位可见光点移动。②也可表现为纤维组织增生所致的回声增强肿块，但无特异性。③在子宫浆膜面、子宫直肠窝或盆腔腹膜可见到类似的小囊肿和广泛粘连带。

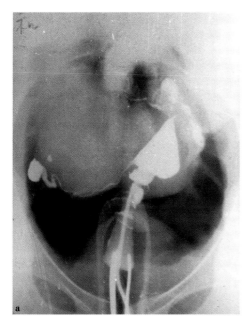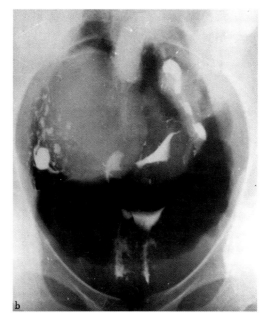

图 4-4-44　盆腔子宫内膜异位症

a. 双重造影示宫体直立状偏于左侧,其右为卵巢巧克力囊肿,宫体与两侧附件、肠曲粘连,粘连集中于后盆腔;b. 同一病例,造影塞取出后所见(王武供图)

3. CT　①主要为盆腔内囊块和囊块内血液的表现,由于出血时间不同而有不同的 CT 表现。可为薄壁含水样密度囊肿,CT 值 0～15Hu;也可表现为高密度囊肿,但多数为边界轮廓不清、密度不均的囊肿。增强后表现为不规则形强化的囊壁和囊内物,恒定为稍高密度的改变,CT 值为 20～40Hu。②有时也可表现为单个或多个实质性或囊实性肿块,边缘清楚。③卵巢子宫周围组织结构受累不严重或不广泛时可无 CT 表现,也可见膀胱壁和肠壁增厚、肠腔狭窄等表现,但无典型临床病史不能做出诊断。

4. MRI　子宫内膜异位症的 MRI 表现多种多样,由于脉冲序列和病灶内成分的不同,如急性、亚急性、慢性血肿,肿块内陈旧性血块,反复出血可导致囊肿内血液成分复杂、铁含量不同以及纤维组织增生等因素而呈现不同的 MRI 表现。①卵巢或盆腔内子宫内膜异位症的主要表现为均匀密度的短 T_1 长 T_2 圆形或椭圆形所谓"巧克力囊肿"的典型表现(图 4-4-33);其次为混杂信号或低信号囊肿,如有纤维增生、囊内细胞沉渣则可出现高信号囊肿部分和中低信号的实质性部分;囊内积液则表现为长 T_1 长 T_2 信号;囊肿大小为 3～5mm,最大者达 25cm;②囊肿边缘不规则亦为 MRI 常见征象,主要为血液外渗与周围组织粘连的表现,增强扫描时粘连带更清楚。部分囊肿边缘呈薄层低信号环以及囊肿内有薄条状低信号分隔,可能为不同时期纤维增生的表现(图 4-4-46～图 4-4-49)。

【诊断与鉴别诊断】

子宫内膜异位症的 X 线表现多种多样,但无特征性,所以当这些病变随月经周期而变化时应考虑本症。

CT 增强前后恒定为高密度改变,可作为鉴别其他囊肿和实质性占位病变的关键征象,结合发病年龄和与经期有关的症状作出诊断不难。

卵巢子宫内膜异位症需与卵巢滤泡囊肿和黄体囊肿鉴别,卵巢周围紧密粘连是本病的特点之一,可借此与其他出血性囊肿鉴别。在 MRI 上滤泡囊肿表现为边界清晰锐利的圆形或椭圆形薄壁囊肿,内部结构均匀,呈长 T_1 长 T_2 的水样密度可资鉴别。

【比较影像学】

US 为外在性子宫内膜异位症的首选检查方法。CT、MRI 能更准确地显示病变,并可作为鉴别诊断的重要检查方法。

(二)内在性子宫内膜异位症

【临床概述】

子宫内膜良性侵入子宫肌层,如弥漫性侵入并过度生长时称子宫腺肌病;如入侵的子宫内膜仅局限于子宫肌层的某处或呈岛状分散于子宫肌层,并引起局部平滑肌细胞增生形成球体时,则称子宫腺肌瘤,但因为不是真性肿瘤,所以还是称为弥漫性或局限性内在性子宫内膜异位症为好。此病多发生于 30～50 岁经产妇,约有半数合并有子宫肌瘤,约有 15% 合并外在性子宫内膜异位症,合并子宫内膜

癌者也不少见。尸检及因病切除子宫的标本作连续
切片发现20%～60%的子宫肌层中有子宫内膜组
织，但并非都有临床症状。

近年来，连续切片标本发现肌层中的子宫内膜
与宫腔表面的子宫内膜有直接通道相连，所以多数
学者认为多次妊娠和分娩时子宫壁的创伤是主要原

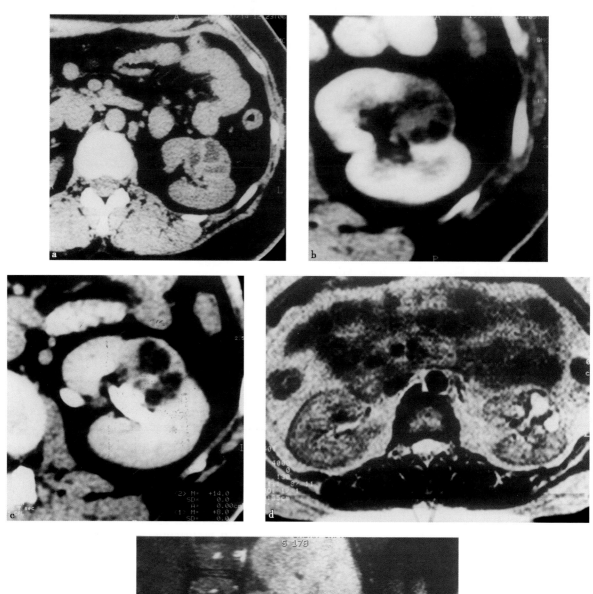

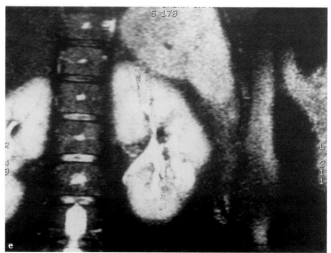

图 4-4-45　左肾脏子宫内膜异位症

女，42岁，左腰痛伴血尿已10余年，B超检查左肾下极囊实性病变，后又做了CT、MRI均见类似病变，手术切除左肾
病理诊断为左肾子宫内膜异位症。a. CT平扫：左肾下极肿块性病变2.6cm×2.6cm；b. 增强扫描：肿块未见明显强化，
其中有条索影；c. 增强实质期：条索影强化，肾盂受压移位；d. 常规MRI：T$_2$WI示左肾肿块内信号混杂，有不规则的
高信号及囊性病灶；e. MRU示左肾盂肾盏形态未见异常，左肾下极实质内有多个囊性高信号区，并有条索状的分隔

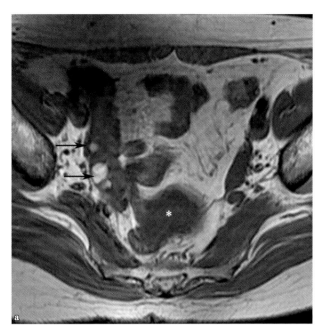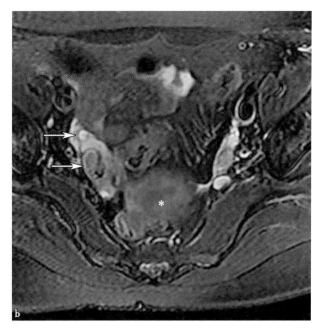

图 4-4-46　外在性子宫内膜异位症

a. 轴位 T_1WI；b. 轴位 T_2WI。女，47 岁。右附件区可见多发囊样灶（黑箭头），T_1WI 囊内液体呈高信号（白箭头），提示出血。T_2WI 囊内液体呈中 - 高信号

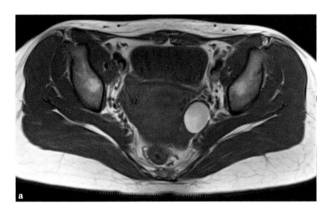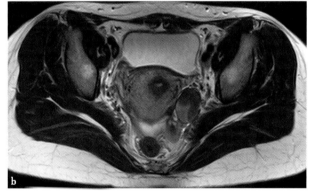

图 4-4-47　外在性子宫内膜异位症

左盆腔内囊性肿块，为短 T_1 混杂 T_2 信号，a. 轴位 TSE T_1WI；b. 轴 TSE T_2WI

因。此外子宫内膜基底膜下无黏膜下层，在过量雌激素刺激下易向肌层内生长，也可能是发病原因。

病理上子宫多呈均匀性增大，但一般不超过两个月妊娠子宫大小。病理多为弥漫性，后壁居多。明显增厚的肌壁中可见粗厚的肌纤维带和大小不等的囊腔，囊腔中含有陈旧性血液。镜下可见子宫内膜腺体肌及间质，腺肌瘤则可见腺肌瘤组织与子宫肌壁组织相连，周围无包膜形成而有别于子宫平滑肌瘤。

典型病例临床表现为 30～50 岁经产妇，在多年不育后出现下列三联症：①子宫体积增大，内膜面也增大，并伴有子宫内膜增殖，所以经量增多和经期延长；②继发性痛经，并逐渐加重；③体检见子宫均匀增大，质硬、有压痛，尤以月经来潮时为显著；如为腺肌瘤，则子宫有局限隆起而常易与子宫肌瘤混淆。

【影像学表现】

1. X 线　主要为盆腔充气造影和子宫输卵管造影检查。盆腔充气造影显示子宫体普遍增大，双重造影可见异位内膜一侧子宫壁增厚，常见于后壁。子宫腔也扩大，病变侧子宫壁向腔内呈弧形突出，子宫腔外缘可显示通向宫壁的树枝状或条索状瘘管（2～4mm 深），以及圆形或卵圆形囊袋状腺腔影。另外，发达的子宫肌层常紧压异位内膜的腺腔或因血块粘连阻塞，造影剂不能进入腺腔而未能出现这些征象。

2. US　弥漫性子宫内膜异位症表现为子宫增

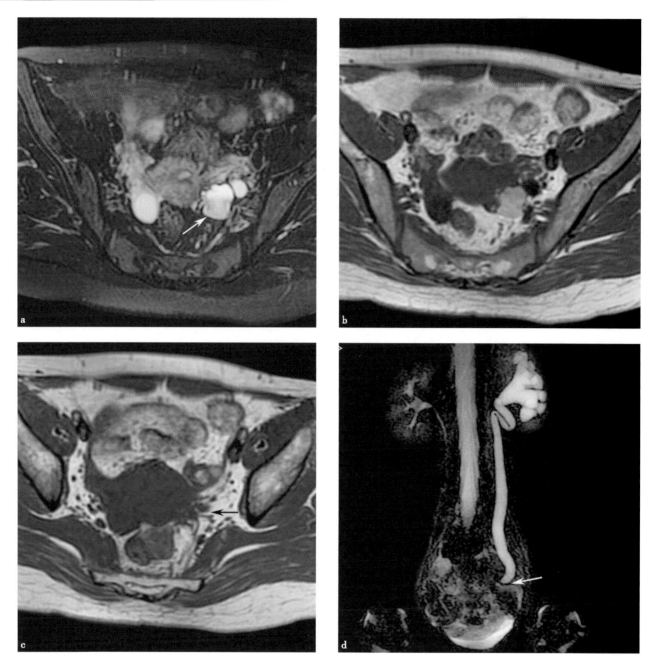

图4-4-48 盆腔子宫内膜异位症

41岁，女，左肾积水。a、b. 子宫左后方可见一不规则囊样病变（箭头），T_1WI呈高信号，T_2WI可见分层信号，提示为出血成分。c. 层面见周围组织粘连。d. 左肾积水，狭窄处为输尿管下段（箭头）。诊断：子宫内膜异位，致左肾积水

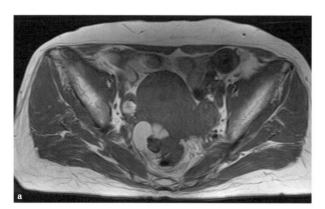
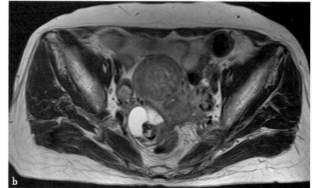

图4-4-49 盆腔子宫内膜异位症

子宫直肠右侧见不规则短T_1及抑脂长T_2信号，病灶内见长T_1短T_2信号。a. 轴位T_1WI；b. 抑脂轴位T_2WI

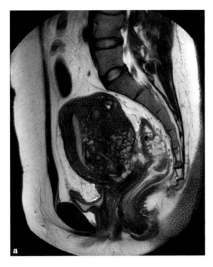
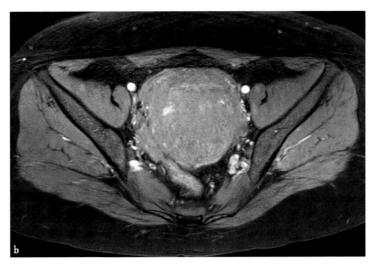

图 4-4-50 内在性子宫内膜异位症 - 腺肌病 MRI
矢状位 SE T_2WI，后壁肌层多发团片状 T_2 低信号，内见多发片状、小类圆形抑脂短 T_1、长 T_2 信号。a. T_2WI 矢状位；b. T_1WI 抑脂轴位

大，宫壁增厚，回声欠均匀或不规则低回声区，无具体包块，这些表现随月经周期而有变化；局限性子宫内膜异位症表现为局限性子宫壁增厚、隆起，边缘不清，无包膜，回声不均，常有液性暗区，常随月经周期而变大或缩小，绝经后团块逐渐缩小以至消失。

3. CT　主要为子宫影均匀增大，肌层内有子宫内膜增生所致的低密度影，该影常位于子宫影的中央，有别于使宫腔偏移的子宫肌瘤。内在性子宫内膜异位症的 CT 值在平扫和增强后无明显差异。

4. MRI　是诊断腺肌病的重要影像学方法，诊断敏感性为 77%，特异性为 89%。在 MRI 图像上，典型腺肌病表现为子宫球形增大，以后壁受累为主，因肌层中的内膜异位病灶常伴有周边平滑肌反应性增生，故在 T_2WI 呈低信号。弥漫型腺肌病表现为结合带局灶性增厚，通常单发，也可多发，边界不清。约 50% 的患者可在增厚的结合带内见到类圆形或斑片状 T_2WI 高信号灶，病理上为岛状分布为异位内膜、囊状扩张的腺体和陈旧性出血灶。腺肌病在 T_1WI 多呈等信号，有时可见到灶状高信号，在 T_2WI 信号不一，病理上为出血灶，对诊断具有重要提示意义（图 4-4-50）。

【诊断与鉴别诊断】

1. X 线　若诊断困难时可口服合成孕激素做试验性治疗，如痛经好转、月经恢复正常、子宫缩小以及其他症状消失，可确诊为子宫内膜异位症。

2. US　病灶常随月经周期而变化，绝经后团块逐渐缩小以至消失，常可以此鉴别子宫肥大症和子宫肌瘤。

3. MRI　经常与外在性子宫内膜异位症和子宫平滑肌瘤并存，在 T_2WI 上病灶信号较子宫平滑肌瘤为低。

【比较影像学】

一般应用 US 即可诊断，困难时随经期改变或口服激素随诊复查可确诊。必要时做 MRI 检查进一步确诊。

（薛华丹　何泳蓝　袁　灵　戚亚菲　林澄昱）

参 考 文 献

[1] 王淑贞. 实用妇产科学 [M]. 北京：人民卫生出版社，1987.

[2] 张汇泉. 人体畸形学 [M]. 北京：人民卫生出版社，1986.

[3] 叶惠方，翁霈云，李亚里. 妇产科医师进修必读 [M]. 北京：人民军医出版社，1996.

[4] 吴爱如. 妇科恶性肿瘤流行病学 [J]. 中国肿瘤，1997，6（11）：3-5.

[5] 周有尚，张思维，李连弟. 我国人口死亡和恶性肿瘤死亡情况分析 [J]. 中国肿瘤，1997，6（10）：9-12.

[6] 吴宁，石木兰，郝玉芝. 淋巴瘤侵犯泌尿及女性生殖系统的影像学表现 [J]. 中华肿瘤杂志，1990，5（12）：386-388.

[7] 姚迪冬，郝玉芝. 子宫、子宫阔韧带脂肪性肿瘤的影像学诊断 [J]. 临床放射学杂志，1995，14（2）：104-105.

[8] 王淑贞. 中国医学百科全书·妇产科学 [M]. 上海：上海科技出版社，1987.

[9] 郑怀美，苏应宽. 妇产科学 [M]. 2 版. 北京：人民卫生出版社，1984.

[10] Novak E. 妇产科病理学 [M]. 雷道年，黄莹方，译. 上海：上海科技出版社.

[11] 荣独山. X 线诊断学•第三部,腹部 [M]. 上海:上海人民出版社,1978.

[12] 颜小琼. 妇产科影像学 [M]. 天津:天津科技出版社,1993.

[13] 高元桂,蔡幼铨,蔡祖龙. 磁共振成像诊断学 [M]. 北京:人民军医出版社,1993.

[14] 陈星荣,沈天真,段承祥. 全身 CT 和 MRI[M]. 上海:上海医科大学出版社,1994.

[15] Zilch VHG,Baumgartl FW,蔡桂茹. 女性骨盆的磁共振断层解剖 [J]. 放射学实践,1989,3(2):132.

[16] Nauert T,Hamm B,Wolf KJ,et al. 子宫的磁共振检查技术、正常和病理解剖 [J]. 放射学实践,1991,6(3):125-131.

[17] 岳琏,李宝森,张殿文,等. 直肠子宫内膜异位症(附 4 例报告)[J]. 天津医药,1982,(2):110-112.

[18] 姚庆祥,陈烈,董克权,等. 膀胱子宫内膜异位症(附 2 例报告)[J]. 天津医药,1983,(2):118-119.

[19] 黄容泰. 右肾子宫内膜异位症一例报告 [J]. 实用放射学杂志,1987,3:132-170.

[20] 李景蕊,石木兰. 盆腔子宫内膜异位症(附4例报告)[J]. 临床放射学杂志,1988,7(5):261-262.

[21] 周世英,廖芳丽. 子宫腔粘连的 X 线表现(附 108 例分析)[J]. 实用放射学杂志,1991,7(4):193-195.

[22] 罗永桢. 膀胱子宫内膜异位 [J]. 中华放射学杂志,1994,28(2):92.

[23] 黄涌,汤积耀,王福鑫. 酷似直肠肿瘤的子宫内膜异位症并子宫肌瘤 [J]. 中华放射学杂志,1995:29(11):776.

[24] 邓星河,刘明娟. 卵巢子宫内膜异位囊肿的 MRI 和 CT 表现 [J]. 中华放射学杂志,1996,30(12):855-858.

[25] 刘文光,王桂芬,陈晓红. CT 导引下卵巢巧克力囊肿穿刺硬化剂治疗 [J]. 中华放射学杂志,1997,31(11):775-776.

[26] 刘复生,刘彤华. 肿瘤病理学 [M]. 北京:北京医科大学中国协和医科大学联合出版社,1997.

[27] 连利娟. 林巧稚妇科肿瘤学 [M]. 2 版. 北京:人民卫生出版社,1996.

[28] 刘忠柳,倪炯,王培军. DWI 对子宫内膜癌诊断的研究进展 [J]. 中国中西医结合影像学杂志,2016,14(4):485-488.

[29] Raga F,Bauset C,Remohi,et al. Reproductive impact of congenital Müllerian anomalies[J]. Human Reprod,1997,12(10):2277-2281.

[30] Jones Ⅲ WJ. Novak's Textbook of Gynecology[M]. 10th ed. Baltimore. U.S.A:Williams & Wilkins,1988.

[31] Jeffcoate SN. Principle of gynaecology[M]. 4th ed. London:Bufferworths,1975.

[32] Pellerito JS,Mccarthy SM,Doyle MB,et al. Diagnosis of uterine anomalies:relative accuracy of MR imaging,endovaginal sonagraphy,and hysterosalpingography[J]. Radiology. 1992,183(3):795-800.

[33] Reuter KL,Daly DC,Cohen SM. Septate versus bicornuate uterus:errors in imaging diagnosis[J]. Radiology,1989,172(3):749-752.

[34] Carrington BM,Hricak H,Nuruddin RN,et al. Müllerian duct anomalies:MR imaging evaluation[J]. Radiology,1990,176(3):715-720.

[35] Letterie GS,Haggerty M,Lindee G. A comparison of pelvic ultrasound and magnetic resonance imaging as diagnostic studies for müllerian tract abnormalities[J]. Int J Fertil Menopausal Stud,1995,40(1):34-38.

[36] Hricak H,Carrington BM. MRI of the pelvis. A text atlas. London:Martin Dunitz Ltd,1991:43-180,249-320

[37] Sobin LH,Wittekind Ch. TNM classification of malignant tumours[M]. 5th ed. New York:A John Wiley & Sons,Inc,Publication,1997.

[38] Ito K,Honjo K,Fujita T,et al. High resolution contrast enhanced MRI of the uterus with phased-array multicoil[J]. J Comput Assist Tomogr,1998,22(5):742-748.

[39] Wookward PJ,Gilfeather M. Magnetic resonance imaging of the female pelvis[J]. Seminar US CT MR,1998,19(1):90-103.

[40] Ascher SM,Arnold LL,Patt RH,et al. Adenomyosis:prospective comparison of MR imaging and transvaginal sonography[J]. Radiol,1994,190(3):803-806.

[41] Yu CY,Perez RM,Brown JJ,et al. MR appearance of umbilical endometriosis[J]. J Compet Assist Tomogr,1994,18(2):269-271.

[42] Volkart JR,Regis J. CT findings in pulmonary endometriosis[J]. J Comput Assist Tomogr,1995,19(1):156-157.

[43] Reinhold C,Atri M,Mehio A,et al. Diffuse uterine adenomyosis morphologic criteria and diagnostic accuracy of endovaginal sonography. Radiology,1995,197(3):609-614.

[44] Reinhold C,McCarthy S,Bret PM,et al. Diffuse adenomyosis:comparison of endovaginal US and MR imaging with histopathologic correlation. Radiol. 1996,199(1):151-158.

[45] Dykes TA,Isler RJ,Malean AC,et al. MR imaging of Asherman syndrome:total endometrial obliteration[J]. J

Comput Assist Tomogr, 1991, 15 (8): 858-860.

[46] Maldjian C, Schnall MD. Magnetic resonance imaging of the uterus body, cervix and adnexa[J]. Seminar Roentgenol, 1996, 31 (4): 257-266.

[47] Lien HH. MR imaging of invasive carcinoma of the uterus cervix[J]. Acta Radiol. 1999, 40 (3): 236-245.

[48] Hawnaur JM, Johnson RJ, Buckley CH, et al. Staging volume estimation and assessment of nodal status in carcinoma of the cervix: comparison of magnetic resonance imaging with surgical findings[J]. Clin Radiol, 1994, 49 (7): 443-452.

[49] Yu KK, Forstner R, Hricak H. Cervical carcinoma: role of imaging[J]. Abdom Imaging. 1997, 22 (2): 208-215.

[50] Ho JC, Allen PK, Bhosale PR et al. Diffusion-Weighted Magnetic Resonance Imaging as a Predictor of Outcome in Cervical Cancer After Chemoradiation[J]. International Journal of Radiation Oncology Biology Physics, 2017, 97 (3): 546-553.

[51] Kim JY, Byun SJ, Kim YS, Nam JH. Disease courses in patients with residual tumor following concurrent chemoradiotherapy for locally advanced cervical cancer[J]. Gynecologic Oncology, 2017: 144 (1): 34-39.

[52] Hricak H, Powell CB, Yu KK, et al. Invasive cervical carcinoma: role of MR imaging in pretreatment work up cost minimization and diagnostic efficacy analysis[J]. Radiology. 1996, 198 (2): 403-409.

[53] Abe Y, Yamashita Y, Namimoto T, et al. Carcinoma of the uterine cervix: high resolution turbo spin echo MR imaging with contrast enhanced dynamic scanning and T2-weighting[J]. Acta Radiol. 1998, 39 (3): 322-326.

[54] Yamashita Y, Takahashi M, Sawada T, et al. Carcinoma of the cervix: dynamic MR imaging[J]. Radiology. 1992, 182 (3): 643-648.

[55] Urban BA, Fishman EK. Spiral CT of the female pelvis: clinical applications[J]. Abdom Imaging. 1995, 20 (1): 9-14.

[56] Langer JE, Jacobs JE. High resolution computed tomography of the female pelvis: spectrum of normal appearances[J]. Seminar Roentgenol, 1996, 31 (4): 267-278.

[57] Kim SH, Han MC. Invasion of the urinary bladder by uterine cervical carcinoma: evaluation with MR imaging[J]. Am J Roentgenol, 1997, 168 (2): 393-397.

[58] Kim SH, Choi BI, Han JK, et al. Preoperative staging of uterine cervical carcinoma: comparison of CT and MRI in 99 patients[J]. J Comput Assist Tomogr, 1993, 17: 633-640.

[59] Kim SH, Choi BI, Lee HP, et al. Uterine cervical carcinoma: comparison of CT and MR findings[J]. Radiology, 1990, 175 (1): 45-51.

[60] Hawighorst H, Schvenberg SO, Knapstein PG, et al. Staging of invasive cervical carcinoma and pelvic lymph nodes by high resolution MRI with a phased-array coil in comparison with pathological findings[J]. J Comput Assist Tomogr, 1998, 22 (2): 75-81.

[61] Heron CW, Husband JE, Williams MP, et al. The value of CT in the diagnosis of recurrent carcinoma of the cervix[J]. Clin Radiol, 1988, 39 (5): 496-501.

[62] Dappa E, Elger T, Hasenburg A, et al. The value of advanced MRI techniques in the assessment of cervical cancer: a review[J]. Insights Imaging, 2017, 8 (5): 471-481.

[63] Dore R, Moro G, D'Andrea F, et al. CT evaluation of myometrium invasion in endometrial carcinoma[J]. J Comput Assist Tomogr, 1987, 11 (2): 282-289.

[64] Kumar NB, Hart WR. Metastases to the uterine corpus from extragenital cancers: a clinicopathologic study of 63 cases[J]. Cancer, 1982, 50 (10): 2163-2619.

[65] Togashi K, Ozasa H, Konishi I, et al. Enlarged uterus: differentation between adenomyosis and leiomyoma with MR imaging[J]. Radiology, 1989, 171 (2): 531-534.

[66] Nishimura K, Togashi K, Itoh K, et al. Endometrial cysts of the ovary: MR Imaging[J]. Radiology, 1987, 162 (2): 315-318.

[67] Nyberg DA, Porler BA, Olds MO, et al. MR Imaging of hemorrhagic adnexal masses[J]. J Comput Assist Tomogr, 1987, 11 (4): 664-669.

[68] Togashi K, Ozasa H, Itoh, et al. Enlarged uterus: differentiation between adenomyosis and leiomyoma with MRI[J]. Radiology, 1989, 171 (2): 531-534.

[69] Arrive L, Hricak H, Martin MC. Pelvic endometriosis: MR imaging[J]. Radiology, 1989, 171 (3): 687-692.

[70] Zawin M, McCathy S, Scouth L, et al. Endometriosis: appearance and detection at MR imaging[J]. Radiology, 1989, 171 (3): 693-696.

[71] Nardi PM, Ruchman RB. CT appearance of diffuse peritoneal endometriosis[J]. J Comput Assist Tomogr, 1989, 13 (6): 1075-1077.

[72] Wolf GC, Kopecky KK. MR imaging of endometriosis arising in cesarean section scar[J]. J Comput Assist Tomogr, 1989, 13 (1): 150-152.

[73] Gerard PS, Berman D, Zafaranloo S. CT and ultrasound of

gallbladder adenomyomatosis mimicking carcinoma[J]. J Comput Assist Tomogr, 1990, 14(3): 490-491.

[74] Binkovitz LA, King BF, Ehman RL. Sciatic endometriosis: MR appearance[J]. J Comput Assist Tomogr, 1991, 15(3): 508-510.

[75] Togashi K, Nishimura K Kimura I, et al. Endometrial cysts: diagnosis with MR imaging[J]. Radiology, 1991, 180(1): 73-78..

[76] Sugimara K, Takemori M, Sugiara M, et al. The value of magnetic resonance relaxation time in staging ovarian endometrial cysts[J]. Br J Radial, 1992, 65(744): 502-506.

[77] Bret PM, Guibaud L, Atri M, et al. Transvaginal US guided aspiration of ovarian cysts and solid pelvic masses[J]. Radiology, 1992, 185(2): 377-380.

[78] Outwater E, Schiebler ML, Owen RS, et al. Characterization of hemorrhagic adnexal lesions with MR imaging: blinded reader study[J]. Radiology, 1993, 186(2): 489-494.

[79] Sugimura K. Okiguka H, Imaoka I, et al. Pelvic endometriosis: detection and diagnosis with chemical shift MR imaging[J]. Radiology, 1993, 188(2): 435-438.

[80] Shaaban AM, Rezvani M, Haroun RR, et al. Gestational trophoblastic disease: clinical and imaging features[J]. Radiographics, 2017, 37(2): 681-700.

[81] Seckl MJ, Sebire NJ, Berkowitz RS. Gestational trophoblastic disease[J]. Lancet, 2010, 376(9742): 717-729.

[82] Seckl MJ, Sebire NJ, Fisher RA, et al. Gestational trophoblastic disease: ESMO clinical practice guidelines for diagnosis, treatment and follow-up[J]. Ann Oncol, 2013, 24: vi39-vi50.

第五章　卵巢疾病

第一节　卵巢囊肿及非肿瘤性囊性病变

卵巢囊肿及非肿瘤性囊性病变是卵巢最常见生理或病理性改变，大多是由于卵巢的功能性改变形成的潴留囊肿，临床上不需特殊处理，但在形态学上的这些改变常易与卵巢肿瘤相混淆，造成鉴别诊断上的困难。

一、功能性囊肿

【概述】

卵巢功能性囊肿（functional cyst）是由于卵巢的功能性改变形成的潴留囊肿，其病变体积一般不大，多能自行消退，临床上不需特殊处理。功能性卵巢囊肿包括滤泡囊肿（follicular cyst）、黄体囊肿（corpus luteum cyst）和卵泡膜黄素囊肿（theca lutein cyst）。滤泡囊肿最为多见，是由于成熟滤泡不破裂或闭锁卵泡持续增长，使卵泡腔内液体潴留而形成囊肿。病理上滤泡囊肿呈单房圆形或卵圆形，大小通常在5cm以下，很少超过8cm。囊壁菲薄，囊液为清亮液体。黄体囊肿为排卵后囊性黄体持续存在，囊腔内积液或产生黄体血肿而形成。黄体囊肿一般大于3cm，偶可达10cm，囊壁呈琥珀色，囊液呈黄色。黄体囊肿虽多见于妊娠期，但也可发生于非妊娠期。

卵泡膜黄素囊肿是绒毛膜促性腺激素刺激卵泡，引起双侧卵泡增大而形成，常见于葡萄胎或绒毛膜细胞癌患者，当原发病灶治愈后病变会自行消退。

【临床特点】

一般无特殊症状，多为偶然发现。临床可合并不孕症、功能性子宫出血、慢性盆腔炎、子宫肌瘤等，囊肿也可扭转或破裂产生急腹症症状。

【影像检查技术与优选】

超声为卵巢囊肿首选的影像学检查技术，少数较复杂的囊肿需要MRI检查协助评估。囊肿扭转或破裂形成急腹症时，超声和CT是临床常用的影像诊断技术。

【影像学表现】

1. **超声检查的表现**　滤泡囊肿呈单房圆形或卵圆形，大小通常在5cm以下，很少超过8cm。囊壁菲薄，囊液无回声。黄体囊肿表现为圆形或花瓣样囊性结构，壁薄稍厚，囊液后方回声可增强。随诊检查上述囊肿在2～3个月内消失。卵泡膜黄素囊肿多为双侧性，其内可有纤细光滑的分隔光带回声。

2. **CT的表现**　滤泡囊肿和黄体囊肿多为单侧发生，多小于5cm。绝大多数囊肿为单房，圆形或卵圆形，滤泡囊肿壁薄且均匀，边缘光滑，有时CT不能显示囊壁，增强扫描囊壁可有轻度强化，使囊肿边界更清晰。黄体囊肿的囊壁可稍厚，为2～3mm，呈锯齿样，增强扫描囊肿壁呈明显强化，为其特征性表现。多数囊肿囊液CT值与水接近，密度均匀，黄体囊肿囊液密度可略高或不均匀，如囊内和盆腔出现高密度出血区，结合临床可考虑黄体囊肿破裂（图4-5-1）。

3. **MRI的表现**　滤泡囊肿一般在T_1WI为低信号，T_2WI为高信号（图4-5-2）。黄体囊肿内囊液信号表现多样，若囊液中含较多蛋白成分或出血物质，囊肿在T_1WI和T_2WI上均可表现为高信号，或囊内可见小灶状T_1WI高信号T_2WI低或中等信号，提示为黄体内血肿或凝血块。增强扫描囊肿壁呈轻中度强化，黄体囊肿囊壁可呈锯齿状明显强化（图4-5-3）。

【诊断要点】

卵巢功能性囊肿多因其他检查偶然发现，育龄期多见。影像学表现为一侧（见于滤泡囊肿、黄体囊肿）或双侧（见于卵泡膜黄素囊肿）附件区类圆形薄壁囊性病变，随访常可自行吸收。黄体囊肿囊壁若呈锯齿状明显强化为其特征性表现。

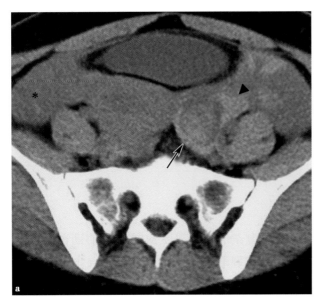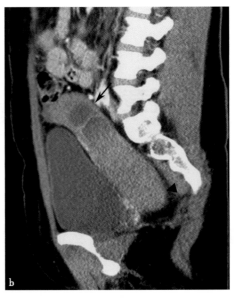

图 4-5-1　左卵巢黄体囊肿破裂

女性，30 岁，腹痛 1 天。a. 轴位 CT 平扫显示左侧附件区类圆形病灶（箭），其内密度较高，周围可见环以高密度影（箭头），伴腹腔积液（*）；b. 矢状位 CT 增强示盆腔积血（箭头）

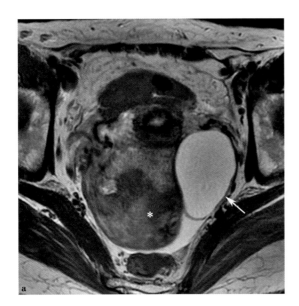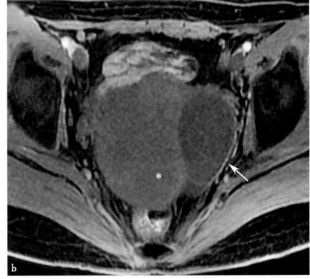

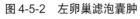

图 4-5-2　左卵巢滤泡囊肿

a～c. 轴位 T_1WI（a）和轴位 T_2WI（b）显示左侧附件类圆形囊性病灶（箭），壁薄，边缘光滑；轴位 T_1WI 增强（c）示囊壁强化。子宫侵袭性葡萄胎（*）

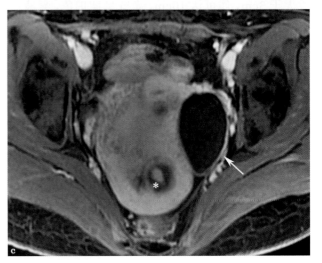

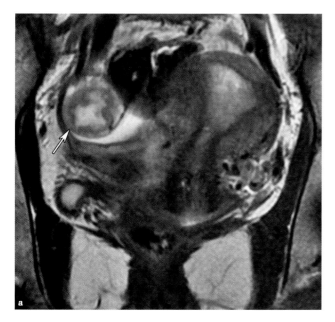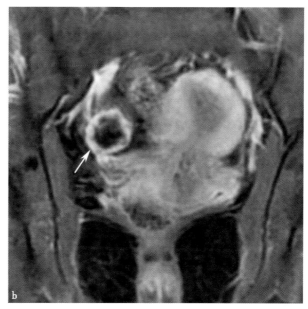

图 4-5-3 右卵巢黄体囊肿
a. 冠状位 T_2WI 示右侧附件区囊性病变,壁较厚,呈锯齿样(箭);b. 轴位 T_1WI 增强示囊壁呈明显强化

【鉴别诊断】

1. **卵巢囊腺瘤** ①囊腺瘤多较功能性囊肿体积大,多 >5cm。②若发现壁结节则提示为卵巢肿瘤而非功能性囊肿。③两者鉴别依赖动态观察,建议追踪 4～6 周,功能性囊肿可自行消失,而囊腺瘤则持续存在甚至体积变大。

2. **子宫内膜异位囊肿** ①患者常有典型痛经史。②T_2WI 可见"暗影征",此征在黄体囊肿中极为少见。

3. **异位妊娠** 常发生输卵管,孕囊的影像学表现可与黄体囊肿类似,两者发生破裂时的症状和影像学表现亦相似,鉴别点在于:①异位妊娠孕囊密度/信号更为混杂,部分其内可见条状或结节状胚芽结构。②异位妊娠有停经和血及尿 hCG 升高。

二、卵巢冠囊肿

【概述】

卵巢冠囊肿(parovarian cyst)又称卵巢旁囊肿、输卵管旁囊肿、阔韧带囊肿,位于卵巢与子宫之间的阔韧带或输卵管系膜上,为女性非生殖器官囊性肿物中最常见的一种。绝大多数为单纯性囊肿,极少数也可恶性变(2%～3%)。多发生在育龄期妇女。

【临床特点】

大多数患者无明显临床症状,部分患者可出现腹痛、月经周期不明原因紊乱及下腹部压迫等症状,囊肿较大时可发生扭转,表现为急腹症症状。

【影像检查技术与优选】

卵巢冠囊肿临床诊断的主要方法为超声。CT

和 MRI 应用较少,但 MRI 可以显示超声未能探及的同侧卵巢、囊内乳头状赘生物和囊内分隔。

【影像学表现】

1. **超声检查的表现** 卵巢旁囊性包块,单房,壁薄无分隔,囊内透声好,有时可见囊内乳头状回声。根据卵巢冠囊肿卵巢外的特定发病部位,超声探及同侧与囊肿相分开的正常卵巢可作为诊断卵巢冠囊肿的特征性征象。

2. **CT 和 MRI 的表现** 一侧附件区单发的类圆形或卵圆形的单房囊性肿块,张力较低,易受周围结构挤压而致接触面变平或凹陷,或病灶向阻力较小的间隙生长而局部突出。病变边界清楚、壁薄,囊壁密度与周围软组织密度相近,囊液多呈均匀水样密度/信号,内部分隔及壁乳头少见。增强扫描囊壁不强化或呈轻度强化(图 4-5-4)。需要注意的是,囊肿多与同侧卵巢分离或相邻,同侧正常卵巢或病变卵巢的显示为该病诊断的重要依据,因此,应仔细寻找卵巢结构并判断它和囊肿的关系(图 4-5-5)。少部分卵巢受压变形明显者或绝经期女性卵巢萎缩者,可通过多方位观察,并依据卵巢静脉走行寻找卵巢。

【诊断要点】

育龄期女性,如遇到附件区卵巢旁张力较低的单房、薄壁囊性肿物,易于做出卵巢冠囊肿的诊断。

【鉴别诊断】

卵巢冠囊肿误诊率高,常因对本病认识不足将其误诊为卵巢囊性病变,故需与附件区其他囊性病变鉴别。

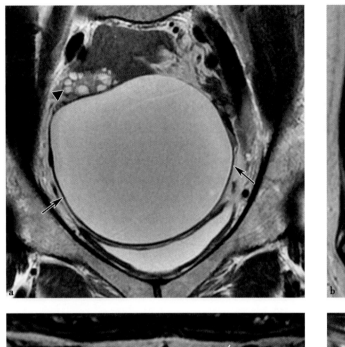
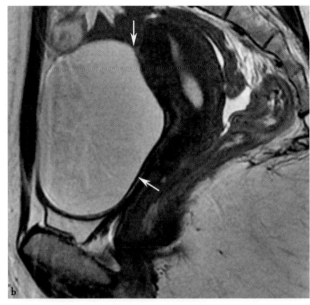
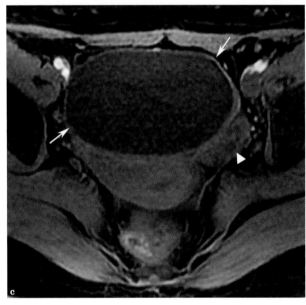
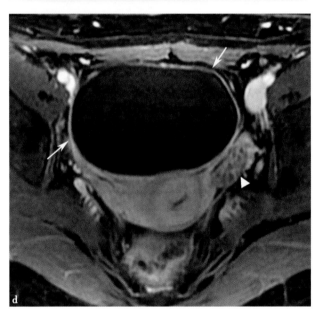

图 4-5-4　卵巢冠囊肿

a、b. 为一个病例，病变在左侧。T$_2$WI 冠状位（a）和矢状位（b）示盆腔高信号囊性病变（箭），张力较低，壁薄，边界清，可见右侧正常卵巢（箭头）；c、d. 为另一病例，病变在右侧。T$_1$WI 轴位（c）示病变呈低信号，增强扫描（d）囊壁强化，可见左侧正常卵巢（箭头）

1. **卵巢囊肿**　①两者鉴别关键是同侧卵巢显示，尤其当卵巢明显萎缩或同时伴卵巢其他病变时，要仔细辨别。②卵巢冠囊肿一般张力较低，也可作为与卵巢囊肿的区别点。③卵巢功能性囊肿随访可自行消失，卵巢冠囊肿则持续存在。

2. **输卵管积液**　①影像学表现多为腊肠样或长管状囊性病变，部分患者也可表现为卵巢旁圆形或卵圆形囊性病变。②常伴有或曾有输卵管炎症的临床表现。

3. **腹膜包涵囊肿**　①一般没有囊壁，外形不规则。②常有腹膜创伤、盆腹腔感染或盆腔手术的病史。

三、子宫内膜异位囊肿

【概述】

卵巢子宫内膜异位囊肿（endometriotic cyst）也称为巧克力囊肿，是由子宫内膜植入到卵巢、在雌激素和孕激素的作用下发生周期性出血而形成的潴留性囊肿，卵巢也是子宫内膜组织异位生长最常见的部位。多见于育龄女性，约 5% 见于绝经后女性，可能与激素替代治疗有关。

【临床特点】

常见的临床症状为痛经，患者还常合并其他部位内异症，40%～50% 内异症患者可并发不孕。月

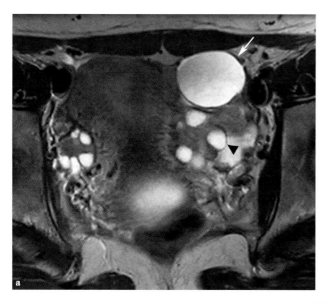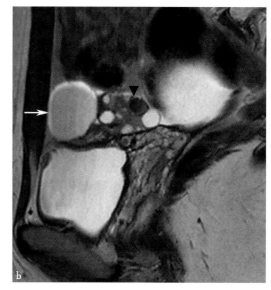

图 4-5-5 左卵巢冠囊肿

a、b. T$_2$WI 轴位（a）和矢状位（b）示左侧盆腔类圆形囊性病变（箭），与左侧正常卵巢（箭头）相邻

经失调、性交痛也较常见。部分患者可无明显症状，于体检时偶然发现。

囊肿破裂时可引起剧烈腹痛和腹膜刺激征象，严重时甚至发生休克。

临床查体可扪及附件区囊性包块，边界清或不清，活动或与周围组织粘连固定，多有压痛。

【影像检查技术与优选】

超声是诊断卵巢子宫内膜异位囊肿首选的检查方法，同时能较为便捷地观察病变的动态变化。MRI 较超声和 CT 能更好地显示囊肿的形态及成分，具有非常高的诊断价值，故在 CT 或超声诊断困难时，应首选 MRI 检查。

在 MRI 检查中，脂肪抑制序列（尤其是抑脂 T$_1$WI）对子宫内膜异位囊肿的诊断非常重要，一方面可以将出血高信号与脂肪高信号相鉴别，另一方面抑脂 T$_1$WI 能够更清晰地显示病灶边界，有利于小的内膜异位病灶的检出和定位。对于脂肪抑制 T$_2$WI，推荐应用频率饱和法进行脂肪抑制，此方法仅能用于高场强 MRI。短时间反转恢复法（STIR）虽然对场强要求不高，但是出血和脂肪的反转时间相仿，内膜异位囊肿的出血信号也可被抑制呈低信号，易引起误诊。

【影像学表现】

1. 超声检查的表现 病变以囊性和囊实性为主，常呈圆形或椭圆形，边界不清，囊壁厚，毛糙，囊内有较密集的光点分布。

2. CT 的表现 病灶大小为 3～8cm，30%～50% 累及双侧卵巢。单房或多房，多房时常表现为子房

位于主房周围，囊壁常模糊且较厚，与周围结构分界不清，这是由于经期子宫内膜异位囊肿囊腔内反复出血，血液刺激囊壁产生纤维化并与周围组织粘连所致（图 4-5-6）。囊液密度常较高，新鲜出血时囊液呈更高密度，为特征性表现。增强扫描囊壁及房间隔呈中度或明显强化（图 4-5-7）。

3. MRI 的表现

（1）形态特点：囊肿穿破后流出的血液被重新包裹，在其周围形成多个较小的囊肿，称之为"卫星囊"，多个囊肿融合呈分叶状边缘，形似花瓣，称之为"花瓣囊"，囊内纤维组织增生形成分隔。多发囊肿或囊内分隔、"卫星囊"或"花瓣囊"是卵巢子宫内膜异位囊肿的形态特征（图 4-5-8）。

（2）信号特点：囊肿因出血时间不一，MRI 信号复杂而多变，因含有较多蛋白成分（如正铁血红蛋白等），在 T$_1$WI 多呈高信号，在 T$_2$WI 上可呈高信号，但常不均匀，且低于水样高信号，也可呈低信号。增强扫描囊壁及分隔呈中等或明显强化，囊液不强化。

（3）"暗影征"（shading sign）：即 T$_1$ 高信号囊肿在 T$_2$ 上表现为相对低信号，是卵巢内膜异位囊肿的特异征象，在其他出血性囊肿中少见。文献报道这是由于长期反复周期性出血，血浆水分被吸收、黏稠囊液中自由水分子含量减少、囊液中含有高浓度铁和蛋白成分，缩短 T$_2$ 弛豫时间造成 T$_2$WI 呈低信号（图 4-5-9）。

（4）DWI 有助于鉴别囊内凝血块和肿瘤恶变的区域，恶变区域 ADC 上呈低信号。

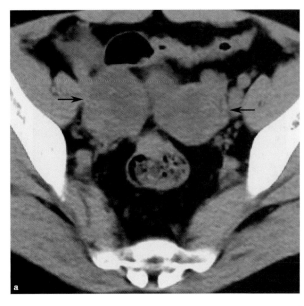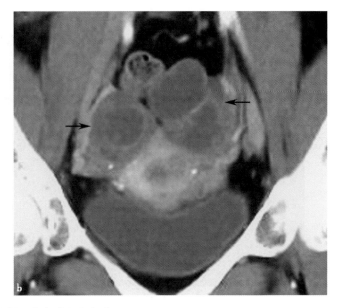

图 4-5-6 双侧卵巢子宫内膜异位囊肿

女性,30 岁,不孕 3 年,间断下腹痛 3 个月余。a. CT 轴位平扫显示双侧卵巢囊性病变(箭),密度不均匀,内壁较模糊;b. 冠状位增强示囊壁及房间隔呈明显强化

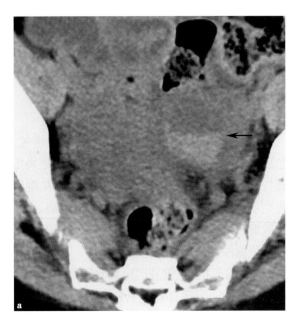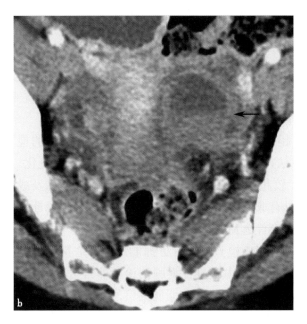

图 4-5-7 左侧卵巢子宫内膜异位囊肿

女性,30 岁,下腹痛 17 小时。a. CT 平扫显示左侧卵巢类圆形囊性病变(箭),腔内可见高密度液平面;b. 增强扫描示囊壁较厚、模糊且呈明显强化

【诊断要点】

典型内膜异位囊肿小至中等大小,单房或外子囊型多房,囊肿分界模糊,囊壁及囊内分隔较厚,囊液密度略高或见囊内新鲜出血,MRI 可见"暗影征",增强后囊壁及分隔呈中度至明显强化,结合患者痛经史一般不难诊断。

【鉴别诊断】

对影像表现和临床表现不典型的卵巢子宫内膜异位囊肿还要与卵巢其他病变鉴别。

1. **卵巢功能性囊肿** 多为水样密度 / 信号,境界清晰,当合并出血时则鉴别困难。出血性囊肿多为单侧、单房,在 T_2WI 高信号中不会出现"暗影征"和"卫星囊"的改变,临床发病较急,可有急性腹痛症状,随访观察囊肿出血可吸收。

2. **黏液性囊腺瘤** 巨大、多房、光滑、薄壁囊肿,多房时子囊常位于主囊内,可见房内房。

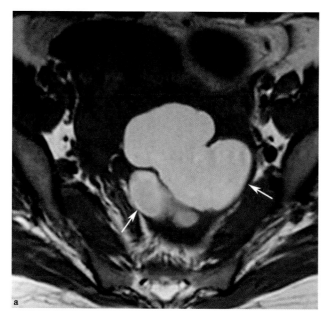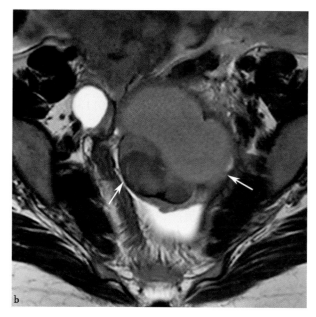

图 4-5-8 左侧卵巢子宫内膜异位囊肿

女性,30 岁,偶然发现卵巢囊肿 7 年。a、b. 轴位 T_1WI(a)和 T_2WI(b)显示多房囊性病变,边缘分叶状(箭),囊内呈短 T_1 短 T_2 信号

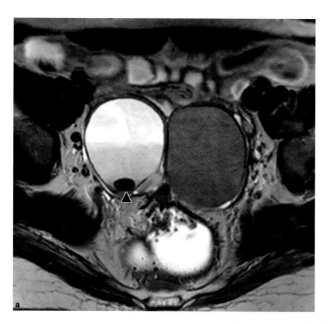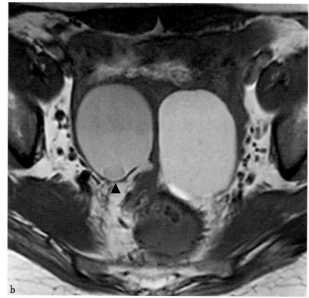

图 4-5-9 双侧卵巢子宫内膜异位囊肿

女性,26 岁,腹痛 2 个月余。a、b. T_2WI(a)显示左侧卵巢囊肿呈低信号,右侧卵巢囊肿呈高信号;T_1WI(b)示双侧卵巢囊肿均为高信号,且左侧为著,提示右侧病灶为陈旧性出血,腔内另可见陈旧性血块(箭头),左侧病灶为亚急性出血

3. **畸胎瘤** 含脂肪成分,采用脂肪抑制技术或化学位移成像可以区别出血和脂肪,如能看到脂液平面或钙化征象更支持畸胎瘤的诊断。

四、多囊卵巢综合征

【概述】

多囊卵巢综合征(polycystic ovary syndrome,PCOS)是育龄期女性最常见的妇科内分泌紊乱疾病,患病率为 5%~10%,约占妇科无排卵性不孕症患者的 30%~60%。PCOS 的诊断主要依据临床、生化和形态学的标准,影像上表现为卵巢多囊样改变(polycystic ovarian morphology,PCOM)。但是,并非所有的 PCOM 都可以诊断为 PCOS。

目前为止,就 PCOS 诊断标准,国际专家共提出 3 个共识,分别是 1990 年美国国立卫生研究院(NIH)制定的 NIH 标准,2003 年美国生殖医学学会

（ESHRE）与欧洲人类生殖及胚胎学会（ASRM）联合提出的鹿特丹标准，以及 2006 年美国雄激素过多 -PCOS 学会（AE-PCOS）提出的 AES 标准。2011年我国卫生部颁布了中国"多囊卵巢综合征诊断标准"，2018 年诊疗指南延用了中国 2011 年诊断标准。各类诊断标准具体差异见表 4-5-1。

【临床特点】

该病临床表现多样，如月经稀发、闭经、雄激素增多、不孕、多毛、痤疮、肥胖等，部分患者有胰岛素抵抗。妊娠期自然流产、子痫前期、妊娠期糖尿病、胎儿生长受限、早产等发病风险增加。远期增加 2型糖尿病、心脑血管疾病、非酒精性脂肪肝、代谢综合征、阻塞性睡眠呼吸暂停综合征、雌激素相关性恶性肿瘤等疾病发病风险。

实验室检查显示雄性激素水平升高。

【影像检查技术与优选】

PCOS 的影像学检查以超声为主，由于部分多囊卵巢综合征患者同时存在肥胖体质，经腹超声图像质量不佳，而经阴道超声则能避免经腹部超声中肥胖以及肠气的干扰，从而清晰直接地观察患者卵巢及卵泡状态。无法行经阴道超声检查或诊断不清的患者可以选择行 MRI 检查进行评估。

【影像学表现】

1. **超声检查表现**　双侧卵巢体积增大，至少一侧卵巢体积大于 10cm³；卵泡数量增多，呈多个大小不等的无回声区，评估卵泡的大小、数量和体积是超声诊断多囊卵巢的关键，至少需要有 12 个或者更

表 4-5-1　PCOS 国内外诊断标准对比

	低排卵或无排卵	雄激素增多症（临床和生化检查）	PCOM
NIH 标准（2 条同时满足）	必须	必须	—
鹿特丹标准（满足 3 条中任意 2 条）	非必须	非必须	非必须
AES 标准（雄激素增多症加另外 2 条之一）	非必须	必须	非必须
中国诊断标准（排卵异常加另外 2 条之一）	必须	非必须	非必须

多数量的直径在 2～9mm 的卵泡；卵巢髓质回声强度增加。多普勒超声显示点状、粗条状血流，呈高速低阻形式。

2. **MRI 表现**　双侧卵巢体积增大，皮质下多发呈 T_1WI 低信号 T_2WI 高信号的囊肿，卵巢中央部分髓质因富含细胞间质而呈 T_1WI 和 T_2WI 低信号（图 4-5-10）。

【诊断要点】

育龄期女性，根据其典型的临床表现及雄性激素水平检测结果，结合卵巢多囊样改变的影像学检查特点，不难对本病作出诊断。

【鉴别诊断】

由于许多影像科医师不清楚 PCOS 的定义，导致部分仅有 PCOM 的女性被错误地诊断为 PCOS。此外，PCOS 的影像学表现与正常卵巢也有一定重

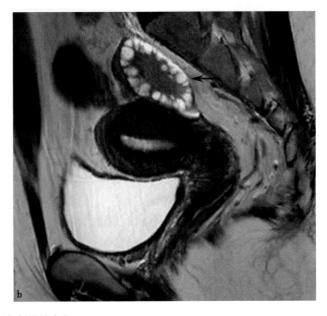

图 4-5-10　多囊卵巢综合征

女性，29 岁，月经不调 15 年，不孕 4 年，雄激素水平增高。a、b. 轴位 T_2WI 脂肪抑制及矢状位 T_2WI 示双侧卵巢增大，皮质内卵泡密集排列，中央髓质呈低信号

叠。PCOS 和 PCOM 与正常卵巢的鉴别诊断都需要结合临床表现及相关激素水平。

五、腹膜包涵囊肿

【概述】

腹膜包涵囊肿（peritoneal inclusion cyst）又称为盆腔腹膜假性囊肿、炎性腹膜囊肿、多房包涵囊肿、良性囊性间皮瘤等，多发生于腹膜创伤、盆腹腔感染后或腹部术后，盆腔腹膜的吸收功能下降，盆腔腹膜的炎性渗出及卵泡液逐渐积聚，形成盆腔假性囊肿。

文献报道的发病年龄范围包括 15～92 岁，但此病好发于育龄期卵巢功能活跃的女性，少见于绝经后女性，男性亦少见。

【临床特点】

临床症状多不典型，国内相关资料报道大部分患者有下腹坠胀隐痛不适，表现为慢性、持续性钝痛、隐痛。也有学者报道腹痛与月经周期有关，在排卵期加重，当伴有肠粘连时可感腹胀、恶心、阵发性腹痛，部分患者无明显临床症状或因不育就诊发现。少部分患者排尿时胀痛，肛门坠胀。

妇科检查可触及附件区囊性肿物，外形不规则，边界不清，张力低，多无压痛，有粘连感，活动差。

【影像检查技术与优选】

和多数妇科疾病一样，超声是腹膜包涵囊肿的一线检查，但缺乏特异性。对于超声诊断不明确的患者，可行 CT 和 MRI 检查进一步评估，增强检查诊断效能更佳。

【影像学表现】

1. **超声检查的表现**　一侧或双侧附件区大小不等、形态不规则的无回声区、壁薄，内可见分隔，很难探及囊壁血流信号。有时无回声区的中间或侧壁可探及正常卵巢组织，有时易将卵巢周围积液部分看成囊性部分、将卵巢组织看成实性部分，从而误诊为卵巢肿瘤。

2. **CT 和 MRI 的表现**　腹膜包涵囊肿形态多不规则，这是因为它的壁是由周围解剖结构构成或粘连形成，并不是真正的囊肿壁。腹膜包涵囊肿张力低，囊内呈水样密度或信号，内可见出血或碎屑成分，无壁乳头。囊内可有完全或不完全性分隔，分隔和分房数量不定。增强扫描因周围解剖结构显示更加清晰使病变边界更加清楚，囊内分隔无强化或微弱强化。卵巢和腹膜包涵囊肿相分开时可与卵巢囊性肿块相鉴别；卵巢和病变不可分开时，卵巢常

被不规则形液体和分隔包绕，形成囊内内容物或囊壁的一部分，但是不会累及卵巢实质，为该病的特征性表现，但注意勿将卵巢误认为肿瘤的实性结节。

【诊断要点】

腹膜包涵囊肿常有下腹部手术史或慢性腹痛史，妇科检查可扪及盆腔内活动差、边界不清的囊性包块，影像学表现为形态不规则的多房囊性包块，水样密度或信号、张力低，易受周围结构影响而变形。

【鉴别诊断】

1. **卵巢冠囊肿**　囊肿多呈卵圆形，单房、壁薄，与同侧卵巢分离或相邻，可见同侧正常卵巢。

2. **卵巢癌**　①多表现为一侧或双侧附件区囊实性肿物，同侧卵巢不可见。②进展期病例腹腔内可见腹膜转移灶及腹水。

3. **包裹性积液**　①积液多位于腹水常积聚的部位，常继发于恶性肿瘤或炎性粘连。②常伴局部腹膜增厚、强化。③与卵巢相距较远。

第二节　卵巢上皮性肿瘤

卵巢上皮性肿瘤（epithelial ovarian tumor）是最常见的卵巢肿瘤，约占所有原发性卵巢肿瘤的 60%，占卵巢恶性肿瘤的 85%～90%。这类肿瘤的发病率随着年龄增加而增高，最常见于 60～70 岁女性，较少见于青春期之前。卵巢上皮性肿瘤根据组织来源分为多种亚型，包括浆液性肿瘤、黏液性肿瘤、子宫内膜样肿瘤、透明细胞肿瘤、Brenner 瘤、浆黏液性肿瘤和未分化癌。根据肿瘤的组织学特征和生物学行为，卵巢上皮性肿瘤分为良性肿瘤、交界性肿瘤和恶性肿瘤三种类型。

一、卵巢良性上皮性肿瘤

卵巢良性上皮性肿瘤以浆液性囊腺瘤最为多见，发生率约占卵巢良性上皮性肿瘤的 25%，其次为黏液性囊腺瘤，所占比例约为 20%，其他少见类型有良性 Brenner 瘤、腺纤维瘤等。

（一）囊腺瘤

【概述】

卵巢囊腺瘤（ovarian cystadenoma）是目前临床中较为常见的一种卵巢上皮组织来源的肿瘤，可发生于任何年龄段，但是以 20～50 岁较为常见。

【临床特点】

肿瘤较小时多无症状，生长至一定大小时患者可出现腹胀、内分泌紊乱或压迫症状（如尿频、便

秘等），合并腹水或肿瘤过大时可引起呼吸困难、心悸、下肢水肿。查体时可在腹部扪及包块，合并腹水时，腹部叩诊有移动性浊音。如果发生肿瘤蒂扭转、破裂、出血、坏死或感染，患者可出现急腹症症状，临床可见发热、腹痛、腹肌紧张、白细胞升高等。

【影像检查技术与优选】

经腹或经阴道超声是目前诊断卵巢肿瘤的首要的影像学检查方法。CT 和 MRI 检查能更直观地显示肿瘤的形态特征以及与周围组织结构的关系，MRI 检查对性质难以判断的卵巢肿瘤有重要的诊断价值。

【影像学表现】

1. **超声检查表现** 一般具有典型的囊肿表现，肿物边界清楚、光滑，内部为无回声区或均匀低水平回声，后壁回声增强。多房囊肿无回声区内可见纤细高回声带。部分肿瘤内壁可见中等或较强乳头状回声，轮廓清晰。

2. **CT 表现** 多以单侧发生，浆液性囊腺瘤约 15% 为双侧，黏液性囊腺瘤双侧发生的比例更低，为 2%～5%。肿瘤一般体积较大，浆液性囊腺瘤大小为 3～12cm，黏液性囊腺瘤一般更大，直径常在 10cm 以上。

浆液性囊腺瘤形态以单房为主，囊壁光整清楚，绝大多数为均匀薄壁，囊内密度均匀呈水样，CT 值接近于水。少数病变呈多房改变，囊内间隔较少且纤细，囊壁及分隔厚度小于 3mm（图 4-5-11）。约 10% 的病例囊壁或分隔可见少量点状或线状钙化灶。增强扫描病变常无强化，或者仅见分隔和囊壁呈轻度强化。

黏液性囊腺瘤多呈多房囊肿样改变，边界清晰，囊壁及房间隔壁较薄，也可薄厚不一，部分病例可见到边界清晰的单个或多个乳头状突起，但不超过 3mm。各分房因囊液蛋白含量不同，密度可不一致，CT 值为 40～70Hu，但每个分房常密度均匀。部分分房内可见房内房，为黏液性囊腺瘤的特征性表现。囊壁及房间隔钙化较浆液性肿瘤少见。增强扫描囊壁、房间隔及乳头可见强化。应注意，黏液性囊腺瘤部分分房密度类似于实性结节，易误诊为恶性肿瘤，应仔细测量增强前后的 CT 值以避免误诊。若该区域增强前后 CT 值无变化则为囊性，若 CT 值增加 10Hu 以上则为实性（图 4-5-12）。

3. **MRI 的表现** 卵巢囊腺瘤在 MRI 上的表现与 CT 相似，但又不完全相同，MRI 能更有效地反映瘤内组织成分。但是两者对于此病均能够取得较为理想的诊断结果。

浆液性囊腺瘤呈圆形或类圆形，壁薄、厚薄一致、光整锐利（图 4-5-13），部分可见纤细分隔，极少数病例可见到小而边界清晰的乳头结节（图 4-5-14），囊内液体信号均匀，T_1WI 呈低信号，T_2WI 呈高信号，少数于 T_1WI 上可呈高信号。黏液性囊腺瘤多房，囊壁及房间隔较薄，囊腔于 T_1WI 上呈低～等信号，T_2WI 呈等～高信号，且各房信号可不相同，部分小分房因蛋白成分或出血的集中而呈 T_1WI 高信号（图 4-5-15）。增强扫描囊壁、分隔及乳头结节呈均匀强化。

【诊断要点】

大多数患者是体检或者偶然发现腹部肿块时发现患有此病。影像学多呈现为单侧或双侧附件区壁薄、外缘光滑的单房或多房囊性病变，偶可见实性壁结节。注意观察肿瘤的内部结构、密度特点、囊壁情况、与周围组织关系及强化程度，一般能够对此病做出诊断。

【鉴别诊断】

浆液性囊腺瘤与黏液性囊腺瘤的影像学表现有较多的重叠，尤其当黏液性囊腺瘤分房较少、密度或信号较均匀时，两者常常无法鉴别。卵巢囊腺瘤需与以下疾病鉴别。

1. **卵巢功能性囊肿** ①功能性囊肿多较囊腺瘤小，一般 <5cm，一般无间隔。②若发现壁结节则提示为卵巢肿瘤而非功能性囊肿。③增强扫描黄体囊

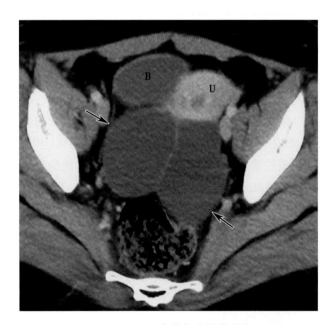

图 4-5-11 右卵巢浆液性囊腺瘤

轴位增强 CT 显示盆腔双房囊性病变，囊壁光滑，囊内分隔纤细且呈轻度强化，囊腔无强化；B：膀胱；U：子宫

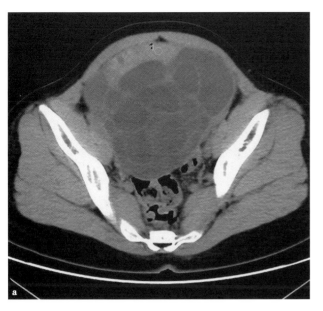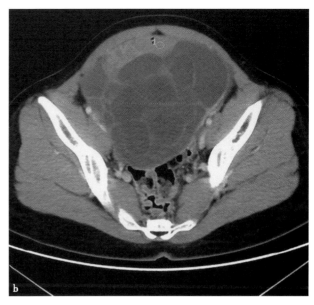

图 4-5-12　左卵巢黏液性囊腺瘤

a、b. 轴位 CT 平扫（a）和增强（b）显示多房囊性肿物，分房大小、密度不等，部分分房密度类似实性，但增强前后 CT 值无变化（游标 1）

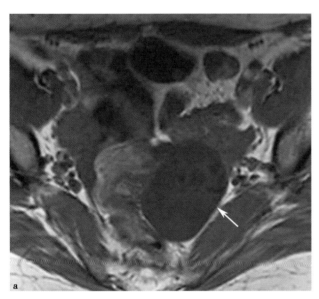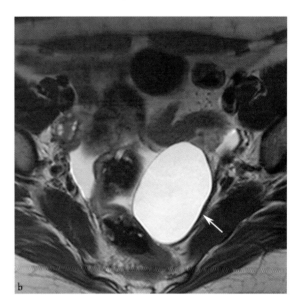

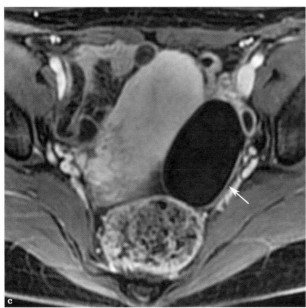

图 4-5-13　左卵巢浆液性囊腺瘤

a、b. 轴位 T_1WI（a）和 T_2WI（b）示单房囊性病变，囊液呈水样信号，囊壁菲薄；c. 注入造影剂后囊壁均匀强化

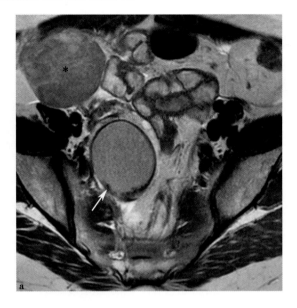
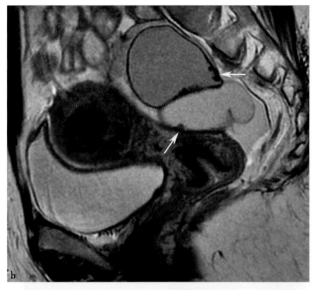

图 4-5-14　右卵巢浆液性囊腺瘤

a、b. T$_2$WI 轴位（a）和矢状位（b）显示右侧附件区双房囊性肿物，可见多发微小壁乳头（箭）；c. 矢状位 T$_1$WI 增强示囊壁及壁乳头均匀强化。*：小肠间质瘤

肿囊壁呈明显强化。④两者鉴别依赖动态观察，建议追踪 4～6 周，功能性囊肿可随月经周期萎缩消失，而囊腺瘤则持续存在甚至体积变大。

2. 子宫内膜异位囊肿　①患者常有典型痛经史。②表现为单房或多房囊性病变，多房时常表现为小囊位于大囊周围，囊壁常模糊且较厚，囊液密度常较高，T$_1$WI 呈特征性高信号，一般高于高蛋白囊液的信号，T$_2$WI 可见"暗影征"。

3. 浆液性 / 黏液性交界性肿瘤　囊壁或分隔较厚＞3mm，囊壁常可见乳头结节。

（二）腺纤维瘤及囊性腺纤维瘤

【概述】

腺纤维瘤（adenofibroma）是一种少见的卵巢上皮性肿瘤，约占卵巢肿瘤的 1.0%～1.3%，由卵巢表面生发上皮和纤维间质组成，根据两种组成成分的不同分为腺纤维瘤和囊性腺纤维瘤，有学者认为只有存在 1 个以上大小超过 1cm 的囊肿时才诊断为囊

性腺纤维瘤。该病可分为浆液性、黏液性、子宫内膜样、透明细胞性和浆黏液性几种类型，其中以浆液性最为常见。

文献报道发病年龄在 15～65 岁，发病高峰为 40～49 岁。也有年仅 12 岁患者和高达 82 岁患者的报道。

【临床特点】

缺乏特殊临床表现。典型的主诉为体检发现或腹痛等腹部不适症状，也有少部分人表现为阴道流血。

【影像检查技术与优选】

超声诊断作用有限，有时与恶性肿瘤较难鉴别。MRI 检查具有较好的软组织分辨率，被认为是诊断卵巢复杂病变的首选影像手段。

【影像学表现】

1. 超声检查表现　单侧多见，单房多见，多数可见囊内乳头或肿瘤呈囊实性，但乳头或实性区常常

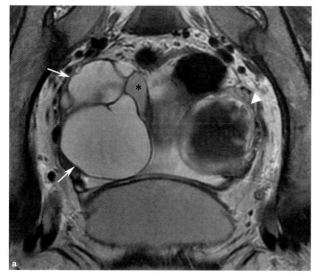

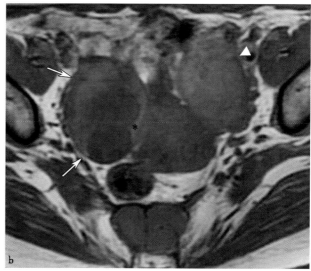

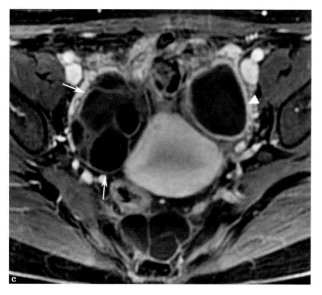

图 4-5-15　右卵巢黏液性囊腺瘤

a、b. 冠状位 T_2WI（a）和轴位 T_1WI（b）显示肿瘤呈多房囊性（箭），部分分房呈水样信号，部分分房呈 T_1WI、T_2WI 等信号（*）；c. 轴位 T_1WI 增强示囊壁及分隔呈轻中度强化。左侧卵巢黄体囊肿（箭头）

不易检测到血流，或者在肿瘤实性区仅见到星点状血流，且阻力指数一般大于 0.5。

2. CT 表现　多为单侧发病，双侧发病占 12%～20%，体积大小差异较大，多数为 6～9cm。肿瘤可表现为囊性、囊实性或实性，囊性部分呈单房或多房，囊液密度均匀或不均匀，增强扫描实性部分呈轻度强化（图 4-5-16）。部分囊实性病变可于强化的实性部分内见到多发小囊样低密度无强化灶，似"筛孔样"改变（图 4-5-17）。该征象形成的病理基础为实性纤维成分中弥漫的小囊样腺体样结构。部分肿瘤可见钙化（图 4-5-18）。

3. MRI 表现　肿瘤呈圆形或卵圆形，界限清楚，Cho 及 Takeuchi 等均认为超半数腺纤维瘤表现为囊实性（即多房囊性病变中存在较大比例的实性组织），而 Jung 等认为该疾病大多数病灶呈囊性改变。文献报道 T_2WI 中肿瘤实性部分、囊壁及分隔呈明显低信号是腺纤维瘤较特征性的征象，这些成分被

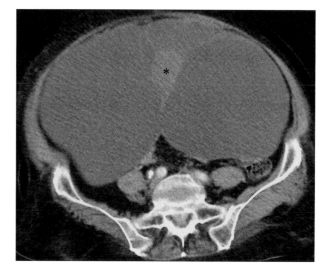

图 4-5-16　左卵巢腺纤维瘤

CT 增强显示肿瘤呈多房囊性，部分分房密度较高（*），囊壁轻度强化，囊腔无强化

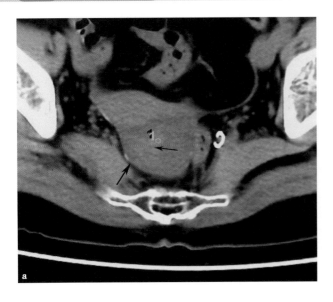

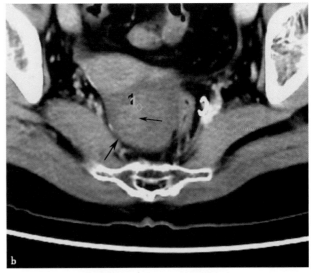

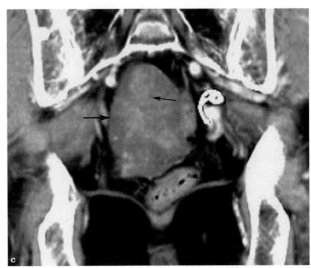

图 4-5-17　右卵巢腺纤维瘤

a～c. CT 平扫（a）及增强（轴位 b，冠状位 c）显示囊实性肿物（粗箭），实性部分呈轻度强化（游标 1），其内可见散在小囊性灶（细箭）

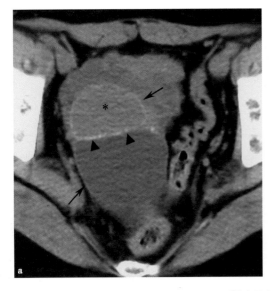

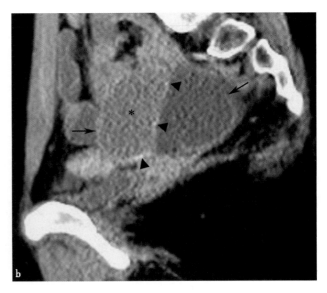

图 4-5-18　右卵巢腺纤维瘤

a、b. CT 轴位平扫（a）及矢状位增强（b）显示肿瘤呈双房囊性（箭），一囊腔呈水样低密度，另一囊腔呈稍高密度（*），囊壁及分隔可见多发点状钙化灶（箭头），囊壁及分隔呈轻度强化

证实在镜下为致密的纤维组织(图 4-5-19)。"黑色海绵征"是囊实性卵巢腺纤维瘤另一特征性的影像表现,即在 T_2WI 低信号的实性部分中可见多个小囊样的高信号,此征象与 CT 的"筛孔样"改变形成的病理基础一致。

【诊断要点】

卵巢腺纤维瘤或囊腺纤维瘤术前常因为成分复杂等因素而误诊为恶性肿瘤,但只要注意到肿瘤内实性部分 T_2WI 呈低信号的特点,且结合肿瘤标记物及内分泌正常表现,有助于其诊断。"黑色海绵征"相对少见,但该征象对诊断腺纤维瘤有较高特异性。

【鉴别诊断】

1. 卵巢囊腺瘤 与囊性腺纤维瘤鉴别较困难,后者囊壁 T_2WI 低信号表现有助于鉴别。

2. 纤维卵泡膜细胞瘤 ①多见于绝经后妇女,肿瘤常为实性,囊变少见。② T_2WI 实性部分呈低信号,较均匀或其内可见云絮状高信号,而腺纤维瘤可有"黑色海绵征"表现。③患者常伴有高雌激素血症和腹水,而腺纤维瘤激素水平无异常。

3. 卵巢恶性肿瘤 对于囊实性的卵巢腺纤维瘤,根据卵巢恶性肿瘤的诊断标准,其术前影像检查常常诊断为卵巢恶性肿瘤,两者鉴别要点包括:①卵巢癌 T_2WI 实性部分呈略高信号且明显强化。②卵巢癌肿瘤标记物 CA125 等增高有助于两者的鉴别。③ MRI 功能影像技术如弥散加权成像有助于鉴别,卵巢癌于 DWI 呈高信号,而腺纤维瘤呈低信号。

(三)Brenner 瘤

【概述】

卵巢 Brenner 瘤临床少见,发病率占全部卵巢肿瘤的 1%~2.5%,1907 年由 Brenner 首先描述,其组织细胞与泌尿道正常的移行细胞极为相似。既往 WHO(2003 版)将其和移行细胞癌一起归类为移行细胞肿瘤,2014 年新版分类删除了移行细胞癌。卵巢 Brenner 瘤可分为良性、交界性以及恶性,其中大部分为良性,交界性及恶性仅占所有 Brenner 瘤的 3%~5%。20%~30% 的病例可伴发其他类型肿瘤,通常为囊腺瘤或皮样囊肿。

患者年龄在 30~70 岁,多数见于 50 岁以上中老年女性。

【临床特点】

一般无明显临床症状,多为非特异性的腹胀、腹痛和 / 或绝经后阴道流血。部分合并腹水,是 Meigs 综合征(卵巢良性肿瘤合并胸腹水)的常见肿瘤之一。

【影像检查技术与优选】

超声、CT、MRI 检查对 Brenner 瘤均具有较高的诊断价值。但对于影像学表现不典型、囊性 Brenner 瘤以及伴发其他肿瘤的病例,超声诊断较为困难,需 CT 及 MRI 进一步明确。

【影像学表现】

1. 超声检查表现 瘤体前部呈强回声肿块,后部有明显的声衰减,呈浓黑的声影,内部回声不能显示,即呈"蛋壳征"。瘤体内钙化较小时表现为实性部分多发点状强回声。

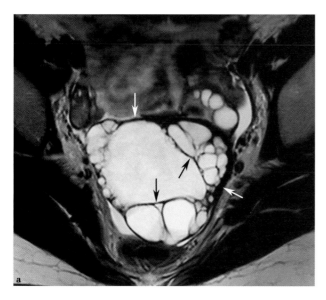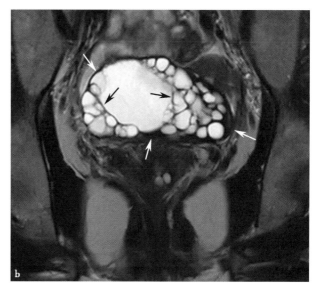

图 4-5-19 左卵巢腺纤维瘤

a、b. 轴位及冠状位 T_2WI 显示盆腔囊性肿物,其内弥漫多发大小不等囊腔,肿瘤实性部分、囊壁及分隔呈明显低信号(箭)

2. CT 表现 多为单侧发病,5%～14% 的病例为双侧发生。良性 Brenner 瘤体积通常较小(<5cm),多呈实性或者以实性为主,少数为囊性。肿瘤实性部分密度均匀,增强扫描呈轻度强化。实性成分内广泛的不定形钙化是 Brenner 瘤特征性的表现,为实性成分退行性变导致基质钙化所致。部分病例可合并其他囊性肿瘤,需注意鉴别(图 4-5-20)。

3. MRI 的表现 由于肿瘤内由大量纤维间质组成,在 T_1WI 和 T_2WI 上呈等低信号,比卵巢其他非纤维性实性肿瘤更低的信号,增强扫描呈轻度强化,明显低于子宫肌层强化。

【诊断要点】

卵巢 Brenner 瘤虽然为少见卵巢肿瘤,但影像学表现具有一定特征性,多表现为盆腔内实性肿块伴有不定形钙化,增强后轻度强化。

【鉴别诊断】

该病应与其他卵巢实质性肿瘤,尤其是富含纤维成分的肿瘤相鉴别。

1. 子宫肌瘤 发生于浆膜下或阔韧带的子宫肌瘤,尤其伴钙化者,需要与 Brenner 瘤相鉴别。①仔细辨别肿瘤来源,子宫肌瘤常见蒂样结构连接子宫与肿瘤,而且追踪圆韧带或生殖血管可观察到双侧正常卵巢结构。②子宫肌瘤增强扫描呈明显强化。

2. 卵巢纤维瘤 纤维瘤信号较 Brenner 瘤混杂,实性成分内可见水肿区,且一般无钙化灶。

3. 卵巢癌 ①肿瘤体积更大,以囊实性居多,实性成分 T_2WI 信号较高且呈不均匀明显强化,钙化罕见。②血清学检查可见 CA125 升高明显。③如果卵巢 Brenner 瘤与囊腺瘤同时存在,则从影像学表现上与卵巢癌鉴别困难。但对于盆腔内囊实性肿块伴附件区多发钙化的实性肿块时,要考虑到合并卵巢 Brenner 瘤的可能。

4. Krukenberg 瘤 ①一般有胃肠道肿瘤的病史。②多双侧发病,表现为卵巢表面多发结节和肿块,大小不等,以实性多见。

二、卵巢交界性上皮性肿瘤

【概述】

卵巢交界性肿瘤(borderline ovarian tumor,BOT)以往又称为低度潜在恶性(low malignant potential,LMP)肿瘤,原意指肿瘤的形态学及生物学行为介于良性与恶性之间,但随着研究的深入,这个概念发生了变化。目前认为只有浆液性交界性肿瘤(serous borderline tumour,SBT),相对而言担得起"交界性"的性质,其他类型如黏液性、子宫内膜样、透明细胞、Brenner 等被称为"交界性"肿瘤的病变,并没有可靠证据表明它们有"交界性"的生物学行为,因而很多学者更倾向于称之为"不典型增生性 ×× 肿瘤"。但是,鉴于以往使用习惯,2014 版 WHO 分类在命名上采用了妥协的方法,将"交界性肿瘤"与"不典型增生性肿瘤"视为同义词,两者可等同使用。

交界性肿瘤发病率约占卵巢上皮性肿瘤的15%～20%,组织学上以浆液性和黏液性最常见,其中 SBT 占50%～65%,黏液性交界性肿瘤约占35%～46%,

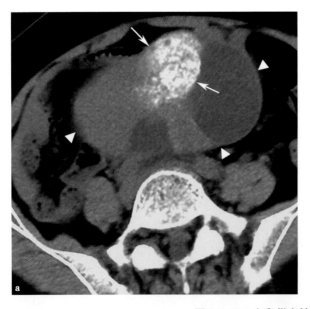
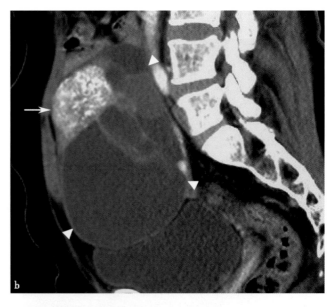

图 4-5-20 左卵巢良性 Brenner 瘤伴黏液性囊腺瘤

a. CT 轴位平扫示盆腔囊实性肿物,前缘可见类圆形实性结节(箭),其内多发斑点状钙化灶,结节边界清晰;b. 矢状位增强可见轻度强化;多房囊性肿物(箭头)术后证实为黏液性囊腺瘤

其他类型非常少见。交界性肿瘤发病年龄较卵巢癌早10年，约1/3的交界性肿瘤患者确诊时年龄小于40岁。多数患者被确诊时为早期，预后较好，5年生存率高。由于交界性肿瘤发病年龄早，预后好，使保留生育功能成为可能，但术前诊断准确性不高，因此如何更为准确的对交界性肿瘤进行诊断从而更好地指导手术保留患者的生育功能并提高妊娠率，目前仍是临床工作的一大挑战。

【临床特点】

一般无明显的特异性临床症状，随着肿瘤的增长，会出现下腹部不适、下腹部包块、阴道流血、胃肠道症状及泌尿系压迫症状等，少数晚期患者出现腹水。若肿瘤破裂或发生蒂扭转，可表现为急腹症症状。部分患者无临床症状，多在妇科检查时偶然被发现。

浆液性交界性肿瘤CA125约50%有所升高。黏液性交界性肿瘤以CA199升高为主。

【影像检查技术与优选】

超声诊断交界性肿瘤尚十分困难。CT和MRI检查用于交界性肿瘤的诊断时可以更好地观察复杂的囊性包块，尤其囊壁具有分隔和壁结节，MRI较CT优势更明显。16层以上螺旋CT可行薄层扫描并进行多平面重建，可以更清楚的显示囊壁的小乳头及增厚的分隔，有助于本病的诊断。

【影像学表现】

1. 超声检查的表现 肿瘤多为单房或多房囊实性包块，有较多乳头或分隔，乳头多有较丰富血流，其囊性成分可表现为无回声或透声差的毛玻璃样回声。

2. CT的表现 交界性肿瘤主要表现为囊性为主或囊实性肿块，双侧发生者较良性多见。浆液性交界性肿瘤主要以单房或双房为主，囊液多呈水样密度，少数也可呈稍高密度。实性成分呈多发乳头状或团块状分布，边缘可毛糙，增强扫描实性成分呈中度或明显强化（图4-5-21）。与浆液性交界性肿瘤不同，黏液性交界性肿瘤常缺少典型的乳头状或大块实性成分，多表现为巨大多房囊性为主肿块，不同分房密度常不同，其内软组织成分以房间隔及囊壁增厚的形态多见，增强扫描增厚房间隔及囊壁呈中度或明显强化，余囊壁及分隔呈轻度强化（图4-5-22）。

此外，部分病例可出现腹盆腔脏器及腹膜种植。CT因扫描范围较广，有助于肿瘤腹腔种植灶的检出，可用于肿瘤的分期，卵巢交界性肿瘤和卵巢癌具有同样的分期标准。

3. MRI表现

（1）肿瘤大小及形态：肿瘤以囊性为主型最多见，部分呈囊实性或实性，黏液性肿瘤多较大，多大于10cm。

（2）分房情况：浆液性交界性肿瘤2/3为单房，1/3为多房，但分房数量一般较少，明显少于黏液性肿瘤。黏液性交界性肿瘤则以多房为主，仅少数为单房或双房。黏液性交界性肿瘤的分房较良性肿瘤有变小和增多的趋势，约半数病例可见蜂窝状子房，其原因可能是交界性较良性细胞分裂活跃，产生更

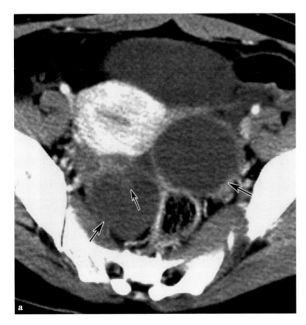
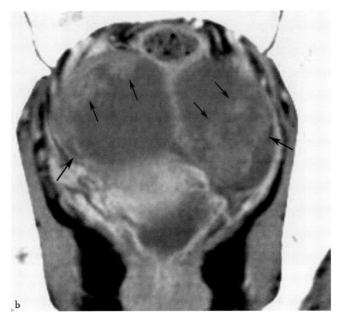

图4-5-21 双侧卵巢浆液性交界性肿瘤
轴位及冠状位增强CT显示双侧卵巢囊性肿块（粗箭），囊壁可见多发轻中度强化结节（细箭）

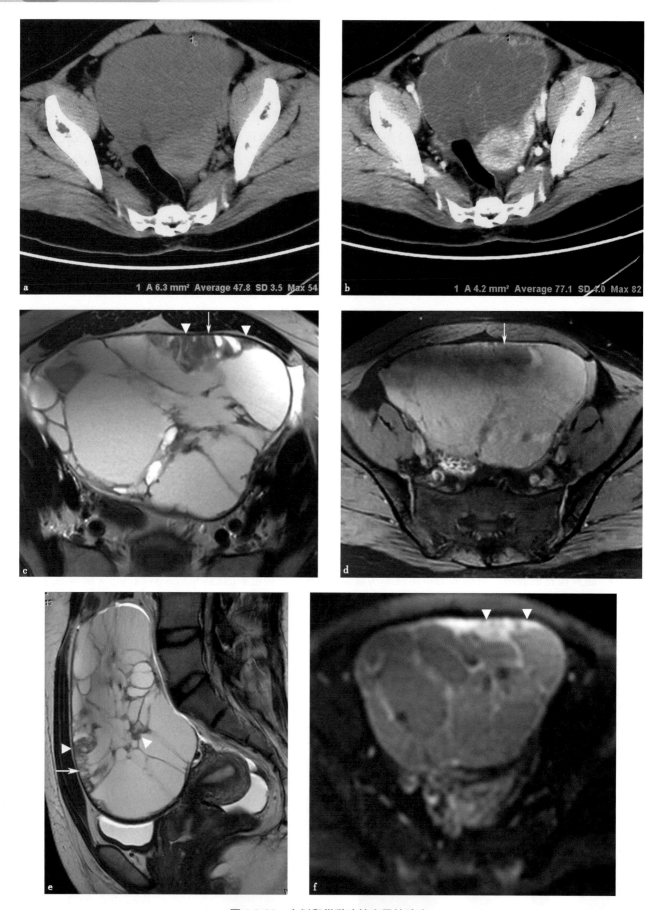

图 4-5-22 左侧卵巢黏液性交界性肿瘤

a、b. CT 平扫（a）及增强（b）显示多房囊性肿块，部分分隔不规则增厚，增强扫描呈中度强化（游标 1）；c～e. 轴位 T_2WI（c）、T_1WI（d）及矢状位 T_2WI（e）显示肿瘤信号混杂，可见蜂窝状子房（箭），部分分隔不规则增厚（箭头）；f. 轴位 DWI 显示肿瘤实性部分呈稍高信号（箭头）

多的腺体及囊腔。此外，根据文献及我们的经验，黏液性交界性肿瘤由于囊内分隔众多且不规则可呈"渔网"状结构，因此小囊的形态常不规则；而浆液性交界性肿瘤表现为多囊时，囊内分隔少，小囊形态多为圆形或椭圆形。

（3）囊液信号：浆液性交界性肿瘤囊液多呈均匀水样信号，少数在 T_1WI 和 T_2WI 上均呈高信号。黏液性交界性肿瘤分房内囊液信号混杂多样，取决于囊液的蛋白含量。其中，较大分房呈 T_1WI 低信号和 T_2WI 高信号，病理上为透亮黏液，也可呈 T_1WI 中等信号和 T_2WI 高信号，病理上为淡黄色黏稠囊液；较小分房多呈 T_1WI 低信号和 T_2WI 中等信号，病理上为透亮黏冻状囊液；蜂窝状子房多呈 T_1WI 高信号和 T_2WI 低信号，病理上为白色胶样半固态

囊液，对诊断黏液性交界性肿瘤具有特征性。

（4）肿瘤实性成分：卵巢交界性肿瘤的实性成分常表现为囊壁或分隔的局部不规则增厚、结节或乳头状突起，或团块状软组织密度影。囊性浆液性交界性肿瘤囊壁及分隔常可见多发乳头状突起，大小不一，较大乳头因水肿在 T_2WI 上呈高信号，较小乳头呈 T_2WI 低信号（图4-5-23）。实性的浆液性交界性肿瘤多呈 T_1WI 低信号 T_2WI 高信号，表面可见乳头状突起，肿块内部有树枝状 T_2WI 低信号的纤维分支轴心，为特征性表现；因肿瘤在卵巢表面呈外生性生长，故常于肿瘤内部见到扭曲的正常卵巢结构，也具有特征性（图4-5-24）。囊实性的浆液性交界性肿瘤同时具有囊性和实性肿瘤的特点，囊壁内外均可见乳头结构。

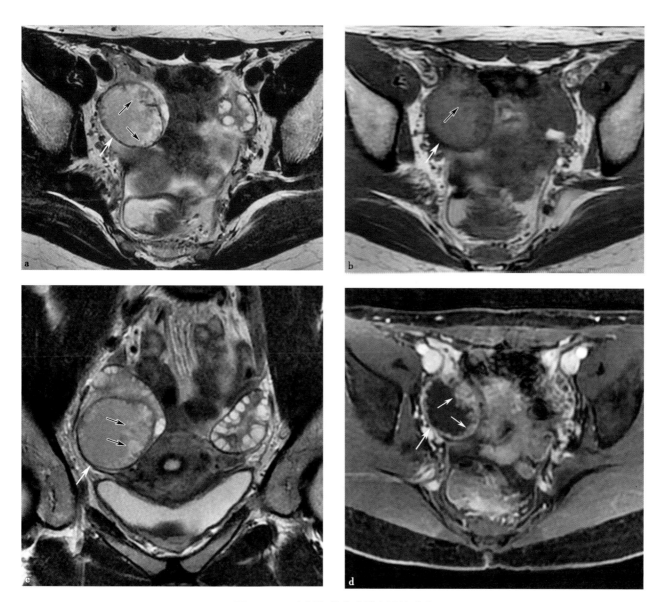

图4-5-23　右侧卵巢浆液性交界性肿瘤

a～d. 轴位 T_2WI（a）、T_1WI（b）及冠状位 T_2WI（c）显示右侧卵巢囊性病变的内壁可见多发大小不等乳头状结构，注入造影剂后（d）囊壁及壁乳头呈明显强化

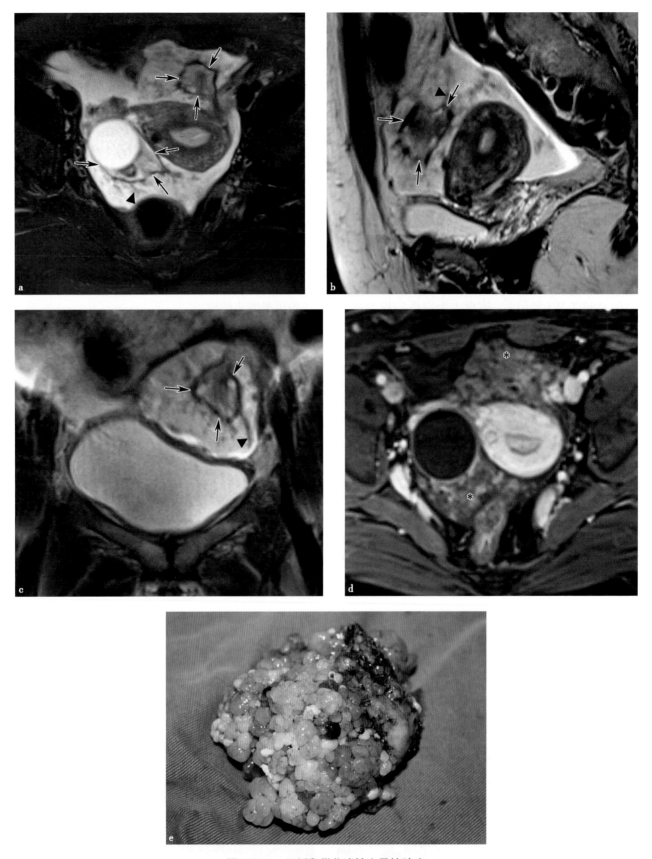

图 4-5-24 双侧卵巢浆液性交界性肿瘤

a～c. T₂WI 轴位(a)、矢状位(b)及冠状位(c)显示盆腔不规则肿物,以高信号为主,其内可见多发低信号纤维分支轴心(箭头)及扭曲的正常卵巢(箭头);d. 注入造影剂后肿瘤实性成分呈不均匀明显强化(*);e. 手术中可见双侧卵巢表面布满乳头和菜花样组织,质地糟脆

和浆液性交界性肿瘤不同,黏液性交界性肿瘤的实性形态多表现为囊壁或房间隔不规则或结节状增厚,而少见乳头状结构。多数研究将卵巢囊腺瘤的囊壁或分隔>3mm定义为增厚,并作为恶变征象之一。但有学者认为,3~5mm厚的囊壁或分隔对囊腺瘤与交界性肿瘤的鉴别并无意义,而囊壁或分隔的局部增厚、结节或乳头状突起>5mm时,其诊断交界性肿瘤的特异度更高。大体病理研究显示,这些增厚的囊壁或分隔及结节呈细小蜂窝状,由于MRI空间分辨率有限,表现为实性成分。

(5)增强扫描:由于肿瘤血供较丰富,增强后实性成分呈中等或明显强化,增厚的囊壁或分隔、壁结节或乳头状结构因强化而显示更加清晰。有文献报道交界性肿瘤的动态增强的时间-信号曲线多呈Ⅱ型。

(6)腹膜种植及淋巴结转移:部分浆液性和浆黏液性交界性肿瘤可累及腹膜和淋巴结,其中,浆液性交界性肿瘤中的微乳头亚型(micropapillary variant),也称非浸润性低级别浆液性癌(non-invasive low-grade serous carcinoma),虽然与典型的浆液性交界性肿瘤形态和信号相似,但发生种植及进展期病例的比例较典型浆液性交界性肿瘤更高(图4-5-25)。

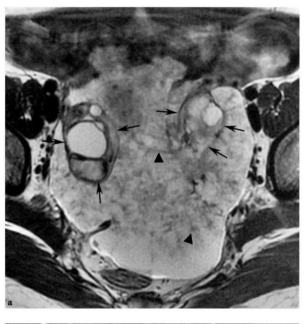
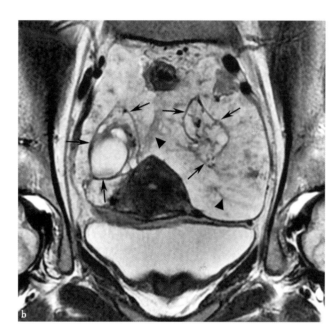
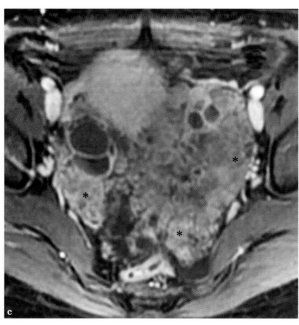
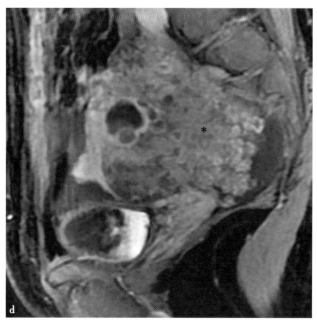

图4-5-25 双侧卵巢浆液性交界性肿瘤(微乳头亚型)

a、b. T₂WI轴位(a)及冠状位(b)显示肿瘤以实性为主,其内可见多发低信号纤维分支轴心(箭头)及乳头样结构,可见双侧正常卵巢(箭头);c、d. 增强扫描(轴位c、矢状位d)肿瘤实性成分呈明显强化(*);该患者术后病理提示伴有腹膜种植和腹膜后淋巴结转移(MRI检查未扫及)

【诊断要点】

卵巢交界性肿瘤因病例较少且影像学研究的报道较少，很多人对其缺乏认识。MRI 可较好地诊断卵巢交界性肿瘤。浆液性交界性肿瘤多呈单房或双房囊性肿物，囊壁或房间隔可见多发乳头状突起，较大的实性成分内可见 T_2WI 低信号的纤维分支轴心。黏液性交界性肿瘤多表现为巨大多房囊性为主肿物，蜂窝状子房更具有特征性，其他特征包括 T_1WI 含高信号囊液、T_2WI 含低信号囊液、囊壁或分隔的局部不规则增厚、结节或乳头状突起（>5mm）。

【鉴别诊断】

浆液性和黏液性交界性肿瘤的影像学表现具有一定差异，其中病变有无分房、囊液信号、肿块内软组织形态以及有无种植有助于两者的鉴别诊断。卵巢交界性肿瘤的组织学介于囊腺瘤和癌之间，其影像学表现也介于后两者之间，故还需与后两者进行鉴别。

1. 囊腺瘤 ①卵巢交界性肿瘤更易出现血清 CA125 水平升高。②囊腺瘤一般囊壁较薄、少见壁结节。囊壁或房间隔局部不规则增厚、结节或乳头状突起（>5mm）提示为交界性肿瘤。

2. 卵巢癌 当交界性肿瘤出现明显实性成分时，与交界性肿瘤鉴别困难，借助 CT 后处理技术、DWI 和动态增强有助于两者的鉴别。①卵巢癌实性成分呈 DWI 高信号、ADC 低信号，而交界性肿瘤在 DWI 上多呈中等信号。②卵巢癌动态增强常为Ⅲ型曲线，强化幅度、最大斜率、首过曲线下面积、血容量和血流量明显高于交界性肿瘤。③有文献提出运用多排螺旋 CT 血管成像重建肿瘤的供血动脉、引流静脉及肿瘤内部的细微血管结构有助于交界性肿瘤和卵巢癌的鉴别，卵巢癌具有多支供血动脉、粗大引流静脉和密集混乱的病理血管网，而交界性肿瘤供血动脉相对单一。

3. Krukenberg 瘤 ①一般有胃肠道肿瘤的病史，应仔细观察胃肠道及阑尾避免误诊。②多双侧发病。

三、卵巢恶性上皮性肿瘤

【概述】

上皮性卵巢癌（epithelial ovarian cancer，EOC）约占原发性卵巢恶性肿瘤的 90%，在女性生殖系统恶性肿瘤中，其发病率居第 2 位，但死亡率居首位。将近 70% 的上皮性卵巢癌在发现时都到了进展期，65% 的女性在诊断后 5 年内死于该病。Ⅳ期的上皮性卵巢癌的平均存活时间只有 3 年。根据 2014 版 WHO 分类，上皮性卵巢癌包括以下几种组织学类型：浆液性癌（包括高级别浆液性癌和低级别浆液性癌）、黏液性癌、子宫内膜样癌、透明细胞癌、浆黏液性癌、恶性 Brenner 瘤和未分化癌。其中高级别浆液性癌是最常见的组织学亚型，占所有卵巢癌的 50% 以上。大多数的高级别浆液性癌源自输卵管 - 卵巢上皮细胞，与肉眼可见的原发瘤似乎并没有联系，发现时常表现为广泛播散的状态，预后较差。低级别浆液性癌由囊腺瘤和浆液性交界性肿瘤逐步发展而来，通常发现于疾病早期，预后较好。有相当一部分子宫内膜样癌和透明细胞癌与原来存在的子宫内膜异位症相关。

上皮性卵巢癌多见于中老年妇女，50 岁以上居多，80% 发生于绝经后妇女。最显著的危险因素是阳性家族史，其他高危因素包括初潮早、绝经晚、未孕、乳腺癌或子宫内膜癌病史等。

卵巢癌最常见的转移方式为盆腔直接蔓延及经腹膜转移。淋巴结转移可发生于盆腔、腹膜后、主动脉旁和纵隔。血性转移最少见。卵巢癌 FIGO 分期于 1973 年首次发布，1988 年进行了一次修订。2012 年在第 20 届 FIGO 大会，美国 Berek 教授提出"卵巢癌、输卵管癌和腹膜癌的 FIGO 分期进行修订"。据此，FIGO 将卵巢癌、输卵管癌合并为一类，并加入了相同组织起源的腹膜癌，进行了分期修订。新的 FIGO 分期在 2013 年 5 月提交国际抗癌联盟，为第 2 次大修订。目前采用最新的卵巢、输卵管、原发腹膜癌 2017 版 TNM 分期（AJCC 第 8 版）和 2013 版 FIGO 分期标准，具体见表 4-5-2。

【临床特点】

1. 肿块 下腹部肿块是常见的症状，肿块迅速增长是其特点。

2. 腹胀 多由腹水引起，卵巢癌患者因腹胀首次就诊者亦不少见。

3. 压迫症状 肿瘤达到一定体积可压迫周围组织引起症状，可出现腹壁和下肢水肿、胃肠道症状，严重时横膈上抬可引起呼吸困难等。

4. 癌浸润和转移症状 肿瘤转移至肠管可引起胃纳差、消化不良等胃肠道功能紊乱，甚至引起肠梗阻；侵犯膀胱、输尿管或直肠可引起相应症状。

5. 恶病质 晚期患者可有消瘦、无力、贫血、全身衰减等症状。

6. 并发症 卵巢癌和其他良性肿瘤一样，可发生肿瘤扭转、破裂、出血、感染等急腹症。

表 4-5-2　卵巢、输卵管及原发性腹膜癌 TNM
和 FIGO 分期（2017）

TNM	FIGO	
T_X		原发肿瘤不能评价
T_0		无原发肿瘤证据
T_1	I	肿瘤局限于卵巢（单侧或双侧）或输卵管
T_{1a}	I A	肿瘤局限于单侧卵巢（包膜完整）或输卵管，卵巢或输卵管表面没有肿瘤；腹水或腹腔冲洗液无恶性细胞
T_{1b}	I B	肿瘤局限于双侧卵巢（包膜完整）或输卵管，卵巢或输卵管表面没有肿瘤，腹水或腹腔冲洗液无恶性细胞
T_{1c}	I C	肿瘤局限于单侧或双侧卵巢或输卵管，并有以下情况之一：
T_{1c1}	I C1	手术所致肿瘤破裂
T_{1c2}	I C2	术前包膜破裂或卵巢或输卵管表面有肿瘤
T_{1c3}	I C3	腹水或腹腔冲洗液查见恶性细胞
T_2	Ⅱ	肿瘤累及单侧或双侧卵巢或输卵管，并伴盆腔播散，局限于盆腔或原发性腹膜癌
T_{2a}	Ⅱ A	蔓延和/或转移到子宫和/或输卵管和/或卵巢，腹水或腹腔冲洗液无恶性细胞
T_{2b}	Ⅱ B	侵及和/或转移到其他盆腔组织
T_3	Ⅲ	肿瘤位于单侧或双侧卵巢或输卵管，或原发性腹膜癌，有镜下证实的盆腔外腹膜微转移
T_{3a}	Ⅲ A2	盆腔外腹膜镜下可见的微小转移，伴或不伴腹膜后淋巴结转移
T_{3b}	Ⅲ B	盆腔外腹膜肉眼可见转移，但转移灶最大径均不超过 2cm，伴或不伴腹膜后淋巴结转移
T_{3c}	Ⅲ C	盆腔外腹膜肉眼可见转移，但转移灶最大径超过 2cm，伴或不伴腹膜后淋巴结转移（包括仅累及肝脏和脾脏被膜而不侵及脏器实质的转移）
N_X		区域淋巴结不能评价
N_0		区域淋巴结没有转移
$N_{0(i+)}$		区域淋巴结内的孤立肿瘤细胞群不超过 0.2mm
N_1	Ⅲ A1	仅有腹膜后淋巴结转移（组织学证实）
N_{1a}	Ⅲ A1i	转移灶最大径≤10mm
N_{1b}	Ⅲ A1ii	转移灶最大径>10mm
M_0		没有远处转移
M_1	Ⅳ	远处转移，包括胸腔积液细胞学阳性；肝脏或脾脏实质转移；腹腔外器官转移（包括腹股沟淋巴结和腹腔外淋巴结）；以及肠管的透壁性浸润
M_{1a}	Ⅳ A	胸腔积液细胞学阳性
M_{1b}	Ⅳ B	肝脏或脾脏实质转移；腹腔外器官转移（包括腹股沟淋巴结和腹腔外淋巴结）；肠管的透壁性浸润

7. **体征**　腹水和盆腹腔肿块是较常见的体征。

8. **肿瘤标志物**　80%～90%的卵巢癌可见 CA125 升高，尤其是浆液性癌。CA199 升高多见于黏液性癌。人附睾蛋白（HE4）在多数卵巢癌中高表达，在良性肿瘤和正常卵巢组织不表达或低表达。

【影像检查技术与优选】

超声是卵巢肿瘤筛查和定性的一线检查。对于超声无法确定的卵巢肿物，应行 MRI 检查进一步明确，MRI 是肿瘤定性和评估盆壁侵犯的最佳检查。CT 增强检查因扫描范围较广，最常用于术前评估卵巢癌的范围和分期，也是术后随访的首选影像学检查。PET/CT 对于判断肿瘤复发有一定价值。

【影像学表现】

1. **超声检查表现**　囊性为主的囊实性肿块，实质部分回声不均，多房、囊壁厚薄不均，可见乳头，有时可见软组织结节或肿块，外形不规则，边界清楚或模糊。常伴有无回声的腹腔积液。彩色多普勒超声可发现肿块内高速低阻的动脉血流，阻力指数<0.4 提示恶性可能性大，肿瘤实性部分血流分布紊乱。

2. **CT 表现**

（1）卵巢病灶：盆腔或腹盆腔实性、囊性或囊实混合性肿块，大小不等，大者可占据整个盆腔或在下腹部形成巨大肿块。肿块边缘多不规则，呈分叶状，边界清楚或模糊。实性成分内部密度不均匀，常可见低密度坏死区。恶性 Brenner 瘤以及约 30% 的浆液性癌肿瘤内可见钙化（图 4-5-26）。增强扫描实性成分呈明显强化，部分可见迂曲肿瘤血管影。

（2）卵巢癌的 CT 分期：CT 增强检查是卵巢癌术前分期的常规检查，可以评估病变的范围，据文献报道，其分期准确度为 70%～96%。

卵巢癌在腹腔的转移主要包括以下几个部分：①腹膜转移灶通常表现为盆腹腔腹膜结节状或块状增厚，增强扫描可见强化。最常见的转移部位为子宫直肠陷窝和右侧结肠旁沟。浆液性癌的腹膜转移灶可出现钙化，发生率约 6%。②膈下转移需结合 CT 轴位和冠状位进行观察，多见于右侧，CT 表现类似于其他部位腹膜转移灶。需要注意的是，较大或弥漫的病灶（通常认为>2cm）可能手术无法切除，需给临床医生予以提示。③网膜病灶多表现为扁平如饼状的软组织肿块，早期可呈网状结节状改变（图 4-5-27）。④小网膜、小网膜囊和肝周间隙的转移灶要注意识别，这些部位的转移可能会使手术变得复杂。⑤肠系膜转移灶多见于回肠末端附近小肠系膜的根部，早期病变表现为肠系膜结构变模糊

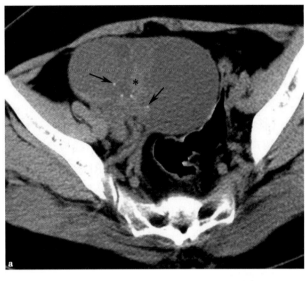

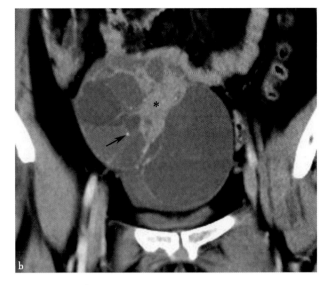

图 4-5-26　右卵巢恶性 Brenner 瘤

a、b. CT 轴位平扫(a)及冠状位增强(b)示肿瘤呈多房囊性,内部可见不规则明显强化实性成分(*),实性成分及房间隔内可见散在点状钙化灶(箭)

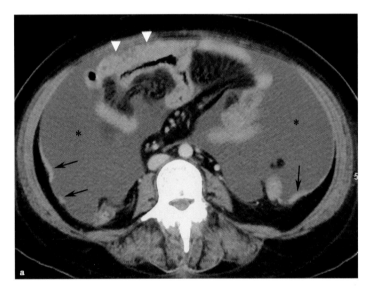

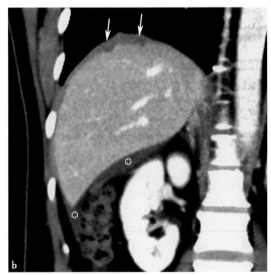

图 4-5-27　腹膜转移灶、网膜饼及膈下转移灶

a. CT 轴位增强示多处腹膜呈条带状或结节状增厚(粗箭)及网膜饼(箭头),大量腹腔积液(*);b. CT 冠状位增强示右侧膈下转移灶(细箭)

或可见小结节,进展期呈块状,伴有相应肠袢扭曲。⑥淋巴结转移的评估对手术方式的制订密切相关,短轴直径>1cm 的淋巴结应考虑有转移。肾门水平以上的腹膜后淋巴结转移需格外注意。⑦肝脾转移多表现为肝脾实质内类圆形的低密度区,多发或单发,增强扫描肿块呈环形强化。肝实质的转移需与肝脏表面的转移相鉴别,如若肿瘤侵犯肝实质则手术前需要与肝胆外科大夫进行协商。⑧小肠转移灶多表现为肠壁结节状或块状的肿物,部分可合并肠梗阻征象。

此外,CT 还可评估肿瘤对周围组织如盆壁、直肠乙状结肠、膀胱的直接侵犯。当肿瘤距离盆壁≤3mm 或者髂血管被肿瘤病灶包绕或压迫时,应怀疑有盆壁侵犯。

(3)腹腔积液:卵巢癌常伴有大量腹腔积液,为腹膜转移的间接征象,其产生主要与腹腔淋巴回流受阻、腹膜的广泛转移和肿瘤微循环血管通透性增加有关。腹腔少量积液时多位于肝肾隐窝或肝外缘。

(4)病灶可切除性的评估:CT 除了用于诊断和分期,术前对病灶可切除性的评估也十分重要。发生卵巢癌转移的某些解剖部位是难以施行满意手术的死角,如果病灶不能切除将影响患者的预后。虽然目前还没有建立起来一套标准来规定术中不可切除病灶的范围，但已有许多关于此方面的临床研究报道，因此影像科大夫中有必要针对这些部位的病灶给妇科大夫给予提示。根据文献报道以及我们的经验，预测手术可能无法切除的部位主要包括肝、脾、胃、小肠、肝门、膈下、小网膜、网膜囊、胆囊窝、镰状韧带、胃脾韧带、肾门水平以上及心脏旁淋巴结、骨，侵及盆壁和输卵管的肿瘤也和不满意的细胞减灭术相关。以上这些患者可先行新辅助化疗，待病灶缩小后再行手术。

3. MRI 表现

（1）卵巢病灶单双侧和大小：可单侧或双侧发生，双侧发生者多见于浆液性癌，约 60% 的浆液性癌累及双侧卵巢或输卵管。肿块一般比较大，多为 5~15cm。浆液性癌多 <10cm，黏液性癌和子宫内膜样癌通常体积更大。

（2）卵巢病灶形态：根据肿瘤实性成分所占比例将其分成囊性、囊实性和实性三种类型，其中以囊实性最多见。①囊性肿块的实性成分占肿块 1/3 以下，单房或多房，多房时分房多大小不一，囊壁和房间隔不规则增厚，多数可见突向囊内或囊外的赘生物或壁结节，以宽基底与囊壁相连，表面不规则，囊壁及结节边缘光整或模糊。囊液信号均匀或不同分房信号不同。上皮性卵巢癌中，黏液性癌、子宫内膜样癌和透明细胞癌多呈囊性，其中黏液性癌同黏液性交界性肿瘤表现类似，都是呈多房囊性肿物，局部可呈蜂窝状改变，但黏液性癌实性成分更明显。子宫内膜样癌和透明细胞癌则以单房为主，多包膜完整，边界清晰，囊壁可见多发大小不等壁结节或乳头状突起（图 4-5-28）。②囊实性肿块表现为实性成分占肿块 1/3~2/3，囊性和实性形态不规则，信号不均匀。上皮性卵巢癌的所有组织学亚型均可表现为囊实性形态，其表现介于囊性和实性之间。③实性肿块的实性成分占 2/3 以上，多呈其内常因出血、坏死而信号不均匀。浆液性癌、恶性 Brenner 瘤和未分化癌多表现为实性或囊实性肿块，形态不规则（图 4-5-29）。

此外，卵巢肿瘤的侵及范围在 T_2WI 上显示最清楚，与周围组织对比明显，如宫旁组织、子宫、直肠、盆壁等，应认真观察和描述，有助于卵巢癌的分期和手术方式的选择（图 4-5-30）。

（3）卵巢病灶信号：肿瘤实性成分在 T_1WI 呈等或稍低信号，T_2WI 呈等或稍高信号，信号常不均匀，坏死区多发位于肿块中央或边缘，T_1WI 呈低信号，T_2WI 呈高信号，边界不清，以高级别浆液性癌和未分化癌多见；若恶性 Brenner 瘤伴有良性或交界性的成分，则可见到 T_2WI 低信号的实性成分。肿瘤囊性部分多呈水样信号；子宫内膜样癌和透明细胞癌囊液常因出血呈 T_1WI 等或高信号，T_2WI 多为高信号；囊液含高蛋白成分时，根据蛋白含量高低，T_1WI 可呈等或稍高信号，T_2WI 呈等、稍高或稍低信号，多见于黏液性癌。

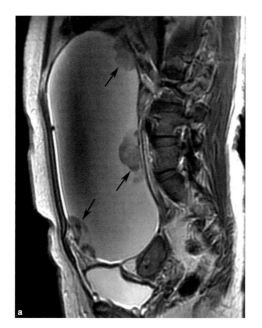
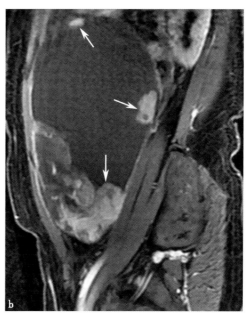

图 4-5-28　左卵巢透明细胞癌

a、b. 矢状位 T_2WI（a）及 T_1WI 增强（b）显示腹盆腔单房囊性为主肿物，多发突向囊内赘生物，以宽基底与囊壁相连，表面不规则，呈明显强化（箭）

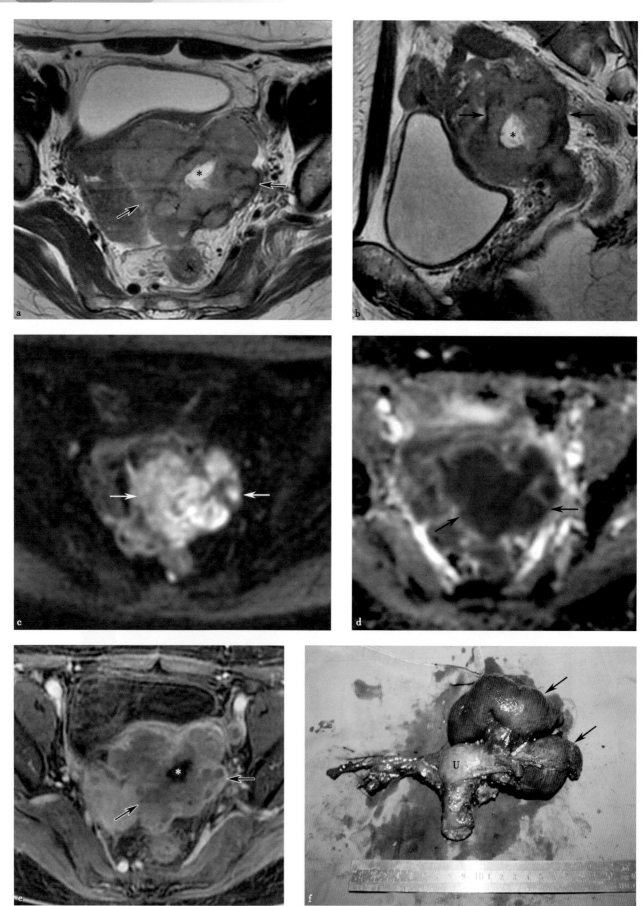

图 4-5-29　左附件高级别浆液性癌

a、b. T₂WI 轴位（a）及矢状位（b）显示肿瘤呈实性（箭），部分边界不清，内部可见坏死区（*）；c～e. 肿瘤实性部分呈 DWI（c）高信号，ADC（d）低信号，增强扫描（e）呈不均匀明显强化；f. 大体病理示左侧输卵管、卵巢丧失正常结构，粘连形成直径 6cm 实性包块（箭），U：子宫

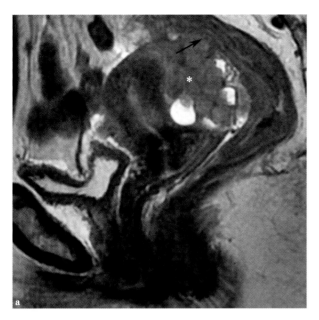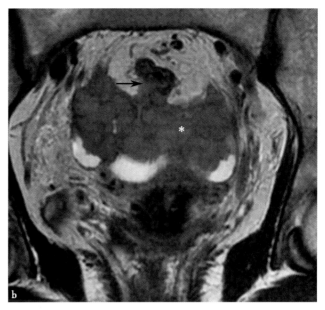

图 4-5-30 双侧卵巢高级别浆液性癌累及直肠

a、b. T₂WI 矢状位(a)及冠状位(b)示盆腔不规则实性肿物(*),与直肠分界不清,局部直肠浆膜面连续性中断(箭)

(4)增强扫描和 DWI:增强扫描动脉早期肿瘤实性成分可见明显强化,静脉期持续强化,部分肿瘤内部可见迂曲血管影;囊性部分无强化。动态增强时间 - 信号强度曲线多呈快升平台型(Ⅲ型)。肿瘤实性成分在 DWI 高 b 值图像上呈明显高信号,ADC 上呈低信号,ADC 值常低于 $1.0 \times 10^{-3} mm^2/s$。

(5)转移灶和腹水:两者常同时存在。高级别浆液性癌和未分化癌诊断时多为晚期,常伴有腹盆腔转移灶和腹水,而其他类型上皮性癌相对而言生长较缓慢,腹膜种植灶和大量腹水较前两者少见(图 4-5-31)。

(6)其他征象:透明细胞癌和子宫内膜样癌常合并子宫内膜异位症(图 4-5-32)。15%～25% 的卵巢子宫内膜样癌同时伴有子宫内膜癌,可看到子宫内膜异常增厚或肿物。少数情况下,卵巢黏液性癌与原发阑尾肿瘤可以共同存在,这些肿瘤常伴发腹膜假性黏液瘤。以前认为腹膜假性黏液瘤是卵巢黏液性癌或交界性肿瘤破裂所致,近年来的研究显示腹膜假性黏液瘤多来源于阑尾,而卵巢黏液性肿瘤是阑尾肿瘤继发腹膜种植所致。因此当怀疑腹膜假性黏液瘤时,应仔细观察阑尾。

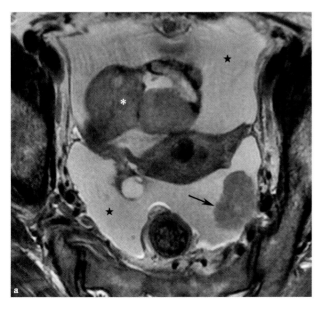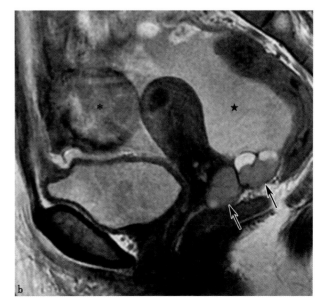

图 4-5-31 右卵巢高级别浆液性癌伴子宫直肠窝转移灶

a、b. T₂WI 轴位(a)及矢状位(b)显示右侧卵巢实性肿物(*),子宫直肠窝多发结节状软组织信号(箭),盆腔积液(☆)

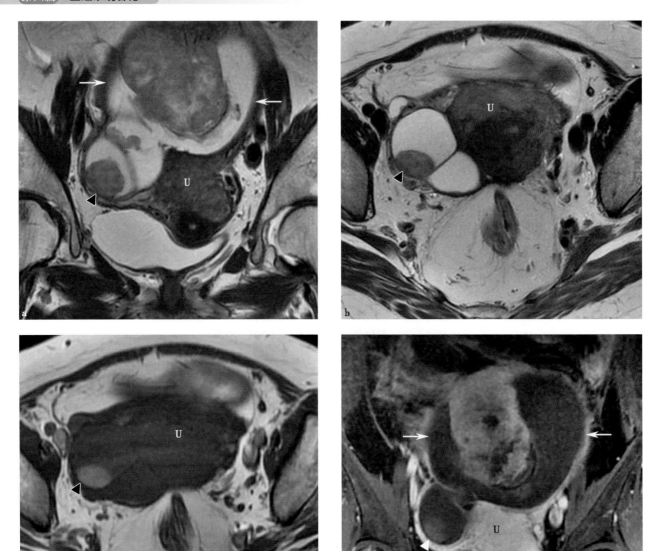

图 4-5-32 右卵巢透明细胞癌合并子宫内膜异位囊肿

a. 冠状位 T_2WI 显示右卵巢囊实性肿物（箭）及子宫内膜异位囊肿（箭头）；b、c. 轴位 T_2WI（b）及 T_1WI（c）示右卵巢子宫内膜异位囊肿呈长 T_1 长 T_2 信号，囊腔内可见短 T_1 等 T_2 信号沉积物；d. 冠状位 T_1WI 增强示肿瘤实性成分呈明显强化，子宫内膜异位囊肿无强化；U：子宫

【诊断要点】

患者一般有下腹部肿块迅速生长的病史。常伴有 CA125、CA199、HE4 等肿瘤标志物异常。影像学表现为盆腔或腹盆腔内囊性、实性或囊实性肿块，形态多不规则，囊壁或分隔不规则增厚，可见壁结节或乳头状突起，增强扫描肿瘤实性成分呈明显强化，DWI 呈高信号，ADC 呈低信号。常伴有腹膜、大网膜转移和腹水。卵巢癌的术前影像学检查需仔细观察和描述卵巢肿瘤大小、位置、邻近侵犯以及转移灶的位置和大小情况，尤其是对于容易漏诊和手术难以切除的病灶，目前在临床工作中引起的关

注度还比较低，需影像科医生予以重视。

【鉴别诊断】

上皮性卵巢癌以囊性为主时需要与卵巢良性肿瘤以及盆腔脓肿相鉴别；囊实性或实性卵巢癌需要与其他类型的恶性肿瘤进行鉴别。

1. **卵巢囊腺瘤** ① CA125 等肿瘤标志物异常较卵巢癌少见。②囊壁及囊内分隔薄（<3mm），少见壁结节。③ DWI 和动态增强检查有助于良恶性卵巢肿瘤的鉴别。

2. **子宫内膜异位囊肿** 患者常有痛经史。病变常小至中等大小，单房或外子囊型多房，囊肿分界

模糊，囊壁及囊内分隔较厚，囊液密度略高或见囊内新鲜出血，MRI 可见"暗影征"，增强后囊壁及分隔呈中度至明显强化。应注意观察病变有无实性成分，主要与卵巢黏液性癌、透明细胞癌或子宫内膜样癌相鉴别。

3. 盆腔脓肿　盆腔炎性包块常与进展期卵巢癌的表现相似，有时两者难以区分，需要密切结合临床，仔细分析影像资料加以鉴别，减少误诊的发生。①脓肿患者急性期多出现持续性下腹部疼痛、发热等。②影像学表现为单房厚壁囊性病变，比较有特征性的是因输卵管扩张而呈腊肠样形态，增强扫描囊壁明显环形强化。③抗炎后复查，对鉴别很有帮助，脓肿包块多在抗炎后变小，而肿瘤则不会变小。

4. 卵巢转移瘤　转移到卵巢的常见原发瘤为胃肠道癌、胰腺癌、乳腺癌和子宫恶性肿瘤。转移瘤常呈囊实性或实性表现，与卵巢癌形态类似，两者的鉴别点在于：①转移瘤多为双侧卵巢受累，体积一般较原发卵巢癌小。而肿块不规则、含囊壁结节或乳头状突起、T_1WI 抑脂含高信号及实性区 T_2WI 高信号的征象则多见于原发性卵巢癌。② CA125 和 HE4 水平异常在转移瘤中少见。③原发肿瘤病史对诊断尤为重要。

5. 颗粒细胞瘤　①常呈囊实性或实性肿块，伴或不伴多发小囊性区，形态较卵巢癌规则，边界清楚，增强后呈明显强化。②因肿瘤具有雌激素活性，常伴有子宫增大、内膜增厚。③囊壁无壁结节或乳头状突起。若在囊壁见乳头状结构或壁结节，则为上皮性卵巢癌的影像学特征。

6. 无性细胞瘤　好发于青春期及生育期女性。表现为实性分叶状肿块，特征性表现为实性肿块内明显强化的条索状分隔。

第三节　卵巢性索间质肿瘤

卵巢性索间质肿瘤（ovarian sex cord stromal tumor）来源于原始性腺及间质组织，约占所有卵巢肿瘤的 8%，具有很强的分化潜能。原始性索包括卵巢的颗粒细胞、睾丸的支持细胞即 Sertoli 细胞，间质细胞包括成纤维细胞、卵泡膜细胞和睾丸间质细胞即 Leyding 细胞。卵巢性索间质肿瘤可由上述细胞单独形成或不同细胞以不同的组合形成，其中卵泡膜细胞瘤-纤维瘤组、颗粒细胞瘤及硬化性间质瘤为最常见的三种类型。这类肿瘤的共性是经常伴有性激素分泌异常的症状。

一、卵泡膜细胞瘤-纤维瘤组肿瘤

【概述】

卵泡膜细胞瘤-纤维瘤是一组良性的间质肿瘤，也是性索间质肿瘤中最常见的一种类型，其发病率约占所有卵巢肿瘤的 4%。该肿瘤主要由卵泡膜细胞和纤维母细胞构成，并根据肿瘤所含两种细胞的比例，将其分为卵泡膜细胞瘤（thecoma）、纤维瘤（fibroma）和纤维卵泡膜细胞瘤（fibrothecoma）三种亚型。鉴于该肿瘤重叠的多向组织学分化特点，病理学上有时也很难精确分类，世界卫生组织（WHO）建议将其称为卵泡膜细胞瘤-纤维瘤组肿瘤。

此类肿瘤多发生于围绝经期和绝经后女性，青春期前罕见，20 岁及 30 岁之前发病者分别仅占 3% 和 10%。

【临床特点】

大多数患者无明显临床症状，也可表现为腹痛、腹胀、腹部包块。肿块较大时可发生蒂扭转。纤维瘤无雌激素分泌功能，部分卵泡膜细胞瘤和纤维卵泡膜细胞瘤可分泌雌激素，引起子宫内膜增生或癌变，临床表现为不规则阴道出血、月经过多、闭经、绝经后阴道出血等症状，少数患者亦可有雄激素水平升高所致的多毛症等男性化表现。部分患者可出现胸、腹水（即 Meigs 综合征）及 CA125 升高。

【影像检查技术与优选】

超声检查为最常用的一线检查，但术前诊断较困难，易误诊为子宫肌瘤或卵巢恶性肿瘤。CT 和 MRI 检查可以更清楚、直观地显示病变与周围脏器的解剖关系，增强扫描有助于肿瘤的定性诊断。MRI 有良好的组织分辨率，在显示病灶成分时更有优势。

【影像学表现】

1. 超声检查表现　肿瘤以低回声为主，内部回声较均匀，当含纤维组织成分时，后方回声可出现不同程度衰减，当病灶内部出现各种变性如出血、坏死时，声像图可表现为囊性或囊实混合性回声。多普勒检查显示内部无明显血流信号或仅少量点状血流。

2. CT 表现　多表现为单侧附件区的实性肿块，呈类圆形或椭圆形，部分肿块可有分叶。肿瘤具有完整包膜，边缘锐利，密度与子宫肌层相似，CT 值为 31～49Hu，肿物较大时密度多不均匀，瘤内可见水肿或囊变所致的低密度区，部分可见出血、钙化。增强扫描肿物呈轻度强化甚至无强化，部分为延迟强化，强化幅度多 <20Hu，与明显强化的子宫肌层形

成明显对比。大量呈编织状排列的纤维组织，考虑是该类肿瘤血供匮乏以及延迟性强化的病理基础。

3. MRI 表现 大部分肿瘤可见完整或不完整包膜，较小肿瘤多为实性，较大肿瘤多为囊实性，并以实性为主。该类肿瘤 MRI 信号表现与其病理基础密切相关。平扫 T_1WI 以等低信号为主，无明显特异性。纤维瘤以纤维母细胞及纤维成分为主，实性区在 T_2WI 上呈明显低信号（图 4-5-33）。纤维卵泡膜细胞瘤及卵泡膜细胞瘤随着其纤维成分的减少，卵泡膜细胞比例的增加，T_2WI 信号逐渐升高，从等低信号向稍高信号过渡。此外，卵泡膜细胞富含脂质，Okajima 等报道利用化学位移双回波序列能够显示瘤内所含的脂质成分，认为该序列会在诊断上提供帮助。肿瘤信号常较混杂，瘤内可见裂隙状或片状高信号区，可能为肿瘤囊变、水肿或变性，囊性成分可位于包膜下（图 4-5-34）。增强扫描后病灶多轻度强化，文献报道其强化程度与卵泡膜细胞及纤维成分含量的多少有关：含卵泡膜细胞成分越多者，强化越明显；含纤维细胞成分越多者，则强化相对不明显（图 4-5-35）。

【诊断要点】

卵泡膜细胞瘤-纤维瘤的影像学表现具有一定特征性，常表现为盆腔实性肿块，可伴有水肿、囊性变，边界清晰，增强后肿瘤轻度强化。诊断的关键是掌握肿瘤的 T_2WI 信号和强化特点，T_2WI 信号和强化程度的高低代表着肿瘤卵泡膜细胞及纤维成分的含量。结合临床表现及实验室检查，大多数病例可做出正确诊断。

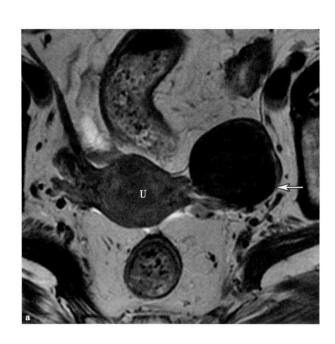
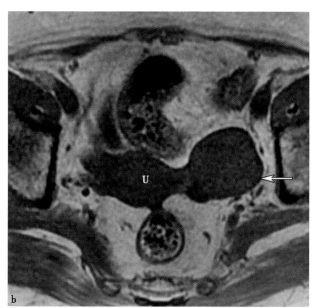
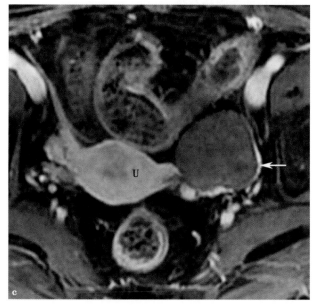

图 4-5-33 左卵巢纤维瘤

a～c. 轴位 T_2WI（a）及 T_1WI（b）显示左侧附件区类圆形低信号肿物，低于肌肉信号，信号较均匀，边界清，注入造影剂后（c）呈轻度强化，强化程度明显低于子宫肌层；U：子宫

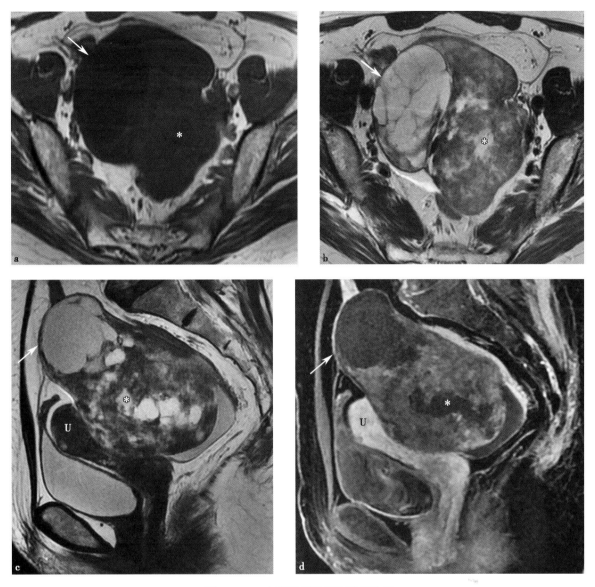

图 4-5-34　左卵巢纤维卵泡膜细胞瘤

a~c. T₁WI 轴位(a)、T₂WI 轴位(b)及矢状位(c)显示肿瘤以实性为主,边界清,实性成分信号高于肌肉信号,其内可见多发坏死及囊变影(*),部分囊性成分位于包膜下(箭头);d. 注入造影剂后肿瘤实性成分呈轻中度强化,强化程度低于子宫肌层;U:子宫

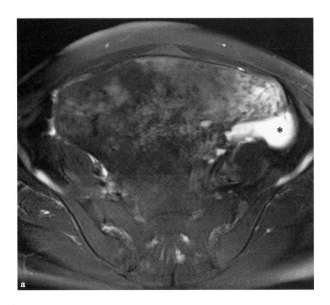

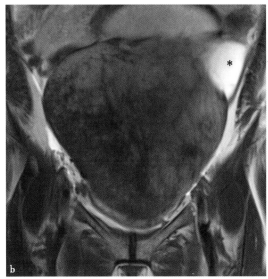

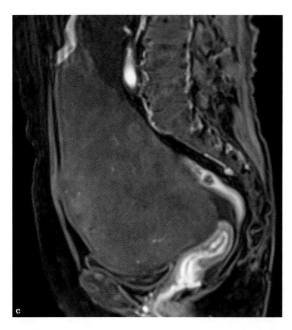
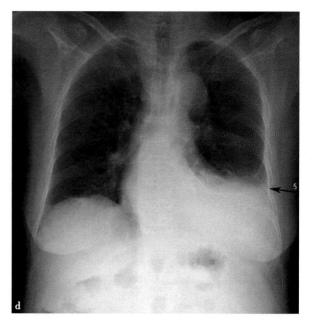

图 4-5-35　右卵巢卵泡膜细胞瘤伴 Meigs 综合征

a～c. T$_2$WI 轴位（a）及冠状位（b）显示腹盆腔实性肿物，高低信号混杂，边界较清，可见腹腔积液（*），注入造影剂后（c）呈轻度强化，术前 MRI 误诊为卵巢恶性肿瘤；d. 胸片提示左侧胸腔积液（箭），临床诊断为 Meigs 综合征

【鉴别诊断】

1. **浆膜下子宫肌瘤或阔韧带肌瘤** ①表现为宫旁的实性肿块，与子宫关系密切，T$_2$WI 多为低信号，增强扫描呈明显强化，如果肌瘤的强化不明显则两者较难鉴别。②对于绝经后妇女，如能看到同侧卵巢，可排除卵巢起源肿瘤，但此征象不适用于绝经前妇女。

2. **颗粒细胞瘤** ①T$_2$WI 多为混杂高信号，囊变较卵泡膜细胞瘤 - 纤维瘤更常见，增强扫描实性部分呈明显强化。②卵泡膜细胞瘤 - 纤维瘤伴发少量腹水更常见。

3. **卵巢癌** 当卵巢卵泡膜细胞瘤 - 纤维瘤发生不同程度变性且伴腹腔积液或 CA125 升高时，需与卵巢癌相鉴别。①卵巢癌实性部分 T$_2$WI 多呈高信号，增强扫描呈明显强化。②卵巢癌腹腔积液量往往较大。③若伴有腹膜种植或肿大淋巴结则有助于卵巢癌的诊断。

4. **无性细胞瘤** ①增强扫描肿瘤强化明显，肿瘤内纤维分隔具有特征性。②多见于儿童和青少年。

二、颗粒细胞瘤

【概述】

卵巢颗粒细胞瘤（granulosa cell tumor）起源于性腺发育中的原始性索细胞，是一种相对少见的低度恶性肿瘤，发病率为（0.05～1.70）/100 000，占所有卵巢肿瘤的 0.6%～3%，占所有卵巢恶性肿瘤的 5%～10%。预后较好，5 年生存率达 80%，但晚期可有复发，其复发率为 25%～30%。肿瘤具有内分泌功能，能产生雌激素。根据发病年龄和病理学差异，肿瘤可分为成人型（95%）和青少年型（5%），两者大体形态学差异不大。成人型患者常伴有子宫内膜病变，如子宫内膜增生、息肉和子宫内膜癌。

成人型多见于绝经前后期的妇女，发病高峰年龄为 50～55 岁。而青少年型发病年龄常在 30 岁以前。

【临床特点】

除肿瘤自身的压迫引起腹痛及腹部包块外，临床症状主要与雌激素增高和刺激有关。绝经期患者常表现为绝经延迟、绝经后阴道流血或月经紊乱；青春前可出现假性性早熟、闭经；生育期妇女可出现不规则阴道出血、不育。

【影像检查技术与优选】

卵巢颗粒细胞瘤的 MRI 表现具有一定的特征，当超声难以定性时，应考虑 MRI 检查。

【影像学表现】

1. **超声检查表现** 卵巢颗粒细胞的超声表现多样，以囊实混合性包块多见。囊性区形态多样，可呈多发小囊腔散在分布于实性成分中，此型为颗粒细胞的典型超声特征；也可表现为范围较大的囊性区，内为多发光带分隔呈多房状或蜂窝样，分隔厚薄不一，无乳头或结节样突起；也可表现为单个或数个大小不一囊腔位于实性成分一侧或内部。彩色多普勒检查显示肿瘤实性部分血流信号丰富，血流阻力指数为低阻型。

2. CT 和 MRI 表现　成人型与青少年型颗粒细胞瘤的影像学表现无明显区别。肿瘤多为单侧单发病灶，体积大小不等，形态呈圆形、卵圆形或分叶状，包膜完整，边界清楚光滑。以囊实性肿块最常见，少数呈实性或囊性。实性成分 T_1WI 及 T_2WI 信号均略高于肌肉信号，DWI 呈高信号（图 4-5-36）。文献报道囊变的程度与肿瘤的大小及血供有关，多数学者认为肿瘤早期较小时以实性为主，后期肿瘤体积增大，其内出现多发囊变。因此，肿瘤多表现为实性肿块内多发囊性影，囊与囊之间有分隔，分隔厚薄及形态不一、较光滑，无软组织结节突入囊腔，分隔较多且小时可使肿瘤呈海绵状。其形成机制有人认为是颗粒细胞瘤不断液化坏死造成的结

果，而囊内分隔为未囊变坏死的颗粒细胞。随着液化坏死的组织增多，囊内压力增大，导致分隔破坏，最终可融合成一个大囊肿。此外，肿瘤内易发生出血，MRI 较 CT 显示更好，于 T_1WI 上可见高信号影，T_2WI 上可见低信号或液 - 液平。增强扫描肿瘤实性部分呈轻度或中度强化（图 4-5-37）。肿瘤常伴有子宫增大，内膜增厚，宫腔积液增多。

【诊断要点】

当成年妇女（尤其是绝经期女性）出现高雌激素血症（不规则阴道流血等），影像学表现为附件区实性肿块内多发囊性变，囊壁及间隔较厚、光滑，间隔界限清楚，厚薄不一，无软组织结节突入囊腔，囊腔内见出血密度 / 信号，增强扫描肿瘤的实性部分轻中度强化，结合临床应首先考虑卵巢颗粒细胞瘤。另外，由于颗粒细胞瘤能分泌雌激素，因此在诊断时，要密切注意子宫内膜是否存在病变。

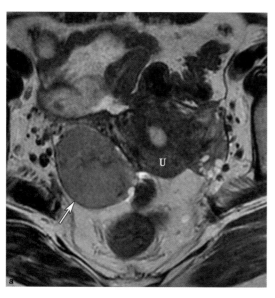
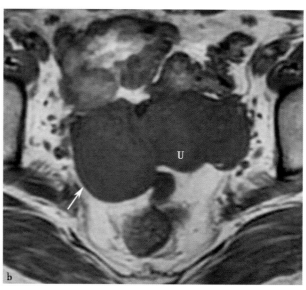
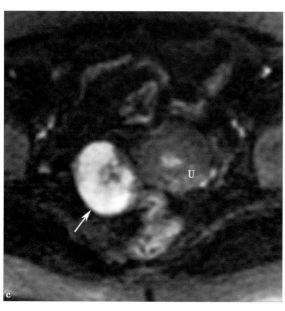
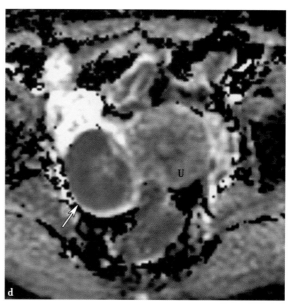

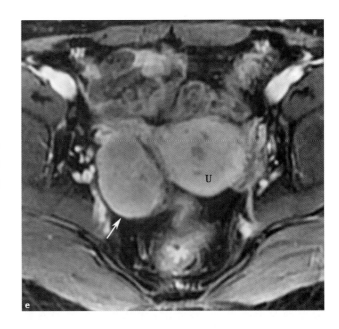

图 4-5-36 右卵巢颗粒细胞瘤

女性，37 岁，闭经 1 年。a～e. $T_2WI(a)$ 及 $T_1WI(b)$ 显示右侧卵巢类圆形软组织信号肿物，信号较均匀，边界清；肿瘤在 DWI(c) 呈高信号，ADC(d) 呈低信号；T_1WI 增强(e)示肿瘤呈明显强化；U：子宫

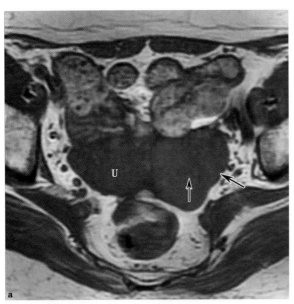

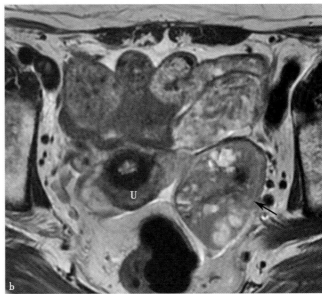

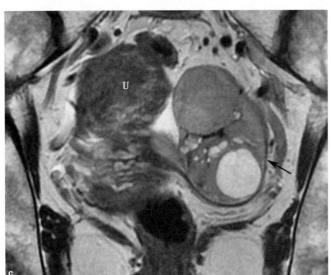

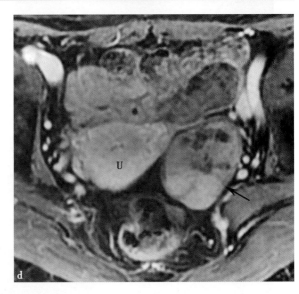

图 4-5-37 左卵巢颗粒细胞瘤

女性，70 岁，绝经 30 年，阴道不规则出血 16 天。a～d. T_1WI 轴位(a)、T_2WI 轴位(b)及冠状位(c)显示肿瘤以实性为主(粗箭)，边界清，其内可见多发大小不等囊变影，部分小囊腔呈 T_1WI 高信号(细箭)；注入造影剂后(d)肿瘤实性成分呈明显强化；U：子宫

【鉴别诊断】

1. **卵巢癌** 主要表现为附件区囊实性肿块,易与颗粒细胞瘤混淆。①卵巢癌一般无明显包膜,浸润性生长,形态不规则,囊壁及囊内分隔不规则、毛糙,壁上常有结节与肿块状突起,增强扫描实性成分明显强化。②卵巢癌常可见转移。③卵巢颗粒细胞瘤常有雌激素水平异常及激素相关临床表现,而卵巢癌少见。

2. **纤维卵泡膜细胞瘤** 两者都是功能性肿瘤,也都是性索间质细胞瘤,但是良恶性不同,临床应注意两者的鉴别。①肿瘤的内部成分不尽相同,囊实性纤维卵泡膜细胞瘤以大囊型多见,少见肿瘤内出血。而颗粒细胞瘤"海绵状"小囊变和瘤内出血是其典型特征。②颗粒细胞瘤肿瘤实质增强后比纤维卵泡膜细胞瘤强化明显。

3. **囊性畸胎瘤** ①囊壁更厚,囊内软组织成分信号/密度均匀,强化程度较低。②如果含有脂肪或骨组织的成分更容易鉴别。

三、硬化性间质瘤

【概述】

卵巢硬化性间质瘤(sclerosing stromal tumor)是一种起源于卵巢间质、具有内分泌功能的罕见的良性肿瘤。多发生于20~30岁的年轻妇女,文献也有见于婴儿及绝经后妇女的报道。

【临床特点】

肿瘤有内分泌功能,可引起雌激素、黄体酮及睾酮水平升高,导致月经紊乱、阴道不规则流血、不孕,部分患者可出现多毛症等男性化表现,幼儿可伴有性早熟。

【影像检查技术与优选】

MRI为诊断卵巢硬化性间质瘤的最佳检查,推荐使用T_2WI和抑脂T_1WI增强序列。

【影像学表现】

1. **超声检查表现** 患侧未探及正常卵巢,该侧附件区可见一边界清晰的实性肿物,形态规整,多呈圆形或类圆形,多呈中等回声,内部回声不均匀,表现为实性回声型;当肿瘤内部出现囊变、出血或水肿时,表现为囊实混合型。彩色多普勒显示肿瘤的实性部分血流丰富,多数周边较中央部更为明显。

2. **CT和MRI表现** 肿瘤多为单侧发生,表现为实性或囊实性肿块,呈类圆形或分叶状,边界清晰,密度或信号多不均匀,内部可出现不规则囊变或水肿区,少数可伴有斑点状钙化。MRI平扫T_1WI呈低信号或等信号;T_2WI以高或稍高信号为主,信号混杂不均,可表现为典型的"湖岛征"(图4-5-38)。多数肿瘤边缘可见T_1WI和T_2WI低信号环,可能是被肿瘤压缩的卵巢皮质或肿瘤的包膜结构。增强扫描表现为肿瘤边缘早期结节状、梳状明显强化,延迟后持续性显著强化,并有向心性强化趋势,类似"肝脏海绵状血管瘤"的强化模式。其强化特征与其病理改变密切相关,大多数肿瘤以富有假小叶结构为病变特征,假小叶内细胞有丰富的血管,因而在增强动脉期即可出现明显强化;肿瘤内疏松水肿区

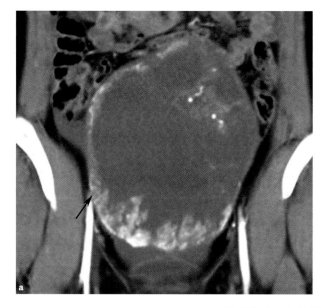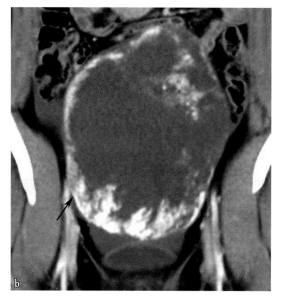

图4-5-38 右卵巢硬化性间质瘤

女性,37岁,闭经1年。a、b. 冠状位增强CT动脉期(a)显示肿瘤周边明显强化,静脉期(b)周围强化更明显,并向中央填充,类似于肝脏血管瘤强化方式,术前误诊为血管源性肿瘤

瘤细胞较少且散在分布，在 T_2WI 上表现为肿块内明显高信号区，延迟扫描为延迟强化区；肿瘤内囊变或黏液区，增强后始终无强化（图 4-5-39）。

【诊断要点】

好发于年轻女性，月经紊乱，MRI 表现为单侧卵巢类圆形囊实性肿块，且 T_2WI 见"湖岛征"，增强扫描肿块边缘早期明显强化，延迟后持续显著强化，有向心性逐渐强化趋势，类似"海绵状血管瘤"的"快进慢出"强化模式。

【鉴别诊断】

1. **纤维卵泡膜细胞瘤**　①多见于绝经后妇女，较硬化性间质瘤发病年龄大。②T_1WI 及 T_2WI 常呈低信号。③与硬化性间质瘤特征性的强化方式不同，纤维卵泡膜细胞瘤多仅呈轻度强化。

2. **颗粒细胞瘤**　肿块中常有不同程度的囊变和出血，增强扫描肿块实性部分轻中度强化。

3. **Krukenberg 瘤**　①多发生于老年妇女，有胃肠道原发肿瘤病史。②多为双侧性，增强扫描呈明显不均匀强化，延迟后强化程度降低。

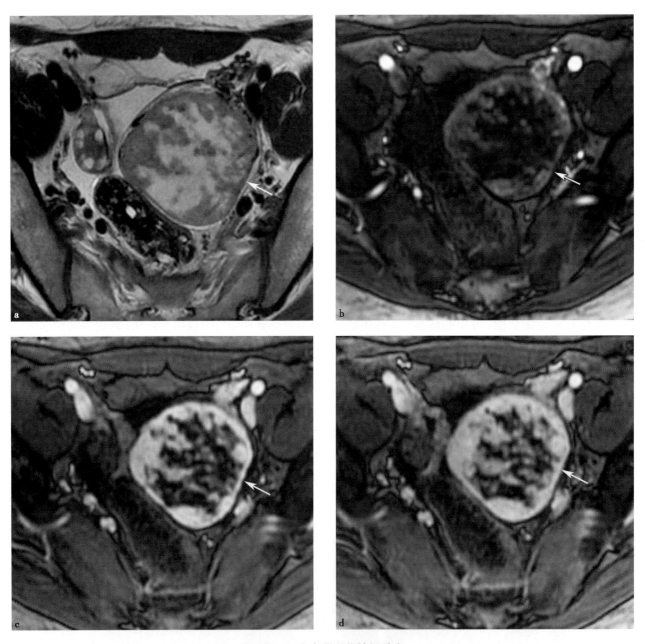

图 4-5-39　左卵巢硬化性间质瘤

a～d. T_1WI 轴位（a）显示肿瘤以实性为主，边界清，其内信号混杂，可见"湖岛征"；注入造影剂后动脉期（b）肿瘤边缘结节状、梳状明显强化，静脉期（c）周边强化更明显，中心逐步充填，延迟期（d）肿瘤持续强化，中央可见无规则无强化区，术前误诊为卵巢恶性肿瘤

第四节　卵巢生殖细胞肿瘤

卵巢生殖细胞肿瘤（germ cell tumor）源于胚胎性腺原始生殖细胞，占卵巢肿瘤的 20%～30%，是具有不同组织学特征的一组肿瘤。绝大多数生殖细胞肿瘤（95%）为良性，主要由成熟性囊性畸胎瘤组成。恶性生殖细胞肿瘤中，无性细胞瘤、卵黄囊瘤和未成熟畸胎瘤居前 3 位，胚胎性癌、绒癌和混合性生殖细胞肿瘤较少见。在儿童和青少年中，60% 以上的卵巢肿瘤来源于生殖细胞，其中 1/3 为恶性。

一、成熟性囊性畸胎瘤

【概述】

成熟性囊性畸胎瘤（mature cystic teratoma）来源于外、中、内胚层中 2 个或 3 个胚层的分化成熟组织，是最常见的卵巢生殖细胞肿瘤的类型，也是 45 岁以下女性最常见的卵巢肿瘤，又称为皮样囊肿（dermoid cyst）。超过 80% 的肿瘤发生于育龄期妇女，约 10% 的患者于妊娠期发现，也可见于儿童和绝经后妇女。

【临床特点】

临床多无特殊症状，肿瘤较大时可引起腹部膨大、坠胀感，甚至产生压迫症状，如大小便困难等。少数患者因肿瘤发生蒂扭转（发生率为 3%～16%）而出现腹痛。妇科检查肿块一般与子宫不连，表面光滑，可活动。

【影像检查技术与优选】

CT、MRI 对卵巢成熟性囊性畸胎瘤特有的脂肪成分都非常敏感，而 CT 对肿瘤内钙化和骨化成分的检出明显优于 MRI。应用 MRI 化学位移序列有助于脂肪成分含量较少的病变的诊断。

【影像学表现】

1. 超声检查表现　其特征性表现为卵巢囊实混合性团块内含有一个或多个伴有声影的强回声团，团块内囊性部分可见呈线状或点状回声的毛发，一些强回声区域为团块内的脂肪，可能漂浮在其他液体上部，超声表现为液 - 液平面。伴有声影的回声区域可能为囊壁组织的实性结节或牙齿、骨骼等致密的钙化结构。彩色多普勒显示肿瘤内部仅有少许或没有血流信号。

2. CT 表现　肿瘤多见于单侧卵巢，约 15% 的病例为双侧发生。一般为单发病灶，少数情况下可在一侧附件见到多个病灶。

90% 以上的肿瘤内可见脂肪密度组织，CT 值常低于 −20Hu，为特征性的 CT 表现（图 4-5-40）。根据肿瘤内脂肪组织含量，病变可分为：①脂肪瘤型，肿瘤由密度均匀或不均匀的脂肪组织构成。②液脂型，肿瘤含相近数量的液体和脂肪。③头结节型，肿瘤由大小不等的头结节及脂肪成分构成。头结节表现为囊内壁大小不等、实性或囊实性突起，也称 Rokitansky 结节。④液性为主型，肿瘤主要为液性，边缘可见少量脂肪。⑤囊肿型，肿瘤完全由液性成分构成。需要注意的是，脂肪定位错误或漏识少量

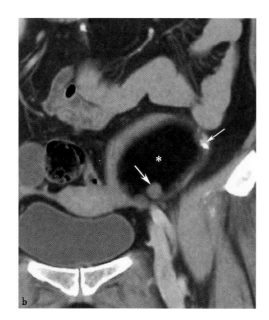

图 4-5-40　左卵巢成熟性囊性畸胎瘤
a. 增强 CT 轴位显示肿瘤呈囊性，内部密度等同脂肪（*），边界清，囊壁可见钙化灶（细箭）；b. 冠状位示肿瘤内壁可见头结节（粗箭）

脂肪常是畸胎瘤误诊的原因,少量脂肪成分常分布于囊壁,易错误定位于肿瘤外盆腔内,也可呈零星点状分布于瘤内而漏识,薄层扫描及多平面重建(MPR)多方位仔细观察是减少误诊的关键。约56%的病例可见牙齿或钙化的高密度影,常位于头结节内。

3. MRI表现 典型表现为含脂肪成分的囊性肿块,T_1WI和T_2WI均呈高信号,脂肪抑制序列上病灶内脂肪信号明显减低,呈相对低信号(图4-5-41)。由于脂肪组织与其他组织间的共振频率,在2种组织交界处沿磁场频率编码方向会出现化学位移伪影,通常出现在肿瘤内或肿瘤周围,是成熟性囊性畸胎瘤的特征之一。此外,对于脂肪含量较少的病灶,应用化学位移序列有助于检出脂质成分的检

出,如果病灶内不含脂质成分,则T_1WI正、反相位信号不变。头结节表现为从内壁突向腔内的混杂信号影,其表面光滑或可见放射状排列的低信号毛发(图4-5-42)。牙齿和钙化位于头结节内或者囊壁上,T_1WI和T_2WI均呈极低信号,但MRI对它们的显示不如CT。肿瘤在DWI呈高信号,ADC值比其他良性肿瘤更低,可能是瘤内角蛋白成分所致。增强扫描肿瘤实性部分轻度强化(图4-5-43)。

【诊断要点】

绝大多数成熟性囊性畸胎瘤具有典型影像学表现,瘤内可见脂肪密度/信号,诊断不难。少脂肪的病变应通过薄层扫描和多方位、多序列仔细观察防止误诊。

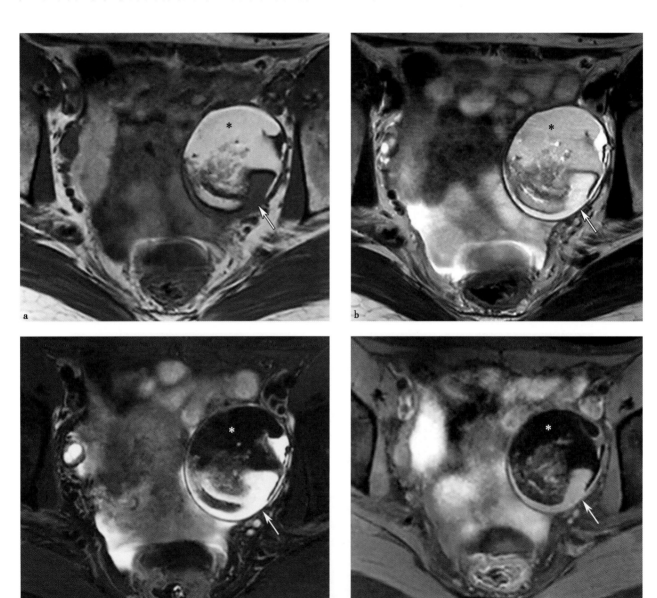

图4-5-41 左卵巢成熟性囊性畸胎瘤

a、b. 轴位T_1WI(a)和T_2WI(b)显示肿瘤呈不均匀高信号(*),囊内底部见条片状水样信号(箭);c、d. T_2WI和T_1WI脂肪抑制显示肿瘤内脂肪信号被抑制呈低信号

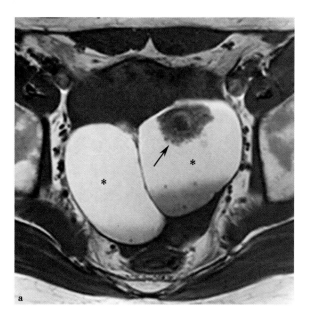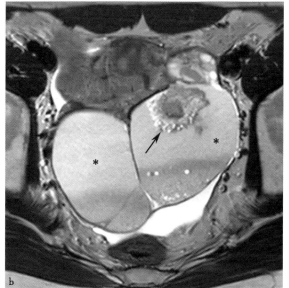

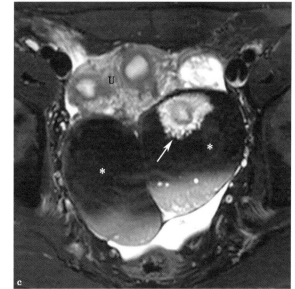

图 4-5-42　右卵巢成熟性囊性畸胎瘤

a、b. 轴位 T_1WI（a）和 T_2WI（b）显示肿瘤以脂肪高信号为主（*），囊内可见头结节（箭），头结节表面可见放射状排列的毛发信号；c. T_2WI 脂肪抑制显示肿瘤内脂肪信号被抑制，U：纵隔子宫

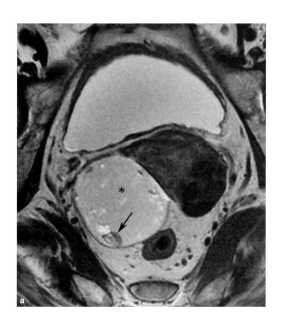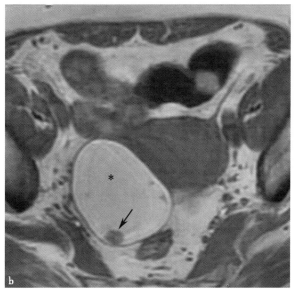

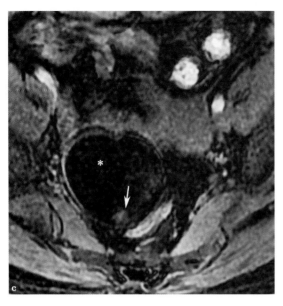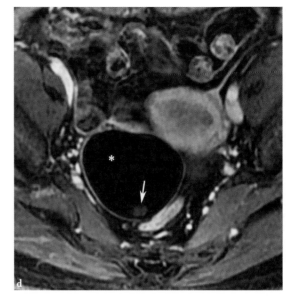

图 4-5-43　右卵巢成熟性囊性畸胎瘤

a～d. 轴位 T_2WI（a）和 T_1WI（b）显示肿瘤以脂肪高信号为主（*），囊内可见头结节（箭），表面光滑；T_1WI 脂肪抑制（c）显示肿瘤内脂肪信号被抑制；T_1WI 增强（d）示头结节及囊壁轻度强化

【鉴别诊断】

成熟性囊性畸胎瘤主要需要和盆腔其他含脂肪的肿瘤相鉴别。脂肪含量较少者常被误诊为囊腺瘤。一些合并病变如子宫内膜异位囊肿也常干扰畸胎瘤的诊断。

1. 子宫脂肪平滑肌瘤 来源于子宫的含脂肿瘤，与子宫关系密切，辨认两侧正常卵巢、追踪双侧附件或卵巢静脉、多方位观察有利于对肿块起源的鉴别。

2. 未成熟畸胎瘤 ①不规则，实性成分较多，增强扫描呈中度或明显强化。②脂肪组织和钙化多散在分布于肿瘤内，钙化较小且形态不规则；而成熟性囊性畸胎瘤的钙化则较粗大或呈牙齿状，位于囊壁或头结节内。③可发生沿腹膜播散的种植转移，常伴腹腔积液。

3. 卵巢囊腺瘤或囊肿 畸胎瘤的少量脂肪常分布于肿瘤内壁、分隔或头结节上，易错误定位于肿瘤外盆腔内而误诊为卵巢囊腺瘤或囊肿，应多方位观察，同层面不同序列（MRI 脂肪抑制序列和非抑制序列，或 T_1WI 正、反相位）的仔细比对有助于诊断。畸胎瘤无影像学可识别的脂肪时与囊腺瘤或囊肿鉴别困难。

二、未成熟性畸胎瘤

【概述】

卵巢未成熟性畸胎瘤（immature teratoma）中含有分化不成熟的胚胎性组织，最常见的是未成熟的神经上皮组织，占卵巢畸胎瘤的 2%～3%，占卵巢恶性生殖细胞肿瘤的 35%～38%，占卵巢恶性肿瘤不足 1%。26% 的患者合并同侧卵巢成熟性囊性畸胎瘤，10% 的患者合并对侧卵巢成熟性囊性畸胎瘤。

此瘤好发于儿童及年轻女性，发病高峰年龄为 15～19 岁。

【临床特点】

临床表现无特异性，以腹痛、腹胀、盆腔包块、消瘦等多见，少数患者可因肿瘤破裂、瘤体扭转等急腹症表现就诊。肿瘤标志物 CA125、AFP、CA199、hCG 检测对卵巢未成熟性畸胎瘤的诊断有一定的价值。

【影像检查技术与优选】

超声不易区分畸胎瘤是否成熟，术前超声诊断准确率低。CT 和 MRI 检查均可以较好地显示未成熟性畸胎瘤的内部特征，有助于术前诊断。CT 对钙化、脂肪敏感，但对软组织、微小囊变分辨率较低且电离辐射剂量大。MRI 对软组织、小囊变分辨率高，对脂肪，即使是少量脂肪同样敏感且没有电离辐射，但对钙化显示欠佳。

【影像学表现】

绝大多数为单侧发生，双侧卵巢受累的发生率小于 5%。多表现为囊实性肿块，以实性为主者多见。病灶常呈类圆形或分叶状，体积一般较大，多为 14～25cm，可跨越腹盆腔生长。多数肿瘤包膜完整,部分肿瘤实性成分可凸出包膜致包膜部分不完整,边缘多清晰,少数可不清晰。肿瘤实性部分形态多不规则,信号及密度并无特征性,增强扫描有助于实性软组织影的识别,血供丰富,强化明显(图4-5-44)。文献报道实性团块内多发小囊状影是未成熟性畸胎瘤实性成分的一个特征,表现为多发大小不等囊状影,呈"簇"状或散在分布,囊内液体呈水样或黏液样密度/信号。肿瘤内脂肪组织位于实性团块中,分布散在、凌乱或呈"簇"状(图4-5-45)。钙化形态亦不规则形,分散于肿瘤内部。多数肿瘤合并腹水;可出现腹膜、大网膜及邻近器官转移。

【诊断要点】

卵巢未成熟性畸胎瘤发病年龄较小,体积较大,以实性为主者多见,肿瘤内见多个大小不等小囊腔,实性部分呈片絮状,内可见散在分布的不规则、簇状脂肪密度及钙化影,增强扫描强化较明显。结合肿瘤标志物,诊断不难。

【鉴别诊断】

1. **成熟性囊性畸胎瘤** ①常以囊性为主,囊内为脂液或有漂浮毛发、脂球,而未成熟性畸胎瘤多以实性为主,囊性部分形态较小且常呈水样或黏液样密度/信号。②脂肪多位于肿瘤囊内或呈大片状,

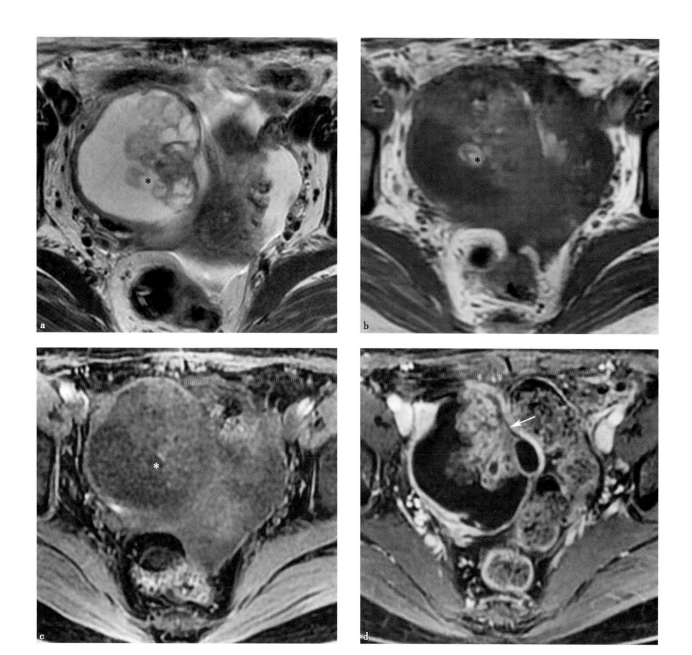

图4-5-44 右卵巢未成熟性畸胎瘤

女性,42岁,发现盆腔包块1个月,AFP升高。a、b. 轴位T_2WI(a)和T_1WI(b)显示肿瘤呈囊实性,实性成分内可见小灶状T_1WI高信号(*);c. T_1WI脂肪抑制显示脂肪信号被抑制呈相对低信号(*);d. T_1WI增强示肿瘤实性部分呈不均匀明显强化(箭);术前MRI误诊为上皮性卵巢癌

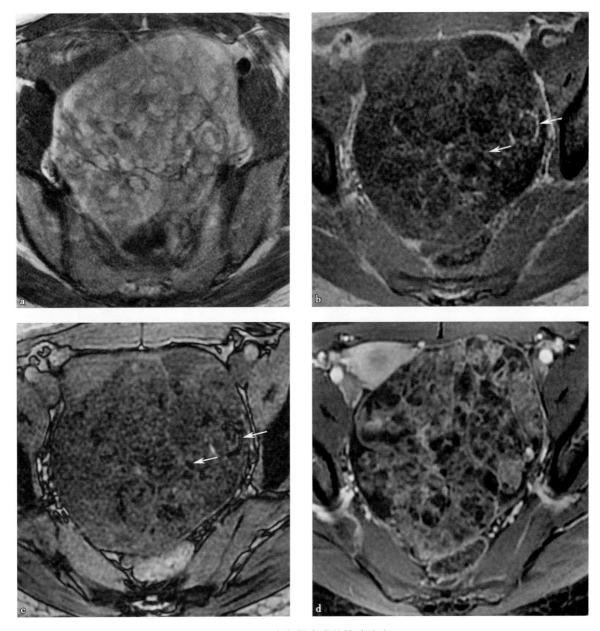

图 4-5-45 左卵巢未成熟性畸胎瘤

女性，26 岁，自觉腹围增大 3 个月，排尿困难 5 天，血 CA125、AFP 升高。a～d. 轴位 T_2WI (a) 显示盆腔巨大实性肿块，信号混杂，其内可见多发小囊状影；T_1WI 同相位 (b) 示肿瘤内散在多发点片状高信号（箭），T_1WI 反向位 (c) 呈低信号或边缘低信号（箭）；T_1WI 增强 (d) 示肿瘤呈不均匀明显强化，其内小囊状影无强化

未成熟性畸胎瘤脂肪组织分布散在、凌乱。③增强扫描未成熟性畸胎瘤实性成分较成熟性畸胎瘤强化明显。

2. 卵巢癌或转移性肿瘤 均可表现为单侧或双侧囊实性肿瘤，一般不存在脂肪成分，钙化亦为少见，与未成熟性畸胎瘤典型表现不同。

三、无性细胞瘤

【概述】

卵巢无性细胞瘤（dysgerminoma）起源于有性分化之前的原始生殖细胞，是比较少见的卵巢恶性肿瘤，占卵巢恶性生殖细胞肿瘤的 32.8%～37.5%。此类肿瘤在病理上分为单纯型和混合型，单纯型较常见，混合型占 10%，肿瘤内含不同比例的卵黄囊、绒癌、胚胎性癌等成分。大部分患者就诊时肿瘤较局限，未见转移。肿瘤对放疗和化疗敏感，预后较好，Ⅰ期 5 年生存率为 95%。

好发于青春期及生育期妇女，30 岁以下的年轻女性最多见，幼女及老年妇女罕见。

【临床特点】

无性细胞瘤早期诊断困难，缺乏典型临床症状，多数患者因后期肿物较大出现腹痛、腹胀、腹部肿物而就诊。多数患者的血清乳酸脱氢酶和碱性磷酸酶升高，有助于提示本病的诊断，但属非特异性指标。约 5% 的肿瘤因合并滋养细胞的成分而出现血中 hCG 升高。

【影像检查技术与优选】

MRI 因软组织分辨率较高，对卵巢无性细胞瘤的诊断较超声和 CT 检查更有优势。

【影像学表现】

1. **超声检查表现**　超声表现为边界清楚的实性或囊实性肿块。肿块多呈不均质中低回声，坏死和囊变部分表现为不规则液性区，液性区内可见分隔，实性部分多可见条索状回声及结节状回声，这是由于纤维结缔组织将肿瘤细胞分隔成结节状所致。无性细胞瘤血供丰富，分隔内含有纤维毛细血管，因此实性部分和分隔多可以检出少许或丰富血流信号。

2. **CT 和 MRI 表现**　多为单侧，双侧占 6.5%～10%。肿块巨大或较大，一般大于 10cm，大多呈分叶状，边界清晰，外缘光整。肿瘤多以实性成分为主，可伴有不同程度的囊变坏死，少数病灶内部坏死明显时呈囊实性或囊性，囊壁及囊内分隔厚薄不均，边界不清。可伴有出血或斑点状钙化。大体病理证实多数肿瘤有纤维血管分隔和包膜，MRI 对这种结构的显示比 CT 更有优势，在 T_2WI 上一般呈低信号，少数病例纤维血管分隔可呈 T_2WI 高信号。增强扫描肿瘤实性部分呈渐进性、轻中度强化，肿瘤内及边缘可见多发血管影，血管走行较自然，特征性表现是纤维血管分隔及包膜呈明显强化（图4-5-46）。患侧卵巢受累显示不清，肿瘤可侵犯周围组织，部分伴有腹水及淋巴结转移。

【诊断要点】

年轻女性，血清乳酸脱氢酶和碱性磷酸酶升高，发现实质性为主的卵巢肿瘤，其内可见明显强化的纤维血管间隔及周边包膜，要考虑到无性细胞瘤的可能。

【鉴别诊断】

1. **纤维卵泡膜细胞瘤**　①多见于绝经后妇女。②T_1WI 及 T_2WI 常呈低信号。③肿瘤内无明显强化的纤维血管分隔。

2. **硬化性间质瘤**　①肿瘤有内分泌功能，患者常有月经紊乱。②增强扫描肿瘤呈类似"海绵状血管瘤"的"快进慢出"强化模式。

3. **卵黄囊瘤**　①多表现为囊实性肿物，增强扫描呈不均匀明显强化，且瘤体内可见明显强化的点状或管状影血管影。②血清 AFP 升高。

4. **卵巢癌**　①多发生于中老年女性。②多表现为囊实性肿物，形态不规则，伴大量腹水，容易发生转移。③血清 CA125 明显升高。

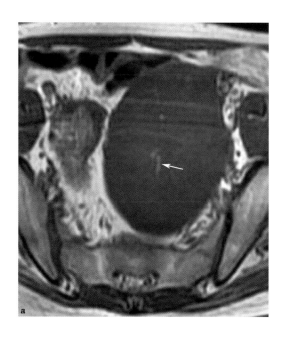
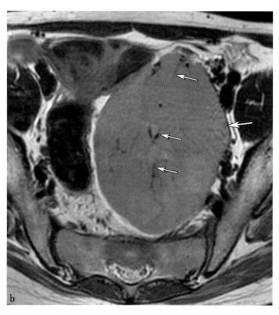

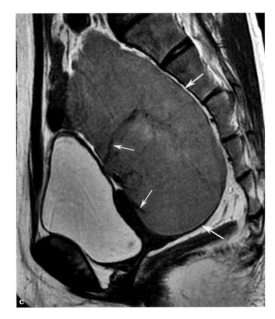
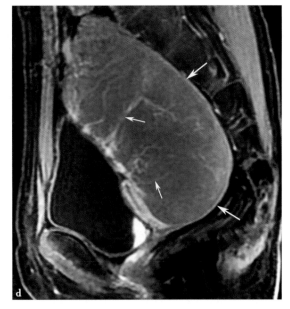

图 4-5-46　左卵巢无性细胞瘤

女性，17 岁，发现盆腔包块 1 个月余，血清乳酸脱氢酶升高。a～d. 轴位 $T_1WI(a)$、轴位和矢状位 $T_2WI(b、c)$
显示肿瘤呈实性，内部可见多发纤维血管分隔（细箭），边缘可见低信号包膜（粗箭）；T_1WI 增强（d）示肿瘤呈
轻度强化，纤维血管分隔（细箭）及包膜（粗箭）呈明显强化

四、卵黄囊瘤

【概述】

卵巢卵黄囊瘤（yolk sac tumor）也称内胚窦瘤（endodermal sinus tumor），是一种罕见的高度恶性生殖细胞肿瘤。该病进展快，易出现转移和复发，预后较差。发病年龄较轻，多见于儿童及年轻女性，发病高峰为 11～30 岁，40 岁以后罕见。

【临床特点】

患者多以腹胀、腹部肿块就诊，部分患者主诉腹痛，极少因肿瘤破裂导致相关急腹症，罕见有内分泌症状。卵黄囊瘤可合成甲胎蛋白（AFP），因此血清 AFP 增高是本病的一个重要特征。

【影像检查技术与优选】

超声较难对此病进行定性诊断。CT 和 MRI 增强检查有助于此病的诊断。

【影像学表现】

多数肿瘤为单侧，双侧发生率小于 5%。肿块多较大，常向上突入下腹部，平均直径约 15cm。多表现为盆腔囊实性肿块，呈类圆形或不规则形，其内密度不均匀，多见斑片状低密度区，部分肿瘤可表现为蜂窝状改变，这可能是因为肿瘤组织呈海绵状、质脆、易破裂出血，且肿瘤生长迅速，瘤内常出现坏死和囊变区。合并出血时，瘤内可见片状高密度影或 T_1WI 高信号。由于肿瘤血管丰富、粗细不等、迂曲成团，增强扫描多可见肿块呈不均匀明显强化。此外，瘤体内还可见明显强化的点状或管状影，即"亮点征"，以动脉晚期强化显示最清楚，代表着肿瘤内部丰富扩张的血管，为本病的特征性表现（图 4-5-47）。部分病例可见腹腔种植、淋巴结转移。

【诊断要点】

年轻女性尤以年龄＜30 岁者，盆腔内短期出现迅速增大的单侧卵巢较大囊实性肿物，血供丰富，伴血清 AFP 升高，应考虑卵巢卵黄囊瘤的可能。

【鉴别诊断】

1. **无性细胞瘤**　①多表现为实性为主肿块，其内常见纤维血管分隔样结构具有一定特征性。②实验室检查多有血清乳酸脱氢酶和碱性磷酸酶升高，AFP 无异常。

2. **未成熟畸胎瘤**　①以实性为主者多见，其内可见散在分布的不规则、簇状脂肪密度及钙化影，MRI 脂肪抑制序列和非抑制序列或 T_1WI 正、反相位有利于脂肪组织的检出，从而有助于与卵黄囊瘤进行鉴别。②血清 AFP 不升高。

3. **卵巢癌**　①多发生于中老年女性。②双侧发生相对较多。③囊壁上有乳头状突起，是卵巢上皮源性肿瘤的特征。④实验室检查血清 CA125 明显升高，无 AFP 升高。

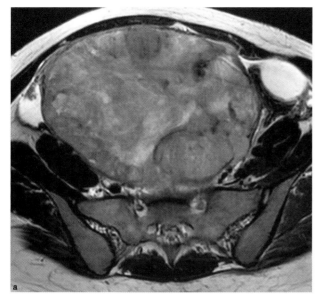

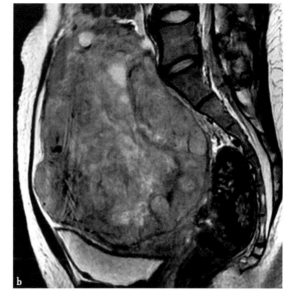

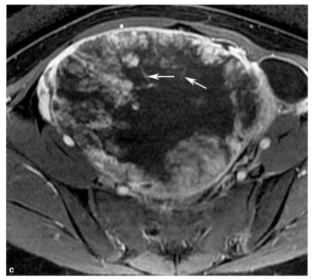

图 4-5-47 右卵巢卵黄囊瘤

女性，19 岁，腹胀、自觉盆腔包块 3 周，肿瘤标志物 AFP 明显升高。a～c. 轴位和矢状位 T_2WI（a、b）显示盆腔巨大实性肿物，信号混杂，内部可见多发坏死、囊变区；T_1WI 增强（c）示肿瘤实性部分呈明显强化，瘤体内可见明显强化的迂曲血管影（箭头）

第五节 卵巢转移性肿瘤

【概述】

卵巢转移性肿瘤（metastatic ovarian tumor）是指原发肿瘤的瘤细胞经淋巴管、血管或体腔侵入卵巢，形成与原发瘤类同的肿瘤，其发生率占所有卵巢肿瘤的 5%，占所有卵巢恶性肿瘤的 10%～30%。最常见的原发部位包括胃、结肠，其次是乳腺和泌尿生殖道，少见的为胰胆管系统、肺、小肠等。Krukenberg瘤是来源于生殖道以外卵巢转移癌的一种，广义上指的是所有的卵巢转移瘤，狭义上指分泌黏液的印戒细胞癌转移到卵巢组织；它的命名源于 1896 年德国病理学家 Friedrich Ernst Krukenberg，主要来源于胃肠道，其中 76% 的 Krukenberg 瘤起源于胃。

多发于绝经前女性，发病年龄在 40～48 岁之间。这是因为绝经前的卵巢功能旺盛，血供丰富，同时又是多种内分泌激素作用的靶点，为癌细胞转移、生长提供良好的环境。

【临床特点】

卵巢转移性肿瘤临床上与卵巢原发肿瘤具有类似的症状，常见表现为腹痛、腹胀、腹部包块等。Antila R 等报道卵巢转移性肿瘤患者约 58% 有原发恶性肿瘤病史，其余 42% 以腹部肿块、下腹胀痛、阴道流血或月经紊乱等妇科卵巢肿瘤为首发症状。肿瘤标志物检测可见 CEA、CA19-9、CA724、CA125 等升高。

【影像检查技术与优选】

影像学技术对于鉴别良恶性卵巢病变具有较高的敏感性和特异性，当怀疑卵巢肿瘤时，超声检查是首选方法，然而，对于较大肿块及复杂性肿块，其敏感性及特异性明显不如 MRI。CT 通常一次性扫

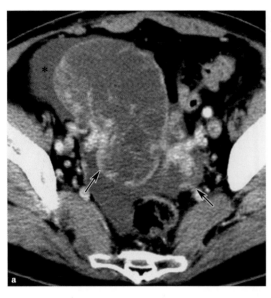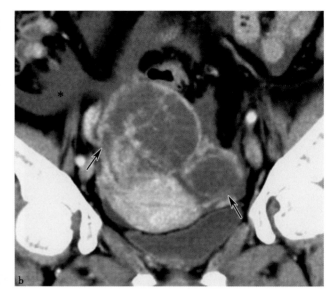

图 4-5-48 双侧卵巢 Krukenberg 瘤，继发于胃印戒细胞癌
a、b. 轴位和冠状位增强 CT 显示双侧卵巢囊实性肿物（箭），肿瘤内可见不规则条索状明显强化，伴腹腔积液（*）

描范围较广，有助于发现原发肿瘤病灶及其他部位转移灶。

【影像学表现】

卵巢转移性肿瘤的影像学特征之一是双侧发病，见于 60%～80% 的转移瘤，尤其是胃、结肠、阑尾及乳腺来源的转移瘤易形成双侧性（图 4-5-48）。肿瘤大小相差悬殊，多数 5～15cm，呈类圆形或分叶状，常有完整包膜，边缘光滑、锐利，较少与邻近组织相粘连（图 4-5-49）。卵巢肿块的类型与原发癌的部位有关，胃、乳腺及子宫来源的转移瘤常为实性或囊实性，结直肠及阑尾来源的转移瘤以囊性为主（图 4-5-50）。增强扫描肿瘤实性成分呈较明显强化，囊性或坏死区无强化，使两者分界更清晰（图 4-5-51）。腹腔转移的表现基本同原发性卵巢癌，常见腹腔积液、腹膜腔内种植灶、网膜结节或肿块，但肝脏转移更多见，其发生率为 25%，尤以原发结肠癌最多见。

【诊断要点】

卵巢转移性肿瘤形态多变，一些影像学征象有助于诊断，如双侧、实性、非均质、边缘光滑，若有原发肿瘤病史则不难诊断，若无原发肿瘤病史，应常规探查消化道以排除原发肿瘤。

【鉴别诊断】

由于卵巢转移性肿瘤的影像学特征不典型，容易与卵巢原发肿瘤混淆，较易忽视其他器官的原发病，造成卵巢转移性肿瘤的误诊。

1. 原发性卵巢癌 原发性卵巢癌与转移瘤有相

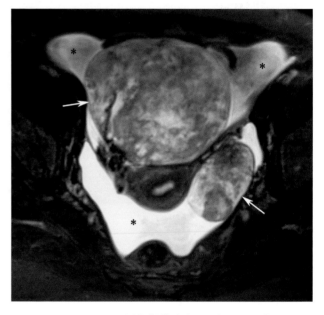

图 4-5-49 双侧卵巢转移瘤，继发于结肠癌
轴位 T₂WI 显示双侧卵巢类圆形肿物，信号不均匀，边缘光滑、锐利（箭），伴腹腔积液（*）

似的形态学表现，两者鉴别的关键在于积极寻找原发病灶。当原发病不明时，以下几点可供诊断参考：①肿块不规则、含囊壁结节或乳头状突起、边界模糊多见于原发性卵巢癌。②多房囊性肿块多提示为卵巢原发性肿瘤。

2. 卵巢淋巴瘤 ①多表现为实性为主肿块，密度或信号较均质。②伴全身多部位淋巴结广泛肿大提示为淋巴瘤。

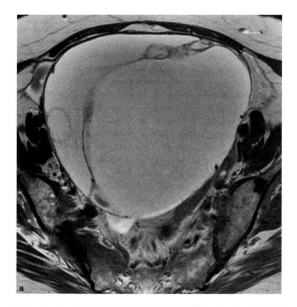
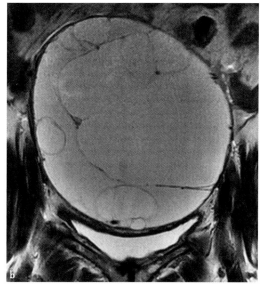
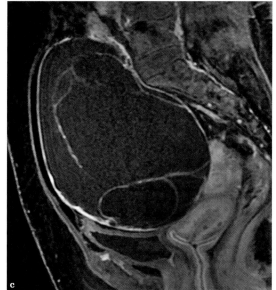

图 4-5-50　右卵巢转移瘤，继发于阑尾低级别黏液性腺癌
a～c. 轴位和冠状位 T_2WI（a、b）显示肿瘤呈多房囊性，边界清；矢状位 T_1WI 增强（c）示囊壁及分隔中度或明显强化，部分分隔及囊壁轻度增厚，未见明显实性结节

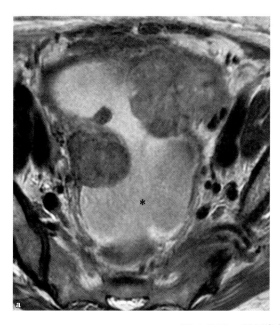
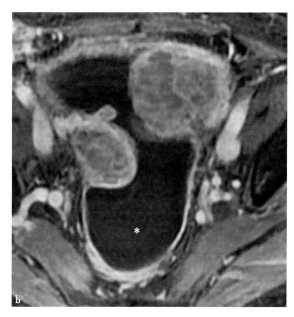

图 4-5-51　双侧卵巢转移瘤，继发于乳腺癌
a. 轴位 T_2WI 显示双侧卵巢实性肿物，边界清；b. T_1WI 增强示肿瘤呈不均匀明显强化，伴腹腔积液（*）

（刘剑羽　王　丰　欧阳汉）

参 考 文 献

[1] Bharwani N, Crofton ME. Peritoneal pseudocysts: aetiology, imaging appearances, and natural history[J]. Clin Radiol, 2013, 68(8): 828-836.

[2] Veldhuis WB, Akin O, Goldman D, et al. Peritoneal inclusion cysts: clinical characteristics and imaging features[J]. Eur Radiol, 2013, 23(4): 1167-1174.

[3] Moyle PL, Kataoka MY, Nakai A, et al. Nonovarian cystic lesions of the pelvis[J]. Radiographics, 2010, 30(4): 921-938.

[4] 强金伟, 张国福, 马凤华, 等. 妇科影像学 [M]. 北京: 人民卫生出版社, 2016.

[5] Amin MB, Edge S, Greene FL. AJCC Cancer Staging Manual. 8th ed. New York: Springer; 2017.

[6] Saida T, Tanaka YO, Matsumoto K, et al. Revised FIGO staging system for cancer of the ovary, fallopian tube, and peritoneum: important implications for radiologists[J]. Jpn J Radiol, 2016, 34(2): 117-124.

[7] Sahdev A. CT in ovarian cancer staging: how to review and report with emphasis on abdominal and pelvic disease for surgical planning[J]. Cancer Imaging, 2016, 16(1): 19.

[8] Forstner R, Thomassin-Naggara I, Cunha TM, et al. ESUR recommendations for MR imaging of the sonographically indeterminate adnexal mass: an update[J]. Eur Radiol, 2017, 27(6): 2248-2257.

[9] Javadi S, Ganeshan DM, Qayyum A, et al. Ovarian Cancer, the Revised FIGO Staging System, and the Role of Imaging[J]. AJR Am J Roentgenol, 2016, 206(6): 1351-1360.

[10] Nougaret S, Addley H C, Colombo P E, et al. Ovarian carcinomatosis: how the radiologist can help plan the surgical approach[J]. Radiographics, 2012, 32(6): 1775-1803.

[11] Leen SL, Singh N. Pathology of primary and metastatic mucinous ovarian neoplasms[J]. J Clin Pathol, 2012, 65(7): 591-595.

[12] Ramalingam P. Morphologic, Immunophenotypic, and Molecular Features of Epithelial Ovarian Cancer[J]. Oncology(Williston Park), 2016, 30(2): 166-176.

[13] Xu Y, Yang J, Zhang Z, et al. MRI for discriminating metastatic ovarian tumors from primary epithelial ovarian cancers[J]. J Ovarian Res, 2015, 8(1): 61.

[14] 李海明, 强金伟, 赵书会, 等. 磁共振成像诊断卵巢转移瘤的价值 [J]. 中国临床医学影像杂志, 2014, 25(8): 574-578.

[15] Matsuoka Y, Ohtomo K, Araki T, et al. MR imaging of clear cell carcinoma of the ovary[J]. Eur Radiol, 2001, 11(6): 946-951.

[16] 彭剑峰, 夏学文, 黄红梅, 等. 卵巢硬化性间质瘤的 MRI 表现与病理特征分析 [J]. 中国医学影像学杂志, 2016, 24(11): 861-863, 867.

[17] Ray-Coquard I, Brown J, Harter P, et al. Gynecologic Cancer InterGroup(GCIG)consensus review for ovarian sex cord stromal tumors[J]. Int J Gynecol Cancer, 2014, 24(9 Suppl 3): S42-S47.

[18] Kim JY, Jung KJ, Chung DS, et al. Sclerosing stromal tumor of the ovary: MR-pathologic correlation in three cases[J]. Korean J Radiol, 2003, 4(3): 194-199.

[19] 陈永露, 江魁明, 宋亭, 等. 卵巢卵黄囊瘤 CT 和 MRI 特征 [J]. 实用放射学杂志, 2013, 29(7): 1140-1143.

[20] Yamaoka T, Togashi K, Koyama T, et al. Yolk sac tumor of the ovary: radiologic-pathologic correlation in four cases[J]. J Comput Assist Tomogr, 2000, 24(4): 605-609.

[21] 周康荣, 严福华, 曾蒙苏. 腹部 CT 诊断学 [M]. 上海: 复旦大学出版社, 2011.

[22] Shaaban AM, Menias CO, Tubay MS, et al. Diagnostic imaging. Gynecology 2nd edition[M]. Canada: Elsevier, 2015.

[23] Antila R, Jalkanen J, Heikinheimo O. Comparison of secondary and primary ovarian malignancies reveals differences in their pre- and perioperative characteristics[J]. Gynecol Oncol, 2006, 101(1): 97-101.

[24] Ackerman S, Irshad A, Lewis M, et al. Ovarian cystic lesions: a current approach to diagnosis and management[J]. Radiol Clin North Am, 2013, 51(6): 1067-1085.

[25] Imaoka I, Wada A, Kaji Y, et al. Developing an MR imaging strategy for diagnosis of ovarian masses[J]. Radiographics, 2006, 26(5): 1431-1448.

[26] Vargas H A, Barrett T, Sala E. MRI of ovarian masses[J]. J Magn Reson Imaging, 2013, 37(2): 265-281.

[27] 李倩, 孙静涛, 李文会, 等. 卵巢冠囊肿的 CT 诊断 [J]. 实用放射学杂志, 2017, 33(2): 240-243.

[28] 张大千, 强金伟, 蔡宋琪, 等. MRI 鉴别卵巢冠囊肿与卵巢囊肿及囊腺瘤[J]. 实用放射学杂志, 2015(2): 265-268, 283.

[29] Kiseli M, Caglar G S, Cengiz S D, et al. Clinical diagnosis and complications of paratubal cysts: review of the literature and report of uncommon presentations[J]. Arch Gynecol Obstet, 2012, 285(6): 1563-1569.

[30] 李莉, 蒋睿, 马彩玲. CT 对卵巢子宫内膜异位囊肿的诊

断及鉴别诊断价值分析 [J]. 中国 CT 和 MRI 杂志，2016，14（8）：28-30.

[31] 武庆利，付剑平，谢继明. 卵巢子宫内膜异位囊肿低场 MR 表现及诊断价值 [J]. 医学影像学杂志，2011，21（4）：579-582.

[32] 强金伟，周康荣，廖治河. 卵巢子宫内膜异位囊肿的 CT 诊断 [J]. 实用放射学杂志，2003，19（3）：251-254.

[33] Khashper A，Addley HC，Abourokbah N，et al. T2-hypointense adnexal lesions：an imaging algorithm[J]. Radiographics，2012，32（4）：1047-1064.

[34] Saba L，Sulcis R，Melis GB，et al. Endometriosis：the role of magnetic resonance imaging[J]. Acta Radiol，2015，56（3）：355-367.

[35] Siegelman ES，Oliver ER. MR imaging of endometriosis：ten imaging pearls[J]. Radiographics，2012，32（6）：1675-1691.

[36] 宋颖，李蓉. 多囊卵巢综合征中国诊疗指南解读 [J]. 实用妇产科杂志，2018，34（10）：737-741.

[37] Lee TT，Rausch ME. Polycystic ovarian syndrome：role of imaging in diagnosis[J]. Radiographics，2012，32（6）：1643-1657.

[38] 乔敏霞，时惠平，秦丹，等. 卵巢囊腺瘤的 MRI 诊断及鉴别诊断 [J]. 中国 CT 和 MRI 杂志，2014，12（4）：29-31.

[39] Jung SE，Lee JM，Rha SE，et al. CT and MR imaging of ovarian tumors with emphasis on differential diagnosis[J]. Radiographics，2002，22（6）：1305-1325.

[40] 阮兵，梁汉欢，邹其源. 卵巢囊性腺纤维瘤 MR 特征及病理分析 [J]. 医学影像学杂志，2014，24，（10）：1804-1807.

[41] 石双任，陈宏伟，鲍健. 卵巢囊性腺纤维瘤 CT 及 MRI 表现 [J]. 放射学实践，2012，27（10）：1113-1116.

[42] 赵维敬，梁宇霆. 卵巢囊腺纤维瘤的 CT 表现 [J]. 实用放射学杂志，2016，32（10）：1559-1561.

[43] Takeuchi M，Matsuzaki K，Kusaka M，et al. Ovarian cystadenofibromas：characteristic magnetic resonance findings with pathologic correlation[J]. J Comput Assist Tomogr，2003，27（6）：871-873.

[44] Jung DC，Kim SH，Kim SH. MR imaging findings of ovarian cystadenofibroma and cystadenocarcinofibroma：clues for the differential diagnosis[J]. Korean J Radiol，2006，7（3）：199-204.

[45] Kozawa E，Inoue K，Takahashi M，et al. Diffusion-weighted MR imaging findings of ovarian adenocarcinofibromas and adenofibromas[J]. Clin Imaging，2014，38（4）：483-489.

[46] Cho SM，Byun JY，Rha SE，et al. CT and MRI findings of cystadenofibromas of the ovary[J]. Eur Radiol，2004，14（5）：798-804.

[47] 王建华，韦强，李惠，等. 卵巢 Brenner 瘤的 MSCT 表现与病理对照分析 [J]. 临床放射学杂志，2016，35（4）：560-564.

[48] 毛锡金，于宁，邢成颜，等. 卵巢 Brenner 瘤 CT 及 MRI 影像学征象分析 [J]. 实用放射学杂志，2016，32（9）：1407-1410.

[49] Green GE，Mortele KJ，Glickman JN，et al. Brenner tumors of the ovary：sonographic and computed tomographic imaging features[J]. J Ultrasound Med，2006，25（10）：1245-1251.

[50] 赵书会，强金伟，张国福，等. MRI 鉴别卵巢良性与交界性黏液性囊腺瘤的价值 [J]. 中华放射学杂志，2012，46（4）：327-331.

[51] 张奕昭，胡海菁，冯结映，等. MSCTA 对卵巢上皮癌与上皮性交界性肿瘤的鉴别诊断价值 [J]. 实用放射学杂志，2017，33（4）：571-574.

[52] 金丹，徐亮，范国华，等. 卵巢交界性浆液性与黏液性肿瘤的 CT 鉴别诊断价值 [J]. 临床放射学杂志，2018（05）：777-781.

[53] Zhao SH，Qiang JW，Zhang GF，et al. Diffusion-weighted MR imaging for differentiating borderline from malignant epithelial tumours of the ovary：pathological correlation[J]. Eur Radiol，2014，24（9）：2292-2299.

[54] Nakai G，Yamada T，Yamamoto K，et al. MRI appearance of ovarian serous borderline tumors of the micropapillary type compared to that of typical ovarian serous borderline tumors：radiologic-pathologic correlation[J]. J Ovarian Res，2018，11（1）：7.

[55] Zhao SH，Qiang JW，Zhang GF，et al. MRI appearances of ovarian serous borderline tumor：pathological correlation[J]. J Magn Reson Imaging，2014，40（1）：151-156.

[56] Zhao SH，Qiang JW，Zhang GF，et al. MRI in differentiating ovarian borderline from benign mucinous cystadenoma：pathological correlation[J]. J Magn Reson Imaging，2014，39（1）：162-166.

[57] Ma FH，Zhao SH，Qiang JW，et al. MRI appearances of mucinous borderline ovarian tumors：pathological correlation[J]. J Magn Reson Imaging，2014，40（3）：745-751.

[58] 李建慧，刘思远，谷鹏，等. 卵泡膜细胞瘤 - 纤维瘤组肿瘤的 MRI 影像学特点 [J]. 临床放射学杂志，2018，37（3）：453-456.

[59] 张立华，李帅，刘剑羽，等. 卵泡膜细胞瘤 - 纤维瘤组肿

瘤影像与病理对照 [J]. 临床放射学杂志，2013，32（4）：531-534.

[60] Chung BM，Park SB，Lee JB，et al. Magnetic resonance imaging features of ovarian fibroma，fibrothecoma，and thecoma[J]. Abdom Imaging，2015，40（5）：1263-1272.

[61] Bremmer F，Behnes CL，Radzun HJ，et al. Sex cord gonadal stromal tumors[J]. Pathologe，2014，35（3）：245-251.

[62] 黄国权，杨兰英，谢闵，等. MRI 鉴别卵巢卵泡膜 - 纤维瘤和成人型卵巢颗粒细胞瘤的价值 [J]. 实用放射学杂志，2018，34（4）：564-567.

[63] 徐小东，李君权，方海中. 卵巢颗粒细胞瘤的 CT、MRI 诊断和误诊分析 [J]. 医学影像学杂志，2013，23（11）：1756-1758，1762.

[64] Inada Y，Nakai G，Yamamoto K，et al. Rapidly growing juvenile granulosa cell tumor of the ovary arising in adult：a case report and review of the literature[J]. J Ovarian Res，2018，11（1）：100.

[65] Millet I，Rathat G，Perrochia H，et al. [Imaging features of granulosa cell tumors of the ovary：about three cases][J]. J Radiol，2011，92（3）：236-242.

[66] 张继军，王隽，苏明，等. 卵巢成熟囊性畸胎瘤误诊或漏诊 CT 表现分析 [J]. 实用放射学杂志，2017，33（12）：1895-1897.

[67] 刘衡，吴博，黄可忻，等. 卵巢生殖细胞肿瘤的 CT、MRI 表现及其病理基础 [J]. 实用放射学杂志，2016，32（11）：1811-1814.

[68] Heo SH，Kim JW，Shin SS，et al. Review of ovarian tumors in children and adolescents：radiologic-pathologic correlation[J]. Radiographics，2014，34（7）：2039-2055.

[69] Nakayama T，Yoshimitsu K，Irie H，et al. Diffusion-weighted echo-planar MR imaging and ADC mapping in the differential diagnosis of ovarian cystic masses：usefulness of detecting keratinoid substances in mature cystic teratomas[J]. J Magn Reson Imaging，2005，22（2）：271-278.

[70] 赵慧萍，李靖，郭丹丹，等. 卵巢未成熟畸胎瘤的 CT 表现 [J]. 放射学实践，2017，32（7）：730-733.

[71] 方如旗，曹代荣，翁淑萍，等. 卵巢未成熟畸胎瘤的 CT、MRI 表现（附 8 例报告）[J]. 临床放射学杂志，2012，31（4）：541-544.

[72] Shaaban AM，Rezvani M，Elsayes KM，et al. Ovarian malignant germ cell tumors：cellular classification and clinical and imaging features[J]. Radiographics，2014，34（3）：777-801.

[73] 郑力文，邓先琴，郭裕华，等. 卵巢单纯型无性细胞瘤的影像学表现 [J]. 中国 CT 和 MRI 杂志，2018，16（2）：26-30.

[74] 孙群维，史铁梅，杨思，等. 卵巢无性细胞瘤临床病理与影像学表现对照研究 [J]. 中国医学影像学杂志，2013，21（7）：549-551.

第六章　输卵管疾病

第一节　输卵管解剖及检查方法

【概述】

输卵管(fallopian tube, oviduct)是女性内生殖器中一对细长柔软的软组织管道,走行于两层阔韧带之间,左右各一,内侧分别与子宫左右角相连,并向外平行伸展,外端在卵巢上方,开口于腹腔,全长8~15cm。

输卵管根据各段形态不同可分为4部分,由内而外分别为间质部、峡部、壶腹部及伞部。①间质部(interstitial portion):为子宫壁内段,与子宫内膜及结合带相连,长1~2cm,管腔极细,直径约1mm,与后段峡部交界处为输卵管最细处;②峡部(isthmic portion):长2~3cm,约占整条输卵管1/3长,整段峡部是输卵管除与间质部交界处以外最细的部分;③壶腹部(ampulla):粗而长,为管腔最大部分,长5~8cm,愈远端愈大,内有纵形黏膜;④漏斗部(infundibulum)又称伞部(fimbria):长1~1.5cm,为输卵管末端膨大的部分,覆盖在卵巢后缘和内侧面,末端中央有输卵管腹腔口,卵巢排出的卵子由此进入输卵管。

输卵管管壁由内层黏膜、中层肌肉及外层浆膜所组成,黏膜层向腔内突出,形成许多纵行皱褶,壶腹部皱褶最多(图4-6-1)。黏膜上皮内含有纤毛,在伞部及壶腹部最多,愈近峡部则愈少。峡部及壶腹部均有收缩功能。

输卵管具有拾取卵子、输送卵子和精子的功能,峡部与壶腹部交界处还是卵子和精子结合成受精卵所在地,并由输卵管将受精卵送至子宫。

【检查方法】

输卵管为软组织,管腔内含微量液体,正常情况下X线、CT和MRI均无法显示。当输卵管结扎后或被腹腔大量积液衬托时,可于MRI上显示。近年来随着人流等宫内手术、宫内感染、子宫内膜异

位症等的增多,输卵管病变所造成女性不孕的发生率逐年递增。因此迫切需要尽早判断不孕女性输卵管的通畅性,从而给予及时有效的干预治疗。常用的诊断输卵管通畅性的方法有子宫输卵管碘油造影、输卵管超声造影、磁共振子宫输卵管造影和腹腔镜输卵管通液检查。

适应证:不孕患者、输卵管结扎后需做接管再通者,需了解输卵管结扎处前段输卵管的长度、形态,以作接管时参考。

禁忌证:生殖道各种活动性炎症期间,体温超过37.5℃或严重的全身性疾病、月经期或刮宫术后、有子宫出血时,为防止感染及造影剂逆行进入血管,不宜造影检查。造影剂过敏者也不宜造影检查。

1. **子宫输卵管造影术**　子宫输卵管造影术(hysterosalpingography, HSG)是不孕症检查常用的方法,操作简单、经济,被临床广泛应用于不孕症初筛,诊断准确性约为80%。

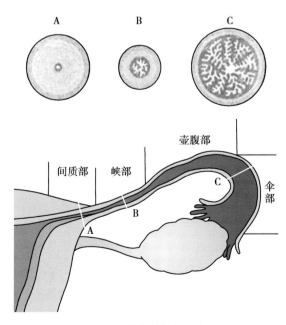

图4-6-1　输卵管解剖示意图

显示间质部、峡部、壶腹部及伞部的横截面解剖图,黏膜在腔内形成多重皱褶

（1）造影剂：一般选用 40% 碘化油或水剂做造影剂。

（2）造影方法：取膀胱截石位，外阴、阴道消毒后，将一次性双腔气囊导管经宫颈外口置入宫腔，注入 2ml 气体充盈气囊，使之堵塞宫颈内口。缓慢注入造影剂，见宫腔及输卵管伞端显影后，摄第一张片。若使用油剂造影剂，则在 24 小时后再摄第 2 张片；若使用水剂造影剂，则自宫颈口取走造影头后 15～20 分钟再摄第 2 张片。

（3）影像特点：造影剂充盈相可见双侧输卵管分别从两侧子宫角发出的细管状，走行自然，形态柔软，管壁光滑。间质部有时因子宫角部的肌肉收缩，而呈小三角形，近子宫侧为三角形底部，三角形尖端向外延伸至峡部。峡部细长、柔软、光滑，并逐渐增宽向壶腹部延伸。壶腹部较峡部稍增宽，末段因管腔收缩，有时可见柔软、粗细不等的表现。伞部形似喇叭口，输卵管通畅时，可见造影剂从输卵管伞端弥散入盆腔。24 小时复查片中见造影剂均弥散于盆腔内，呈横向细条状，而输卵管内无碘油残留。若为水剂造影时，于第 2 张片中亦可见造影剂均匀弥散于盆腔内，输卵管内无造影剂残留（图 4-6-2）。

2. **输卵管超声造影** 输卵管超声造影术操作过程简便，耐受性好，避免了住院、全身麻醉手术、放射线暴露、碘过敏等诸多缺点，其临床应用越来越多。按超声介质不同可分盐水灌注超声造影（saline infusion sonography，SIS）、子宫输卵管超声造影（hysterosalpingocontrast sonography，HyCoSy）和子宫输卵管超声泡沫造影（HyFoSy），其中以 HyCoSy 应用最广，以下详述 HyCoSy 的检查方法。

2D-HyCoSy 扫查时只能显示单个截面，不易判断输卵管的空间走行，其诊断准确性依赖于操作者的技术和经验。3D-HyCoSy 可立体、直观地显示输卵管形态、走行，但不能动态观察造影剂流动过程。4D-HyCoSy 可实时显示造影剂自导管进入宫腔及输卵管显影全过程，显像清晰真实、动态直观。

（1）造影剂：超声造影剂采用 Bracco SonoVue。

（2）造影方法：取膀胱截石位，外阴、阴道消毒后，宫腔内置 12 号双腔气囊导管，气囊内注入生理盐水 1.5～2.0ml，调整气囊位置堵塞宫颈内口。经导管注入混合液（庆大霉素 8 万 U、地塞米松 2.5mg、阿托品 0.25mg、利多卡因 50mg 及 10ml 生理盐水），超声观察宫腔情况；随后缓慢匀速向宫腔内注入造影剂，超声动态观察宫腔及输卵管显影、卵巢包绕及盆腔弥散的过程。

（3）影像学特点：影像学特点与子宫输卵管造影术观察到的图像特点相仿（图 4-6-3）。

3. **磁共振子宫输卵管造影术** 磁共振子宫输卵管造影术（MR hysterosalpingography，MR-HSG）凭借磁共振的高软组织分辨率、多参数成像及无辐射的优势逐渐体现出其应用优势，但目前临床应用较少，多处于实验研究阶段。

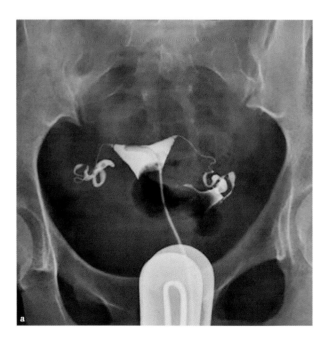
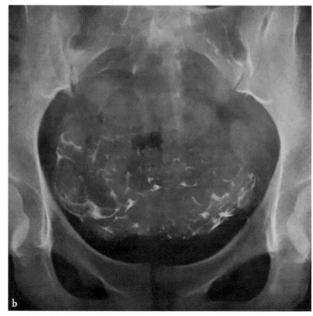

图 4-6-2 正常子宫输卵管造影

女性 21 岁，结婚 1 年未孕。a. 子宫输卵管造影示双侧输卵管形态柔软，走行正常，见间质部、峡部、壶腹部管壁光滑，未见明显狭窄或扩张；b. 24 小时后复查盆腔正位片，显示输卵管内无造影剂残留，盆腔内碘油弥散均匀，未见局限性碘油积聚

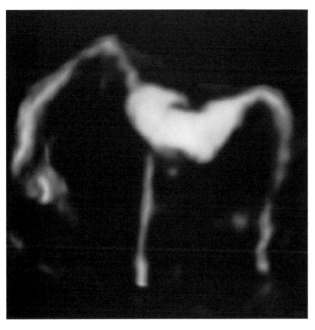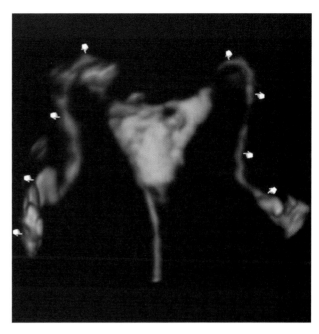

图 4-6-3　正常子宫输卵管超声造影

（1）造影剂：钆喷酸葡胺（Gd-DTPA）或生理盐水等。

（2）造影方法：导管及插管操作同 HSG，先行术前常规 MRI 平扫，然后经导管向宫腔注射 20ml GD-DTPA 或生理盐水，随后行常规 MRI 平扫。

（3）影像特点：常规 MRI 结合 MR-HSG 不仅能清楚的显示盆腔、子宫、卵巢等结构及其病变，还能直接显示积水扩张的输卵管，并且可通过盆腔内液体渗透情况间接判断输卵管的通畅性。

4. 腹腔镜子宫输卵管造影　腹腔镜子宫输卵管造影即腹腔镜下美蓝通染液试验（CLP），是诊断输卵管通畅性的"金标准"。

（1）造影剂：亚甲蓝液。

（2）造影方法：全身麻醉后行腹腔镜先检查盆腔情况，然后经阴道插入双腔球囊导管至宫腔，再注入稀释的亚甲蓝液 10～20ml，腹腔镜下动态观察输卵管内亚甲蓝液流动情况。

第二节　输卵管发育异常

【概述】

输卵管发育异常为副中肾管衍化物发育不全所致，包括单侧缺失、双侧缺失、单（或双）侧副输卵管、输卵管发育不全、闭塞或中段缺失。单纯输卵管发育异常临床罕见，多伴发于子宫发育异常，为手术时偶然发现。

【临床特点】

输卵管先天发育不全，可表现为输卵管外形细长、弯曲，伴有程度不同的肌层发育不良，有时可能无管腔或部分有管腔。平时一般不发现，因不孕检查或宫外孕时才发现。一般无其他症状。

【影像检查技术与优选】

子宫输卵管造影术（HSG）因操作简单、经济实惠，是目前首选的检查方法。

【影像学表现】

正常输卵管于 HSG 检查呈位于子宫底两侧的细长、弯曲的管道状结构。若为无管腔或部分无管腔时，则表现为输卵管不显影或梗阻状，但以上表现均不特异，需排除其他原因引起的输卵管不显影或梗阻后方可诊断。

第三节　输卵管炎

【概述】

输卵管炎是输卵管疾病中最常见，也是导致女性不孕的主要原因之一，因输卵管因素而导致的不孕约占女性不孕的 20%～50%。输卵管炎多发生于育龄期，病因多为下生殖道逆行感染，血源性播散和邻近器官感染播散少见。病原体可为外源性和内源性，外源性主要为性传播疾病，包括淋病奈瑟菌、沙眼衣原体、支原体等；内源性来自寄居于阴道内的菌群，常为厌氧菌、需氧菌并存或多种厌氧菌混合感染所致,多发生于宫腔操作或手术后。

输卵管炎因致病菌不同,可分非特异性及特异性两类。后者常为结核性输卵管炎及输卵管放线菌病。

一、非特异性输卵管炎

按病程不同,非特异性输卵管炎常分为急性及慢性输卵管炎。急性输卵管炎很少独立存在,多数为急性盆腔炎症的一个组成部分或发展阶段,常进展为慢性输卵管炎。

(一)急性输卵管炎

【临床特点】

临床常表现为三大症状:下腹痛、宫颈触痛、附件压痛。此外还有 38℃ 以上的高热、白细胞增高等表现。身体活动、排尿、排便及性生活等可加重疼痛症状。

【影像检查技术与优选】

超声是各类输卵管炎性病变的首选方法,但因炎症种类多、病程长、累及范围大,其特异性低、全局性差及操作者依赖降低了其价值。CT 对钙化敏感和覆盖范围大等优点有利于腹盆腔结核诊断,但受组织特异性率影响,无法识别不同液性成分,并且存在电离辐射,限制了应用。MRI 可多序列、多方位成像,优异的组织分辨率可鉴别积液与积脓、肉芽组织与纤维化,是输卵管炎性病变的最佳影像学方法。

【影像学表现】

炎症感染在初始阶段仅表现为输卵管壁肿胀、增厚,增强扫描可见输卵管壁明显强化,呈轨道状,输卵管周围脂肪间隙模糊,需结合临床表现方可进行诊断。炎症发展阶段,输卵管及周围组织粘连,引起输卵管远端阻塞,分泌液无法排出,形成输卵管腔积液或积脓;此时,CT 及 MRI 常可观察到扩张的输卵管,呈 C 形或 S 形外观,管壁增厚,明显强化。输卵管积液呈水样信号;若 T_2WI 高信号病灶内观察到不强化的细线状分隔、不规则信号或地图样阴影,DWI 呈高信号,则为积脓的特征性表现。输卵管积脓时管壁增厚及强化更明显。脓肿常累及卵巢,形成输卵管-卵巢脓肿,表现为更复杂的多囊性肿块。此外,常见脓肿周围脂肪间隙模糊,宫底韧带增厚,子宫直肠陷凹积液等(图 4-6-4,图 4-6-5)。

(二)慢性输卵管炎

【临床特点】

慢性输卵管炎临床表现多样,常为反复下腹部或盆腔隐痛,伴有或不伴有发热,也可无明显症状,因不孕检查而发现。多为急性盆腔炎未能彻底治疗,病程迁延所致,但亦可无急性炎症病史。宫腔操作、子宫内膜异位症、输卵管癌及输卵管妊娠等亦可引起输卵管积液。

【影像学表现】

慢性输卵管炎大多为双侧性。炎症粘连引起伞端部分或完全闭锁,致输卵管呈轻度、中度或明显积液。影像学常可观察到输卵管积液扩张,外观呈 C 形或 S 形,与同侧卵巢不相连。明显积液可见"束腰征"或"喙征",纵行皱褶表现为"不全分隔征",此征象是输卵管积液的特异性表现。积液密度或信号

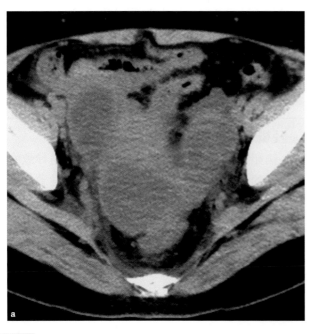

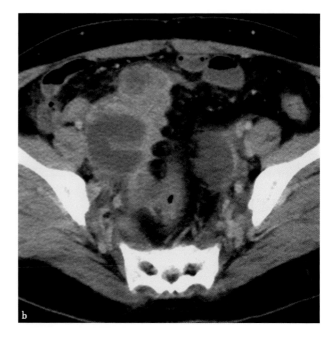

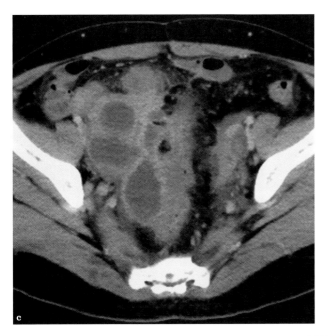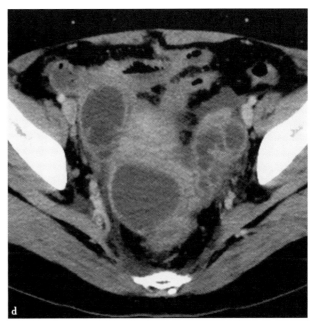

图 4-6-4　双侧输卵管 - 卵巢脓肿

患者 47 岁，下腹隐痛数月，阴道排液增多。a. 平扫 CT 见双侧附件多囊性肿块；b～d. 增强 CT 从上到下不同层面，显示右侧多囊病灶内输卵管迂曲扩张、局部呈"C"形；左侧病灶内亦见迂曲输卵管；增强后见双侧输卵管管壁明显增厚和强化，左附件旁前方可见积液

呈水样，壁薄、光滑、均匀，周围结构清晰，一般无子宫直肠陷凹积液。根据积液的形态学表现，从鉴别诊断的角度可将输卵管积液的 MRI 表现分为三型：Ⅰ型，病灶呈典型的液性管状结构；Ⅱ型，囊性病灶合并液性管状结构（图 4-6-6）；Ⅲ型，囊性病灶、无管状结构。Ⅲ型病灶无特征性表现，易误诊为盆腔其他囊性病变，如卵巢囊腺瘤和囊肿等。慢性炎症也可引起输卵管壁纤维肉芽组织增生，致输卵管

结节状或明显索带状增厚，注射造影剂后管壁中度强化。管腔无积液或少量积液，也可有少量积脓，DWI 呈高信号，周围组织可有粘连表现（图 4-6-7）。

【诊断要点】

典型输卵管化脓性炎症表现为厚壁、液性管状结构，管壁明显强化。典型输卵管积液表现为薄壁、C 形或 S 形管腔或囊腔，可见"束腰征""喙征"和"不全分隔征"。

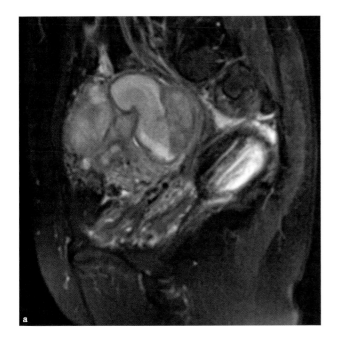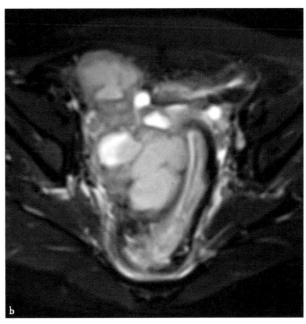

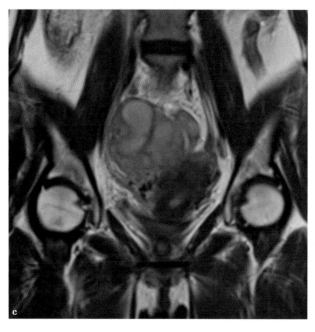

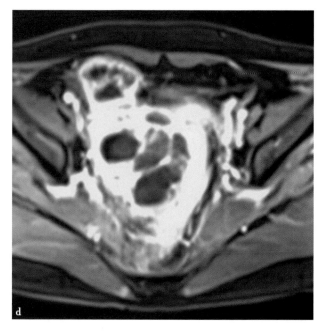

图 4-6-5 右侧输卵管 - 卵巢脓肿

40 岁女性，反复发热来诊。a～d. 矢状位和轴位 T₂WI 抑脂序列（a、b）及冠状位 T₂WI 序列（c）见盆腔右侧多囊性肿块，形态不规则，边界不清，囊液呈稍高不均匀信号，病灶内可见管状结构，提示输卵管来源。轴位 T₁WI 增强（d）见病灶囊壁及其内分隔不均匀增厚，显著强化

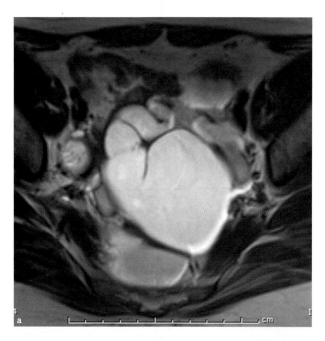

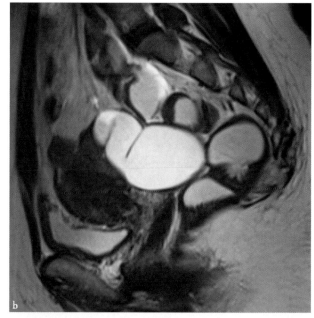

图 4-6-6 左侧输卵管积液

a. 轴位 T₂WI 可见盆腔内囊性病变，与扭曲的管状结构相连，为Ⅱ型输卵管积液。b. 矢状位 T₂WI 可见其上方管状结构呈 S 形

【鉴别诊断】

1. **卵巢冠囊肿** 是位于阔韧带之内的单房性囊肿，同侧卵巢形态结构正常，与囊肿毗邻或不相连。囊肿张力一般较低。

2. **卵巢囊腺瘤** 当输卵管扩张直径超过 10cm 时，其形态类似于多房性卵巢肿瘤，如黏液性囊腺瘤，后者表现为分隔完整，部分可见蜂窝状分房，不同分房囊液信号常不一致。

3. **输卵管癌** 表现为附件区腊肠形实性肿块，或呈管状囊性肿块伴管壁局限性增厚或乳头状结节，常见宫腔积液和盆腔积液，为输卵管癌的相对特征性征象。肿瘤也可呈囊实性，表现缺乏特征性。结合临床"三联征"表现，可提示诊断。

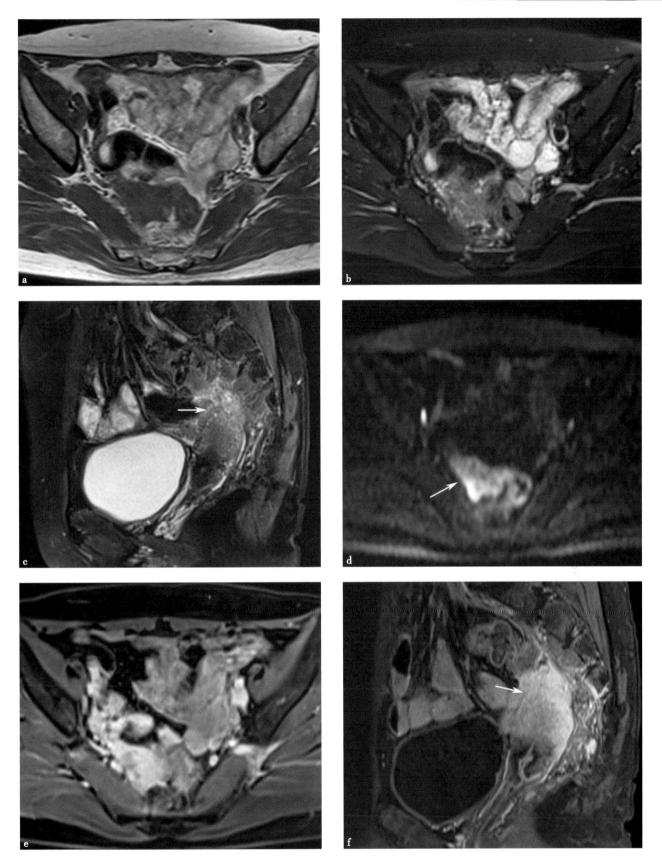

图 4-6-7 右侧输卵管慢性炎症

患者 49 岁,盆部不适数月。a~f. 子宫右侧见团片状增厚软组织影,轴位 T_1WI(a)呈稍低信号;轴位轴位和矢状位 T_2WI 抑脂(b、c)呈等及稍高信号(箭);DWI(d)呈稍高信号,局部高信号(箭);轴位和矢状位增强(e、f)见病灶明显强化,边缘不清晰,内有小片不强化区,对应 DWI 高信号区(箭)

二、输卵管结核

输卵管结核是由结核分枝杆菌感染引起的Ⅳ型变态反应，占女性生殖器结核的90%~100%。如在输卵管结核的早期阶段进行抗结核治疗，可使约30%的患者恢复生育能力。

【临床特点】

多见于原发性不孕的年轻患者，症状及体征不明显，可有急、慢性盆腔疼痛、不孕、阴道流血及不同程度的低热、盗汗、消瘦、乏力等全身症状，部分患者可有腹泻表现。约50%的患者可合并有结核性腹膜炎，其CA125升高，与卵巢癌及癌性腹膜炎的症状、体征相似，常难以鉴别。但遇有明显发热史的年轻女性患者需考虑输卵管结核可能。

【影像学表现】

输卵管结核多为双侧受累，约半数患者CT表现为附件区不均质肿块，其余表现为输卵管增粗，也可伴腊肠样扩张；半数病变边界不清，与邻近结构有粘连。病变区常可见钙化灶，对疾病诊断有较大提示作用。绝大多数患者可见腹膜增厚，一般为均匀增厚，增强后明显强化；大网膜增厚也常见，多数呈污垢状增厚，也可为网状增厚，较少形成实性网膜饼；肠系膜也常受累，表现为系膜密度增高，呈结节状；盆腹腔可见广泛粘连，患者常有腹水，腹水多数为稍高密度（CT值＞20Hu），可为包裹性腹水（图4-6-8）。

MRI T_2WI 多表现为混杂不均质肿块，内可见高信号的囊性成分及低信号的实性成分；T_1WI 常为低信号，可因出血及含蛋白成分不同而信号有所差异；

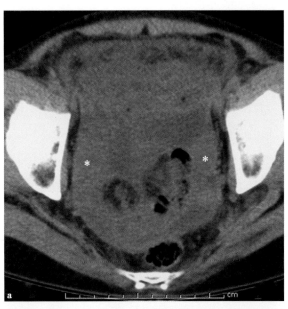

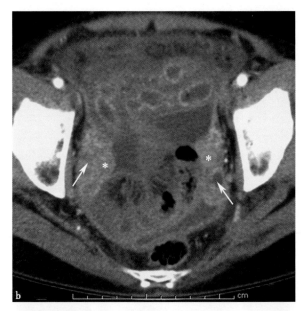

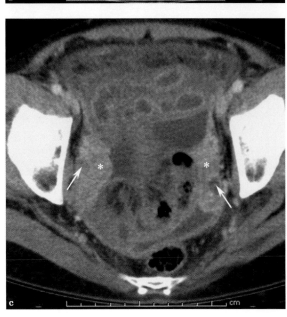

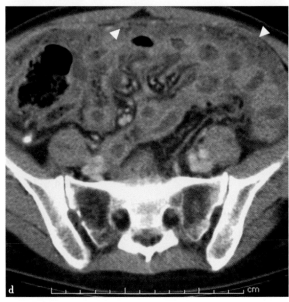

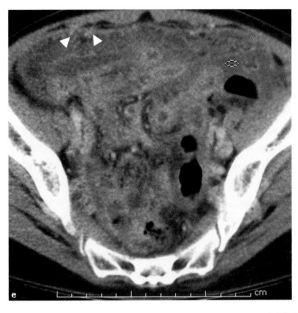
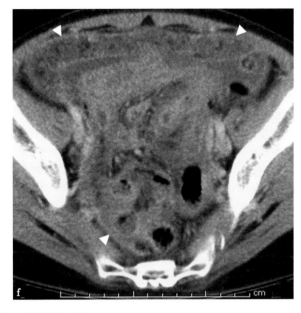

图 4-6-8 双侧输卵管 - 卵巢及腹膜结核

患者女性，55 岁，无症状体检发现。a. 平扫 CT 见双侧附件区密度略不均匀肿块（星号）；b、c. 增强动脉期和静脉期见病灶实性部分呈进行性强化，病灶内可见不规则低强化区（白箭）。d～f. 大网膜、腹膜及肠系膜增厚较均匀，约 3mm，密度增高（箭头）。腹腔内见中等量积液，积液密度略高，CT 值 21Hu

当合并结核性腹膜炎时，可见腹膜均匀增厚，但厚度多小于 5mm。增强后腹膜常显著强化，受侵大网膜表面见细而致密的网膜线；盆腹腔广泛粘连，表现为肠管、肠系膜、大网膜粘连包裹成团等（图 4-6-9）。

【诊断要点】

CT 于附件区不均质肿块中观察到钙化灶对疾病诊断有较大提示作用。

【鉴别诊断】

生殖系统结核与卵巢癌及癌性腹膜炎的症状、体征相似，三者 CA125 均可明显升高，故需进行鉴别诊断。

1. **卵巢癌及癌性腹膜炎**　患病年龄大，不引起输卵管扩张，肿块形态较规则，境界较清晰，很少伴有盆腔炎症改变。癌性腹膜炎多表现为腹膜不规则或结节状增厚及网膜饼，后者轮廓多不规则，常见双侧附件囊性、囊实性或实性肿块，伴大量游离的低密度腹水。

2. **输卵管 - 卵巢脓肿**　表现为附件区管状或腊肠样、多房分隔样囊性或囊实性肿块，囊性成分 DWI 呈高信号，囊壁较厚，明显强化。常合并局限性盆腔炎症改变，很少发生全腹腔炎症。

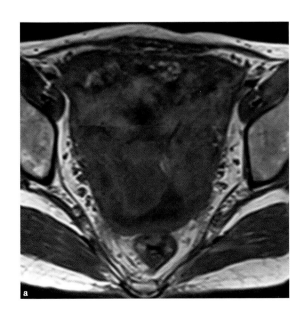
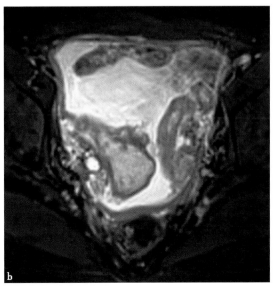

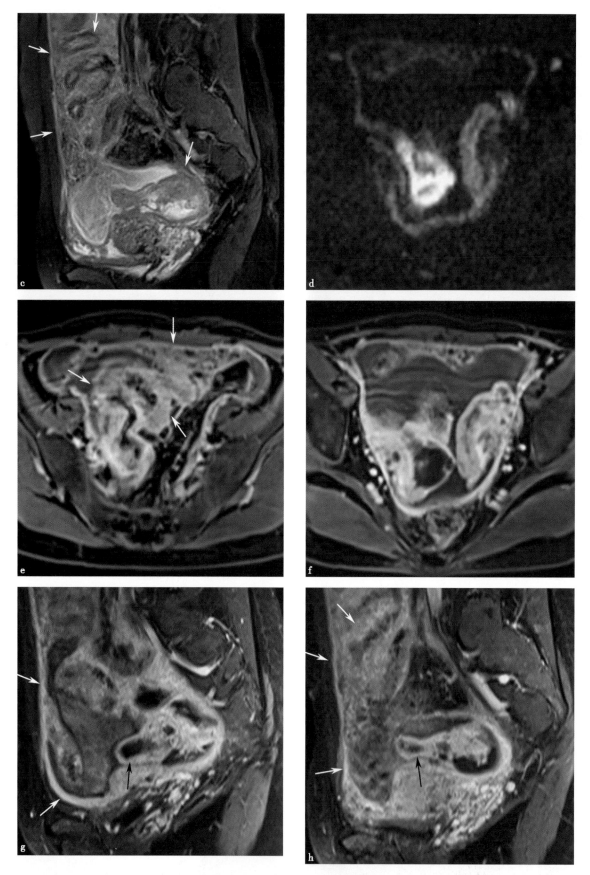

图 4-6-9　双侧输卵管及腹膜结核

a～h. 轴位 T_1WI（a）、轴位和矢状位 T_2WI 抑脂（b、c）显示双侧附件不规则增大，可见管状分布及团片状的异常信号灶，T_1WI 呈低和稍高信号，T_2WI 等和稍高信号为主，盆腔右侧不规则形态液性区，盆腔腹膜及肠系膜普遍增厚（白箭），间隙可见大量积液；DWI（d）见盆腔液性区呈高信号，为结核脓肿；左附件区、腹盆部腹膜呈稍高信号；轴位（e、f）和矢状位 T_1WI 抑脂增强（g、h），示两侧附件区病变、盆腔腹膜及肠系膜明显不均匀强化，呈斑片状、线状分布（白箭），双侧输卵管管壁增厚明显（黑箭）

第四节　输卵管肿瘤

【概述】

输卵管肿瘤（tumor of allopian tube）包括原发于输卵管及其系膜的肿瘤。原发性输卵管良性肿瘤罕见，包括腺样瘤、乳头状瘤、血管瘤、平滑肌瘤等，无典型临床症状，多发生在育龄期，仅在手术中或查体时发现。原发性输卵管癌（primary fallopian tube carcinoma）占妇科肿瘤的 0.14%～1.8%。近年的研究表明：部分高级别卵巢浆液性腺癌实际上源自输卵管上皮内层，病理上高级别浆液性腺癌尤其晚期患者常为卵巢、输卵管同时受累及，因此其真实发病率被低估。原发性输卵管系膜肿瘤包括中肾管和副中肾管残余组织肿瘤及米勒源性上皮性肿瘤。

一、原发性输卵管癌

最常见的病理类型是浆液性癌，占 70%～90%，其次为子宫内膜样癌（10%～15%）和移行细胞癌（约 10%），透明细胞癌、黏液腺癌、鳞癌及未分化癌少见。肿瘤平均大小为 5cm，表现为输卵管增粗、腊肠状或不规则形，剖面呈黄色或褐色结节或肿块充满输卵管腔，常见出血或坏死。双侧输卵管癌占 10%～20%。

【临床特点】

平均发病年龄为 55 岁，临床表现常较隐匿且无特异性，术前诊断困难。典型临床表现为"三联征"：①阴道排液；②腹痛；③盆腔包块，但仅见于 6%～15% 的患者。其他症状有阴道流血、周围器官压迫症状（腹胀、尿频、尿急等）、晚期患者可呈恶病质表现。多数患者 CA125 增高。

【影像检查技术与优选】

输卵管及系膜肿瘤主要依靠超声、CT 或 MRI 检查。超声因受肿瘤大小和患者本身情况影响较大，诊断常较困难，主要用于发现疾病。CT 扫描速度快，临床应用广泛，但辐射和组织分辨率低的缺点降低了其价值。MRI 以其多序列、多平面成像和组织分辨率强的优点，在女性盆腔肿瘤特别是输卵管癌检查中有独特优势。

【影像学表现】

多数原发性输卵管癌源自输卵管壶腹部，其次来自伞端。肿瘤早期局限于输卵管腔，呈结节状，输卵管外形可无明显变化或积液扩张；肿瘤进展致输卵管弥漫性膨胀，形成中等大小、实性或实性为主伴小囊的腊肠形或梭形肿块，多数肿块密度或信号均匀，T_1WI 呈低信号、T_2WI 呈中度偏高信号、DWI 呈高信号，增强后呈轻度或中度强化，此为典型表现（图4-6-10）；肿瘤可进一步发展成不规则形、密度或信号不均匀的实性肿块；肿瘤常分泌浆液，致输卵管积液扩张，明显时可形成囊实性肿块，发生率为 26%，易误诊为卵巢浆液性腺癌（图4-6-11）；浆液可经输卵管排入宫腔和腹腔，形成宫腔积液和腹水。输卵管癌肿瘤分期与卵巢癌相同。

【诊断要点】

附件区中等大小腊肠样肿块伴输卵管积液或宫腔积液是原发性输卵管癌的特征性表现。

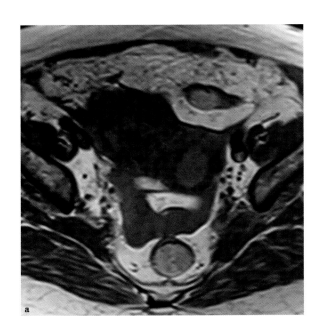

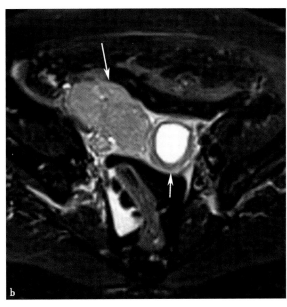

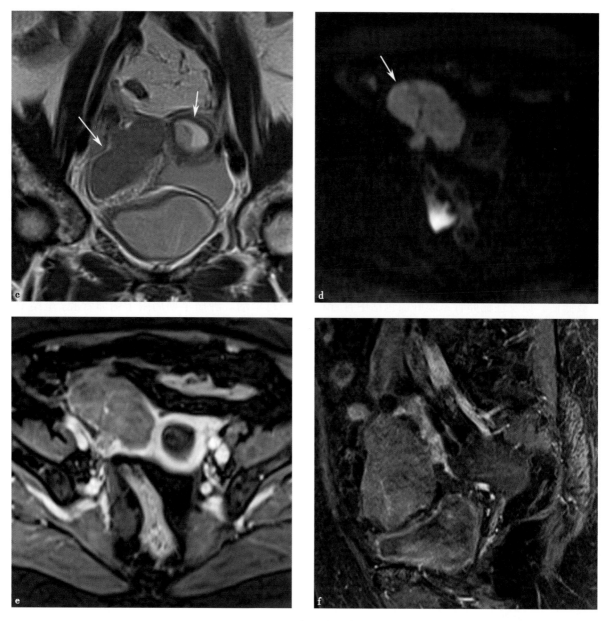

图 4-6-10 右侧输卵管癌

体检发现盆腔占位 1 个月。a. 轴位 T_1WI，显示子宫右旁不规则实性肿块，呈等信号，宫腔扩大，呈略高信号；b、c. 分别为轴位 T_2WI 抑脂和冠状位 T_2WI 像，显示右侧附件区腊肠形实性肿块（长箭），呈略高信号，宫腔见高信号积液（短箭）；d. DWI 示肿块高信号（箭）；e～f. 分别为轴位和矢状位 T_1WI 脂肪抑制增强，示肿块轻度强化，子宫肌层明显强化，宫腔内积液无强化

【鉴别诊断】

1. **卵巢癌** 原发性输卵管癌呈不规则实性肿块，或伴明显输卵管积液，形成囊实性肿块时，常误诊为卵巢癌。卵巢癌常为较大、不规则或椭圆形、不均匀信号的囊实性或实性肿块，增强后以明显强化为主，不伴输卵管积液或宫腔积液。多个方位、多个层面仔细观察肿块的形态以及有无迂曲扩张的输卵管是鉴别诊断的关键。

2. **卵巢 - 输卵管脓肿** 当输卵管癌的实性成分较小，输卵管积液较明显或合并卵巢 - 输卵管脓肿

时，易造成肿瘤漏诊，DWI 有助于病变的发现和定性。脓肿壁呈明显强化，脓液常见液 - 液平面，DWI 呈高信号。而输卵管癌 DWI 高信号为实性成分。

二、输卵管系膜肿瘤

【概述】

输卵管系膜肿瘤包括常见的输卵管系膜囊肿和少见的米勒源性上皮性肿瘤，前者又叫卵巢冠囊肿，来源于中肾管或副中肾管胚胎残余组织，为良性病变。后者又包括浆液性肿瘤（良性、交界性、恶性）、

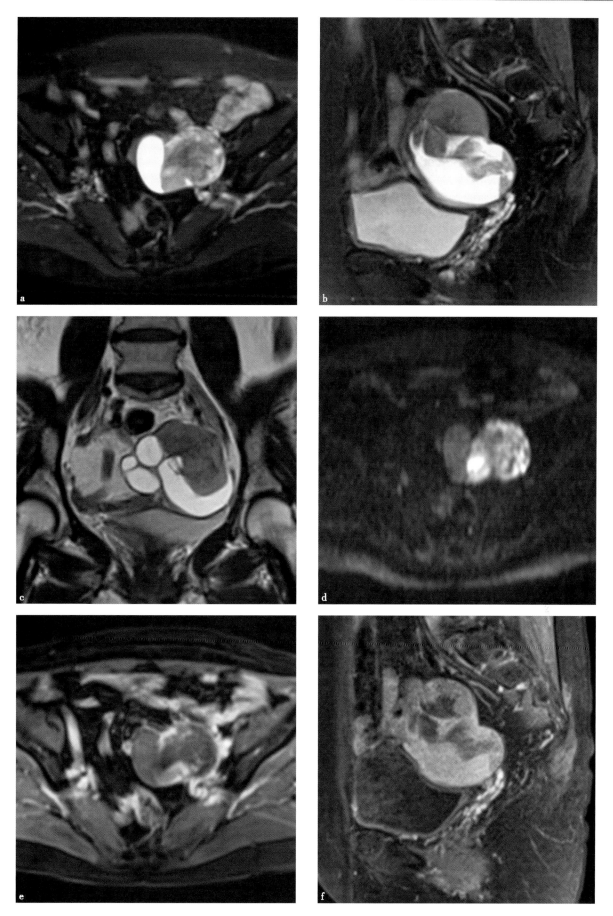

图 4-6-11 左侧输卵管癌

a~f. 轴位和矢状位 T_2WI 抑脂（a~b）见左侧附件区囊实性病变，边界清晰，形态不规则，实性成分信号不均；冠状位 T_2WI（c）见病灶的囊性结构呈管状。DWI（d）示实性成分呈不均匀高信号；增强动脉期（轴位，e）和静脉期（矢状位，f）示实性成分中度强化

黏液性肿瘤、子宫内膜样肿瘤和透明细胞癌。

【临床特点】

输卵管系膜囊肿很常见，可发生于任何年龄，以 30～49 岁多见。囊肿常单侧发生，生长缓慢，临床多无症状，囊肿直径≥5cm 者可有腹部胀痛感和周围器官压迫症状。少数情况下可因扭转、破裂或出血引起急腹症。查体可触及子宫旁圆形、光滑、活动的囊性肿块。米勒源性上皮性肿瘤临床症状亦无特异性，多表现为下腹胀、腹痛或压迫症状。

【影像学表现】

输卵管系膜囊肿于 US、CT 及 MRI 可见位于子宫与卵巢之间的囊性包块，张力较低，形态规则，呈类圆形或类椭圆形，边缘清晰，囊壁菲薄而均匀，囊液回声、密度或信号均匀，内部分隔及赘生物少见。增强后囊壁呈轻度均匀强化，囊内容物无强化。最重要诊断依据是能同时观察到同侧正常卵巢或病变卵巢（图 4-6-12，图 4-6-13）。

米勒源性上皮性肿瘤多为良性乳头状囊腺瘤，少数可为交界性。米勒源性乳头状囊腺瘤表现与卵巢来源相仿，多为单房浆液性，囊内壁可见乳头状结节，增强后乳头显示轻中度强化。多方位、多层面连续观察病灶可见其呈管状结构或与管状结构相连。

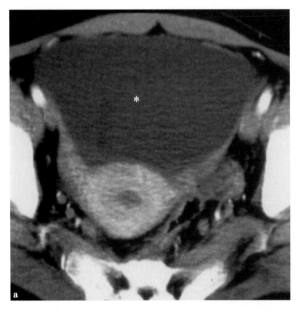
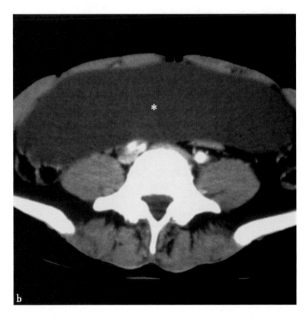

图 4-6-12 右侧输卵管系膜囊肿

a、b. 不同层面 CT 增强扫描，示囊肿（星号）位于子宫前上方，体积巨大（20cm×16cm），张力较低，囊壁菲薄未显示，囊液密度低而均匀，增强后未见囊壁或内容物强化

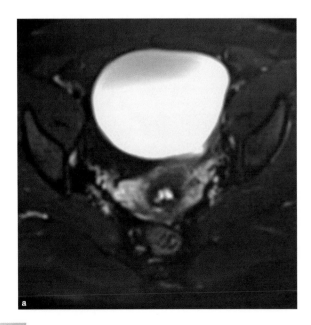
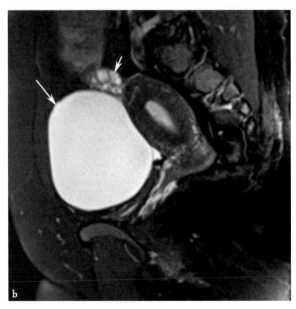

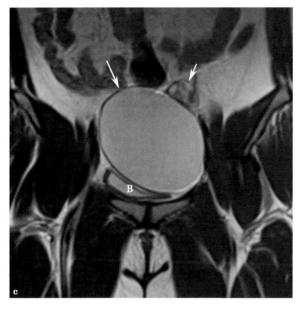 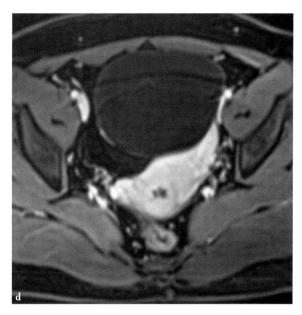

图 4-6-13 左侧输卵管系膜囊肿

患者 30 岁,无明显不适。a~d. 轴位和矢状位 T₂WI 抑脂(a、b)及冠状位 T₂WI(c)见左附件区巨大类圆形囊性病变,边缘光滑,囊壁菲薄,囊液信号均匀(长箭),毗邻囊肿上方见同侧正常形态的卵巢(短箭)。增强扫描(d)可见囊壁菲薄,轻微强化

【诊断要点】

最重要诊断依据是同时能观察到囊性肿块同侧正常形态卵巢或病变卵巢。

【鉴别诊断】

1. **卵巢囊肿** 呈均匀水样信号,囊壁薄,边缘光整,轻度强化,与输卵管系膜囊肿较难鉴别。但同侧卵巢不显示或明显受压改变有助于与后者鉴别。

2. **卵巢囊腺瘤** 常体积较大,浆液性常呈单房囊性,黏液性常多为多房囊性,囊壁及囊内分隔薄而均匀,可有细小壁结节,与米勒管源性囊腺瘤相仿。鉴别要点是后者为管状结构,同时可见同侧正常形态卵巢。

3. **输卵管积水** 患者有炎症史,病程较长,病灶呈 C 形或 S 形,囊内可见不完全分隔,病灶内或病灶旁可见细管状结构,增强囊壁及分隔呈轻度、中度或明显强化。

第五节 输卵管妊娠

【概述】

异位妊娠是妇产科常见的急腹症之一,其中95%~98% 发生于输卵管,并且以壶腹部妊娠发生率最高,占 67%。因输卵管管壁薄弱,管腔狭小,不能适应胎儿的生长发育,当孕囊发展到一定程度可发生输卵管妊娠流产或输卵管妊娠破裂,引起出血。

大量出血时,症状凶险,患者可出现休克,甚至有生命危险。输卵管妊娠需要早期诊断,及时治疗至关重要,可挽救患者生命。

【临床特点】

常见临床表现有:闭经;阴道点滴流血;腹痛,呈持续性隐痛或突然下腹剧烈疼痛,部分患者入院时即处于休克状态;妇科检查子宫正常大或稍大,可及下腹部包块,有轻压痛,宫颈举痛。尿妊娠试验阳性,但少数亦可阴性。

【影像检查技术与优选】

超声检查简便、无痛苦、可重复性强,容易被患者接受,为输卵管妊娠的首选检查方法。其中,经阴道超声检查能清晰显示未破裂早期输卵管妊娠的图像特征,优于经腹部超声。CT 也是急腹症患者常用的影像学工具,不仅可以观察附件区包块,也可显示盆腔内出血等情况。

【影像学表现】

超声表现可呈 4 种类型:

1. **未破裂型** 附件区见环状高回声、中央呈无回声的孕囊结构,呈 Donut 征。

2. **流产型** 呈边界不清、形态不规则混合回声包块,有时有可辨认的类孕囊结构,盆腔内少量积液。

3. **破裂型** 较大、形态不规则混合回声包块,难辨孕囊,盆、腹腔内大量游离液体。

4. **陈旧型** 呈边界清楚、实性不均匀高回声包

块,不能辨认孕囊,可有少量盆腔积液。CDFI 包块内血流信号不丰富,可检测到怪异型血流频谱。

患者常因急腹症就诊,平扫 CT 可显示附件区混杂密度包块,表现为高密度的出血灶形成一圆形或椭圆形的坏,即"项圈征",增强后"项圈征"更为明显,系包裹项圈的输卵管壁强化所致;中心见低密度孕囊;流产型在病灶周围及盆腔伴少量稍高密

度出血(图 4-6-14);破裂型腹盆腔见中等或大量出血。急性期出血 CT 值 30~45Hu,哨兵血块征 CT 值达 60Hu(图 4-6-15)。急诊患者附件区见边界不清的混杂性包块,伴中到大量盆腔稍高密度积液时,应高度怀疑输卵管妊娠破裂。

虽然 MRI 对孕囊的检出及特征的显示能力均高于超声和 CT,但输卵管妊娠很少首选 MRI,只有

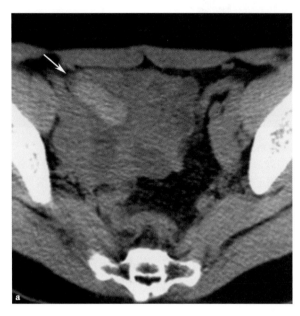
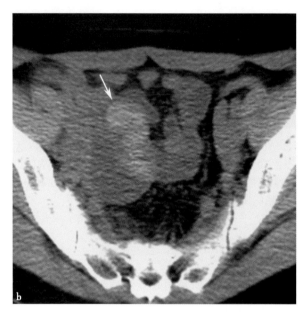

图 4-6-14 输卵管峡部妊娠流产

31 岁女性,停经 41 天,阴道出血 1 周,右下腹痛半天,呈持续性隐痛,伴恶心,无呕吐,无腹泻、发热等不适。尿 hCG 弱阳性。a、b. 急诊 CT 平扫两个相邻层面,显示右侧附件区管状迂曲的高密度影(箭)伴周围液性低密度,为右侧输卵管异位妊娠、流产出血

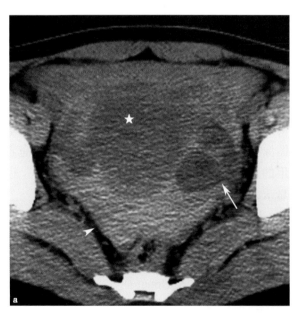
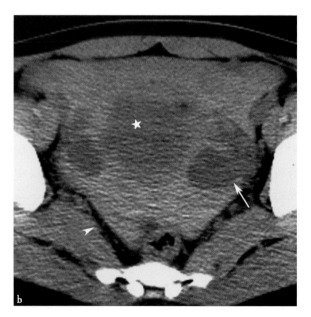

图 4-6-15 输卵管壶腹部妊娠破裂

25 岁女性,晨起下腹隐痛、阴道不规则褐色出血,量少,未重视;晚间腹痛加剧,伴恶心、呕吐,晕厥 1 次,有肛门坠胀感;尿 hCG 阳性。a、b. 急诊 CT 平扫两个相邻层面:显示盆腔大量稍高密度影,伸入子宫附件间隙,为盆腔出血(箭头),子宫呈相对低密度(五角星);左侧附件区见类圆形稍低密度影及周边管状混杂密度影,为孕囊(箭);右侧附件呈条片状略低密度影

当症状、超声和 CT 表现不典型时，尤其流产前后才使用 MRI 进行鉴别诊断。MRI 特征包括输卵管积血、出血性或混杂性附件肿块、血性腹水、输卵管扩张伴管壁强化。特异性征象是发现子宫外孕囊，表现为囊性结构伴周围厚壁包裹，增强后囊性结构边缘强化。急性血肿周围见独特的低信号环（图 4-6-16）。

【诊断要点】

有明确停经史，血 hCG 阳性，宫腔内未见孕囊，一侧附件区显示异常包块对诊断有较大提示作用。如患者有阴道流血和腹痛，附件包块呈混杂密度或信号，周围及盆腔有积液，则可明确输卵管妊娠破裂。

【鉴别诊断】

1. **子宫内膜异位症**　表现为附件区囊性病变，囊液密度稍高于尿液，T_1WI 呈高信号，与输卵管孕囊内出血及破裂出血较难鉴别。但前者常有痛经及继发不孕，后者有停经史及表现为 hCG 阳性。

2. **卵巢黄体囊肿破裂**　表现为附件区轮廓模糊、不规则囊性团块，囊肿壁呈环状，CT 呈等或稍高密度，伴盆、腹腔高密度积液。MRI T_1WI 和 T_2WI 均呈不均匀混杂信号。鉴别诊断的关键为无停经史及表现为 hCG 阴性。

3. **卵巢癌**　孕囊呈囊实性改变者需与卵巢癌鉴

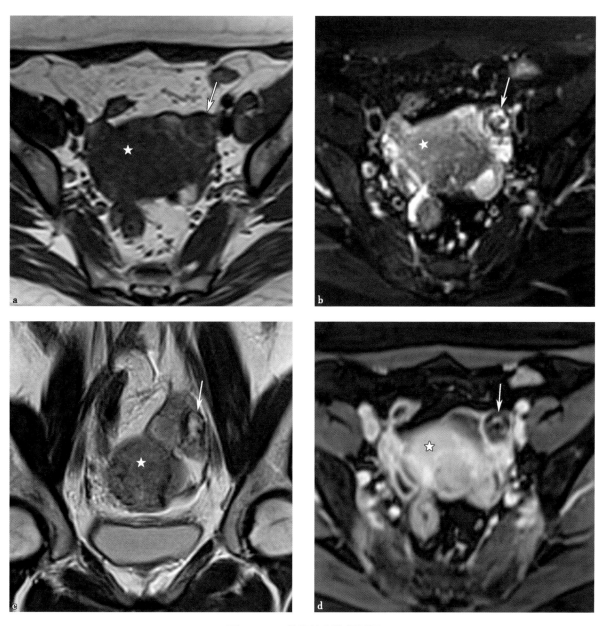

图 4-6-16　输卵管壶腹部妊娠

28 岁女性，下腹痛 4 天，尿 hCG 阳性。a～d. 轴位 T_1WI（a）显示子宫增大（五角星），子宫左旁可见椭圆形等信号，周边为环形略高信号（箭），邻近见片状高信号；轴位 T_2WI 脂肪抑制（b）和冠状位 T_2WI（c）显示病灶呈高低混杂信号，周边见低信号环（箭）；轴位 T_1WI 脂肪抑制增强（d）显示病灶内部片状强化，周边呈环形强化（箭）

别。卵巢癌常表现为盆腔内巨大不规则形态囊实性肿块,可有腹水、转移等恶性征象。

(强金伟 李勇爱)

参 考 文 献

[1] Van Rijswijk J，van Welie N，Dreyer K，et al. The FOAM study：is Hysterosalpingo foam sonography（HyFoSy）a cost-effective alternative for hysterosalpingography（HSG）in assessing tubal patency in subfertile woman? Study protocol for a randomized controlled trial[J]. BMC Womens Health，2018，18（1）：64.

[2] Lim SL，Jung JJ，Yu SL，et al. A comparison of hysteros-alpingo-foam sonography（HyFoSy）and hysterosalpingo-contrast sonography with saline medium（HyCoSy）in the assessment of tubal patency[J]. Eur J Obstet Gynecol Reprod Biol，2015，195：168-172.

[3] 王锦惠，门殿霞，于子芳，等. 经阴道子宫输卵管动态三维超声造影评价输卵管通畅性的有效性和安全性 [J]. 中国超声医学杂志，2015，31（11）：1016-1019.

[4] 程琦，王莎莎，朱贤胜，等. 经阴道子宫输卵管四维超声造影评估输卵管的通畅性 [J]. 中国医学影像技术，2013，29（3）：455-458.

[5] Volondat M，Fontas E，Delotte J，et al. Magnetic resonance hysterosalpingography in diagnostic work-up of female infertility-comparison with conventional hysterosalpingography：a randomised study[J]. Eur Radiol，2019，29（2）：501-508.

[6] Cipolla V，Guerrieri D，Pietrangeli D，et al. Role of 3.0 Tesla magnetic resonance hysterosalpingography in the diagnostic work-up of female infertility[J]. Acta Radiol，2016，57（9）：1132-1139.

[7] 王美豪，朱姬莹，闻彩云，等. 磁共振子宫输卵管成像在不孕症诊断中的应用 [J]. 放射学实践，2010，25（3）：332-334.

[8] Ghattamaneni S，Bhuskute NM，Weston MJ，et al. Discrim-inative MRI features of fallopian tube mass[J]. Clin Radiol，2009，64（8）：815-831.

[9] 李勇爱，强金伟，蔡宋琪，等. 输卵管积液的 MRI 研究 [J]. 放射学实践，2015，30（6）：651-654.

[10] 曾正国. 现代实用结核病学 [M]. 北京：科学技术文献出版社，2003.

[11] Yamashita Y，Torashima M，Takahashi M，et al. Hyper-intense uterine leiomyoma at T2-weighted MR imaging：differentiation with dynamic enhanced MR imaging and clinical implications[J]. Radiology，1993，189（3）：721-725.

[12] 张兰芳，沈文荣，郭震，等. 输卵管结核伴结核性腹膜炎的 CT 诊断 [J]. 放射学实践，2011，26（12）：1266-1269.

[13] 丰有吉，沈铿. 妇产的科学 [M]. 北京：人民卫生出版社，2010.

[14] Singh N，Gilks CB，Wilkinson N，et al. Assignment of primary site in high-grade serous tubal ovarian and peri-toneal carcinoma：a proposal[J]. Histopathology，2014，65（2）：149-154.

[15] Vang R，Shih IM，Kurman RJ. Fallopian tube precursors of ovarian low- and high grade serous neoplasms[J]. Histopa-thology，2013，62（1）：44-58.

[16] Akkaya E，Sanci M，Kulhan NG，et al. Prognostic factors of primary fallopian tube carcinoma[J]. Contemp Oncol，2018，22（2）：99-104.

[17] Shaaban AM，Rezvani M. Imaging of primary fallopian tube carcinoma[J]. Abdom Imaging，2013，38（3）：608-618.

[18] Cai SQ，Ma FH，Qiang JW，et al. Primary fallopian tube carcinoma：correlation between magnetic resonance and diffuse weighted imaging characteristics and histopatho-logic findings[J]. J Comput Assist Tomogr，2015，39（2）：270-275.

[19] Ma FH，Cai SQ，Qiang JW，et al. MRI for differentiating primary fallopian tube carcinoma from epithelial ovarian cancer[J]. J Magn Reson Imaging. 2015，42（1）：42-47.

[20] 张大千，强金伟，蔡宋琪，等. MRI 鉴别卵巢冠囊肿与卵巢囊肿及囊腺瘤 [J]. 实用放射学杂志，2015，31（2）：265-268.

[21] 姜玉新，王志刚. 医学超声影像学 [M]. 2 版. 北京：人民卫生出版社，2011.

[22] 张劲元，严君，何琼. 输卵管妊娠的超声分析 [J]. 临床超声医学杂志，2009，11（12）：845-847.

[23] 王晓红，单鸿，姜在波，等. 输卵管妊娠的 CT 表现和特点 [J]. 中华放射学杂志，2004，38（6）：640-645.

[24] Kao LY，Scheinfeld MH，Chernyak V，et al. Beyond ultra-sound：CT and MRI of ectopic pregnancy[J]. Am J Roent-genol，2014，202（4）：904-911.

第七章　外阴和阴道肿瘤

一、外阴恶性肿瘤

【临床概述】

原发外阴恶性肿瘤（malignant tumor of vulva）为一种老年妇女的疾患，占妇科恶性肿瘤的3%~5%，85%发生于40岁以上，15%发生于40岁以下。该病与卵巢功能衰竭、外阴营养不良、性病及病毒感染有关，青年患者与性病关系更为密切。外阴癌中90%为浸润性鳞癌（squamous cell carcinoma），其他包括Paget病、疣状癌（verrucous cell carcinoma）、基底细胞癌（basal cell carcinoma）、黑色素瘤（malignant melanoma）、腺癌（adenocarcinoma）及外阴肉瘤（vulvar sarcoma）等。外阴癌常发生于前半部分，以大阴唇多见，其次为小阴唇、阴蒂及阴道口，后部会阴少见。

外阴转移瘤（metastatic tumor of vulva）占外阴恶性肿瘤的3%~4%，多数来自子宫颈癌、子宫内膜癌、阴道癌和绒毛膜癌，可经阴道直接累及外阴，亦可经淋巴结或血行逆流转移至外阴；少数来自卵巢、胃肠道、肾、膀胱及乳腺癌；晚期直肠癌也可以直接蔓延或经会阴淋巴结转移至会阴。

临床最常见的症状为外阴瘙痒史，使用药物效果不佳，外阴上有肿块或硬结，伴有疼痛，当肿物表面发生破溃和继发感染时，有血性或脓性分泌物，病变大体上分为外生型（或菜花型）和内生型。外生型肿物向表面生长，呈乳头状或菜花状，易出现破溃，继发感染和出血；内生型即结节溃疡型，肿瘤向邻近器官浸润，形成浸润性肿块，外阴局部出现"蚕食"样缺损。转移性肿瘤多为皮下局限性病灶，呈单发或多发结节，覆盖皮肤可无明显改变，晚期因肿瘤坏死而破溃，转移性腺癌可早期侵犯皮肤。

外阴癌的临床分期为（FIGO，2009）（表4-7-1）：

【影像学表现】

女性外阴位于两侧生殖股皱襞之间，它包括大阴唇、小阴唇、阴阜、阴蒂、前庭、阴道口、处女膜、前庭大腺、尿道旁腺、阴道前庭球、会阴和后联合。大阴唇为外阴的外界，由一对大的纤维脂肪组织皱襞构成，表面为皮肤覆盖，中心区为脂肪组织和平滑肌组织。小阴唇为两片纤维结缔组织皱襞，它不含或含有少量脂肪组织，表面为皮肤，含色素较深。阴蒂位于外阴前方，长约2cm，由两个棒状海绵体合并而成，远端为阴蒂头，根部海绵体分开成为两个脚，位于耻骨弓下方，为耻骨海绵肌所覆盖，海绵体内为大小不等的静脉管道和大量平滑肌。

1. B超　外阴部位表浅，通常使用高频探头做检查，外阴恶性肿瘤的声像学表现为实性肿物回声，内部回声不均，有低回声区（坏死区），肿物周边不

表 4-7-1　外阴癌的临床分期

分期	描述
I期	肿瘤局限于外阴，淋巴结未转移
I A期	肿瘤局限于外阴或会阴，最大径线≤2cm，间质浸润≤1.0cm
I B期	肿瘤最大径线>2cm或局限于外阴或会阴，间质浸润>1.0cm
II期	肿瘤侵犯下列任何部位：下1/3尿道、下1/3阴道、肛门，淋巴结未转移
III期	肿瘤有或（无）侵犯下列任何部位：下1/3尿道、下1/3阴道、肛门，有腹股沟-股淋巴结转移
III A期	（i）1个淋巴结转移（≥5mm），或（ii）1~2个淋巴结转移（<5mm）
III B期	≥2个淋巴结转移（≥5mm），或（ii）2~3个淋巴结转移（<5mm）
III C期	阳性淋巴结伴囊外扩散
IV期	肿瘤侵犯其他区域（上2/3尿道，上2/3阴道）或远端
IV A期	（i）肿瘤侵犯下列任何部位：上尿道和（或）阴道黏膜、膀胱黏膜、直肠黏膜、或固定在骨盆壁或（ii）腹股沟-股淋巴结出现固定或溃疡形成
IV B期	任何部位（包括盆腔淋巴结）的远处转移

规则，多数无包膜，肿瘤外侵则观察到邻近结构外形不完整，并有软组织回声。

2. CT　外阴 CT 上见大阴唇为中央区低密度（脂肪），表面皮肤规则，有肿瘤时外阴形态不规则增大，阴唇正常低密度区为软组织密度代替，表面可有缺损，边界不规则。Ⅱ期以上病例见肿物侵及周边脂肪间隙内，并向后或向深部侵及盆底、会阴及阴道，其正常间隙消失，内有软组织条索影，晚期病例有盆腔（髂血管周围）和 / 或腹股沟淋巴结肿大。

3. MRI　以轴位和冠状位观察比较容易，矢状位则观察病变与阴道的关系。正常外阴部以大阴唇易观察到，呈现为两侧对称的唇状结构，因中央为脂肪结构，表现为 T_1WI 高信号，T_2WI 呈偏高信号（图 4-7-1），而阴蒂海绵体则为 T_1WI 低信号、T_2WI 明显高信号结构。在观察病变向周边扩展时，脂肪抑制序列（T_1WI，T_2WI）尤为有用。

外阴部肿瘤表现为外阴正常形态消失，呈不均匀增大，大阴唇的肿瘤则表现为正常脂肪信号被肿

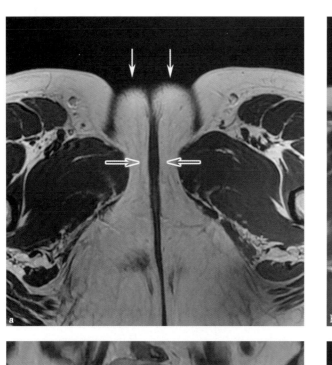
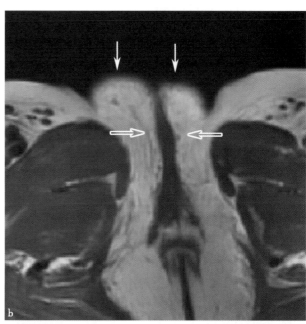
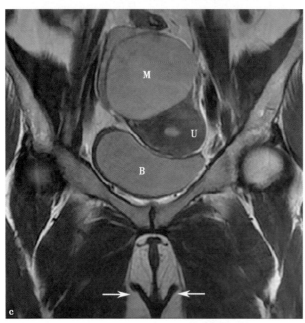
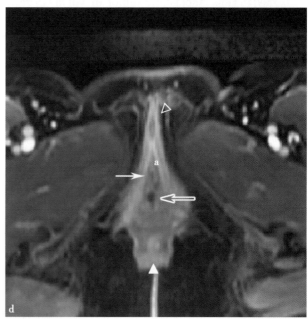

图 4-7-1　正常外阴解剖

a、b. 轴位 T_2WI 及 T_1WI 显示双侧大阴唇（白箭）呈对称唇状结构，相对肌肉 T_1WI 及 T_2WI 均呈高信号（同皮下脂肪），双侧大阴唇之间为小阴唇（白空箭），为低信号结构；c. 冠状位 T_2WI 图像显示双侧大阴唇（白箭）为高信号对称性褶皱结构，同时显示膀胱（B）、子宫（U）、右侧附件囊性肿块（M）；d. 轴位 T_1WI C＋显示中线结构从前到后依次为阴蒂海绵体（空箭头）、尿道（白箭）、阴道外口（空白箭）、肛门（白箭头）

瘤组织信号所代替，T₂WI 呈中等信号（与肌肉相比），肿瘤向上侵犯阴道，则 T₁WI 表现为阴道壁不规则或增厚，T₂WI 上正常低信号的阴道壁为中等信号的肿瘤组织所取代。如果肿瘤内有坏死囊变，则表现为肿瘤内不均匀 T₁WI 低信号、T₂WI 高信号，Gd-DTPA 增强扫描有轻至中度不均匀强化（图 4-7-2）。肿瘤外侵时，则与周边结构（尿道、直肠等）的正常 T₁WI 高信号线状脂肪间隙消失，代之为低信号条索或肿块影。外阴部黑色素瘤（分泌黑色素）表现为 T₁WI 高信号、T₂WI 低信号，与其他部位信号的改变相似。淋巴结转移表现为髂或股血管周围淋巴结肿大（短径 > 1.0cm），在 MRI 上观察淋巴结转移，单凭信号无法区别良恶性，与 CT 一样，主要以大小来判断。

【诊断与鉴别诊断】

外阴部恶性肿瘤的发生部位表浅，诊断比较容易，关键在于患者和医师的重视，如发现局部肿物

应及时做检查，辅助检查包括外阴活检、阴道镜、甲苯胺蓝染色，必要时做 B 超、CT 或 MRI 检查。外阴部恶性肿瘤须与外阴囊肿、外阴良性肿瘤及炎症病变相鉴别。外阴囊肿较少见，以前庭大腺囊肿多见，其中包括汗腺、皮脂腺囊肿，少见有中肾管囊肿、子宫内膜异位囊肿等。通常直径 1~5cm，质地软，边界清楚，B 超上为椭圆形无回声区，边界清楚，壁光滑；MRI 表现为均匀 T₁WI 低或高信号，T₂WI 高信号，边界清楚，壁光滑的囊性区，有利于鉴别。外阴实性良性肿瘤少见，包括乳头状瘤、汗腺瘤、纤维瘤、神经纤维瘤、脂肪瘤及血管瘤等。良性肿瘤的边界较清楚，临床检查通常能活动，表面溃疡少见，脂肪瘤和血管瘤均较软，血管瘤从外观能鉴别，影像学上主要依据其内部回声或信号均匀、边界清楚而有助于鉴别，对早期恶变需作病理活检。外阴部炎症性病变主要为结核，表面形成经久不愈的溃疡，

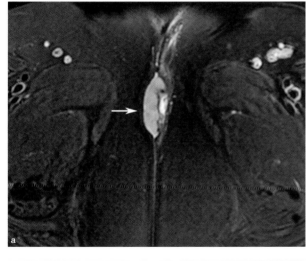
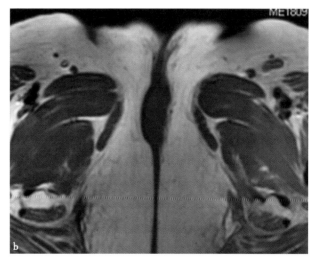
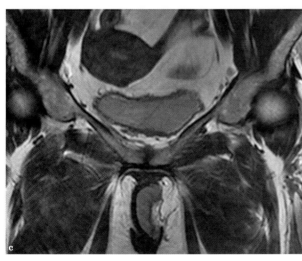
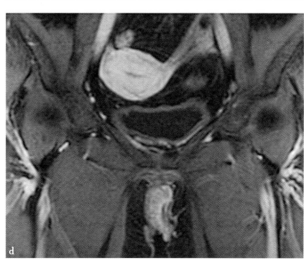

图 4-7-2 外阴癌Ⅲ期

a. 轴位 T₂WI FS 显示左侧大阴唇后部类椭圆形肿块（白箭），呈较高信号，压迫周围结构；b. T₁WI 上信号稍低于肌肉组织；c~d. 冠状位 T₂WI FS 及 T₁WI+C 显示左侧大阴唇不规则肿块，超越中线，增强扫描强化较明显，略不均匀

外形与外阴癌相似，但边界较锐，表面有黄苔，向周边形成瘘管，有利于鉴别。晚期外阴癌侵及阴道和阴道癌侵及外阴在影像学上无法鉴别。

【比较影像学】

外阴肿瘤由于位置表浅，易于被发现，通常仅需作局部活检就能明确诊断，不需影像学诊断。影像学检查的目的是为临床分期提供依据，通常 MRI 的软组织分辨率最好，对盆壁和盆底受累及淋巴结转移的探测优于 CT 和 B 超，B 超由于探头限制，大范围观察较差，对分期作用较小。

二、阴道恶性肿瘤

【临床概述】

阴道恶性肿瘤（malignant tumor of vagina）多为继发肿瘤，少见，而原发者更少见，不足 20%，占妇科恶性肿瘤的 1%～2%，与子宫颈癌之比为 1:（30～60），与外阴癌之比约为 1:（3～5）。原发阴道恶性肿瘤中，以起源于上皮组织的鳞癌最常见，占恶性肿瘤的 85%～90%，少数为腺癌、腺鳞癌、混合瘤等。起源于间叶组织的原发肉瘤包括恶性黑色素瘤、横纹肌肉瘤、平滑肌肉瘤和淋巴瘤等。

阴道癌多发生于绝经期后老年妇女，发病年龄为 45～80 岁，平均年龄为 65 岁，早期无明显临床症状，约 60% 患者有无痛性出血史，约 20% 有白带增多，有或无出血，肿瘤破溃时出现水样或血性分泌物，阴道不规则出血、性交出血或绝经后流血，合并感染有恶臭排液，黑色素瘤破溃后，阴道排出黑色素瘤样组织，有时误认为陈旧血块。晚期患者侵犯神经或骨质引起下腹痛或腰痛；侵犯或压迫膀胱、尿道引起尿频、尿痛、排尿困难或血尿；压迫或侵犯直肠引起排便困难、里急后重、便血等。

肿瘤大体病理分为三个类型：外生型、内生型和表浅型。外生型最常见，约占 67%，肿瘤向外呈菜花状生长；内生型为肿瘤向阴道黏膜下生长，呈小结节状表浅隆起，向阴道四周浸润，阴道壁增厚、变硬；表浅型少见，病变局限于黏膜生长缓慢。

阴道癌的临床分型（FIGO，2012）（表 4-7-2）：

阴道转移性肿瘤比原发肿瘤多见，多由宫颈、宫体和外阴转移而来，少数来自膀胱、卵巢、尿道和直肠癌，肾和乳腺癌转移到阴道罕见。阴道转移癌的途径包括：①直接扩散或蔓延，常见于外阴、宫颈、膀胱和直肠癌；②淋巴途径，见于子宫内膜、宫颈、膀胱和直肠肛门癌；③血行播散，多见于宫体、肾、卵巢癌及恶性滋养细胞癌；④直接种植，子宫内膜和宫颈恶性肿瘤，依其原发癌和转移方式的不同致肿物在阴道的生长方式有别，直接侵及表现为不规则肿块，破坏黏膜多见，而血行或淋巴途径则为单个或多个结节，多数位于黏膜下。

表 4-7-2 阴道癌的临床分型

分期	描述
Ⅰ期	肿瘤局限于阴道壁
Ⅱ期	肿瘤侵及阴道旁组织，但未达骨盆壁
Ⅲ期	肿瘤扩展至骨盆壁
Ⅳ期	肿瘤范围超出真骨盆腔，或侵犯膀胱黏膜和/或直肠黏膜，但黏膜泡状水肿不列入此期
Ⅳa期	肿瘤侵犯膀胱和/或直肠黏膜，和/或直接蔓延超出真骨盆
Ⅳb期	远处器官转移

【影像学表现】

阴道为一纤维肌肉腔道器官，为一个潜在空间，平时腔壁碰在一起而闭合，横断面为一字母"H"形，即中心呈一线状，而四周有空隙，尤其在上段明显，阴道壁包绕子宫颈的阴道部，产生左、右、前、后穹窿。育龄期妇女阴道长约 7cm，阴道分为上、中、下 3 段，上 1/3 包括阴道穹窿，中 1/3 为膀胱底水平，下 1/3 为下尿道水平。阴道前方为膀胱和尿道，后方为肛门和直肠，组织学上分为内膜、肌层和外膜 3 层。

1. **阴道造影** 阴道肿瘤不需使用阴道造影（vaginography）作诊断，该方法的价值在于诊断有阴道瘘的患者。阴道原发肿瘤或周边肿瘤侵犯阴道，形成阴道瘘。Takai 和 Wolfson 首先使用此法，取得良好效果，造影上见阴道腔变形或腔内肿物，同时见到瘘管内充入碘剂。

2. **B超** 阴道 B 超检查有两种方法，经腹壁超声（transabdominal sonography，TAS）和经阴道超声（transvaginal sonography，TVS）。通常 TAS 扫描视野大，观察范围广，但对局部细微结构显示欠佳，TVS 扫描视野小，但对局部细微结构观察好。阴道凝聚超声在诊断阴道癌中能克服传统经阴道超声的局限性，可使阴道以较温和的方式被动扩张，填补阴道壁、阴道穹窿或肿块与阴道间的间隙，以利于检查及评价病变。做超声检查前让患者膀胱充盈好，有利于显示阴道结构。正常阴道矢状位和轴位显示好，阴道内膜呈高回声，阴道肌壁为低回声，矢状切面见阴道前后壁紧贴，中央为阴道腔，为一条纵贯全阴道的高回声线，由阴道内膜和腔内少量气体组成；横切面则为中央较短横行高回声线，周边声衰为肌壁，正常直肠阴道隔和膀胱阴道隔的宽度小于5mm。如果出现肿瘤，则阴道腔内的高回声线变形或中断，正常低回声肌壁为肿瘤的中等回声所代替；如侵犯周边，则上述间隔增宽，TVS上能观察到肿瘤侵犯阴道壁的深度及周边淋巴结的情况，而TAS能观察盆腔内淋巴结和盆腔脏器受侵情况。

3. CT　女性盆底包括直肠、阴道、尿道、肛提肌及肌腱，CT上肌肉和阴道壁为中等密度，其周边有薄层低密度脂肪分隔，阴道在自然状态下呈圆形，边界清楚规则，而阴道腔前后壁紧贴无法显示，如阴道内塞入阴道栓（如ob），则能更好地观察阴道壁，通常阴道栓不在中央位置。较早期阴道癌未突破包膜时，阴道外形改变不明显，单凭密度无法诊断。肿瘤较大时，阴道外形改变，肿块内密度不均，尤其肿瘤有坏死时，则出现低密度区。当肿瘤突破包膜侵及周边结构时，正常脂肪间隙消失，当肿块与盆腔侧壁之间的脂肪层影闭塞，则为盆壁受侵的可靠征象。

淋巴结转移首先累及髂内外淋巴结，CT确定淋巴结有无转移，根据其大小来划定，目前仍以直径大于1cm作为诊断转移的参考标准，其敏感性为70%～80%。

4. MRI　MRI能很好地显示盆底结构，尤其在T₂WI上能准确显示阴道壁的三层，即内膜、肌层和外膜。阴道轴位T₁WI、T₂WI上为基本图像，矢状位可用来观察阴道与直肠、膀胱和尿道的关系，冠状位则用于观察肿瘤与周边肛提肌及盆壁的关系。矢状面上因阴道腔塌陷，呈长条状影，T₁WI上为中等

偏低信号，腔内有黏液时信号稍高；T₂WI上则表现为中央区线状高信号，为内膜和腔内液体信号，壁层则为低信号，其包膜及周边的静脉丛为高信号，如果膀胱充盈良好，则能更好地映衬出阴道的各层结构。轴位上能更好地观察阴道结构和病变，正常阴道上1/3经过阴道穹窿水平，T₁WI上外形类似C形，后壁向内陷，其前后壁为偏低信号，中央内膜及黏液呈稍高信号；T₂WI上内膜及黏液呈高信号，壁与宫颈均为低信号，T₂WI上由于内膜皱褶，呈典型H形高信号或线状，而肌壁为低信号。周边静脉丛呈高信号，下1/3段经过膀胱底壁以下，前方为尿道，外形呈卵圆形，T₂WI上与中段相似，有H形或线状内膜，有利于区别尿道和直肠（图4-7-3）。若使用阴道栓，则能很好地显示阴道腔及壁，通常阴道栓为T₁WI低信号、T₂WI低信号，若阴道栓内吸收水分，则T₂WI为高信号，尤其在矢状位上能显示阴道全程，阴道腔内黏液随月经周期的变化以卵泡早期和分泌后期最明显。

较早期阴道癌在T₂WI上表现为正常阴道内膜线消失或变形，局部阴道壁增厚，正常阴道肌壁层低信号中断，变为中等信号的肿瘤组织，这时阴道外形在T₁WI上无明显变化。当阴道肿瘤侵破阴道外膜，T₁WI上阴道的正常类圆形结构变形，阴道周边正常的高信号脂肪间隙消失，出现条索状低信号影。T₂WI上正常阴道周边静脉丛的高信号线中断，为中等信号结构所取代。如果为黑色素瘤，则与其他部位的黑色素瘤信号一样，呈T₁WI高信号、T₂WI低信号，若伴有出血，则T₁WI、T₂WI均为高信

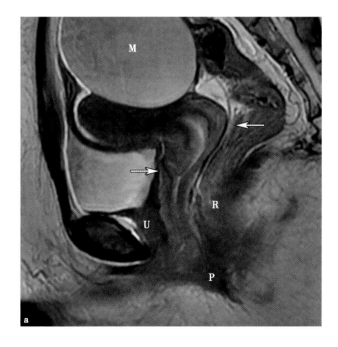
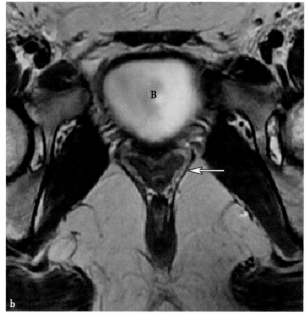

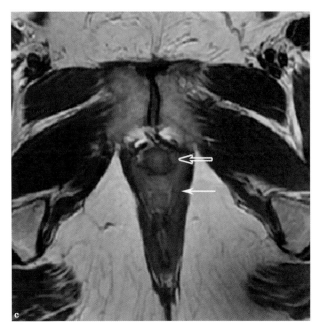
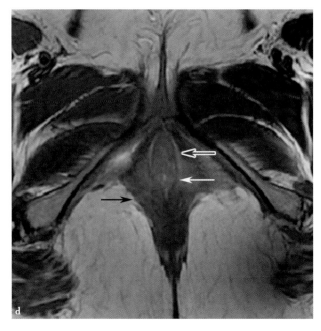

图 4-7-3 正常阴道解剖

a. 矢状位 T₂WI 图像显示阴道位于尿道（U）与直肠（R）之间，其间均以较高信号结缔组织相隔，阴道下段后方为会阴（P），前穹窿及后穹窿（白箭）显示清晰，另见子宫后上方一附件囊性肿块（M）；b～c. 轴位 T₂WI 偏头侧及偏足侧图像显示阴道（白箭）呈 U 或 W 形，阴道壁分 3 层，中央为较高信号黏膜线，外周为较低信号肌壁，最外侧围绕环状或串珠状高信号外膜及阴道旁结缔组织（静脉丛），阴道前方紧邻尿道（空箭），呈靶状解剖结构；d. 轴位 T₂WI 图像显示阴道外口（白箭）呈类圆形，前方紧邻尿道口（空箭），两侧外后方紧邻肛提肌（黑箭）

号（图 4-7-4）。MRI 对盆腔淋巴结转移的诊断与 CT 相似，均以大小作为判定转移的标准，大于 1cm 者为转移。淋巴结肿大表现为盆腔血管周围类圆形结构，T₁WI 为中等信号，T₂WI 为稍高信号，与血管的流空形成明显对比。

阴道转移癌有时与原发癌无法鉴别。通常直接侵及阴道的肿瘤，如子宫、子宫颈病变，首先累及阴道上段，外阴癌侵及下段，病变主体在阴道以外（图 4-7-5）。后期病变则无法区别是原发于阴道或由其他部位侵犯阴道。血行或淋巴道转移，表现为单发壁结节病变则无法区别，如为多发性，黏膜完整，则以转移的可能性更大。

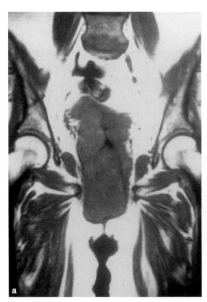
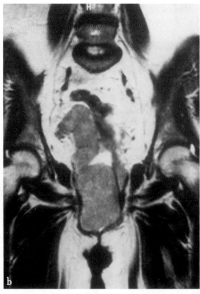
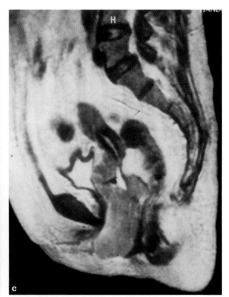

图 4-7-4 阴道黑色素瘤侵及子宫颈

a、b. 冠状位 T₁WI、T₂WI，显示阴道右侧壁明显增厚，呈 T₁WI 中等信号、T₂WI 稍高信号，向上侵及子宫颈，阴道上段有积液；c. 矢状位 T₂WI 像，见阴道肿瘤向上侵及子宫颈前部（樊树峰供图）

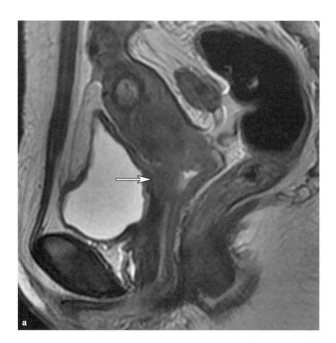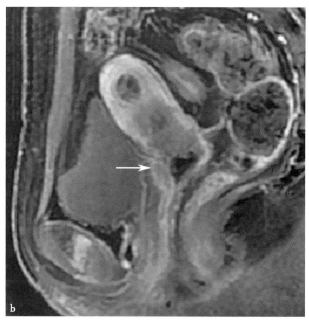

图 4-7-5　子宫颈癌侵及阴道上段

a、b. 矢状位 T_2WI 及 T_1WI C + 静脉期图像显示宫颈见不规则肿块，T_2WI 呈等及稍高信号，正常黏膜及间质消失，增强扫描呈轻中度强化，局部近达宫颈外缘，向上侵犯宫体下段，相应结合带消失，向下侵犯阴道上段前壁（白箭），阴道穹窿变浅消失，阴道上段积液呈三角形

【诊断和鉴别诊断】

阴道恶性肿瘤需与阴道囊肿、阴道实性良性肿瘤、炎症及放疗后的改变鉴别。阴道囊肿较多见，主要来源于胚胎残留组织，包括中肾管囊肿、副中肾管囊肿、包涵囊肿及尿道上皮囊肿等。通常囊肿位于阴道黏膜下，B超、CT 或 MRI 表现为光滑、薄壁囊性结构，有利于鉴别，尤其 B 超或 MRI 表现为均匀无回声或长 T_1、T_2 信号（图 4-7-6）。

阴道良性肿瘤包括乳头状瘤、纤维瘤、平滑肌瘤及神经纤维瘤，大部分发生于阴道前壁，呈结节状生长，质硬、有蒂、边界清楚。影像学上表现为边界清楚的肿物，B 超呈低回声，MRI 及 CT 上均为边界清楚的肿物，内部结构较均匀，有利于鉴别。

阴道壁炎症性病变主要为结核，一般表现为阴道血性分泌物，溃疡少见，生长慢，有其他部位结核病史则有利于鉴别。阴道或宫颈癌放疗后的纤维

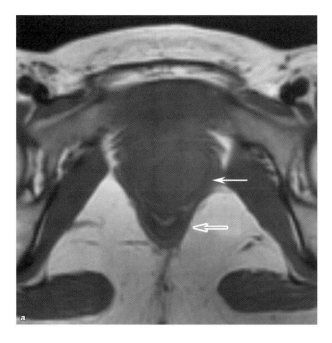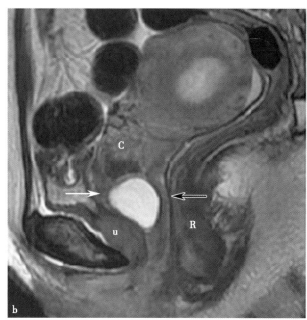

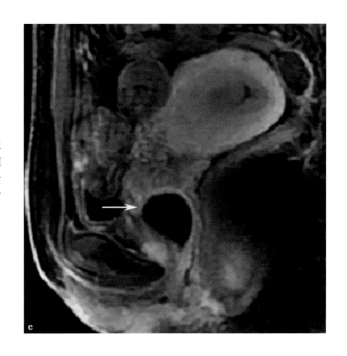

图 4-7-6　阴道囊肿

a. 轴位 T_1WI 显示阴道左侧一类圆形等信号肿块（白箭），边缘低信号环形薄壁，后方紧邻直肠（空箭）；b. 矢状位 T_2WI 显示阴道上段类圆形高信号肿块（白箭），边界清楚，后方紧邻阴道后壁（黑箭）和直肠（R），上方紧邻宫颈（C），前下方紧邻尿道（u）；c. 矢状位 T_1WI C＋静脉期图像显示肿块（白箭）的边缘为明显强化的薄壁，囊内无强化

化与肿瘤复发要鉴别，B 超无法鉴别两者，而 CT 和 MRI 能区别，文献报道 MRI 在鉴别纤维化或复发及阴道旁受累时，较 CT 敏感。通常放疗后的纤维化在 T_1WI、T_2WI 上均为低信号，而复发则在 T_2WI 上为中等或偏高信号。

【比较影像学】

阴道恶性肿瘤通常使用阴道镜即可诊断，影像学检查的作用主要是观察肿瘤扩展和淋巴结转移的情况，为临床分期和临床治疗方案的选择提供信息。B 超对观察局部改变及阴道周边扩散有一定作用，而且操作简单、费用低，为最常用的方法。而 CT 和 MRI 在肿瘤分期上较 B 超准确，在观察肿瘤向阴道周边侵犯方面 MRI 优于 CT，两者在淋巴结转移的敏感性方面作用相当。

（王新莲）

参 考 文 献

[1] 丁曼林. 妇产科疾病诊断与鉴别诊断 [M]. 2 版. 北京：人民卫生出版社，1997.

[2] 曹丹庆，蔡祖龙. 全身 CT 诊断学 [M]. 北京：人民军医出版社，1996.

[3] 吴钟瑜. 实用妇产科超声诊断学 [M]. 2 版. 天津：天津科技翻译出版公司，1995.

[4] 颜小琼. 妇产科影像学 [M]. 天津：天津科技出版社，1993.

[5] 苏应宽，徐增祥，江森. 新编实用妇产科学 [M]. 济南：山东科学技术出版社，1995.

[6] 张惜阴. 临床妇科肿瘤学 [M]. 上海：上海医科大学出版社，1993.

[7] 胡和平，陈士岭. 盆腔 MRI 诊断学 [M]. 北京：军事医学科学出版社，1998.

[8] 陈忠年，杜心谷，刘伯宁. 妇产科病理学 [M]. 上海：上海医科大学出版社，1996.

[9] Fleisher A，Manning FA，Jeanty P. Sonography in Obstetrics and Gynecology[M]. 5th ed. Stanford：Connecticut：Apple Ton&Lange Press，1996.

[10] Lyons EA，Gratton D，Harrington C. Transvaginal sonography of normal pelvis anatomy[J]. Radiol Clin of North Am，1992，30（4）：663-676.

[11] Outwater E，Kressel HY. Evaluation of gynecologic malignancy by magnetic resonance imaging[J]. Radiol Clin North Am，1992，30（4）：789-806.

[12] McCarthy S. Magnetic resonance imaging of the normal female[J]. Pelvis Radiol Clin North Am，1992，30（4）：769-776.

[13] Lang EK. Computed tomography in urology[M]. New York：George Thieme Verlag，1992.

[14] Wegener OH. Whole body computed tomography[M]. 2nd ed. Boston：Blackwell Scientific Publications，1992.

[15] McCathy S，Taylor KJW. Sonography of vaginal masses[J]. AJR，1983，140：1005-1008.

[16] Hunter V，Raymond E，Christensen C，et al. Efficacy of the metastatic survey in the staging of gestational trophoblastic disease[J]. Cancer，1990，65（7）：1647-1650.

[17] Chang YCF，Hricak H，Thurnher S，et al. Vagina：evaluation with MR imaging part Ⅱ neoplasms[J]. Radiology，1988，169（1）：175-179.

[18] Hricak H，Chang YCF，Thurnher S. Vagina：evaluation with MR imaging part I normal anatomy and congenital anomalies[J]. Radiology，1988，169（1）：169-174.

[19] Higgins C B，Hricak H. Magnetic Resonance Imaging of Body[M]. New York：Raven Press，1987.

[20] 沈铿，马丁. 妇产科学 [M]. 北京：人民卫生出版社，2017.

[21] 巴拉卡特，马尔克曼，兰德尔，等. 妇科肿瘤学原理与实践 [M]. 北京：人民卫生出版社，2012.

[22] Gunderson CC，Nugent EK，Yunker AC，et al. Vaginal cancer：the experience from 2 large academic centers during a 15-year period[J]. Journal of Lower Genital Tract Disease，2013，17（4）：409-413.

[23] Sibal M. Gel Sonovaginography: A New Way of Evaluating a Variety of Local Vaginal and Cervical Disorders[J]. J Ultrasound Med，2016，35（12）：2699-2715.

第八章 产科疾病诊断

一、前置胎盘

【概述】

正常胎盘附着于子宫各壁,远离宫颈内口。孕28周后若胎盘附着于子宫下段,胎盘下缘达到或覆盖宫颈内口处,其位置低于胎儿先露部时,称为前置胎盘(placenta previa)。近年来,我国孕产妇前置胎盘发生率为0.24%~1.57%,是妊娠晚期阴道出血的最常见原因,也是妊娠期的严重并发症之一,若处理不当可危及母儿生命。

高危因素包括多次流产史、宫腔操作史、产褥感染史、高龄、剖宫产史、多孕产次、孕妇不良生活习惯(吸烟或吸毒)、双胎妊娠、辅助生生殖技术受孕、子宫形态异常等。病因目前尚不清楚,可能与以下因素有关:①多次刮宫或分娩、手术后瘢痕子宫、产褥感染等造成的子宫内膜损伤;②受精卵滋养层发育迟缓导致着床位置低;③胎盘异常,如膜状胎盘、副胎盘、多胎妊娠、巨大胎儿等。剖宫产再孕患者发生前置胎盘的概率可增加5倍以上。

【分类】

根据胎盘下缘与宫颈内口的关系,分为3种类型:①完全性前置胎盘,即胎盘组织完全覆盖宫颈内口,若由胎盘中央部覆盖则称为中央性前置胎盘;②部分性前置胎盘,即胎盘组织部分覆盖宫颈内口;③边缘性前置胎盘,即胎盘附着于子宫下段,边缘达到宫颈内口,但未超越。孕中期胎盘接近或覆盖宫颈内口时,称为胎盘前置状态。胎盘前置的程度可随妊娠及产程的进展而发生变化。诊断时期不同,分类也可能不同。建议以临床处理前的最后一次检查来确定其分类。

低置胎盘:国际上尚未统一,多数定义为胎盘附着于子宫下段,边缘距宫颈内口的距离<20mm。此距离对临床分娩方式的选择有指导意义。当距离<20mm时,剖宫产率明显升高(40%~90%);当孕中

期距离>20mm时,孕晚期前置胎盘的发生率很小。

根据2013年Dashe提出的新定义分为2种类型:①前置胎盘,包括既往的完全型和部分型前置胎盘。②低置胎盘,包括既往的边缘型前置胎盘和低置胎盘。

剖宫产后再孕者,此次妊娠为前置胎盘,且附着于原手术瘢痕部位,胎盘粘连或植入的发生率高,可引起致命性的大出血,因此也称为"凶险性"前置胎盘。此型并发胎盘植入的发生率为22.0%,子宫切除率为21.6%。

【临床特点】

1. **症状** 孕中、晚期无诱因、无痛性阴道出血。完全型前置胎盘初次出血时间早,多在孕28周左右,称为"警惕性出血"。边缘型前置胎盘出血多发生在孕晚期或临产后,出血量少。部分型前置胎盘介于两者之间。

2. **体征** 腹部检查通常发现子宫软,轮廓清楚,子宫大小与孕周相符,无压痛;胎位清楚,胎先露高浮或伴有胎位异常。患者体征可能与外出血量不相符,因出血可聚积在阴道内。

【影像检查技术与优选】

目前临床产前诊断前置胎盘时,超声检查是最经济有效的方法,且无创,可多角度、动态观察,根据患者情况灵活选择经腹部或经会阴超声等方法。但若合并胎盘植入,超声检查在准确测量植入深度时具有一定局限性。

MRI能准确显示胎盘位置,对合并胎盘植入的诊断较准确,对后壁胎盘也能清晰显示,优于传统超声检查。通常采用单次激发快速自旋回波序列(SSFSE)和稳态采集快速成像序列(FIESTA)序列,以矢状位为主,结合冠状位和横断位进行全方位、多序列观察。

【影像学表现】

1. **超声检查** 应明确胎盘边缘与宫颈内口的关

系，包括前置胎盘的类型、胎盘主体位置、覆盖宫颈的胎盘厚度、超过宫颈内口的距离、宫颈的长度及形态。经阴道超声诊断前置胎盘的准确率很高，敏感性 87.5%、特异性 98.8%、阳性预测值 93.3%、阴性预测值 97.6%。若为瘢痕子宫，还应仔细探查是否存在胎盘植入，尽可能测量瘢痕处浆肌层的厚度。

2. **MRI 检查**　能准确显示前置胎盘的特征，尤其在怀疑合并胎盘植入时更具优势。当怀疑凶险性前置胎盘时，MRI 有助于了解胎盘植入子宫肌层的深度，以及是否侵犯膀胱、腹壁肌层等（具体征象见胎盘植入章节）。有研究指出 MRI 胎盘突出征——"胎盘突入宫颈"对预测产后出血有临床价值。

【诊断要点】

孕中晚期患者出现无诱因、无痛性反复阴道出血，询问患者是否有前置胎盘的高危因素，结合超声或 MRI 检查可准确诊断前置胎盘。

【鉴别诊断】

胎盘早剥：指孕 20 周后或分娩前，正常位置的胎盘在胎儿娩出前，部分或全部从子宫壁剥离。常见病因包括血管病变、机械性因素、子宫静脉压骤升、子宫内压力骤降等。临床表现常有腹痛，于孕晚期突然发生，以及持续性阴道流血、子宫强直性收缩等。

（王克扬　孟　颖　梁宇霆）

二、胎盘植入

【概述】

正常情况下，底蜕膜将胎盘与子宫肌层隔开。当底蜕膜部分或完全缺失时，胎盘绒毛可直接黏附或侵入子宫肌层，甚至穿透子宫浆膜层侵入相邻器官，如此形成胎盘的异常种植称为胎盘植入（placenta increta）。近年来胎盘植入的发病率达 1/533，较前增加 20 倍，已经逐渐成为导致产后出血、围产期紧急子宫切除和孕产妇死亡的重要原因。胎盘植入与剖宫产史、前置胎盘、多次流产史以及孕妇高龄等密切相关，其中剖宫产史和前置胎盘是胎盘植入的两个主要危险因素。目前国内没有关于胎盘植入的大型流行病学研究数据，但我国的剖宫产率相对较高，随着"二孩"政策的全面放开，以及晚婚晚育人群的增多，推测胎盘植入的发生率会进一步增加。

【分类】

根据病理上胎盘绒毛侵入子宫肌层的深度以及是否侵入相邻器官，将胎盘植入分为 3 种类型：①胎盘粘连，即胎盘与子宫肌层表面相粘连，绒毛未侵入子宫肌层；②胎盘植入，即胎盘绒毛侵入子宫肌层；③穿透性胎盘植入：即胎盘绒毛穿透肌层达浆膜层，甚至穿透浆膜层侵入相邻器官，如膀胱或腹壁等。

【临床特点】

在分娩前，胎盘植入一般无明显的临床症状和体征，产前诊断通常依靠临床高危因素，结合超声和 MRI 检查，最终确诊根据手术中或分娩时所见或分娩后的病理诊断。分娩时表现包括胎盘娩出不完整、母体面粗糙，或在胎儿娩出 30 分钟后胎盘仍不能从子宫壁自行分离娩出而需人工剥离，部分徒手剥离困难或发现胎盘与肌层紧密粘连、无间隙。胎盘持续不娩出常伴有阴道出血。胎盘植入和穿透更易造成大出血、子宫穿孔、感染、休克，甚至危及孕产妇和胎儿的生命。

【影像检查技术与优选】

超声检查是明确胎盘位置、发现胎盘植入最常用的方法，其敏感性 83%、特异性 95%，是目前首选的检查方法。MRI 检查视野较大、软组织分辨率高，不受孕妇体型、肠气、胎盘位置等因素干扰。在胎盘植入的诊断中，MRI 的敏感性为 94.4%、特异性 84%，与超声无显著差异。但是，MRI 在诊断后壁胎盘植入、评估胎盘植入肌层的深度、穿透性胎盘植入侵入相邻器官的情况等方面更具优势，可发挥重要的补充作用，并对制定治疗方案具有重要价值。

【影像学表现】

对可疑胎盘植入的孕妇，超声和 MRI 检查时都应首先观察胎盘的位置，是否存在前置胎盘，其次观察胎盘整体形态以及回声或信号，注意子宫肌层与胎盘之间低信号分界线是否存在，此外，还应观察相邻器官是否不规则、表面中断或出现结节样改变，以明确有无胎盘穿透型植入。

1. **超声检查**　主要征象包括：①胎盘与子宫肌层交界线不清；②胎盘附着肌层变薄（厚度 <1mm）；③胎盘内多个无回声区；④胎盘后方正常低回声区变薄或消失；⑤子宫浆膜与膀胱交界线异常，包括中断、变厚、不规则及血流信号丰富；⑥胎盘侵入宫颈或膀胱；⑦彩色多普勒超声显示胎盘内弥漫或局灶性血流信号丰富。

2. **MRI 检查**　直接征象包括：①胎盘与子宫肌层分界模糊或中断，底蜕膜低信号线消失；②子宫肌层变薄或中断（图 4-8-1）；③膀胱等其他宫旁组织器官受侵。

间接征象包括：①胎盘形态凹凸不平、局部增厚、边缘圆钝（图 4-8-2）；②子宫下段膨隆、局限外突；③胎盘信号不均，T_2WI 胎盘内条带状、片状不规则低信号；④胎盘与子宫交界面血管影增多；⑤膀胱呈"帐篷"样改变。

单个征象特异性不足，可见于阴性病例；多个征象同时存在，特异性增高，并与植入深度相关。

其中子宫局部膨隆、胎盘形态改变、T_2WI 上条带状低信号、胎盘与子宫交界面血管增多、肌层变薄中断等征象最有意义。

【鉴别诊断】

胎盘植入的鉴别诊断主要是不同分类之间互相鉴别。

（王克扬　刘明明　梁宇霆）

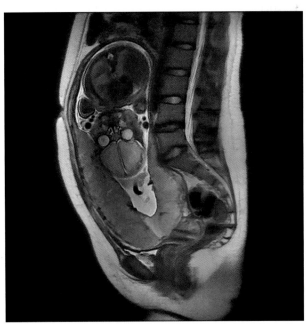

图 4-8-1　完全型前置胎盘、胎盘局部植入

矢状位 T_2WI 示胎盘完全覆盖宫颈内口，子宫前壁下段肌层明显变薄消失，胎盘达浆膜下，与膀胱壁分界尚清晰

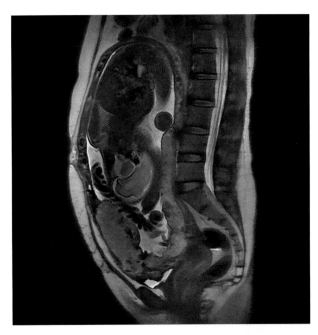

图 4-8-2　完全型前置胎盘、穿透性胎盘植入

矢状位 T_2WI 示完全型前置胎盘，附着于子宫前壁下段的胎盘局限增厚，上缘圆钝，轮廓凹凸不平，并向膀胱侧突出，胎盘内见粗大条状、片状低信号

参 考 文 献

[1] 赵茵，罗青清，邹丽，等. 前置胎盘临床诊断与处理热点问题解析 [J]. 实用医院临床杂志，2013，10（2）：17-20.

[2] 格日丽，周荣，刘晓妮，等. MRI 在前置胎盘及胎盘植入中的诊断价值 [J]. 医学影像学杂志，2018，10：1712-1715.

[3] 姚庆东，许崇永，王小蓉，等. 前置胎盘和胎盘前置状态的 MRI 诊断价值 [J]. 放射学实践，2014，07：827-830.

[4] 郭吉敏，曹满瑞，赵弘，等. MR 胎盘突出征预测前置胎盘患者产后出血的价值 [J]. 中国医学影像技术，2017，33（09）：1376-1379.

[5] Ueno Y，Kitajima K，Kawakami F，et al. Novel MRI finding for diagnosis of invasive placenta praevia：evaluation of findings for 65 patients using clinical and histopathological correlations.[J]. European Radiology，2014，24（4）：881-888.

[6] 颜国辉，李奎，邹煜，等. MR 两种快速成像序列在孕晚期前置胎盘伴胎盘植入诊断中的价值 [J]. 临床放射学杂志，2018，9：1526-1530.

[7] Dashe，Jodi S. Toward consistent terminology of placental location[J]. Seminars in Perinatology，2013，37（5）：375-379.

[8] Wen Liu，Xin Chen，Cong Sun，et al. Morphological evaluation of cervix using MRI at 32 to 36 weeks of gestation：Findings for predicting invasive placenta praevia[J]. Medicine（Baltimore），2018，49：e13375.

[9] Masselli G，Brunelli R，Casciani E，et al. Magnetic resonance imaging in the evaluation of placental adhesive disorders：correlation with color Doppler ultrasound[J]. European Radiology，2008，18（6）：1292-1299.

[10] Rahaim NS，Whitby EH. The MRI features of placental adhesion disorder and their diagnostic significance：systematic review[J]. Clin Radiol，2015，70（9）：917-925.

[11] Derman AY，Nikac V，Haberman S，et al. MRI of placenta accreta：a new imaging perspective[J]. Ajr，2011，197（6）：1514-1521.

[12] Algebally AM，Yousef RR，Badr SS，et al. The value of ultrasound and magnetic resonance imaging in diagnostics and prediction of morbidty in cases of placenta previa with

abnormal placentation[J]. Pol J Radil，2014，79（12）：409-416.

[13] Mar WA，Berggruen S，Atueyi U，et al. Ultrasound Imaging of Placenta Accreta With MR Correlation[J]. Ultrasound Quarterly，2015，31（1）：23.

[14] 中华医学会围产医学分会，中华医学会妇产科学分会产科学组. 胎盘植入诊治指南（2015）[J]. 中华围产医学杂志，2015，18（7）：481-485.

[15] Balcacer et al. MRI and Sonography in the Diagnosis of Placental Invasion[J]. J Ultrasound Med，2016，35：1445-1456.

第九章 计划生育与影像医学

2015 年第 12 届全国人民代表大会常务委员会通过了《关于修改〈中华人民共和国人口与计划生育法〉的决定》，在总则中明确规定计划生育（family planning）仍是我国的基本国策，并针对新的社会问题重新修订了细则。新政策的出现使卫生部门开展生育调节工作的内容发生了转变，出现了很多新的临床问题，如在"二孩政策"影响下出现的剖宫产再孕、高龄不孕等。医学影像学新技术的发展，为医务工作者带来了很多解决问题的新方法，如节育环 CT 成像、男女生殖系统 MRI 扫描、子宫输卵管造影术和再通术、生殖系统血管介入造影和栓塞等，不仅提高了对疾病的诊断能力，更涉及疾病的治疗。

一、宫内节育器

（一）宫内节育器的避孕机制

宫内节育器（intrauterine device，IUD）的避孕机制复杂，至今尚未完全明了，基于制作 IUD 的材料特性不同，目前有几种学说。

1. 局部机械刺激学说　IUD 置入宫腔后，改变了局部微环境，引起内膜和输卵管黏膜的无菌性炎性反应，产生的吞噬细胞可吞噬精子，溶解受精卵透明带从而影响受精和胚胎发育。大量炎性细胞生成的退变产物达一定浓度时对胚胎有毒害作用。另外，还有免疫球蛋白和前列腺素的增加，这些都不利于受精、着床和胚胎发育。

2. 带铜 IUD 的铜作用学说　此类 IUD 除产生局部机械性刺激外，还能持续释放铜离子，通过干扰子宫内膜酶的作用而影响受精卵着床，同时对精子也有毒性作用，由此增强了避孕效果。

3. 带孕激素 IUD 的避孕学说　此种 IUD 除具有机械性刺激作用外，还能持续小剂量释放孕激素，使子宫内膜保持较高的孕激素水平而导致子宫内膜腺体萎缩，以及通过降低碱性磷酸酶、升高酸性磷酸酶等，影响受精卵着床。孕激素尚有影响宫颈黏液的浓度、影响精子进入及获能的作用。炔诺孕酮还有抑制排卵的作用，由此进一步增强了避孕效果。

（二）IUD 的种类

根据制作材料的不同，目前常用的 IUD 分为两大类，即惰性 IUD 和活性 IUD。传统使用的惰性 IUD 主要由不锈钢丝及改良制品制成，脱落率和带环妊娠率相对较高，而逐渐被活性 IUD 所取代。活性 IUD 是将活性物质如铜或激素等药物加入 IUD 内，避孕效果更好，副反应少。每类 IUD 中因形状和材质各异，多达几十种，各有优缺点。目前科学工作者致力于研制能进一步降低脱落率和并发症的第三代 IUD。下面介绍目前常见的几种 IUD（图 4-9-1）。

1. 惰性 IUD

（1）单环、双环、麻花环、V 形环、宫形环：均由不锈钢丝以螺旋状绕制而成，按大小分不同型号。其中单环曾是我国最常用的一种环，现已被淘汰。

（2）混合环：①节育花、蛇形环，由塑料制成，内含硫酸钡，在 X 线下显影，前者呈三叶花瓣状，后者弯曲如蛇，均有尾丝。②钢塑混合环是以塑料为支架、外绕不锈钢丝的圆形环；三角形环是在 3 个边的中心部分各有不锈钢丝环绕。③T 形环：一种纵臂由不锈钢制成，横臂由塑料制成、不含硫酸钡；另一种纵臂和横臂均由塑料制成，内含硫酸钡。

2. 活性 IUD

（1）带铜 IUD：①T 形铜环，常作为现在临床首选 IUD，纵臂和横臂均由塑料制成，纵臂上或和横臂上缠绕面积不等的细铜丝，有些型号内含硫酸钡，均有尾丝。②V 形铜环，以不锈钢为支架，外套硅橡胶，两侧横臂和斜臂各缠绕一段铜丝，有尾丝。③多负荷铜环，形如龟状，以塑料为支架，纵臂缠绕面积不等的铜丝，有尾丝。④宫形铜环，在不锈钢宫形环的螺旋腔内置入数段铜丝。⑤带铜单环：在不锈钢单环的螺旋腔内置入数段铜丝和吲哚美辛。

（2）带药 IUD：①释放左旋 18 炔诺孕酮（LNG）

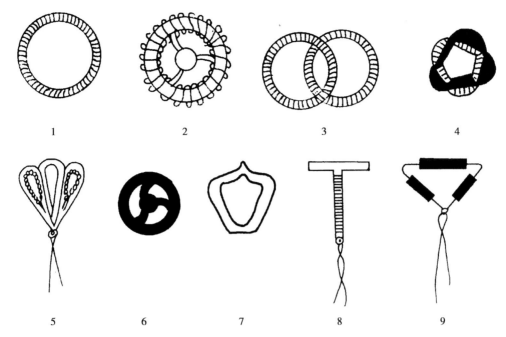

图 4-9-1 宫内节育器

1. 金属环；2. 混合环；3. 双环；4. 麻花环；5. 节育花；6. 太田环；7. V 形 IUD；8. T 形 IUD；9. 三角形 IUD

IUD，以塑料为 T 形支架，纵臂外套硅胶管，内含持续微量释放 LNG，有尾丝。除作为 IUD 外，还应用于治疗功能性子宫出血、子宫内膜异位症、绝经期激素替代疗法中。②含消炎痛、止血药、磁性物质等功能性 IUD，尚未广泛应用于临床。

二、IUD 的影像学检查

（一）影像检查方法

现在使用的所有 IUD 都不透 X 线，因此最常用检查方法为 X 线片和 CT 扫描，而曾经广泛应用的 X 线透视、盆腔双重造影检查现已基本不采用。

1. 盆腔 X 线摄影

（1）盆腔前后位片：检查前应嘱患者去除衣物上的金属物及配饰，还应问诊放环时间、环的类型、放环后有无临床症状、有无泌尿系结石等。

（2）盆腔侧位片、腹部平片：当对盆腔正位片的显示有疑问，如 IUD 变形或与其他组织结构重叠影响观察时，可加照盆腔侧位片；若怀疑 IUD 移位时，可加照立（卧）位腹部平片观察，补充定位信息以明确诊断。

2. CT 扫描 常用于怀疑 IUD 穿孔、移位、变形等情况下。平扫可以明确 IUD 与子宫的关系。若需观察并发症或存在并发症影响观察时，可进行增强扫描或三维成像。若怀疑穿孔而盆腔 CT 未发现 IUD 时，可加扫腹部 CT。

3. 子宫输卵管造影 可应用于 IUD 的诊断，同时能观察子宫和输卵管的形态，诊断先天异常、炎症或肿瘤。

4. 超声检查 是妇产科最常用的检查方法，简便、无创、费用低，在探查 IUD 的同时可显示其他盆腔疾病。

5. MRI MRI 对女性生殖系统疾病是非常好的检查方法，不专门用于检查 IUD。IUD 在所有序列上均表现为无信号。目前尚未发现在 3.0T 及以下 MRI 检查中引起明显不良反应，但含金属的 IUD 可能产生伪影，尤其在磁敏感序列上。

（二）IUD 的 X 线表现

1. IUD 的正常形态及位置

（1）IUD 的正常形态：在盆腔 X 线片上，IUD 应保持其本身形态（前面已描述环的种类）。但子宫位置的改变可能使 IUD 的形态有所改变，比如金属圆环、V 形环、T 形环均有可能表现为"I"形，此时通过改变体位可能在某个角度上显出 IUD 本身的形态。

（2）IUD 的正常位置：在立位盆腔 X 线正位片上，IUD 应位于骨盆中线，或左右偏于 3cm 内，在耻骨联合以上 2～10cm，卧位 IUD 可有所移动，但位置范围不变（图 4-9-2）。

2. IUD 的变形 多种体位 X 线检查均未观察到所选 IUD 的形态，或见到 IUD 扭曲或呈"8"字形，或有断开、成角、多角形等，均视为 IUD 变形，具有临床意义，应考虑 IUD 受压、合并妊娠、嵌入肌层等情况（图 4-9-3）。

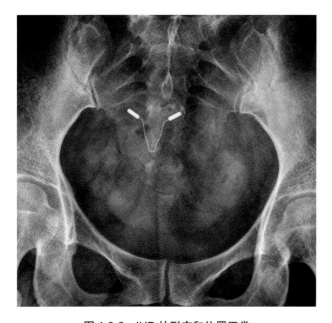

图 4-9-2 IUD 的形态和位置正常
盆腔前后位 X 线片显示 IUD 呈 V 形,形态对称、结构完整,位于小骨盆腔投影区内

3. **IUD 的异位** 含义为 IUD 部分或全部嵌入子宫肌层,或脱出于子宫,有可能自宫颈阴道脱出,也有可能自子宫壁穿出进入腹盆腔。

(1)原因:IUD 异位的原因尚不完全清楚,但有以下几种可能,如在哺乳期放置,此时子宫壁薄弱,有可能被穿透;或放置技术上存在问题、子宫位置异常、IUD 断裂或置入时间过长、合并妊娠或子宫肿瘤等情况。

(2)影像学表现:

1)X 线片:应多位置检查 IUD,异位的 IUD 可在耻骨联合上 1cm 内或以下,并可偏中线较远,甚至达盆壁,向上可出骨盆腔进入腹腔,罕见者可进入肠管等腹腔脏器内部(图 4-9-4)。

2)CT 扫描:观察 IUD 与子宫腔或子宫壁的相对位置关系,测量 IUD 顶端与子宫浆膜面、宫颈内口间的距离,同时还可评价是否完整、金属部分有无溶解、子宫是否存在并发症等。若扫描范围内未发现 IUD,则需加扫腹部,观察异位的 IUD 与各脏器的位置关系。

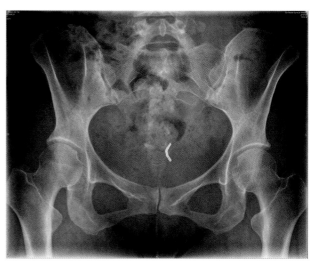

图 4-9-3 IUD 变形
盆腔前后位 X 线片显示 IUD 位于小骨盆腔投影区内,呈短 I 形,左上方见细螺旋状金属密度影

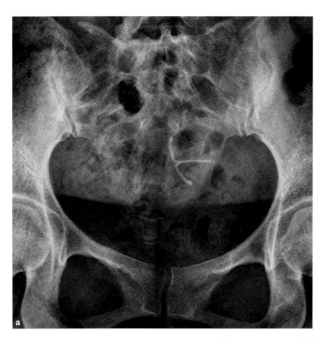

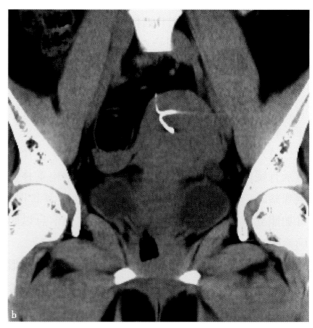

图 4-9-4 IUD 位置上移并旋转、嵌入肌层
a. 盆腔前后位 X 线片显示 IUD 位于小骨盆腔投影区内,中线略偏左侧,呈横行 T 形;b. 盆腔 CT 平扫冠状位 MPR 图像显示 IUD 向右旋转 90°,并向右移位,横臂及纵臂均位于肌层内,一横臂远端略穿透浆膜面

3）子宫输卵管造影：观察 IUD 与子宫的关系，特别是位置过低、在耻骨联合上 1cm 以内者可选择此检查。有时 IUD 位置低是由于子宫的前倾前屈或后倾后屈所致，并非由于 IUD 脱入宫颈。同时还可诊断子宫和输卵管的先天异常、炎症及肿瘤。

4）超声检查：观察效果亦较好，不但能诊断 IUD 位置，还能测出与宫底的距离，既能观察金属 IUD，也能观察非金属 IUD 及嵌入宫壁。

三、绝育

（一）绝育方法

1. **输卵管结扎** 通过腹部切口利用腹腔镜结扎，或通过阴道行输卵管结扎术。

2. **输卵管银夹绝育术** 可利用腹式手术或腹腔镜法，银夹有大、中、小号，夹在输卵管峡部效果最好。

3. **输卵管药物粘堵术** 目前常用的药物有两种，一种是苯酚糊剂，另一种是复方苯酚糊剂，后者用得较多，因其内加入 35% 的胆影酸，可以在 X 线透视下显示。此法为阴道插管，进入子宫对准输卵管口或进入峡部再注药。

（二）影像学检查及表现

1. **子宫输卵管造影** 造影剂可用碘水溶液制剂，亦可用碘油制剂。如用碘水则操作完后隔 15 分钟复查，用碘油则 24 小时后复查，并点片摄影。造影时子宫显影良好，双侧输卵管不通，再复查依然未通，腹腔内无游离造影剂，说明绝育效果良好。

2. **骨盆 X 线片** 此检查法最适合输卵管粘堵术后，输卵管堵塞长度以 2～4cm 最适宜，如果在 2cm 以内，应在一个月后再行子宫输卵管造影检查。

（王克扬　梁宇霆）

参 考 文 献

[1] 刘庚年，李松年. 腹部放射诊断学 [M]. 北京：北京医科大学中国协和医科大学联合出版社，1993.

[2] 李松年，高玉洁. 现代放射学诊疗手册 [M]. 北京：北京医科大学中国协和医科大学联合出版社，1995.

[3] 谢幸，孔北华，段涛. 妇产科学 [M]. 北京：人民卫生出版社，2018.

[4] 中华医学会放射学分会质量管理与安全管理学组，中华医学会放射学分会磁共振成像学组. 磁共振成像安全管理中国专家共识 [J]. 中华放射学杂志，2017，51（10），725-731.

第五篇

腹膜后、盆腔及盆壁疾患

腹膜后间隙是腹后壁的壁腹膜和腹横筋膜之间的间隙及其解剖结构的总称，其前界为壁腹膜，后界为腰大肌和腰方肌筋膜，上界为横膈，下达盆底筋膜，两侧为侧锥筋膜。腹膜后间隙内容物多来自中胚层，主要包括：胰腺、十二指肠大部、肾、肾上腺、输尿管、大血管、淋巴结和神经等结构，这些器官和组织间为脂肪及疏松结缔组织。

一、腹膜后间隙解剖

（一）腹部腹膜后间隙解剖划分

以肾前筋膜（Gemta 筋膜）和肾后筋膜（Zueker-kandle 筋膜）为分界线，将腹膜后间隙分为肾旁前间隙、肾周间隙和肾旁后间隙（图 5-1-1）。

1. 肾旁前间隙　肾旁前间隙（anterior pararenal space）是后腹膜与肾前筋膜之间的区域，侧方为侧锥筋膜；此间隙向上延伸至肝脏裸区，向下经髂窝与盆腔腹膜后间隙相通。其内包括升、降结肠，十二指肠和胰腺。

2. 肾周间隙　肾周间隙（perirenal space）为肾前筋膜与肾后筋膜之间的区域，内含肾上腺、肾、输尿管及其周围脂肪（脂肪囊）。向上与膈筋膜附着，外侧与侧锥筋膜相融，肾前、后筋膜与腹部大血管和肠系膜上动脉周围的结缔组织融合。下方肾筋膜前后两层与髂筋膜及输尿管周围的结缔组织疏松融合或相连，此间隙下部与髂窝相通。肾前筋膜越过主动脉和下腔静脉的前方与对侧肾前筋膜连续，肾后筋膜向后内附着于腰椎体。

3. 肾旁后间隙　肾旁后间隙（posterior pararenal space）是位于肾后筋膜与覆盖腰大肌和腰方肌前面的髂腰筋膜之间的区域，内部为脂肪组织、腰交感神经干、乳糜池和淋巴结等，无脏器结构。

（二）盆腔腹膜后间隙的解剖划分

盆腔为壁腹膜与脏腹膜间腔，在男性呈封闭状。女性经输卵管壶腹口、输卵管、子宫、阴道与外界相通，腔内含有少量浆液。盆壁包括盆壁间隙、肌性壁及骨性壁部分，盆壁间隙为骨盆的腹膜后间隙，其上方与腹膜后间隙移行，下方至肛提肌、尾骨肌及盆筋膜构成的骨盆隔。

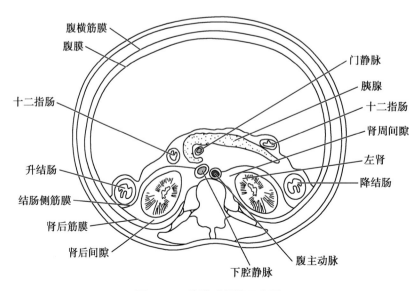

图 5-1-1　腹膜后间隙示意图

（三）腹部腹膜后间隙之间的交通

尽管三个间隙在解剖上是完整的，但之间存在潜在的交通，一个间隙的病变可波及另外的间隙：同侧的三个腹膜后间隙在髂嵴平面下潜在相通；两侧的肾旁前间隙在中线潜在相通；两侧的肾周间隙在中线是否相通，存在争议，多数人认为潜在相通；两侧的肾旁后间隙中线不相通，但通过腹前壁的腹膜外脂肪层使两侧在前方潜在相通；盆腔的病变可直接蔓延至腹膜后三个间隙，直肠、乙状结肠的病变也容易波及腹膜后间隙；任何一个间隙的病变，可因为脓液、胰腺消化酶的作用或肿瘤的侵蚀、破坏筋膜的屏障作用而直接侵犯其他间隙。

二、腹膜后间隙影像表现

CT 平扫时，用较宽的窗技术，在腹膜后脂肪的衬托下，可显示线样的肾前、后筋膜以及两者融合的侧锥筋膜（图 5-1-2）。

肾筋膜正常厚度为 1～2mm，肾周间隙内器官病变可导致肾筋膜增厚，并侵犯肾周脂肪囊，如胰腺炎、肾周渗出、腹膜肿瘤等病变导致腹膜增厚、腹膜后间隙积液时，腹膜及腹膜后相关间隙相对较容易观察（图 5-1-3）。

（一）腹膜后主要血管解剖及超声、CT、MRI 表现

1. 腹主动脉 位于脊柱前方偏左侧，上延于胸主动脉起自第 12 胸椎之前，经膈肌主动脉裂孔下降至第 4 腰椎水平，分为左右两髂总动脉，并再分为髂内及髂外动脉。腹主动脉主要分支有：腹腔动脉（分为肝动脉、脾动脉、胃左动脉）、肠系膜上动脉、

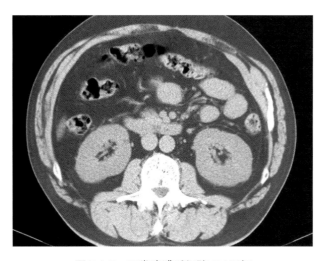

图 5-1-2 正常腹膜后间隙 CT 平扫
CT 平扫，较宽的窗技术，显示线样的肾前、后筋膜以及两者向外融合的侧锥筋膜

脾动脉。①超声表现：横切时呈圆形无回声区，有明显的节律性搏动，纵切时呈一条长管状无回声区；② CT 表现：平扫为圆形软组织密度影，增强扫描动脉期其内密度显著增高，用时间-密度曲线观察其造影剂到达最早，峰值最高，消失最快；③ MRI 表现：因流空效应而无信号，表现为黑色。

2. 下腔静脉 位于脊柱右前方，由两侧髂总静脉在第 4～5 腰椎水平汇合形成，穿过膈肌止于右心房。下腔静脉主要属支有髂总静脉、肾静脉、奇静脉与半奇静脉。下腔静脉影像表现：①超声表现：横切时腹主动脉呈椭圆形或较扁平，纵切声像图上，呈一条长管状无回声区，管壁随心脏舒缩而有明显波动，下腔静脉的内径随呼吸运动的变化较大；② CT 表现：平扫为呈软组织密度，增强扫描密度增高，但

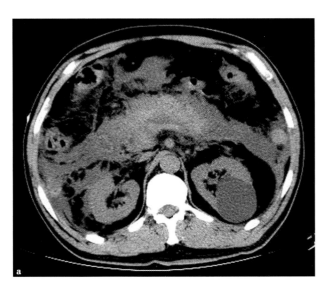

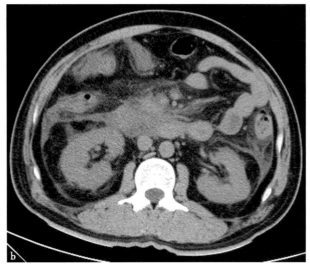

图 5-1-3 胰腺炎腹膜后间隙 CT 表现
a、b. 胰腺炎胰周渗出，双侧肾周筋膜增厚，衬托出肾旁前间隙、肾周间隙及肾旁后间隙

与腹主动脉相比，强化时间晚、程度低。③ MRI 表现：因流空效应而无信号，表现为黑色。

在快速静脉团注时，通常在肾静脉水平及上方下腔静脉早期出现层流现象，勿误诊为血栓或瘤栓，使用重复扫描及延迟扫描可有效鉴别（图 5-1-4）。

奇静脉、半奇静脉走行在膈肌后间隙内，奇静脉在主动脉右侧，直径 6～7mm，半奇静脉在主动脉左侧，较奇静脉细。横断面均为等密度小结节影，易误认为淋巴结，增强扫描及连续层面的观察有助于鉴别。

（二）腹膜后淋巴结的分布及 CT、MRI 表现

1. 腰淋巴结 主要沿腹主动脉和下腔静脉周围分布，共 30～50 个淋巴结，可分为 3 组：主动脉旁组、腔静脉旁组、主动脉、腔静脉组（中间腰淋巴结）。淋巴结的直径小于 1cm。

2. 膈脚后淋巴结 位于膈肌脚后间隙内，直径小于 6mm。

3. 其他部位淋巴结 胰腺、腹腔及肠系膜淋巴

结，一般看不见。正常淋巴结 CT 平扫为小圆形软组织密度影，增强扫描后均匀轻度强化。T_1WI 及 T_2WI 均为等信号，轻度均匀强化。

（三）腰肌解剖及 CT、MRI 表现

腰肌包括腰大肌和腰小肌。腰大肌起自第 12 胸椎至第 5 腰椎横突的前面和下面，向下在第 5 腰椎至第 2 骶椎水平与髂肌融合形成髂腰肌，至腹股沟韧带的下方，止于股骨小转子。腰小肌起自第 12 胸椎至第 1 腰椎椎体的侧方，行于腰大肌前方，止于耻骨隆突。

CT 表现：腰椎旁对称的软组织密度影，从上至下由三角形逐渐变为圆形，体积渐大，于第 3～4 腰椎水平最大，周围为低密度脂肪组织。腰小肌为走行于腰大肌前方的小圆形软组织密度影。造影增强均匀轻度强化（图 5-1-5）。

MRI 表现：肌肉 T_1WI 为等或稍低信号，T_2WI 略低信号。MRI 多平面成像能更好地显示腰肌及腹膜后间隙的全貌（图 5-1-6）。

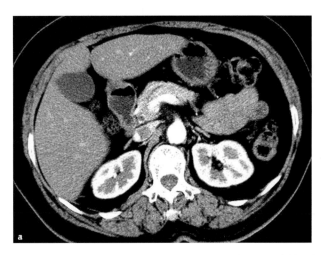
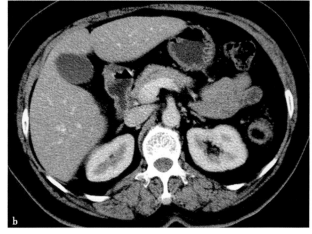

图 5-1-4 下腔静脉 CT 增强假瘤栓

a. CT 增强动脉期下腔静脉中央见类圆形低密度影；b. CT 增强静脉期下腔静脉内低密度影消失，呈均匀高密度

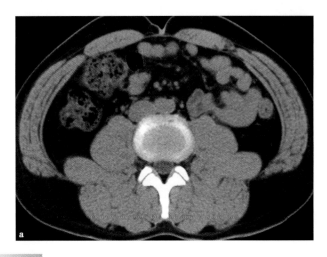
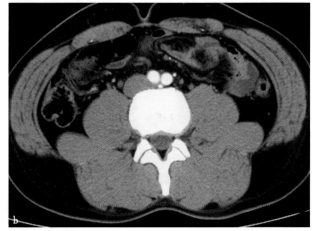

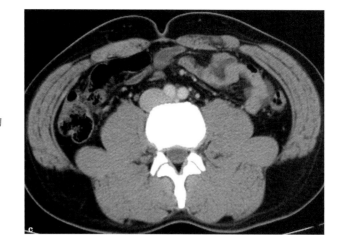

图 5-1-5　正常腰肌
a. CT 腰椎旁对称的软组织密度影；b、c. CT 造影增强呈均
匀轻度强化

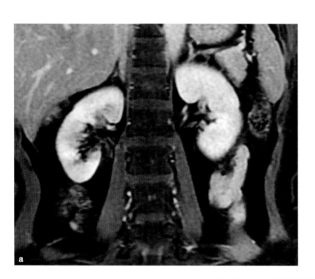

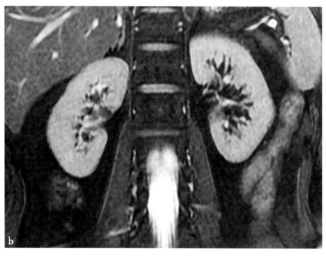

图 5-1-6　正常腰肌及腹膜后间隙 MRI 表现
a. 延迟期冠状位；b. T$_2$WI 冠状位

（**汪禾青　刘静红　刘爱连**）

参 考 文 献

[1] 徐克,龚启勇,韩萍,等. 医学影像学 [M]. 8版. 北京:人民卫生出版社,2018.

[2] 周诚,王霄英,陈敏,等. 中华临床医学影像学泌尿生殖分册 [M]. 北京:北京大学医学出版社,2016.

[3] 王夕富,张贵祥. 轻松学习泌尿系统与腹膜后影像诊断 [M]. 北京:人民军医出版社,2015.

[4] 徐方元,陈爽,韩云学,等. 急性胰腺炎腹膜后间隙受累的 CT 表现与临床严重程度的相关性分析 [J]. 临床放射学杂志,2010,29(10):1368-1371.

[5] 周康荣,严福华,曾蒙苏主编. 腹部 CT 诊断学 [M]. 上海:复旦大学出版社,2011.

[6] 何宗明,刘长城,杨琪. 肾周解剖与急性胰腺炎腹膜后扩散的 CT 表现的关系 [J]. 影像研究与医学应用,2018,2(13):61-62.

第二章　腹膜后间隙炎症或脓肿

第一节　腹膜后间隙炎症与脓肿

【概述】

腹膜后间隙炎症与脓肿（retroperitoneal infection and abscess）是指发生在腹膜后间隙的局限性化脓性感染，多为腹膜后器官的损伤、炎症或其他因素继发感染产生的严重并发症。腹膜后间隙为填充疏松结缔组织的潜在间隙，抗感染能力差，故其内组织受到炎症侵袭时，组织易液化坏死伴有脓肿形成。

腹膜后脓肿的病因：①炎性疾病，急性坏死性胰腺炎、消化道穿孔、肾盂肾炎、髂淋巴结炎、椎体脊髓炎等；②外伤，十二指肠、升降结肠、胰腺、肾脏及肾上腺等腹膜后器官损伤导致感染；③血源性感染，皮肤或呼吸道感染经血液途径播散所致，多继发于糖尿病、HIV 感染等免疫功能受损的状态；④医源性因素，ERCP 检查及手术污染等亦成为隐患。

【临床特点】

临床表现为下腹、腰背、髋及大腿疼痛及局部压痛，伴发热、畏寒、中性粒细胞增高等全身中毒症状，脊柱侧弯等继发性体征。有时被原发性病变的症状和体征所掩盖。

【影像检查技术与优选】

影像学诊断方法有：X 线检查、CT、MRI 等。X 线检查帮助较小，CT 平扫为首选方法，可判定病变的位置范围，必要时作增强扫描确定，MRI 具有与 CT 相同的诊断作用。

【影像学表现】

1. X 线表现　X 线片见腰大肌肿胀，边缘不清。

2. CT 表现　平扫示受累腹膜后间隙增宽，周围的脂肪密度消失，代之以边界不清的液体或软组织密度影。脓肿早期的炎性肿块为近等密度软组织肿块，边缘模糊，增强扫描后不均匀延迟强化；典型的脓肿内部脓液呈更低密度，增强扫描后脓肿壁呈明显环形延迟强化，脓液无强化，其内可见纤细的分隔强化（图 5-2-1）。部分脓肿内可见散在的气体密度影（气泡），为脓肿特异性征象（图 5-2-2）。

3. MRI 表现　脓肿未形成前炎症表现为边界不清的条片状 T_1WI 略低信号、T_2WI 稍高信号。典型脓肿可见单房或多房脓腔及脓肿壁，T_1WI 脓肿壁稍低于肌肉信号，脓液呈更低或稍高信号（视其内脓肿蛋白成分含量而定）；T_2WI 脓肿壁为等信号，脓液为高信号或高、等混杂信号；DWI 脓液为明显高信

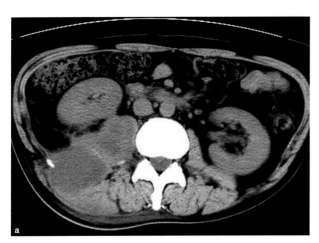

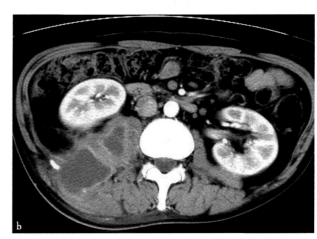

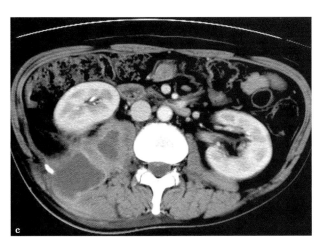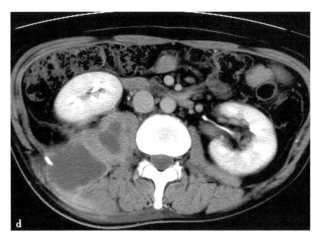

图 5-2-1 腹膜后脓肿

a. CT 平扫见右肾后方、腰大肌外后方不规则囊实性占位,边界不清;b～d. CT 增强三期示脓肿壁呈明显环形延迟强化,脓液无强化,其内可见纤细的分隔强化,邻近腰大肌受侵

号;增强扫描脓肿壁及间隔呈环形、线状强化,脓液不强化,脓腔内壁光整,无附壁结节(图 5-2-3)。邻近组织水肿,T_2WI 为稍高信号,局部筋膜增厚。

【诊断要点】

病变局限于腹膜后间隙,沿相应间隙蔓延,累及范围视感染严重程度大小不一;病变边界不清,邻

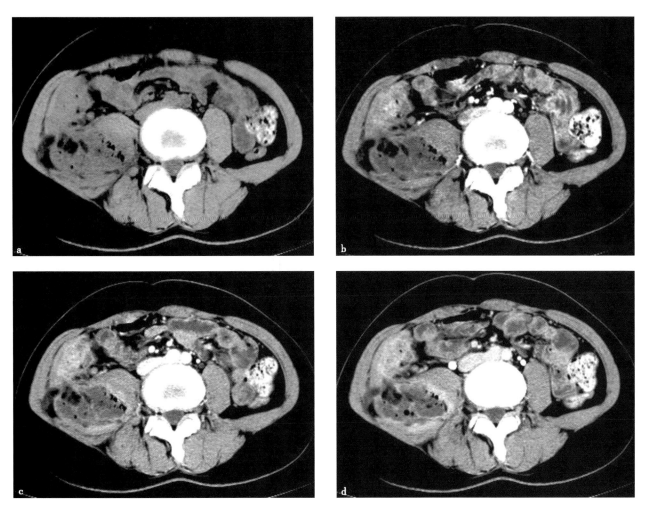

图 5-2-2 腹膜后脓肿

a. CT 平扫见右侧腰大肌后方可见团片状混杂密度影,边界欠清,其内可见散在泡状气体密度影;b～d. CT 增强三期可见脓肿壁及分隔延迟明显强化,脓液及气泡无强化

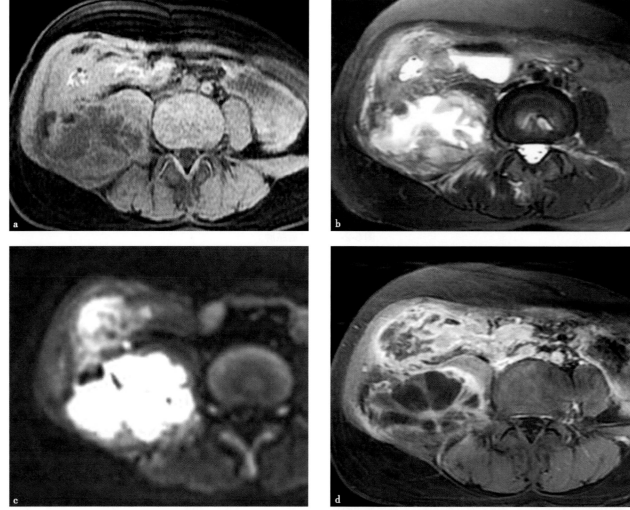

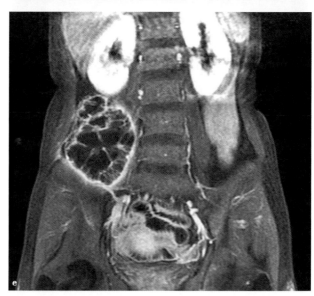

图 5-2-3 腹膜后脓肿

a~c. MRI 见右侧腰大肌后方、回盲部不规则多房囊实性占位，T_1WI 见脓肿壁及间隔信号稍低于肌肉组织，脓液为更低信号（a），T_2WI 脓肿壁及分隔为等信号，脓液为高信号（b），脓液 DWI 为明显高信号（c）；d. 轴位；e. 冠状位 MRI 增强扫描脓肿壁及间隔环形、线状强化，脓液不强化，脓腔内壁光整，无附壁结节

近筋膜增厚；典型的脓腔及脓肿壁 CT 及 MRI 征象有一定的特异性，脓腔以 DWI 呈明显高信号更具特点。增强扫描脓肿壁明显环形强化，其内间隔均匀强化，内壁光整，无附壁结节。且临床症状明显，诊断不难。

【鉴别诊断】

主要为结核脓肿，囊性淋巴管瘤，腹膜后囊肿合并感染等。典型的脓腔及脓肿壁强化特点，及 DWI 明显高信号有助于鉴别。需要注意导致脓肿的原发病变的诊断。

第二节 腹膜后结核

【概述】

腹膜后结核（retroperitoneal tuberculosis）常继发于肺部结核、腰椎或 12 肋骨结核，结核分枝杆菌进入腹膜后间隙而形成腰大肌腹膜后结核性脓肿，又称冷性脓肿。多见于儿童和青少年。

【临床特点】

临床表现为腰痛及结核反应症状，脓肿部位可触及肿块。腹部可有压痛、反跳痛，但腹肌紧张不明显，可有柔韧感。部分患者可见腹水，可触及肝脾肿大。重者可有肠麻痹征象，腰背部叩痛。继发于肺部结核者常有咳嗽、咳痰等呼吸系统症状，继发于脊柱结核者可有腰背痛。确诊需要通过血培养、脓培养或病理学检查来确定病原体。

【影像检查技术与优选】

影像学诊断方法有：X 线检查、超声、CT 等。X 线检查对发现椎体破坏为常规检查，对髂腰肌及脓肿的诊断不易。CT 平扫为首选检查方法，可决定脓肿的位置和范围，但需密切结合临床检查或加长扫描野以发现椎体破坏灶。MRI 对骨骼破坏显示不直观，但对发现骨骼破坏优于 CT 和 X 线片。

【影像学表现】

1. X 线表现 上方或相邻椎体骨质破坏，相应的椎间隙狭窄，椎旁组织肿胀，腰大肌影模糊或增宽、局部饱满或隆起，偶可见斑片或长条状钙化（图 5-2-4）。

2. CT 表现 平扫见上方或相邻椎体破坏，椎旁软组织肿胀，内见单房或多房低密度脓腔，急性脓肿沿腰大肌、腰方肌、髂肌蔓延，向下并顺盆壁经腹股沟累及股部及臀部肌间隙。向上沿腹膜后间隙达肝下，病变累及范围广，其内可见气体及细小分隔。增强扫描后囊壁及分隔轻度强化，无异常强化的结节或肿块。冠状重组能显示病变范围的全貌（图 5-2-5）。慢性脓肿可表现为单房囊腔，内部或边缘可见点条状、片状钙化，增强扫描脓肿壁轻度均匀延迟强化（图 5-2-6）。

3. MRI 表现 腰肌肿胀，其内见异常信号影，T_1WI 呈低或略低信号，T_2WI 呈高或中高信号，边界清楚或模糊。脓肿壁 T_1WI 呈等信号，较囊内脓液信号略高，T_2WI 呈略高信号，较脓液信号略低。增强后囊壁及分隔强化明显，但中央坏死液化区无明显强化。伴上方或相邻椎体及间盘破坏（图 5-2-7）。

【诊断要点】

腹膜后结核脓肿多继发于椎体结核，注意观察上下扩大范围的椎体病变（具有腰椎结核的影像特点）。多起于椎旁，沿腹膜后间隙上下蔓延，以沿腰大肌、髂腰肌向下流注更为常见，可沿盆壁经腹股沟达股部及臀部形成脓肿，脓肿壁及间隔薄、轻度强化，无实性结节或肿块。囊壁及腔内可伴有钙化。

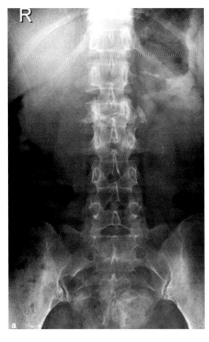
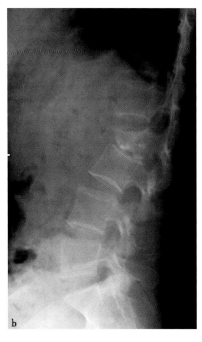

图 5-2-4 腰椎结核并双侧腰大肌脓肿

a、b. 腰椎正侧位 DR 腰 $_2$ 椎体下半部破坏，腰 $_{2,3}$ 间隙狭窄，腰 $_3$ 椎体上缘模糊，双侧腰大肌轮廓膨隆

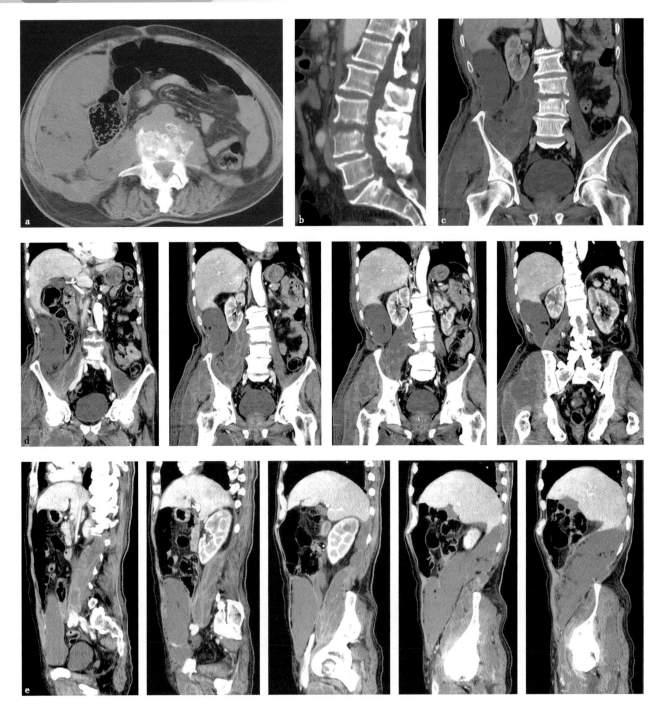

图 5-2-5　腰椎结核伴腹膜后脓肿

a～c. CT 骨窗（平扫轴位及造影增强后矢状、冠状重组）示腰$_{3、4}$椎体相邻面椎体边缘白线消失、骨质破坏；d、e. 造影增强后冠状及矢状重组，右侧椎旁腰大肌及腰大肌旁见囊壁及分隔轻度强化的条片影

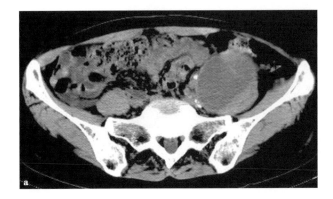

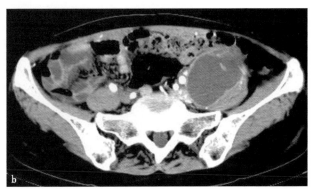

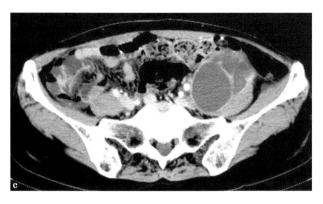
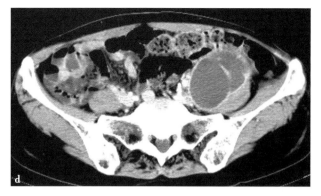

图 5-2-6 腹膜后结核脓肿

a～d. CT 见腰骶椎左前方可见囊状病灶，内可见分隔，造影增强后囊壁及分隔延迟强化，囊壁可见点状钙化

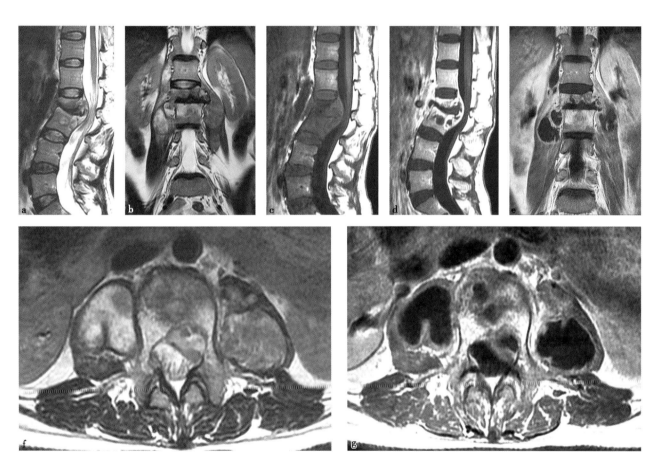

图 5-2-7 腹膜后结核脓肿

a～c. 矢状位 T_2WI（a）、冠状位 T_2WI（b）、矢状位 T_1WI（c）见腰$_{2,3}$椎体可见骨质破坏，腰$_{2,3}$椎间隙变窄，椎旁可见囊状 T_1WI 低信号、T_2WI 高信号影，内可见分隔；d、e. 矢状位 T_1WI、冠状位 T_1WI 增强见腰$_{2,3}$椎体病变强化；f. 轴位 T_2WI 示椎旁囊状高信号影，脓壁及分隔略高信号；g. 轴位造影增强示脓壁及分隔，脓腔无强化

【鉴别诊断】

主要为腹膜后脓肿或囊肿合并感染，无结核所致椎体破坏改变。

（汪禾青　刘静红　刘爱连）

参 考 文 献

[1] 王想，陆玉长，胡浩，等. 十例腹膜后脓肿的诊治体会 [J].
中国医师进修杂志，2011，34（12）：46-47.

[2] 甫拉提·买买提，徐韬，买买提艾力·尼亚孜，等. 原发性结核性腰大肌脓肿的诊断和治疗 [J]. 中华医学杂志，2016，96（43）：3511-3514.

[3] 周诚，王霄英，陈敏，等. 中华临床医学影像学泌尿生殖分册 [M]. 北京：北京大学医学出版社，2016.

[4] Mascolino A, Scerrino G, Gullo R, et al. Large retroperi-

toneal abscess extended to the inferior right limb secondary to a perforated ileal Crohn's disease: the importance of the multidisciplinary approach[J]. G Chir, 2016, 37(1): 37-41.

[5] Fertani S, Berner A, Marti C, et al. Voluminous pseudotu-moral mass in a pregnant woman: an extraordinary presentation of retroperitoneal tuberculosis[J]. Infection, 2018, 46(1): 145-146.

第三章 腹膜后纤维化

【概述】

腹膜后纤维化（retroperitoneal fibrosis，RPF）以腹膜后组织慢性非特异性炎症伴纤维组织增生为特点的罕少见病变，RPF 的年发病率为十万分之一至百万分之一。RPF 的发病机制尚不清，50% 患者有阳性抗核抗体（antinuclear antibody，ANA）及其他自身抗体，可能与其他自身免疫性疾病有关，有学者提出 RPF、炎性腹主动脉瘤及动脉瘤周围腹膜后纤维化三者组成慢性主动脉周围炎的疾病谱，认为与腹主动脉、髂总动脉粥样硬化斑块经变薄的动脉壁渗漏入腹膜后，形成不溶性类脂质所产生的自身免疫反应有关。增生的纤维组织位于肾动脉水平至骨盆入口处的腹膜后间隙，致密的灰白色纤维包块常围绕腹主动脉、髂动脉，多数还包绕下腔静脉和输尿管等组织器官；硬化组织成分与病程有关：早期炎症阶段，斑块周围大量炎症细胞浸润，大量成纤维细胞、毛细血管增生和胶原蛋白形成；晚期出现大量无血管及无炎症细胞的纤维化组织，以显著的硬化斑块和散在的钙化为主。恶性者少见，表现为在早期胶原纤维网眼内的炎症细胞间见恶性细胞散在分布。良性者对周围脏器均表现为包裹，而恶性者可侵及周围组织且进展迅速。

【临床特点】

根据病因是否明确，RPF 分为两类：一类无明确诱因，称特发性腹膜后纤维化（idiopathic retroperitoneal fibrosis，IRF），特发性 RPF 约占 2/3，又称为奥蒙德病；另一类有明确诱因，称为继发性 RPF，占 1/3，可继发于药物、肿瘤、感染、创伤、手术、放疗等原因。输尿管是最早和最常受侵的脏器，输尿管由于受到不同程度的纤维组织包绕，上尿路积水和继发肾功能不全也是最主要临床表现。好发于 40～60 岁的成年人，但老年人及儿童也可以患此病。好发于男性，男女发病比例为（2～3）:1。

临床症状一般与形成的腹膜后包块压迫邻近组织有关，与体位无关的腰背部及其两侧或腹部持续性钝痛，当输尿管受累时可引起绞痛，由输尿管梗阻所致急慢性肾功能衰竭是常见的严重并发症，食欲减退、乏力、体重减轻、单或双侧下肢水肿、发热、阴囊肿胀等。可有血沉和 C 反应蛋白升高的非特异表现。

经恰当的手术（改善输尿管梗阻和其他器官阻塞症状）及药物（糖皮质激素联合免疫抑制剂）治疗后，多数 RPF 预后良好。恶性 RPF 的预后较差，平均生存期为 3～6 个月。

【影像检查技术与优选】

影像学诊断方法有：X 线检查、CT、MRI 等。X 线检查仅可发现病变的间接征象。CT、MRI 对病变的定位有相同作用，MRI 优于 CT，可决定组织的纤维化性质，对诊断帮助大，可首选 MRI 检查。

【影像学表现】

1. **X 线表现**　静脉肾盂造影典型的表现为：①输尿管梗阻，在梗阻水平管腔变细内壁光滑，无充盈缺损；②近段和中段输尿管向中线移位；③肾盂积水，多为双侧，亦可为单侧；逆行尿路造影表现与排泄性尿路造影相似，尽管有广泛的狭窄，但输尿管导管仍可通过。

2. **CT 表现**　CT 平扫典型表现为肾门以下，第 4、5 腰椎前方质地均匀的不规则形软组织影，两侧对称或非对称性分布，边界可清晰或模糊，病变可局限或广泛。一般起源于腹主动脉下段，沿腹主动脉长轴走行，下方可达髂总动脉周围，沿途常于前方或两侧包绕下段腹主动脉和髂动脉，常累及输尿管和下腔静脉，也可累及十二指肠、胰腺、脾等组织。可为弥漫性软组织，也可为境界清楚的分叶状肿块。肿块较大时对周围组织产生较明显的推挤作用，可包绕一侧甚至双侧肾门结构，导致肾盂肾盏扩张（图 5-3-1）。肿块较小时，腹膜后组织被包绕在病变组织内，呈"冰冻"状，占位效应相对较轻。

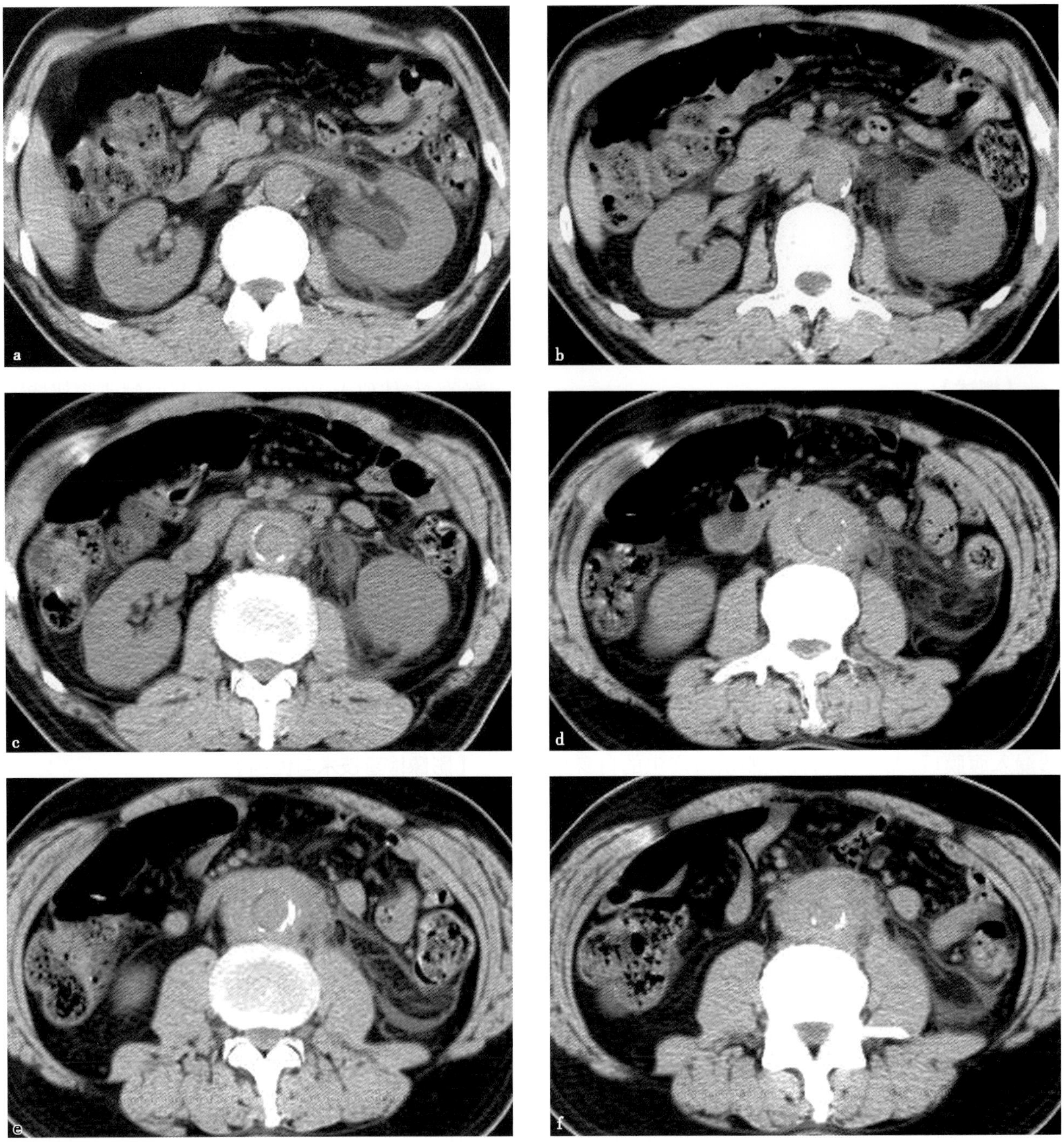

图 5-3-1 腹膜后纤维化 CT 平扫

a～f. CT 平扫示肾门以下腹膜后软组织密度影，与肌肉密度相似，环形包绕腹主动脉，边界欠清，左肾盂及左输尿管增粗扩张积水，左肾下方邻近腹膜后脂肪间隙内见条索影

CT 平扫病变密度与病变的纤维过程有关，可低于、等于或高于肌肉密度；CT 增强扫描，强化方式取决于纤维化的成熟程度：早期血管和炎性细胞数量多，动脉期即可明显强化；随着纤维化程度的进展，表现为渐进性持续强化（图 5-3-2）。范围较大的病灶呈早期周边强化，延迟中心强化；后期因病灶主要为大量无血管及无炎症细胞的纤维化组织，病灶呈轻度延迟强化（5-3-3）。

多层螺旋 CT 的多平面重组图像能更好地显示病变的形态、范围、边界和邻近器官组织受累全貌。CTA 能显示纤维斑块包绕的腹主动脉全貌（图 5-3-4）；延迟期 CTU 可较好地显示尿路梗阻的部位和程度（图 5-3-5）。

3. MRI 表现 MRI 的信号改变与病变的纤维过程和炎症的活动程度有关：早期活动期病变富含毛细血管和水分，T_1WI 呈稍低信号，T_2WI 呈稍高信号，提示广泛组织水肿和细胞浸润。增强扫描动脉期病变即呈明显强化，随时间推移强化逐渐显著

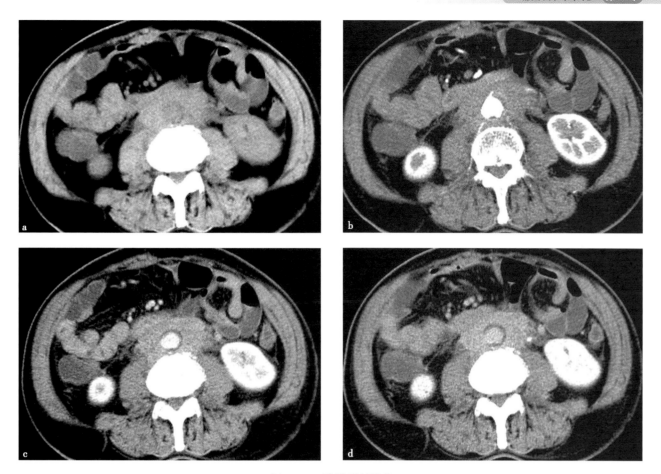

图 5-3-2　腹膜后纤维化

a. CT 平扫腹膜后腹主动脉周围软组织密度影,与肌肉密度相似,边界欠清;b～d. CT 增强扫描动脉期病灶强化不明显,延迟病灶均匀强化

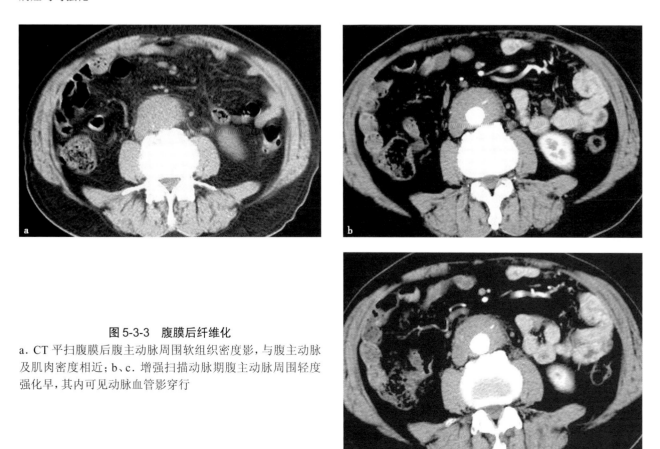

图 5-3-3　腹膜后纤维化

a. CT 平扫腹膜后腹主动脉周围软组织密度影,与腹主动脉及肌肉密度相近;b、c. 增强扫描动脉期腹主动脉周围轻度强化早,其内可见动脉血管影穿行

（图 5-3-6）；中晚期病变内毛细血管及水分含量逐渐减少，T_1WI 信号略有升高，T_2WI 信号逐渐减低，且病变中心信号强度低于病变周边信号，与病变内纤维组织的成熟程度有关。增强扫描病变于动脉期及静脉期强化不明显，延迟期可呈轻度强化（图 5-3-7）。DWI 病变为稍高信号。

MRI 具有多方位成像的优势，冠状成像有助于显示腹膜后纤维化的范围、腹主动脉及分支受累情况、肾盂输尿管积水的全貌（图 5-3-8，图 5-3-9）。MRA 能显示相应的血管病变（图 5-3-10）。MRU 可见输尿管外侧受压、输尿管向内侧移位及肾积水（图 5-3-11）。

4. PET 表现 FDG-PET 对 RPF 的诊断缺乏特异性，但可用于判断 RPF 组织的代谢活性。疾病活动期，病变组织的炎症反应明显，腹膜后包块摄取 FDG 增多而呈放射性浓聚，而在晚期阶段，可能显

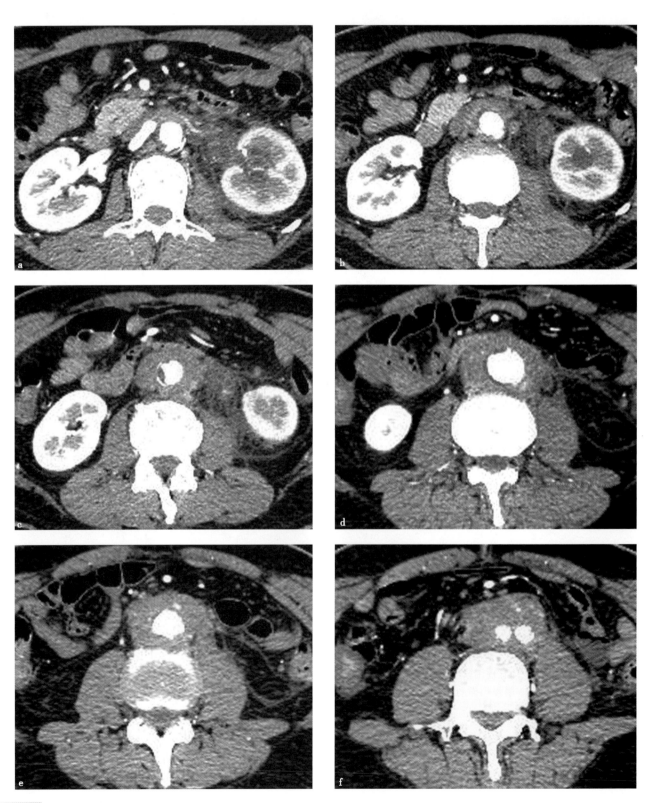

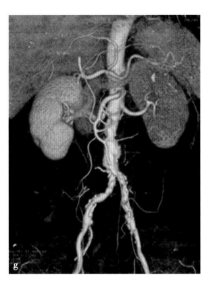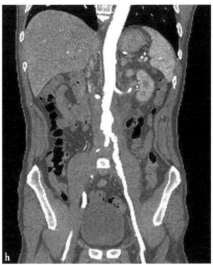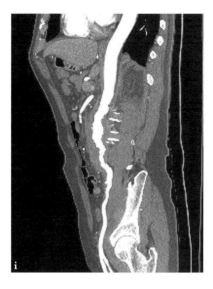

图 5-3-4　腹膜后纤维化

a～f. CT 增强动脉期示腹膜后腹主动脉周围软组织密度影,向下及向两侧延伸,包绕双肾动脉及双侧髂总动脉;g. VR 示腹主动脉下段瘤样扩张;h、i. CURVE 显示腹主动脉周围软组织密度影,累及双肾动脉及双侧髂总动脉

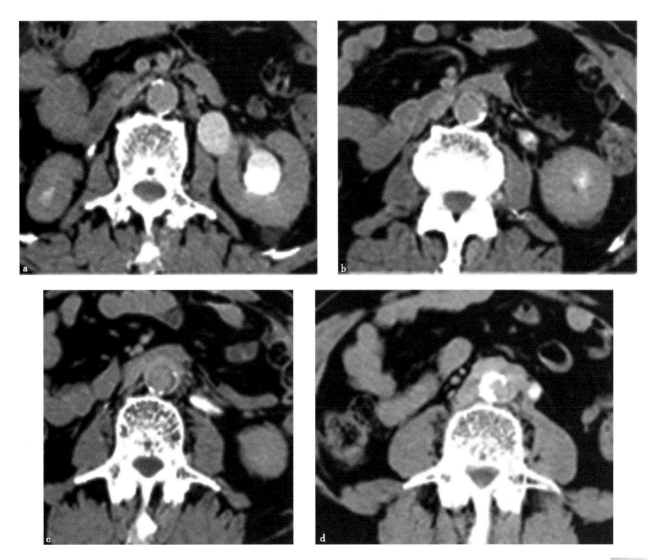

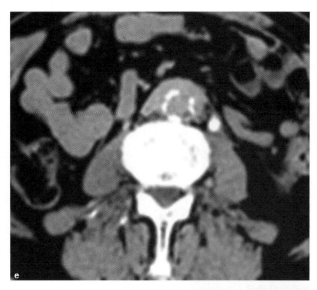
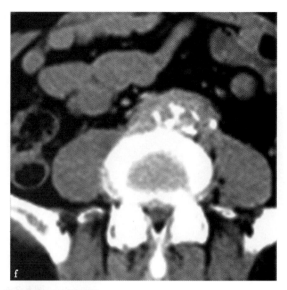
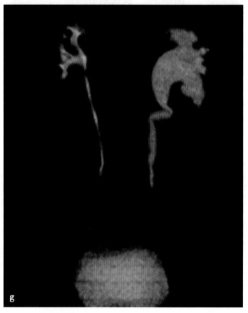

图 5-3-5　腹膜后纤维化伴左肾盂积水

a～f. CT 增强延迟期示双肾下方质地平腹主动脉周围软组织密度影，增强延迟期呈轻度均匀强化，左肾盂及左输尿管扩张积水；g. CTU 示左肾盂、肾盏扩张积水，左输尿管略增粗扩张

示为阴性。FDG-PET 还可以发现引起继发性腹膜后纤维化的病变，如潜在的感染和肿瘤等。

【诊断要点】

肾门以下，第 4、5 腰椎前方质地均匀的不规则形软组织影，两侧对称或非对称性分布，沿腹主动脉长轴走行，包绕下段腹主动脉和髂动脉，常累及输尿管和下腔静脉。可包绕一侧甚至双侧肾门结构，导致肾盂肾盏扩张。腹膜后组织被包绕在病变组织内，呈"冰冻"状，占位效应较轻。平扫及增强扫描的 CT 密度及 MRI 信号均匀。

【鉴别诊断】

腹主动脉下段、髂动脉周围纤维结缔组织密度、信号强度、境界不规则肿块，临床激素治疗可减轻

好转者应考虑为本病，最后的确诊依靠活检或手术探查。

1. 良恶性纤维化鉴别　CT/MRI 显示的 RPF 形态学特点有助于鉴别特发性和恶性 RPF。良性 RPF 往往以斑块状密度影伴周围浸润，多远离肾门，位于主动脉前或主动脉旁，输尿管向中央移位，可存在毗邻组织的淋巴结肿大；而恶性 RPF 则多表现为结节状、分叶状增生，RPF 可以位于主动脉分叉以下，延伸至主动脉之后，纤维化包块侵及腰大肌或浸润骨骼，而且围绕大血管周围的淋巴结融合、固定。

2. 与其他疾病鉴别　主要包括腹膜后淋巴瘤、淋巴结转移癌、间叶组织源性肿瘤或神经源性肿瘤，原发性输尿管肿瘤，腹膜后炎性肌成纤维细胞瘤、

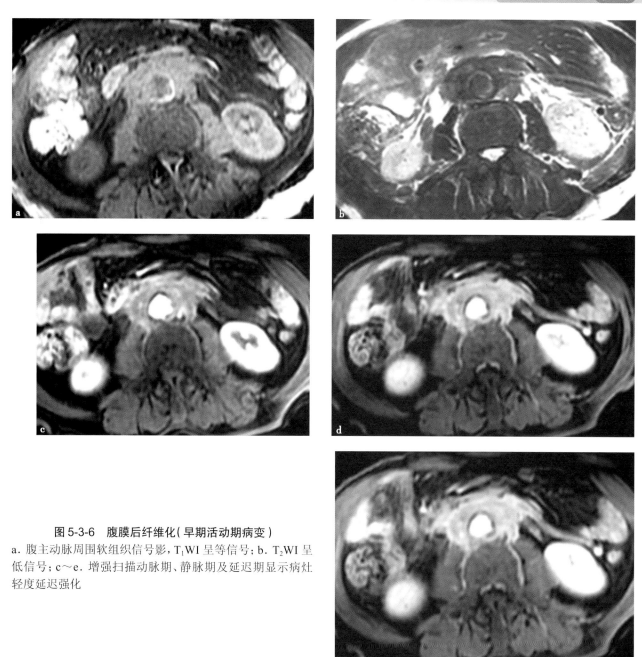

图 5-3-6　腹膜后纤维化（早期活动期病变）
a. 腹主动脉周围软组织信号影，T_1WI 呈等信号；b. T_2WI 呈低信号；c～e. 增强扫描动脉期、静脉期及延迟期显示病灶轻度延迟强化

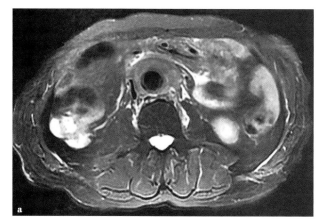

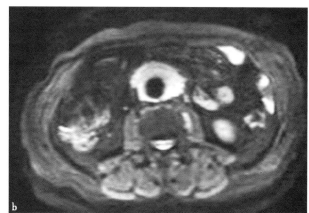

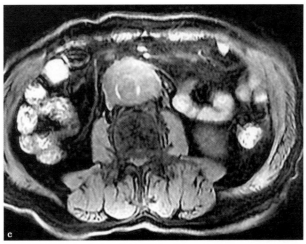

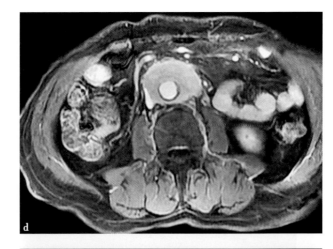

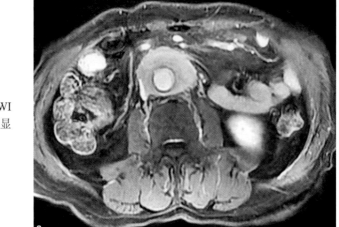

图 5-3-7　腹膜后纤维化（中晚期静止病变）

a. 腹主动脉周围软组织信号影，T₂WI 呈等稍高信号；b. DWI
呈明显高信号；c～e. 增强扫描动脉期、静脉期及平衡期显
示病灶未见明显强化

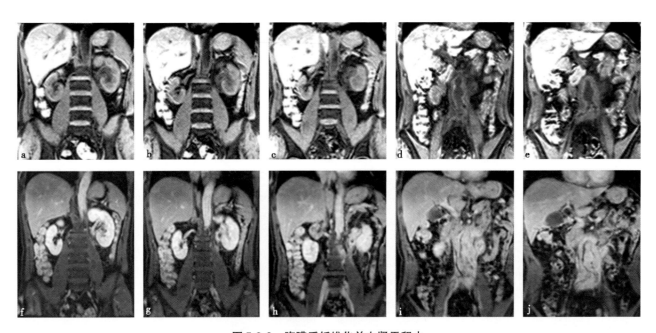

图 5-3-8　腹膜后纤维化并左肾盂积水

a～c. MRI 冠状 SPGR 平扫显示腹膜后腹主动脉周围软组织信号影，左肾盂扩张积水；f～j. 增强扫描延迟期显示病灶轻度均
匀强化，腹主动脉被包绕

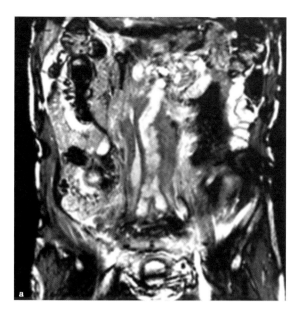
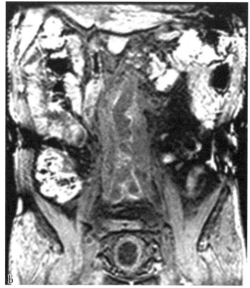
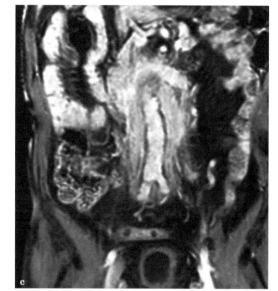

图 5-3-9　腹膜后纤维化

a. MRI 冠状 T_2WI 示腹主动脉周围软组织信号影，延伸至双侧髂总动脉，T_2WI 呈低信号；b. T_1WI 呈低信号；c. 增强扫描 SPGR 平扫显示病灶轻度均匀强化，腹主动脉被包绕

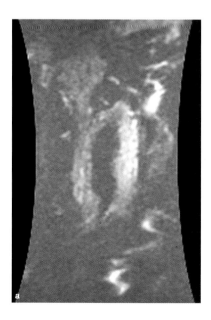
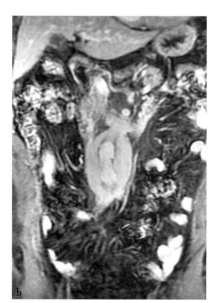
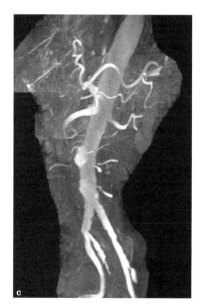

图 5-3-10　腹膜后纤维化 MRI 表现

a. 冠状 DWI 示腹主动脉周围条形高信号影；b. 增强扫描均匀轻度强化；c. MRA 示腹主动脉走行迂曲，腹主动脉下段前方瘤样扩张

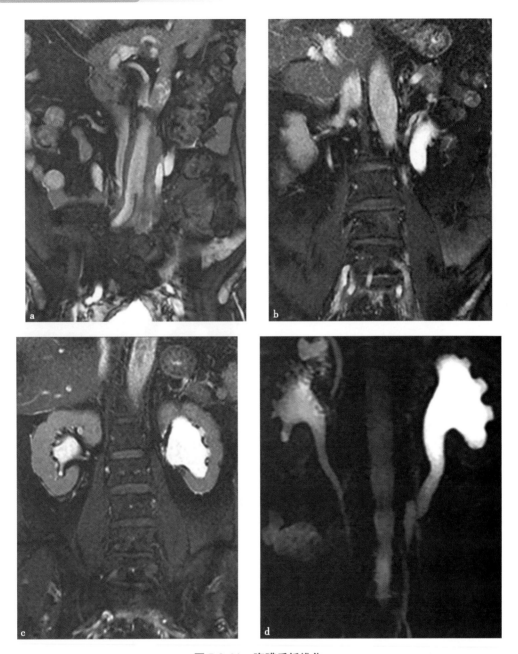

图 5-3-11 腹膜后纤维化
a～d. MRU 示输尿管外侧受压、输尿管向内侧移位及肾积水

动脉瘤及腹膜后血肿等。①腹膜后淋巴瘤：范围较广，除腹膜后淋巴结外还可累及腹、盆腔器官，表现为肝、脾、胰和肾肿大和胃肠道管壁增厚，并常见纵隔、颈部淋巴结增多增大。淋巴结融合呈不规则肿块或多结节样形态，边缘清晰，密度均匀，少见坏死和钙化。病变累及大血管后方使血管前移，脊椎前间隙增大，呈"三明治"样改变。MRI 平扫成均匀低 T_1WI、稍高 T_2WI 信号，其 T_1WI 信号较 RPF 低；增强扫描病变无明显强化，有助于鉴别；DWI 检查成稍高信号；腹膜后淋巴瘤常伴有纵隔、颈部等其他部位的淋巴结侵犯；②淋巴结转移瘤：多有下腹部、盆腔、会阴及下肢恶性肿瘤病史，病灶中心容易坏

死，CT 表现为增强扫描时的环形强化，对血管及周围结构有推移现象，较少引起输尿管狭窄及肾积水。MRI 呈结节融合状和分叶状软组织信号影，病灶中心容易坏死，囊变呈 T_1WI 低、T_2WI 高信号，增强呈环状强化；③间叶组织源性肿瘤或神经源性肿瘤：多位于脊柱一侧，以单发肿块、结节为主，体积可较大，边界清，易发生坏死、囊变、出血或钙化，对腹膜后血管以推移为主，增强扫描实体部分可强化。间叶组织源性肿瘤或神经源性肿瘤都有一定的特点，脂肪（肉）瘤内含有脂肪高信号，应用脂肪抑制技术可确诊，平滑肌瘤、神经鞘瘤、副神经节瘤等一般体积较大，多位于脊柱两侧，容易发生坏死、囊变或出

血，T_2WI 其内可见囊状高信号，增强扫描实体部分可明显强化；④原发性输尿管肿瘤：多为腔内生长，病变较小，可早期引起单侧肾盂输尿管积水和血尿。肿瘤较大时向外侵犯周围结构，尿液脱落细胞镜检多可确诊。⑤腹膜后炎性肌成纤维细胞瘤：多见于青少年，可发生于肺、四肢、中枢神经系统、腹腔、盆腔，发生于腹膜后者较少见。可包绕腹膜后组织及肾门结构，与 RPF 较难鉴别，病变多呈分叶或团块状，MRI 图像呈不均匀 T_1WI 稍低、T_2WI 高或稍高信号，增强扫描呈持续渐进强化，确诊依赖于病理及组化；⑥动脉瘤：主动脉不规则扩张，其内部可有附壁血栓形成，CT 增强扫描见动脉瘤内造影剂填充，MRI 的流空效应更有利于鉴别；⑦腹膜后血肿：主动脉及腹膜后出血多为外伤后所致，自发性出血少见且一般有血液病史，发病较急并伴有腹部疼痛，CT 平扫可见不均匀的较高密度血肿。

（汪禾青　刘静红　刘爱连）

参 考 文 献

[1] 高建军，韩瑞发. 腹膜后纤维化的诊断与治疗进展 [J]. 医学综述，2014，20（8）：1429-1432.

[2] 冯京京，陆芳，滑炎卿. 特发性腹膜后纤维化的 MSCT 表现 [J]. 放射学实践，2016，31（12）：1219-1222.

[3] 彭波，张玉东，侯键，等. 腹膜后纤维化的 CT 诊断价值 [J]. 中国 CT 和 MRI 杂志，2014，12（6）：80-83.

[4] 张伟，邵乐平. 腹膜后纤维化研究新进展 [J]. 中华老年医学杂志，2017，36（10）：1156-1160.

[5] Kermani TA, Crowson CS, Achenbach SJ, et al. Idiopathic retroperitoneal fibrosis: a retrospective review of clinical presentation, treatment, and outcomes [J]. Mayo ClinProc, 2011, 86（4）：297-303.

[6] Vaglio A, Maritati F. Idiopathic Retroperitoneal Fibrosis[J]. J Am Soc Nephrol, 2016, 27（7）：1880-1889.

第四章　腹膜后囊肿

第一节　尿生殖源性囊肿

【概述】

尿生殖源性囊肿可分为以下两类：①中肾管源性囊肿（mesonephric duct cyst）又名卵巢冠囊肿或Gartner囊肿。胚胎发育时，中肾管和中肾小管在男性形成睾丸输出管、附睾管及输精管，在女性则萎缩退化，其残余除可在成人卵巢输卵管之间、阔韧带、宫颈及阴道壁内形成囊肿外，还可在腹膜后肾附近、结肠后、胰头及胰尾附近形成浆液性囊肿；②米勒管源性囊肿（Müllerian duct cyst），女性的米勒管在胚胎发育过程中分化为子宫与阴道，因某种原因导致其尾侧融合部退化不全，即形成米勒管囊肿。来源其残余的囊肿大多见于男性。

【临床特点】

中肾管源性囊肿多发生在40～50岁之间，临床表现除腹部包块外，有囊肿对周围组织的压迫症状；米勒管源性囊肿好发于骨盆，女性多见于宫旁、阴道，男性多见于膀胱及前列腺后面附近，临床常表现为盆部包块，可引起排尿困难、尿频、尿潴留等症状。

【影像检查技术与优选】

影像学诊断方法有：X线检查、CT、MRI等。X线检查只能提供间接征象，CT和MRI对囊肿的定位定性具有等同作用，可首选CT检查。

【影像学表现】

1. **CT表现**　CT平扫可见腹膜后或盆内单房性囊性水样密度区，大小不一，大者可达10cm以上。依据囊内成分不同，囊液可为不同密度，囊壁薄，可以钙化，病灶边缘清楚。增强扫描病灶无强化或囊壁部分强化。若病灶较大，可对周围组织产生压迫或推移（图5-4-1）。可累及双侧腹膜后间隙（图5-4-2）。

2. **MRI表现**　囊壁呈T_1WI、T_2WI等信号，囊液T_2WI呈均匀高信号，T_1WI囊液依据囊内蛋白含量多少而信号多变，可以为低信号、等信号或高信号。囊肿以单房为主，可以分房，推压周围组织移位。增强扫描病灶囊壁及囊内无强化。可位于肾附近的腹膜后（图5-4-3）或盆腔膀胱后方（图5-4-4）。

【诊断要点】

女性位于腹膜后的囊肿应考虑中肾管源性囊肿，男性前列腺后囊肿应诊断为米勒管源性囊肿。

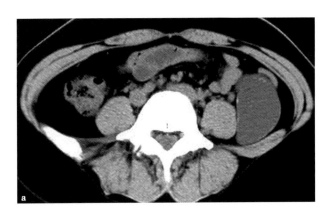

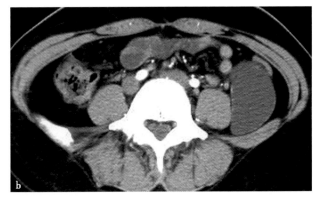

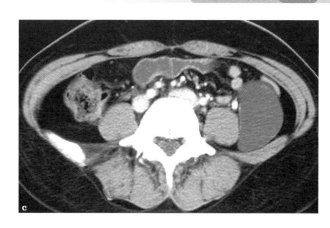

图 5-4-1　米勒管囊肿

a. CT 平扫示左侧腰大肌旁卵圆形单房水样密度影,囊壁薄,边缘清楚;b、c. 增强扫描动脉期及静脉期病灶及囊壁均未见强化

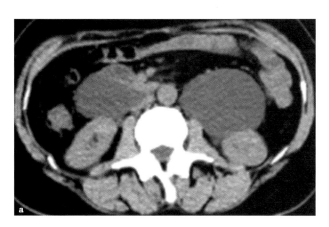

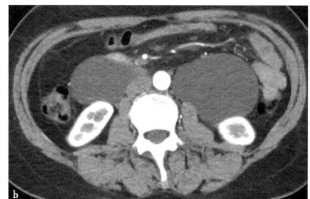

图 5-4-2　中肾管囊肿

a. CT 平扫见双侧腹膜后见卵圆形水样密度影,囊壁薄,边界清楚;b、c. 增强扫描动脉期及静脉期病变未见强化

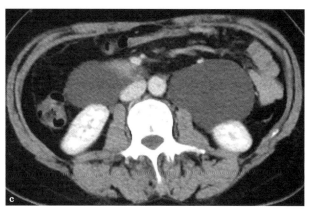

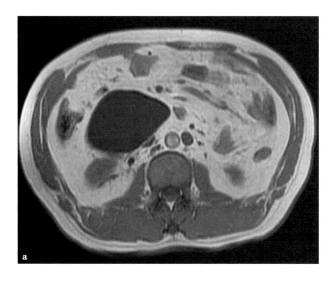

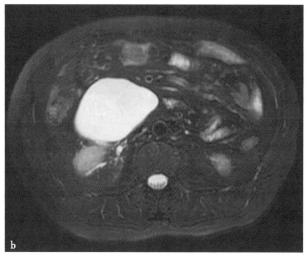

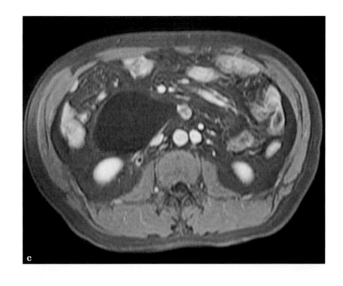

图 5-4-3　中肾管囊肿
a. T₁WI 示右侧腹膜后见卵圆形低信号肿物，边界清楚，其内信号均匀；b. T₂WI 呈均匀高信号；c. 增强扫描未见强化

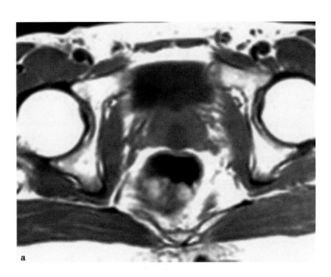

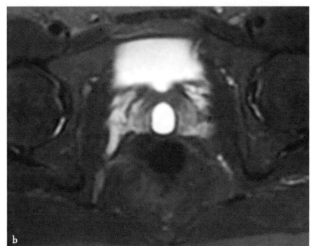

图 5-4-4　米勒管囊肿
a. T₁WI 示前列腺后方中央见类圆形低信号影，边界清楚；b. T₂WI 呈均匀高信号；c. 增强扫描未见强化

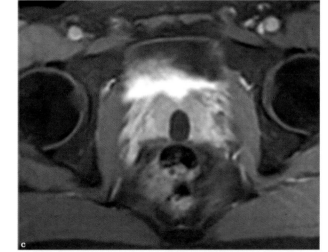

【鉴别诊断】

　　鉴别诊断包括肠源性囊肿、囊性淋巴管瘤、囊性畸胎瘤、囊性转移瘤等。发生于腹膜后的肠源性囊肿，呈包膜完整的囊性包块，包膜常厚薄不均，可有明显的钙化灶或乳头状隆起，囊内表现为水样密度或少许高密度影，增强后包膜不均匀强化，囊内无强化，可与中肾管囊肿鉴别；与单发囊性转移瘤鉴别困难，但有无原发恶性肿瘤病史及囊壁是否强化有助于鉴别诊断。与囊性淋巴管瘤及皮样囊肿鉴别困难。

第二节 淋巴囊肿

【疾病概述】

淋巴囊肿（lymphatic cyst）最早由 Kobayashi 等于 1950 年报道，Kobayashi 等认为是在淋巴结切除术后淋巴管切缘流出的淋巴液积聚形成，而非真性囊肿。多为单房性，大小不一，囊壁由纤维结缔组织构成。盆腔淋巴囊肿的多见于子宫术后的患者。

【临床特点】

临床症状决定于囊肿的大小和对周围组织的压迫，较小时常为影像学检查偶然发现。多为子宫术后复查时发现。

【影像检查技术与优选】

影像学诊断方法有：X 线检查、CT、MRI 等。X 线检查只能提供间接征象，CT 和 MRI 对囊肿的定位定性诊断具有重要作用。

【影像学表现】

1. CT 表现　淋巴囊肿绝大多数沿盆壁分布，在髂外血管内侧、前方、后方或下方与髂外血管密切伴行。多呈卵圆形，部分位于髂外血管前缘者见"桃尖征"，尖端紧贴髂血管边缘；部分呈葫芦形、哑铃形、肾形、U 形联通管状及条带状，可以骑跨于髂外血管内、外侧缘。形态与其在盆腔器官压力下囊液的适应性改变有关。CT 平扫呈均匀水样密度，边缘光滑，囊壁多不能显示，增强囊壁无明显强化（图 5-4-5）。合并出血及感染，囊内可为等高密度。术后早期囊内可见气泡影。

2. MRI 表现　平扫 T_1WI 低信号，T_2WI 高信号，DWI 扩散受限呈高信号，增强囊壁及囊内分隔轻中度强化，囊壁显示清晰，壁厚 1～2mm，均匀，光滑，囊内容物无强化（图 5-4-6）。

【诊断要点】

沿盆壁走行，长椭圆形，边界清楚的均匀水样密度 / 信号病灶，无异常强化。盆腔手术史有助于诊断。

【鉴别诊断】

盆腔淋巴囊肿需与卵巢囊肿、卵巢浆液性囊腺

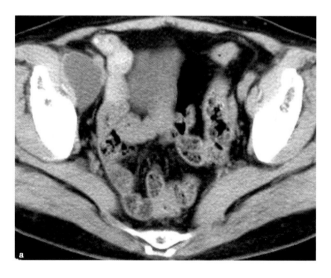

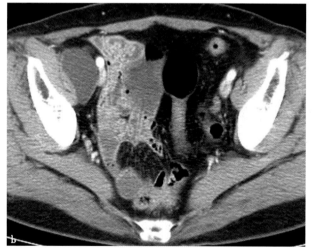

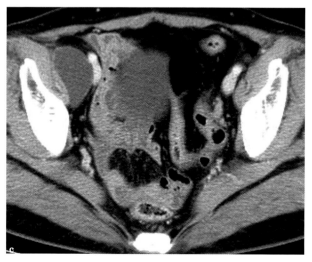

图 5-4-5　盆壁淋巴囊肿
a. CT 平扫示右侧盆壁见半圆形低密度影，边界清楚；b、c. 增强扫描动脉期及静脉期病灶未见强化

瘤、囊性畸胎瘤、囊性转移、盆腔脓肿等病变鉴别，其鉴别要点：①盆腔淋巴囊肿位于盆腹膜外，而后几种病变均位于盆腹膜内，调整窗宽、窗位显示盆腹膜，有利于区分盆腹膜内外的病变；②盆腔淋巴囊肿有沿盆壁伴随髂外血管走行的特点，而后几种病变与髂外血管无明显的伴随关系；③囊性畸胎瘤多可见脂肪及钙化成分；④囊性转移囊壁多厚薄不均，可伴壁结节。

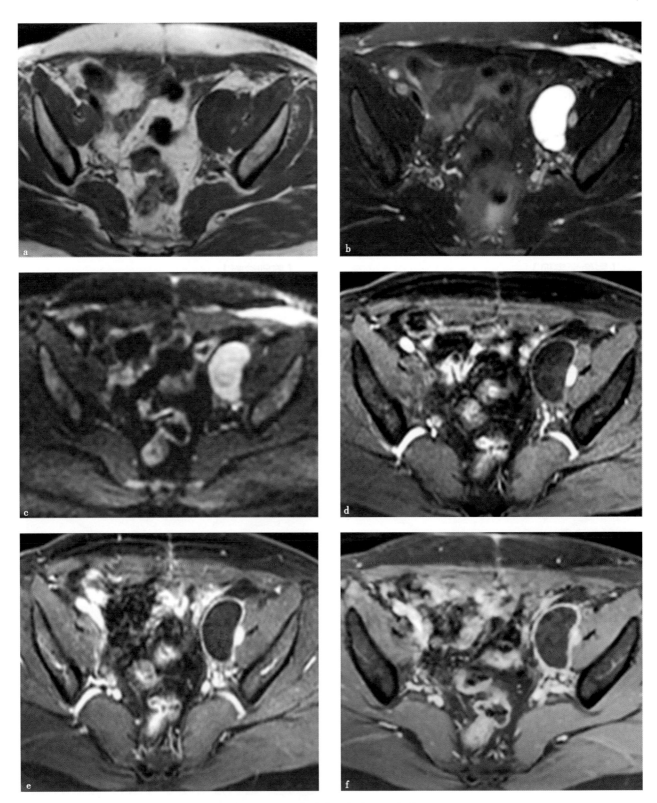

图 5-4-6　盆壁淋巴囊肿 MRI 表现

a. T$_1$WI 示左侧盆壁囊状低信号影，边界清楚；b. T$_2$WI 成高信号；c. DWI 明显高信号；d～f. 增强扫描囊壁轻中度强化，光滑，囊内容物无强化

第三节　肠源性囊肿

【疾病概述】

腹膜后肠源性囊肿（retroperitoneal enterogenous cyst）是一种罕见的先天发育畸形。WHO 将其定义为"囊肿内壁衬有类似于胃肠道上皮，能分泌黏液的上皮"。多发生于椎管内、颅内和纵隔，以儿童多见。发生于后腹膜的罕见，多见于成人。

肠源性囊肿的发病机制不清，多数学者认为腹膜后肠源性囊肿是胚胎期肠道发育过程中，许多芽生样憩室从肠道壁向外生长，个别憩室从肠道壁脱落后坠入肠系膜二叶腹膜之间或腹膜后，发育成含有肠道各层组织的肠源性囊肿。约 1/3 的病例并发其他畸形，如肠闭锁、脐膨出、肠旋转不良等。

【临床特点】

临床表现因囊肿大小、部位及形态不同而异，绝大多数起初无症状，无痛性腹部包块常为该病的首发表现；可引起肠梗阻、肠套叠及泌尿系梗阻等症状。部分囊肿内含有胃黏膜组织，可分泌盐酸，使囊肿本身及相邻的组织器官发生溃疡、出血及穿孔等。该病的实验室检查可完全正常。最终确诊依赖于病理检查。

【影像检查技术与优选】

影像学诊断方法有：X 线检查、CT、MRI 等。X 线检查只能提供间接征象，CT 和 MRI 对囊肿的定位定性诊断具有重要作用。

【影像学表现】

1. CT 表现　平扫常表现为包膜完整的囊性包块，囊壁厚薄不均，可有明显的钙化灶或乳头样隆起，囊内表现为水样密度，合并出血囊内呈等或稍高密度，增强扫描囊壁可呈不均匀强化，囊内无强化（图 5-4-7）。

2. MRI 表现　T_1WI 囊内的信号强度取决于黏液、蛋白成分，可表现为低、中甚至高信号强度，T_2WI 上呈高信号强度。

【诊断要点及鉴别诊断】

腹膜后肠源性囊肿可发生于腹膜后任何部位，鉴别诊断需参考尿生殖源性囊肿。如在 MRI T_1WI 像上呈均匀中等或高信号强度者，应考虑本病的诊断。

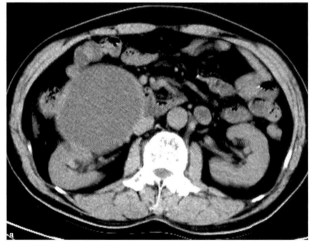

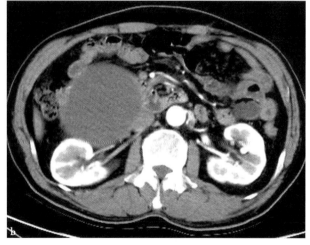

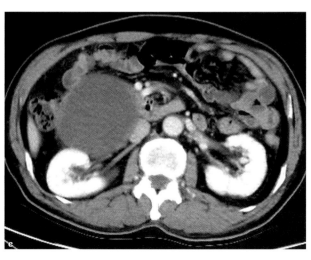

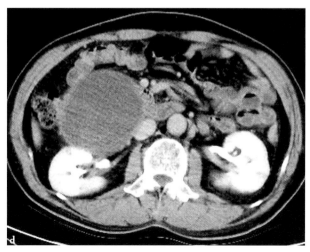

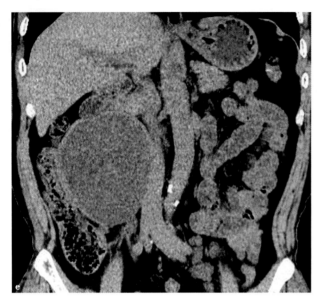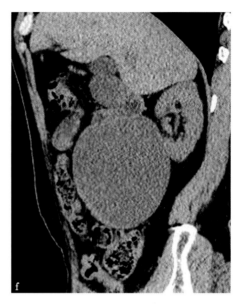

图 5-4-7 肠源性囊肿

a. CT 平扫显示右肾前下方囊性肿物,壁厚不均,囊液为水样密度;b～d. CT 增强三期囊壁轻度强化,囊液不强化;e、f. 冠状位及矢状位重组显示病灶呈卵圆形,壁厚不均匀,其内密度较均匀

(汪禾青　刘静红　刘爱连)

参 考 文 献

[1] 陈继明,高红艳,李沁,等. 女性生殖系统中肾管囊肿的组织学发生与临床研究进展 [J]. 山西医药杂志,2013,42(12):1381-1383.

[2] 黄银平,高德宏,阎守芳,等. 中肾管囊肿的 CT 与 MRI 诊断 [J]. 放射学实践,2010,25(6):658-661.

[3] 周建鹏,石小举,孙晓东,等. 腹膜后米勒管源性囊肿误诊为肝囊肿一例 [J]. 中华肝胆外科杂志,2015,21(2):116,144.

[4] 王汉杰,沈爱军,段书峰. 妇科恶性肿瘤术后盆腔淋巴囊肿的 CT、MRI 诊断 [J]. 医学影像学杂志,2013,23(8):1272-1275.

[5] 郭雄,李年丰,刘勤等. 腹膜后肠源性囊肿的诊断与治疗 [J]. 中国现代医学杂志,2013,23(27):75-77.

[6] 宋彬,边琪,周颖奇,等. 后腹膜肠源性囊肿附 3 例报告 [J]. 罕少疾病杂志,2006,13(4):37-38.

[7] 王晗,高启贤,程雯,等. 腹膜后肠源性囊肿腺上皮癌变 1 例 [J]. 重庆医科大学学报,2019,44(02):111-113.

[8] Wang Y, Chen C, Zhang C, et al. Extraperitoneal laparoscopic resection for retroperitoneal lymphatic cysts: initial experience[J]. BMC Urol, 2017, 17(1): 101.

[9] Lordan JT, Jones RL, Karanjia ND, et al. A rare case of a retroperitoneal enterogenous cyst with in-situ adenocarcinoma[J]. World J Surg Oncol, 2007, 5(1): 113.

第五章 腹膜后肿瘤

第一节 临床及影像诊断概述

【概述】

发生于腹膜后的软组织肿瘤以脂肪肉瘤最为常见，其次为平滑肌肉瘤，其他一些较为常见的肿瘤类型包括多形性未分化肉瘤（旧称恶性纤维组织细胞瘤）、副神经节瘤（嗜铬细胞瘤）和恶性间皮瘤等，儿童还包括神经母细胞瘤等。

【影像检查技术与优选】

1. **X线检查** X线检查包括平片和静脉尿路造影检查，对于腹膜后病变的诊断价值有限，临床上很少应用。平片可显示腹膜后肿瘤钙化，肿块推挤腰大肌移位，或肿块累及椎体造成椎体的骨质破坏。IVP可显示腹膜后肿块对泌尿系的推挤，以及对于腹膜后肿块累及输尿管时的肾功能判断（图5-5-1）。

2. **超声检查** 经腹壁超声是最简单易行，且经济有效的腹部肿瘤初筛手段。具有实时、多轴面成像、无电离辐射以及较高特异度等优点，但对肥胖、术后者及直径<1cm病灶的检出和定性效果欠佳。

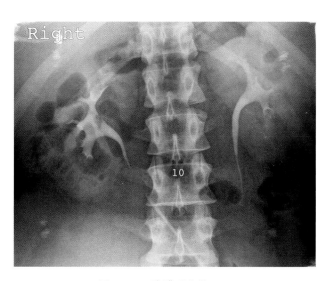

图5-5-1 腹膜后占位IVP

右侧腹膜后巨大占位，输尿管被拉直，向左侧推挤

超声造影技术虽然对腹膜后肿瘤良恶性鉴别能力有了显著提高，但对肿瘤的瘤内成分分析、定位及周围组织关系的评估不如增强CT及MRI。且超声检查结果的准确性还受操作者的技术、经验和所使用机器的性能等因素影响。因此，超声可作为腹膜后肿瘤首选的筛查手段，须与CT及MRI等其他影像学手段联合应用。

3. **CT检查** 目前腹膜后肿瘤应用最广泛的影像学检查手段，可用于腹膜后肿瘤患者治疗前、中、后肿瘤情况的评估，以及对可疑病灶的随访。CT平扫病变密度的不同可反映其成分（囊性、实性、脂肪、出血等），尤其对钙化的显示，CT优于其他检查方法。CT增强扫描通过肿瘤的强化方式，评估肿瘤的血供，进而定性；CT强大的后处理功能，能很好地显示肿物全貌，对腹膜后肿瘤的定位和鉴别诊断有很大的帮助；CTA能很好地显示肿瘤与邻近血管的关系，肿瘤供血动脉等，有助于肿瘤可切除性的判断，能明确腹膜后血管起源的病变（图5-5-2）；CTU能显示肿瘤与泌尿系统的关系及对肾功的影响（图5-5-3）。但CT检查存在放射辐射及碘造影剂副反应的风险。

4. **MRI检查** 与CT相比，MRI有较高的软组织对比分辨率、多方位、多序列成像的优势，可提供腹膜后肿瘤解剖结构、毗邻关系、浸润范围、血管及神经受累情况，以及肿瘤的病理生理特征等多种信息，为肿瘤的定位及定性诊断、个体化治疗方案的制定、疗效评估以及随访提供较全面且可靠的信息。MRI技术无放射辐射，对碘造影剂过敏以及肾功能不全的患者更具优势。但MRI检查成像时间长、检查费用较高、幽闭恐惧、体内金属植入物者禁忌等，限制其临床应用。

MRI检查可用于腹膜后肿瘤患者治疗前、中、后肿瘤情况评估，是CT检查的有效补充。

5. **核医学检查** PET-CT可发现高代谢表现的

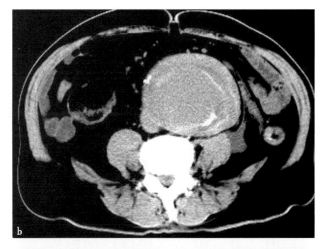

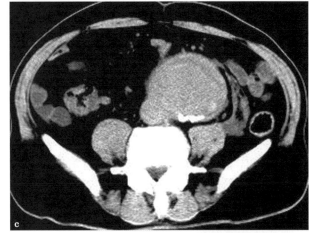

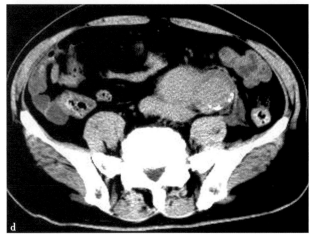

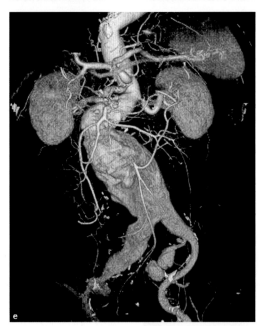

图 5-5-2　腹主动脉瘤

a～d. CT 平扫示腹主动脉局部增粗，边缘可见环状钙化影及低密度影；e. CTA VR 重建示腹主动脉、双侧髂总动脉及左侧髂内动脉瘤样增粗

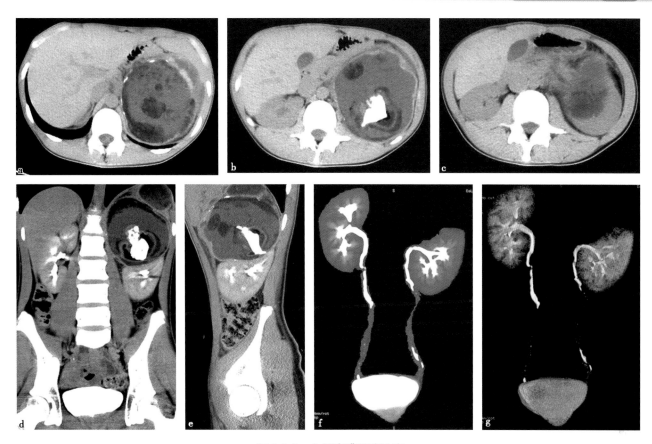

图 5-5-3　左侧腹膜后畸胎瘤

a～c. CT 平扫示左侧腹膜后混杂密度肿块，其内见钙化、脂肪及水样密度影；d、e. CTU 冠状及矢状位示左肾上极受压变形，肿块内未见强化；f、g. CTU 泌尿系成像示左肾受压略下移，双侧输尿管未见扩张，膀胱充盈可

原发肿瘤及各处转移灶。PET 显像可以对淋巴瘤的恶性程度、病变范围和预后进行判断，特别是检出 CT 不能发现的病变。

【影像检查目的】

腹膜后肿瘤患者在治疗前、治疗过程中及治疗后均可能会多次进行影像学检查，其主要目的是：①明确肿瘤的起源，除外实质脏器起源的肿瘤；②评估肿瘤的大小和数目、质地和内部成分、范围及与邻近重要解剖结构的关系，以及可能的病理学类型，为肿瘤的良恶性鉴别、分期、预后评估及个体化治疗方案的制定提供依据；③明确是否有转移以及转移病灶的部位、范围、数目、大小等；④评估治疗效果，为调整治疗方案提供依据；⑤手术切除有可能涉及一侧肾脏者，评估对侧肾形态、功能以及血管是否受累；⑥对经治患者进行随访。

【影像诊断须知】

在确诊腹膜后肿瘤之前，首先须除外源于腹膜后实质脏器的肿瘤。然后，尽可能明确肿瘤的组织学分类，更重要的是需判断其良恶性。

判断肿瘤位于腹膜后的依据：①腹膜后器官如肾脏、胰腺等被向前推挤移位、受压变形，但可见完整轮廓（图 5-5-4a）。肿瘤推挤十二指肠、升结肠、降结肠向前移位，肿瘤后方无肠管（图 5-5-4b）；②腹主动脉及分支形态模糊或被包绕，多由腹主动脉旁的肿瘤所致，常见于肾周或肾旁前间隙的肿瘤（图 5-5-4c）；③肿块紧贴腰肌，腰肌增宽或受压变形，密度不均，脂肪轮廓消失（图 5-5-4d）；④相应肾静脉、脾静脉及下腔静脉向前推挤（图 5-5-4e）；⑤腹膜后肿瘤可使肠系膜上动脉向前移位、抬高、受压变形，肠系膜上动脉与腹主动脉间距增宽（图 5-5-4f）。

提示腹膜后肿瘤为恶性的征象：①发现肿瘤邻近组织与血管受侵和远处器官和淋巴结转移；②肿瘤边缘不规则，与周边器官分界不清，周围器官与肿瘤接触面出现异常密度，提示邻近器官受累，恶性肿瘤可能性大；③肿瘤直接侵犯致骨质破坏或其他部位出现转移灶；④ CT、MRI 提示肿瘤不均匀强化、显示血供丰富，多为恶性肿瘤。

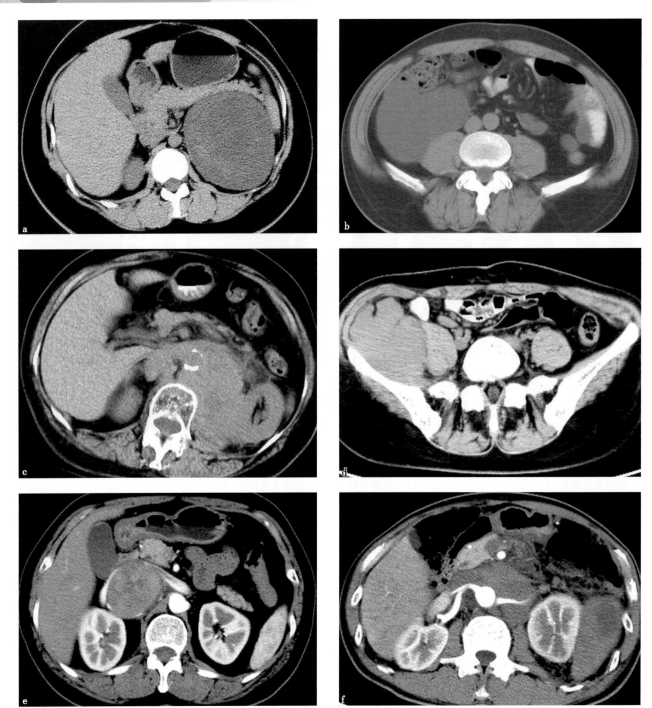

图 5-5-4　腹膜后肿瘤与周围脏器的关系

a. CT 平扫示左侧腹膜后球形肿块，胰腺尾部受压向前移位；b. CT 平扫示右侧腰大肌前方肿物，升结肠受压向前移位，肿物后方未见肠管影；c. CT 平扫示左侧腹膜后肿物，位于左肾内侧，包绕腹主动脉；d. 右侧腰大肌外侧肿物，与腰大肌间脂肪间隙消失，右侧腰大肌受压变形；e. CT 增强动脉期示右侧腹膜后肿物不均匀轻度强化，下腔静脉受压向前外侧移位；f. CT 增强扫描动脉期示腹膜后肿物包绕左肾动脉，均匀轻度强化，使肠系膜上动脉向前移位，肠系膜上动脉与腹主动脉间距增宽

第二节　间叶组织肿瘤

　　间叶组织肿瘤为多见的腹膜后肿瘤，占 49% 左右，以下分述间叶组织不同肿瘤。

一、纤维组织细胞肿瘤

　　2013 年《WHO 软组织与骨肿瘤分类》(第 4 版) 提出，腹膜后纤维组织来源的肿瘤主要有良性的纤维瘤病、纤维母细胞瘤；中间型主要有孤立性纤维性肿瘤、炎症性肌纤维母细胞瘤、低度恶性肌纤维母细胞肉瘤、纤维母细胞肉瘤；恶性主要有纤维肉瘤、黏液样纤维肉瘤等。主要介绍腹膜后侵袭性纤维瘤病、孤立性纤维瘤、炎症性肌纤维母细胞瘤和纤维肉瘤。

2013 年《WHO 软组织与骨肿瘤分类》（第 4 版）删除原来的多形性、巨细胞和炎症性恶性纤维组织细胞瘤 / 未分化多形性肉瘤章节，增加未分化 / 未能分类肿瘤。这是一组异质性肿瘤，也是一个排他性诊断，部分软组织肉瘤因无明确的分化方向或目前技术水平不能确定肿瘤的分化方向，统称为未分化软组织肉瘤。多形性未分化肉瘤相当于以往的多形性恶性纤维组织细胞瘤；纤维母细胞瘤 / 肌纤维母细胞肿瘤

（一）腹膜后侵袭性纤维瘤病

【概述】

纤维瘤病组织学上以纤维母细胞、肌纤维母细胞增生以及细胞间丰富的胶原纤维为特征，几乎全身各处均可发生，根据发病位置可分为浅表纤维瘤病和深部纤维瘤病，后者又被称为侵袭性纤维瘤病，或韧带样瘤。腹膜后侵袭性纤维瘤病（retroperitoneal aggressive fibromatosis, RAF）更为罕见，组织学上属于良性肿瘤，不发生远处转移，但生物学行为介于良恶性之间，具有浸润性生长及局部复发倾向。

【临床特点】

腹膜后侵袭性纤维瘤病好发于女性，发病年龄以青春期、40 岁居多。病因及发病机制尚未明确，可能与手术、外伤、激素水平有关。本病缺乏特异性临床症状及体征，大部分患者表现为无症状的腹部肿块，部分有腹痛腹胀，部分肿块压迫下腔静脉，可能造成下腔静脉血栓，本病病程长短不一，一般生化检查无异常。

【影像学表现】

1. CT 表现　平扫呈不规则形肿块，边缘清楚，膨胀性生长，可以为均匀稍低、等或稍高密度，或稍低密度内伴边缘及内部条索、斑片状稍高密度，无明显出血坏死；动态增强扫描呈渐进性、不均匀强化（图 5-5-5）。

2. MRI 表现　肿块呈膨胀性或侵袭性生长，T_1WI 与肌肉组织相等或稍低信号，T_2WI 抑脂呈近等信号，内有高信号混杂。DWI 为稍高近等信号。增强后病灶呈不均匀渐进性强化，原因是肿瘤内存在"漩涡"样排列的梭形细胞及细胞外胶原纤维使细胞

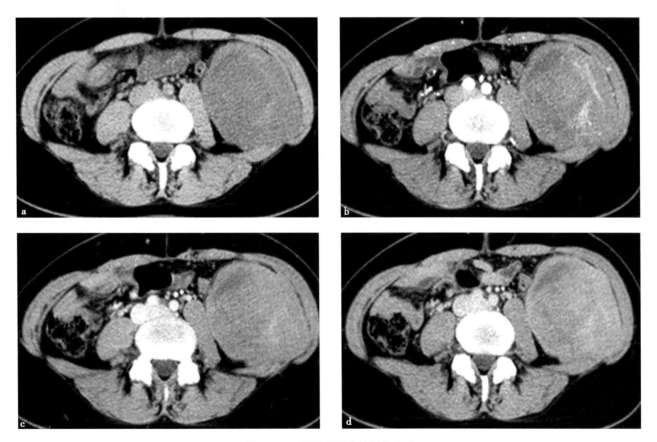

图 5-5-5　腹膜后侵袭性纤维瘤病

a. CT 平扫左侧腹膜后腰大肌旁见等稍高密度团块影，边界较清楚，左侧腰大肌受压，与左侧腹壁分界欠清；b. 增强扫描动脉期病灶内见不均匀轻度强化；c、d. 增强扫描静脉期及平衡期肿块呈渐进性不均匀强化

外间隙扩大，大量造影剂滞留，使肿瘤呈延迟期渐进性强化，细胞成分较多的区域强化明显，致密胶原纤维成分较多的区域强化程度较弱（图5-5-6）。

【诊断要点】

腹膜后侵袭性纤维瘤病常见于青年女性，肿瘤密度、信号尚均匀，边缘不光整，无包膜，无囊变坏死。增强扫描后呈不均匀、渐进性强化，典型病例CT平扫稍低密度区对应T_1WI低、T_2WI高信号区，

呈明显、渐进性强化，病理上对应富含梭形成纤维细胞及血管结构区域；CT稍高密度区对应T_2WI低信号区，呈轻度强化，病理上对应富含成熟胶原纤维等非细胞成分。肿瘤中心或边缘可见点片状或条索状低信号区为其特征性表现。

【鉴别诊断】

1. **其他间叶组织肉瘤**　腹膜脂肪肉瘤最常见，常沿着筋膜和组织器官间隙生长，边界不清，一般

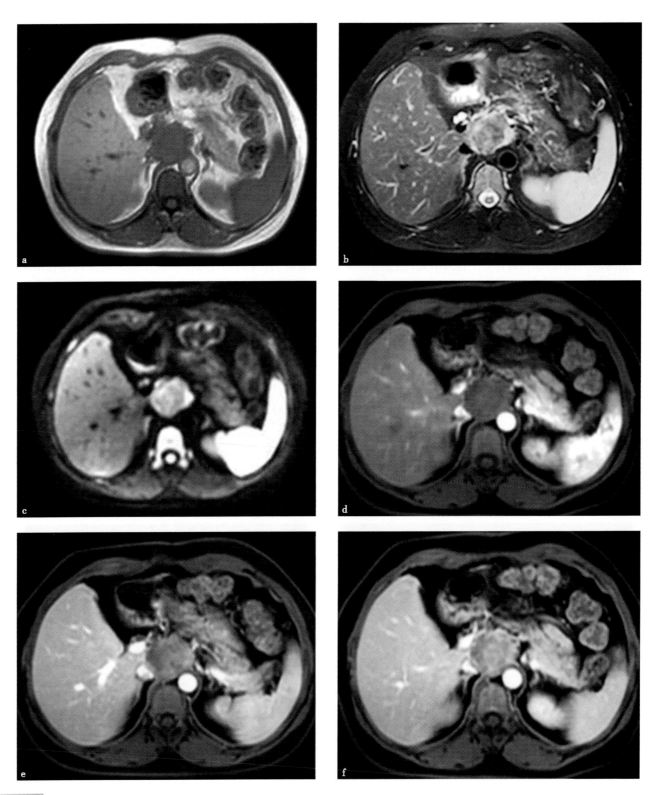

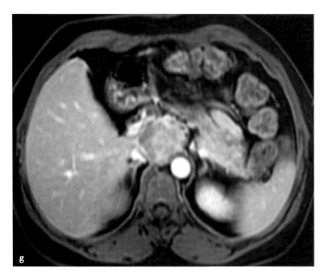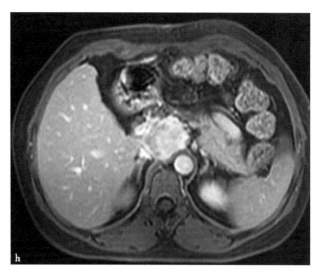

图 5-5-6 腹膜后侵袭性纤维瘤病
a～c. MRI 示腹膜后团块状 T_1WI 略低信号、T_2WI 等信号、DWI 稍高信号影；d～h. 增强扫描示病灶不均匀渐进性强化

能找到数量不一的脂肪成分，且坏死常见；其他纤维组织来源的未分化软组织肉瘤，其内有时可见低信号肌性纤维成分，但与之相比，RAF 的信号一般较其均匀，无明显出血、坏死。

2. 孤立性纤维瘤 病灶有包膜，边界清楚锐利，增强也呈"快进慢出"强化方式，其内可见丰富肿瘤血管影。

3. 淋巴瘤 淋巴瘤一般为多病灶融合，轻中度强化，强化程度较 RAF 低，DWI 信号较 RAF 高，局部血管包绕，但无变形狭窄，呈"血管漂浮"征。

（二）孤立性纤维瘤

【概述】

孤立性纤维瘤，又称局限性间皮瘤、局限性纤维间皮瘤、纤维性间皮瘤、血管外皮瘤。组织学上，肿瘤由散在分布的细胞丰富区和细胞稀疏区组成，瘤内具有不同程度的致密胶原纤维呈条带状或蟹足状沉积。免疫组化研究表明多数肿瘤显示 CD34 和 vimentin 阳性。孤立性纤维瘤中的瘤细胞具有纤维母或肌成纤维性细胞分化，并不具备间皮性特征。2002 年，WHO 将其归类于纤维母或肌成纤维性细胞来源的软组织肿瘤，属于部分可转移的中间型。2013 年版《WHO 软组织与骨肿瘤分类》不再使用"血管外皮瘤"这一诊断名称。

孤立性纤维瘤好发于全身各个部位，最常见于脏胸膜，约占 30%，胸膜外孤立性纤维瘤发生少见，但几乎全身各处均可发生，发生于腹膜后间隙者罕见。

【临床特点】

腹膜后孤立性纤维瘤好发年龄为 40～70 岁，男女发病率相似。临床多表现为生长缓慢的无痛性肿块，多数患者为偶然体检发现。只有当腹膜后孤立性纤维瘤体积较大引起周围结构受累时，才会出现继发的非特异性症状。约 20% 患者出现杵状指和肥大性骨关节病等伴瘤综合征。部分患者还会表现为 Doege-Potter 综合征（主要表现为顽固性低血糖）、甲状腺功能低下等。

【影像学表现】

1. CT 表现 平扫肿瘤多呈圆形或类圆形，边缘光滑，多见完整包膜，界限清楚；部分肿瘤呈侵袭性生长，分界不清。肿瘤较小时，密度多较均匀，与肌肉密度相似。当肿瘤较大时，因黏液样变性、出血、坏死或囊变致使密度多不均匀，以等密度为主，其内夹杂有不规则或小片状的低密度液化坏死区。钙化少见，可呈点状，亦可为蛋壳样或团块样钙化。增强扫描后表现多样，可轻度至显著强化，大多数动脉期为中等程度以上显著强化，静脉期肿瘤强化程度进一步增加，有时可见迂曲的血管影，延伸到肿瘤内部，强化范围进一步扩大。延迟期肿瘤强化程度减低，可见片状或圆形无强化区。少部分肿瘤的动脉期无强化或轻度强化，静脉期及延迟期仍为较均匀的轻度强化。肿瘤的不均匀"地图样强化"较为特征（图 5-5-7），这与肿瘤的组织学排列形态有关，细胞密集区与血管外皮瘤样区强化明显，而细胞稀疏区与胶原纤维、玻璃样变区强化相对较弱，多种成分混杂存在形成地图样分布。此外，黏液样变及细胞疏松排列可能造成细胞外间隙扩大，造影剂在细胞外间隙进行性聚集但廓清缓慢，导致了持续性强化现象，而血管外皮瘤样区的强化可能导致强化区域进一步扩大，低密度区缩小呈裂隙样。

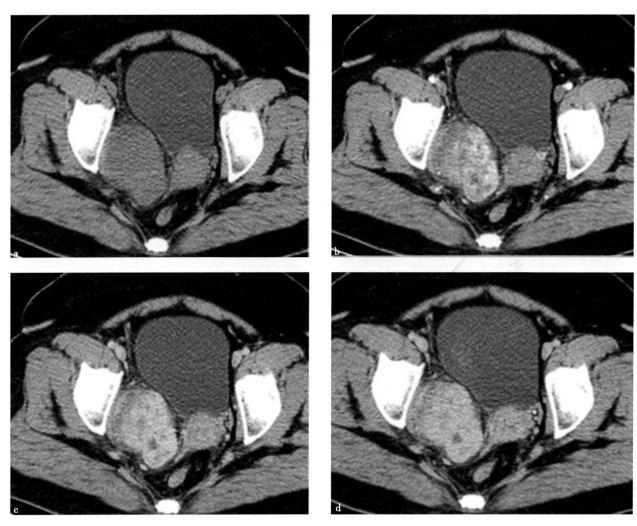

图 5-5-7 腹膜外孤立性纤维瘤
a. CT 平扫示盆腔右侧卵圆形等密度肿物影，边界清楚；b. 增强扫描动脉期病灶不均匀中度强化；c～d. 静脉期及平衡期病灶不均匀延迟强化，内见斑点状不强化区

2. **MRI 表现** 由于肿瘤含有较多纤维成分，T_1WI、T_2WI 均呈稍等或低信号，表现较有特征性。肿瘤体积较小时，信号均匀，与肌肉相比，呈等信号。肿瘤较大时易发生黏液样变性、出血、坏死、囊变，T_1WI 以等或稍低信号为主，伴有小片状的更低信号，T_2WI 可见片状或结节状更高信号。肿瘤 T_2WI 信号强化程度随着胶原成分的增多而降低。增强扫描多呈不均匀强化，强化程度多为中重度渐进性不均匀性强化，也可表现为轻中度强化或无明显强化，肿瘤内部或外周可见不规则强化的血管。可有 T_2WI 低信号的包膜，无强化（图 5-5-8）。

【诊断要点】

腹膜后孤立性纤维瘤较少见，多呈圆形或椭圆形，边缘光滑，部分可见分叶，界限清晰。密度、信号可均匀，亦可因出血、坏死、囊变或黏液样变性而不均匀。增强扫描多呈中度至明显的不均匀持续性强化。

【鉴别诊断】

需与腹膜后边界较清楚的良性肿瘤（如神经源性肿瘤、巨淋巴结增生）及个别边界相对清楚的恶性病变（如淋巴瘤、精原细胞瘤、恶性纤维组织细胞瘤、间质肉瘤、纤维肉瘤）等相鉴别。

1. **神经源性肿瘤** 腹膜后神经源性肿瘤多位于脊柱旁、神经干的分布区域，可伴相邻椎间孔扩大。CT 密度较低，而 T_2WI 呈明显高信号，坏死、囊变明显，CT 密度及 MRI 信号多不均匀，增强扫描肿瘤多为不均匀的轻中度强化，强化区域与无强化区域分界较清晰。

2. **巨大淋巴结增生症（Castleman 病）** CT 平扫密度较高且均匀，有时见分支样钙化；增强多为显著均匀强化，周边或内部可见强化血管。

3. **淋巴瘤** 淋巴瘤常为多发、可相互融合，肿块沿大血管分布且推挤包绕血管，密度、信号一般较均匀，增强扫描多为轻度较均匀强化。

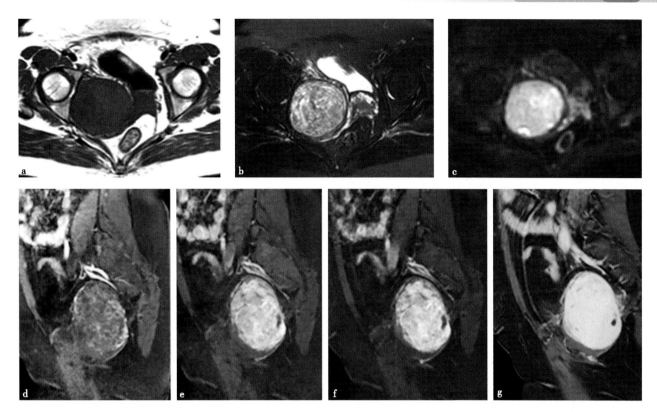

图 5-5-8　腹膜外孤立性纤维瘤

a. MRI 横断位示盆腔右侧团块影，T$_1$WI 呈不均匀等稍低信号；b. T$_2$WI 呈等高混杂信号，边缘可见低信号包膜；c. DWI 呈明显高信号；d～g. 增强扫描示病灶渐进性强化，内见斑点状不强化区，包膜强化不明显

（三）炎性肌纤维母细胞瘤

【概述】

炎性肌纤维母细胞瘤（inflammatory myofibroblastic tumor，IMT）以往多称为炎性假瘤等名称，世界卫生组织 2002 年将其定义为"一种由分化的肌纤维母细胞梭形细胞组成的，常伴大量浆细胞和／或淋巴细胞的肿瘤，是一种生物学谱系广泛、以慢性炎症细胞为背景、梭形细胞增生为主的间叶源性肿瘤"。分 3 个病理亚型：黏液血管型、梭形细胞密集型、纤维瘢痕型，3 种病理亚型可混合存在。肠系膜及腹膜后 IMT 的病理类型多为黏液血管型，有较多肿瘤血管增生改变。免疫组化表现为 Vim、SMA 阳性，MSA、ALK 部分阳性，其中 ALK-1 被认为是一项重要诊断指标。可以发生于人体任何组织，以肺及眼眶 IMT 常见。

【临床特点】

IMT 发病机制尚不明确，一般认为与创伤、感染相关。可发生在任何年龄人群的任何部位，IMT 男女发病率为 1∶4，以儿童及青少年发病居多。临床症状和体征没有特异性，多以发现肿块和局部疼痛为首发症状，可有发热和局部红肿等，部分为偶然发现，实验室检查无特异性。

【影像学表现】

1. **CT 表现**　平扫示腹膜后较大肿块，多为单发、多发或多发小结节灶融合成团状较少见，病灶呈分叶状，密度一般为软组织密度，很少钙化，病灶体积大且内部密度多不均，可见片状低密度区。黏液血管型 IMT 动脉期仅轻度强化甚至无强化，部分病例可见肿瘤血管强化，静脉期及延迟期呈现渐进性轻中度强化，由周边逐渐向中央强化的片状或散在斑片状影，表现"慢进慢出"特征。"慢进慢出"可能与造影剂由肿瘤血管内向血管外成熟胶原纤维及黏液间质逐渐渗入、填充蓄积有关，也可能与肿瘤间质内大量炎细胞弥漫浸润及富含薄壁血管，导致肿块内血管壁通透性增加有关（图 5-5-9）。

2. **MRI 表现**　MRI 表现与肿瘤成分密切相关，实性部分因富含纤维组织而呈 T$_1$WI 等或稍低信号、T$_2$WI 稍高信号。肉芽组织呈 T$_2$WI 高信号，囊变坏死区呈 T$_1$WI 低信号、T$_2$WI 高信号，DWI 呈稍高信号或混杂信号。造影增强肿瘤的纤维成分呈渐进性强化，肉芽组织呈动脉期显著强化、延迟期减退，囊变坏死区无强化。

【诊断要点】

IMT 缺乏典型的临床及影像学特征，但是该类

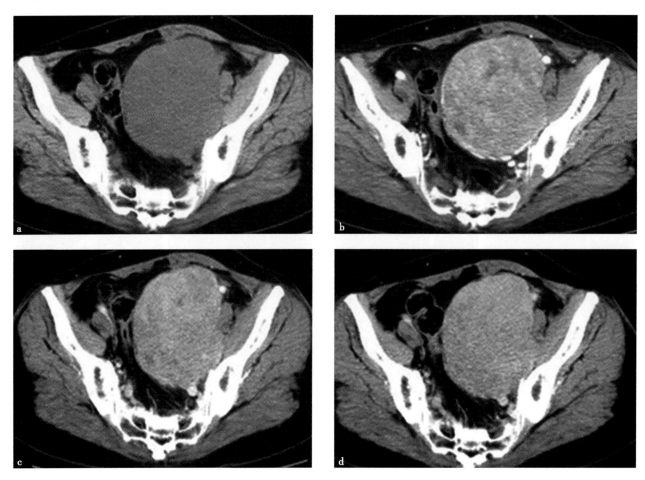

图 5-5-9 腹膜后炎性肌纤维母细胞瘤

a. CT 平扫示盆腔左侧球形等密度肿块，边界清楚；b. 增强扫描动脉期病灶不均匀轻度强化；c、d. 静脉期及平衡期病灶可见延迟不均匀强化，强化范围增大

肿瘤呈膨胀性推压式、浸润性生长，结合病史及影像特征综合分析，特别对于存在发病诱因、周围存在炎性浸润并推测存在纤维组织成分，且肿瘤标志物阴性的情况下，除外常见疾病，需要考虑到本病的可能，最终确诊需要病理及免疫组化。

【鉴别诊断】

发生于腹膜后 IMT 主要与以下几种病变相鉴别：

1. **异位嗜铬细胞瘤** 异位嗜铬细胞瘤病灶多较大，密度不均，但强化较 IMT 更加明显，且临床有明显波动性高血压的特点，鉴别不难。

2. **神经鞘瘤** 密度更为不均，中度强化，腹膜后神经鞘瘤多有神经孔的扩大等改变。

3. **巨大淋巴结增生症** 一般密度均大部分呈血管样明显强化。腹膜后 IMT 病灶体积较大，容易发生黏液变、坏死，强化明显且不均，周围可见炎性浸润改变的特点，是诊断腹膜后 IMT 的关键，确诊需病理及免疫组化。

（四）低度恶性纤维黏液样肉瘤

【概述】

低度恶性纤维黏液样肉瘤（low-grade fibromyxoid sarcoma，LGFMS）临床少见，目前国内外相关报道多为个案报道。组织形态学常表现为良性特点，却具有局部复发和远处转移的潜能。典型的 LGFMS 病理表现为形态较一致的梭形细胞分布于纤维样和黏液样交替组成的区域，局灶呈漩涡状或席纹状生长。免疫组织化学 LGFMS 只表达vimentin 阳性，但并不特异。

【临床特点】

LGFMS 可发生于身体任何部位，但以下肢和躯干多见，一般位于深部组织，腹膜后罕见。临床上以渐进性增大的无痛性肿块多见，部分有疼痛症状，多与肿瘤生长部位、大小等有关。

【影像学表现】

1. **CT 表现** CT 平扫为单发肿块，与周围肌肉组织相比,CT 多表现为混合低、等密度,边界清楚,部分可见钙化。低密度区可能对应黏液样成分,等密度区可能对应纤维样成分。增强扫描,病灶多为不均匀强化(图 5-5-10)。

2. MRI 表现　病灶 T_1WI 为低或等信号,T_2WI 多为不均匀高低混杂信号,可见坏死囊变。部分肿瘤可见假包膜形成,这可能与肿瘤缓慢生长压迫周围组织有关。较为特征的影像征象主要为等低信号交替"脑回褶皱样"改变,其病理基础为瘤内黏液区和纤维区呈漩涡状混杂所致,T_2WI 表现为高信号的灶内结节,可能为富含血管网的黏液样区域。增强扫描,病灶多为不均匀强化,强化区多对应 T_2WI 高信号区域。

【诊断要点】

LGFMS 缺乏典型的临床及影像学特征,但该肿瘤由形态较一致的梭形细胞分布于纤维样和黏液样交替的漩涡状或席纹状区域,MRI 上若出现等低信号交替"脑回褶皱样"改变及 T_2WI 灶内结节,应考虑到本病的可能,最终确诊需要病理及免疫组化。

【鉴别诊断】

主要与神经源性肿瘤鉴别:肿瘤边界不清,T_1WI 呈低或等信号,T_2WI 多呈高信号,部分病灶内可见小条状低信号的残留肌肉束。以浸润性生长和易于局部复发为特征,但不转移。

（五）未分化软组织肉瘤

【概述】

2013 年《WHO 软组织与骨肿瘤分类》(第 4 版)将原来的多形性、巨细胞和炎症性恶性纤维组织细胞瘤,归类为未分化软组织肉瘤。为腹膜后少见肿瘤,肿瘤较大,直径 3～6cm,内部可见坏死、出血囊变,侵犯周围组织。

【临床特点】

多见于老年人,临床表现为腹部包块、疼痛、消瘦。

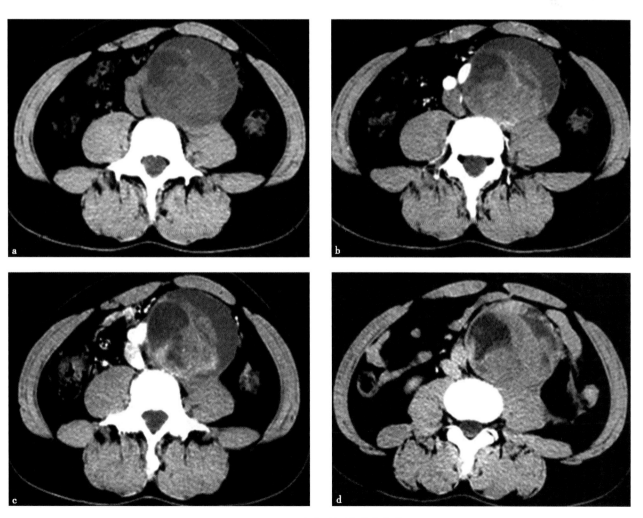

图 5-5-10　腹膜后纤维黏液肉瘤

a. CT 平扫示左侧腹膜后球形等低混杂密度肿块,其内见分隔,边界清楚,与左侧腰大肌分界不清;b～d. 增强扫描三期示病灶不均匀延迟强化,平扫低密度区未见明显强化,平扫等密度区呈轻中度延迟强化

【影像学表现】

1. **CT 表现**　平扫见腹膜后单发不均匀肌肉密度结节状肿块，内部可见低密度坏死区（图 5-5-11），CT 增强见肿瘤不均匀强化。

2. **MRI 表现**　T_1WI 肿瘤呈不甚均匀稍低或稍高于肌肉信号强度，T_2WI 信号强度不均，增高明显。肿瘤可侵犯周围组织如椎体、后腹壁等（图 5-5-12）。

【诊断及鉴别诊断】

本病的影像学表现不具特征性，诊断依靠病理检查，鉴别诊断包括各种腹膜后肿瘤。

二、脂肪组织肿瘤

腹膜后脂肪组织肿瘤主要包括腹膜后脂肪瘤（retroperitoneal lipoma，RPL），较少见；腹膜后脂肪肉瘤（retroperitoneal liposarcoma，RPLS），较常见。

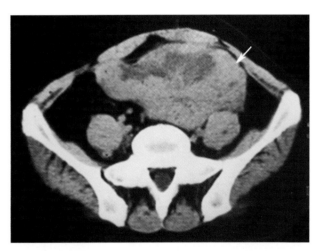

图 5-5-11　腹膜后未分化软组织肉瘤
CT 平扫见肿瘤（箭头）呈中等密度肿块，内部见大片坏死低密度区

（一）腹膜后脂肪瘤

【概述】

原发腹膜后脂肪瘤较少见，由成熟脂肪细胞组成，内可有纤维间隔，多时可称纤维脂肪瘤，肿块周围可有纤维包裹。

【临床特点】

好发于 30～50 岁，也可见于各个年龄。男性少于女性，男女比例大约 1∶2。一般无症状，肿块巨大者以无痛腹部包块首诊。

【影像学表现】

1. **超声表现**　脂肪瘤呈圆形或椭圆形强回声团块，深部回声衰减，低回声团块中部回声稍高，边界清晰光滑，有完整包膜。

2. **CT 表现**　呈类圆形或分叶状肿块，边界清楚，其内大部分呈均匀低密度影，CT 值为负值，$-120 \sim -40Hu$，并夹杂纤细条索状、条片状稍高密度影。脂肪瘤实体一般无强化，肿瘤里面纤维条索可呈条片状轻度强化（图 5-5-13）。

【诊断要点及鉴别诊断】

与高分化型脂肪肉瘤鉴别，脂肪肉瘤年龄大，病灶大（>10cm），CT 值较脂肪瘤高，瘤内的间隔增粗，强化明显，呈浸润性生长，边界不清，可伴有腹膜后淋巴结增大或合并腹水。

（二）腹膜后脂肪肉瘤

【概述】

RPLS 是起源于腹膜后间叶组织中最常见的恶性肿瘤，约占全部腹膜后软组织肿瘤的 41%，其中约 35% 来自于肾周脂肪组织。2013 年 WHO 软组织与骨肿瘤组织学新分类方法中，将脂肪肉瘤分为：交界性（高分化型脂肪肉瘤）；恶性（黏液样脂肪肉

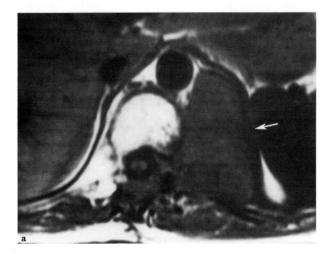

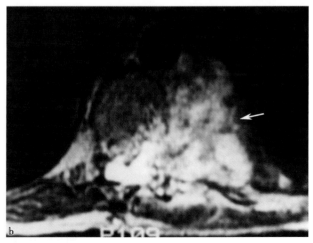

图 5-5-12　腹膜后未分化软组织肉瘤 MRI 表现
a. T_1WI 见肿瘤（箭头）呈不均匀等信号强度，破坏椎体；b. T_2WI 见肿瘤（箭头）呈不均匀高信号

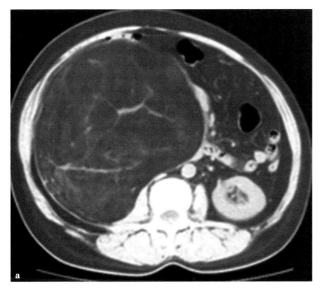
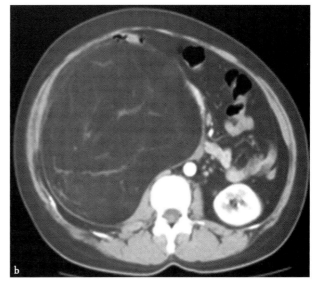
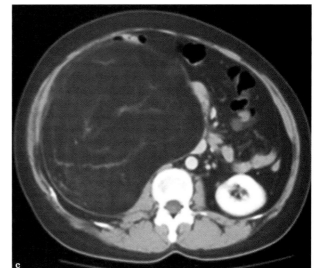

图5-5-13　腹膜后脂肪瘤

a. CT平扫示右肾区见巨大脂肪密度团块影，边界清楚，其内大部分呈均匀脂肪密度，夹杂纤细条索，腹腔肠管推挤到左侧；b、c. 增强扫描动脉期及静脉期病灶未见明显强化

瘤、去分化脂肪肉瘤、多形性脂肪肉瘤、非特指性脂肪肉瘤）。腹膜后脂肪肉瘤的不同病理类型决定其不同的预后及侵袭性。高分化型及黏液样5年生存率可达90%，而去分化、多形性5年生存率分别仅有75%、30%~50%。

高分化型脂肪肉瘤占所有脂肪肉瘤的30%，类似脂肪瘤，肿瘤内的脂肪组织经常占肿瘤体积的75%以上，该肿瘤恶性程度较低，预后较好，有局部复发和发生去分化的倾向，几乎从不转移。

黏液样脂肪肉瘤是最常见的脂肪肉瘤，占脂肪肉瘤的30%~55%。由从原始间叶细胞到各种分化阶段的脂肪母细胞组成，部分区域可有成熟的脂肪细胞或多形性脂肪细胞，间质内含有大量散在的黏液样基质，可以形成黏液湖，其中规则地分布着丰富的毛细血管网。肿瘤内脂肪多不超过肿块体积的

25%，而黏液性区域常占其体积的20%以上，甚至全部病变都呈黏液性。

去分化脂肪肉瘤可分为原发性与继发性，继发性肿瘤指继发于高分化型脂肪肉瘤手术切除后复发。文献认为90%为原发性肿瘤，10%为继发性肿瘤。去分化指在低度恶性脂肪肉瘤中出现分化差的非脂肪源性肉瘤，组织学上无不同分化阶段的脂肪母细胞。可侵犯邻近组织。

多形性脂肪肉瘤占5%~20%，预后相对较差。主要由高度异形的幼稚脂肪细胞组成，成熟脂肪细胞很少或者没有。血供丰富，易出血和坏死，间质内缺乏或仅有少量的黏液基质。

【临床特点】

脂肪肉瘤病因至今不明，可能与外伤、血肿、病毒感染及放射治疗有一定关系，由脂肪瘤恶变而来

者罕见。一般无明显的症状，起病比较隐匿，多由于腹部异常膨隆或发现包块就诊，同时会伴有腹痛、腹胀、停止排气排便，食欲下降等消化道非特异性症状。多见于30~70岁患者，50岁左右发病最多。

【影像学表现】

腹膜后脂肪肉瘤体积通常较大，直径在5~10cm，可呈分叶状，边界清楚，一般包膜完整（是一层在肿瘤周围被压迫变性及反应性的组织），较大的可有出血、坏死。肉瘤常穿越假性包膜在肿瘤周围出现卫星结节。超声示腹膜后形态不规则或呈分叶状大肿块，内部回声杂乱，大部分呈分布不均匀的低至等回声，肿瘤内部无或见点状血流信号，可推挤或浸润邻近脏器。根据组织学类型不同CT及MRI表现各异，密度及信号改变与其成分比例相关。

1. 高分化型脂肪肉瘤

（1）CT表现：平扫显示为以脂肪密度（高于皮下脂肪）为主的巨大肿块，中间伴有纤维间隔，部分病例瘤灶内可见少许实性部分。肿瘤生长缓慢，压迫周围组织，形成假包膜，实性部分与周围脂肪成分分界清楚。增强后仅见间隔或实性部分轻微强化（图5-5-14）。

（2）MRI表现：T_1WI和T_2WI肿块大部分呈高信号（脂肪成分超过75%），抑脂后信号明显下降，与皮下脂肪的信号相似。肿块内可见条状分隔或灶性小结节等信号影，造影后无明显强化（图5-5-15）。

2. 黏液样脂肪肉瘤

（1）CT表现：平扫为边界清楚的肿块，密度介于水与软组织之间，根据脂肪细胞分化程度、黏液基质及纤维组织成分的不同而密度各异，实性成分较多者呈稍低于肌肉密度，黏液成分较多者密度接近于水。增强扫描轻度强化或絮状、网状明显强化（图5-5-16）。

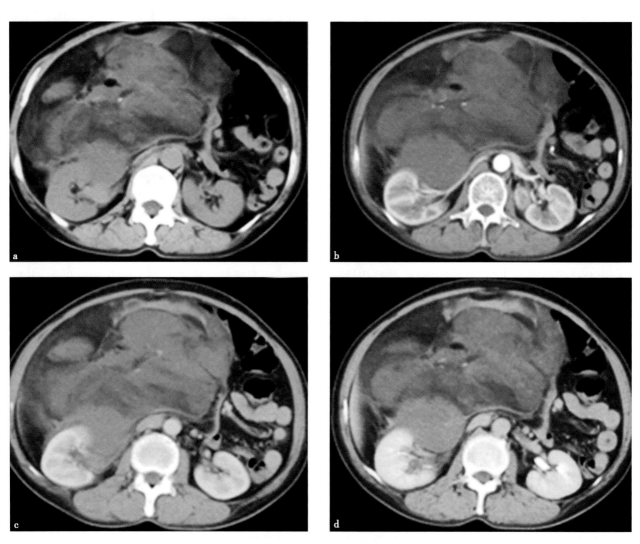

图5-5-14 腹膜后高分化型脂肪肉瘤

a. CT平扫示右侧腹膜后右肾前方见巨大等低混杂密度团块影，其内可见斑片状脂肪密度和等密度实性软组织成分，病灶与右肾分界不清；b~d. 增强扫描三期示病灶实性部分轻度强化

（2）MRI 表现：除脂肪结构外，该肿瘤常含有较厚的或呈结节状的纤维分隔和局灶性小结节（其他非脂肪结构），与肌肉信号相比，前者在 T_1WI 和 T_2WI 均呈低信号，后者在 T_1WI 呈低 - 等信号，在 T_2WI 呈高信号（大量的细胞外黏液物质），抑脂后显示更清晰，造影增强后可以出现黏液内无定型线条状强化或斑点状轻微强化（图 5-5-17）。

3. 去分化脂肪肉瘤

（1）CT 表现：平扫以实性肿块为主，含有或多或少量的脂肪密度，增强扫描实性部分明显强化，与骨骼肌密度相似（图 5-5-18）。

（2）MRI 表现：T_1WI 大部分病变与肌肉的信号相似，主要呈低、等信号，通常不显示脂肪的特征信号（肿瘤内脂肪成分一般小于 10%～25%）。但当肿

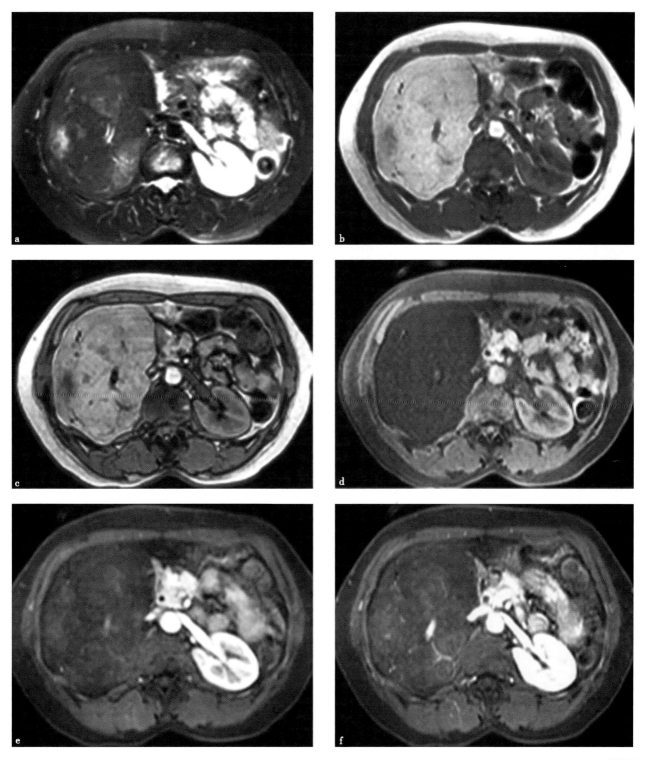

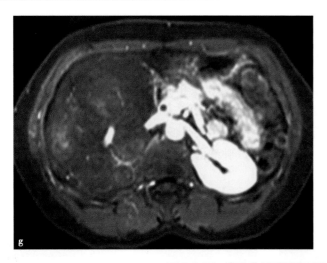

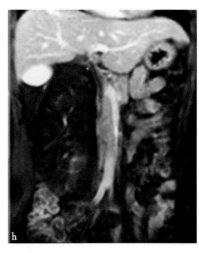

图 5-5-15　高分化型脂肪肉瘤 MRI 表现

右中腹腹膜后可见肿块状影；a. T₂WI 抑脂呈低信号；b. 同相位；c. 反向位：双回波序列示肿块反向位
较同相位信号减低；d. T₁WI 抑脂呈明显低信号；e～h. 增强扫描示肿块内可见条状分隔或灶性小结节
等信号影，造影后无明显强化

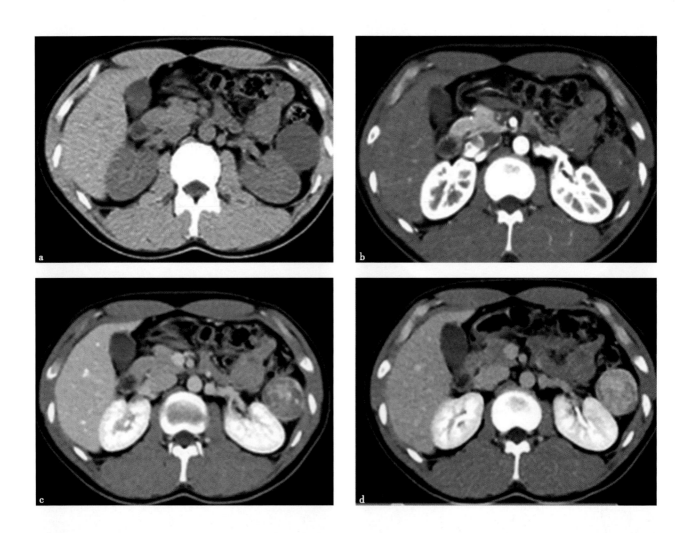

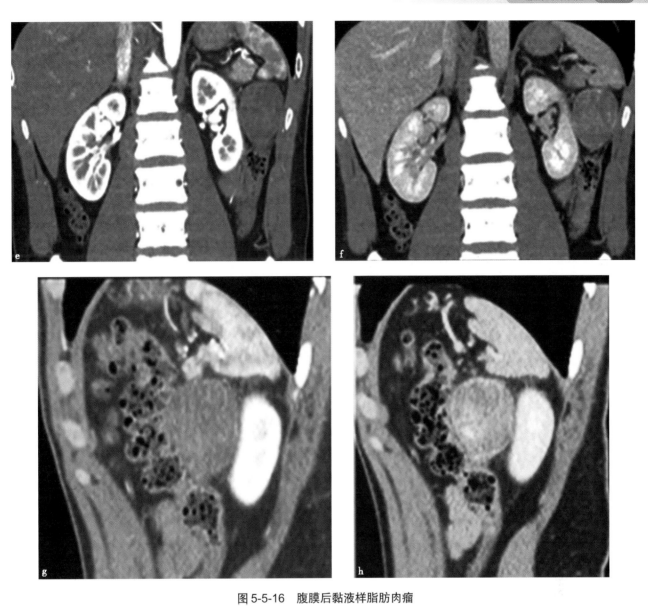

图 5-5-16　腹膜后黏液样脂肪肉瘤

a. CT 平扫示左侧腹膜后见球形低密度团块影，边界不清，与左肾分界欠清；b～d. 增强扫描三期病灶呈轻度延迟强化；
e～h. 动脉期、延迟期冠状位矢状位重建显示病灶

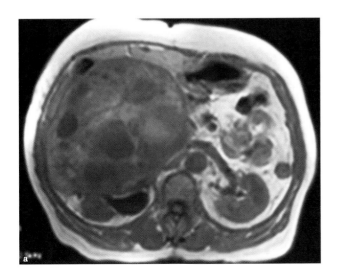
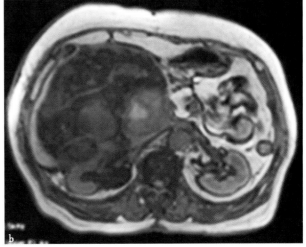

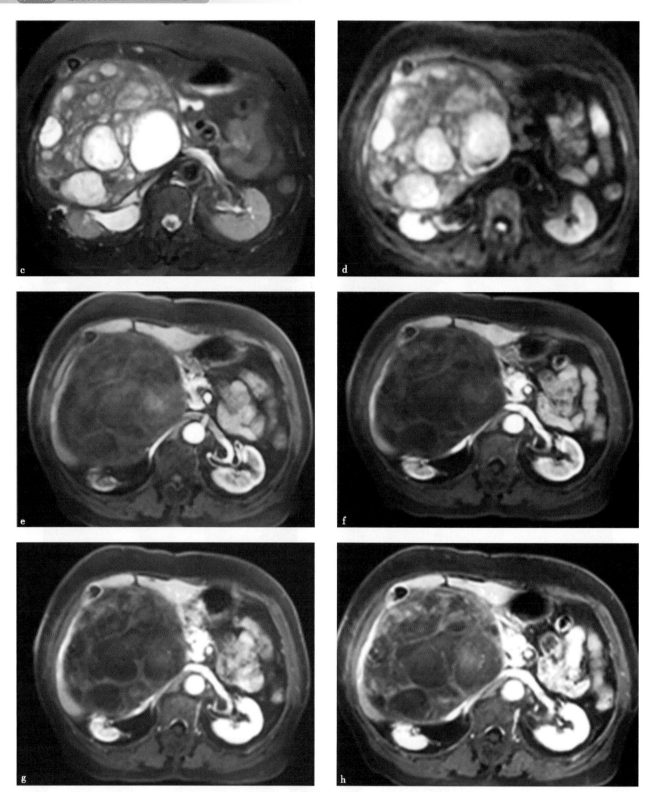

图 5-5-17　腹膜后黏液样脂肪肉瘤

a. 右肾前方见球形异常信号团块影，MRI 同相位显示病灶主体呈高信号，内见多个低信号结节影；b. 反相位病灶主体呈低信号，其内结节部分呈低信号，部分呈高信号；c. T_2WI 病灶主体呈稍高信号，其内结节呈明显高信号；d. DWI 信号与 T_2WI 相似，主体呈稍高信号，其内结节呈明显高信号；e. 增强扫描动脉早期病灶强化不明显；f. 增强扫描动脉晚期病灶主体见少许强化；g、h. 静脉期及延迟期病灶主体可见延迟强化，其内的结节未见明显强化

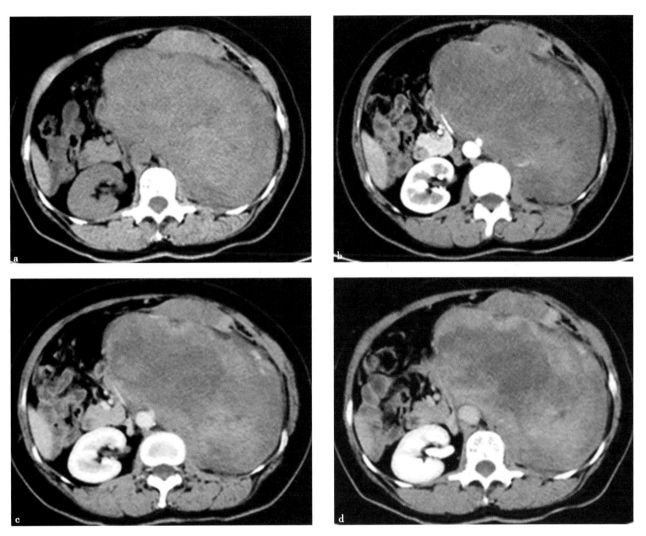

图 5-5-18　腹膜后去分化脂肪肉瘤
a. CT 平扫左侧腹膜后见巨大团块影，其内密度欠均匀，呈等密度或稍高密度；b～d. 增强三期扫描示病灶轻中度不均匀延迟强化，强化范围逐步增大

瘤内含有脂肪母细胞局部团聚处，可见散在呈线样、花边形或簇状的较高信号区；T_2WI 主要呈明显高信号，信号高于脂肪，病变内可有簇状的脂肪组织和多数低信号的脂肪纤维分隔；若病变含有丰富的血管网，造影增强后常有显著的网状强化（图 5-5-19）。

4. 多形性脂肪肉瘤

（1）CT 表现：实性软组织肿块为主，无明显脂肪成分，增强扫描明显不均匀强化（图 5-5-20）。

（2）MRI 表现：T_1WI 肿块为略低信号，T_2WI 呈稍高信号（多数病变内只含有少许脂肪或不含脂肪）。瘤内常出现坏死区域，T_2WI 呈高信号。部分肿瘤可以出现钙化，呈团状或点状的低信号。增强扫描肿瘤不规则明显强化（图 5-5-21）。

【诊断要点】

PRL 病理组织学的多样性决定了其影像学表现的多样性，肿块巨大，常沿筋膜和组织器官间隙铸形生长，包绕、推挤或侵犯邻近器官。软组织肿块内含脂肪组织、液性密度肿块，伴云絮样或网格样渐进性强化等是其主要 CT/MRI 表现特点，有别于其他腹膜后软组织肿瘤，有助于定性诊断。同时，肿瘤内脂肪含量越多常提示恶性程度越低，而显著强化的软组织成分则提示肿瘤恶性程度高，预后不良，钙化并不是良恶性程度评估的可靠依据。

【鉴别诊断】

PRPL 较易误诊腹膜后脂肪瘤、畸胎瘤、平滑肌肉瘤及肾脏血管平滑肌脂肪瘤、肾上腺髓样脂肪瘤等。

1. 脂肪瘤　高分化型 PRPL 与 RPF 的 CT/MRI 表现相似，但前者间质间隔多且部分增厚，若伴有软组织结节影，且异常强化更应高度怀疑 PRPL。

2. 平滑肌肉瘤　与 PRPL 均可见实性结节或肿块并强化改变，不易鉴别，但病灶内脂质成分为 PRPL

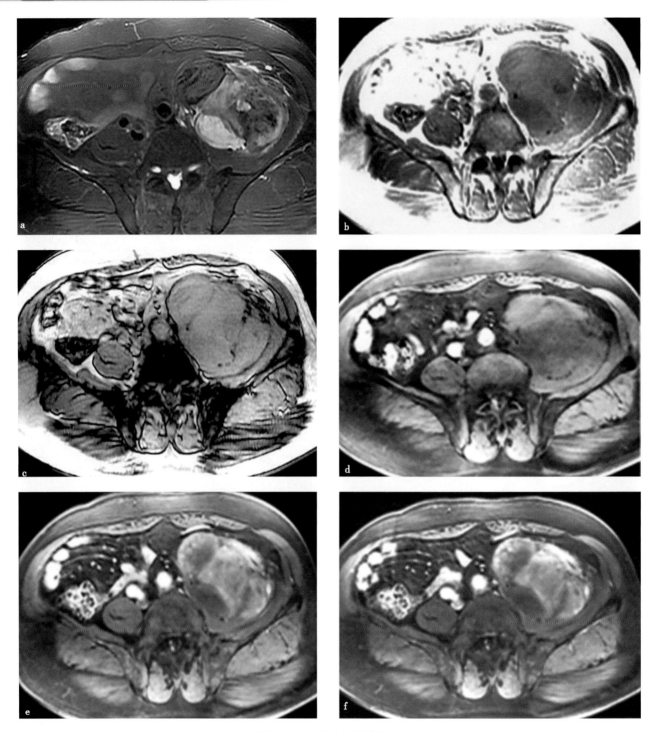

图 5-5-19 去分化脂肪肉瘤
左侧腹膜后可见团块影；a. T₂WI 抑脂主要呈高信号，内可见簇状的低信号脂肪纤维分隔；b. 同相位；c. 反向位。示病灶呈等信号，内可见条状反相位信号减低区；d～f. 增强扫描病变可见显著强化区

特征性表现，即使测得微量的脂肪密度也更加倾向于 PRPL。

　　3. **畸胎瘤**　与 PRPL 均可表现为实性或囊性肿块，其内夹杂脂质成分，但畸胎瘤通常好发于卵巢，瘤内成分复杂，密度不均及易出现脂液分层征象（含有 3 个胚层组织，肿瘤内可有骨组织、软组织、液体、脂肪及毛发等不同成分）。

　　4. **肾脏血管平滑肌脂肪瘤**　起源于肾皮质，与

肾实质交界面存在肾皮质缺损，而 PRPL 通常起源于肾周脂肪囊，肾脏轮廓多光滑完整。此外，肾脏血管平滑肌脂肪瘤由肾动脉供血，亦可与 PRPL 鉴别。

　　5. **肾上腺髓样脂肪瘤**　肿瘤多在肾上腺区，含有骨髓及脂肪成分，CT/MRI 表现为含脂肪成分的混杂密度肿块，可见软组织密度影，部分肿瘤内可有钙化斑或蛋壳样钙化，增强扫描其内软组织影可呈轻、中度强化。

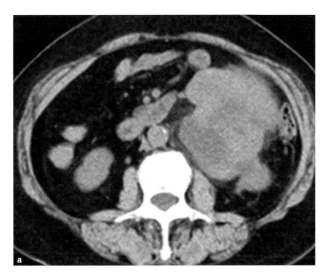

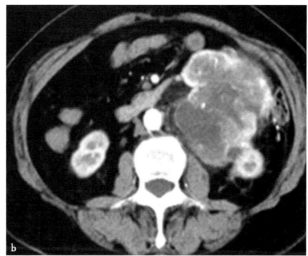

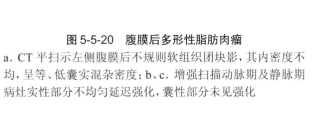

图 5-5-20　腹膜后多形性脂肪肉瘤

a. CT 平扫示左侧腹膜后不规则软组织团块影,其内密度不均,呈等、低囊实混杂密度;b、c. 增强扫描动脉期及静脉期病灶实性部分不均匀延迟强化,囊性部分未见强化

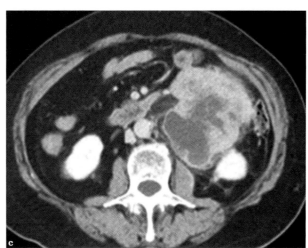

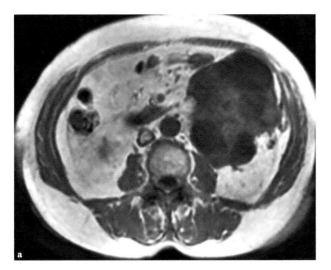

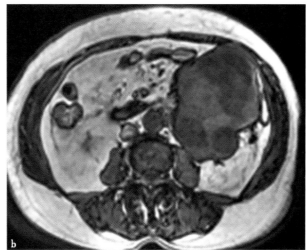

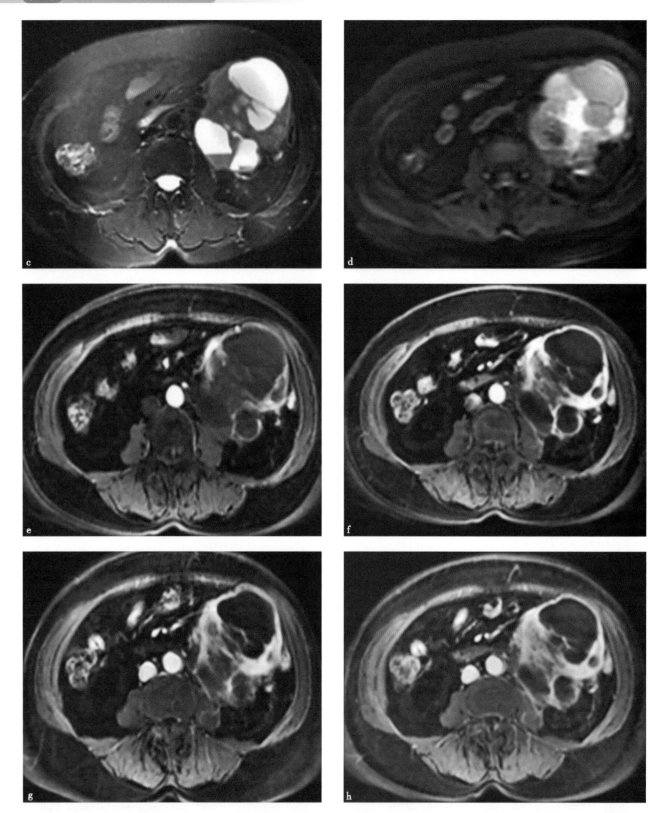

图 5-5-21 多形性脂肪肉瘤

a、b. 左侧腹膜后不规则团块影,同反相位示病灶呈等低混杂信号,反相位未见脂肪信号;c、d. T₂WI 及 DWI 示病灶呈高低混杂信号;e～h. 增强扫描动脉期可见实性部分明显强化,囊性部分不强化,静脉期及平衡期显示实性部分强化范围增大,强化程度略减低,囊性部分不强化

三、平滑肌组织肿瘤

【概述】

平滑肌组织肿瘤为起源于腹膜后含平滑肌的血管、精索、中肾管及米勒管残余的较少见肿瘤,组织学上分为平滑肌瘤、平滑肌肉瘤、平滑肌母细胞瘤。原发性腹膜后平滑肌肉瘤(primary retroperitoneal leiomyosarcoma,PRLS)是指起源于腹膜后平滑肌组织的恶性肿瘤,发病率仅次于脂肪肉瘤。可发生于腹膜后间隙的任何部位,但主要起源于腹膜后血管壁上的平滑肌组织,常与下腔静脉、主动脉分界不清,以下腔静脉区域为最好发部位。

【临床特点】

好发于中老年人,女性患病为男性的 3.6 倍。临床症状无特异性。

【影像学表现】

1. CT 表现　肿块多较大,直径 >5cm,形态多不规则,呈分叶状,少数较小肿瘤位于后腹膜狭小间隙内,多为圆形或椭圆形肿块;边界清晰,有完整包膜;病灶内均出现不同程度的囊变和坏死,呈相对均匀的散在灶性分布,类似豹纹样改变,称为"豹纹征",可能与肿瘤局部生长不均衡有关。增强后动脉期病灶内大多可见粗细不等的迂曲血管影,强化程度差异较大,延迟期呈持续渐进性强化(图 5-5-22);肾门及下腔静脉旁病灶多与输尿管、十二指肠、肾包膜及邻近大血管关系密切。邻近大血管多受推挤、包裹,甚者可穿透血管内膜进入血管腔形成腔内瘤栓。

2. MRI 表现　T_1WI 均呈低信号,T_2WI 实性部分信号较低,相对肌肉呈等或稍高信号,囊变坏死部分为高信号,DWI 序列弥散受限,病灶实性部分为明显高信号。增强扫描强化方式与 CT 相似,呈持续渐进性强化(图 5-5-23)。

【诊断要点】

PRLS 病灶内散在灶性分布的囊变、坏死表现,动态增强扫描 CT、MRI 呈持续渐进性强化的特点,

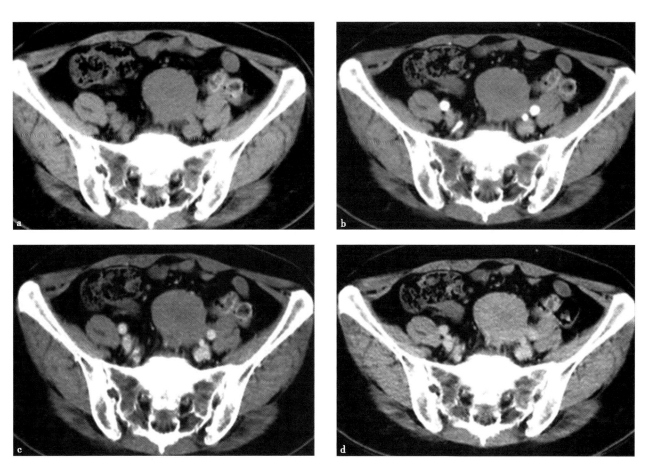

图 5-5-22　腹膜后平滑肌肉瘤

a. CT 平扫示左侧髂血管内前方腹膜后类圆形软组织肿块,与肌肉密度相似呈等密度,与髂内外动脉分界欠清;b~d. 增强扫描三期示病灶呈不均匀轻度强化

MRI上实性部分T_2WI上呈等或稍高信号,DWI序列上病灶弥散受限等,若病灶与下腔静脉、主动脉分界不清,更提示本病诊断。

【鉴别诊断】

1. **脂肪肉瘤** 大多数脂肪肉瘤内含有脂肪密度成分,境界多不清楚,而且肿瘤呈铸型生长特点。少数去分化脂肪肉瘤,无脂肪密度,增强扫描为不均匀轻度强化,偶有囊变、坏死,MRI T_2WI信号高于平滑肌肉瘤,DWI序列信号低于PRLS,对低分化脂肪瘤与平滑肌肉瘤两者的鉴别更有价值。

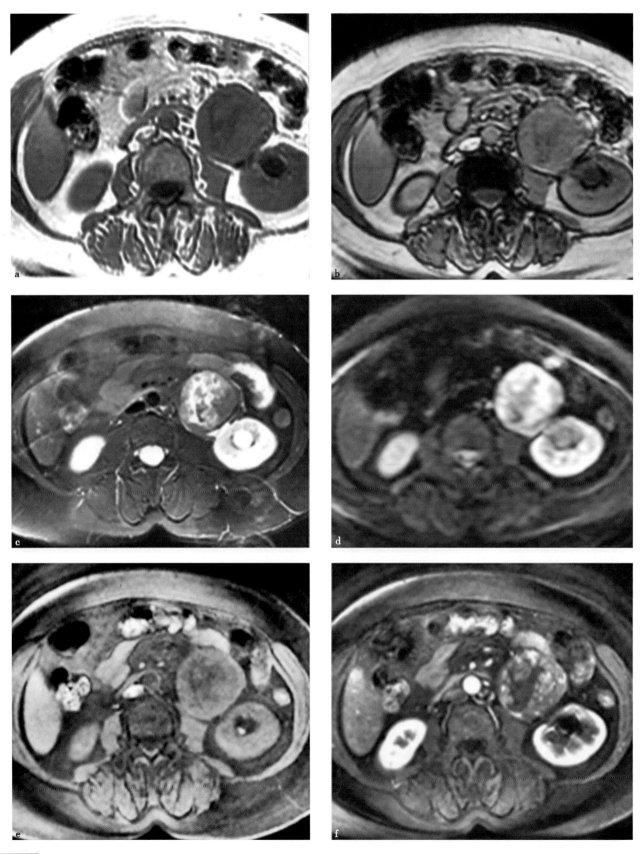

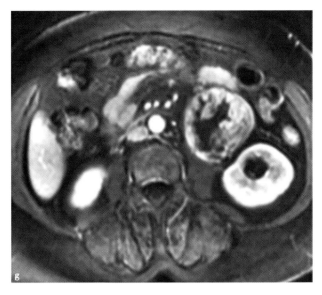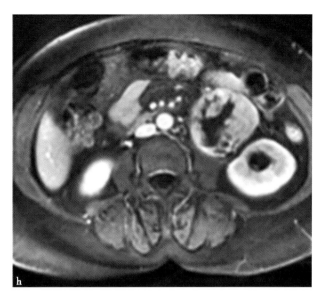

图 5-5-23 腹膜后平滑肌肉瘤

a. 双回波序列同相位左肾内前方腹膜后类圆形肿块影，其内信号欠均匀，呈等稍高信号；b. 反相位病灶内见斑片状信号减低区；c. T$_2$WI 肿块呈等高混杂信号；d. DWI 病灶呈混杂信号，中心呈等信号，边缘呈明显高信号；e. T$_1$WI 平扫示病灶呈不均匀等低信号，边界较清楚；f~h. 增强扫描动脉期病灶明显不均匀强化，静脉期及平衡期强化范围增大，中心见不强化坏死区；另各序列均显示左肾盂扩张积水

2. 淋巴瘤 淋巴瘤为小圆细胞肿瘤，细胞排列致密，核质比大，类似于平滑肌肉瘤，两者 T$_2$WI 与 DWI 信号相似，但淋巴瘤强化程度弱于平滑肌肉瘤，密度均匀，而且坏死极少见，肿瘤内血管主要是瘤组织包裹的正常血管，称为"血管漂浮征"，与平滑肌肉瘤内的肿瘤新生血管不同。

3. 巨大淋巴结增生症 发病年龄与性别与平滑肌肉瘤相似，但坏死少见，大多密度均匀，局限型肿瘤增强扫描大多呈均匀显著强化，甚至血管样强化，CT 值最高达 180Hu，且有延迟强化的特点，与其供养血管多且病灶血管增生伴毛细血管异常增扩张有关。

四、横纹肌肿瘤

【概述】

横纹肌肉瘤（rhabdomyosarcoma，RMS）是源于横纹肌或具有向横纹肌细胞分化能力的间叶细胞的恶性肿瘤。根据 2013 年版《WHO 软组织与骨肿瘤分类》将 RMS 主要分为胚胎性横纹肌肉、腺泡性横纹肌肉瘤、多形性横纹肌肉瘤及梭形细胞/硬化性横纹肌肉瘤。好发部位分别是头颈部、泌尿生殖道和腹膜后、四肢。较年轻的患者通常发病部位在头颈部，而成年人好发在躯干和四肢。

【临床特点】

发于青少年及儿童（占 50%），男性发病率明显高于女性。临床表现为进行性增大的腹部包块，质硬无明显压痛，活动度差，可有腹痛，肿瘤可转移。

【影像学表现】

1. CT 表现 CT 平扫上多表现为类圆形或椭圆形，边缘可见浅分叶，等、低密度或混杂密度肿块，病灶一般境界欠清晰，部分包膜完整境界清，病灶内未见明显钙化及脂肪组织，少数可见坏死及出血，增强后为轻中度不均匀强化，周边强化较明显；动脉期病灶内可见较多增粗，扭曲的供血动脉影，延迟期斑片状持续性强化，范围扩大，囊变坏死区不强化；对周围组织呈浸润性生长，易推移和侵犯周边肠管、膀胱、直肠等组织结构，可见区域淋巴结及肺等远处器官转移（图 5-5-24）。

2. MRI 表现 肿块 T$_1$WI 多为均匀等信号，T$_2$WI 为高信号，部分病灶伴有出血、坏死、囊变而呈混杂信号，钙化较为少见。病灶与周围组织关系密切，边界不清，常出现血管包绕；增强扫描多呈中等程度不均匀强化（图 5-5-25）。

【诊断要点】

RMS 的影像表现虽然缺乏明确的特征性，但以下表现有助于临床作出正确诊断：①肿瘤体积相对较大；②与周围肌肉组织分界均不清楚；③增强扫描病灶较多表现为以周边强化明显，病灶内可见肿瘤血管，囊变坏死区不强化；④瘤体常侵犯邻近组织，骨质破坏的程度较轻，呈局部骨质溶骨性破坏。

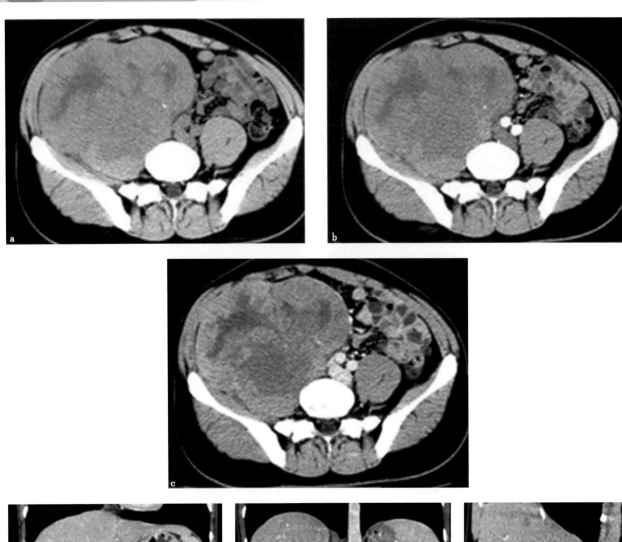

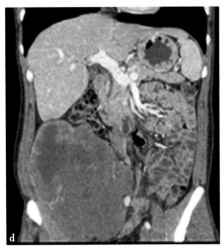 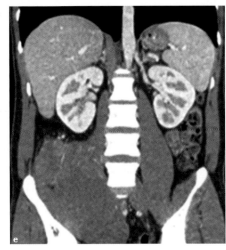 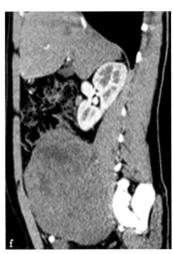

图 5-5-24　腹膜后横纹肌肉瘤

a. CT 平扫见右侧腰大肌前方见巨大肿块影，呈不均匀低密度影，与右侧腰大肌分界不清；b、c. 增强扫描动脉期静脉期病灶呈轻度不均匀强化；d～f. 冠状位及矢状位重建显示病灶与右侧腰大肌关系密切，分界不清

【鉴别诊断】

1. **平滑肌肉瘤**　较易发生坏死及囊变，其内可见斑片状水样低密度坏死区，病灶更易侵犯周边血管，而增强扫描其病灶多呈渐进性强化，延迟期强化较明显。

2. **脂肪肉瘤**　瘤体内可见有脂肪密度成分，部分分化较差的病灶内部脂肪成分少时难以鉴别，但更易侵犯邻近骨骼，骨质破坏程度相对更明显。

3. **纤维肉瘤**　平扫时密度低于或接近邻近肌肉密度，也可见坏死、囊变及出血，部分肿瘤内可见斑点状钙化影，常伴邻近骨骼骨质破坏。

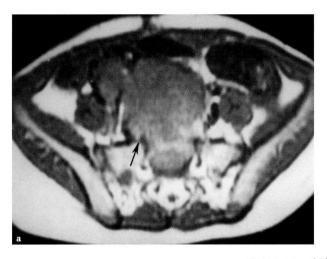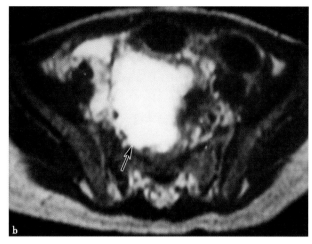

图 5-5-25　腹膜后横纹肌肉瘤
a. T_1WI 示肿瘤（箭头）呈稍高强度不规则肿块；b. T_2WI 示肿瘤（箭头）呈高信号

五、脉管组织肿瘤

【概述】

腹膜后脉管组织肿瘤常见的有：良性淋巴管瘤、血管瘤。

1. 腹膜后淋巴管瘤（retroperitoneal lymphangioma）　多起源于先天畸形的淋巴管，由异常增生的淋巴管形成，也可因手术、外伤、炎症等导致淋巴液流出受阻、淋巴管闭塞扩张而形成。属于良性疾病，但是生长具有侵袭性。常见 3 种类型：毛细管型、海绵状型、囊性淋巴管型，其中囊性淋巴管型好发于腹腔内或腹膜后。

2. 腹膜后血管瘤（retroperitoneal hemangioma）较少见，由畸形增生的血管和扩张的血窦构成。

【临床特点】

腹膜后脉管瘤瘤早期通常无症状，只有增长到一定程度并压迫邻近的血管、神经时，才会出现相应的症状或体征，通常表现为腹痛、腹胀或腹部包块等。

【影像学表现】

1. 囊性淋巴管瘤

（1）CT 表现：呈单房型或多房型，单房型呈类圆形或卵圆形，多房型则呈不规则分叶状，边界清晰，有沿腹膜后间隙蔓状延伸趋势；囊内容物多为浆液样液体，近水样密度，CT 值 3～20Hu。增强扫描囊液不强化，囊壁和分隔轻度强化（图 5-5-26）。当合并出血、感染时，密度偏高，囊壁和分隔明显增厚伴强化。

（2）MRI 表现：T_1WI 为均匀水样低信号，T_2WI 为明显高信号，其内可见细小等信号纤维间隔，增强扫描囊液无强化，囊内间隔及囊壁轻度延迟强化（图 5-5-27）。合并出血、感染 T_1WI 信号增高，囊壁增厚并强化。

2. 腹膜后血管瘤

（1）CT 表现：多为单发孤立性肿块，肿瘤较大，边界清楚，多呈圆形或类圆形。肿块较大时形态可有分叶，并压迫、推移周围组织结构；血管瘤内可见点状钙化（血管壁钙化及静脉石），肿块分隔和边缘也可见条带状钙化；较大的血管瘤中心易合并出血囊变、瘢痕和血栓形成等，瘤内常呈明显不均匀密度；增强扫描基本表现为两种方式，一类为类似肝脏海绵状血管瘤动脉期病灶边缘或中心结节状明显强化，门脉及延迟呈渐进性向心性填充（图 5-5-28）；另一类表现为病灶实性部分动脉期呈轻度强化，延迟期呈不均匀斑片状及结节状中度强化，强化幅度不高，病灶内低密度区无强化，可能与病灶的玻璃样变及血栓形成有关（图 5-5-29）。

（2）MRI 表现：肿块形态及增强特征与 CT 相似，但 T_2WI 及 DWI 肿块呈较明显的高信号，可见流空的异常血管（图 5-5-30）。

【诊断及鉴别诊断】

囊性淋巴管瘤应与腹膜后各类囊肿鉴别，确诊依靠病理检查。形态学有一定特点，有沿腹膜后间隙蔓延生长的趋势；典型的腹膜后血管瘤有类似肝脏海绵状血管瘤渐进性向心性填充，瘤内圆点状或条状钙化灶，不难诊断。不典型血管瘤与纤维组织细胞来源肿瘤鉴别困难。

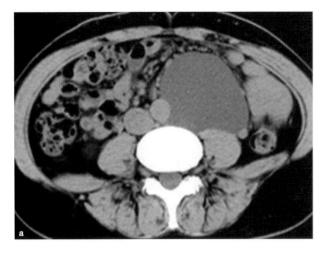

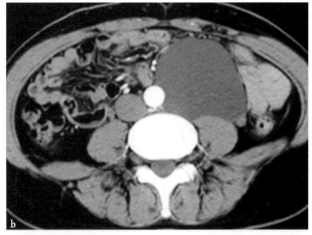

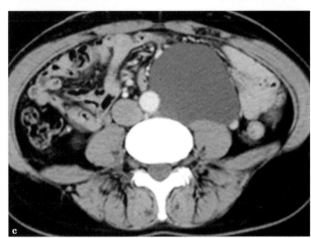

图 5-5-26　腹膜后囊性淋巴管瘤

a. CT 平扫示左侧腰大肌前方见水样低密度影，沿血管后间隙延伸，b、c. 增强扫描动脉期静脉期病灶未见强化

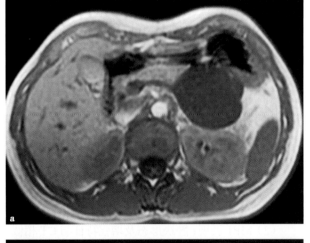

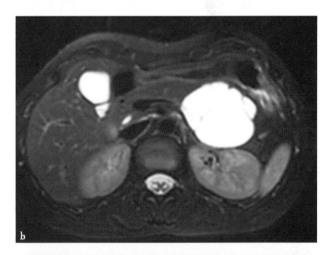

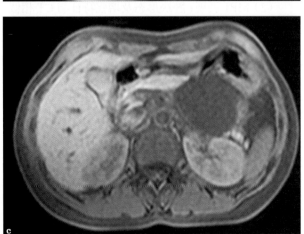

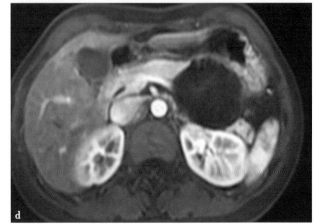

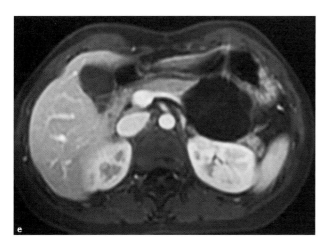
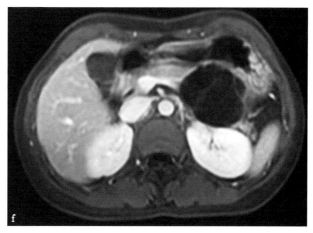

图 5-5-27　腹膜后囊性淋巴管瘤

a. MRI T₁WI 示左肾前方类圆形低信号团块影,边缘浅分叶;b. T₂WI 呈均匀高信号;c. LAVA T₁WI 平扫呈均匀低信号;
d～f. 增强三期扫描病灶囊性部分未见明显强化,囊壁及囊内分隔轻度延迟强化

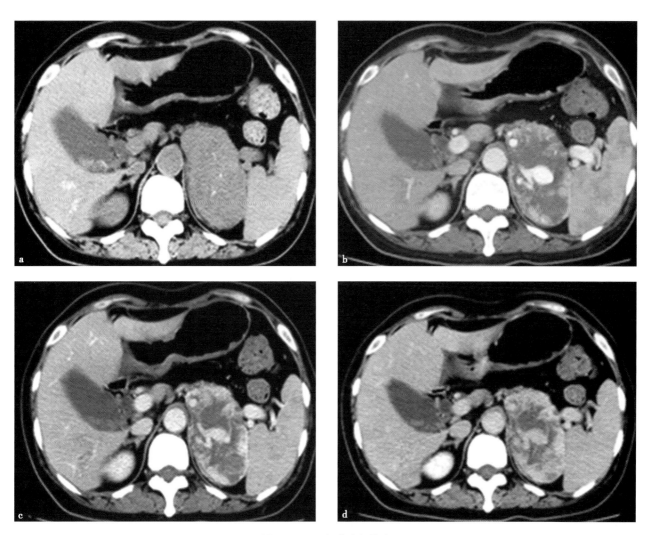

图 5-5-28　腹膜后血管瘤

a. 左肾上腺区卵圆形团块影,CT 平扫呈不均匀等密度,内见点状钙化;b. 增强扫描动脉期病灶边缘不均匀斑片状强化;
c～d. 静脉期及延迟期强化范围增大

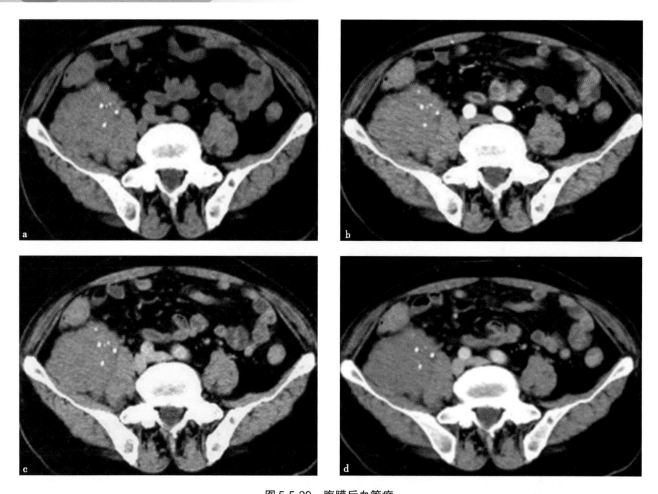

图 5-5-29 腹膜后血管瘤

a. CT 平扫右侧腰大肌旁见不规则软组织团块影,整体与肌肉呈等密度,中心散在点状钙化,与右侧腰大肌分界不清;
b~d. 增强扫描三期示病灶均匀轻度强化

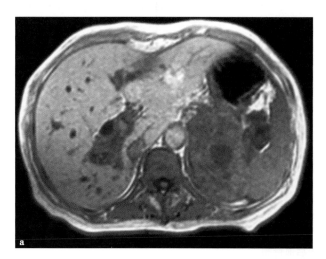
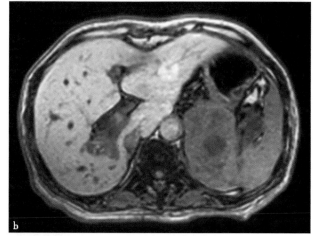

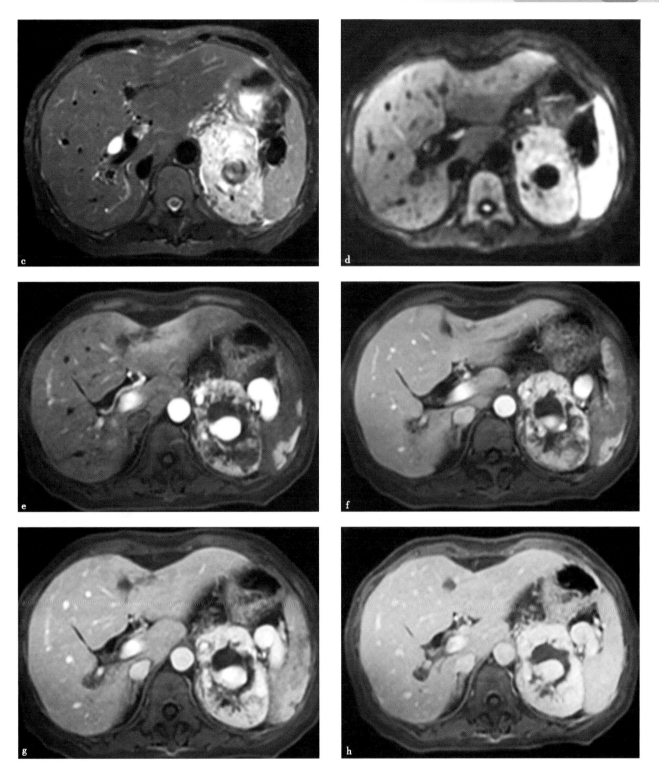

图 5-5-30　腹膜后血管瘤

a～b. 双回波序列显示左肾上腺区异常信号团块影，整体呈等低混杂信号，未见脂肪信号；c. T₂WI 以高信号为主，中心见类圆形低信号影；d. DWI 病灶呈明显高信号，中央见类圆形低信号影；e～f. 增强扫描动脉期病灶边缘斑点状明显强化；g～h. 静脉期及平衡期强化范围增大，中心低信号区延迟强化；病灶中心及其周围可见囊状等腹主动脉强化影

六、其他间叶组织肿瘤

【概述】

其他间叶组织肿瘤包括间叶瘤（由两种或更多间叶组织构成），其中包括良性间叶瘤（如脂肪平滑肌血管瘤、软骨黏液血管瘤等）、恶性间叶瘤（包括各种间叶组织肉瘤的各种混合成分）、黏液瘤、脊索瘤等。临床最常见为脊索瘤（chordoma）。

【临床特点】

腰骶部脊索瘤占全部脊索瘤的 50%，多见于男性成人，临床表现为盆内包块，压迫直肠或膀胱出现相应症状。

【影像学表现】

1. **X线表现** 平片见骶骨中心性溶骨破坏，钡灌肠检查见骶前肿块压迫直肠前移。

2. **CT表现** 平扫盆腔内见骶骨破坏，骶前部肌密度肿块，边界清，压迫周围组织移位（图5-5-31）；CT增强见肿瘤不均匀中等强化。

3. **MRI表现** T_1WI病变呈偏低、中等或不均高信号强度，T_2WI病变一般信号强度均匀增高，部分可见低信号强度斑条（图5-5-32）。

【诊断及鉴别诊断】

骶骨中心性溶骨破坏、骶前软组织密度肿块应考虑本病的诊断，鉴别诊断包括骶骨巨细胞瘤、动脉瘤样骨囊肿、浆细胞骨髓瘤、骶骨神经源肿瘤等。

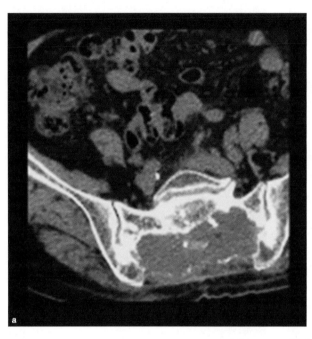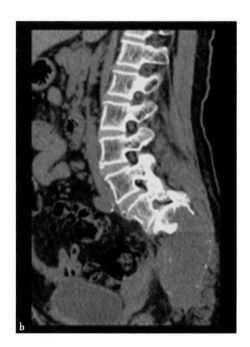

图5-5-31 脊索瘤

a、b. CT 见骶骨破坏，巨大软组织占位

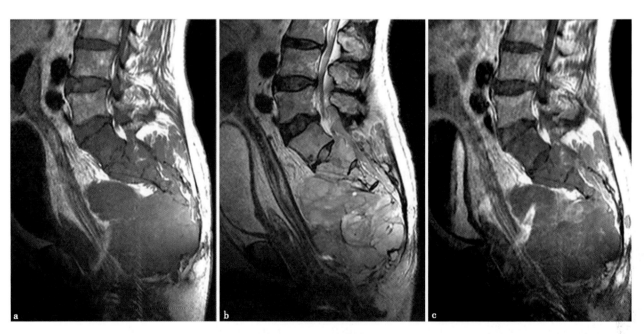

图5-5-32 脊索瘤

a. T_1WI 示骶骨、骶前可见团块状等信号影；b. T_2WI 病灶呈高信号，内可见条状低信号影；c. 增强扫描可见中度强化

第三节　尿生殖源肿瘤

尿生殖源肿瘤的发生与尿生殖源性囊肿一样，系由胚胎发育早期的中肾管、中肾小管残余发生中肾瘤和由米勒管发生恶性混合性米勒瘤。

一、中肾瘤

【概述】

中肾瘤（mesonephroma）少见，男女均可发生，但多见于女性。多见于腹膜后肾前下方附近，可形成巨大肿块，压迫肾移位，但较少侵犯肾实质。呈分叶或结节状，直径 10～40cm，有包膜，常见出血灶和坏死灶。临床表现为腹部包块、疼痛消瘦，肿瘤可转移到肺或肝脏。

【影像学表现】

1. X 线表现　腹膜后肿块，泌尿系造影见肾被推压移位。

2. CT 表现　平扫见肾旁不规则肌肉密度肿块，压迫肾移位（图 5-5-33），CT 增强见病变不均匀强化。

【诊断与鉴别诊断】

位于肾周围的肿块压迫肾移位而肾不受侵犯者应考虑本病的诊断。鉴别诊断包括肾周的腹膜后其他肿瘤，如分化差的脂肪肉瘤、副节瘤、恶性神经鞘瘤等。

二、恶性混合性米勒瘤

【概述】

恶性混合性米勒瘤（malignant mixed Müllerian tumor）来源于米勒管残余，可由体腔上皮化生或体腔下间叶发生，也可由米勒管囊肿恶变而来。罕见，多见于女性，偶见于男性，多见于肾脏下方，也见于骨盆间隙及大网膜等处。病理上可呈多囊结构，壁可钙化，并见壁结节，也可呈实体瘤，组织学上呈癌肉瘤结构。临床表现为腹或盆部包块、疼痛及肿瘤压迫症状，可转移到肝脏、肺及淋巴结。

【影像学表现】

1. X 线表现　胃肠及泌尿系造影可见肿瘤压迫征象。

2. CT 表现　平扫见肿瘤呈单囊、多囊或实体肌密度肿块，病变可见条片状钙化，CT 增强见囊壁结节强化或实体不均匀强化。

【诊断与鉴别诊断】

肾脏下方多囊性肿块应考虑为本病诊断，实体

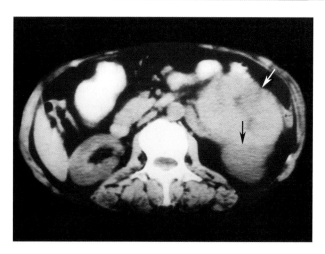

图 5-5-33　中肾瘤
CT 平扫示左肾前分叶肿瘤（白箭头），内部坏死呈低密度区，压迫左肾变形（黑箭头）

性者诊断困难。鉴别诊断包括中肾瘤、嗜铬细胞瘤、恶性神经鞘瘤、转移瘤等。

第四节　神经源肿瘤

腹膜后神经源肿瘤（retroperitoneal neurogenic tumour）常见，占腹膜后原发肿瘤的第二位，根据来源可以分为：神经鞘膜来源肿瘤（神经纤维瘤、神经鞘瘤、恶性神经鞘瘤）、交感神经节细胞来源肿瘤（节细胞神经瘤、神经母细胞瘤、神经节神经母细胞瘤）、副神经节细胞来源肿瘤（良性副节瘤、恶性副节瘤）。主要沿脊柱旁区域的交感神经节分布，或起源于肾上腺髓质以外含嗜铬体的结构，由于胚胎组织的迷走，肿瘤还可以发生于腹膜后脏器内，但发生率极低。

一、神经鞘源肿瘤

【概述】

神经鞘源肿瘤起源于神经组织的施万细胞，可分为以下几种：①神经鞘瘤（neurilemmoma），较常见，约占腹膜后原发肿瘤的 15%，大者直径可达 10～20cm，球形或卵圆形，有包膜，可囊变；肉眼观多呈圆形或分叶状，界限清楚，良性者包膜完整；切面灰白色或灰黄色可见漩涡状结构，有时可出血、囊变。显微镜下神经鞘瘤可见两种组织结构：一为束状型（Antoni A 型），细胞呈梭形，细胞界限不清，核呈梭形或卵圆形相互紧密平行排列呈栅栏状或不安全漩涡状，称为 Verocay 小体；另一类型为网状型（Antoni

B 型），细胞稀少，排列呈稀疏的网状结构，细胞间有较多液体，常有小囊腔。以上两种结构往往存在同一肿瘤中；②神经纤维瘤（neurofibroma），较神经鞘瘤少见，约占腹膜后原发肿瘤的 6.5%，肿瘤无明确纤维包膜，质密实；边界清楚，无包膜，切面灰白，质实；可见漩涡状纤维，很少发生出血、囊变。显微镜下神经纤维瘤由增生的神经膜细胞和成纤维细胞构成，交织排列，分散在神经纤维间，伴大量网状纤维和胶质纤维及疏松的黏液；③恶性神经鞘瘤（malignant neurilemmoma），很少见，约占腹膜后原发肿瘤的 2.5%，大小不一，界清，有不完整包膜，可出血囊变；④神经纤维瘤病（neurofibromatosis），少见，为腹膜后多发神经纤维瘤和神经鞘瘤。

【临床特点】

腹膜后神经鞘源肿瘤呈良性时多见于青、中年人，恶性者年龄偏大。临床上患者可出现腹痛、腹部包块等症状，恶性肿瘤发生局部侵犯可出现相应症状；神经纤维瘤常常可见体内多处病变，包括胸部、盆腔、骶前及椎管内等部位均可发现肿块影，此时称为神经纤维瘤病；恶性神经鞘瘤多为恶性度很高的梭形细胞肉瘤，境界不清，多有邻近组织结构的浸润或远处转移，切除后极易复发。

【影像学表现】

神经源性肿瘤好发于脊柱旁，沿脊柱两侧腹膜后间隙呈丛状生长，与邻近肌肉关系密切，神经纤维瘤和神经鞘瘤常与神经相连，导致椎间可扩大。不同来源的神经源性肿瘤影像特点不同。

1. 神经纤维瘤

（1）CT 表现：呈分叶或不规则形肿块，无包膜，界清。平扫示接近肌肉密度，密度均匀一致，造影增强后中度、显著强化（图 5-5-34）。

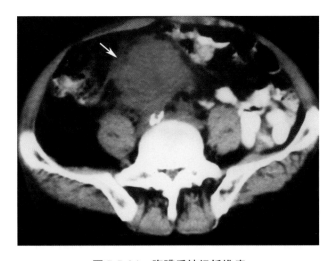

图 5-5-34 腹膜后神经纤维瘤
CT 平扫见肿瘤（箭头）呈稍低密度，边界不清

（2）MRI 表现：肿块 T_1WI 为等或略低于肌肉信号，T_2WI 信号增高不明显，造影增强均匀中度强化。

2. 神经鞘瘤

（1）CT 表现：肿瘤位于椎旁，相应椎间孔增宽，肿块伸入其中与神经相连（图 5-5-35）。呈圆形或椭圆形，界清。内可见两种不同密度实体成分即细胞致密区（Antoni A 区）和细胞稀疏区（Antoni B 区）（图 5-5-36）。平扫常可见囊变所致低密度区（囊变是神经鞘瘤较特征的改变）及小斑片高密度钙化（图 5-5-37，图 5-5-38）。造影后呈不均匀强化，细胞致密区（Antoni A 区）显著延迟强化，细胞稀疏区（Antoni B 区）强化不明显，囊变区不强化（图 5-5-39）。

（2）MRI 表现：肿块 T_1WI 呈不均匀等低混杂信号；T_2WI 实质部分为高信号（细胞致密区信号较稀疏区高）、囊变区为明显高信号，其间有低信号条片影（结缔组织及钙化灶）；DWI 肿瘤实性部分扩散受

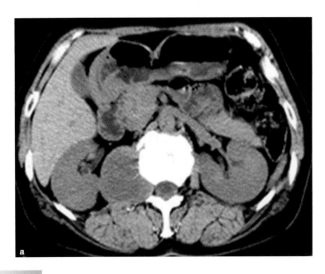

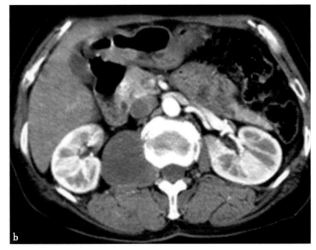

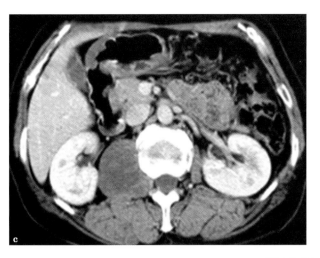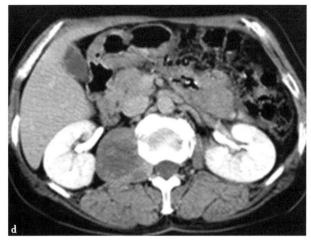

图 5-5-35 神经鞘瘤

a. CT 平扫示腰椎右侧一等低密度肿块,边界清楚,内缘楔形伸入椎间孔;b. 增强扫描动脉期病灶强化不明显;c、d. 增强扫描静脉期及平衡期见肿块轻度延迟强化

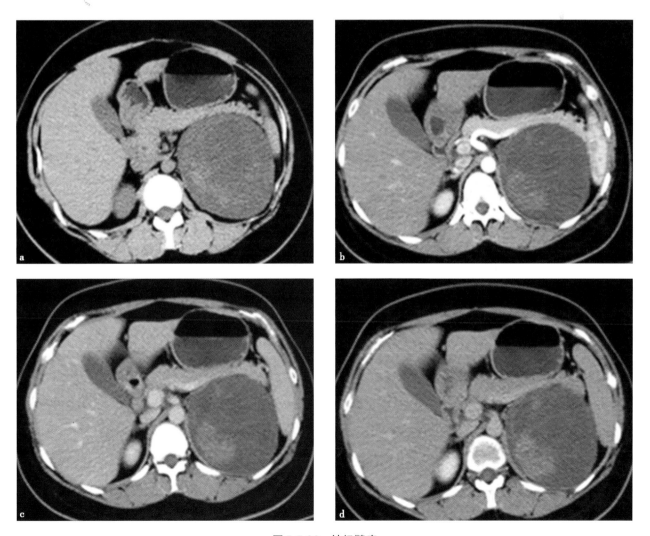

图 5-5-36 神经鞘瘤

a. CT 平扫示脊柱左侧胰腺后方边界清楚球形肿块,其内密度不均,整体呈稍低密度,内后方见斑片状等密度影;b~d. 增强扫描动脉期静脉期及平衡期稍低密度区未见明显强化,等密度区可见轻度延迟强化

限，呈高信号，中心囊变区为低信号（图 5-5-40）；造影后实性部分呈较明显延迟强化，细胞致密区强化程度较稀疏区高（图 5-5-41），囊变区不强化。

3. 恶性神经鞘瘤

（1）CT 表现：肿块不与神经相连，呈不规则分叶状肿块，可多发，边界不清。常见钙化、坏死囊变，

造影增强不均匀明显强化（坏死囊变区无强化）。肿瘤常侵犯周围组织（图 5-5-42）。

（2）MRI 表现：肿块呈分叶状、边界不清，侵犯周围组织。肿块信号更加不均匀，实性成分强化明显，周围受累组织异常强化。

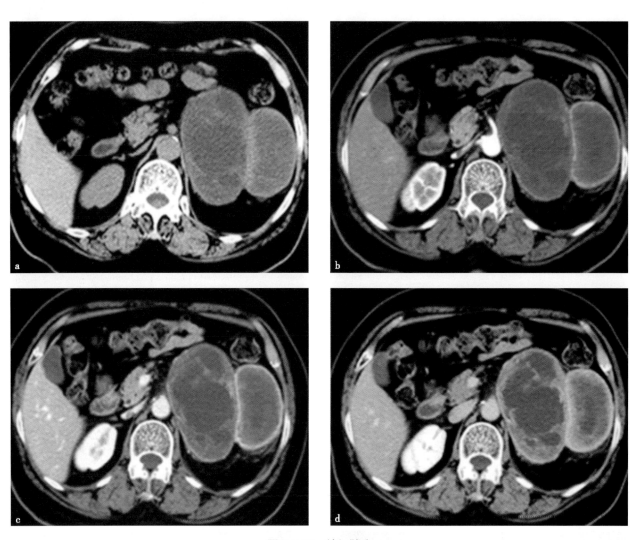

图 5-5-37 神经鞘瘤

a. 左侧腹膜后见两个相贴卵圆形软组织肿块影，边界清楚，其内密度不均，呈囊实混杂低等密度影；b～d. 增强扫描三期囊变区未见强化，实性区延迟强化，并伴有环形强化假包膜

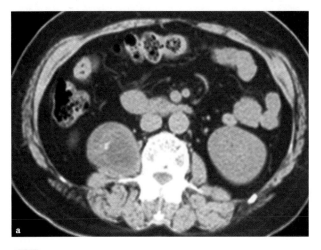

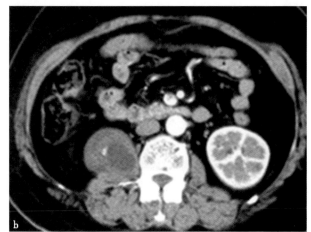

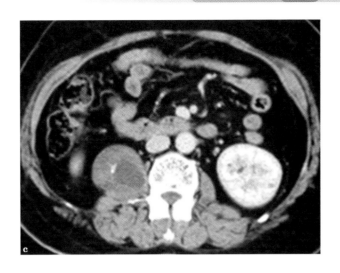

图 5-5-38　腹膜后神经鞘瘤
a. CT 平扫示右侧腹膜后腰大肌前方肿块,呈卵圆形等稍低密度肿块,边界清楚,其内见点状钙化;b、c. 增强扫描动脉期及静脉期病灶实性部分轻度强化,囊变区强化不明显

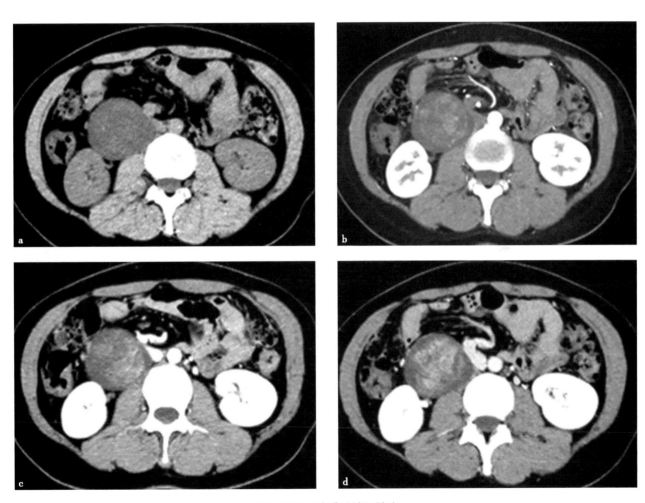

图 5-5-39　腹膜后神经鞘瘤
a. CT 平扫示右侧腰大肌前方腹膜后见一类圆形等低密度肿块,边界清楚,下腔静脉略受推挤向内前方移位;b~d. 增强扫描动脉期静脉期及平衡期病灶中央见明显延迟强化斑片影,周边强化不明显

4. 神经纤维瘤病

（1）CT 表现：肿块沿脊柱两侧腹膜后间隙呈丛状生长,与邻近肌肉关系密切,具有完整包膜,界限清晰。CT 密度较肌肉低,均匀一致。造影增强后,其内可见点条状强化影（图 5-5-43,图 5-5-44）。

（2）MRI 表现：病变广泛,可累及一侧腹膜后,T_1WI 呈稍低信号、T_2WI 呈稍高信号,但少数肿瘤可因合并液化、坏死及囊变,亦可导致信号不均匀;MRI 增强显示瘤体常有两种强化表现:即均匀和不均匀环状强化。

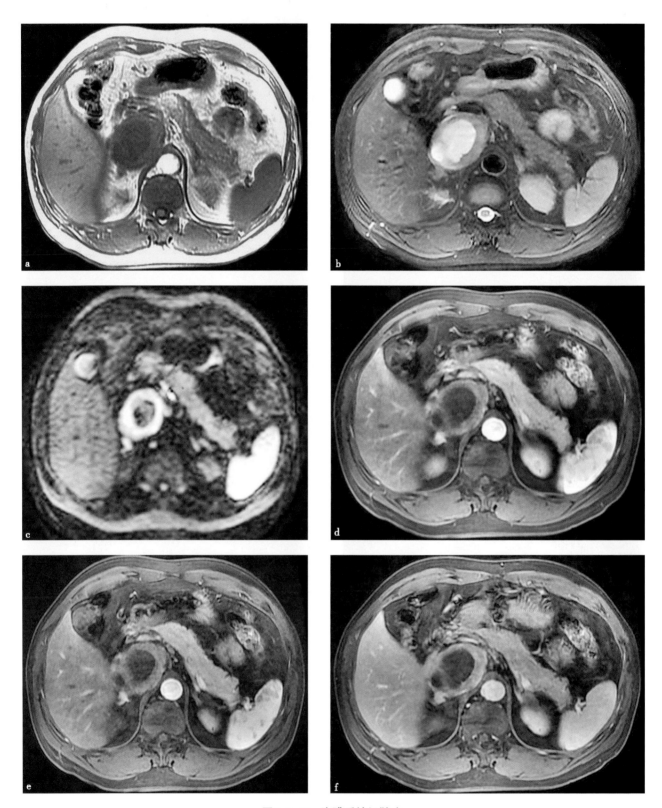

图 5-5-40　腹膜后神经鞘瘤

a. 右肾上腺区见卵圆形混杂信号肿块影，中心 T_1WI 呈低信号，周围呈环形等信号；b. T_2WI 病灶中心呈明显高信号，周围呈环形等信号；c. DWI 病灶周边呈明显高信号，中央呈低信号；d~f. 增强扫描三期病灶中心囊变区未见强化，周围实性环呈延迟强化

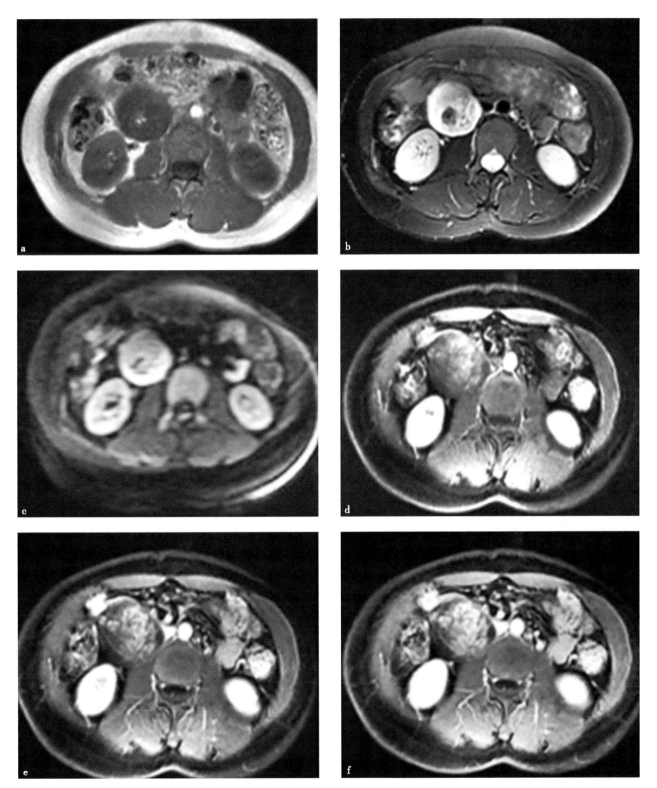

图 5-5-41　腹膜后神经鞘瘤

a. 右侧腰大肌前方腹膜后见一球形异常信号团块影，T₁WI 病灶整体呈等稍低信号，中央见斑点状高信号；b、c. T₂WI 及 DWI 显示病灶整体呈明显高信号，中央见斑点状低信号；d～f. 增强扫描三期病灶内见明显延迟强化小斑片影，强化范围增大

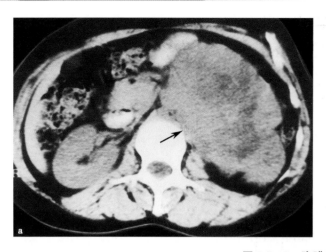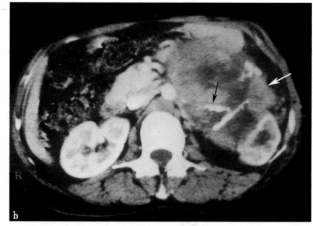

图 5-5-42 腹膜后恶性神经鞘瘤

a. CT 平扫见肿瘤为不均匀等密度肿块（箭头）；b. CT 增强见肿瘤（白箭头）不均匀强化，内见增粗肿瘤血管（小黑箭头），压迫肾移位

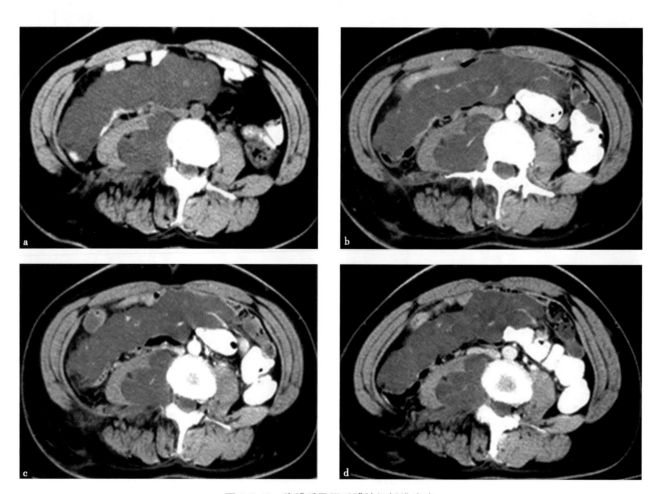

图 5-5-43 腹膜后及肠系膜神经纤维瘤病

a. CT 平扫肠系膜根部及右侧腰大肌内侧脊柱旁见条形低密度肿物，边界清楚，其内见点状稍高密度影；b. 增强扫描动脉期病灶内见线条样强化；c、d. 静脉期及延迟期其内线条样强化范围略增大

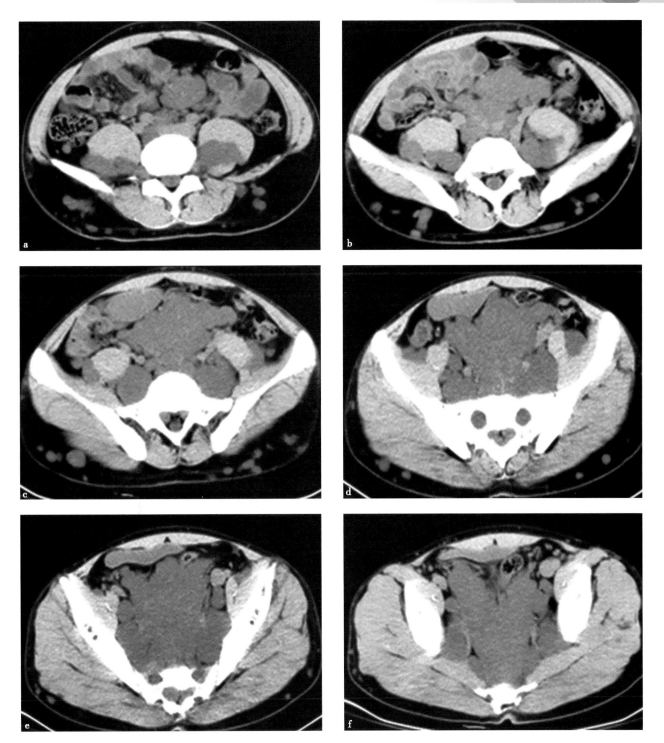

图 5-5-44 腹膜后及肠系膜神经纤维瘤病
a～f. CT 增强扫描延迟期显示肠系膜根部、腹膜后、腰大肌后方、骶尾骨前方见多发串珠样轻度强化结节影,双侧臀部皮下脂肪内见多个等密度结节影

【诊断要点】

位于脊柱旁的肿块、境界不甚清、呈结节状者,应首先考虑神经纤维瘤,若病灶内有明显囊变者应考虑神经鞘瘤的可能,如果病变呈分叶状且有明显囊变,应考虑恶性神经鞘瘤的诊断,造影增强显示恶性者实性成分强化明显。最后确诊依据病理检查。

【鉴别诊断】

鉴别诊断包括发生于脊柱旁的各类肿瘤,如交感神经源肿瘤、转移瘤等。交感神经源肿瘤常位于脊柱旁,节细胞神经瘤典型表现为均匀低密度,造影增强后无明显强化。转移瘤常见双侧,肿块较大、不规则,密度不均,造影增强后不均匀强化。

二、交感神经源肿瘤

【概述】

交感神经节细胞肿瘤是一类起源于神经脊细胞的不同分化程度的肿瘤，好发于脊柱旁交感神经节及肾上腺髓质，根据神经母细胞在肿瘤中所占的比例分为节细胞神经瘤（ganglioneuroma）、神经节神经母细胞瘤、神经母细胞瘤（neuroblastoma），是一组不同分化程度的肿瘤。节细胞神经瘤属于良性肿瘤，神经母细胞瘤属于高度恶性肿瘤，而神经节神经母细胞瘤是在神经母细胞瘤分化中出现节细胞分化，是介于两者之间的低度恶性肿瘤。神经母细胞瘤及神经节神经母细胞瘤可以分化成熟转变为神经节细胞瘤。

交感神经源肿瘤起源于脊柱旁交感神经节，可跨中线生长，分以下几种：①节细胞神经瘤，少见，可为发生于肾前面、肾蒂上、输尿管旁、下腔静脉及腹主动脉前、腰椎旁的有包膜结节，内可出血囊变，可有钙化；②神经母细胞瘤，发生于交感神经系统，故又称交感神经母细胞瘤，常见于肾上腺髓质和交感神经链。文献报告本病 1/3 发生于一侧肾上腺，1/3 发生于腹盆的交感神经链，1/3 发生于颈胸交感神经链或内脏小交感神经节。本病多见于儿童，4 岁以下约占 70%。因肿瘤生长快、转移快、病程短，一般持续 3～6 个月。肿瘤大小不一，文献报告，其直径在 3～180mm 不等，一般较大。大部分无包膜，向邻近器官组织浸润，发生于右侧肾上腺者侵入肝脏致肝肿大，称之为 Pepper 综合征；发生于左侧肾上腺者常经血道转移至骨髓，以颅底眼眶为常见，称之为 Hutchinson 综合征。肿瘤质软，切面见纤维小梁间有出血、坏死、囊变及钙化。

【影像学表现】

节细胞神经瘤超声检查回声较均匀，呈等、稍高回声；神经母细胞瘤肿瘤瘤体较大，呈圆形或分叶状，边界清晰，内部回声不均匀。呈非均匀性中到低回声，在低回声中间有高回声斑伴声影。不同交感神经源肿瘤的 CT、MRI 表现不同：神经节神经母细胞瘤，与神经母细胞瘤除恶性程度不同外，影像表现大致相同。

1. 节细胞神经瘤

（1）CT 表现：肿瘤多位于肾上腺区，质地软，呈匍匐性生长为其特征，多爬行生长或沿器官呈嵌入式生长，界清，密度均匀，密度低于肾，易形成伪足样改变，若邻近大血管，表现为部分包绕，血管形态正常。CT 平扫肿瘤实体密度最低，且多较均匀。强化程度弱，囊变、坏死、出血罕见，可有钙化。增强扫描动脉期几乎无强化或仅轻度强化，静脉期病灶内可见条片状或结节状强化，与肿瘤内含有较多纤维和黏液基质，导致造影剂弥散减慢所致（图 5-5-45）。

（2）MRI 表现：T_1WI 呈稍低或等信号，囊变、坏死、出血罕见，可有钙化，T_2WI 实质呈均匀稍高信号，囊变、坏死、出血罕见，可有低信号钙化，多为高信号，增强扫描肿瘤强化方式不一，以轻或中度渐进性较均匀强化为主，部分仅表现包膜及分隔样强化或斑驳样延迟强化（图 5-5-46）。

2. 神经母细胞瘤

（1）CT 表现：好发于儿童，病灶体积一般较大，呈分叶状，形态不规则。邻近的脏器、血管受推挤，可部分包绕。病灶边缘钙化为较特异征象，瘤内常伴出血、坏死及囊变，CT 平扫密度不均，造影增强不均匀强化。

（2）MRI 表现：神经母细胞瘤径较大，可跨中线

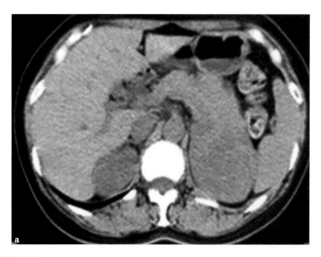

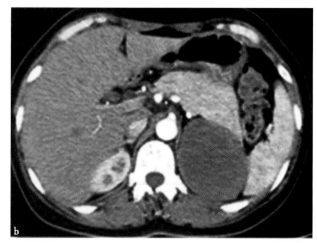

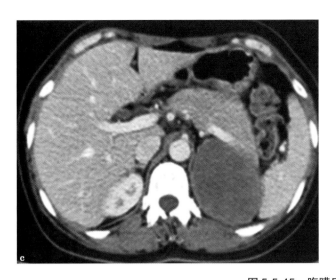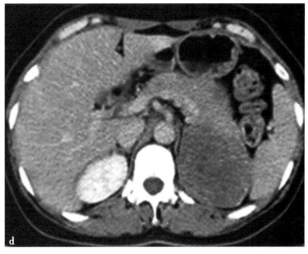

图5-5-45 腹膜后节细胞神经瘤

a. CT平扫左侧肾上腺区卵圆形等密度肿块,边界清楚;b～d. 增强扫描动脉期、静脉期及延迟期病灶强化不明显

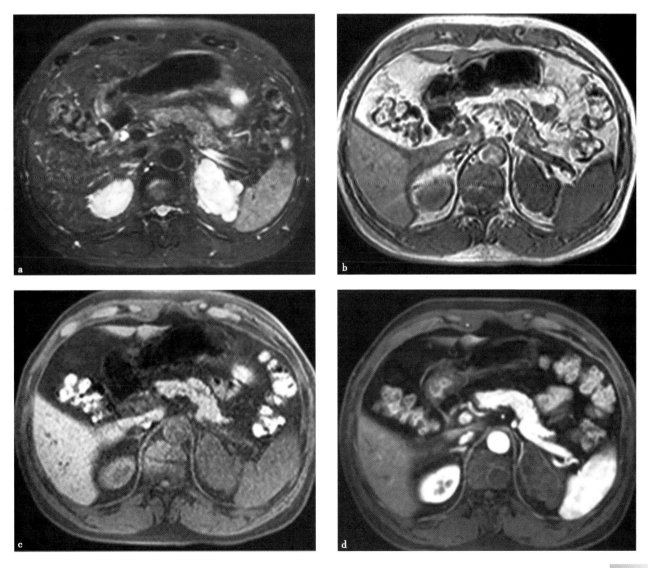

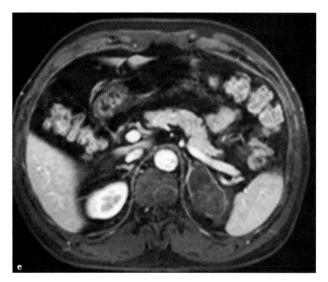 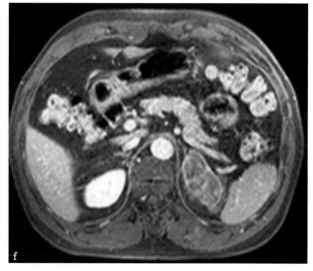

图 5-5-46　腹膜后肾上腺区节细胞神经瘤

a. MRI 平扫，T_2WI 示左肾上腺区见类卵圆形稍高信号肿块影，边缘分叶状，边界清楚；b. 不抑制脂肪 T_1WI 呈稍低信号；c. 抑脂 T_1WI 呈等信号；d. 增强扫描动脉期未见明显强化；e、f. 静脉期及延迟期病灶内见多个线样延迟强化分隔影，包膜延迟强化

生长，可包绕腹膜后血管信号混杂，实体部分呈等信号，出血可为高信号表现。钙化多为低信号表现，坏死囊变为稍低信号。T_2WI 信号混杂，囊变坏死为长高信号，其内神经纤维的含量影响 T_2WI 信号，含神经纤维较多的肿瘤 T_2WI 信号略低，钙化 T_2WI 为低信号表现。增强扫描不均匀强化，实体部分中度强化，出血及坏死囊变区不强化。

【诊断要点】

节细胞神经瘤爬行生长特性（可有伪足）为诊断的根本，密度低且均匀，轻度强化；神经母细胞瘤多见于儿童，可完全包绕血管和腹膜后脏器并有钙化，囊变坏死，不均匀强化。

【鉴别诊断】

儿童腹膜后巨大囊实性肿块，主要鉴别神经母细胞瘤和肾母细胞瘤。肾母细胞瘤多位于肾内，形态多规则，边缘清楚，其内钙化少见，为来源于肾的肿瘤，肿瘤与肾交界面清晰，交界面侧缘残肾锐利。肾母细胞瘤一般不过中线，可见肾盂肾盏挤压、移位、扩张和变形，腹膜后和膈脚后淋巴结转移少见，多向对侧推移腹主动脉。

三、副节瘤

【概述】

副节瘤（paraganglioma）来源于外胚层细胞与神经管之间的神经脊，其中一些细胞演变为嗜铬细胞组织，其发生的肿瘤又可以分为嗜铬细胞瘤（含嗜铬体）和副神经节瘤（不含嗜铬体），但以嗜铬细胞瘤多见。嗜铬细胞瘤好发于肾上腺髓质，发生于肾上腺外的称为异位嗜铬细胞瘤。

【临床表现】

临床上根据有无分泌功能分为功能性和无功能性副节瘤。功能性可分泌儿茶酚胺，主要的功能活性物质为去甲肾上腺素，分泌过多引起阵发性或持续性高血压、心悸、多汗及胃肠道功能紊乱等儿茶酚胺综合征。常用血液中游离儿茶酚胺及其代谢产物如甲基去甲肾上腺素的浓度及尿中 VMA 的浓度检测肿瘤。无功能副节瘤多以腹部包块或影像学检查发现占位病变为主，也有瘤体自发破裂至腹腔大出血就诊的相关报道。本病的良恶性在病理学上不易鉴别，诊断依靠病变对周围组织的侵犯及转移确定。

【影像学表现】

1. **超声表现**　多为球形，良性者边界清晰，恶性者与周围组织结构模糊，囊变坏死为低回声表现，钙化为高回声伴声影。

2. **CT 表现**　副节瘤多为球形，良性者边界清楚，钙化、出血、坏死、囊变相对少见（图 5-5-47）；恶性副节瘤形态不规则，边界不清，周围脂肪间隙模糊，肿块实质密度不均，坏死、钙化和出血常见。肿块为典型富血供肿瘤，造影增强良性肿瘤呈动脉期较均匀明显强化，静脉期减低（图 5-5-48～图 5-5-50）。恶性者实性部分动脉期呈明显强化，且持续延迟强化。钙化、出血、坏死、囊变区无强化，瘤周及瘤内可见丰富迂曲的血管影（图 5-5-51）。

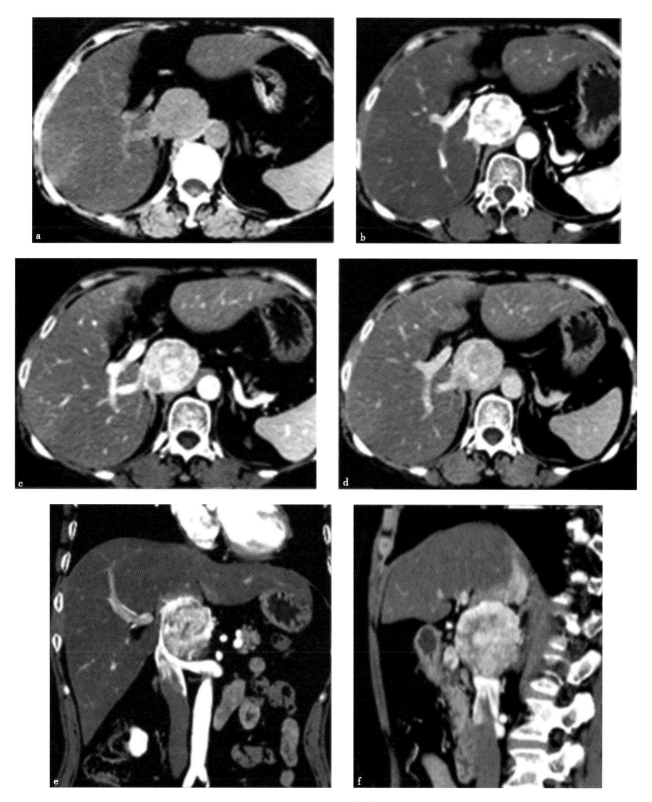

图 5-5-47　副节瘤

a. CT 平扫示下腔静脉前方见球形稍高密度肿物，边界清楚；b. 增强扫描动脉期病灶明显不均匀强化；c、d. 静脉期及平衡期强化不均匀退出；e、f. 增强扫描动脉期冠状位及矢状位显示病灶与门静脉及下腔静脉关系

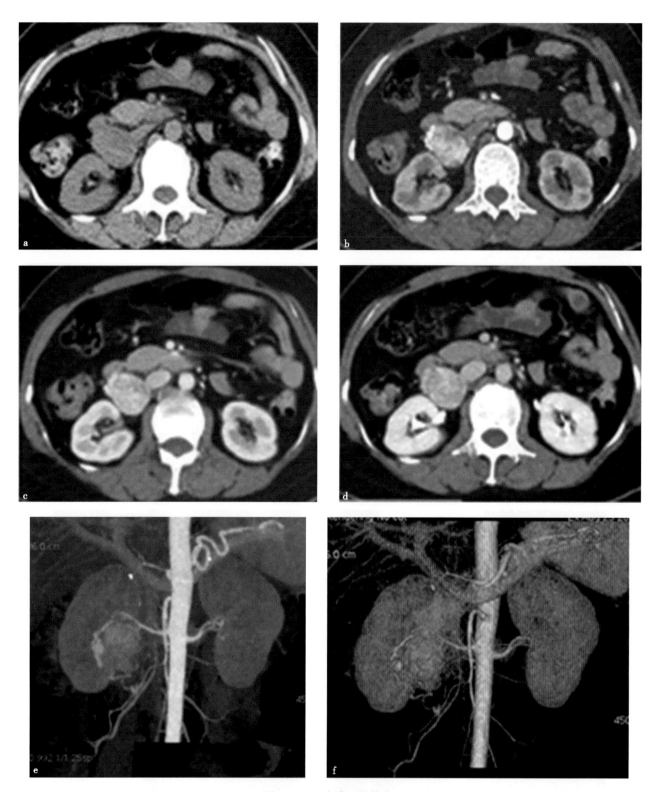

图 5-5-48 腹膜后副节瘤

a~f. CT 平扫右侧腹膜后右肾内前方见等密度卵圆形肿块影,边界清楚;增强扫描动脉期病灶明显不均匀强化;静脉期及平衡期病灶强化减低

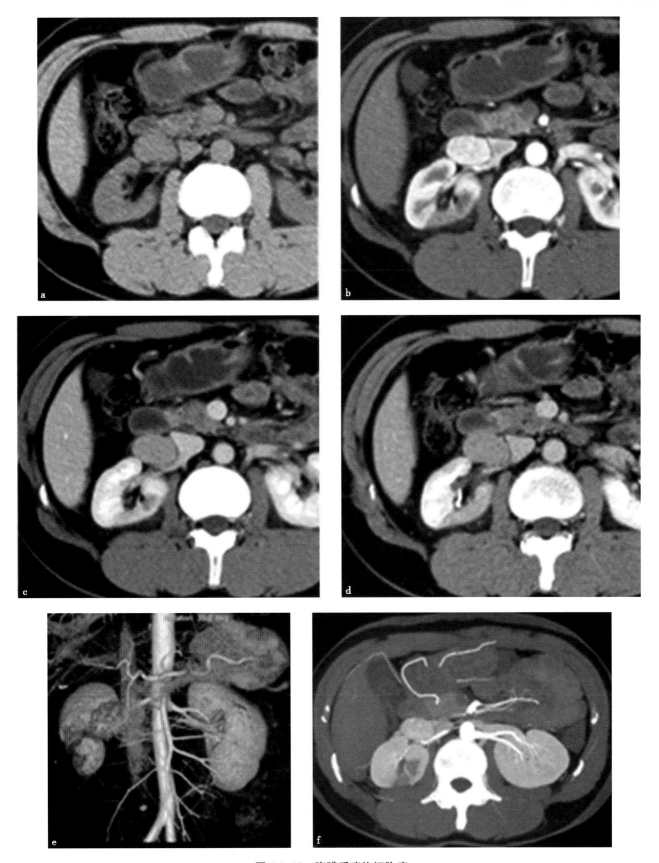

图 5-5-49　腹膜后嗜铬细胞瘤

a. CT 平扫右侧腹膜后下腔静脉右侧见等密度卵圆形肿块影，边界清楚；b. 增强扫描动脉期病灶明显不均匀强化；c、d. 静脉期及平衡期病灶强化退出呈均匀稍高密度；e. CTA VR 显示病灶与下腔静脉关系；f. 横断面 MIP 显示供血动脉

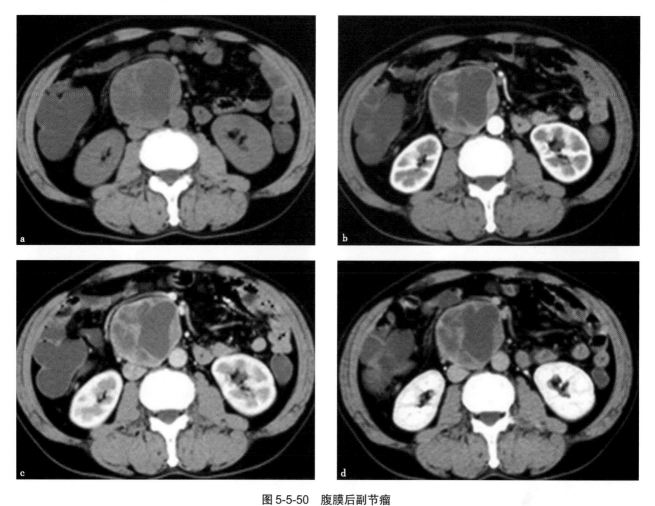

图 5-5-50　腹膜后副节瘤

a. CT 平扫示下腔静脉与腹主动脉之间见球形囊实混杂密度肿块影,边界清楚;b~d. 增强扫描动脉期病灶实性部分强化,囊性部分未见强化

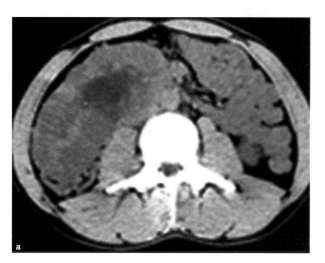
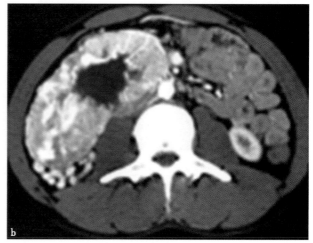

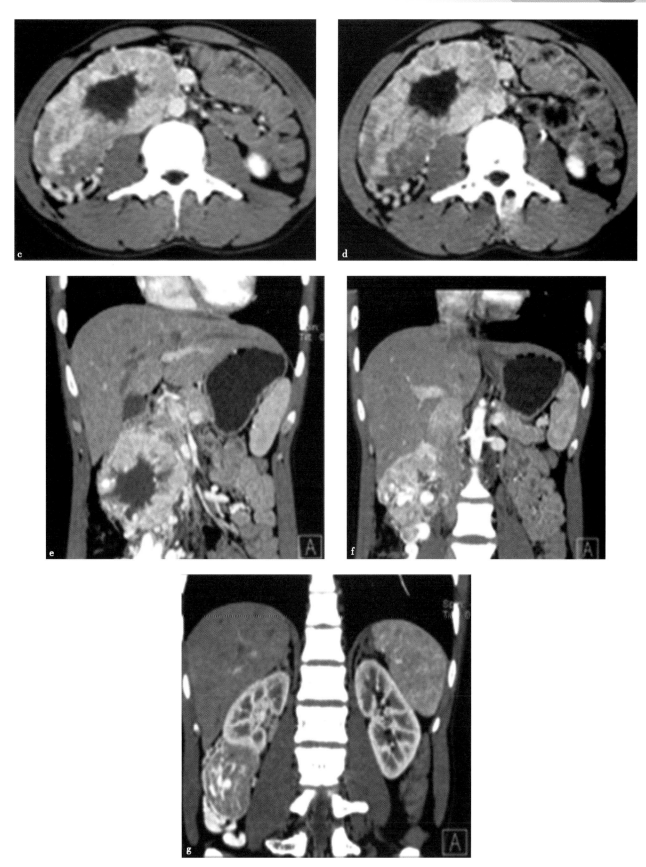

图 5-5-51　腹膜后恶性副节瘤

a. CT 平扫示右侧腹膜后肿块，实性部分略低于肌肉密度，中央见更低密度囊变区；b. 增强扫描动脉期病灶实性部分明显强化，囊变区不强化，病灶内及病灶周边见迂曲强化血管影；c、d. 静脉期及延迟期强化减退；e～g. 冠状位显示病灶与右肾关系，病灶下方见迂曲强化血管影

3. **MRI 表现** 良性副节瘤 T_1WI 大多为球形肿块，由于囊变坏死信号不均，实体部分呈稍低信号表现，周边包膜呈低信号表现，囊变坏死区为低信号。T_2WI 信号混杂，实体部分呈稍高信号表现，囊变坏死区呈高信号，钙化为低信号。DWI 肿瘤实性部分为较高信号。增强扫描，瘤体实体部分动脉期明显强化，静脉期持续强化，瘤内出血、坏死及囊性部分无强化（图 5-5-52，图 5-5-53）；恶性副节瘤一般较良性大，直径常大于 10cm，内部囊变显著，信号更加不均匀（图 5-5-54），见周围组织受累强化。MRI 强化扫描肿瘤有"胡椒盐面"征，即以不均匀强化为特征（图 5-5-52）。

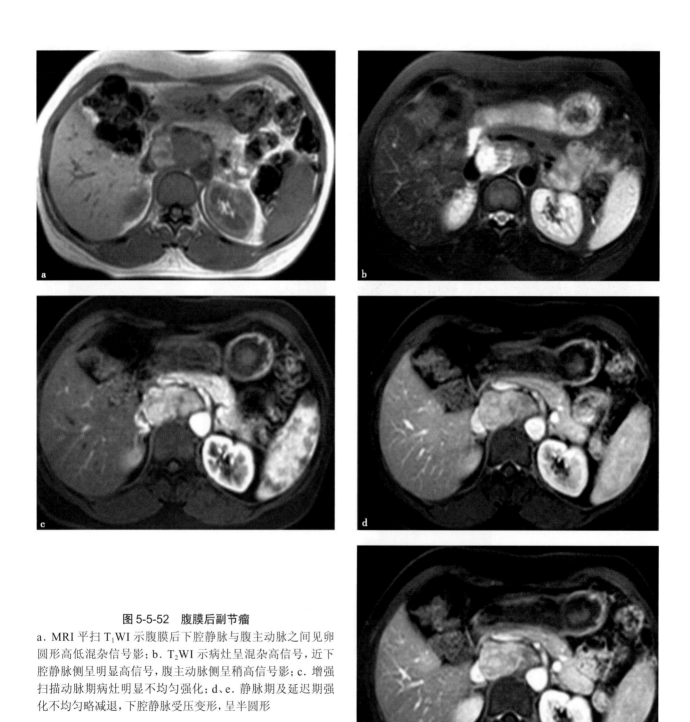

图 5-5-52 腹膜后副节瘤

a. MRI 平扫 T_1WI 示腹膜后下腔静脉与腹主动脉之间见卵圆形高低混杂信号影；b. T_2WI 示病灶呈混杂高信号，近下腔静脉侧呈明显高信号，腹主动脉侧呈稍高信号影；c. 增强扫描动脉期病灶明显不均匀强化；d、e. 静脉期及延迟期强化不均匀略减退，下腔静脉受压变形，呈半圆形

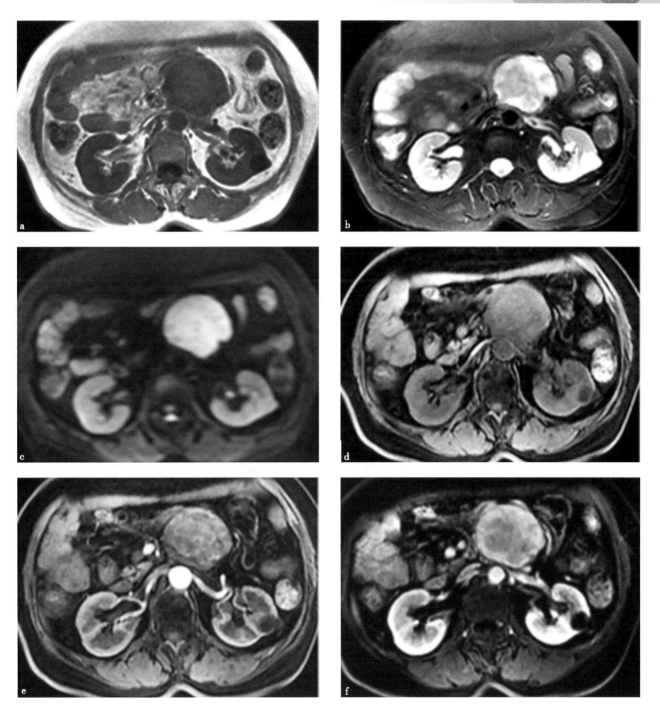

图 5-5-53　腹膜后副节瘤

a. MRI 平扫，T₁WI 见腹膜后腹主动脉前方见球形肿块影；b. T₂WI 呈高低混杂信号，边界清楚；c. DWI 呈明显高信号；d. 抑脂 T₁WI 呈等信号；e. 增强扫描动脉早期病灶不均匀轻度强化；f. 动脉晚期病灶明显不均匀强化，包膜强化

【诊断要点】

　　副节瘤一般形态规则，呈球形或圆形，是典型的富血供肿瘤，CT 及 MRI 增强扫描示肿瘤动脉期明显强化，且静脉期持续强化。实验室检查及临床症状具有特征性，有助于诊断。

【鉴别诊断】

　　需要与脊柱旁富血供的腹膜后巨大淋巴结增生症鉴别，巨大淋巴结增生症肿块密度/信号均匀，动脉期均匀明显强化。

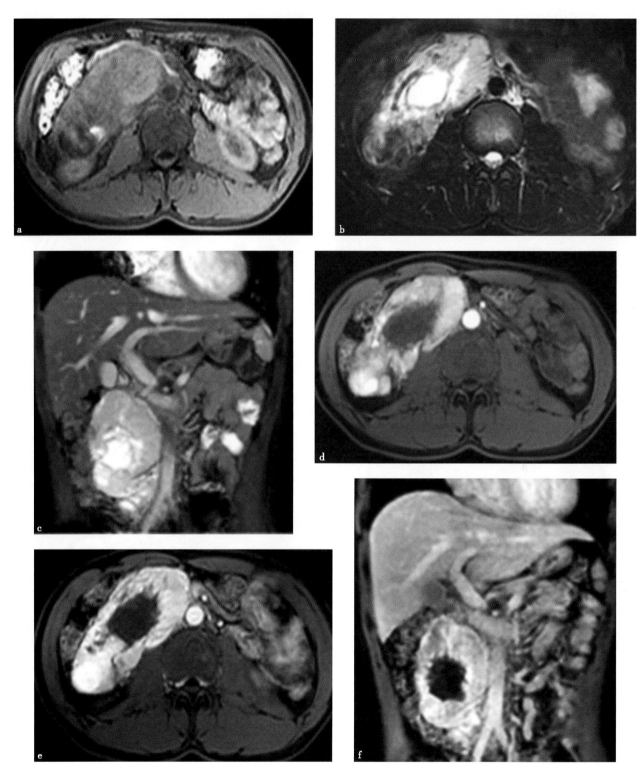

图 5-5-54　腹膜后恶性副节瘤

a. MRI T$_1$WI 示右侧腹膜后肿块，实性部分与肌肉信号相似，中央见稍低信号囊变区；b. T$_2$WI 肿块呈高信号，中央囊变区呈明显高信号；c. 冠状 T$_2$WI 显示病灶；d. 增强扫描动脉期实性部分不均匀强化；e. 静脉期肿块实性部分明显持续强化，中心囊变区不强化；f. 增强扫描静脉期冠状位显示病灶与下腔静脉关系

第五节　生殖细胞源肿瘤

【概述】

WHO（2017）内分泌器官肿瘤分类为生殖细胞肿瘤：生殖细胞瘤、卵黄囊瘤、胚胎性癌、绒毛膜癌、畸胎瘤。畸胎瘤包括：非特指型畸胎瘤、成熟性畸胎瘤、不成熟性畸胎瘤、畸胎瘤恶变、混合性生殖细胞肿瘤。

皮样囊肿和畸胎瘤为常见的生殖细胞源性肿瘤，由胚胎早期分离出来的全能性细胞的原始残余发展而来。早年的教科书分为皮样囊肿和畸胎瘤，最近研究者发现皮样囊肿病变并非完全为外胚层组织成分，含有中胚层和内胚层组织，主要为外胚层和中胚层组织，如皮肤及其附属器、脂肪、软骨、骨、平滑肌、淋巴组织等，内胚层的组织如胃肠、胰腺及柱状上皮等少见，故命名为良性畸胎瘤、良性囊性畸胎瘤、成熟性畸胎瘤等。而畸胎瘤一般指恶性者或称为恶性畸胎瘤，其并非为良性畸胎瘤恶变所致，而为由3个胚层的不成熟组织所构成的恶性生殖细胞瘤，其中以内胚层组织为主。

【临床特点】

畸胎瘤发病年龄为3个月～69岁，多见于婴儿、儿童，成人较少见。女性多发，女男比例为（3～8）:1。临床常以无症状肿块（70%）、腰痛（19%）及消化道或泌尿道梗阻（13%）就诊。肿瘤破裂发生大出血、休克等表现；恶变者可有全身非特异症状。病变多见于卵巢、腹膜后脊柱两侧、骶尾前、睾丸，左侧多于右侧，位于腹盆者也可见于胰腺、网膜、系膜、胃肠道等处。

生殖细胞瘤有2%～5%起源于性腺外，广泛分布于身体的中线部位，多见于纵隔和腹膜后，其中

30%～40%为精原细胞瘤，60%～70%为非精原细胞瘤，临床无特异性，对放化疗敏感。腹膜后精原细胞瘤隐睾者发生概率较高，也可发生于两侧睾丸正常者。原发于腹膜后的精原细胞瘤以成人型多见，以30～50岁青壮年为主。因肿瘤主要见于睾丸，位于腹膜后的原发精原细胞瘤确诊必须排除由睾丸精原细胞瘤转移而来。有时睾丸内肿瘤可以很小，甚至肉眼难以发现，需经切片检查才能证实。

性腺外内胚窦瘤发病隐匿，早期多无明显症状，病程短，进展快，发展到一定时期，则根据肿瘤发生的部位出现不同症状。内胚窦瘤易发生早期血行转移，多数患者就诊时已属晚期，肿瘤已转移或侵犯血管，预后差。内胚窦瘤有分泌AFP的特性，血清AFP可作为重要的诊断依据之一。

绒毛膜上皮癌常见于腹膜后中线部位，可出现内分泌症状，如男性乳房发育，睾丸缩小等。患者血、尿β-hCG升高是特异性最强的实验室检查。

【影像学表现】

1. 超声表现　成熟型畸胎瘤多数边界清晰，包膜、轮廓完整、光滑。瘤内油脂样物质呈现均质、密集细小光点，部分或完全分布囊腔。油脂与黏液、浆液同在一个囊腔时，则可见一回声增强的水平，称为液-脂面。毛发呈球形或半球形光团，伴声影或声衰减。骨、牙齿和软骨呈条片状强回声，伴声影或声衰减。实质性部分呈现不均质实性肿块，有弥漫分布的中等回声或强回声。

2. CT 表现　不同类型的生殖细胞源肿瘤表现各异。

（1）畸胎瘤的CT表现：CT平扫就可发现畸胎瘤内含的液体、脂质物或皮质物质及钙化等成分。分为：①囊性肿块（皮样囊肿），均匀的水样低密度肿块，无强化，囊壁可钙化（图5-5-55）；②囊实性

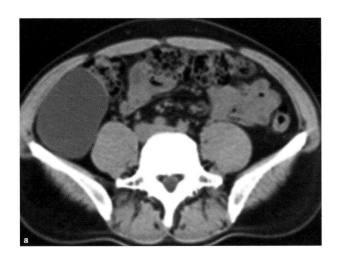
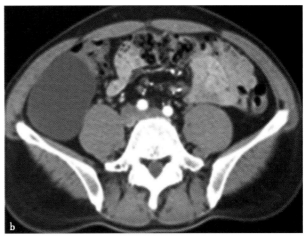

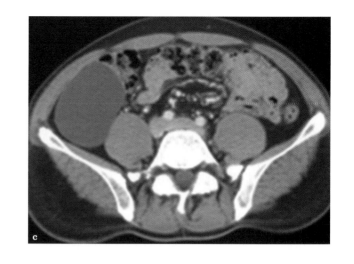

图 5-5-55 腹膜后皮样囊肿
a. CT 平扫示腹膜后均匀囊状水样密度肿块，边界清楚；
b、c. 增强扫描动脉期及静脉期病灶未见强化

肿块，边缘光整，主要为液态、脂质或脂肪构成，囊壁厚薄不均，有形态不同、大小不一的壁结节突向囊内，内含低密度脂肪密度影和高密度骨骼及牙齿，也可见自囊壁突起的实体性结节影（图 5-5-56）；③实性肿块，囊内的液体少，主要为脂肪或脂质等实质成分（图 5-5-57）；④液／脂液平性肿块，囊内的液体和脂质（或皮脂）因重力关系形成不同密度的

液面（上脂肪下液体的液－脂界面），并可随体位变动而改变位置，囊内较少见实质成分（图 5-5-58）。上述几种 CT 表现均可见病变壁连续或非连续性钙化。合并出血时，密度随出血不同时期改变。

恶性畸胎瘤侵及邻近组织，表现为肿瘤与周围器官的脂肪层消失，并可累及周围器官及组织。增强扫描软组织成分可强化。

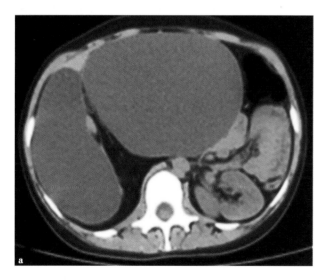

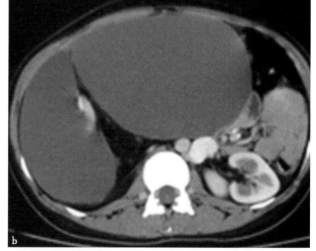

图 5-5-56 腹膜后畸胎瘤
a. CT 平扫示右肾区见两个卵圆形水样密度影，小病灶内壁见等密度结节影，边界较清楚；b、c. 增强扫描动脉期及静脉期示囊性区未见强化，小病灶内壁结节明显均匀强化

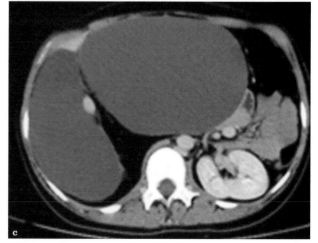

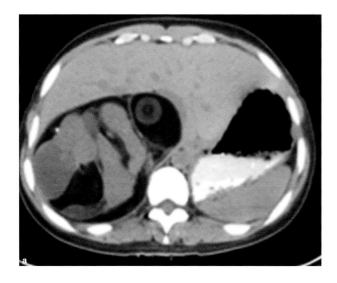

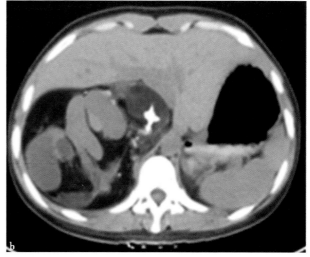

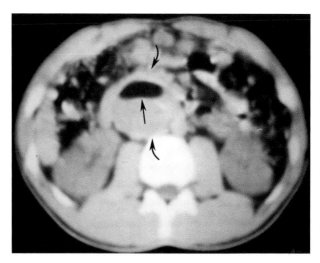

图 5-5-57　腹膜后畸胎瘤
a～c. CT 平扫示右侧腹膜后见混杂密度肿块影，其内见较低密度脂肪影、不规则等密度实性区、水样低密度区及斑点状钙化，边界较清楚

（2）精原细胞瘤 CT 表现：发生于腹膜后的精原细胞瘤多位于中线附近，均为较大的不规则形肿块，密度不均，内部见明确坏死囊变区及小点状钙化，增强扫描呈较明显的延迟强化。病变易侵犯周围组织为其特征（图 5-5-59）。发生于盆间隙内的病变呈圆形或椭圆形肿块，病变主要推移周围组织器官移位。

（3）内胚窦瘤和绒毛膜上皮癌 CT 表现：平扫呈略低密度肿块（图 5-5-60），增强扫描示肿瘤呈不均匀强化。

3. MRI 表现　不同类型的生殖细胞源肿瘤表现各异。

（1）畸胎瘤 MRI 表现：T_1WI 呈混杂信号肿块，脂肪为 T_1WI 高信号，抑脂 T_1WI 呈低信号，液体成分视其内油脂含量而信号不同，油脂含量少 T_1WI 低信号，油脂含量越高 T_1WI 信号越高，实体部分等信号。T_2WI 肿块仍为混杂信号，T_2WI 抑脂时脂肪成分为低信号，液体成分呈高信号（图 5-5-61）。钙化、牙齿、骨骼成分 T_1WI、T_2WI 均呈低信号，合并出血时，其信号随出血吸收的时期不同而改变。

图 5-5-58　腹膜后皮样囊肿
CT 平扫示病变（弯箭头）内液 / 脂平面（直箭头）

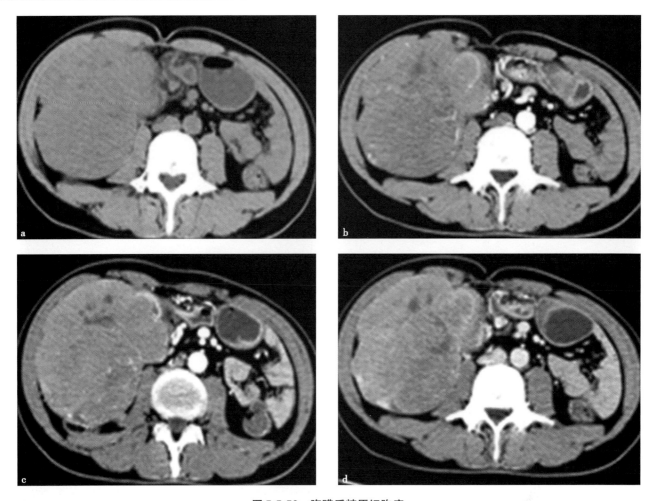

图 5-5-59　腹膜后精原细胞瘤

a. CT 平扫示右侧腹膜后巨大软组织团块影；b. 增强扫描动脉期病灶整体轻度强化，内见条形明显强化血管影穿行；c、d. 肿块持续强化，内见少许斑点状不强化区

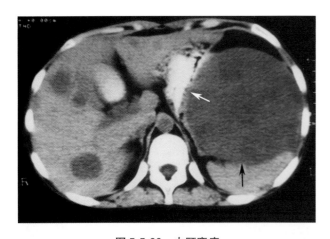

图 5-5-60　内胚窦瘤

CT 平扫见肿瘤（黑箭头）呈不均匀低密度，压迫胃向右移位（白箭头），肝内多发低密度转移灶

若为恶性者，肿块周围脂肪间隙及组织结构模糊、信号异常，瘤内可见实体成分，呈稍高信号，T_1WI 增强，实体部分可强化。

（2）生殖细胞瘤 MRI 表现：T_1WI 或 T_2WI 上均呈不均匀混杂信号，提示肿瘤的囊变、坏死、出血及钙化常见（图 5-5-62），增强扫描后肿块明显不均匀强化。

（3）内胚窦瘤和绒毛膜上皮癌 MRI 表现：T_1WI 上呈低、中、高不同信号强度，T_2WI 上呈不均匀高信号强度，增强扫描明显强化。

【诊断要点】

1. **腹膜后畸胎瘤**　多发生在靠近中轴线、脊柱两侧和骶前部，上腹部以左上腹部较多见，典型表现为腹膜后混杂密度肿块，可有钙化、牙齿、脂肪、皮毛等多种成分，囊性者可有脂-液平面。良性者边界清楚、规则圆形、类圆形或不规则形，恶性者可侵及周围组织，且造影增强后见明显异常强化的结节。

皮样囊肿可见伴有钙化或骨化的壁及壁结节、

脂质密度/信号囊性占位，部分可见脂-液平面，有助于皮样囊肿诊断。

2. 精原细胞瘤 好发于年轻男性，腹膜后肿块出现以下征象时对诊断有提示意义：腹膜后近中线区软组织肿块，包膜完整，大于5cm，可坏死、囊变，部分与相邻组织或器官边界欠清；病灶实性部分延迟强化较明显，坏死、囊变区不强化，但可显示分隔强化；对邻近器官推压移位或包绕大血管。

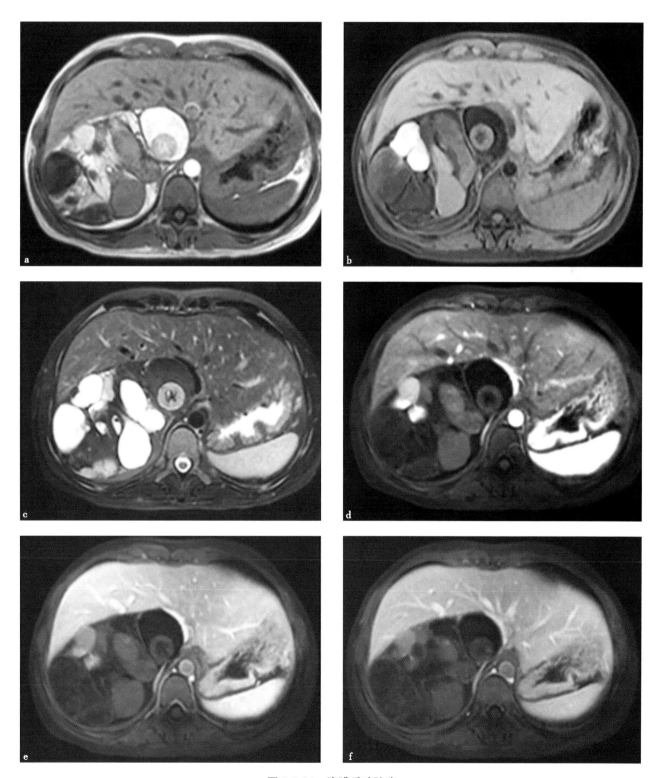

图5-5-61　腹膜后畸胎瘤

a. 右侧腹膜后混杂信号团块影，边界较清楚，不抑脂 T_1WI 内见斑片状脂肪信号、水样低信号及不规则等信号区；b. LAVA 平扫显示病灶呈高等低混杂信号；c. T_2WI 示病灶边缘见多个囊性明显高信号影，病灶中心呈等信号；d~f. 增强扫描动脉期静脉期及延迟期示病灶未见明显强化

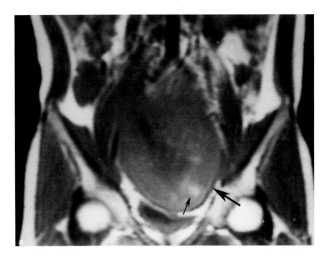 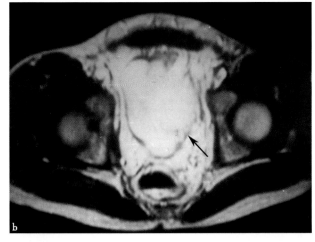

图 5-5-62 生殖细胞瘤

a. MRI T_1WI 示肿瘤（大箭头）呈不均匀等信号，内见小片状出血灶（小箭头）；b. MRI T_2WI 示肿瘤（箭头）信号不甚均匀

3. **内胚窦瘤和绒毛膜上皮癌** 呈肌密度肿块，增强扫描明显不均匀强化，临床化验检查内胚窦瘤 AFP 升高，绒毛膜上皮癌 hCG 升高。

【鉴别诊断】

1. **含脂肪成分的畸胎瘤鉴别诊断** ①腹膜后脂肪（肉）瘤：巨大，内含有脂肪高信号，其内钙化少见，无牙齿、骨骼形态，无液 - 脂平面，发病年龄亦不同；②肾脏血管平滑肌脂肪瘤：可呈混杂密度或信号肿块，富含血管者可显著强化，肿瘤起源于肾脏，局部肾脏不完整；③肾上腺髓质脂肪瘤：肿瘤位于肾上腺区，较小瘤内含有骨骼及脂肪成分，CT 表现为含脂肪成分的混杂密度肿块，可见软组织密度影，部分肿瘤内可有钙化斑或蛋壳样钙化，增强扫描其内软组织影可呈轻、中度强化。

2. **囊性畸胎瘤鉴别诊断** ①囊性淋巴管瘤，其 CT 特点为边界清楚的单房或多房囊性肿块，囊壁极薄而光整，密度较均匀，呈水样密度，无液 - 脂平面，有沿隙生长的特征；②中肾囊肿 CT 表现为一薄的含液囊性肿块，密度均匀，发生于肾或输尿管行程的区域；③创伤性血肿，一般有局部外伤病史，新鲜血囊肿 CT 表现为高密度，CT 值为 30~80Hu。慢性血囊肿可呈水样低密度改变，囊壁一般较厚增强扫描时血肿囊壁有强化，而囊内容物无强化。

3. **精原细胞瘤鉴别诊断** 需要与其他原发腹膜后肿瘤鉴别，腹膜后脊柱旁，单发较大肿块，且常伴周围浸润，造影后延迟强化提示该肿瘤，注意同侧隐睾或睾丸肿瘤。

第六节 淋巴来源肿瘤

一、淋巴瘤

【概述】

腹膜后淋巴瘤（lymphoma）源于淋巴结或外淋巴组织的恶性肿瘤。可以为原发，也可为淋巴瘤病的一部分，2000 年 WHO 分类中，组织学上分为霍奇金淋巴瘤（Hodgkin's lymphoma，HL）和非霍奇金病淋巴瘤（Hodgkin's lymphoma，NHL）两大类。腹膜后淋巴瘤与其他部分淋巴瘤相似，以非霍奇金淋巴瘤多见，其中起源于 B 细胞者约占 70% 以上，T 细胞起源次之。浅表或腹膜后肿大淋巴结，可互相融合，粘连成块。可侵犯肺实质、骨、脾等脏器。

【临床特点】

可发生于各年龄人群，恶性淋巴瘤发病率高峰在 40 岁左右。临床症状隐匿，缺乏特异性。霍奇金淋巴瘤：无痛性浅表淋巴结肿大；全身症状多样有发热、盗汗、体重减轻、皮肤瘙痒、乏力贫血等；深部淋巴结常受累，如腹部、胸部及盆腔等。非霍奇金淋巴瘤：临床症状因病变部位、范围不同而各异；消化道及腹腔淋巴结受侵，表现为腹痛、腹泻等；腹膜后受侵，表现为背痛、下肢、会阴部或阴囊水肿，肿瘤压迫输尿管引起肾积水，压迫胃肠道引起肠梗阻。

【影像学表现】

1. **超声表现** 脊柱腹主动脉前方两侧多个大小不等类圆形肿大淋巴结，呈串珠状排列，与周围组织及血管境界清楚，很少侵犯或压迫周围组织；内部实质弱回声表现为主；超声多普勒显示较小者不易探及血流信号，较大者内探及周边型或混合型血流信号。

2. CT 表现 平扫见腹膜后单发、多发边界清晰的结节影或融合成团块状，密度均匀或不均匀，坏死囊变及出血少见。增强扫描动脉期多为轻中度均匀强化，静脉期瘤灶密度稍降低（图 5-5-63）。腹主动脉及下腔静脉后方淋巴结肿大时，可将腹主动脉及下腔静脉等腹膜后大血管包埋其中，或压迫推挤前移，CT 平扫不能区分血管与淋巴结，可出现所谓的"主动脉淹没征"（aortic submerged syndrome）（图 5-5-64）。肿大的腹膜后淋巴结与肠系膜肿大淋巴结共同推移、包绕系膜血管及脂肪，呈"三明治样"改变（图 5-5-65）。

HL 受累的淋巴结多较小，呈弥漫性扩散。NHL 约 14% 以单发大肿块为主，呈分叶状，边界清楚，密度均匀，造影后均匀轻度强化（图 5-5-66）。可伴有脾脏、肾脏、肝脏等脏器受累（图 5-5-67）。

3. MRI 表现 典型者呈腹膜后多发结节，部分呈融合趋势，结节信号多较均匀，T_1WI 相对脂肪为低信号，相对肌肉为稍高信号强度。T_2WI 相对脂肪为等信号或稍低信号强度，相对肌肉为高信号强度。抑脂 T_1WI 清晰显示腹膜后低信号肿块将高信号胰腺向前推挤。腹膜后大血管周围，胰周间隙及肠系膜广泛性淋巴结肿大，呈均质融合性分叶团块状，包绕流空的血管形成典型"三明治征"（图 5-5-68）。DWI 肿大淋巴结呈特征性均匀的高信号，对淋巴结病灶的检出敏感（图 5-5-69）。冠状扫描易于显示腹膜后及系膜多发淋巴结病变累及的范围（图 5-5-70）。

部分 NHL 以肿块为主，肿块呈分叶状，边界清，信号均匀，少见出血、坏死、囊变、钙化。增强扫描显示轻度、中度均匀强化（图 5-5-71）。

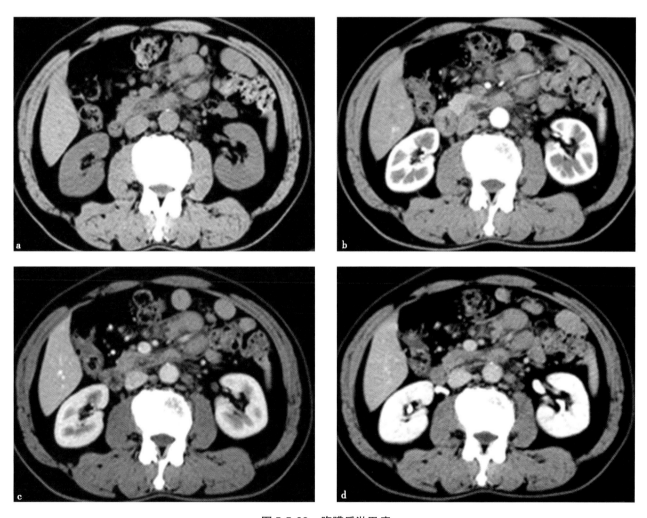

图 5-5-63 腹膜后淋巴瘤
a. CT 平扫肠系膜根部及腹膜后见多发增大淋巴结，密度较均匀，边界较清楚；b. 增强扫描动脉期轻度均匀强化；c、d. 静脉期及延迟期强化程度略减低

4. 核医学表现 PET 显像可以对淋巴瘤的恶性程度、病变范围和预后进行判断，特别是检出 CT 不能发现的病变。^{18}F-FDG PET/CT 阳性结果高度提示恶性肿瘤，HL 与 NHL 对 ^{18}F-FDG 摄取程度无明显差异。

【诊断要点】

NHL 侵犯腹膜后淋巴结常见，约占 NHL 的 50%，HL 侵犯腹膜后淋巴结较少见，约占 HL 的 24%。典型表现为腹膜后多发淋巴结肿大（横轴直径大于 1.5cm 提示肿大，超过 2.0cm 肯定肿大），部分融合，并包绕或推压周围组织。

【鉴别诊断】

腹膜后淋巴瘤的鉴别诊断包括：淋巴结转移瘤、淋巴结结核及腹膜后其他肿瘤等。

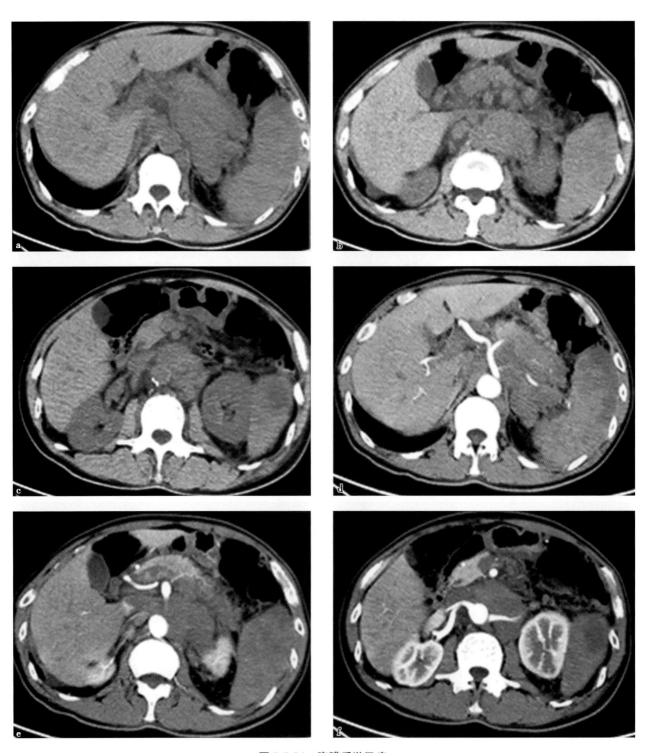

图 5-5-64 腹膜后淋巴瘤

a～c. CT 平扫腹膜后见多发增大淋巴结，相互融合成团，腹主动脉被淹没，不能区分淋巴结和腹主动脉；d～f. 增强扫描动脉期病变轻度强化，腹主动脉及其分支明显强化穿行其中

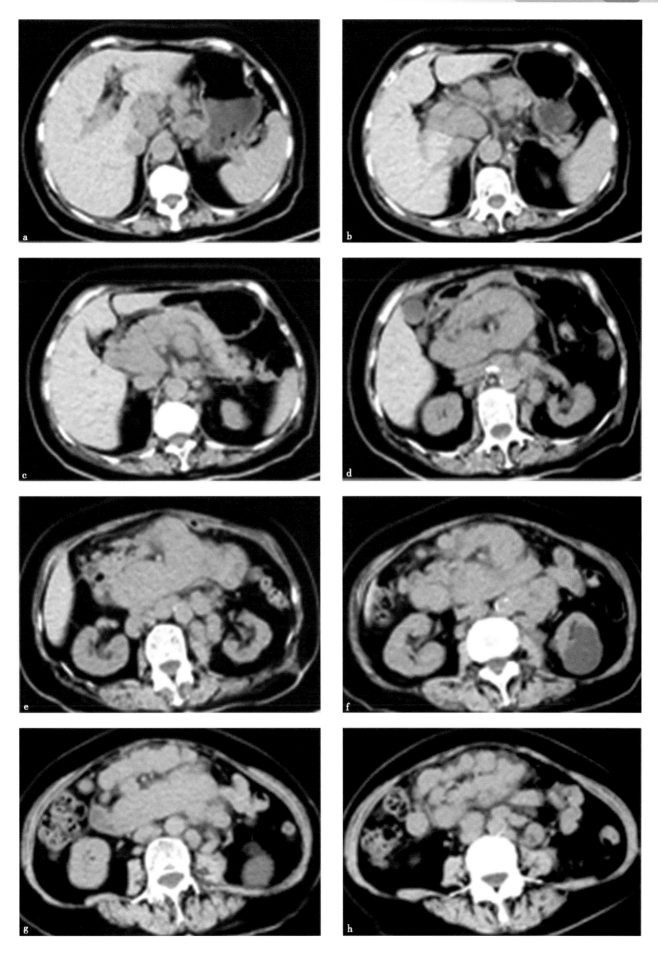

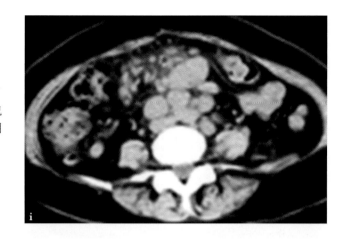

图 5-5-65　腹膜后淋巴瘤
a～i. CT 平扫示肝门区、肠系膜根部、腹膜后多发肿大淋巴结，肠系膜肿大淋巴结融合成团，包绕肠系膜血管，呈"三明治样"改变

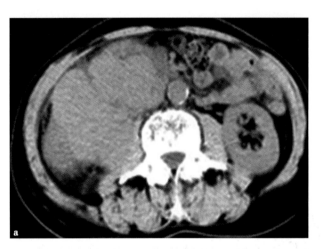

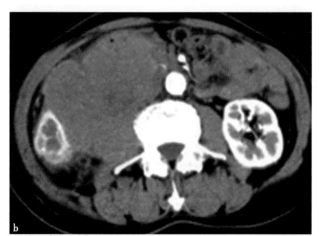

图 5-5-66　大 B 细胞淋巴瘤
a. CT 平扫示右侧腹膜后巨大等密度团块影，与右肾及下腔静脉分界不清，其内密度较均匀；b、c. 增强扫描动脉期及静脉期病灶均匀轻度强化

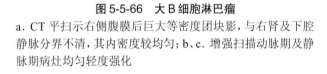

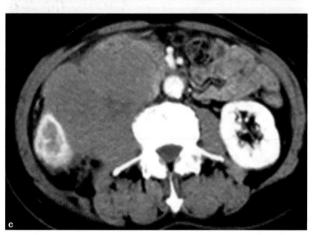

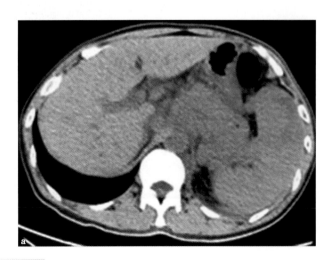

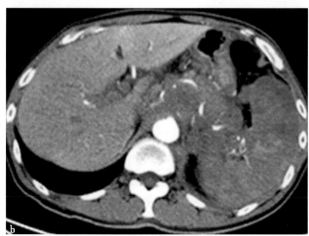

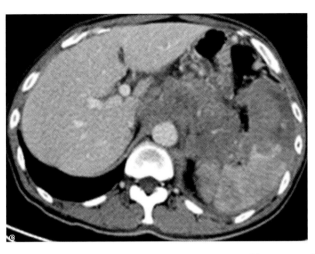
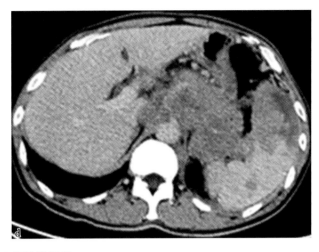

图 5-5-67　大 B 细胞淋巴瘤

a. CT 平扫示腹膜后见等密度软组织肿块影,密度较均匀; b. 增强扫描动脉期示脾动脉明显强化,被肿块包埋,肿块整体轻度均匀强化; c、d. 静脉期及平衡期肿块持续强化,脾前缘及脾内见斑片状强化减低区

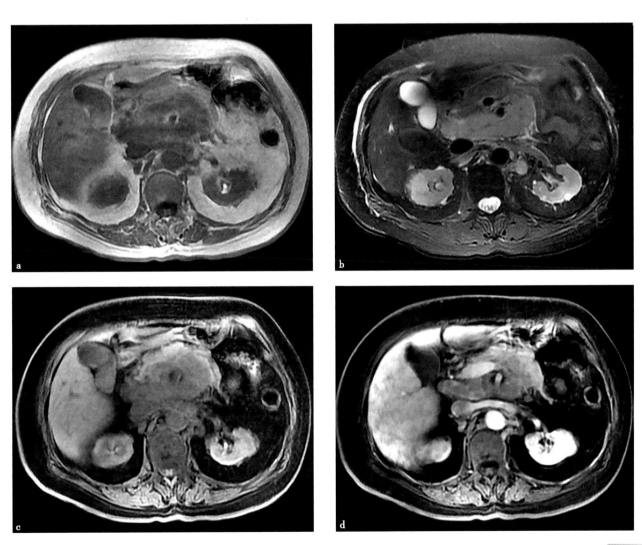

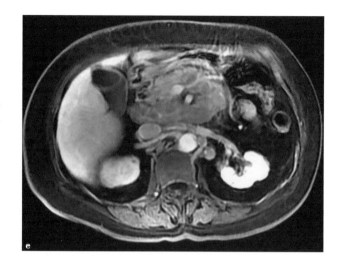

图 5-5-68 腹膜后淋巴瘤

a. 腹膜后、肠系膜见多个肿大淋巴结,部分融合成团,不抑脂 T_1WI 呈均已有等信号;b. T_2WI 呈等信号,病灶周围的血管因流空效应呈低信号;c. 抑脂 T_1WI 平扫呈等信号;d、e. 增强扫描病灶均匀持续强化,肠系膜血管被包埋中央,呈"三明治样"

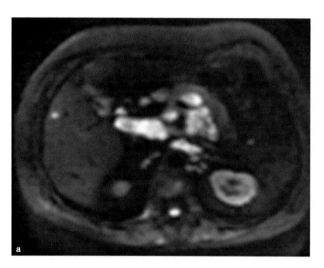

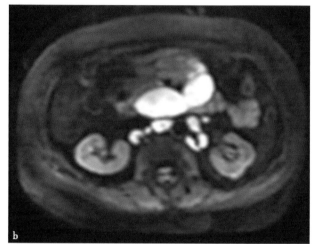

图 5-5-69 腹膜后淋巴瘤 DWI 图像

a～c. DWI 示腹膜后、肠系膜根部见多发明显高信号结节影,边界较清楚

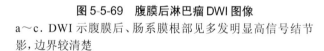

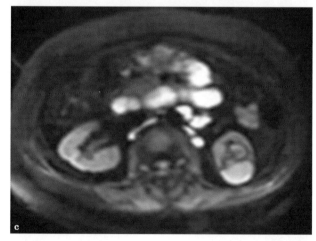

1. 腹膜后淋巴结转移 多伴有原发灶,主要来源于睾丸、膀胱及胃肠道的肿瘤,按淋巴引流区域顺序转移到淋巴结。可表现为腹膜后多发结节,且多发结节无融合趋势,中央多伴有坏死,增强多呈环形强化。常伴腹膜转移及腹水,可发现原发灶。老年人不典型的淋巴瘤容易误诊为转移瘤,但临床症状较轻,暂无其他部位恶性肿瘤病史或证据时,需考虑淋巴瘤的可能。

2. 腹膜后淋巴结结核 发病年龄 20～30 岁多见,多有原发结核灶;淋巴结一般轻至中度肿大,可有钙化;因结核的干酪样坏死,增强时结节呈环形强化,是其特征性改变。非血行感染途径引起的淋

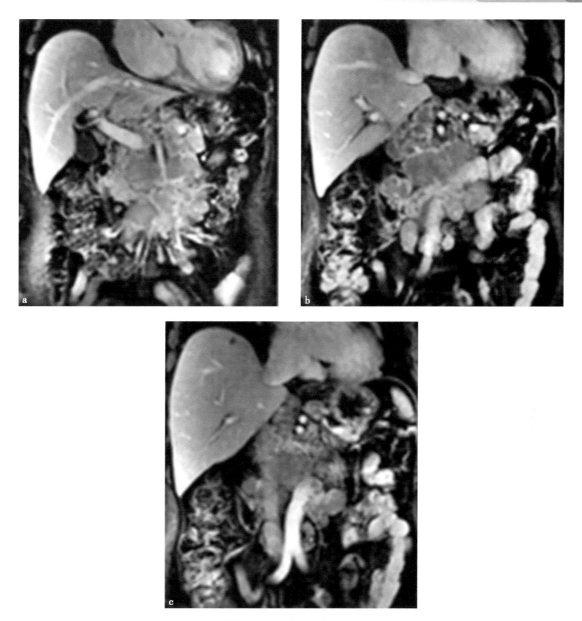

图 5-5-70　腹膜后淋巴瘤

a～c. 延迟期冠状面扫描显示腹膜后及肠系膜根部肿大淋巴结，融合成团，包绕肠系膜血管

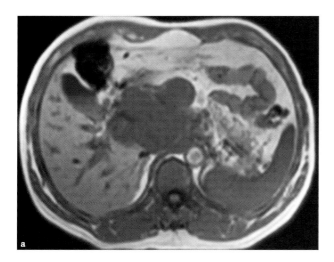

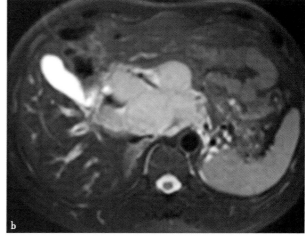

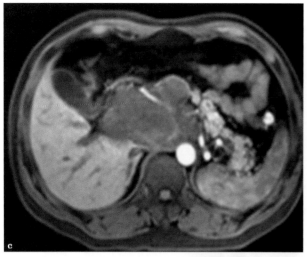
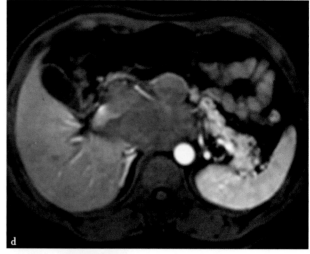
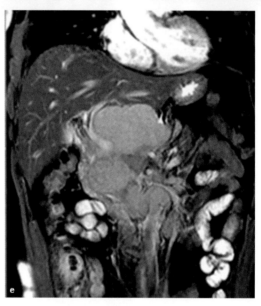

图 5-5-71 大 B 细胞淋巴瘤

a. T₁WI 示腹膜后见不规则等信号肿块影；b. T₂WI 呈均匀等信号；c、d. 增强扫描动脉早期及晚期肿块轻度强化，被肿块包埋的腹腔干明显强化；e. T₂WI 冠扫显示腹膜后肿块影

巴结结核首先累及肠系膜、小网膜及腰₂平面以上的腹膜后间隙淋巴结，与恶性淋巴瘤常累及整个腹主动脉周围淋巴结有显著不同。

3. 局限性巨大淋巴结增生症 大部分为透明血管型，约20%发生于腹部，部分发生于腹膜后；呈圆形、类圆形或分叶状软组织肿块影，边界清晰，密度较均匀；增强扫描早期肿块显著强化，延迟持续中度强化；局限性浆细胞型由于血管较少，呈轻中度强化，缺乏特征，较难诊断及鉴别。弥漫性巨大淋巴结增生症，可表现为腹膜后多组淋巴结肿大，轻度或中度强化，缺乏特征，鉴别诊断困难。

4. 腹膜后其他间叶来源肿瘤 多为单发肿块，与融合成块的淋巴瘤肿块需要鉴别，但原发腹膜后非淋巴源肿瘤可有脂肪、钙化，肿瘤中心坏死、液化常见，CT 密度及 MRI 信号不均匀，增强扫描后不均匀强化明显。

二、腹膜后淋巴结结核

【概述】

腹膜后淋巴结结核（tuberculous lymphadenopathy）多数由十二指肠、小肠及右半结肠的结核或盆腔结核蔓延而来，少数由血行播散所致，或由全身其他结核蔓延。淋巴结结核分型：干酪型结核、增殖型结核、混合型结核、无反应型结核。

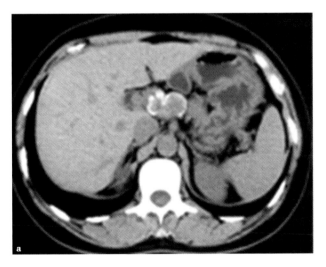

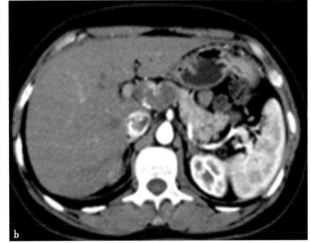

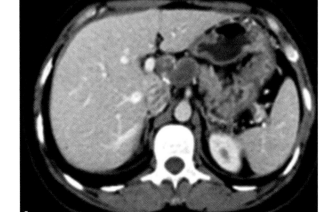

淋巴结一般肿大，有时可互相融合成团；结核性肉芽肿中心可有干酪样坏死；可形成寒性脓肿；常伴有钙化。

【临床特点】

多以高热及寒战为主要症状，体温可达39～40℃，呈弛张热或稽留热；伴有腹痛腹胀、腰背部疼痛、恶心、呕吐等；腹部压痛反跳痛，但肌紧张不明显，重者可有肠麻痹征象，腰背部叩痛。伴有肺或骨结核病史。

【影像表现】

1. **超声表现** 单个或多个低回声团，包膜不完整，皮质不均匀增宽，门部偏离中心，内部血流丰富；多房或单房囊性肿块影，弱回声，周边可见少许点状血流信号；有时肿块内可见钙化的强回声区，并伴有声影。

2. **CT表现** 淋巴结核分布主要位于肠系膜根部及第2腰椎水平以上，受累的淋巴结轻至中度增大，大小2～3cm，可有部分融合；平扫结节为等密度，可见中心更低密度坏死区，亦可见有钙化（图5-5-72）。CT增强中央呈低密度，周围环状强化（图5-5-73），多个环状强化灶融合成"多房征象"。

注意可见结核原发灶，如肺血行播散灶（图5-5-74），合并腰椎结核（图5-5-75）、回盲部结核、腹膜结核等。

3. **MRI表现** 肿大的淋巴结T_1WI呈等信号灶，中央坏死区呈稍低信号，若有钙化，为更低信号改变；T_2WI结核干酪样坏死为等或稍低信号，与转移瘤的中心液化坏死高信号不同。钙化为较低信号；造影增强为中央呈低信号，周围环状强化，多个环状强化灶融合成"多房征象"（图5-5-76）。

【诊断要点】

淋巴结核主要发生于肠系膜根部及第2腰椎水平以上；中央干酪样坏死CT呈低密度、T_2WI为等或稍低信号，增强扫描呈环形强化；常有其他部位的结核灶；临床有结核中毒症状。

图5-5-72 淋巴结结核钙化

a. CT平扫腹膜后见两枚环形钙化结节影，边界较清楚，中心呈等密度；b、c. 增强扫描病灶动脉期及静脉期中心强化不明显

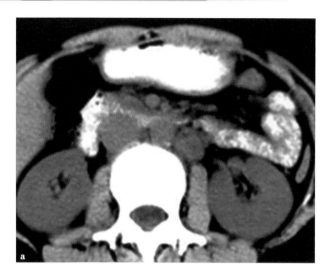

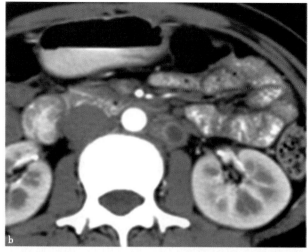

图 5-5-73　腹膜后淋巴结结核
a. CT 平扫腹主动脉左侧见肿大淋巴结，中心呈略低密度；
b. 增强扫描动脉期病灶环形强化；c. 静脉期病灶周围持续
环形强化，中心低密度区不强化

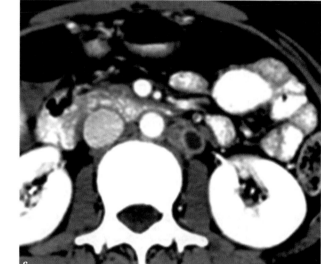

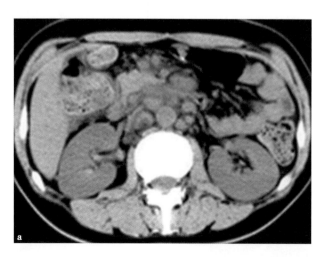

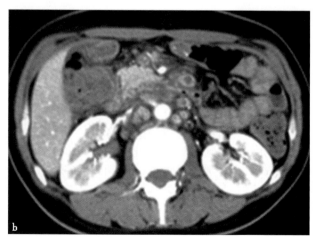

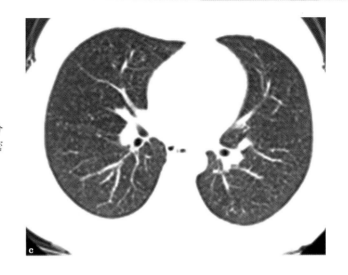

图 5-5-74 淋巴结核 - 肺结核血行播散
a. CT 平扫腹膜后见多个增大淋巴结，部分呈等密度，部分呈环形低密度；b. 增强扫描动脉期呈环形强化，中心呈低密度；c. 肺窗示两肺弥漫分布大小均一粟粒灶

【鉴别诊断】

腹膜后淋巴结核需与淋巴瘤和转移瘤鉴别。

1. **淋巴瘤** 单个或多个淋巴结肿大，成群肿大淋巴结可分散亦可融合成团；可将腹膜后大血管包埋其中。淋巴结好发于主动脉、下腔静脉旁、肠系膜，其次为膈脚后、胰周、腹腔干旁；增强扫描结节轻度强化，坏死少见；结合病史，患者常有浅表淋巴结脚大，较易鉴别。

2. **转移性肿瘤** 多有原发肿瘤病史，肿大淋巴结距原发灶较近，病灶多孤立、散在分布，较大或融合后淋巴结才出现坏死；可见环形强化，但强化环较厚且厚薄不均匀。

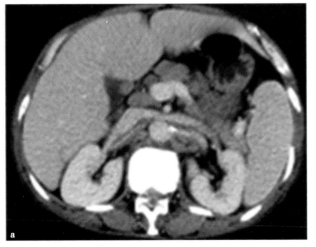

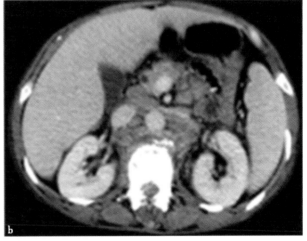

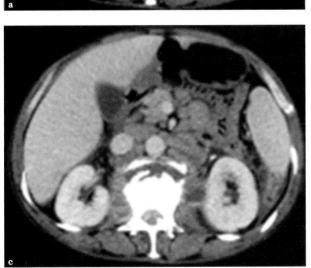

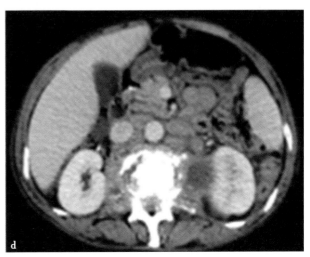

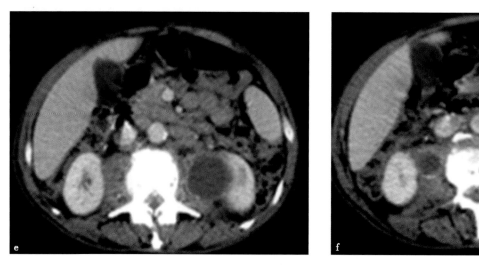

图 5-5-75　淋巴结核 - 腰椎结核冷脓肿

a～f. CT 增强扫描延迟期示肠系膜根部及腹膜后多发均匀强化肿大淋巴结，边界较清楚；双侧腰大肌内见环形强化低密灶，左侧较显著

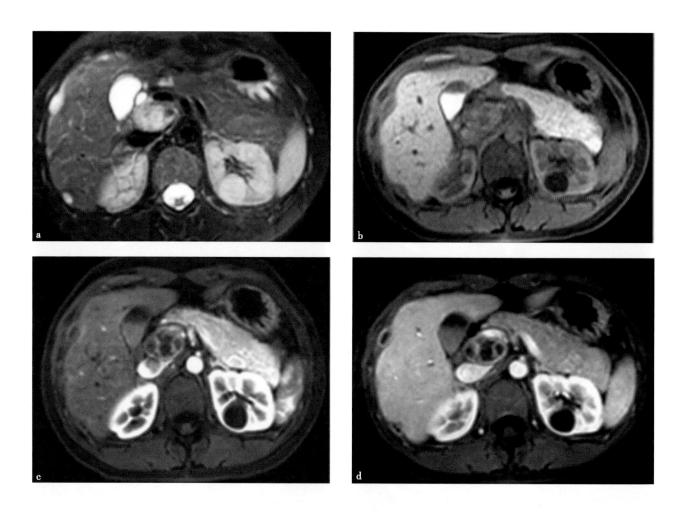

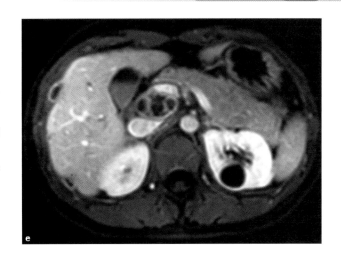

图 5-5-76　淋巴结核 - 腹膜结核

a. 胰腺后方右侧腹膜后下腔静脉前方见卵圆形异常信号团块影，边界清楚，T_2WI 以稍高信号为主，内缘见点状低信号；b. T_1WI 以等信号为主，中心见斑点状低信号；c. 增强扫描动脉期病灶边缘环形强化，中心见多个分隔，呈分房样强化；d、e. 静脉期及延迟期病灶壁及分隔强化更清楚，T_1WI 中心低信号区不强化

三、巨大淋巴结增生症

【概述】

巨大淋巴结增生症（angiofollicular lymph node hyperplasia）是一种少见的淋巴结良性增生的疾病。1956 年由 Castleman 等首先报道此病，又称为卡斯尔曼病（Castleman's disease，CD）、血管淋巴滤泡增生症和淋巴样错构瘤等。近年的研究多表明本病的起源是由于免疫调节缺陷导致的淋巴结中 B 淋巴细胞及浆细胞过度增生。病理学特点将其分为 3 型：透明血管型（占本病的 80%～90%）、浆细胞型（占本病的 3%～10%）、混合型。好发于胸腔，特别是纵隔；颈部、腹部次之，发生于腹膜后少见。

【临床特点】

发病高峰年龄在 30～40 岁；女性发病率约 4 倍于男性。多表现为无症状的孤立肿块，有时表现为腰背痛。可伴发有全身症状如发热、盗汗、乏力、贫血、红细胞沉积率上升、体重减轻、多克隆高丙种球蛋白血症以及骨髓内浆细胞增多。

【影像学表现】

1. 超声表现　腹膜后圆形或椭圆形低回声不均质团块；可见肿块内或周围有丰富血流信号。

2. CT 表现　局限型 CT 平扫常表现为边缘较光整的类圆形或椭圆形软组织密度肿块，有时可见细条及斑点状致密钙化灶。增强扫描肿块早期明显强化，周围见迂曲异常强化血管影，延迟期肿块持续强化（图 5-5-77）；弥漫型可见全身多处软组织和结节影，一般不融合，密度均匀，CT 值 42～50Hu。弥漫型多发结节呈轻度均匀持续强化。

3. MRI 表现　单发和多发边界清楚，边缘光整的肿块，T_1WI 呈等信号，T_2WI 呈稍高信号，DWI 呈高信号。肿块内或者周围有时见迂曲扩张的低信号血管流空影。增强扫描动脉期肿块强化明显，延迟期呈持续强化（图 5-5-78）。

【诊断要点】

透明血管型呈圆形、类圆形或分叶状软组织肿块影，边界清晰，密度较均匀；增强扫描早期肿块显著强化，延迟持续中度强化；局限型浆细胞型由于

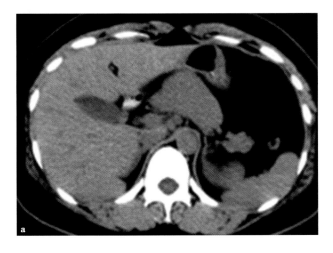

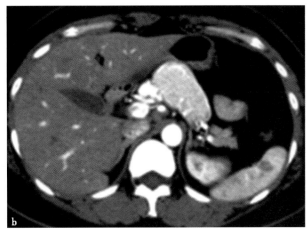

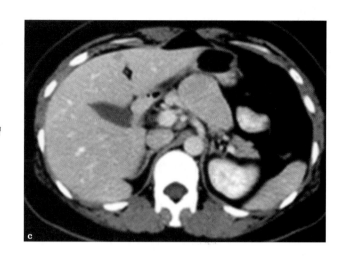

图 5-5-77 腹膜后巨大淋巴结增生症
a. CT 平扫示腹膜后卵圆形等密度肿块影,边界较清楚;b. 增强扫描动脉期病灶明显均匀强化;c. 延迟期肿块持续强化

血管较少,呈轻中度强化;弥漫型巨大淋巴结增生症,表现为腹膜后多组淋巴结肿大,轻度或中度强化,鉴别诊断困难。

【鉴别诊断】

腹膜后巨大淋巴结增生症需要与神经源肿瘤和淋巴瘤鉴别。

1. **腹膜后神经源肿瘤** 强化方式及表现可以类似巨大淋巴结增生症,主要通过穿刺进行区别。

2. **淋巴瘤** 表现为单个或多个淋巴结肿大,成群肿大淋巴结可分散亦可融合成团,将腹膜后大血管包埋其中,肿块密度/信号均匀,增强扫描轻度强化,常有浅表淋巴结肿大,较易鉴别。

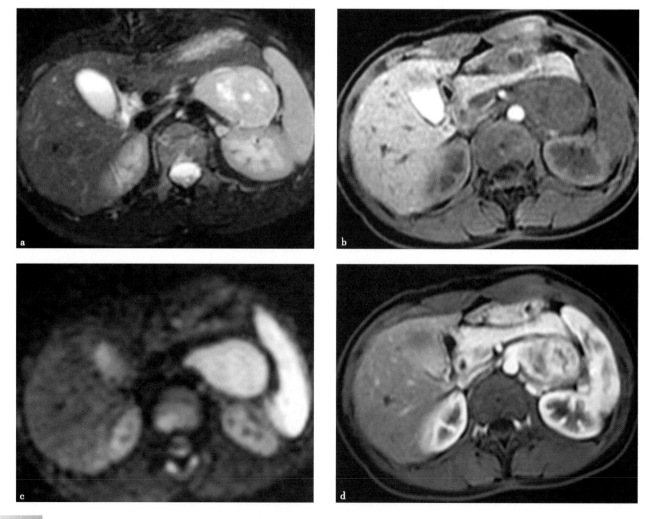

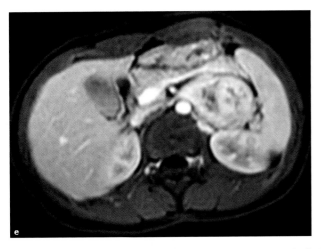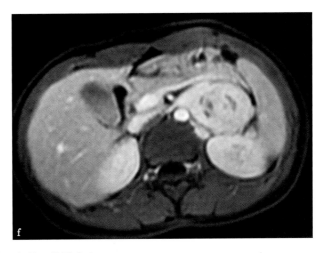

图 5-5-78　腹膜后巨大淋巴结增生症

a. 左侧腹膜后卵圆形肿块，T₂WI 呈混杂高信号，以稍高信号为主，中央散在斑点状明显高信号，边界较清楚；b. T₁WI 呈稍低信号，内见斑点状更低信号影；c. DWI 呈明显高信号；d. 增强扫描动脉期病灶不均匀强化；e、f. 静脉期及延迟期肿块延迟强化，中心见斑点状不强化囊变区域

第七节　腹膜后转移瘤

【概述】

腹膜后转移瘤（retroperitoneal metastasis）是原发于泌尿生殖系统、下肢、胃肠道、胆囊、胰腺、肺等恶性肿瘤的转移灶，其中最常见的为腹膜后淋巴结转移，也可为腹膜后腰肌、髂肌及腰椎转移。转移淋巴结可为单发，多发或融合在一起的结节状肿块，边界不清，中心常见坏死区。某些转移瘤可有散在钙化灶。

【临床特点】

可见于各个年龄段，以中老年多见；可表现为原发肿瘤症状，常有恶性肿瘤的非特异性症状，如消瘦，乏力，发热等。当累及神经，可表现为剧烈腹痛。有些肿瘤对放化疗敏感则其预后稍好，有些肿瘤治疗效果不佳则预后较差。

【影像学表现】

1. X 线表现　平片可显示椎体骨质破坏、椎旁腰大肌肿胀；胃肠及泌尿系造影等有时可发现转移瘤推压器官组织移位。

2. 超声表现　增大的淋巴结表现为圆形或类圆形低回声肿块，多个淋巴结融合并中心坏死则呈蜂窝状表现；大淋巴结转移由于坏死或纤维化呈混杂回声。

3. CT 表现　腹膜后转移瘤可表现为实质性肿块或淋巴结增大，部分腹膜后转移瘤为椎体转移瘤

蔓延而来，伴有相应的椎体改变。实质性肿块表现多样，强化程度与原发灶的强化特点类似，如肾脏透明细胞癌的转移灶呈动脉期明显强化特点（图5-5-79）；淋巴结增大可为单个或多个，或多个淋巴结融合，并包绕或推移腹膜后大血管（图5-5-80）。CT 增强可见淋巴结边缘强化，呈环形改变（图5-5-81）；可见腰大肌、髂肌软组织肿块及椎体骨质破坏等，肿块常有中心坏死，可有钙化（图5-5-82）。

4. MRI 表现　T₁WI 肿大淋巴结呈多发低信号结节，在高信号的腹膜后脂肪陪衬下显示清晰。T₂WI 为稍高信号结节，结节间界限较清。抑脂 T₁WI 结节为等信号（周围脂肪为低信号），增强扫描呈轻中度延迟强化，部分呈环形强化（图5-5-83）。DWI 肿大的淋巴结灶呈明显高信号，对病灶的检出敏感（图5-5-84）；腹膜后、肌群、骨骼转移瘤病变的信号强度与原发肿瘤相近（图5-5-85）。

5. 核医学表现　PET-CT 可见原发肿瘤及各处转移灶为高代谢表现。

【诊断要点】

有明确的原发恶性肿瘤病史；腹膜后淋巴结分布区域单发、多发或融合的结节状肿块，中心可有坏死、纤维化；不均匀强化或环形强化。

【鉴别诊断】

鉴别诊断淋巴结肿大应包括：淋巴瘤、炎性反应性淋巴结增生、淋巴结结核、腹膜后纤维化。炎性反应性淋巴结增生和淋巴结结核临床多有相关炎性病史，增强扫描淋巴结呈环形强化。

1. **淋巴瘤** 可表现为单个或多个淋巴结肿大，成群肿大淋巴结可分散亦可融合成团；可将腹膜后大血管包埋其中，CT 平扫不能区分血管与淋巴结，可出现所谓的"主动脉淹没征"；淋巴瘤好发于主动脉、下腔静脉旁、肠系膜，其次为膈脚后、胰周、腹腔干旁；增强扫描，淋巴瘤不强化或轻中度均匀强化，坏死少见；结合病史，患者常有浅表淋巴结肿大，较易鉴别。

2. **淋巴结结核** 淋巴结核分布有一定规律，主要发生于肠系膜根部及第 2 腰椎水平以上；增强扫描，CT 表现为中央低密度，周围环形强化，MRI 表现为中心低信号，周围环形强化；结核常有其他部位的结核症状，结合临床不难鉴别。

3. **局限型巨大淋巴结增生症** 鉴别诊断应结合临床及病史；大部分为透明血管型，呈圆形、类圆形或分叶状软组织肿块影，边界清晰，密度较均匀；增

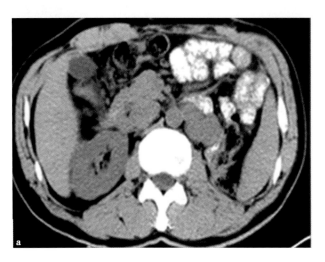

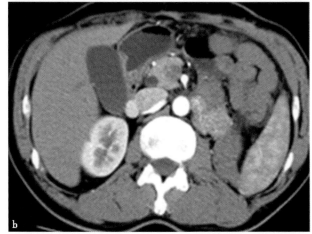

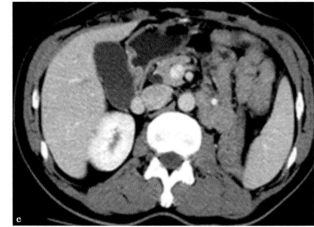

图 5-5-79　腹膜后转移瘤
a. CT 平扫示左肾缺如，左肾区见等密度软组织团块影；b. 增强扫描动脉期左肾区病灶不均匀强化；c. 静脉期强化退出

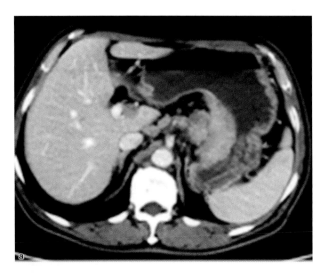

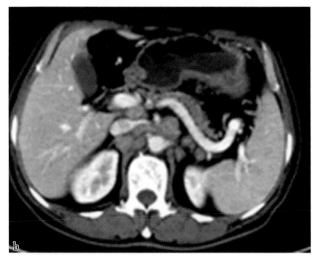

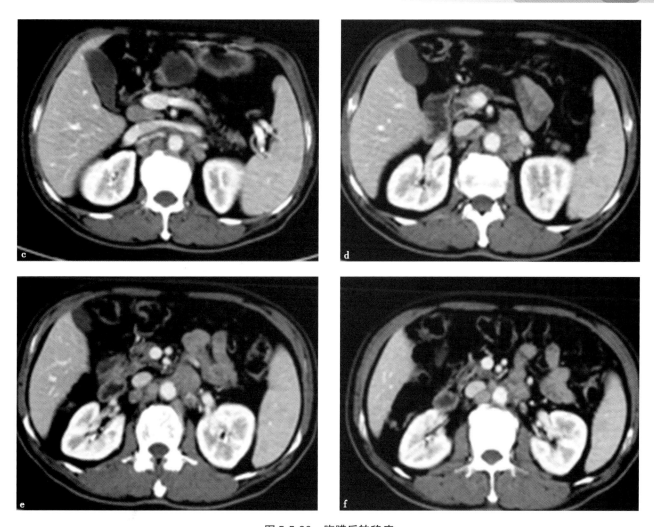

图 5-5-80　腹膜后转移瘤

a~f. CT 增强扫描动脉期示腹腔干水平、脾静脉水平、肾门水平、双肾下极水平腹膜后见多个肿大淋巴结包绕腹膜后血管,增强轻度均匀强化

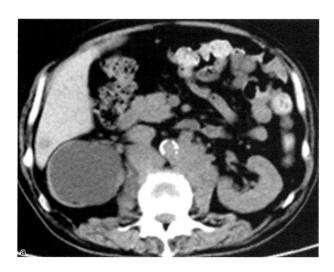

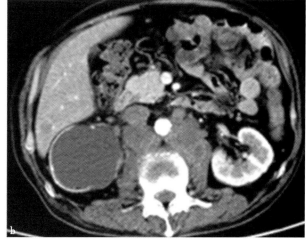

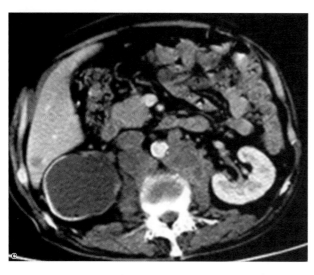
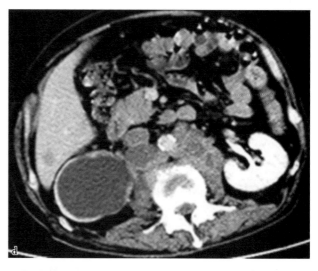

图 5-5-81 腹膜后转移瘤
a. CT 平扫示腹膜后腹主动脉两侧见肿大淋巴结，相互融合，肝右后叶下段见类圆形低密度灶，右肾实质萎缩变薄，右肾盂扩张积水；b～d. 增强扫描三期示淋巴结环形强化，肝右后叶下段病灶环形强化，右肾盂病灶未见强化

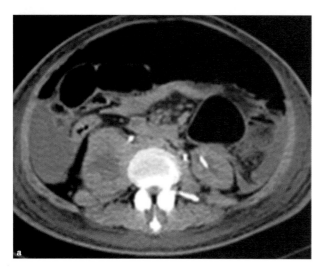
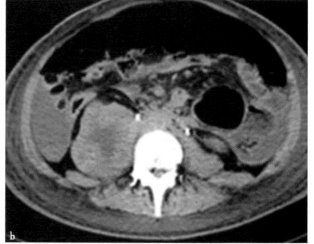

图 5-5-82 腹膜后转移瘤
a～c. CT 增强扫描平衡期示右侧腰大肌旁软组织肿块不均匀强化，边缘轻中度环形强化，中心见不规则不强化区

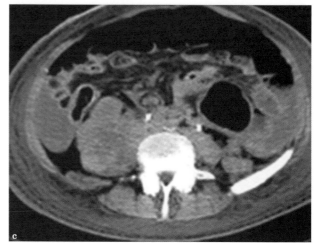

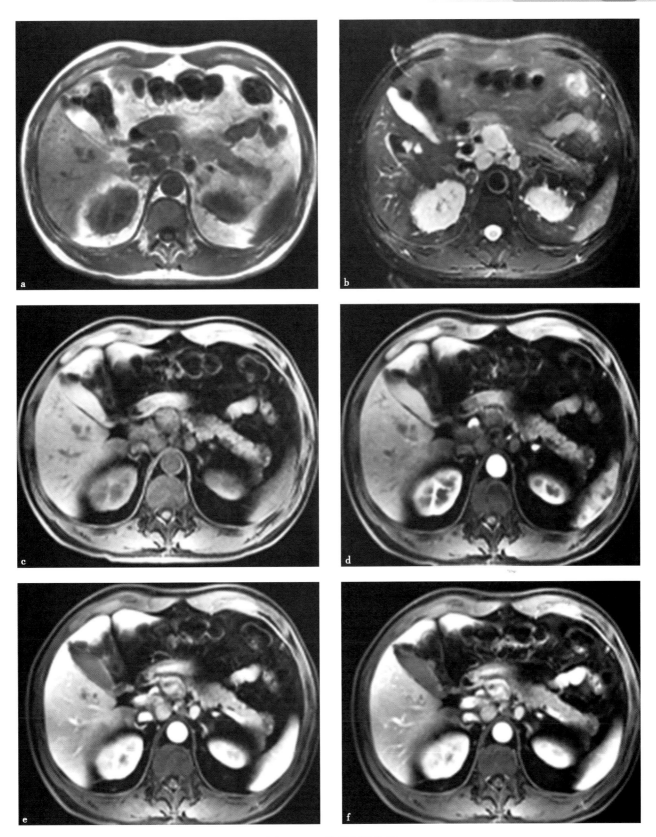

图 5-5-83 腹膜后转移瘤

a. MRI 平扫示腹膜后见多发肿大淋巴结，T₁WI 呈等信号；b. T₂WI 呈等信号；c. 抑脂 T₁WI 呈等信号；d～f. 增强扫描三期示诸淋巴结均匀强化

强扫描显著强化，几乎与腹主动脉同步强化，延迟持续中度强化；钙化可见于 5%～10% 的病例，呈典型的分支状或斑点状，散在或簇状分布于病灶中央区；病灶内极少有出血、坏死；局限型浆细胞型由于血管较少，呈轻中度强化，缺乏特征，较难诊断及鉴

别。弥漫型巨大淋巴结增生症多数为浆细胞型，可表现为腹膜后多组淋巴结肿大，轻度或中度强化，缺乏特征，鉴别诊断困难，透明血管型较易鉴别，常合并有其他部位的淋巴结增生，如纵隔内。

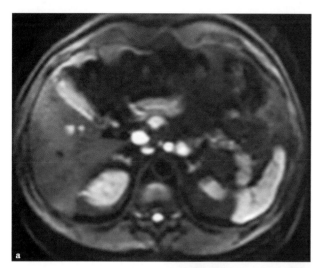
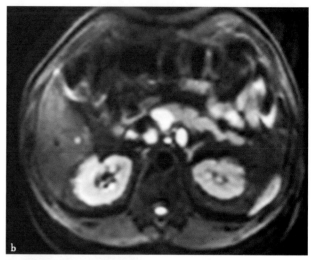
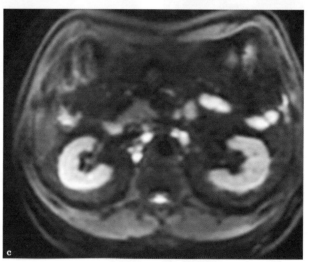

图 5-5-84　腹膜后转移瘤
a～c. 腹膜后肿大淋巴结 DWI 呈明显高信号

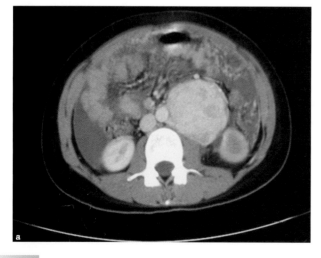
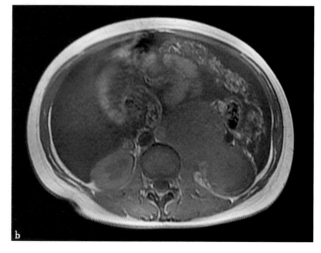

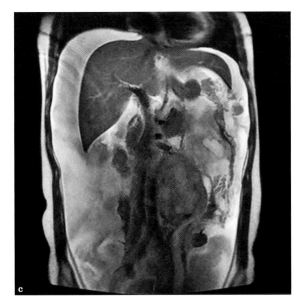
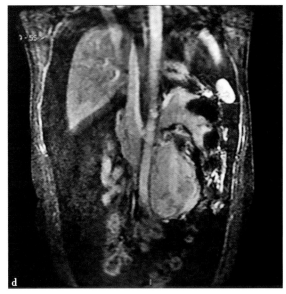

图 5-5-85 左卵巢颗粒细胞瘤腹膜后淋巴结转移

a. CT 增强扫描示强化明显；b. MRI T_1WI 见肿块呈等 - 低信号；c. T_2WI 呈等 - 高信号，信号不均，左髂血管壁部分被包绕；d. MRI 增强呈实性不均匀中等强化

（汪禾青　刘静红　刘爱连）

参 考 文 献

[1] 北京大学肿瘤医院软组织与腹膜后肿瘤中心. 北京大学肿瘤医院原发性腹膜后软组织肿瘤诊治专家共识 [J]. 中国实用外科杂志, 2015, 35（11）: 1198-1205.

[2] 杨立, 邢宁. CT 与 MRI 对腹膜后肿瘤临床诊断价值 [J]. 中国实用外科杂志, 2013, 33（10）: 829-831.

[3] 王坚, 喻林. 腹膜后软组织肿瘤病理学类型和组织学特征 [J]. 中国实用外科杂志, 2013, 33（1）: 829-831. 中国实用外科杂志, 2013, 33（10）: 821-825.

[4] 陈林, 邹子然, 刘慧, 李志. 腹膜后孤立性纤维瘤 1 例并文献复习 [J]. 放射学实践, 2017, 32（8）: 885-886.

[5] 冯元春, 李晶英, 玉波, 等. 不同分化类型的腹膜后脂肪肉瘤病理及影像学特征分析 [J]. 基因组学与应用生物学, 2018, 37（09）: 4124-4131.

[6] 庄荣源, 周宇红. 腹膜后横纹肌肉瘤一例 [J]. 外科理论与实践, 2012, 17（04）: 383-385.

[7] 闻芳, 胡春洪, 胡粟, 等. 腹膜后去分化脂肪肉瘤的 CT 诊断（附 7 例报道及文献复习）[J]. 中国 CT 和 MRI 杂志, 2014, 12（04）: 39-41.

[8] 孙小丽, 陈孝柏, 王仁贵, 等. 腹膜后囊性淋巴管瘤的 MSCT 诊断价值 [J]. 临床放射学杂志, 2013, 32（05）: 668-671.

[9] 赵庆玲, 梁长虎, 齐雪梅, 等. 腹膜后血管瘤 1 例 [J]. 医学影像学杂志, 2016, 26（03）: 472, 476.

[10] 李晶英, 冯元春, 赵殿江. 腹膜后平滑肌肉瘤的临床、CT 表现及病理分析 [J]. 中国 CT 和 MRI 杂志, 2018, 16（02）: 48-50.

[11] 邵世虎, 吴志远, 王忠敏, 等. 腹膜后平滑肌肉瘤 CT、MRI 诊断与病理对比分析 [J]. 中国医学计算机成像杂志, 2018, 24（03）: 224-228.

[12] 方圆, 李明, 刘刚, 等. 原发性腹膜后脂肪肉瘤的 CT 征象分析 [J]. 中国医学影像技术, 2017, 33（S1）: 62-65.

[13] 周建军, 曾蒙苏, 严福华, 等. 腹膜后神经源性肿瘤的分类以及 CT 诊断和鉴别诊断 [J]. 放射学实践, 2010, 25（10）: 1135-1139.

[14] 谭国强, 马雁秀, 谭洁媚, 等. 肾上腺节细胞神经瘤的 CT 表现 [J]. 实用医学影像杂志, 2013, 14（1）: 23-25.

[15] 曹锴, 燕翔, 郭宏骞. 成人腹膜后神经母细胞瘤 1 例报告 [J]. 临床泌尿外科杂志, 2016, 31（05）: 485-486, 488.

[16] 王全永. 儿童腹膜后神经母细胞瘤 CT 特征研究 [J]. 中国 CT 和 MRI 杂志, 2014, 12（08）: 88-90.

[17] 王秋实, 刘再毅. 腹膜后节细胞神经瘤 [J]. 影像诊断与介入放射学, 2016, 25（06）: 514-516.

[18] 陆芳, 刘海泉, 滑炎卿. 原发纵隔绒毛膜上皮癌并多处转移 1 例 [J]. 医学影像学杂志, 2014, 24（1）: 39, 43.

[19] 李文忠, 潘研, 徐立, 等. 腹膜后巨大内胚窦瘤一例 [J]. 临床肿瘤学杂志, 2016, 21（1）: 95-96.

[20] 庞亚卿, 郭建平, 朱杏莉. 64 排容积 CT 对腹膜后原发精原细胞瘤的诊断及鉴别诊断 [J]. 实用医学影像杂志, 2017, 18（6）: 498-499.

[21] 李金矿，范伟，龚福林. 腹膜后皮样囊肿一例 [J]. 放射学实践，2014，29（2）：209.

[22] 郭苏晋，刘军，全亚洲，等. 腹膜后淋巴瘤 MRI 表现（附10 例报告）[J]. 医学影像学杂志，2014，24（8）：1419-1421.

[23] 佟元涛，任克. 腹膜转移瘤的 CT、MRI 影像学诊断 [J]. 国际医学放射学杂志，2012，35（05）：434-436.

[24] 杨一春，李宏华，林雪莲. 腹膜转移瘤的 CT 表现及转移途径分析 [J]. 中国中西医结合影像学杂志，2016，14（03）：344-346.

[25] Chenghua Luo. Retroperitoneal tumors clinical management[M]. The Netherlands: Springer Nature, 2018.

[26] Renne SL, Iwenofu OH. Pathology of retroperitoneal sarcomas: A brief review[J]. J Surg Oncol, 2018, 117（1）: 12-24.

[27] Meinhold-Heerlein I, Fotopoulou C, Harter P, et al. The new WHO classification of ovarian, fallopian tube, and primary peritoneal cancer and its clinical implications[J]. Gynecol Obstet, 2016, 293（4）: 695-700.

[28] Rajiah P, Sinha R, Cuevas C, et al. Imaging of uncommon retroperitoneal masses[J]. Radiographics, 2011, 31（4）: 949-976.

[29] Shaaban AM, Rezvani M, Tubay M, et al. Fat-containing Retroperitoneal Lesions: Imaging Characteristics, Localization, and Differential Diagnosis[J]. Radiographics, 2016, 36（3）: 710-734.

[30] Cohan RH, Shampain KL, Francis IR, et al. Imaging appearance of fibrosing diseases of the retroperitoneum: can a definitive diagnosis be made?[J]. Abdom Radiol（NY）, 2018, 43（5）: 1204-1214.

[31] Messiou C, Moskovic E, Vanel D, et al. Primary retroperitoneal soft tissue sarcoma: Imaging appearances, pitfalls and diagnostic algorithm[J]. Eur J Surg Oncol, 2017, 43（7）: 1191-1198.

[32] Scali EP, Chandler TM, Heffernan EJ, et al. Primary retroperitoneal masses: what is the differential diagnosis?[J]. Abdom Imaging, 2015, 40（6）: 1887-903.

第六章 腹膜后出血或血肿

【概述】

腹膜后出血或血肿（retroperitoneal hemorrhage or hematoma）可以是自发的，也可以是继发于腹部外伤、主动脉瘤破裂、富含血管肿瘤的出血、抗凝治疗以及长期的血液透析等。常合并严重复合伤、出血性休克等，死亡率可达35%～42%。腹膜后间隙内为大量疏松结缔组织，可容纳4 000ml液体，因此腹膜后血肿的形态不规则。

【临床特点】

腹膜后血肿缺乏特征性临床表现，且随出血程度、血肿范围有较大差异。常见腹痛、腹胀、腰背痛，腹壁紧张、腹部压痛、反跳痛，出血量多时可以出现休克。腹部大血管损伤引起的腹膜后血肿，进行性腹胀和休克提示本诊断。

【影像检查技术与优选】

影像学诊断方法有：X线检查、超声、CT及MRI等。X线检查可提示引起出血及血肿的骨性病变，CT检查可清楚显示病变范围及出血原因，MRI检查可提示出血时间及血肿发展过程，也可与其他肿瘤等病变进行鉴别。

【影像学表现】

1. **X线片** 可以揭示能导致后腹膜腔出血的一些病变，如骨折、腰大肌轮廓或肾轮廓不清及边缘部分中断等。

2. **超声表现** 后腹膜与脊柱、肌肉层分离，其间出现无回声和低回声区；出血量较小时，血肿局限，呈上下径大于前后径的扁椭圆形；出血量较大时，可见腹膜后大面积分离；血肿的大小、形态及内部回声可随病程出现相应变化；与血肿毗邻的脏器受推挤。

3. **CT表现** 平扫就能较清楚地显示腹膜后不规则异常密度影，伴腹膜后间隙闭塞和周边结构压迫、移位；血肿的部位有利于判断血肿的来源，但巨大血肿不易判断出血来源。血肿密度因出血时间不同而异。急性期血肿呈高密度（图5-6-1），亚急性期血肿一般中央为高密度，周围低密度（图5-6-2）；慢性血肿表现为低密度肿块，伴增厚的环壁，可有钙化。CT增强扫描血肿本身无强化，活动性出血可见病灶内与主动脉强化程度相同的强化灶，且随时间延迟范围增大，慢性期血肿壁可见环形强化（图5-6-3）。

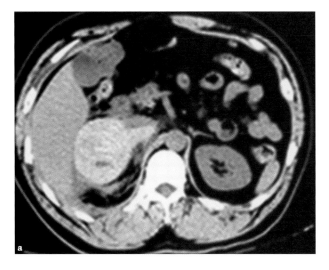

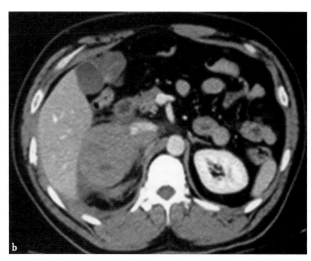

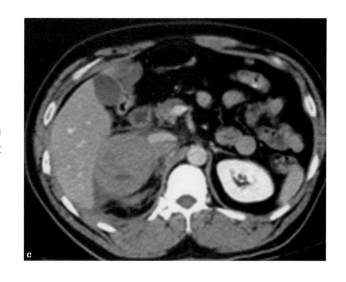

图 5-6-1　外伤后腔静脉破裂出血

a. CT 平扫示右侧腹膜后类圆形高密度影,内缘见尖角样凸起延伸至下腔静脉后方;b、c. 增强扫描下腔静脉内可见造影剂进入强化呈高密度,邻近与下腔静脉分界不清

腹膜后富血供肿瘤破裂出血,可显示原发病灶的特点,如肾脏血管平滑肌脂肪瘤破裂在显示血肿的同时能显示起源于肾脏的混杂密度(尤其含脂肪密度)的肿块(图 5-6-4);CTA 可明确腹主动脉瘤破裂出血(图 5-6-5)。

4. MRI 表现　腹膜后间隙血肿的信号随出血时间不同而不同,超急性期 T_1WI 与肌肉相比呈稍低、稍高或等信号,T_2WI 呈等信号;急性期 T_1WI 示血肿周边高信号,中间低信号,T_2WI 呈稍低信号;亚急性期 T_1WI、T_2WI 为中间低信号,外周高信号。慢性期 T_1WI、T_2WI 血肿均为高信号,周围可见低信号含铁血黄素环(图 5-6-6)。增强扫描慢性血肿壁可见强化。

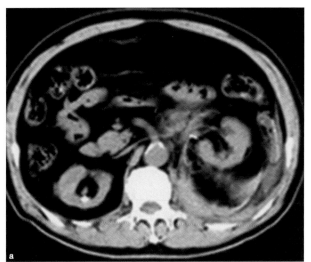

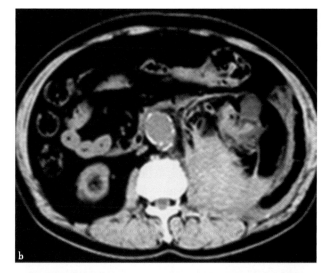

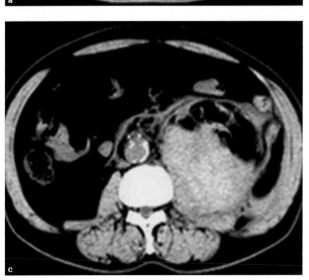

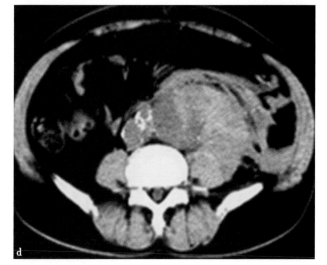

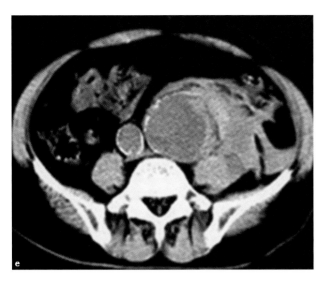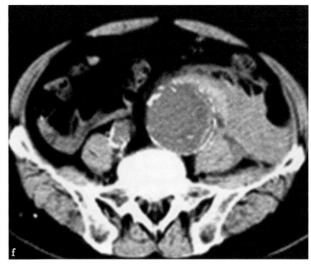

图 5-6-2 腹主动脉瘤破裂

a~c. CT 平扫示左肾后方腰大肌旁团片状高密度影,腹主动脉增粗,管壁钙化,左肾周筋膜增厚;d~f. 腹主动脉分叉水平示左侧髂总动脉明显增粗,与腰大肌前方高密度影相连,左侧髂总动脉外侧壁显示不清

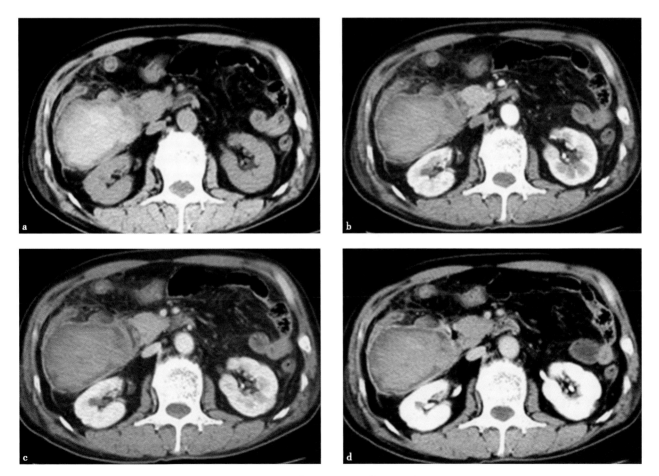

图 5-6-3 腹膜后亚急性血肿——血友病

a. CT 平扫示右肾前方见团片状高密度影,边缘见环形稍低密度,内缘延伸到肠系膜上动静脉及腹主动脉之间;b~d. 增强扫描三期病变均未见强化

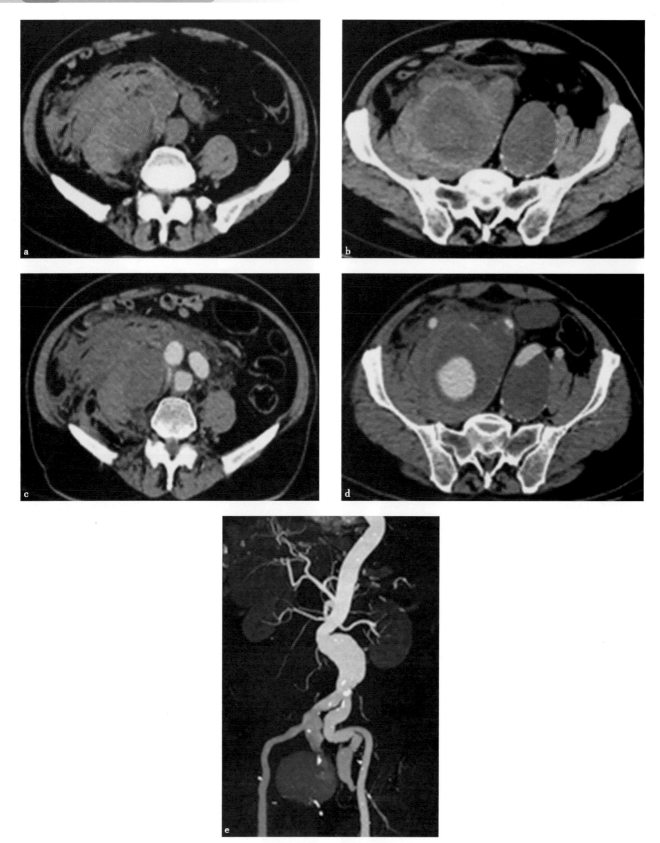

图 5-6-4　腹主动脉瘤破裂出血

a、b. CT 平扫示双侧髂内动脉增粗，右侧髂内动脉周围见不均匀团片状高密度影；c、d. 增强扫描动脉期双侧髂内动脉强化，髂内动脉周围病变不强化；e. CTA MIP 示腹主动脉、双侧髂总动脉及髂内动脉瘤样增粗，右侧髂内动脉下方见球形不均匀混杂密度影

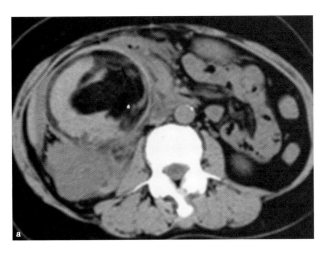
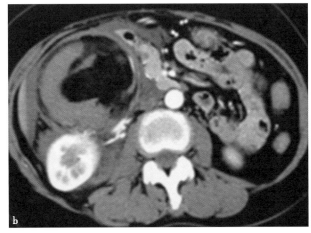
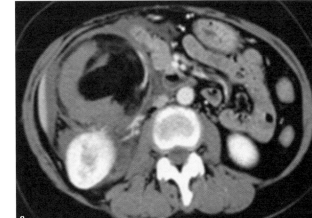

图 5-6-5　肾脏血管平滑肌脂肪瘤
a～c. CT 平扫示右肾下极前方混杂密度团块影,其内以脂肪密度为主,外缘见条形高密度;增强扫描动脉期及静脉期病灶内缘见条形血管样强化,脂肪密度区及条形高密度区未见强化

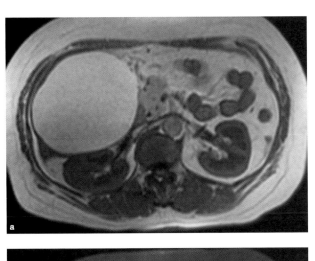
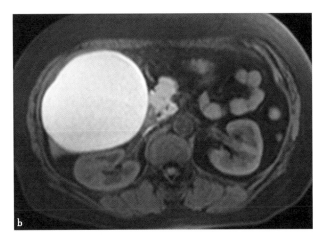
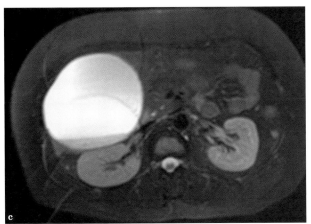
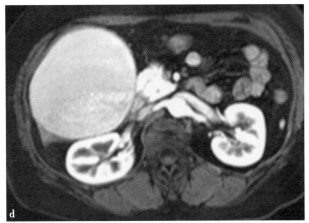

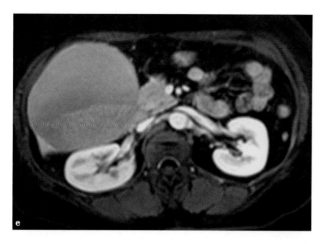 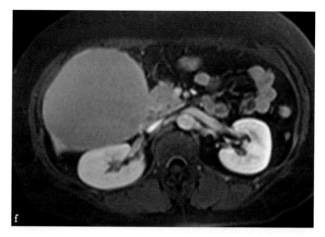

图 5-6-6　亚急性血肿

a. MRI 平扫 T_1WI 示右肾前方见类圆形高信号影；b. 抑脂 T_1WI 病灶信号未见减低，仍呈高信号；c. T_2WI 示病灶内信号不均，可见分层，上层为明显高信号，下层为等信号，中央见条形低信号分隔；d～f. 增强扫描三期均未见强化

【诊断要点】

腹膜后血肿的大小、形态及密度因出血量的多少、出血时间的不同而异；在 CT 及 MRI 上血肿不同时期表现为不同的密度和信号，增强扫描时血肿无强化。病史如有外伤史、凝血功能障碍、动脉瘤、腹膜后富血供肿瘤等更有助于诊断。

【鉴别诊断】

有外伤病史的腹膜后血肿诊断并不困难，CT 可进一步明确腹膜后血肿及相邻结构的解剖关系，可对血肿病变的程度和范围进行准确判断。此外，CT 还可判断血肿稳定性，可判定是否合并其他脏器的损伤。无外伤史的自发性血肿，急性期 CT 平扫呈等高密度，需要与腹膜后肿瘤合并出血进行鉴别，但增强扫描血肿无强化，腹膜后肿瘤可见异常强化的肿瘤实质；慢性期 CT 平扫呈低密度，增强扫描不强化，与腹膜后囊肿鉴别困难。主动脉瘤要结合临床病史，必要时行 CTA 检查明确诊断。

（汪禾青　刘静红　刘爱连）

参 考 文 献

[1] 童富云，黎可，徐金明，等. 腹膜后血肿 73 例诊断与治疗分析 [J]. 创伤外科杂志，2016，18（3）：158-160.

[2] 郑正葆，张素勤. 创伤性盆腔腹膜后血肿的诊断和治疗 [J]. 中国实用外科杂志，2004，24（12）：749-750.

[3] 彭荣华，胡海菁，周兆丰. 急诊腹部 CT 检查在闭合性腹部伤腹膜后血肿诊治中的价值 [J]. 现代医用影像学，2016，25（6）：1177-1179.

[4] Alturki F, Ponette V, Boucher LM. Spontaneous Retroperitoneal Hematomas Following Uncomplicated Vaginal Deliveries: A Case Report and Literature Review[J]. J Obstet Gynaecol Can, 2018, 40（6）：712-715.

第七章　腹主动脉疾病

第一节　腹主动脉瘤

【概述】

腹主动脉局部病理性扩张称为腹主动脉瘤（aortic aneurysm）。按病理及组织结构分为真性与假性两类。真性动脉瘤由动脉壁的三层组织结构组成；假性动脉瘤是动脉壁破裂后所形成的血肿与周围包绕的结缔组织构成。常见病因有动脉粥样硬化、感染、创伤、先天性发育不良、梅毒、白塞氏病等。

腹主动脉瘤扩张后，腹主动脉壁弹力蛋白衰竭，胶原蛋白成为主要抗张力的成分，在各种因素作用下最终导致胶原蛋白衰竭，再由一系列诱因（如高血压、外伤撞击等）引起腹主动脉瘤破漏（aortic aneurysm leakage）。

【临床特点】

常见症状与体征：疼痛，压迫症状如呼吸困难、气短、咳嗽、声音嘶哑等，体表搏动性膨凸，听诊可有收缩期杂音与震颤。发生破漏后，临床表现为突发腰背部疼痛及腹痛，血压降低，严重者可休克，腹部可触及搏动性包块。仅有21%～33%的患者能够存活。

【影像检查技术与优选】

影像学诊断方法有：X线检查（血管造影）、超声、CT（包括CTA）、MRI等。腹主动脉造影可直接观察主动脉形态的改变，但属于有创检查。CT增强扫描需使用造影剂，有造影剂不良反应的风险。MRI为无创伤、无造影剂不良反应风险，并对附壁血栓等具有特征性诊断作用，可作为首选方法。

【影像学表现】

1. **X线表现**　血管造影可直接显示瘤内状况。主要征象：腹主动脉瘤与主动脉同时显影，瘤内有造影剂填充，可观察动脉瘤的形状、大小、位置等情况。腹主动脉瘤破漏，可以观察到血管破口、造影剂外溢情况。

2. **超声表现**　腹主动脉内径增大，呈梭形或囊状扩张，常为相应正常部位内径1.3倍以上。假性腹主动脉瘤表现为腹主动脉壁局部连续中断，其周围有一液性腔室，与腹主动脉相通，腔内常见附壁血栓。腹主动脉瘤破漏者可见破口、瘤腔内撕裂内膜回声、瘤旁血肿、腹腔及腹膜后血肿、腹腔内积液等征象。

3. **CT表现**　平扫可明确腹主动脉瘤的大小、形态、位置，表现为腹主动脉局限异常扩张，腔内密度不均，周边可见弧形、条状低密度附壁血栓，瘤壁可见条形钙化；CTA能清楚显示腹主动脉瘤的全貌，更为直观地观察瘤体大小、形态、位置及瘤体与周围结构的关系，还可显示瘤内附壁血栓（图5-7-1，图5-7-2）。

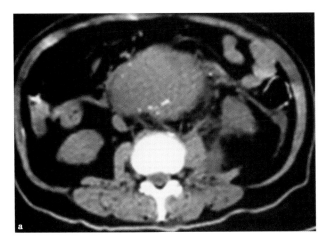

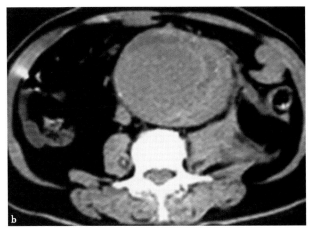

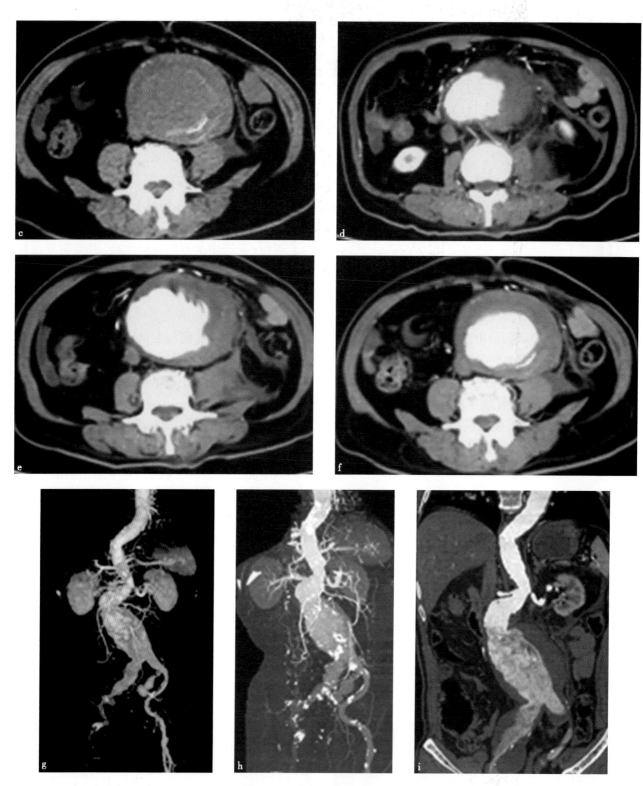

图 5-7-1 腹主动脉瘤附壁血栓

a～c. CT 平扫示腹主动脉局限异常扩张，腔内密度不均，周边可见弧形、条状低密度附壁血栓，瘤壁可见条形钙化；d～f. 增强示增粗腹主动脉内壁伴环状不强化血栓影；g. VR；h. MIP 示腹主动脉增粗；i. CURVE 示增粗腹主动脉周边可见不强化血栓影

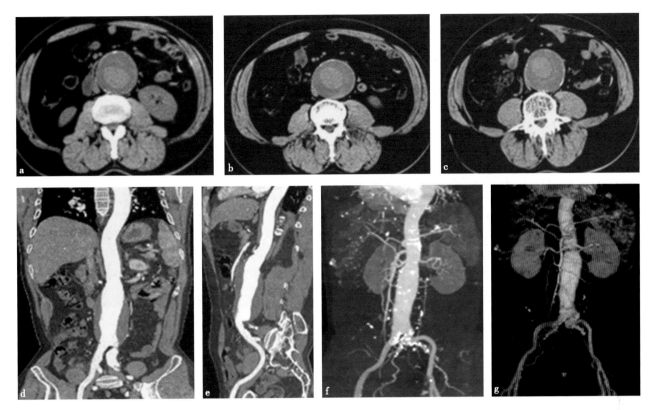

图 5-7-2 腹主动脉瘤附壁血栓

a~c. CT 平扫示腹主动脉局限异常扩张,腔内密度不均,周边可见弧形、条状低密度附壁血栓,瘤壁可见条形钙化;d、e. CURVE;
f. MIP;g. VR 示腹主动脉增粗,周边可见不强化血栓影

腹主动脉假性动脉瘤 CT 平扫局限性突起,钙化内膜移位,周围组织受推挤,CTA 示腹主动脉局限性突出血管轮廓外(图 5-7-3,图 5-7-4)。

腹主动脉瘤破漏平扫见腹主动脉局部增粗,边缘模糊,腹主动脉周围见高密度血肿包绕;CTA 可显示腹主动脉破口,造影剂外渗。

4. MRI 表现 可多方位显示瘤体,根据血液流空现象,无需增强即可显示瘤体内腔、管壁、破口及其与周围组织结构的关系,腹主动脉瘤 T_1WI、T_2WI 信号流空(图 5-7-5),附壁血栓的信号强度增高。

【诊断要点】

腹主动脉瘤及动脉瘤破漏患者的临床表现缺乏特异性,影像检查对于诊断具有重要意义。尤其是 CTA 检查,可以清楚显示瘤体情况,对血管破口的位置和腹膜后血肿范围显示清晰,为诊断及下一步治疗提供重要依据。

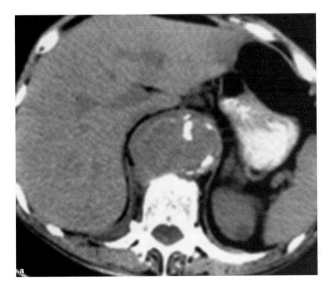

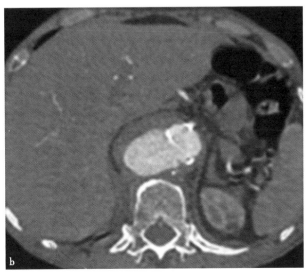

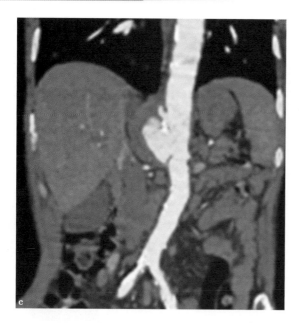
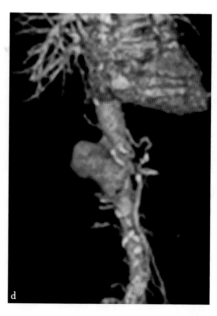

图 5-7-3　腹主动脉假性动脉瘤

a. CT 平扫示腹主动脉局限性突起,钙化内膜移位,周围组织受推挤;b. CTA 轴位;c. CURVE;
d. VR 示腹主动脉局限性突出血管轮廓外

【鉴别诊断】

正常人腹主动脉宽径变化很大,依靠正常值标准测量受个体影响较大,如腹主动脉的宽径大于正常段宽的 1.3 倍可诊断为腹主动脉瘤;腹主动脉夹层的内膜瓣走行及真腔、假腔是两者鉴别的重要依据。腹主动脉瘤破漏大多数可见破口,造影及增强时可见造影剂外漏;腹膜后包绕主动脉的病变及肿瘤,如腹膜后纤维化、淋巴瘤等,CT 平扫主动脉"淹没",显示不清,需要与腹主动脉瘤破漏鉴别。

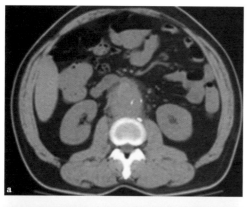
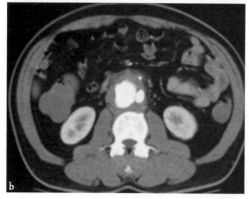
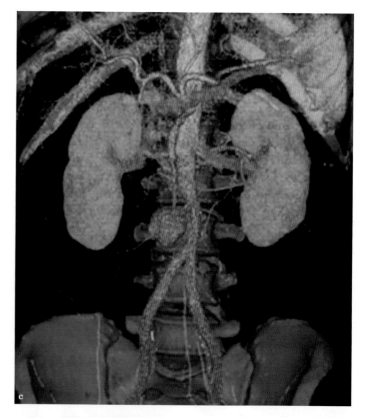

图 5-7-4　腹主动脉假性动脉瘤

a. CT 平扫示腹主动脉局限性增粗,钙化内膜移位,周围毛糙;b. CTA 轴位;c. CTA VR 示腹主动脉局限性突出血管轮廓外

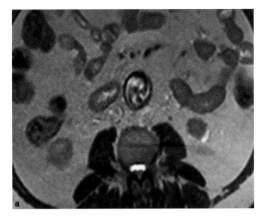

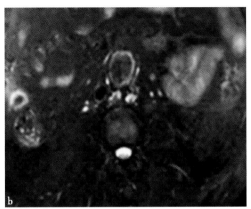

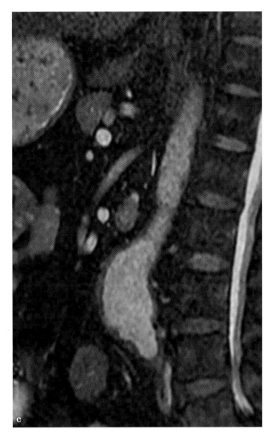

图 5-7-5 腹主动脉瘤
a. T_1WI; b. T_2WI; c. T_2WI 矢状位

第二节 腹主动脉夹层

【概述】

腹主动脉夹层（aortic dissection）为动脉壁中层血肿或出血，病因尚不清楚，重要因素为高血压，主动脉腔内的高压血流灌入中膜形成血肿，并使血肿在动脉壁内扩展延伸，形成所谓的"双腔"改变。多数在主动脉壁内可见两个破口，一为入口，一为出口。

【临床特点】

急性者有突发的剧烈胸痛，可向背部、腹部放射，严重者可发生休克，夹层血肿累及或压迫主动脉主支时肢体血压、脉搏不对称，如血肿穿破可有杂音和心包填塞征。慢性者可无临床表现。

实验室检查中，D- 二聚体、C- 反应蛋白升高。

【影像检查技术与优选】

影像学诊断方法有：X 线检查（血管造影）、超声、CT（包括 CTA）、MRI 等。腹主动脉造影可直接观察主动脉形态的改变，但其为创伤性检查。CT 强

化扫描需使用造影剂，有造影剂不良反应的风险。MRI 为无创伤、无造影剂不良反应风险检查，对内膜瓣、真假腔等具有特征性诊断作用，可作为首选方法。

【影像学表现】

1. DSA 表现 可观察夹层范围和病变全貌，造影剂在真腔内通过腹主动脉管壁内破口喷射，外溢或壁龛样突出。造影剂进入假腔后，真假腔之间可见线状、条状内膜片；有时可见假腔内的附壁血栓，表现为充盈缺损。

2. 超声表现 显示腹主动脉内撕裂的内膜片在心动周期有不同程度的摆动。

3. CT 表现 受累腹主动脉增粗，可显示内膜钙化灶内移、假腔内附壁血栓、血液外渗等。CTA 可清楚显示真腔、假腔及内膜片，还可直观显示病变范围（图 5-7-6）。

4. MRI 表现 大视野、多方位显示病变，观察夹层解剖变化和血流动态，无需造影剂即可显示内膜片及真、假腔，在 T_1WI 像上真腔呈低信号，假腔呈高信号，内膜片呈中等信号（图 5-7-7）。

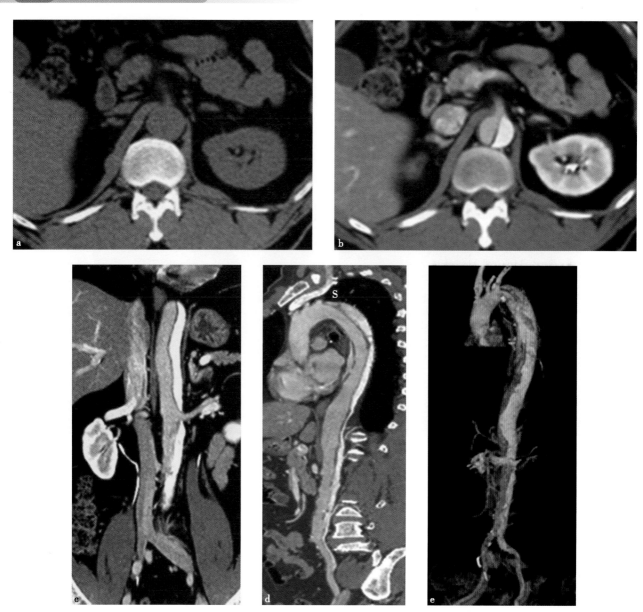

图 5-7-6 夹层动脉瘤

a. CT 平扫；b. CTA 横轴位；c. MPR；d. CURVE；e. VR 示腹主动脉增粗，真假腔形成及内膜片，范围从主动脉弓至一侧髂总动脉

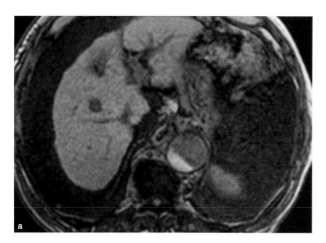

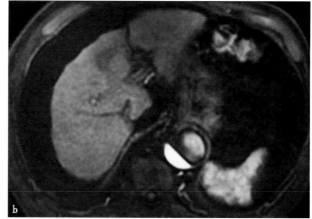

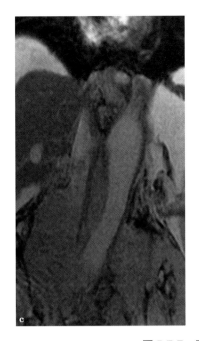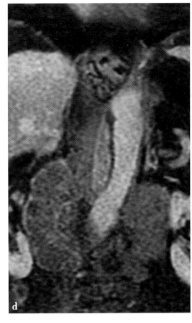

图 5-7-7　腹主动脉夹层

a. T_1WI；b. T_1WI 增强横轴位；c. T_2WI 冠状位；d. 增强冠状位示腹主动脉增粗，T_1WI 像上真腔呈低信号，假腔呈高信号，内膜片呈中等信号，增强扫描示明显的内膜片影

【诊断及鉴别诊断】

腹主动脉夹层病情凶险，急性起病者表现为突发胸痛，结合实验室检查有重要提示价值。影像检查中，显示内膜片及真、假腔可明确诊断。

腹主动脉夹层的内膜片及真腔、假腔是重要诊断依据。腹主动脉瘤腔内无内移的内膜片。

（汪禾青　刘静红　刘爱连）

参 考 文 献

[1] 白人驹. 医学影像诊断学 [M]. 北京：人民卫生出版社，2009.

[2] 陈淑娟. 彩色多普勒超声诊断腹主动脉瘤的临床价值 [J]. 实用医学影像杂志，2018，19（3）：273-274.

[3] 朱兰荣，顾慧，赵硕，等. CT 在主动脉瘤中的诊断价值 [J]. 医学影像学杂志，2018，28（4）：587-590.

[4] McMahon MA, Squirrell CA. Multidetector CT of Aortic Dissection: A Pictorial Review[J]. Radiographics，2010，30（2）：445-460.

第八章 下腔静脉疾病

第一节 下腔静脉变异

【概述】

下腔静脉变异（anomaly of vena cava）包括左位下腔静脉、双下腔静脉、环绕主动脉下腔静脉、下腔静脉环绕输尿管等。下腔静脉是全身血管发生中最为复杂的一个血管，它的形成不仅取决于胚胎期的后主静脉、下主静脉、上主静脉三对主静脉，也和卵巢静脉、脐静脉密切相关。

【临床特点】

下腔静脉变异多样，多数可无临床表现。部分双下腔静脉变异者可产生肝静脉回流障碍，继而引发门脉高压，产生 Budd-Chiari 综合征。左下腔静脉变异，由于静脉管壁较薄，压力较小，在左下腔静脉跨越腹主动脉前方时，易出现静脉压迫现象，临床上则表现为盆腔和下肢的静脉血回流不畅等表现。

【影像检查技术与优选】

影像学诊断方法有：下腔静脉造影、CT、MRI 等。

【影像学表现】

下腔静脉造影、CT 平扫及增强扫描（图 5-8-1）、MRI 均可显示上述下腔静脉走行异常。

【诊断要点】

影像检查可见走行、数量异常的下腔静脉血管影。

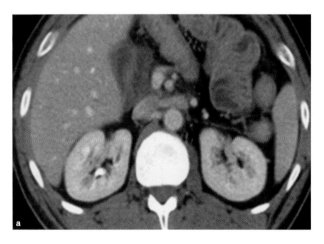
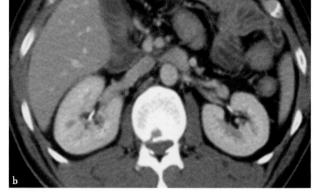
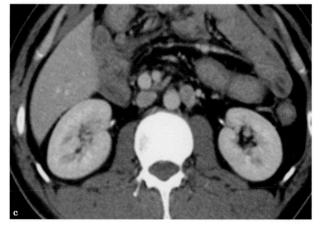

图 5-8-1　双下腔静脉

a. 双肾门上方水平下腔静脉呈分叉样；b. 双肾门水平下腔静脉分为两支，中间呈细线样连通；c. 双肾门下方水平下腔静脉完全分为两支，位于腹主动脉两侧

【鉴别诊断】

下腔静脉变异诊断不难，CT 平扫不要把这些变异误认为腹膜后肿块、淋巴瘤或囊肿，必要时增强 CT 或 MRI 观察。

第二节　下腔静脉栓塞

【概述】

下腔静脉栓塞（thrombosis of vena cava）可由盆腔、下肢血栓等造成，也可因肝、胰、肾等肿瘤瘤栓引起栓塞。

【临床特点】

栓塞可造成下肢和盆部水肿、侧支血管曲张等症状。

【影像检查技术与优选】

影像学诊断方法有：下腔静脉造影、超声、CT 及 MRI 等。下腔静脉造影、CT 增强可直接显示栓塞位置及范围；超声及 MRI 检查可在无造影剂注入的情况下进行诊断，是无创检查，且 MRI 能区分血栓和瘤栓，必要时可作为首选方法。

【影像学表现】

1. **下腔静脉造影**　显示栓塞远端位置及栓塞远端下腔静脉有否增宽。

2. **超声表现**　为下腔静脉部分或完全被等回声充填，充填部分血流信号消失，管腔狭窄部分血流紊乱且血流速度加快；若栓塞为完全或大部分，则远端下腔静脉扩张，双侧下肢静脉回流减慢。

3. **CT 表现**　平扫示栓塞远端下腔静脉扩张，CT 增强扫描显示栓塞部下腔静脉内充盈缺损，造影剂从周边部流动强化（图 5-8-2）。

4. **MRI 表现**　T_1WI、T_2WI 像上见栓塞部血液信号流空消失，代之以栓子信号强度，血栓表现为 T_1WI 高信号，抑脂 T_1WI 仍为高信号，T_2WI 为不均匀等高混杂信号，造影增强血栓无强化呈低信号，被周边管腔内明显强化的造影剂包绕（图 5-8-3）。瘤栓信号强度与原发肿瘤一样。

【诊断及鉴别诊断】

发现下腔静脉管腔内充盈缺损可明确诊断。下腔静脉栓塞的诊断较容易，鉴别诊断应与正常影像学表现鉴别，如 CT 增强扫描门静脉期下腔静脉尚

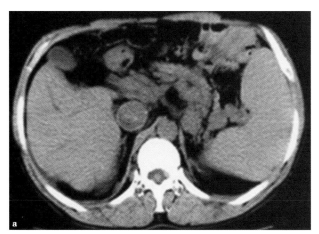

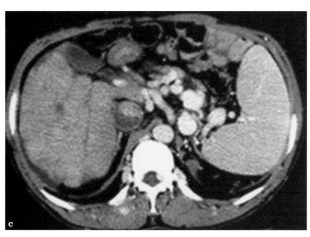

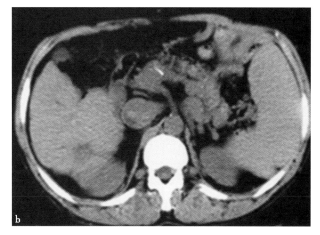

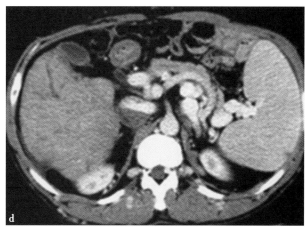

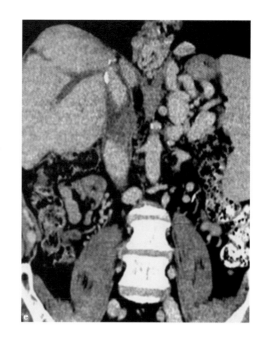

图 5-8-2 下腔静脉血栓
a、b. CT 平扫示下腔静脉增粗，其内呈高等低混杂密度；c、d. 增强扫描示下腔静脉内见充盈缺损，前缘见少许造影剂通过呈明显高密度；e. 冠状位示下腔静脉局部增粗，内见低密度充盈缺损

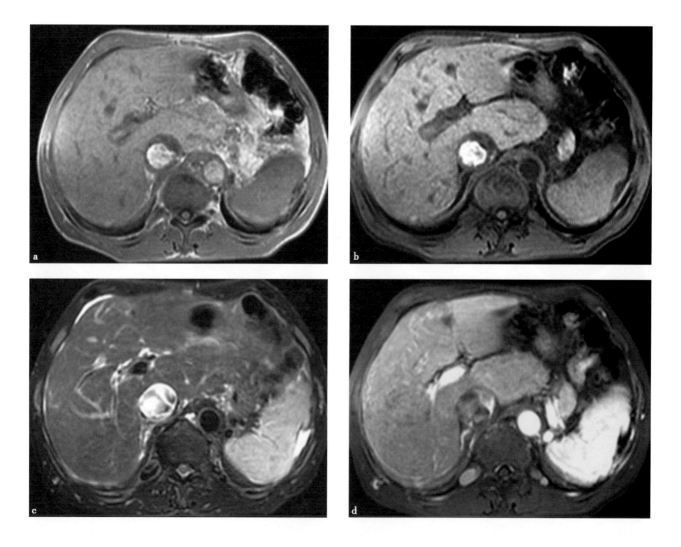

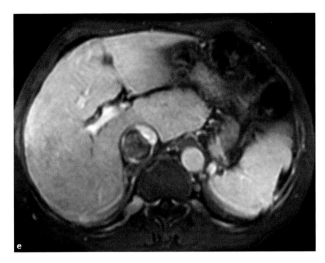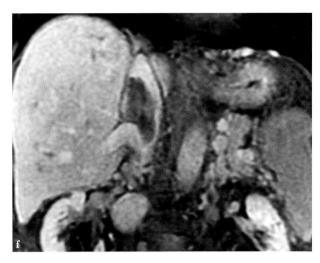

图 5-8-3 下腔静脉血栓

a. T₁WI 示下腔静脉增粗，局部血管流空效应消失，代之以高信号为主，内前缘见新月形低信号；b. 抑脂 T₁WI 示下腔静脉内仍以高信号为主，前缘见新月形低信号；c. T₂WI 为不均匀等高混杂信号；d、e. 增强扫描动脉期及静脉期示血栓无强化呈低信号，前缘被新月形明显强化的造影剂包绕；f. 延迟期冠状位扫描示下腔静脉肝段局部增粗，其内见不强化充盈缺损

未完全充盈造影剂时，不要误认为栓子存在；MRI检查血流入口效应的信号增强也不要误为栓子。

（汪禾青　刘静红　刘爱连）

参 考 文 献

[1] 贾翠宇，赵大伟，何宁，等. 下腔静脉畸形的 64 层螺旋 CT 表现 [J]. 中华放射学杂志，2010，44（2）：156-159.

[2] 董涛. 多层螺旋 CT 及 MRI 对下腔静脉病变的诊断价值分析 [J]. 中国 CT 和 MRI 杂志，2015，（7）：92-94.

[3] Malaki M，Willis AP，Jones RG. Congenital anomalies of the inferior vena cava[J]. Clin Radiol，2012，67（2）：165-171.

[4] 张雪莲，马小静，陈鑫，等. 先天性下腔静脉畸形的螺旋 CT 表现及临床意义 [J]. 实用放射学杂志，2015，38（8）：1259-1262.

[5] 罗晓莉，江丽，朱建平. 彩色多普勒超声诊断先天性下腔静脉畸形的临床应用价值 [J]. 中华医学超声杂志（电子版），2014，11（2）：125-130.

第九章　盆　腔　疾　病

第一节　盆　腔　积　液

【概述】

盆腔积液（pelvic effusion）可以分为盆筋膜间隙积液及腹水，前者为腹膜外器官如膀胱、前列腺、子宫、阴道的疾病所致。腹水的常见原因为肝硬化门脉高压、肠梗阻、腹膜炎、盆或腹腔外伤、手术后、腹膜转移等。

【临床特点】

临床表现为腹盆部膨隆、腹胀等。

【影像检查技术与优选】

本病影像学诊断方法有：超声检查、CT、MRI。超声对积液显示佳且方便简单，MRI 较多用于盆腔肿瘤的诊断，显示积液的效果与 CT 相同，CT 可进行大范围检查且显示直观，可首选 CT 平扫检查。

【影像学表现】

1. **超声表现**　如果只在子宫 / 前列腺直肠陷凹处有小范围不规则无回声区域，说明盆腔积液很少。如果盆腔内或者肠道间隙处较大范围无回声区，说明盆腔积液很多。

2. **CT 表现**　平扫见盆腔内脏器之间（膀胱前间隙、子宫膀胱间隙、子宫直肠间隙）水样密度条片影，肠管漂浮在其中（图 5-9-1）。增强扫描积液不强化。

3. **MRI 表现**　T_1WI 积液呈低信号，T_2WI 则呈高信号，增强扫描不强化。

【诊断及鉴别诊断】

盆腔内不规则形液性密度或信号影，超声显示不规则形无回声区域。造影后无强化。盆腔积液为一种并发症，积液的来源很多：如肝硬化者失代偿期出现腹水，急腹症的肠穿孔、肠梗阻的腹水，外伤所致积液或积血，盆腔炎症或恶性肿瘤导致的盆腔积液等。诊断应结合临床及原发病变来综合判断。

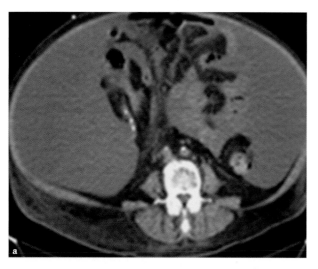
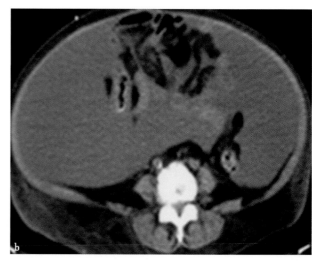

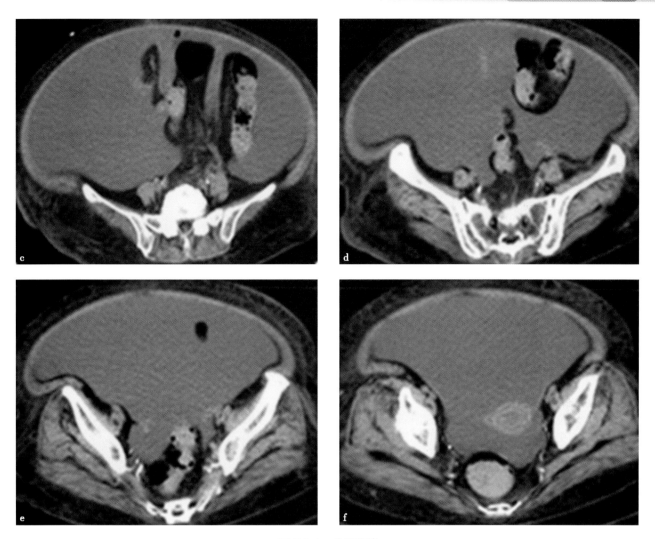

图 5-9-1 盆腔积液
a～f. CT 平扫见盆腔内脏器之间水样密度条片影,肠管漂浮在其中

第二节 盆腔感染

【概述】

盆腔感染(pelvic inflammation)多为非特异性炎症,如化脓性阑尾炎所致的阑尾周围脓肿、肛周脓肿、盆腔器官炎症或脓肿等,也可见于特异性炎症,如结核性腹膜炎。

【临床特点】

患者体温升高,脉搏增快,腹部疼痛;部分患者可出现恶心呕吐、肛门下坠感等。化验检查提示白细胞升高,中性粒细胞绝对值升高。

【影像检查技术与优选】

影像学检查方法主要为超声、CT 及 MRI 等。CT检查可以清晰显示病灶范围及邻近脏器及腹腔、腹膜后改变,MRI 一般对于病灶产生的原因及与其他病变鉴别具有很高价值。应首选 CT 检查。

【影像表现】

1. **超声表现** 表现为盆腔内大量的低回声液体,透声差。

2. **CT 表现** 平扫检查见盆腔内脓肿呈不规则低密度区,压迫周围组织移位,CT 增强见脓肿壁不规则强化(图 5-9-2);盆腔炎症 CT 平扫表现为盆内器官周围炎性渗出,轻者呈条索状中等密度灶,重者呈不均匀明显高于水密度区,包绕盆腔器官,器官周围境界不清;结核性腹膜炎 CT 平扫可见腹膜增厚、腹腔肠系膜淋巴结增大、腹水、肠管关系不清(图 5-9-3)。

3. **MRI 表现** T_1WI 脓肿呈低信号,T_2WI 脓肿内脓液信号强度增高超过脓肿壁,DWI 显示脓肿腔内呈明显高信号。造影增强脓肿壁及分隔明显延迟强化,脓腔无强化。

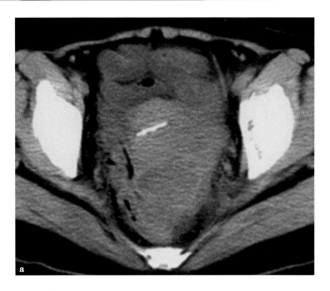

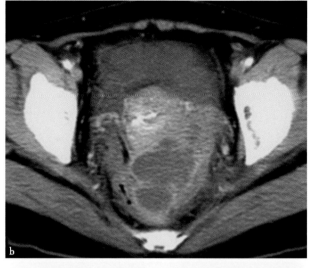

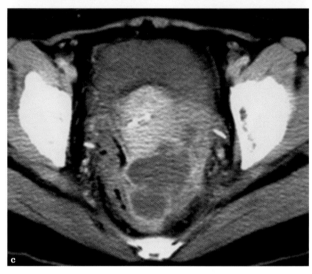

图 5-9-2　盆腔脓肿

a. CT 平扫示子宫后方见团片状等低密度区，边界不清，密度不均；b. 增强扫描动脉期病变壁不规则强化；c. 增强扫描静脉期显示病变壁环形强化，其内低密度区呈均匀水样密度不强化

【诊断及鉴别诊断】

脓肿、盆腔炎、结核性腹膜炎的影像学表现无特异性，诊断应结合临床。

脓肿的影像学鉴别主要为囊肿、肿瘤及转移瘤坏死囊变。囊肿边界清晰，边缘光滑，周围无渗出改变。肿瘤及转移瘤坏死囊变区 DWI 信号较脓肿低。

结核性腹膜炎要与腹膜转移瘤鉴别。结核性腹膜炎发病年龄以青壮年为主，主要表现为大范围腹水、腹膜增厚、腹膜钙化及肠系膜根部淋巴结肿大，增厚的腹膜较均匀，部分病变合并其他部位结核。腹膜转移瘤多见于老年人，有原发肿瘤病史，腹膜多呈结节状增厚。

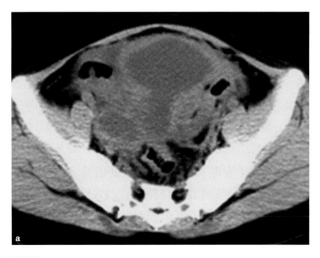

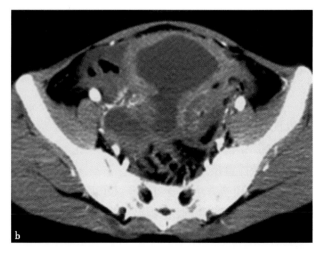

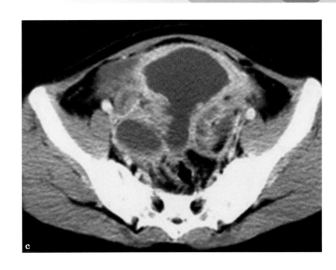

图 5-9-3 盆腔结核
a. CT 平扫示膀胱壁厚变形，右后方见厚壁低密度灶，边界欠清；b. 增强扫描动脉期膀胱壁及盆腔右侧病灶厚壁环形强化；c. 静脉期膀胱壁及病灶厚壁持续强化，邻近腹膜增厚强化，与肠管分界不清

第三节 盆腔肿瘤

一、腹膜间皮瘤

【概述】

腹膜间皮瘤（peritoneal mesothelioma）良性者罕见，多为恶性，约占腹膜后原发肿瘤的 8%。

【临床特点】

临床多见于中老年人，与石棉粉尘的吸入有关，临床表现为腹痛、腹胀、血性腹水。肿瘤由腹膜被覆的间皮细胞发生，侵犯壁、脏腹膜，形成胼胝增厚及大小不等的肿块。

【影像检查技术与优选】

影像学检查方法主要为超声、CT 及 MRI 等。超声、CT 和 MRI 对定位诊断的作用相同，定性诊断依靠病理学检查。

【影像学表现】

1. **超声表现** 主要征象为腹膜增厚和腹水。腹膜增厚可弥漫性增厚或结节样增厚，也可形成肿块，多呈实性或混合性回声，分布不均，病变与腹膜粘连，但与器官无关。

2. **CT 表现** 平扫见腹膜呈等密度肿块，中心可见不规则低密度坏死区，与周围器官组织分界不清，并有腹腔积液。CT 增强扫描见肿瘤实质呈轻度、中度不规则延迟强化，中心坏死区无强化（图 5-9-4）。

3. **MRI 表现** T_1WI 像上见肿瘤信号稍高于腹水信号，T_2WI 像上肿瘤的信号强度均匀或不均匀增高，但低于腹水的信号强度，增强扫描见肿瘤轻度、中度不规则强化。

【诊断及鉴别诊断】

腹膜生长肿块并有腹水者结合临床应考虑该病的诊断，鉴别诊断包括盆壁间隙生长的各种恶性肿瘤、转移瘤等。

二、其他原发肿瘤

盆壁间隙与腹膜后间隙连接，盆筋膜间隙的充填组织与腹膜后间隙相同，这些间隙可发生腹膜后间隙的大多数囊肿、肿瘤、肿瘤样病变，影像学表现请参阅腹膜后间隙。

三、盆腔转移瘤

【概述】

腹腔器官癌肿侵及浆膜后，脱落的癌细胞及癌块由于重力作用种植于盆内腹膜，常见于盆腔站立最低位的陷窝内。多见于卵巢癌、胃癌、结肠癌。

【临床特点】

临床表现为腹胀、腹痛、腹水。

【影像检查技术与优选】

影像学检查方法主要为超声、CT 及 MRI 等。超声、CT 可进行全身检查，MRI 对肿瘤鉴别具有较高价值。盆腔转移瘤的影像学诊断应结合其他相关检查及病史。应首选 CT 检查。

【影像表现】

1. **超声表现** 腹水，腹膜结节状、肿块状增厚，多呈实性回声，分布不均。

2. **CT 表现** 平扫见腹膜不规则增厚，呈胼胝状结节。直肠窝内多为不规则软组织密度肿块，常伴有腹水。腹膜结节肿块的强化特点与原发癌类似，可有不同程度的强化（图 5-9-5）。

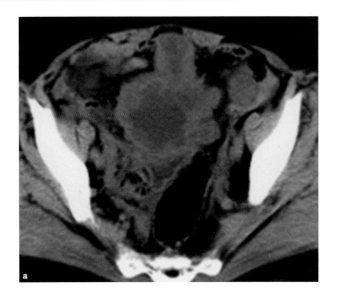

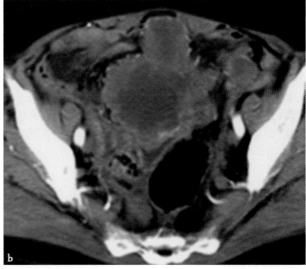

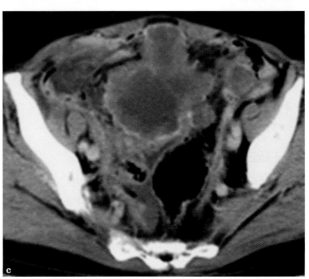

图 5-9-4　盆腔腹膜间皮瘤

a. CT 平扫示盆腔内见不规则低密度肿块，中心密度低，边缘呈等密度，腹膜增厚呈斑片条索状、结节状，盆腔内见少许积液；b. 增强扫描动脉期盆腔肿块不均匀强化，腹膜不均匀强化；c. 静脉期肿块实性部分及腹膜持续强化，中心坏死部分不强化

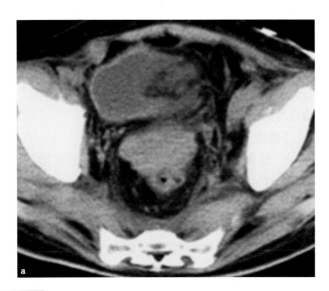

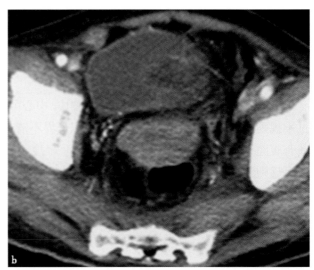

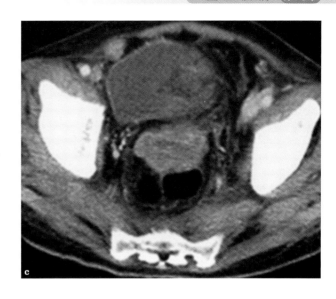

图5-9-5 膀胱直肠窝转移瘤(胆囊癌)
a. CT 平扫示膀胱直肠间隙内见等密度肿块,与直肠分界欠清;b、c. 增强扫描动脉期静脉期肿块不均匀强化

3. **MRI 表现** 腹膜转移 T_1WI 大多数为条片状等信号,T_2WI 呈不同程度高信号,DWI 呈明显高信号,病变范围显示更清楚,增强扫描见不同程度强化,强化程度与原发癌相似(图5-9-6)。

【诊断及鉴别诊断】

有原发恶性肿瘤史、出现腹膜结节肿块及腹水者可诊断为腹膜转移瘤。

原发恶性肿瘤不能确定时需与腹膜间皮瘤相鉴别。转移瘤一般范围弥漫广泛,结节肿块较小,腹膜增厚明显。

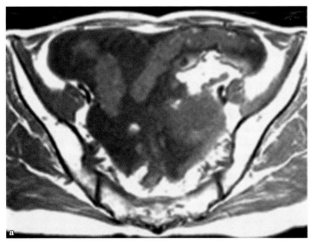

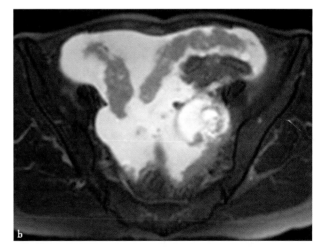

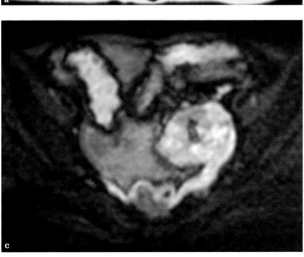

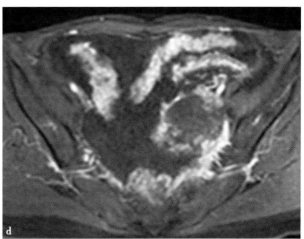

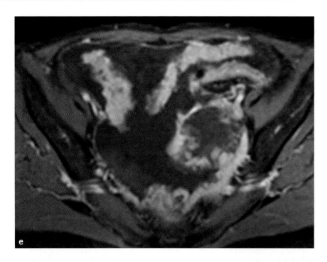
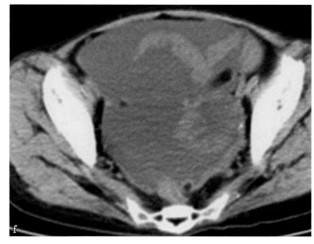

图5-9-6　腹膜转移（卵巢癌）

a. MRI T₁WI平扫显示左侧盆壁见不规则等信号肿块，盆腔内见大量积液，肠管漂浮在中央；b. T₂WI示左侧盆壁肿块主体呈明显高信号，边缘呈环形低信号，盆底腹膜增厚呈等信号；c. DWI肿块及增厚腹膜呈高信号；d、e. 增强扫描动脉期及静脉期示肿块不均匀厚环形强化，盆底腹膜强化；f. CT平扫示左侧盆壁囊性肿物，伴有不规则厚壁，盆底腹膜增厚

四、盆腔脂肪瘤病

【概述】

盆腔脂肪瘤病（pelvic lipomatosis）又称盆腔脂肪增多症，为一种少见的原因不明的良性瘤样病变，特点为膀胱、前列腺、直肠周围脂肪组织异常增多。见于35～80岁的成年男性。

【临床特点】

一般症状较轻，可有尿频、夜尿、排尿困难、便秘，个别患者有尿路感染、血压升高，严重者可引起肾盂积水、尿毒症。

【影像检查技术与优选】

影像学检查方法主要为X线检查（钡灌肠、膀胱造影）、超声、CT及MRI等。X线及超声可提供有意义的间接征象。CT和MRI扫描对本病的定位、定性诊断优于X线检查，具有同等作用，可首选CT扫描。

【影像学表现】

1. **X线表现**　钡灌肠检查见直肠、乙状直肠变直，受压移位变窄；膀胱造影见膀胱变形，呈梨状、葫芦状、香蕉状。

2. **超声表现**　盆腔内脂肪回声团块影，边界清楚。

3. **CT表现**　平扫见盆内境界清晰的脂肪密度肿块，压迫直肠、乙状结肠、小肠及膀胱（图5-9-7），CT增强扫描见病变无强化。

4. **MRI表现**　盆腔内团片状T₁WI高信号、抑脂T₁WI及T₂WI低信号影，包绕直肠、乙状结肠，相应肠管及盆腔结构被推挤，肠腔狭窄。团片状病灶内见点条状血管影。增强扫描团片病灶无强化（图5-9-8）。

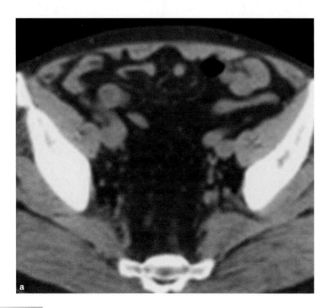
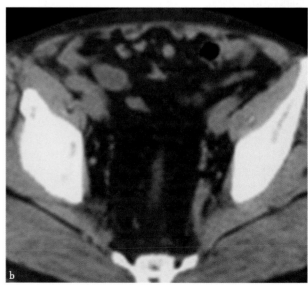

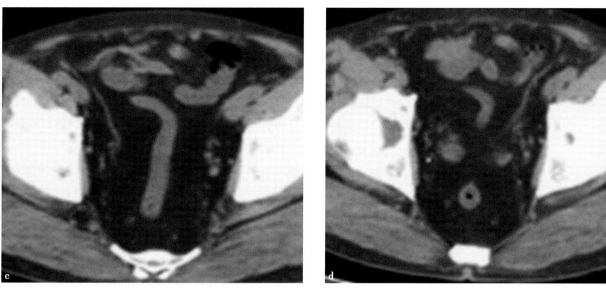

图 5-9-7 盆腔脂肪瘤病

a～d. CT 平扫示盆腔内大量脂肪密度,直肠受压变直呈铅管样

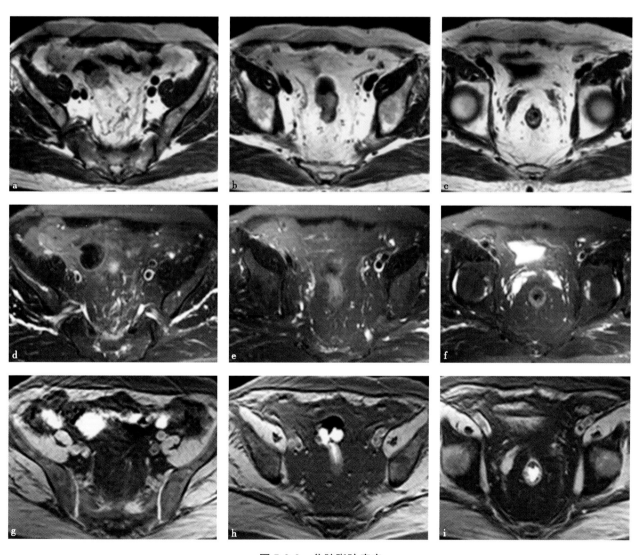

图 5-9-8 盆腔脂肪瘤病

a～c. MRI 平扫示盆腔脂肪增多,T_1WI 呈高信号,直肠受推挤位于盆腔中央,管腔变细;d～i. 抑脂 T_2WI 及 T_1WI 直肠周围脂肪呈低信号

【诊断及鉴别诊断】

盆内脂肪组织肿块压迫周围组织者可诊断为本病，鉴别诊断主要为脂肪瘤和分化良好的脂肪肉瘤，后者均可见明确肿块界限，甚至包膜，肉瘤尚可见异常强化的实性结节。

（汪禾青　刘静红　刘爱连）

参 考 文 献

[1] 曾少华,李光明,刘林. 阑尾周围脓肿的CT影像表现及诊断分析[J]. 中国CT和MRI杂志,2018,16(6):121-122.

[2] 中国医师协会肛肠医师分会指南工作委员会. 肛周脓肿临床诊治中国专家共识[J]. 中华胃肠外科杂志,2018,21(4):456-457.

[3] 中华医学会妇产科学分会感染性疾病协作组. 盆腔炎症性疾病诊治规范(修订版)[J]. 中华妇产科杂志,2014,49(6):401-403.

[4] 胡浩,吴恩福,黄文,等. 腹膜间皮瘤的CT诊断与鉴别诊断[J]. 临床放射学杂志,2017,36(9):1263-1267.

[5] 商功群,王学梅,阚艳红,等. 腹膜恶性间皮瘤超声声像图与CT对比分析(附22例报道)[J]. 中国超声医学杂志,2016,32(7):659-661.

[6] 徐忠飞,吴玉林,周剑宇,等. 盆腔脂肪过多症的CT、超声诊断[J]. 实用放射学杂志,2012,28(10):1654-1655.

[7] 初建国,刘丹,亓月琴,等. 四例盆腔脂肪增多症的影像表现[J]. 中华放射学杂志,2007,41(1):55-56.

[8] Brun JL, Graesslin O, Fauconnier A, et al. Updated French guidelines for diagnosis and management of pelvic inflammatory disease[J]. Int J Gynaecol Obstet, 2016, 134(2): 121-125.

[9] Liang YF, Zheng GQ, Chen YF, et al. CT differentiation of diffuse malignant peritoneal mesothelioma and peritoneal carcinomatosis[J]. J Gastroenterol Hepatol, 2016, 31(4): 709-15.

[10] Prabakaran R, Abraham G, Kurien A, et al. Pelvic lipomatosis[J]. Kidney Int, 2016, 90(2): 453.

第十章　盆壁肌组织疾病

盆壁肌组织由闭孔内肌、梨状肌、肛提肌、尾骨肌等组成，作为影像学检查部位，与盆腔有关的肌群包括腹直肌、腹斜肌、腰大肌、腰方肌、髂肌等。

第一节　盆壁血肿

【概述】

盆壁血肿多见于外伤导致盆壁肌肉挫伤、水肿、渗出、出血，亦可为凝血障碍、抗凝过度等所致。临床表现为疼痛和运动障碍。

【影像检查技术与优选】

影像学检查方法主要为 X 线检查、CT 及 MRI，并可对血肿产生原因、时间进行判断。超声检查对盆壁血肿诊断有限。

【影像学表现】

1. X 线表现　平片可发现外伤所致骨折。

2. CT 表现　外伤所致盆壁肌群损伤平扫见挫伤肌群肿胀、密度减低，盆壁血肿表现为边界不清的条片状低于或高于肌肉影，同时可见盆壁骨折等（图 5-10-1）。凝血障碍所致肌肉血肿，表现为肌肉

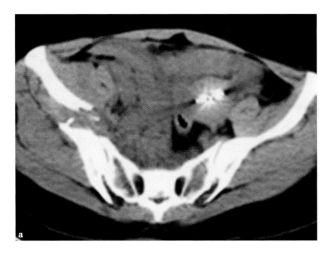
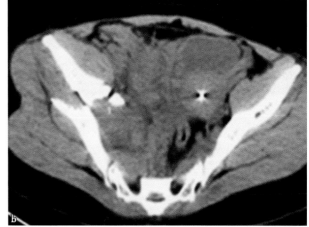
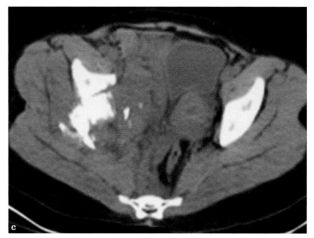

图 5-10-1　盆壁血肿伴盆壁骨折

a～c. CT 平扫示盆腔右侧见团片状高密度影，右侧髂腰肌增粗，密度增高，右髂骨及髋臼骨折，膀胱及子宫受压向左侧移位

群轮廓增大、密度增高，增强扫描后无强化，边界清楚，周围可见包膜强化（图5-10-2）。

3. **MRI表现**　T_1WI见挫伤肌肉信号强度减低，T_2WI损伤肌肉信号强度增高。肌肉血肿信号强度的改变取决于血肿时间，亚急性期血肿在T_1WI、T_2WI呈高信号强度（图5-10-3）。

【诊断及鉴别诊断】

肌肉外伤的诊断结合病史容易诊断，挫伤的鉴别诊断主要为肌群发育不对称，其肥大处密度无变化。血肿的MRI信号应与脂肪类肿瘤鉴别，T_1WI上中心部血凝块的信号强度较周边部低，在T_2WI的信号强度不衰减。

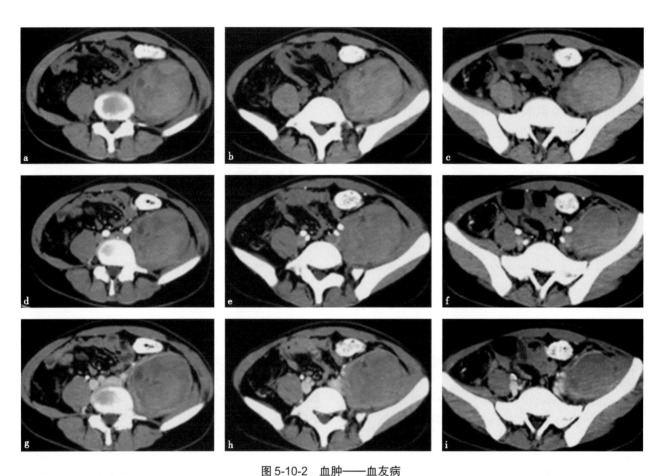

图5-10-2　血肿——血友病

a～c. CT平扫示左侧腰大肌增粗，其内见不均匀斑片状高密度影；d～f. 增强扫描动脉期未见强化；g～i. 静脉期未见强化，边缘见环形强化假包膜

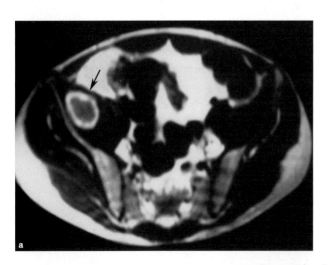
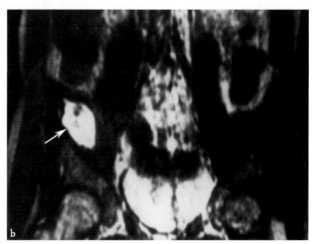

图5-10-3　右髂腰肌血肿

a. MRI T_1WI见血肿呈环形高信号强度（箭头）；b. T_2WI见血肿呈高信号（箭头）

第二节 盆壁炎症

盆肌群炎症最常见为腰椎结核所致的盆肌内结核脓肿,请参阅腹膜后炎症病变。

第三节 盆壁原发肿瘤

这部分肿瘤包括来源于横纹肌、平滑肌、脂肪、滑膜、血管、淋巴管及来源未明确的组织如颗粒细胞、上皮细胞、黏液以及来源于骨、软骨的一系列良性和恶性肿瘤。这些肿瘤侵犯肌群突向盆腔,临床需与盆腔肿瘤鉴别。影像学检查对决定肿瘤的位置、大小、范围和侵犯程度有重要作用。

第四节 盆壁转移瘤

【概述】

甲状腺癌、肺癌、乳腺癌、肝癌、胃癌、胰腺癌、结肠癌、肾癌、前列腺癌、卵巢癌、宫颈癌、黑色素瘤等均可转移到盆肌群,临床表现为局部明显疼痛及恶性肿瘤症状。

【影像检查技术与优选】

影像学检查方法主要为 X 线、CT 及 MRI。盆壁转移瘤与多种肿瘤及炎症等影像学表现相仿,诊断时需要结合相关病史。

【影像学表现】

1. **X 线表现** 平片可显示同时存在的骨骼溶骨、成骨或混合性破坏。

2. **CT 表现** 平扫见受累的肌群肿大,密度均匀或不均匀,局部伴有骨质破坏;亦可为骨盆骨转移,同时伴有局部盆腔内外软组织肿块,增强扫描肿块边缘强化明显(图 5-10-4)。

3. **MRI 表现** T_1WI 见转移瘤呈稍低、等或稍高于肌肉信号强度,T_2WI 肿瘤信号强度增高明显。

【诊断及鉴别诊断】

肌肉肿胀呈肿块状,结合原发恶性肿瘤病史可建立诊断。如原发肿瘤病史不明确而仅存肌肉改变,鉴别诊断应包括各种肌肉原发肿瘤;如伴有骨破坏者则应与各种骨原发肿瘤鉴别。

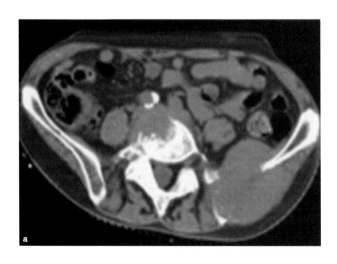
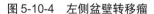
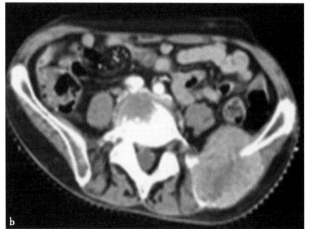
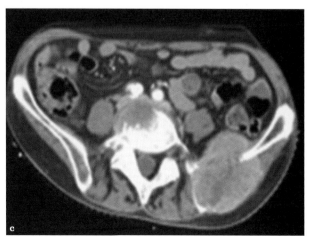

图 5-10-4 左侧盆壁转移瘤

a. CT 平扫示左侧髂骨及腰 5 椎体溶骨性破坏,局部见软组织肿块,边界清楚,其内密度较均匀;b、c. 增强扫描动脉期及静脉期软组织肿块不均匀强化

(汪禾青 刘静红 刘爱连)

参 考 文 献

[1] 刘冬,丁长青,张勇猛,等. 急诊 MSCT 在骨盆骨折合并盆壁血肿中的诊断价值 [J]. 系统医学, 2017, 2 (11): 90-93.

[2] 俞菊红,程洪波,胡少波,等. CT 在血友病患者髂腰肌出血中的表现与临床意义 [J]. 实用临床医学, 2014, 15 (7): 90-92.

[3] Hussami M, Grabherr S, Meuli RA, et al. Severe pelvic injury: vascular lesions detected by ante-and postmortem contrast medium-enhanced CT and associations with pelvic fractures[J]. International Journal of Legal Medicine, 2017, 131 (3): 731-738.

第十一章　盆壁骨组织疾病

骨盆为保护内脏、承受并传导重力的骨性结构，在女性则构成了骨性产道。骨盆由诸多骨骼及关节构成，为全身骨骼的一部分，其可发生一系列疾病如下：

1. 外伤骨折、脱位。
2. 炎症骨髓炎、骨结核等。
3. 发育异常　各种骨发育异常。
4. 代谢性骨病。
5. 内分泌性骨病。
6. 退行性骨关节病。
7. 关节病。
8. 肿瘤样病变。
9. 原发骨肿瘤　良性骨肿瘤、恶性骨肿瘤。
10. 转移性骨肿瘤。

这些疾病中一部分产生骨骼形态改变，突向盆腔，如骨折移位骨块、甲状旁腺功能亢进纤维性骨炎、骨软化症骨盆畸形、动脉瘤样骨囊肿、骨巨细胞瘤、软骨瘤、软骨肉瘤、骨肉瘤、骨纤维肉瘤、恶性纤维组织细胞瘤、骨髓瘤、尤文瘤、转移瘤等。影像学检查对盆内肿块的定位诊断有重要作用，有关各种疾病的临床表现、病理、影像学表现、诊断与鉴别诊断及比较影像学请参阅《中华影像医学·骨肌系统卷》（第2版）。

（汪禾青　刘静红　刘爱连）

参 考 文 献

王云钊，梁碧玲. 中华影像医学·骨肌系统卷 [M]. 2版. 北京：人民卫生出版社，2012.

中英文名词对照索引

致 谢

继承与创新是一部著作不断完善与发展的主旋律。在本书付梓之际，我们再次由衷地感谢那些曾经为本书前期的版本做出贡献的作者们，正是他们辛勤的汗水和智慧的结晶为本书的日臻完善奠定了坚实的基础。以下是本书前期的版本及其主要作者：

《中华影像医学·泌尿生殖系统卷》（2002年出版，丛书总主编：吴恩惠）
主　编　李松年

《中华影像医学·泌尿生殖系统卷》（第2版，2012年出版，丛书总主编：吴恩惠）
主　编　王霄英　蒋学祥
编　者　（以汉语拼音为序）

白人驹	天津医科大学总医院	刘东明	镇江市第四医院
蔡家强	徐州医学院	卢　延	北京中日友好医院
陈　敏	卫生部北京医院	吕永兴	北京大学第一医院
陈丽英	中国医科大学第二附属医院	罗斗强	中国医学科学院肿瘤医院
陈绍红	华中科技大学同济医院	欧阳汉	中国医学科学院肿瘤医院
程建敏	温州医学院第二医院	施增儒	上海第二军医大学长征医院
戴景蕊	中国医学科学院肿瘤医院	石木兰	中国医学科学院肿瘤医院
杜林栋	首都医科大学附属北京友谊医院	孙国强	首都医科大学附属北京儿童医院
范占明	首都医科大学附属北京安贞医院	孙玲珠	复旦大学医学院附属妇产科医院
冯守信	徐州医学院附属医院	唐光健	北京大学第一医院
关立夫	首都医科大学附属北京儿童医院	王　俭	上海第二军医大学长征医院
郭德安	天津市第一医院	王　璐	西安交通大学医学院第二附属医院
洪润寰	新疆医学院附属医院	王慧芝	北京煤炭总医院
侯振亚	北京大学第一医院	王丽萍	南京医科大学附属南京第一医院
华伯勋	山东医科大学附属医院	王霄英	北京大学第一医院
黄兆民	中山医科大学第一医院	韦嘉瑚	卫生部北京医院
蒋学祥	北京大学第一医院	吴新彦	青岛市立医院
孔凡彬	徐州市第一人民医院	夏瑞淦	徐州市第一人民医院
郎志谨	大连医科大学第一医院	肖江喜	北京大学第一医院
李松年	北京大学第一医院	谢敬霞	北京大学第三医院
李晓群	广东中山市人民医院	徐君超	北京急救中心
李毅红	武警河南总队医院	徐赛英	首都医科大学附属北京儿童医院
刘　洪	徐州市第一人民医院	杨广夫	西安交通大学医学院第二附属医院
刘爱连	大连医科大学第一医院	叶滨宾	中山大学附属第一医院

致 谢 ●

叶慧义　北京解放军总医院　　　　　　　　　张忠嘉　首都医科大学附属北京友谊医院
曾津津　首都医科大学附属北京儿童医院　　　赵　斌　山东医学影像研究所
张伯会　北京急救中心　　　　　　　　　　　周存升　山东医学影像研究所
张贵祥　西安第四军医大学西京医院　　　　　周元春　北京大学第一医院
张建敏　邯郸高等医科学校　　　　　　　　　周作福　福建南平市立第一医院
张建青　温州医学院附属第一医院　　　　　　朱　颖　北京大学第一医院
张林川　新疆自治区人民医院　　　　　　　　邹秋水　北京大学第一医院